Inhalt

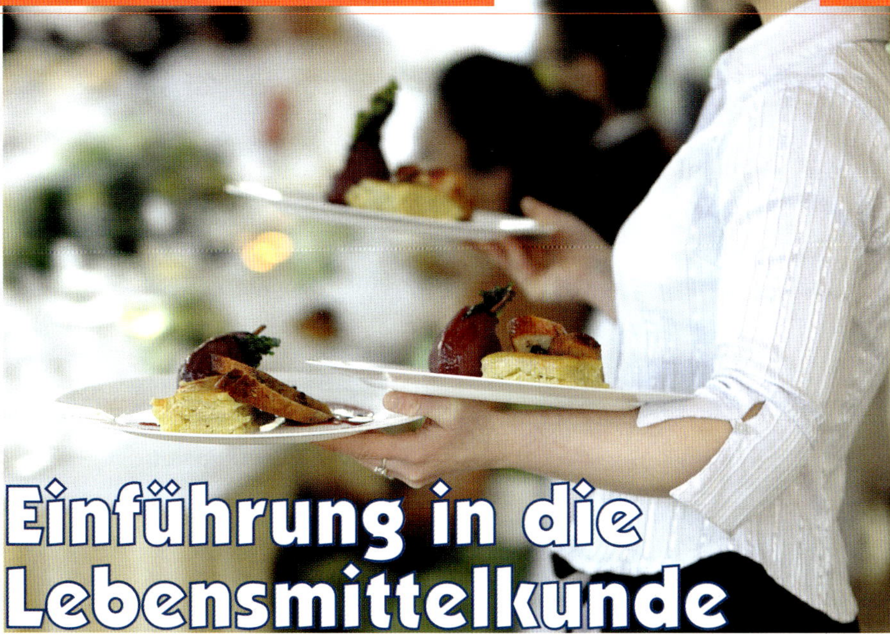

Einführung in die Lebensmittelkunde

Wussten Sie, dass

- es ungefähr 240 000 gastronomische Betriebe in Deutschland gibt? Sie reichen vom klassischen Restaurant über die Gemeinschaftsverpflegung bis zur Sterneküche, von der Frühstückspension bis hin zum Luxushotel.
- das deutsche Gastgewerbe einen Jahresumsatz von ca. 57,4 Mrd. EUR erwirtschaftet?
- über 1 Mio. Beschäftigte im Gastgewerbe täglich für den bestmöglichen Service und einen zufriedenen Gast sorgen?
- die einheimische Küche seit 2006 wieder auf der Beliebtheitsskala der Deutschen ganz oben steht?

Aufgaben der Lebensmittelkunde

Die Lebensmittelkunde vermittelt Produktkenntnisse, Kenntnisse zum Umgang mit Lebensmitteln und lebensmittelrechtliche Grundlagen.

Lebensmittel sind Ausgangsstoff und gleichzeitig wichtigstes Verkaufsprodukt im Gastronomiebetrieb. Sie sind wesentlicher Arbeitsgegenstand von all jenen Personen, die in den Berufsfeldern „Gastgewerbe und Hauswirtschaft" arbeiten, lernen und lehren. Ohne die Kenntnisse produktspezifischer Merkmale ist kein Lebensmitteleinkauf möglich. Ohne theoretische Fachkenntnisse über die Lebensmittel entstehen Fehler bei ihrem Einsatz und ihrer Weiterverarbeitung. Ohne Warenkenntnisse und Wissen zu lebensmittelrechtlichen Fakten ist kein verantwortungsbewusstes Arbeiten und kein kundenorientierter Verkauf der Produkte möglich. Das Lebensmittel gehört damit für Mitarbeiter in der Gastronomie zum alltäglichen Handwerk, mit dem sie sicher und kompetent umgehen sollten.

Was sind Lebensmittel?

Lebensmittel sind im Sinne des europäischen Lebensmittelrechts alle Stoffe und Erzeugnisse, die in unverarbeitetem oder weiterverarbeitetem Zustand vom Menschen zu Zwecken der Ernährung und zum Genuss verzehrt werden. Es sind also sowohl Lebensmittelrohstoffe, einschließlich Wasser, als auch Speisen und Getränke mit unterschiedlichsten Fertigungsgraden. Ebenfalls zu den Lebensmitteln gehören Nahrungsergänzungsmittel und Stoffe, die dem Lebensmittel bei seiner Herstellung oder Weiterverarbeitung zugesetzt werden. Nicht zu Lebensmitteln zählen z. B. Arzneimittel oder Tabakwaren.

Einteilung der Lebensmittel

Es gibt viele verschiedene Einteilungsmöglichkeiten, je nachdem was Grund und Ziel der Einteilung ist.

Einteilung nach ihrer Notwendigkeit

- Nahrungsmittel
  Nahrungsmittel sind für die menschliche Ernährung unbedingt notwendig, weil sie die erforderlichen Nährstoffe Eiweiß, Wasser, Fette, Kohlenhydrate und Wirkstoffe wie Vitamine und Mineralstoffe in ausreichendem Maße enthalten. Sie dienen zum Aufbau, zur Funktion und zur Gesunderhaltung des menschlichen Organismus. Nahrungsmittel besitzen Nährwert und liefern daher Energie (Kraft und Wärme).

  Beispiele für Nahrungsmittel:
  Brot, Milch, Butter, Fleisch, Fisch, Obst, Gemüse, Käse, Wurst, Geflügel, Pasteten, Speiseöl, Speiseeis.

- **Genussmittel**
  Genussmittel sind für die menschliche Ernährung nicht unbedingt erforderlich. Sie dienen, wie der Name sagt, dem menschlichen Genuss und nicht dem Aufbau und Erhalt des Organismus. Sie enthalten zwar ebenso wichtige Nährstoffe, aber nicht in ausreichendem Maße. Der Genusswert liegt in den enthaltenen Wirkstoffen, wie Alkohol, Geruchs- und Geschmacksstoffen, Alkaloiden, Genusssäuren usw.
  Genussmittel besitzen keinen oder nur geringen Nährwert, außer Kakao, Schokolade und alle alkoholischen Getränke.

  Beispiele für Genussmittel:
  Kaffee, Tee, Kakao, Schokolade, alkoholische Getränke, Gewürze und Zucker.

Einteilung nach dem Roh- oder Grundstoff

- **Getreide und Getreideprodukte:**
  Mehl, Grieß, Brot, Kleingebäck, Kuchen, Weizenkleie, Haferflocken, Reis, Cornflakes, Popcorn, Weizenstärke usw.
- **Milch und Milchprodukte:**
  Vollmilch, Buttermilch, Joghurt, Kefir, Schlagsahne, Sauerrahm, Käse, Quark usw.
- **Fleisch und Fleischwaren:**
  Salami, Leberkäse, Schinken, Knacker, Frankfurter, Lungenbraten, Tafelspitz, Hackfleisch, Leberpastete, Putensteak, Hühnerbrust, Lammkotelett, Paprikaspeck usw.
- **Fisch und Fischprodukte:**
  Forelle, Karpfen, Aal, Zander, Räuchermakrele, Matjessalat, Hering, Kaviar, Auster, Scampi, Seelachsfilet, Dorschleber usw.

Einteilung nach dem überwiegenden Inhaltsstoff

- **Kohlenhydratreiche Lebensmittel:**
  Reis, Kartoffeln, Brot, Teigwaren, Zucker
- **Fettreiche Lebensmittel:**
  Pflanzenöl, Margarine, Butter, Nüsse
- **Eiweißreiche Lebensmittel:**
  Eier, Fleisch, Fisch, Milch, Käse, Hülsenfrüchte
- **Vitamin- und mineralstoffreiche Lebensmittel:**
  Gemüse, Obst, Kräuter, Mineralwasser

Einteilung nach Ernährungsaspekten

Die sieben Lebensmittelgruppen nach dem Ernährungskreis der Deutschen Gesellschaft für Ernährung (siehe Kapitel „Ernährungsformen"):

- Getreide, Getreideerzeugnisse, Kartoffeln
- Gemüse, Salat
- Obst
- Milch, Milchprodukte
- Fleisch, Wurst, Fisch, Eier
- Fette, Öle
- Getränke

Die Lebensmittel, die in die jeweiligen Gruppen gehören, ähneln sich in ihrer Zusammensetzung. Eine Auswahl aus jeder Lebensmittelgruppe gehört zur täglichen gesunden Ernährung.

Einteilung nach Fertigungsgraden

- **Rohprodukte:**
  Frisches Obst und Gemüse, Kartoffeln, Getreide
- **Halbfertigprodukte:**
  Nudeln, geputztes Gemüse, Salatdressing, Kartoffelpüreepulver
- **Fertigprodukte (regenerier- und verzehrfertig):**
  Gemüsekonserven, Tiefkühlpizza, Marmelade, Brot

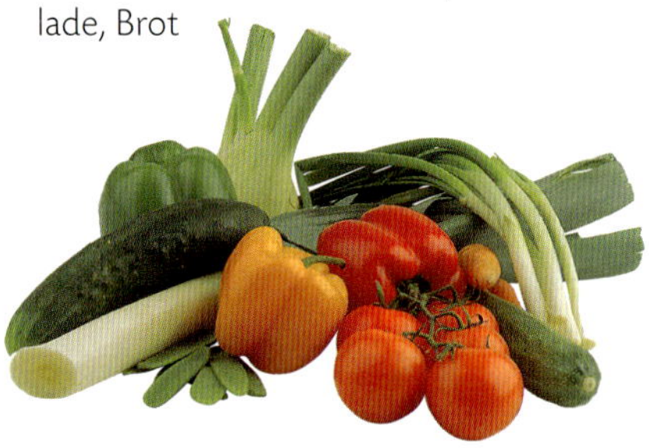

Die Bedeutung regionaler und deutscher Lebensmittel

Wussten Sie, dass

- mehr als $1/3$ der deutschen Lebensmittelproduktion in der Außer-Haus-Verpflegung verwendet wird?
- $1/4$ der Bundesbürger täglich außer Haus essen und hier über 40 Mrd. EUR ausgeben?
- für 91 % der Restaurantbesucher in Deutschland die Frische der Produkte und die frische Zubereitung die wichtigsten Qualitätsfaktoren sind?
- inzwischen jeder vierte Gastronomiebetrieb Geschmacksüberraschungen aus Waren regionaler Herkunft anbietet?

Der Mitarbeiter in der Gastronomie und Gemeinschaftsverpflegung sollte sich seiner Stellung in der deutschen Wirtschaft bewusst sein: Mit der Weiterverarbeitung deutscher und regionaler Lebensmittel fördert er die heimische Ernährungsindustrie als wichtigen Wirtschaftszweig. Mit einem bewussten Einkauf seiner Lebensmittel schließt er regionale Wirtschaftskreisläufe. Und mit einem regionalen Angebotsprofil stärkt er die heimische Gastronomie selbst, indem er den wachsenden Trend zu einer frischen deutschen Küche aufgreift. Die Gastronomie und Gemeinschaftsverpflegung wird andererseits für die Ernährungsindustrie ein immer interessanterer Markt. Die Veränderungen der Lebens- und Arbeitsgewohnheiten sowie der Bevölkerungs- und Handelsstrukturen führen schon heute zu einem zunehmenden Verzehr von Lebensmitteln außer Haus.

Für die Verarbeitung und das Angebot deutscher und regionaler Produkte in der Gastronomie und Gemeinschaftsverpflegung sprechen darüber hinaus weitere Aspekte:

- Deutsche Lebensmittelhersteller bieten im internationalen Vergleich qualitativ hochwertige Produkte zu günstigen Preisen, dies gilt für deutsche Spezialitäten wie für innovative Produkte.
- Regionale Authentizität, Produktsicherheit und Vertrauen werden für die Gäste immer wichtiger. Damit punkten gastronomische Betriebe, die regionale Qualität, verbunden mit einem attraktiven Preis-Leistungs-Verhältnis, anbieten.
- So vielfältig wie die deutsche Landschaft, so vielfältig und kreativ ist auch die deutsche Küche. Mit einer Verbindung von regionalem Einkauf und regionaler Küche wird die kulinarische Identität gefördert und zum Erhalt von Kulturlandschaft beigetragen.

Woran erkennt der Verbraucher deutsche Lebensmittel?

Es gibt in Deutschland und auf EU-Ebene verschiedene Gesetze und Verordnungen darüber, welche Angaben bei Lebensmitteln über Herkunft und Hersteller gemacht werden müssen (mehr dazu später). Verbindliche und eindeutige Kennzeichnungsregelungen den Ursprung eines Lebensmittels betreffend, finden sich bisher jedoch nur bei wenigen Lebensmittelgruppen (Fleisch, Obst und Gemüse, Eier).

Auch gibt es in Deutschland kein national verbindliches Herkunftszeichen. Der Verbraucher sieht sich hier vielmehr unterschiedlichen Herkunfts-, Güte- und Markenzeichen gegenüber, die ihm nicht in jedem Fall Sicherheit im Hinblick auf die Herkunft der Rohstoffe und Qualität des Produktes geben.

Im Folgenden deshalb einige wichtige Label und Kennzeichen, die den Einkauf nationaler und regionaler Produkte erleichtern sollen.

EU-weit geschützte Bezeichnungen

Nach EU-Recht können Herkunftsangaben von Lebensmitteln, die eine lange Tradition aufweisen und einen engen Bezug zur Herstellungsregion haben, geschützt werden.
Dadurch soll verhindert werden, dass der Name eines besonders regionalen oder traditionellen Lebensmittels missbräuchlich verwendet wird.

Vergeben werden die Zeichen:

Geschützte Ursprungsbezeichnung (g. U.)

Bei der geschützten Ursprungsbezeichnung müssen Erzeugung, Herstellung und Verarbeitung eines Lebensmittels und seiner Rohstoffe in einem bestimmten geografischen Gebiet erfolgen.

Beispiel: Allgäuer Emmentaler darf nur im Allgäu hergestellt werden. Auch die Milch für die Herstellung muss aus diesem Gebiet stammen.

Geschützte geografische Angabe (g. g. A.)

Bei der geschützten geografischen Angabe muss bei mindestens einem Verarbeitungsschritt eine Verbindung zum geografischen Gebiet bestehen. Es handelt sich um ein Erzeugnis von besonderem Ansehen.

Beispiel: Nürnberger Lebkuchen dürfen nur im Raum Nürnberg hergestellt werden. Die Zutaten können aus allen Teilen der Welt stammen.

Garantiert traditionelle Spezialität (g. t. S.)

Dieses Gütezeichen bezieht sich nicht auf die Herkunft des Produktes. Es hebt nur seine traditionelle Zusammensetzung oder ein traditionelles Herstellungs- und/oder Verarbeitungsverfahren hervor und kann in jedem EU-Land erzeugt werden.

Beispiel: Mozzarella ist ursprünglich eine italienische Käsespezialität aus Kuh- oder Büffelmilch mit mind. 45 % Fett. Heute wird er an vielen Orten der Welt gekäst – auch in Deutschland und kurioserweise von hier nach Italien exportiert.

Identitäts- und Genusstauglichkeitskennzeichen

Auf Lebensmitteln tierischen Ursprungs wie Milchprodukten, Fleisch und Fisch befindet sich dieses Zeichen. Der Verbraucher kann hier erkennen, in welchem Land oder Bundesland das Produkt zuletzt verpackt oder bearbeitet wurde. Dem entsprechenden Betrieb wird mit dieser Kennzeichnung die Arbeit nach EU-weiten Hygienestandards bescheinigt. Es sagt dem Verbraucher jedoch nichts zur ursprünglichen Herkunft des Lebensmittels und seiner Rohstoffe.

DE
BY 000
EG

Das Zeichen enthält:

1. Die Abkürzung für das Erzeugerland, in dem das Produkt zuletzt bearbeitet wurde (z. B. DE für Deutschland, AT für Österreich, DK für Dänemark)
2. Die Abkürzung des Bundeslandes des letzten Verarbeitungsbetriebes (z.B. BY für Bayern, SN für Sachsen, BE für Berlin)
3. Die Veterinärkontrollnummer
4. Die Abkürzung für Europäische Wirtschaftsgemeinschaft, bei deutschen Produkten EG.

GTIN-Code

Die 13- bis 14-stellige GTIN (GTIN = Global Trade Item Number) ist eine weltweit geltende Identifikationsnummer für standardisierte Artikel. Mithilfe dieser Nummer und des dazugehörigen Strichcodes können Warenbewegungen erfasst werden. Die ersten drei Ziffern der Basisnummer stehen für das Land, in dem das Produkt hergestellt wurde. Auf den Produktions- und Herstellungsort lässt die Länderkennung jedoch nicht schließen.

Ausgewählte Länderkennziffern:
Deutschland 400-440, Österreich 900-919, Frankreich 300-379, Großbritannien 500-509, USA 000-139

Ausnahme:
Die Nummern 200-299 sind interne Nummerierungen und stehen für im Laden verpackte Ware.

Strichcode und dessen Aufschlüsselung

GTIN-13
4 012345 123456
Taktgeber Doppelstrich am Anfang, in der Mitte und am Ende
Länderkennung
Basisnummer
Artikelnummer
Prüfziffer

Deutsche Herkunfts- und Gütezeichen

Das QS-Prüfzeichen

QS – Ihr Prüfsystem für Lebensmittel

Das QS-System ist ein System der Qualitätssicherung über den gesamten Produktionsprozess eines Lebensmittels in Deutschland. In jedem Produktionsabschnitt, vom Feld bis zur Ladentheke, wird die Einhaltung gesetzlicher Vorschriften und zusätzlicher Qualitätskriterien kontrolliert und dokumentiert. Damit will das System die Qualität der Produktion sichern und für den Verbraucher transparent machen. In der Gesellschaft QS-Qualität und Sicherheit haben sich Verbände und Organiationen aus der Ernährungswirtschaft zusammengeschlossen. Das QS-System umfasst bisher die Produktgruppen Fleisch und Fleischwaren, Obst, Gemüse und Kartoffeln.

Regionale Herkunftszeichen

Die Kriterien für die einzelnen regionalen Herkunftszeichen der Bundesländer sind unterschiedlich.

Beispiel: Für das Gütezeichen „Geprüfte Qualität-Thüringen" vom Thüringer Ministerium für Landwirtschaft, Naturschutz und Umwelt müssen unverarbeitete Lebensmittel zu 100 % aus Thüringen stammen. Bei verarbeiteten Lebensmitteln müssen 50,1 % der Ausgangsstoffe aus der Region kommen.

Regionale Lebensmittel auf der Speisekarte

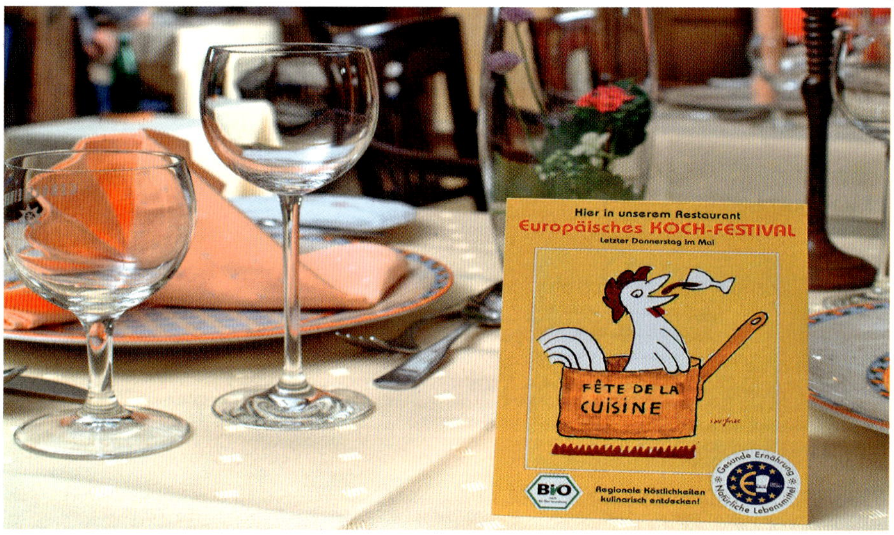
Hier in unserem Restaurant
Europäisches KOCH-FESTIVAL
Letzter Donnerstag im Mai
FÊTE DE LA CUISINE
BIO
Regionale Köstlichkeiten kulinarisch entdecken!

Arbeitsaufgabe

Erarbeiten Sie in der Gruppe mindestens zehn Argumente, die für den Einsatz deutscher bzw. regionaler Lebensmittel in einem gastgewerblichen Unternehmen sprechen. Diskutieren Sie Ihre Ergebnisse mit den anderen Gruppen und stellen Sie eine gemeinsame Übersicht zusammen.

Nutzen Sie die Informationsportale der Verbraucherzentralen der Länder für Ihre Recherchen oder das Informationsportal des Bundesministeriums für Ernährung, Landwirtschaft und Verbraucherschutz unter www.bmelv.de.

Gesetzliche Grundlagen

Das europäische Lebensmittelrecht

Ziel des europäischen Lebensmittelrechts „General Food Law" (GFL) ist die Schaffung eines umfassenden Sicherheitssystems für Lebensmittel, die die gesamte Lebensmittelkette – vom Feld bis auf den Teller – umfasst. Das neue GFL gilt für Lebens- und Futtermittel.

Lebens- und Futtermittel, die nicht sicher sind, dürfen nicht in Verkehr gebracht werden. Die Definition „Lebensmittel" sowie die Prinzipien des GFL sind im LFGB (siehe unten) verankert. Verantwortlich für die Realisierung und Einhaltung ist die *Europäische Behörde für Lebensmittelsicherheit (EFSA)*.

Das Lebensmittel- und Futtermittelgesetzbuch (LFGB)

Das Lebensmittel- und Futtermittelgesetzbuch (LFGB) ist das Kernstück des deutschen Lebensmittelrechts. Es trat am 07.09.2005 in Kraft und löste das bis dahin geltende Lebensmittel- und Bedarfsgegenständegesetz (LMBG/1976) ab. Es bündelt Vorgaben, die bisher in einer Vielzahl von Gesetzen enthalten waren.

Das LFGB umfasst Regelungen für Lebensmittel, einschließlich Wasser und Zusatzstoffe, Futtermittel, Kosmetika und Bedarfsgegenstände. Es regelt den Umgang mit Lebensmitteln und deren Ausgangsstoffen über alle Produktions-, Verarbeitungs- und Vertriebsstufen hinweg und für alle am Prozess Beteiligten.

Beim LFGB handelt es sich um ein Rahmengesetz, welches durch weitere Verordnungen und Richtlinien im Detail umgesetzt wird. Es enthält u. a.:

- Bestimmungen zum Herstellen, Behandeln und Inverkehrbringen von Lebensmitteln. Die Verantwortung für deren Einhaltung trägt ausschließlich der Gewerbetreibende im Rahmen seiner Sorgfaltspflicht;
- Bestimmungen zu Lebensmittelsicherheit und zum Schutz der Gesundheit nach dem Verbotsprinzip: „Alles ist verboten, was nicht grundsätzlich erlaubt ist.";
- Ermächtigungen für den Erlass weiterer produktspezifischer und produktübergreifender Rechtsverordnungen, die das Lebensmittelrecht im Detail umsetzen;
- Einheitliche Regelungen zur Überwachung und deren Durchführung;
- Regelungen zur Befugnis der Behörden für die Information der Öffentlichkeit im Sinne des Verbraucherschutzes;
- Bestimmungen zum Deutschen Lebensmittelbuch und der Einrichtung der Deutschen Lebensmittelbuch-Kommission;
- Straf- und Bußgeldvorschriften.

Das Lebensmittel- und Futtermittelgesetzbuch fußt auf der Verordnung Nr. 178/2002 des Europäischen Parlaments und des Rates vom 28. Januar 2002 zur Festlegung der allgemeinen Grundsätze und Anforderungen des Lebensmittelrechts, zur Errichtung der Europäischen Behörde für Lebensmittelsicherheit und zur Festlegung von Verfahren zur Lebensmittelsicherheit. Damit wird ein gemeinsames Lebensmittelrecht in der EU eingeführt.

Ziel der EU-Verordnung und des LFGB ist der Gesundheits- und Täuschungsschutz für Verbraucher auf Basis von Risikoanalyse, Vorsorgeprinzip und Transparenz über die Verantwortung des Unternehmers. Grundsätzlich soll jedes Lebensmittel, das in einem EU-Mitgliedstaat rechtmäßig in Verkehr ist, in allen anderen EU-Staaten ebenfalls verkehrsfähig sein (Cassis de Dijon-Prinzip). Damit sollen auch früher errichtete Handelshemmnisse aufgrund unterschiedlicher nationaler Vorschriften verboten und verhindert werden.

Ein Prinzip des Verbraucherschutzes ist die Rückverfolgbarkeit, die am 01.01.2005 eingeführt wurde. Diese besagt, dass alle Lebensmittel in allen Produktions-, Verarbeitungs- und Vertriebsstufen verfolgbar sein müssen, um, im Falle von Fehlproduktionen oder unsicheren Lebensmitteln, diese rechtzeitig und umfassend aus dem Verkehr ziehen zu können. Dieses Prinzip gilt für alle Lebensmittel-Produzenten.

Neben dem Verbraucherschutz ist ein weiteres grundlegendes Ziel des europäischen und deutschen Lebensmittelrechts die Verbraucherinformation. Auf nationaler Ebene wird sie bisher durch die Lebensmittelkennzeichnungsverordnung und weitere Kennzeichnungsnormen gewährleistet. Die hierin festgelegten Angaben für Lebensmittel ermöglichen dem Verbraucher eine bewusste Kaufentscheidung. Ab 2014 wird dieses derzeit geltende Recht von der Lebensmittelinformationsverordnung der EU abgelöst. Diese Verordnung regelt das europäische Kennzeichnungsrecht neu und einheitlich für alle Mitgliedsstaaten. Das 2008 in Kraft getretene Verbraucherinformationsgesetz sichert dem Verbraucher in Deutschland ein darüber hinausgehendes Informationsrecht zu. Das betrifft u.a. Herkunft, Beschaffenheit und Verwendung von Lebensmitteln, aber auch Informationen zu Risiken und Gefahren, einschließlich lebensmittelrechtlicher Verstöße. Die zuständigen Behörden haben die entsprechende Auskunftspflicht.

Die wichtigsten Begriffe des Lebensmittelgesetzes

- **Lebensmittel**
  sind alle Stoffe oder Erzeugnisse, die dazu bestimmt sind oder von denen nach vernünftigem Ermessen erwartet werden kann, dass sie in verarbeitetem, teilweise verarbeitetem oder unverarbeitetem Zustand von Menschen zu Ernährungs- oder Genusszwecken aufgenommen werden, z.B. Milch, Fleisch, Eier, Alkoholika.
  Nicht zu den Lebensmitteln gehören u. a. Futtermittel, lebende Tiere, ungeerntete Pflanzen, Arzneimittel, Kosmetika, Tabak und Tabakerzeugnisse, Betäubungsmittel und psychotrope (= bewusstseinsverändernde) Substanzen sowie Rückstände und Kontaminanten.
- **Lebensmittel-Zusatzstoffe**
  sind Stoffe, die dazu bestimmt sind, Lebensmitteln aus technologischen Gründen hinzugefügt zu werden, sofern sie nicht selbst Lebensmittel sind, z. B. Süßstoffe, Farbstoffe, Konservierungs- und Verdickungsmittel.
  Den Lebensmittelzusatzstoffen stehen u. a. gleich:
  Stoffe, die Lebensmitteln zu Ernährungszwecken beigefügt werden, z. B. Mineralstoffe, Spurenelemente oder Vitamine.
  Als Zusatzstoffe gelten u. a. nicht:
  bestimmte Aromen, Verarbeitungshilfsstoffe und Pflanzenschutzmittel im Sinne des Pflanzenschutzgesetzes.
- **Nahrungsergänzungsmittel**
  sind Lebensmittel, die dazu bestimmt sind, die normale Ernährung zu ergänzen und die aus Einfach- oder Mehrfachkonzentraten von Vitaminen oder Mineralstoffen oder sonstigen Stoffen mit ernährungsspezifischer oder physiologischer Wirkung bestehen und in dosierter Form in Verkehr gebracht werden, d. h. in Form von z. B. Kapseln, Pastillen, Tabletten, Pillen und anderen ähnlichen Darreichungsformen, Pulverbeuteln, Flüssigampullen, Flaschen mit Tropfeinsätzen und ähnlichen Darreichungsformen von Flüssigkeiten und Pulvern zur Aufnahme in abgemessenen kleinen Mengen, z. B. Kleie, Knoblauchtabletten, Weizenkeimölkapseln. Die Nahrungsergänzungsmittelverordnung (NemV BGBl. I vom 24.05.2004) führt jene Vitamine und Mineralstoffe an, die in Nahrungsergänzungsmitteln verwendet werden dürfen.
- **Bedarfsgegenstände**
  sind z. B. Geschirre, Geräte für die Verwendung von Lebensmitteln, Reinigungs-, Wasch-, Desinfektions- und Schädlingsbekämpfungsmittel, Farben, Beizen, Lacke und Anstrichmittel, Spielwaren, Scherzartikel, Kerzen, Tapeten, Vorhänge, Möbelstoffe, Teppiche, Perücken, Kleidung und Bettwäsche sowie Geräte zur Körper- und Gesundheitspflege.
- **Diätetische Lebensmittel**
  sind Lebensmittel, die für eine besondere Ernährung bestimmt sind und die sich aufgrund ihrer besonderen Zusammensetzung oder des besonderen Verfahrens ihrer Herstellung deutlich von den Lebensmitteln des allgemeinen Verzehrs unterscheiden. Sie müssen den besonderen Ernährungserfordernissen von Personen mit Stoffwechselstörungen, Personen, die sich in besonderen physiologischen Umständen befinden (z. B. Schwangere oder kranke Menschen) und gesunden Säuglingen und Kleinkindern entsprechen. Diätetische Lebensmittel müssen sich für den angegebenen Ernährungszweck eignen und mit einem entsprechenden Hinweis auf den Ernährungszweck gekennzeichnet sein.
  Diätetische Lebensmittel unterliegen dem LFGB und der Diätverordnung vom 28.04.2005 (BGBl.I)
- **Inverkehrbringen**
  Unter Inverkehrbringen versteht man das Bereithalten von Lebensmitteln für Verkaufszwecke, das Anbieten zum Verkauf, entgeltliche oder unentgeltliche Formen der Weitergabe, den Verkauf selbst sowie den Vertrieb.
- **Herstellen**
  Unter dem Herstellen von Lebensmitteln versteht man das Gewinnen, Herstellen, Zubereiten, Be- und Verarbeiten sowie das Mischen. Zum Herstellen gehört auch das Schlachten von Tieren für Lebensmittelzwecke.
- **Behandeln**
  Das Behandeln ist das Wiegen, Messen, Um- und Abfüllen, Stempeln, Bedrucken, Verpacken, Konservieren, Lagern und sonstige Tätigkeiten, die nicht Inverkehrbringen oder Herstellen sind.
- **Lebensmittelunternehmen**
  Zu den Lebensmittelunternehmen gehören alle Unternehmen, die mit der Produktion, der Verarbeitung oder dem Vertrieb von Lebensmitteln beschäftigt sind, unabhängig davon, ob ihre Tätigkeit auf Gewinnerzielung ausgerichtet ist.
- **Verbraucher**
  ist derjenige, der das Lebensmittel nicht mehr im Sinne der Tätigkeit eines Lebensmittelunternehmens verwendet, also der Endverbraucher zu Hause. Gastgewerbliche Unternehmen, die Lebensmittel zum Verbrauch innerhalb ihrer Betriebsstätte beziehen, sind dem Verbraucher gleichgestellt.

Welche Lebensmittel dürfen entsprechend dem Lebensmittelrecht nicht in Verkehr gebracht werden?

- Unsichere Lebensmittel: Das sind jene Lebensmittel, die gesundheitsschädlich oder für den Verzehr ungeeignet sind;
- verfälschte oder wertgeminderte Lebensmittel, ohne dass dieser Umstand deutlich sichtbar und allgemein verständlich gemacht wurde;
- Lebensmittel, die den erlassenen Verordnungen nicht entsprechen, z. B. Kennzeichnungsverordnung, Zusatzstoffverordnung etc.;
- Lebensmittel, die mit zur Irreführung geeigneten Angaben über die Eigenschaften des Lebensmittels, wie Art, Identität, Beschaffenheit, Zusammensetzung, Menge, Haltbarkeit, Ursprung oder Herkunft und Herstellungs- oder Gewinnungsart versehen sind;
- Lebensmittel mit Angaben von Wirkungen oder Eigenschaften, die es nicht besitzt;
- Lebensmittel mit Angaben, durch die zu verstehen gegeben wird, dass es besondere Eigenschaften besitzt, obwohl alle vergleichbaren Lebensmittel dieselben Eigenschaften besitzen;
- Lebensmittel mit Angaben über die Eigenschaft der Vorbeugung, Behandlung oder Heilung einer Krankheit oder das Erwecken des Eindruckes dieser Eigenschaft, wenn diese nicht wissenschaftlich nachgewiesen ist. Dies gilt nicht für diätetische Lebensmittel.

Lebensmittel sind **gesundheitsschädlich**, wenn sie geeignet sind, die Gesundheit zu gefährden oder zu schädigen (z. B. verschimmeltes Brot, Gemüse mit zu viel Schädlingsbekämpfungsmitteln).

Lebensmittel sind für den **menschlichen Verzehr ungeeignet**, wenn die bestimmungsgemäße Verwendbarkeit nicht gewährleistet ist (z. B. ranzige Butter, gefrorenes Wasser, Käse mit Madenbefall).

Lebensmittel sind **verfälscht**, wenn ihnen wertbestimmende Bestandteile, deren Gehalt vorausgesetzt wird, nicht oder nicht ausreichend hinzugefügt oder ganz oder teilweise entzogen wurden oder sie durch Zusatz oder Nichtentzug wertverminderter Stoffe verschlechtert wurden oder ihnen durch Zusätze oder Manipulationen der Anschein einer besseren Beschaffenheit verliehen oder ihre Minderwertigkeit überdeckt wurde oder wenn sie nach einer unzulässigen Verfahrensart hergestellt wurden (Butter mit zu viel Wasser, Schokolade mit zu wenig Kakaobestandteilen, Gewürze mit zu viel Stängeln).

Lebensmittel sind **wertgemindert**, wenn sie nach der Herstellung, ohne dass eine weitere Behandlung erfolgt ist, eine erhebliche Minderung an wertbestimmenden Bestandteilen oder ihrer spezifischen, wertbestimmenden Wirkung oder Eigenschaft erfahren haben, soweit sie nicht für den menschlichen Verzehr ungeeignet sind (z. B. Orangensaft mit durch lange Lagerung vermindertem Vitamin-C-Gehalt, frische Brötchen, die altbacken geworden sind).

Arbeitsaufgaben

1. Informieren Sie sich über unerwünschte Stoffe in Lebensmitteln. Ordnen Sie die gefundenen Schadstoffe entsprechend ihrer Ursache den folgenden Quellen zu:
   - natürlicher Ursprung,
   - landwirtschaftliche Erzeugung,
   - Umwelt und Verpackung,
   - Verarbeitung und Zubereitung.
2. Überlegen Sie selbst, wie Sie bei der Verarbeitung und Zubereitung der Lebensmittel das Entstehen von Schadstoffen vermeiden können. Finden Sie zwei Beispiele.

Verwenden Sie für Ihre Recherche den Flyer „Essen – aber sicher" vom aid infodienst Ernährung, Landwirtschaft und Verbraucherschutz e.V. Kostenloser Download unter http://www.aid.de/shop/pdf/0075_2009_x000.pdf

Das deutsche Lebensmittelbuch

Codex Alimentarius

Der Codex Alimentarius – eine Sammlung internationaler Lebensmittelstandards – wird seit 1961 von der FAO (Lebensmittel- und Landwirtschaftsorganisation der UNO) und der WHO (Weltgesundheitsorganisation) erarbeitet. Der Codex ist die ideelle Grundlage des europäischen Lebensmittelrechts.

Das deutsche Lebensmittelbuch (seit 1974) wird von der Deutschen Lebensmittelbuch-Kommission unter Berücksichtigung dieser internationalen Lebensmittelstandards verfasst. Der Kommission gehören sowohl Vertreter aus Wissenschaft und Lebensmittelwirtschaft, als auch aus Verbraucherkreisen an. Angesiedelt ist das Gremium beim Bundesministerium für Ernährung, Landwirtschaft und Verbraucherschutz (BMELV).

Das Deutsche Lebensmittelbuch ist eine Sammlung von Leitsätzen, die Herstellung, Beschaffenheit und Merkmale insbesondere von verarbeiteten Lebensmitteln beschreiben. Existiert zum Beispiel keine rechtlich verbindliche Verkehrsbezeichnung für ein Lebensmittel, werden die Leitsätze zur Namensgebung herangezogen. Sie sind keine Rechtsnormen, sondern ergänzen solche und sind wichtiges Auslegungshilfsmittel für Verwaltungsbehörden und Gerichte. Sie dienen damit dem Schutz von Herstellern und Verbrauchern.

Die verschiedenen Leitsätze des deutschen Lebensmittelbuches werden regelmäßig entsprechend den neuesten wissenschaftlichen Erkenntnissen und europäischer Richtlinien aktualisiert und der Öffentlichkeit zugänglich gemacht.

Das Deutsche Lebensmittelbuch ist derzeit untergliedert in Leitsätze für:	
Brot und Kleingebäck Erfrischungsgetränke Feine Backwaren Feinkostsalate Fisch, Krebse und Weichtiere und Erzeugnisse daraus Fleisch und Fleischerzeugnisse Fruchtsäfte Gemüsesaft und Gemüsenektar Gewürze und andere würzende Zutaten Honig Kartoffelerzeugnisse Ölsamen und daraus hergestellte Massen und Süßwaren	pasteurisierte Gurkenkonserven aus frischer Rohware Pilze und Pilzerzeugnisse Pudding, andere süße Desserts und verwandte Erzeugnisse Speiseeis und Speiseeishalberzeugnisse Speisefette und Speiseöle Tee, teeähnliche Erzeugnisse, deren Extrakte und Zubereitungen Teigwaren Gemüseerzeugnisse Obsterzeugnisse weinähnliche und schaumweinähnliche Getränke

Lebensmittelhygiene

Mit Inkrafttreten der nationalen Verordnung zur Durchführung von Vorschriften des gemeinschaftlichen Lebensmittelhygienerechts vom 08.08.2007 wurde u. a. die alte Lebensmittelhygieneverordnung (LMHV 1997) aufgehoben. Mit der neuen Durchführungsverordnung wurden die nationalen Lebensmittelhygienebestimmungen den europäischen Rechtsvorschriften angepasst.

Kernstück aller Vorschriften zur Lebensmittelhygiene bildet das HACCP-Konzept. Jeder Lebensmittelunternehmer ist nunmehr zur Einrichtung und Dokumentation eines betrieblichen Eigenkontrollsystems nach den HACCP-Grundsätzen zur Gewährleistung der Lebensmittelsicherheit verpflichtet. HACCP steht für **H**azard **A**nalysis **C**ritical **C**ontrol **P**oints. Bei diesem System sind folgende Grundsätze anzuwenden:

- Analyse der potenziellen Risiken für Lebensmittel bei den Herstellungsprozessen,
- Festlegung und Identifizierung der Punkte, an denen Risiken auftreten können,
- Feststellung und Durchführung wirksamer Prüf- und Überwachungsverfahren für diese Punkte.

Selbstverständlich enthalten die neuen Verordnungen zur Lebensmittelhygiene auch Richtlinien über die Beschaffenheit von Geräten und Räumlichkeiten für die Lebensmittelproduktion, zum Umgang mit Lebensmittelabfällen und Vorschriften zur persönlichen Hygiene. Darüber hinaus wird der Lebensmittelunternehmer zur regelmäßigen Unterweisung seiner Mitarbeiter in Fragen der Lebensmittelhygiene verpflichtet.

Lebensmittelüberwachung

Die Zuständigkeit der Gesetzgebung obliegt dem Bund. Die Lebensmittelüberwachung wird in den Bundesländern geregelt und durchgeführt. Die obersten Landesbehörden (Ministerien, Senate) organisieren und koordinieren die Überwachung. Die Lebensmittelüberwachungs- und Veterinärämter der Kreise und kreisfreien Städte nehmen die eigentliche Überwachung vor. Durchgeführt wird sie von Tierärzten, Lebensmittelchemikern und entsprechend ausgebildeten Kontrolleuren.

Befugnisse der Lebensmittelkontrolleure

- Auskünfte verlangen;
- die Geschäftsunterlagen (Schrift- und Datenträger) einsehen;
- überall kontrollieren, wo Lebensmittel in Verkehr gebracht sind;
- verwarnen und auffordern, einen Mangel nach einer Frist zu beheben;
- konkrete Maßnahmen setzen (Anpassung der Kennzeichnung verlangen, Schließung von Betriebsstätten);
- Proben ziehen;
- Beschlagnahmen durchführen.

Zu den bisher üblichen Hygienekontrollen gehören nach dem neuen Lebensmittelrecht auch die Prüfung

- der Dokumentationen zu HACCP-Systemen,
- der Art und Herkunft der Erzeugnisse (Rückverfolgbarkeit),
- der Qualifikation des Personals (Schulungsdokumentationen).

Die Probenziehung:

- Probe muss in gleiche Teile geteilt werden.
  1. Teil = amtliche Probe;
  2. Teil = Gegenprobe für Händler;
  3. Teil = Gegenprobe für den Hersteller oder Importeur.

  Die Behörde hat die Pflicht, den Hersteller von der Probenziehung zu benachrichtigen. Der Warenwert der Proben wird nicht ersetzt.
- Das Kontrollorgan muss einen Probenbericht erstellen.

Eine Beschlagnahme kann erfolgen, wenn

- auch nach einer Frist ein Mangel nicht behoben wurde;
- Gesundheitsschädlichkeit vorliegt.

Pflichten der Aufsichtsorgane

- Vorgehen nach einem festgelegten, schriftlichen Verfahren;
- Erstellen eines Kontroll- bzw. Beanstandungsberichts;
- Kontrolle muss ohne Störung des Geschäftsbetriebes erfolgen;
- Kontrolle muss ohne Erregung von Aufsehen durchgeführt werden;
- Kontrollen müssen zu Geschäftszeiten erfolgen (Ausnahme bei Gefahr);
- das Aufsichtsorgan muss sich ausweisen können.

Die Strafbestimmungen

Unabhängig davon, ob die Gesetzesübertretung fahrlässig oder vorsätzlich erfolgte, ist das Inverkehrbringen von gesundheitsschädlichen Lebensmitteln, Gebrauchsgegenständen oder kosmetischen Mitteln sowie Verstöße gegen die Untersuchungspflicht von Fleisch und das Inverkehrbringen von genussuntauglichem Fleisch oder Zubereitungen daraus gerichtlich zu ahnden.

Das Inverkehrbringen von Lebensmitteln, die

- für den menschlichen Verzehr ungeeignet sind,
- mit irreführenden oder krankheitsbezogenen Angaben versehen sind,
- wertgemindert oder verfälscht sind,

wird von den Verwaltungsbehörden zur Verantwortung gezogen.

Die Lebensmittelkennzeichnung

In den Mitgliedsstaaten der Europäischen Union gelten für verpackte Lebensmittel gemeinsame Kennzeichnungsvorschriften. Sie waren bisher in der EG-Etikettierungsrichtlinie festgelegt. Auf deren Grundlage legen noch bis Ende 2014 die Lebensmittelkennzeichnungsverordnung und weitere spezifische Rechtsvorschriften in Deutschland die Kennzeichnung von Lebensmitteln fest. Dabei gibt es einige Ausnahmen, u. a. für verpackte Lebensmittel, die ausschließlich an Gastronomie und Gemeinschaftsverpflegung abgegeben werden. Hier kann es ausreichen, wenn Etikettierungsangaben in den die Lebensmittel begleitenden Geschäftspapieren enthalten sind.

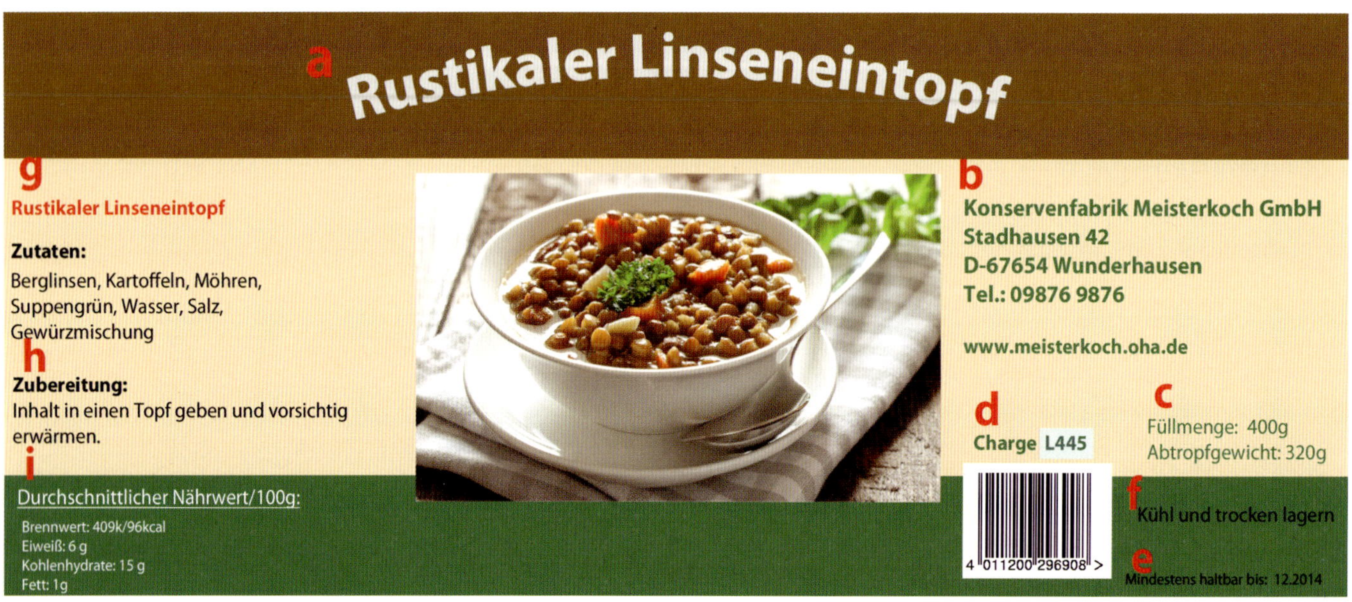

a
Rustikaler Linseneintopf
g
Rustikaler Linseneintopf
Zutaten:
Berglinsen, Kartoffeln, Möhren, Suppengrün, Wasser, Salz, Gewürzmischung
h
Zubereitung:
Inhalt in einen Topf geben und vorsichtig erwärmen.
i
Durchschnittlicher Nährwert/100g:
Brennwert: 409k/96kcal
Eiweiß: 6 g
Kohlenhydrate: 15 g
Fett: 1g
b
Konservenfabrik Meisterkoch GmbH
Stadhausen 42
D-67654 Wunderhausen
Tel.: 09876 9876
www.meisterkoch.oha.de
d
Charge L445
c
Füllmenge: 400g
Abtropfgewicht: 320g
f
Kühl und trocken lagern
e
Mindestens haltbar bis: 12.2014

Darüber hinaus gelten für einige Produkte und Produktgruppen spezifische Bestimmungen und besondere Kennzeichnungsvorschriften. Das betrifft z.B. diätetische Lebensmittel oder Nahrungsergänzungsmittel, aber auch Lebensmittel wie Eier, Milch, Käse oder Kakao.
Für unverpackte Lebensmittel gelten weniger strenge Vorschriften. Allgemein verpflichtend sind hier jedoch die Preisangabe nahe der Ware und ein für den Verbraucher einsehbares Zusatzstoffverzeichnis.
Mit der Ende 2011 in Kraft getretenen europäischen Lebensmittelinformationsverordnung ist das europäische und damit deutsche Kennzeichnungsrecht jedoch neu geregelt. Sie gilt ab Ende 2014 und löst die europäischen Richtlinien zur Etikettierung und Nährwertkennzeichnung und die deutschen Verordnungen zur Lebensmittel- und Nährwertkennzeichnung ab. Die bisherigen nationalen Kennzeichnungsregeln finden sich weitgehend in der Lebensmittelinformationsverordnung.
Die wichtigsten Neuregelungen sind:

- die Pflicht zur Nährwertkennzeichnung für alle verpackten Lebensmittel,
- die Verpflichtung zur Allergenkennzeichnung auch bei unverpackten Produkten,
- die deutliche Kennzeichnung sogenannter Lebensmittelimitate,
- eine klare Herkunftskennzeichnung für Frischfleisch (bisher nur für Rindfleisch).

Die im Folgenden aufgeführten Kennzeichnungselemente sind derzeit geltendes Recht (Stand August 2012).
Ein kostenloser Download der neuen europäischen Lebensmittelinformationsverordnung findet sich unter: http://www.behrs.de/blog/post/view/identifier/pressemitteilung_lebensmittelinformationsverordnung/

Kennzeichnungselemente

- die **Verkehrsbezeichnung (a)** ist der Name eines Lebensmittels nach den geltenden Rechtsvorschriften oder die allgemein übliche Bezeichnung nach der sogenannten Verkehrsauffassung. Diese finden sich z.B. im Deutschen Lebensmittelbuch. Bei Fehlen einer festgelegten Bezeichnung ist das Lebensmittel und seine Verwendung so zu beschreiben, dass der Verbraucher die Art des Lebensmittels erkennen kann. Hersteller- oder Handelsmarken und auch Fantasienamen dürfen die Verkehrsbezeichnung nicht ersetzen, sondern nur ergänzen.
- der **Name** und die **Anschrift (b)** der erzeugenden oder verpackenden Unternehmung oder eines in einem EU-Mitgliedstaat niedergelassenen Verkäufers. Sehr kleine Verpackungen, z.B. Portionspackungen von Marmelade sind von dieser Angabe befreit.
- die **Füllmenge (c)** gibt Auskunft über Gewicht, Volumen oder Stückzahl des abgepackten Lebensmittels. Vorgeschrieben sind Mengenangaben in Gramm oder Kilogramm, Liter oder Milliliter. Eine Stückzahl muss nicht angegeben werden, wenn die Stücke in einer Verpackung sichtbar und zählbar sind.
- das **Los (Charge) (d)**, wenn nicht das nach Tag und Monat bestimmte Mindesthaltbarkeitsdatum bzw. Verbrauchsdatum angegeben ist. Die Angabe besteht aus einer Buchstaben-Kombination, Ziffern-Kombination oder einer Buchstaben-Ziffern-Kombination. Vorangestellt ist dieser Angabe e immer ein „L". Die Losnummer ordnet ein Produkt einer bestimmten Menge an gleichen Produkten zu, die am selben Tag und unter selben Bedingungen erzeugt, hergestellt oder verpackt wurden. Man nennt eine solche Warenpartie auch Charge. Wird die Ware reklamiert, kann der Hersteller interne Fehler leichter finden.
- das **Mindesthaltbarkeitsdatum (e)**: Zeitpunkt, bis zu dem die Ware ihre spezifischen Eigenschaften behält.
  „Mindestens haltbar bis ...TT.MM",
  bei Lebensmitteln mit einer Haltbarkeit von weniger als 3 Monaten;
  „Mindestens haltbar bis Ende ... MM.JJ", bei Haltbarkeit zwischen 3 und 18 Monaten,
  „Mindestens haltbar bis Ende ...JJ",
  bei Haltbarkeit von mehr als 18 Monaten.
  Verbrauchsdatum:
  ist anstelle des Mindesthaltbarkeitsdatums bei sehr leicht verderblichen Waren anzugeben. Die Waren dürfen nach Ablauf der Frist nicht mehr in Verkehr gebracht werden: „Zu verbrauchen bis TT.MM.JJ".
- die **Lagerbedingungen (f)**, wenn deren Einhaltung für die Haltbarkeit wesentlich ist.
- das **Zutatenverzeichnis (g)**: eine Aufzählung aller Zutaten, einschließlich der Zusatzstoffe, die bei der Herstellung des Lebensmittels verwendet wurden. Die Zutaten mit dem höchsten Gewichtsanteil werden zuerst genannt.
- die **Gebrauchsanleitung (h)**, sofern sie für die bestimmungsgemäße Verwendung erforderlich ist.
- der **Alkoholgehalt** in Volumenprozent (% Vol.) bei alkoholischen Getränken mit einem Alkoholgehalt von mehr als 1,2 Volumenprozenten.

Ausnahmen

- Produkte mit eigenen zusätzlichen Kennzeichnungsvorschriften:
  Fleisch, Hackfleisch und Geflügelfleisch, diätetische Lebensmittel, Wein und Schaumwein, Kakao- und Schokoladenprodukte, Honig und Konfitüren, Fisch und Fischerzeugnisse, Eier und Eiprodukte, Käse und Käseerzeugnisse, Milch und Milcherzeugnisse, Fruchtsaft, Bier, Wein und andere alkoholhaltige Getränke, Kaffee, Mineral- und Tafelwasser.
- Lebensmittel, die nicht zur Selbstbedienung bestimmt, aber trotzdem verpackt sind (vorverpackte Wurstbrötchen usw.). Hier genügt ein Schild mit der Bezeichnung und dem Preis neben der Ware.
- Dauerbackwaren und Süßwaren, die im Verkaufsraum vorverpackt werden und über die das Verkaufspersonal Auskunft geben kann.

Nährwertkennzeichnungsverordnung (NKV)

Regelt bisher die Nährwertkennzeichnung (i) sowie nährwertbezogene Angaben auf Grundlage der europäischen „Health-Claims-Verordnung" beim Inverkehrbringen von Lebensmitteln. Danach ist eine Nährwertkennzeichnung nur dann verpflichtend, wenn das Lebensmittel mit einer nährwertbezogenen Angabe in den Verkehr gebracht wird.
Ab Ende 2014 müssen alle Lebensmittel – auch die, die bereits freiwillig Nährwertangaben tragen (in Deutschland sind das über 80 % der verpackten Lebensmittel) – sowie ab Ende 2016 die Lebensmittel, die schon jetzt zur Nährwertkennzeichnung verpflichtet sind, folgende Angaben tragen:

- Brennwert (Energiegehalt) in Kalorien (kcal) und Kilojoule (kJ),
- Gehalt an Fett, gesättigten Fettsäuren, Kohlenhydraten, Zucker, Eiweiß, Salz.

Diese Angaben sind in einer Tabelle zu machen und auf 100 g oder 100 ml zu beziehen. Portionsangaben sind zusätzlich möglich.
Diese verpflichtende Deklaration kann durch die Mengenangabe folgender Stoffe ergänzt werden:

- einfach und mehrfach ungesättigte Fettsäuren,
- mehrwertige Alkohole,
- Stärke und Ballaststoffe,
- in signifikanten Mengen vorhandene Vitamine und Mineralstoffe.

Quantitative Ingredienzen-Deklaration (QUID)

Wird in der Verkehrsbezeichnung von verarbeiteten Lebensmitteln oder bildlich auf dem Etikett von Fertigpackungen auf bestimmte Bestandteile hingewiesen oder sind diese wesentlich für das Produkt, müssen diese relevanten Bestandteile mengenmäßig aufgeführt werden. Der Anteil kann sowohl bei der Aufzählung der Zutaten als auch in der Verkehrsbezeichnung angegeben werden.

„Erdbeerjoghurt", „Tomatensuppe", „Kekse mit Schokocremefüllung", „Gemüsepastete", „Obstkuchen" muss den prozentuellen Anteil Erdbeeren, Tomaten, Schokoladecreme, Gemüse und Obst angeführt haben.

Bei „Keksen mit Schokoladengeschmack" ist der Anteil an Schokolade so gering, dass er nicht angegeben sein muss: Kleine Mengen zur Geschmacksgebung – 2 bis 3 % – sind von der QUID-Vorschrift ausgeschlossen.

„Health-Claim-Verordnung"

Nährwert- und gesundheitsbezogene Angaben über Lebensmittel sind seit 1. Juli 2007 in dieser Verordnung geregelt.

Beispiele für **nährwertbezogene Angaben**: „fettarm", „energiereduziert", „zuckerfrei", „ballaststoffreich", „leicht".

Gesundheitsbezogene Angaben (z. B. „Calcium für bessere Knochendichte") dürfen nur veröffentlicht werden, wenn sie sich auf anerkannte wissenschaftliche Nachweise stützen und durch sie abgesichert sind. Künftig müssen solche Aussagen außerdem eine Prüfung durchlaufen und auf einer europaweit verbindlichen Liste zulässiger Gesundheitsangaben stehen.

Verboten bleiben krankheitsbezogene Aussagen wie „zur Behandlung von Osteoporose", „senkt Ihren Blutzuckerspiegel".

Zusatzstoff-Zulassungsverordnung

Sie regelt, welche Zusatzstoffe Lebensmitteln zugesetzt werden dürfen und wie sie kenntlich zu machen sind. Dabei gibt es für die Abgabe von Lebensmitteln in Gaststätten und Einrichtungen zur Gemeinschaftsverpflegung einige Sonderregelungen. Insbesondere sind für bestimmte Zusatzstoffe und Zusatzstoffgruppen Angaben auf den Speise-, Getränkekarten, Wochenplänen, Aushängen u.a. zu machen. Diese kann mithilfe von Fußnoten geschehen, wenn bei der Verkehrsbezeichnung darauf hingewiesen wird.

Heute:

Sommerliche Tomatensuppe mit schwarzen Oliven[4]	3,20 EUR
Dorsch in Senfsoße[1] mit Petersilienkartoffeln und Pflücksalat	9,80 EUR
Vanillepudding[8] mit frischen Erdbeeren	3,60 EUR

1) mit Konservierungsstoff, 2) mit Farbstoff, 3) geschwefelt, 4) geschwärzt,
5) mit Antioxidationsmittel, 6) mit Süßungsmittel, 7) enthält eine Phenylalaninquelle,
8) mit Geschmacksverstärker, 9) mit Phosphat

Kenntlichmachung durch Aushang

Allergenkennzeichnungsverordnung

Die Anwesenheit folgender Stoffe, auch in Spuren, muss bei allen Lebensmitteln gekennzeichnet werden. Auch bei jenen, wie z. B. alkoholhaltigen Getränken, bei welchen keine Zutaten angegeben werden müssen. Hier muss z. B. angegeben werden „enthält Gerstenmalz".

Folgende Bestandteile gelten als potenziell allergene Stoffe:

- glutenhaltiges Getreide (z. B. Weizen, Roggen, Gerste, Hafer, Dinkel, Kamut oder Hybridstämme davon) sowie daraus hergestellte Erzeugnisse,
- Krebstiere und Krebstiererzeugnisse sowie Mollusken (Weichtiere, z. B. Schnecken),
- Eier und Eierzeugnisse,
- Fisch und Fischerzeugnisse,
- Soja, Erdnüsse und Erzeugnisse daraus,
- Milch und Milcherzeugnisse (einschließlich Laktose),
- Schalenfrüchte, d. h. Mandel, Haselnuss, Pecannuss, Paranuss, Pistazie, Macadamianuss und Queenslandnuss,
- Sellerie und Sellerieerzeugnisse,
- Senf und Senferzeugnisse,
- Sesamsamen und Sesamsamenerzeugnisse,
- Schwefeldioxid und Sulfite, wenn mehr als 10 mg/kg oder l.

Die Bezeichnung eines allergenen Stoffes im Zutatenverzeichnis muss sich optisch vom Rest der Zutaten abheben.

Die Kennzeichnung kann entfallen, wenn die Verkehrsbezeichnung bereits einen deutlichen Hinweis auf die allergene Zutat enthält (z. B. Erdnussbutter, Miesmuscheln in Öl).

Mit der neuen Lebensmittelinformationsverordnung (siehe S. 9) besteht künftig auch für unverpackt angebotene Lebensmittel die Pflicht, allergene Inhaltsstoffe anzugeben. Dies gilt somit auch für Speisen, die in der Gastronomie und Gemeinschaftsverpflegung abgegeben werden. In welcher Art und Weise die Kenntlichmachung auf Speisekarten und Aushängen zu erfolgen hat, wird derzeit auf nationaler Ebene erarbeitet.

Die Preisangabenverordnung

In der Preisangabenverordnung (PAngV BGBl.I 4197 2002) ist u. a. festgelegt, dass für Leistungen und Waren, die Endverbrauchern gewerbs- oder geschäftsmäßig angeboten werden, Preise einschließlich der Umsatzsteuer und sonstiger Preisbestandteile anzugeben sind. Der Preis hat entweder auf dem Produkt selbst oder auf einem Schild nahe bei der Ware zu stehen. Bei verpackter Ware ist neben dem Endpreis, also dem Preis für das spezifische Produkt und seine angegebene Füllmenge, auch der Grundpreis anzugeben. Der Grundpreis ist der Preis pro Kilogramm oder Liter, bei leichteren Packungen auch pro 100 g oder ml. Er vereinfacht den Preisvergleich bei Produkten, die in unterschiedlichen Portionsgrößen verkauft werden.

Auf den Grundpreis kann bei Ab-Hof-Verkauf oder in kleinen Einzelhandelsgeschäften verzichtet werden. Wenn die Ware pro Stück abgegeben wird oder der Endpreis identisch mit dem Grundpreis ist, kann dieser ebenfalls entfallen.

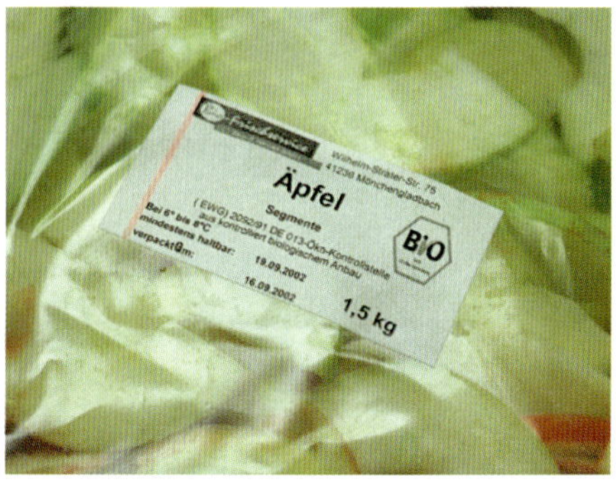

Abgepackte Apfelstücke

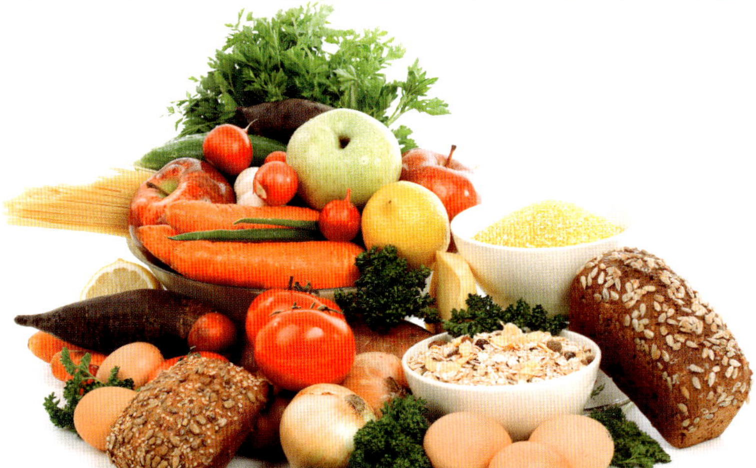

Unsere Ernährung

Die Ernährungsstile der Deutschen

Innerhalb des Forschungsvorhabens „Ernährungswende“ (Projekt zur Entwicklung einer nachhaltigen Ernährung) wurden im Ergebnis einer Untersuchung folgende Ernährungsstile der Verbraucher in Deutschland bestimmt:

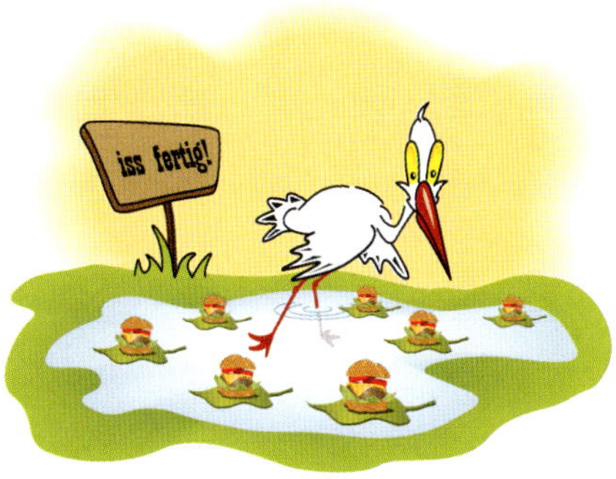

- **Die Uninteressierten Fast-Fooder**
  12 % der Verbraucher haben kein Interesse an Ernährungs- und Gesundheitsfragen. Sie bevorzugen Fast Food und Fertiggerichte und haben kaum feste Essensrhythmen.
- **Die Billigesser**
  Für 13 % der Bevölkerung ist der Preis entscheidend für die Auswahl der Nahrungsmittel. Die Gesundheit spielt dabei eine untergeordnete Rolle. Bevorzugt werden Convenience-Produkte.
- **Die freudlosen Gewohnheitsköche**
  17 % halten an festen Essgewohnheiten fest, ohne weiter über Fragen der gesunden Ernährung nachzudenken. Das Essen wird zur Alltagsroutine.
- **Die fitnessorientierten Ambitionierten**
  Diese 9 % der Verbraucher in Deutschland bevorzugen hochwertige und gesundheitsfördernde Produkte. Hintergrund ihrer Lebensmittelauswahl ist die Erhöhung der Leistungsfähigkeit und des Wohlbefindens.
- **Die gestressten Alltagsmanager**
  Für 16 % der Verbraucher – meist berufstätige Mütter oder Väter – wird Einkauf und Kochen zu einer zusätzlichen Belastung im Alltag. Sie wollen einerseits für sich und ihre Familie eine optimale Ernährung sichern, überfordern sich jedoch andererseits bei der Umsetzung dieses Anspruchs.
- **Die ernährungsbewussten Anspruchsvollen**
  Weitere 13 % der Bevölkerung haben ein ausgeprägtes Ernährungsbewusstsein. Für sie zählen Qualität, Frische, Regionalität und Naturbelassenheit der Lebensmittel.
- **Die konventionellen Gesundheitsorientierten**
  Sie bilden mit 20 % die größte Gruppe. Einerseits schätzen sie gutes Essen, sind interessiert an Ernährungsfragen und bevorzugen regionale und saisonale Produkte. Andererseits führt ihre ausgeprägte Genussfreude oft zu Gewichts- und Gesundheitsproblemen.

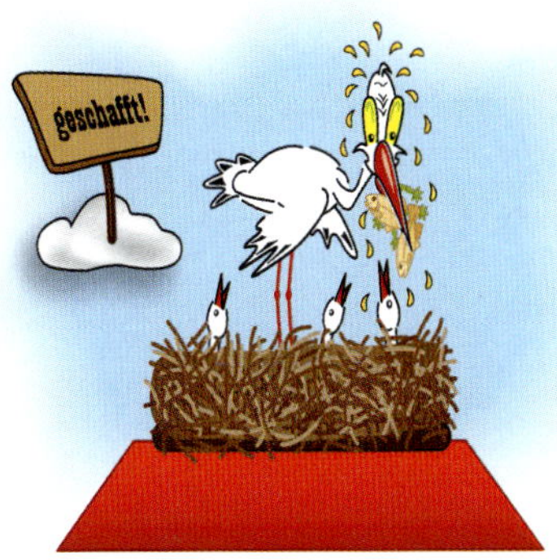

Aufgaben der Nahrung

Jeder Mensch muss essen und trinken, um leben zu können. Außerdem sollen Essen und Trinken Freude bereiten. Doch welche Nahrungsmittel und welche Mengen der Nahrungsmittel sollte man zu sich nehmen bzw. wie sollen sie zubereitet werden?

Die Wechselwirkung zwischen Ernährung und Gesundheit ist zwar unbestritten, dennoch lässt sich die Frage nach der „richtigen“ Ernährung nicht mit einer Norm für alle Menschen beantworten.

- Die Nahrung muss dem Menschen auf jeden Fall ausreichend Energie (Joule bzw. Kalorien) zuführen und
- die Nahrung muss auch, soll man nicht krank werden, alle notwendigen Nähr- und Wirkstoffe in ausreichender Menge enthalten.

Die Inhaltsstoffe unserer Nahrung

Im Körper werden pflanzliche und tierische Lebensmittel durch die Verdauungsvorgänge in ihre Bestandteile zerlegt. Die für den Körper verwertbaren Bestandteile werden aus dem Darm aufgenommen, man bezeichnet sie als Nährstoffe.

Pflanzliche Lebensmittel enthalten neben Nährstoffen und Ballaststoffen weitere für die Erhaltung der Gesundheit sehr wichtige Inhaltsstoffe: Carotin, Chlorophyll, Senföle (in Senf, Kresse, Rettich, Zwiebel, Knoblauch) u.a. mehr. Sie werden als „bioaktive" oder „sekundäre Pflanzenstoffe" bezeichnet. In ihrer Summe haben sie eine bedeutende, die Gesundheit schützende Wirkung.

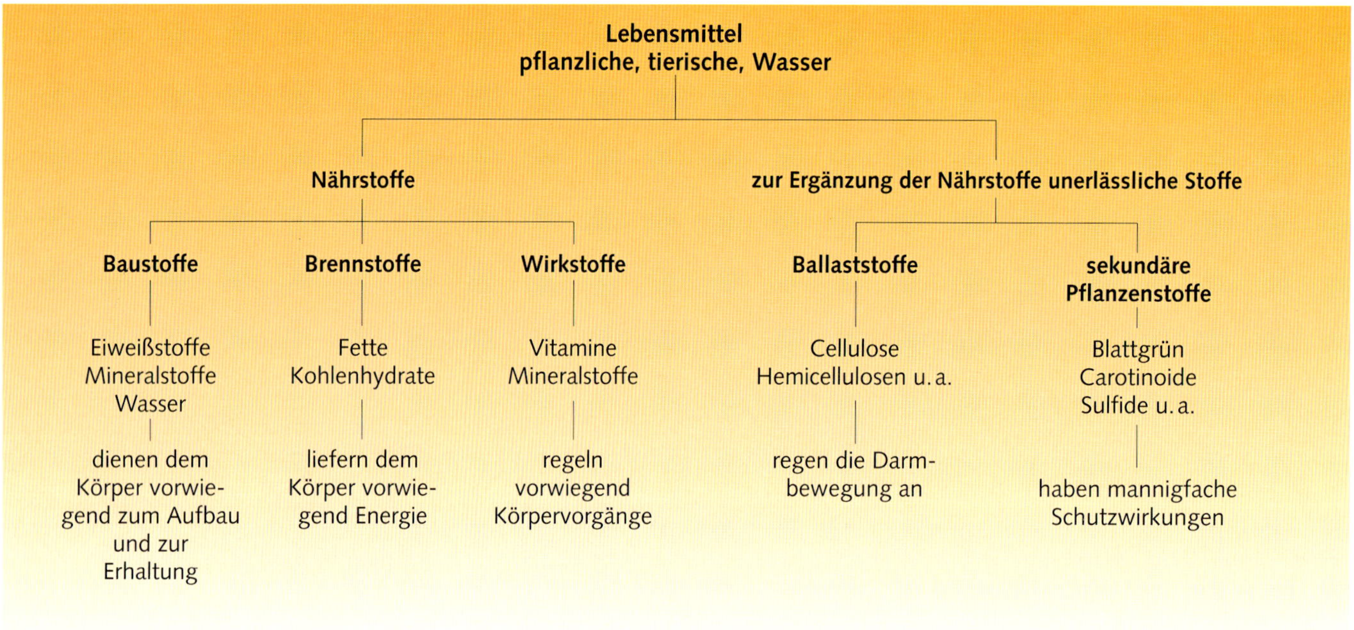

Kohlenhydrate

Eine Vielzahl organischer Verbindungen wird unter dem Begriff Kohlenhydrate zusammengefasst.

Zusammensetzung

Kohlenhydrate bestehen aus Kohlenstoff (C), Wasserstoff (H) und Sauerstoff (O) und dienen vorwiegend zur Deckung des menschlichen Energiebedarfs. Die Bausteine der Kohlenhydrate im Allgemeinen sind die Monosaccharide (Einfachzucker). Sie bestehen, stark vereinfacht dargestellt, aus 6 Kohlenstoffatomen und 6 Molekülen Wasser (hydro = Wasser), daher der Name Kohlenhydrate.

Arten der Kohlenhydrate

Nach der chemischen Zusammensetzung unterscheidet man:

- Einfachzucker (Monosaccharide)
  - Traubenzucker (Glucose oder Dextrose)
  - Fruchtzucker (Fructose oder Lävulose)
  - Galaktose (Schleimzucker)
- Doppelzucker (Disaccharide)
  - Rohr- und Rübenzucker (Saccharose)
  - Malzzucker (Maltose)
  - Milchzucker (Laktose)
- Vielfachzucker (Polysaccharide)
  Glykogen, Inulin, Pektin, Cellulose, Dextrin, Stärke

Traubenzucker
Vorkommen: Obst, Honig
Eigenschaften: Süß, wasserlöslich
Aufgaben: Energieversorgung; Energiereserve; Umwandlung zu Fetten

Fruchtzucker
Vorkommen: Obst, Honig
Eigenschaften: Sehr süß, wasserlöslich
Aufgaben: Energieversorgung

Galaktose
Vorkommen: Milchzucker
Eigenschaften: Wenig süß
Aufgaben: Nach Umbau zu Glucose zur Energieversorgung

Rohr- oder Rübenzucker
Vorkommen: Zuckerrohr, Zuckerrübe
Eigenschaften: Süß, wasserlöslich
Aufgaben: Energieversorgung

Malzzucker
Vorkommen: Gerste, Malzextrakt
Eigenschaften: Weniger süß, wasserlöslich
Aufgaben: Energieversorgung

Milchzucker
Vorkommen: Milch, Milchprodukte
Eigenschaften: Wenig süß, wasserlöslich
Aufgaben: Energieversorgung

Glykogen
Vorkommen: Leber, Muskel
Eigenschaften: Wasserunlöslich; verdaulich
Aufgaben: Energieversorgung über einen längeren Zeitraum

Inulin
Vorkommen: Topinambur, Spargel
Eigenschaften: Nicht süß, löslich in heißem Wasser, unverdaulich

Pektin
Vorkommen: Reifende Früchte
Eigenschaften: In kaltem Wasser unlöslich, Geleebildung, unverdaulich
Aufgaben: Binden Schadstoffe, sind wichtige Ballaststoffe

Cellulose
Vorkommen: Gerüstsubstanz der Pflanzen
Eigenschaften: Wasserunlöslich, quillt kaum, unverdaulich
Aufgaben: Ballaststoff

Dextrin
Vorkommen: Zwieback, Brotkruste
Eigenschaften: Wenig süß, wasserlöslich, verdaulich
Aufgaben: Energieversorgung über einen längeren Zeitraum

Stärke
Vorkommen: Kartoffel, Getreide, Hülsenfrüchte
Eigenschaften: Wasserunlöslich, verkleistert bei 70 °C, verdaulich
Aufgaben: Energieversorgung über einen längeren Zeitraum

Bedeutung in der Ernährung

Zucker kann vom Körper nur als Einfachzucker verwertet werden. Doppel- und Vielfachzucker werden daher durch Enzyme in Einfachzucker gespalten.

Kohlenhydrate dienen der Energiezufuhr. Ein geringer Teil der aufgenommenen Kohlenhydrate kann vom Körper (Leber, Muskulatur) als Glykogen gespeichert werden. Das Überangebot an Kohlenhydraten wird in Fett umgewandelt und als Depotfett gespeichert.

Kohlenhydrate spielen beim Zellstoffwechselgeschehen eine wichtige Rolle. Nerven- und Gehirnzellen benötigen Monosaccharide als Energielieferanten.

Abbau der Kohlenhydrate

Im menschlichen Körper werden die Kohlenhydrate (Doppelzucker und Vielfachzucker) durch kohlenhydratspaltende Enzyme (**Amylase**) zu Einfachzuckern abgebaut. Sie werden vorwiegend als Energiespender verwendet und in den Zellen für diesen Zweck zu CO_2 und Wasser verbrannt. Dazu ist der eingeatmete Sauerstoff notwendig.

Außerhalb des Körpers werden Einfachzucker durch Mikroorganismen vergoren (alkoholische Gärung, Essigsäure- und Milchsäuregärung).

Fette (Lipide)

Fett ist ein konzentrierter Energielieferant. Es enthält doppelt so viel Energie wie Eiweiß und Kohlenhydrate.

Zusammensetzung

- Glycerin
- Fettsäuren
  - Gesättigte Fettsäuren – vor allem in tierischen Fetten, aber auch in manchen Pflanzenfetten, z. B. Kokosfett.
  - Ungesättigte Fettsäuren – vor allem in pflanzlichen Ölen
    Mehrfach ungesättigte Fettsäuren sind für die menschliche Ernährung am wertvollsten. Der Körper kann sie nicht selbst aufbauen, sie müssen daher mit der Nahrung zugeführt werden. Die wichtigste mehrfach ungesättigte Fettsäure ist die Linolsäure.
    Einfach ungesättigte Fettsäuren sind u. a. im Olivenöl enthalten.

Einteilung nach der Herkunft

- Tierische Fette
  Butter, Schmalz, Tran, Speck, Rindertalg, Hühnerfett, Gänseschmalz
- Pflanzliche Fette
  Distelöl, Sonnenblumenöl, Maiskeimöl, Olivenöl, Rapsöl, Sojaöl, Kokosöl

Einteilung nach der Erkennbarkeit

- Sichtbare Fette
  Schmalz, Talg, Butter, Öle, Kokosfett, Erdnussfett, Pflanzenmargarinen
- Unsichtbare Fette
  (Versteckte Fette) in Fleisch und Fleischprodukten, in Milch und Milchprodukten, in Nüssen und Mohn

Einteilung nach der Konsistenz

- Feste Fette
  enthalten vorwiegend gesättigte Fettsäuren oder langkettige Fettsäuren, z. B. Kokosfett
- Weiche Fette
  enthalten vorwiegend ungesättigte oder kurzkettige Fettsäuren, z. B. Schmalz, Butter
- Öle
  enthalten überwiegend ungesättigte Fettsäuren, z. B. Olivenöl

Bedeutung in der Ernährung

- Fette sind Energielieferanten.
- Fette spenden lebensnotwendige Fettsäuren:
  Linolsäure kann vom Körper nicht selbst erzeugt werden und muss daher mit den Nahrungsmitteln zugeführt werden. Pflanzenöle sind besonders reich an dieser wichtigen Fettsäure.
- Fette sind Vitaminträger:
  Der menschliche Körper benötigt die fettlöslichen Vitamine A, D, E und K. Diese können nur zusammen mit Fett vom Körper aufgenommen werden.
- Fette haben hohen Sättigungswert:
  Sie wirken dämpfend auf die Darmbewegung und tragen somit zu einem länger anhaltenden Sättigungsgefühl bei.
- Fette sind Geschmacksverbesserer:
  Fette haben je nach Ursprung und Herstellung einen typischen Eigengeschmack und können zur Geschmacks- und Genussverbesserung beitragen. Bestimmte Fette werden wegen ihres typischen Geschmacks in der Küche bevorzugt (z. B. Schmalz, Butterschmalz, Salatöle).
- Bedeutung beim Kochen:
  - Wärmemedium (Fett kann hohe Temperaturen auf das Kochgut übertragen)
  - Erhalten die Saftigkeit von Fleisch (Fett bewirkt ein rasches Schließen der Fleischporen, Eiweiß gerinnt, das Gargut trocknet weniger aus – es bleibt saftiger)
  - Trennhilfe: durch das Befetten von Backblechen oder bei der Herstellung von Blätterteig
  - Haftfunktion: Streichfette werden als Verbindung zwischen Brot und Brotbelag verwendet

Abbau der Fette

Bevor die Fette im menschlichen Körper abgebaut werden können, müssen sie durch die Gallensäuren emulgiert (d. h. in feinste Tröpfchen zerteilt – Ausnahme: emulgierte Fette wie Butter, Margarine und Dotterfett) werden. So können die Verdauungsenzyme leichter angreifen. Fette werden durch fettspaltende Enzyme (**Lipasen**) in Glycerin und Fettsäuren gespalten, die aus dem Darm aufgenommen werden.

Im Körper können Fette zur Energiegewinnung herangezogen werden oder zur Speicherung (Depotfett) dienen.

Außerhalb des Körpers können Fette durch Licht, Luft (Sauerstoff) und Wärme zersetzt

(„ranzig") werden. Auch durch Behandlung mit Lauge (Alkalien) erfolgt ein Abbau der Fette (z. B. Herstellung von Seife).

Fettähnliche Stoffe

- **Ergosterin:** Vorstufe des Vitamin D, im Eidotter und Lebertran.
- **Carotin:** Provitamin A, unser Körper kann in den Darmwandzellen daraus Vitamin A bilden; in Karotten, Eidotter, Petersilie.
- **Lecithin:** Eidotter, Lebertran und Getreide enthalten viel Lecithin. Lecithine sind Bausteine der Gehirn- und Nervenzellen. In der Lebensmittelindustrie wird Lecithin als Emulgator eingesetzt.
- **Cholesterin:** ist der bekannteste fettähnliche Stoff. Er wird einerseits vom Körper selbst gebildet, anderseits mit der Nahrung aufgenommen. Unser Körper braucht Cholesterin für verschiedene Stoffwechselvorgänge (beispielsweise zur Bildung der Gallensäuren und zum Aufbau verschiedener Hormone und des Vitamin D). Cholesterin ist vorwiegend in tierischen Nahrungsmitteln enthalten.

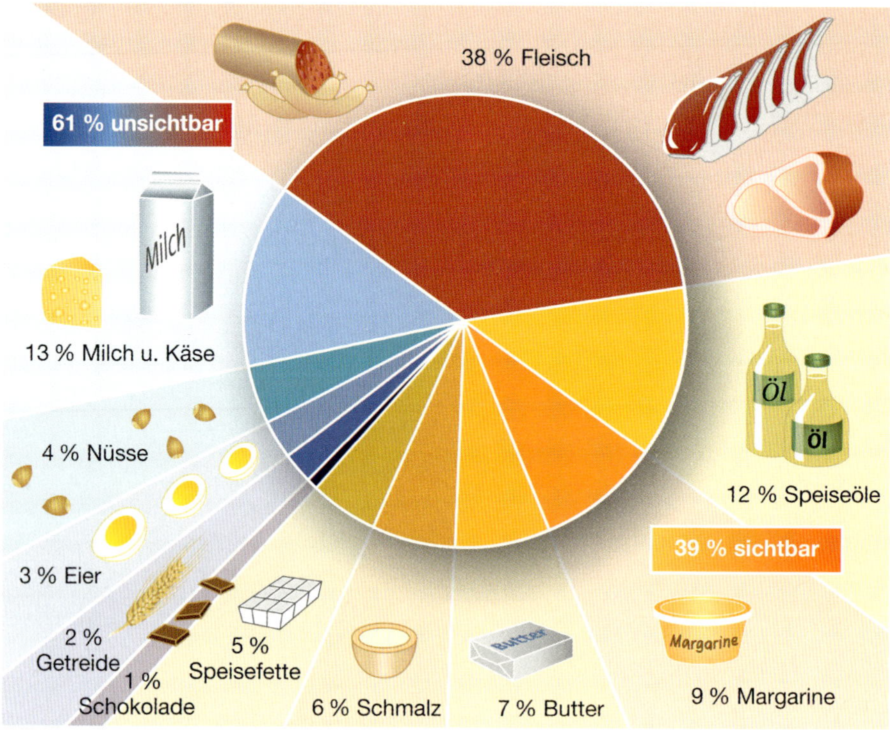

Fettquellen unserer Ernährung

Eiweißstoffe (Proteine)

Eiweiß ist als Bestandteil jeder Zelle ein unentbehrlicher Baustoff. Ohne Eiweiß ist Leben nicht möglich. Alle Enzyme und viele Hormone sind auch Eiweißstoffe.

Zusammensetzung

Eiweißstoffe bestehen aus den Elementen Kohlenstoff (C), Wasserstoff (H), Sauerstoff (O), Stickstoff (N) sowie zum Teil aus Schwefel (S) und Phosphor (P).

Die Grundbausteine des Eiweißes sind die Aminosäuren. Es gibt rund zwanzig Aminosäuren, von denen nur acht für den Menschen essenziell (lebensnotwendig) sind. Da diese essenziellen Aminosäuren vom menschlichen Körper nicht aufgebaut werden, müssen sie mit der Nahrung aufgenommen werden.

Arten der Eiweißstoffe

Eiweißstoffe bestehen aus hundert bis mehreren tausend Aminosäuremolekülen. Eiweißstoffe, die nur aus Aminosäuren bestehen, werden Proteine genannt. Eiweißstoffe, die neben Aminosäuren auch andere Verbindungen enthalten (Kohlenhydrate, Nucleinsäuren), nennt man Proteide. (Heute bezeichnet man Proteine und Proteide meist einheitlich als Proteine.)

Nach dem chemischen Aufbau unterscheidet man:

- **Einfache Eiweißstoffe:**
  Albumine, Globuline, Klebereiweiß, Gerüsteiweiß: Kollagen, Keratin, Actin, Myosin, Elastin, Fibrinogen
- **Zusammengesetzte Eiweißstoffe**
  Phosphoproteine: Casein; Chromoproteine: Hämoglobin, Myoglobin, Chlorophyll

Albumine

Vorkommen: Ei, Fleisch, Fisch, Milch, Getreide, Kartoffeln, Gemüse
Eigenschaften/Aufgaben: Wasserlöslich; gerinnen bei 70 °C; Transportfunktionen im Blut für Fettsäuren, Mineralstoffe, Vitamine

Globuline

Vorkommen: Ei, Fleisch, Fisch, Hülsenfrüchte, Milch, Getreide, Nüsse, Kartoffeln
Eigenschaften/Aufgaben: Löslich in verdünnter Salzlösung; gerinnen bei 70 °C; enthalten in Blut, in Zellen, Enzymen, Hormonen

Getreideeiweiß

Vorkommen: In allen Getreidearten
Eigenschaften/Aufgaben: Wasserunlöslich; quellen und binden Wasser; gerinnen bei 70 °C; bilden den Weizenkleber (Backfähigkeit): Getreideeiweiße des Roggens, Weizens, Hafers und der Gerste können beim Menschen Zöliakie verursachen.

Myosin/Actin

Vorkommen: Fleisch (Hauptbestandteil der Muskulatur)
Eigenschaften/Aufgaben: Löslich in verdünnter Salzlösung; Muskelkontraktion entsteht durch Wechselwirkung zwischen Actin und Myosin.

Kollagen

Vorkommen: Sehnen, Knorpel, Bindegewebe, Gelatine
Eigenschaften/Aufgaben: Unlöslich; wird durch längeres Kochen gelöst; Gelatine: starkes Quellvermögen, leicht verdaulich

Keratin

Vorkommen: Horn, Haar, Federn
Eigenschaften/Aufgaben: Unlöslich; unverdaulich und für Ernährung unbedeutend

Elastin

Vorkommen: Sehnen, Haut, Bindegewebe
Eigenschaften/Aufgaben: Unlöslich; nahezu unververdaulich.

Fibrinogen

Vorkommen: Blut
Eigenschaften/Aufgaben: Blutgerinnung

Casein
Vorkommen: Milch und Milchprodukte
Eigenschaften/Aufgaben: Gerinnung durch Magensäure und durch Labenzym

Hämoglobin
Vorkommen: Blut
Eigenschaften/Aufgaben: Sauerstofftransport (von Lunge zu Zellen), Blutfarbstoff

Myoglobin
Vorkommen: Muskel
Eigenschaften/Aufgaben: Versorgung der Muskulatur mit Sauerstoff

Chlorophyll
Vorkommen: Pflanze
Eigenschaften/Aufgaben: Fotosynthese

Bedeutung in der Ernährung

Die Eiweißstoffe werden durch das Verdauungssystem zu Aminosäuren abgebaut. Diese werden über die Dünndarmwand in den Körper aufgenommen und mit dem Blut zur Leber transportiert. Von dieser werden die Aminosäuren zu Blut- und von allen Zellen zu Körpereiweißstoffen aufgebaut. Jene Aminosäuren, die nicht zum Aufbau verwendet werden, werden für die Energiegewinnung genutzt. Eiweiß kann vom Körper nicht gespeichert werden.

Eiweißreiche Nahrungsmittel: Fleisch, Fisch, Eier, Sojaprodukte, Krustentiere, Hülsenfrüchte usw.

Biologische Wertigkeit

Alle Aminosäuren, auch die essenziellen, sind in sehr unterschiedlichen Mengen in pflanzlichen und tierischen Lebensmitteln enthalten. Die essenziellen Aminosäuren bestimmen, wie viel Körpereiweiß aus Nahrungseiweiß aufgebaut werden kann (biologische Wertigkeit).

Die biologische Wertigkeit wird durch jene essenzielle Aminosäure festgelegt, die im Nahrungseiweiß in der geringsten Menge vorhanden ist.

Beispiele:
Das Getreidekorn enthält in Frucht- und Samenschale und im Keimling hochwertiges, im Mehlkörper geringerwertiges Eiweiß (Klebereiweiß): Vollkornmehle besitzen höherwertiges Eiweiß und auch einen höheren Eiweißgehalt, weiße Mehle einen niedrigeren Eiweißgehalt und geringerwertiges Eiweiß.

Blattgemüse besitzen zum Teil höherwertiges Eiweiß (z. B. Spinat), zum Teil geringerwertiges Eiweiß (z. B. Salat).

Biologischer Ergänzungswert

Es können jedoch Lebensmittel mit einer hohen biologischen Wertigkeit (Milch, Milchprodukte, Ei, Fisch, Fleisch) mit Lebensmitteln mit geringer biologischer Wertigkeit (Gemüse, Getreide) kombiniert werden. Man spricht dann vom biologischen Ergänzungswert der Eiweißstoffe.

Abbau der Eiweißstoffe

Das aufgenommene Nahrungseiweiß muss **im Körper**, bevor es durch die eiweißspaltenden Enzyme angegriffen werden kann, durch die Magensalzsäure zum Gerinnen gebracht, d. h. denaturiert werden. Die eiweißspaltenden Enzyme **Pepsin** im Magen und **Trypsin** im Darm zerlegen das denaturierte Eiweiß in Peptide und Aminosäuren.

Verschiedene Mikroorganismen können Eiweißstoffe **im Lebensmittel** abbauen: Fäulnis, Verwesung, Verschimmelung. Es entstehen giftige, gesundheitsschädliche Abbauprodukte.

Vitamine

Vitamine sind essenzielle organische Verbindungen, die der Körper nicht selbstständig oder nur unzureichend selbst aufbauen kann. Sie müssen ihm daher mit der Nahrung zugeführt werden. Vitamine sind bereits in kleinen Mengen (im Allgemeinen unter 10 mg) wirksam. Sie sind an vielen Stoffwechselprozessen im Körper beteiligt. Jedes Vitamin erfüllt dabei bestimmte Aufgaben. Fehlt auch nur eines der bekannten Vitamine, kommt es zu Funktionsstörungen.

Ihr Name leitet sich von *vita* (lat. = „Leben") und *Amin* (= „stickstoffhaltig") ab. Es gibt jedoch auch Vitamine, die keinen Stickstoff enthalten.

Einteilung der Vitamine

Nach ihrer Löslichkeit unterscheidet man

- fettlösliche Vitamine,
- wasserlösliche Vitamine.

Fettlösliche Vitamine

- **Vitamin A** = Retinol

  Allgemeines: Kommt eigentlich nur in tierischen Lebensmitteln vor, als Provitamin Carotin (Vorstufe zum Vitamin A) auch in Pflanzen. Wird vom Körper nur in Verbindung mit Fetten und Ölen aufgenommen.

  Vorkommen: In Milch, Butter, Eigelb, Leber, Lebertran, Tomaten, Spinat, Kohl, Kopfsalat, Brokkoli, Weizenkeimen, Petersilie.

  Bedeutung:
  - Wichtig für den Aufbau und die Erhaltung der äußersten Haut- und Schleimhautschichten.
  - Als Bestandteil der Netzhaut unentbehrlich für den Sehvorgang und das Sehvermögen.
  - Notwendig für ein normales Wachstum.

  Der Tagesbedarf (0,8–1,1 mg) wird gedeckt durch z. B. 100 g Karotten, 50 g Leber, 200 g Spinat, 30 g Weizenkeime.

- **Vitamin D** = Calciferol

  Allgemeines: Bestehen aus mehreren Wirkstoffen pflanzlicher und tierischer Herkunft und entstehen eigentlich erst durch die Einwirkung von Sonnenlicht aus den Vitamin-D-Vorstufen. Aus einem Cholesterinderivat kann der Körper Vitamin D_3 aufbauen. Daher heißt dieses auch Cholecalciferol.

  Vorkommen: Besonders in Lebertran.

  Bedeutung:
  - Reguliert den Kalk- und Phosphorstoffwechsel, daher wichtig für die Knochenbildung.
  - Schützt den Dickdarm.
  - Sorgt immer für die Nachbildung der richtigen Menge an Körperzellen.

  Der Tagesbedarf (5 µg) wird mit Durchschnittskost und Sonnenbestrahlung gedeckt. Die täglich benötigte Menge findet sich z. B. in 100 g Kalbfleisch oder 200 g Pilzen.

- **Vitamin E** = Tocopherol

  Allgemeines: Verhindert die spontane Oxidation ungesättigter Verbindungen und wird daher auch als Antioxidans bei Lebensmitteln verwendet.

  Vorkommen: Besonders reichlich in allen Samenkörnern und somit auch in allen unraffinierten Pflanzenölen (Weizenkeimöl, Sojaöl, Sonnenblumenöl, Leinöl), Leber, Milch, Eiern, Butter, Salat, Spinat, Kohl, Lauch.

  Bedeutung:
  - Schützt vor Muskelschwund.

- Wichtig für den Stoffwechsel.
- Verhindert die Reaktion mit Sauerstoff, sowohl bei den Körperfetten als auch bei anderen leicht zerstörbaren Substanzen (Vitamin A).
- Wichtig bei der Durchführung von enzymatischen Prozessen.

Der Tagesbedarf (10 – 15 mg) kann z. B. durch regelmäßige Verwendung von Pflanzenölen gedeckt werden.

- Vitamin K = Phyllochinon

Vorkommen: In Kohl, Spinat.

Bedeutung:

- Wichtig für die Blutgerinnung.
- Wichtig für die Funktion der Leber.

Der Tagesbedarf (60 – 80 µg) kann durch 150 g Kohl oder Spinat oder 100 g Sauerkraut gedeckt werden.

Wasserlösliche Vitamine

- Vitamin B_1 = Thiamin

Vorkommen: In Leber, Nieren, Schweinefleisch, Rohschinken, Wild, Geflügel, Getreidekeimen, Nüssen, Bierhefe, Erbsen, Sojabohnen.

Bedeutung:

- Für die Funktion des Nervensystems (Erregungsübertragung) und der Herzzellen.
- Für die Darmfunktion.
- Regelt den Wasserhaushalt des Körpers.
- Für den Kohlenhydratstoffwechsel (Stärke- und Zuckerabbau zu Einfachzuckern).

Der Tagesbedarf (1,0 – 1,3 mg) kann beispielsweise durch 100 g Erbsen gedeckt werden.

- Vitamin B_2 = Riboflavin

Allgemeines: Kommt praktisch in allen tierischen und pflanzlichen Zellen vor. Zu einer Unterversorgung kann es eigentlich gar nicht kommen.

Vorkommen: In Hefe, Getreidekeimen, Leber, Herz, Nieren, Muskelfleisch, Fisch, Milch, Käse, Eiern, Blattgemüse.

Bedeutung:

- Für den gesamten Stoffwechsel.
- Für das Sehvermögen.
- Für die Verwertung von Sauerstoff und Wasserstoff im Körper verantwortlich (Zellatmung).

Der Tagesbedarf (1,2 – 1,5 mg) kann durch 1 l Milch oder 100 g Leber gedeckt werden, 150 g Huhn oder 15 g Hefe liefern ebenfalls genug Vitamin B_2.

- Vitamin B_6 = Pyridoxin

Vorkommen: In Hefe, Getreide, Sojabohnen, Fleisch, Fisch, Leber, Nieren, Geflügel.

Bedeutung:

- Wichtig für den Eiweiß- und Fettstoffwechsel.
- Für die Blutbildung.
- Für die Eisenaufnahme des Körpers aus der Nahrung.

Der Tagesbedarf (1,2 – 1,6 mg) kann durch 130 g Hühnerfleisch, 150 g Lachs, 150 g Fleisch und Leber gedeckt werden.

- Vitamin B_{12} = Cobalamin

Allgemeines: Eine Sammelbezeichnung für eine Reihe von Verbindungen, die Kobalt enthält. Durch rein vegetarische Kost kann es zu Mangelerscheinungen kommen.

Vorkommen: In Leber, Nieren, Fleisch, Fisch, Eigelb, Austern.

Bedeutung:

- Wichtig für den Stoffwechsel.
- Blutbildung (Vitamin B_{12} ist bei der Blutbildung im Rückenmark beteiligt).

Der Tagesbedarf (3 µg) kann durch ca. 100 g Leber oder 200 g Fleisch sowie durch 100 g Hering, Makrele, Thunfisch gedeckt werden.

- Vitamin C = Ascorbinsäure

Allgemeines: Vitamin C ist sicherlich das bekannteste Vitamin. Es gehört zu den empfindlichsten Nahrungsmittelbestandteilen. Hitze, Sauerstoff, Feuchtigkeit, falsche und zu lange Lagerung beeinträchtigten den Vitamin-C-Gehalt in Lebensmitteln.

Vorkommen: In fast allen Nahrungsmitteln, in besonders hohem Maße jedoch in Hagebutten, Petersilie, Paprikaschoten, Zitrusfrüchten.

Bedeutung:

- Infektionsabwehr.
- Für Zahn-, Blut- und Knochenbildung.
- Beeinflusst die Zellatmung.
- Fördert die Eisenverwertung im Körper.

Der Tagesbedarf (je nach Geschlecht und Alter 75 – 100 mg) kann durch 50 g Paprikaschoten, 150 g Orangen, 100 g Kiwi, 100 g Erdbeeren, 100 g Sanddornbeeren gedeckt werden.

- Biotin

Vorkommen: In Hefe, Leber, Nieren, Herz, Eidotter, Milch, Schokolade, Gemüse, Johannisbeeren, Haselnüssen, Pilzen.

Bedeutung:

- Hilft bei der Umwandlung der ungesättigten Fettsäuren.
- Wichtig für Haut und Haar.

Der Tagesbedarf (30 – 60 µg) kann durch normale, aber bewusste Kost gedeckt werden.

- Pantothensäure

Vorkommen: Im Fisch und in Innereien, besonders in der Leber.

Bedeutung:

- Wichtig für den Stoffwechsel, das heißt für den Abbau von Fett, Kohlenhydraten und Eiweißbausteinen.
- Spielt eine wichtige Rolle bei der Entgiftung (z. B. nach Einnahme von Medikamenten).
- Stärkt die Resistenz der Schleimhäute gegenüber Infektionen.

Der Tagesbedarf (6 mg) kann beispielsweise durch 100 g Hering oder Leber gedeckt werden.

- Folsäure

Vorkommen: In Getreidekeimen, Hefe, Spinat, Kraut, roten Rüben, Leber, Spargel.

Bedeutung:

- Wirkt beim Aufbau des Erbmaterials und bei der Zellteilung mit.
- Wichtig für die Bildung des Farbstoffes in den roten Blutkörperchen.
- Unerlässlich für das Funktionieren des Nervengewebes.

Der Tagesbedarf (0,4 mg) kann durch Hefe und Weizenkeime, 200 g Spinat, rote Rüben und Kraut sowie durch 120 g Leber gedeckt werden.

- Niacin

Allgemeines: Wird deswegen als PP-Pellagra-Preventing-Factor bezeichnet, weil Pellagra eine typische Niacin-Mangelkrankheit der Haut in Gebieten mit überdurchschnittlicher Maisernährung ist.

Vorkommen: In Leber, Fisch, Pute, Pilzen, Vollkornbrot, Naturreis.

Bedeutung:

- Wichtig für die Energiegewinnung und Energiebereitstellung im menschlichen Körper.
- Für den Sauerstofftransport im Blut.

Der Tagesbedarf (13 – 17 mg) kann durch 100 g Leber, 150 g Fisch oder Truthahn sowie durch den Genuss von Naturreis, Vollkornbrot und Pilzen gedeckt werden.

Mineralstoffe

Mineralstoffe können in den Nahrungsmitteln vorkommen als

- Mengenelemente – in relativ größeren Mengen. Als Mengenelemente kennen wir Natrium, Kalium, Chlor, Calcium, Phosphor, Magnesium.
- Spurenelemente – in kleinen Spuren. Als Spurenelemente kennen wir Eisen, Kobalt, Kupfer, Mangan, Zink, Jod, Silicium, Aluminium, Chrom, Molybdän, Nickel, Zinn, Fluor, Bor, Brom, Lithium.

Mineralstoffe sind anorganische Bestandteile des Körpers und der Nahrungsmittel.

Grundbaustoffe der Mineralstoffe

- Metalle
  - Mengenelemente: Natrium, Kalium, Calcium, Magnesium
  - Spurenelemente: Eisen, Kupfer, Zink, Mangan, Kobalt, Molybdän
- Nichtmetalle
  - Mengenelemente: Chlor, Phosphor, Schwefel
  - Spurenelemente: Jod, Fluor

Bedeutung in der Ernährung

Mineralstoffe sind Bau- und Wirkstoffe, die der menschliche Körper nur in kleinen Mengen benötigt. Sie sind jedoch unentbehrlich für den reibungslosen Ablauf vieler Stoffwechselprozesse und für ein gesundes Wachstum. Wie die Vitamine kann der Körper sie nicht selbst herstellen.

Calcium
Wichtig für den Aufbau und die Erhaltung der Knochen und Zähne und für die Herztätigkeit.

Natrium
In Blut und Gewebsflüssigkeiten zur Regulation der Gewebsspannung: Wasserbindung und Wassertransport (wichtig für die Verdauung).

Kalium
Wichtig für den Wasserhaushalt der Zellen (Antagonist = Gegenspieler zu Natrium), die Muskeltätigkeit und Nerven.

Phosphor
Wichtig für den Aufbau der Knochen und Zähne, Bestandteil der Zellen und wichtiger Enzyme.

Magnesium
Bestandteil von Enzymen.

Eisen
Bestandteil des Blutfarbstoffes (Hämoglobin), wichtig für den Sauerstofftransport.

Chlor
Wichtig für die Salzsäurebildung im Magensaft und für den Wasserhaushalt.

Jod
Es wird zum Aufbau der Schilddrüsenhormone benötigt, die u.a. den Energiestoffwechsel im Körper aktivieren und für eine gleichbleibende Körpertemperatur sorgen.

Calcium und Phosphor sind gewichtsmäßig am stärksten vertreten: Die Asche eines 70 kg schweren Menschen wiegt ca. 3,5 kg. Davon sind allein 1 kg Calcium und 0,7 kg Phosphor.

Wasser

Der größte Teil des menschlichen Körpers besteht aus Wasser. Da er jedoch ständig Wasser umsetzt und ausscheidet, muss dieses immer wieder zugeführt werden. Wasser ist somit ein unentbehrlicher Bestandteil der Nahrung. Man kann wochenlang ohne feste Nahrung, aber nur etwa drei Tage ohne Flüssigkeit auskommen. Ein gesunder Erwachsener sollte täglich ca. 1,5 – 2,5 l Flüssigkeit aufnehmen. Säuglinge haben einen verhältnismäßig höheren Flüssigkeitsbedarf.

Wasser dient im menschlichen Körper als

- Lösungsmittel
  Es löst die in den Nahrungsmitteln enthaltenen Nährstoffe.
- Quellmittel
  Es lässt Ballaststoffe und andere Kohlenhydrate aufquellen.
- Transportmittel
  Es bringt die gelösten Nährstoffe in die Blutbahn und transportiert sie in die Körperzellen, in welchen die Nährstoffe gebraucht werden.
- Wärmeregler
  Es kühlt bei hohen Temperaturen und wärmt bei niederen Temperaturen.

Zufuhr:

0,7 l	mit der Nahrung
1 – 1,5 l	durch Trinken
0,3 l	Oxidationswasser

Abgabe:

0,1 l	mit dem Stuhl
1 – 1,5 l	mit dem Urin
0,4 l	durch die Lunge
0,5 l	über die Haut

Sekundäre Pflanzenstoffe

Sekundäre Pflanzenstoffe sind zum Unterschied von „primären" Pflanzenstoffen Stoffe, die nach heutigen Erkenntnissen gesundheitsfördernde Wirkung haben, nicht jedoch zu den Vitaminen und Mineralstoffen gehören. Ihre gesundheitsfördernden Wirkungen für den Menschen liegen in folgenden Eigenschaften:

- Sie wirken als Antioxidanzien, indem sie freie Radikale binden,
- dadurch und durch das Eingreifen in Enzymsysteme, die für die Krebsentstehung von Bedeutung sind, wirken sie antikanzerogen.
- Sie senken den Cholesterinspiegel und beugen der Arteriosklerose und damit einem Herzinfarkt vor.
- Sie stimulieren die Immunabwehr und wirken antimikrobiell.

Wichtige sekundäre Pflanzenstoffe sind:

- **Carotinoide:** Hellgelbe bis rote Farbstoffe, Carotine in allen Obst- und Gemüsesorten, Lykopin in Tomaten und Wassermelonen, Xanthophylle in grünem Gemüse und Nektarinen.
- **Polyphenole:** Sehr vielfältige, in der Pflanzenwelt verbreitete Stoffgruppe. Phenolsäuren (z.B. Kaffeesäure, Cumarin) in Gemüse, Obst, Getreide, Nüssen, Kaffee, Tee. Flavonoide: hellgelbe, rote bis blaue Farbstoffe (z.B. Anthocyane) in Obst, Gemüse, Tee. Bitterstoffe in Zitrusfrüchten.
- **Sulfide:** Schwefelhaltige Verbindungen in Zwiebelgewächsen, verursachen deren typischen Geruch und Geschmack.
- **Glucosinolate:** Sie bestehen aus Glucose und schwefelhaltigen organischen Verbindungen. Vorkommen: vorwiegend Familie der Kreuzblütler: Kohl, Kraut, Kresse, Rettich, Meerrettich, Senf ...
- **Phytoöstrogene:** In der Struktur den Östrogenen ähnliche Verbindungen in Sojabohnen, Hülsenfrüchten, Vollkornprodukten, Rotklee. Die übliche Aufnahme von Phytoöstrogenen, auch bei reichlichem Verzehr von Sojaprodukten, ist gefahrlos.
- **Phytosterine:** Pflanzenhormon und Zellbaustoff in fettreichen Samen und in Hülsenfrüchten.

Ballaststoffe

Normalerweise bedeutet Ballast etwas Unnützes, Überflüssiges, Unbrauchbares. In der Ernährung ist es jedoch anders. Ballaststoffe sind unverdauliche Bestandteile des Getreides, von Obst und Gemüse (z. B. Cellulose).

Ballaststoffe sind ein Sammelbegriff für alle Bestandteile in pflanzlichen Nahrungsmitteln, die vom menschlichen Verdauungssystem nicht abgebaut werden können. Die besondere Eigenschaft wirkt sich daher auch auf unseren Verdauungstrakt aus.

Aufgaben der Ballaststoffe

- Sie regen die Darmtätigkeit an.
- Sie unterstützen den Verdauungsvorgang (bessere Durchfeuchtung mit Speichel und vermehrte Magensaftproduktion bewirken ein intensiveres Einweichen des Speisebreis).
- Sie vermitteln dem Körper durch das Aufquellen ein gewisses Sättigungsgefühl. Dadurch wird das Hungergefühl eingedämmt.
- Außerdem wird das Wachstum nützlicher Darmbakterien gefördert.
- Ballaststoffe können helfen, Cholesterin abzubauen.

Ballaststoffreiche Nahrungsmittel sind: Vollkornprodukte (Vollkornbrot, Naturreis), Kraut, Salate, Kartoffeln, Obst (insbesondere Kernobst) usw.

Lebensmittelzusatzstoffe

Zusatzstoffe werden in Lebensmitteln verwendet,

- um Lebensmittel kostengünstig herstellen zu können,
- um die industrielle Verarbeitung von Lebensmitteln zu erleichtern,
- um den Kunden gleichbleibende Qualität garantieren zu können,
- um die Haltbarkeit von Nahrungsmitteln zu gewährleisten,
- um Lebensmittel appetitlicher und verkaufsfördernder aussehen zu lassen,
- um den Konsumenten Arbeit und Mühe zu ersparen,
- um die Verträglichkeit für bestimmte Konsumenten (Diabetiker, Risikopatienten und Diätetiker) zu gewährleisten usw.

Zu diesen Lebensmittelzusatzstoffen zählen:

- Farbstoffe (natürlich, künstlich),
- Säuerungsmittel,
- Geruchs- und Geschmacksverstärker,
- anregende Stoffe,
- Süßungsmittel,
- Konservierungsmittel,
- Antioxidationsmittel,
- Emulgatoren,
- Verdickungs- und Geliermittel,
- Trennmittel, Antiklumpmittel, Überzugsstoffe und andere mehr.

Rund 80 % aller Lebensmittel erreichen den Konsumenten in verarbeiteter Form, das heißt mit mehr oder weniger Lebensmittelzusatzstoffen.

Gesetzliche Grundlagen

In Deutschland gilt für die Anwendung der wichtigsten Zusatzstoffe das Verbotsprinzip. Geregelt wird ihr Einsatz in der Zusatzstoff-Verkehrsverordnung (ZVerkV) und der Zusatzstoff-Zulassungsverordnung (ZZulV). Sie basieren auf entsprechenden Richtlinien der EU. Die Verordnungen bestimmen, welche Zusatzstoffe in welchen Lebensmitteln und welchen Mengen eingesetzt werden.

Deklarationsvorschriften

Laut LMKV müssen die in Lebensmitteln enthaltenen Zusatzstoffe in der Zutatenliste angegeben werden. Die Zusatzstoffe müssen mit ihrer Klassenbezeichnung (z. B. Farbstoff, Konservierungsmittel, Verdickungsmittel) und ihrem spezifischen Namen oder der E-Nummer gekennzeichnet werden.

Als Beispiel sei angeführt: Konservierungsmittel Benzoesäure oder Konservierungsmittel E 210. Praktisch allen Zusatzstoffen wurden E-Nummern zugeordnet.

Außerdem müssen bestimmte Farbstoffe zusätzlich mit der Angabe „kann Aktivität und Aufmerksamkeit bei Kindern beeinträchtigen" versehen sein. Dies legt die EG-Verordnung Nr. 1333/2008 fest.

Stoffe, die unsere Sinne ansprechen

- Farbstoffe
  Die Farbstoffe sorgen dafür, dass die Waren auffallen. Sie vermitteln den Eindruck von Echtheit, Frische und vollem Geschmack. Sie wirken verkaufsfördernd.
  - Natürliche Farbstoffe:
    Kurkuma-Extrakt (Kurkumin, aus der Gelbwurzel, E 100), Carotine (E 160 a), Rote-Bete-Extrakt (E 162), Chlorophyll (E 140), Riboflavin (E 101).
  - Künstliche Farbstoffe:
    Zu den künstlichen Farbstoffen zählen die Azo-Farbstoffe. Chinolingelb (E 104), Gelborange S (E 110), Amaranth (E 123) – nur zum Eierfärben und Stempeln der Oberflächen von Lebensmitteln zulässig – Grün S (E 142), Brillantschwarz BN (E 151), Patentblau V (E 131), Cochenillerot A (E 124), Indigotin und viele andere mehr.
- Aroma- und Geschmacksstoffe
  verleihen Geruch und Geschmack.
  - Natürliche Aromastoffe:
    Mithilfe von physikalischen Methoden werden diese Aromastoffe aus pflanzlichen oder tierischen Produkten gewonnen. Sie stammen meist aus Wurzeln, Blättern, Samen etc., z. B. Vanille-Extrakt, Orange-Essenz, Bergamotte-Öl im schwarzen Tee (Earl Grey Tee).
  - Naturidentische Aromastoffe:
    Natürlichen Aromastoffen nachgebaut, chemisch identisch, jedoch künstlich (synthetisch) erzeugt, z. B. Menthol, Zitral.
  - Künstliche Aromastoffe:
    Werden synthetisch hergestellt, ohne natürliches Vorbild, z. B. Ethylvanillin.

  Aromastoffe finden sich in Puddings, Speiseeis, Backwaren, Kaugummi, Tees, Spirituosen, Brausen, Suppen, Soßen, Schokoladefüllungen usw.
- Säuerungsmittel bzw. sauer schmeckende Stoffe, z. B. Essigsäure, Apfelsäure, Zitronensäure, Milchsäure, Weinsäure.
- Geruchs- und Geschmacksverstärker
  Sie verstärken den Geschmack von Lebensmitteln oder runden diesen ab, ohne selbst einen Eigengeschmack zu haben.
  - **Glutamate** werden meist aus Sojaeiweiß gewonnen und eignen sich für Lebensmittel auf Fleisch- und Fischbasis.

- **Hefe-Extrakt** verstärkt den Geschmack von Lebensmitteln auf pflanzlicher Basis.

- Anregende Stoffe
  Z. B. Koffein, Chinin
- Süßstoffe
  Siehe Seite 102.

Stoffe, die die industrielle Verarbeitung von Rohstoffen und Lebensmitteln erleichtern

- Schmelzsalze
  Bei der Herstellung von Schmelzkäse bewirken sie eine homogene Mischung von Fett, Eiweiß und Wasser und gleichzeitig eine Herabsetzung des Schmelzpunktes.
- Backmittel, z. B. zur Teiglockerung.
- Kutterhilfsmittel erhöhen in der Wurstherstellung das Wasserbindungsvermögen der Rohstoffe.
- Trennmittel erleichtern das Ablösen von Lebensmitteln aus Formen.
- Enzyme werden zur gezielten Umwandlung von Lebensmitteln und deren Inhaltsstoffen eingesetzt (Reifung von Fleisch, Fleischwaren und bestimmten Früchten).
- Bleichmittel, z. B. Silberzwiebeln im Glas, Meerrettich im Glas.

Stoffe, die Lebensmittel im weiteren Sinn stabilisieren

- Konservierungsstoffe
  machen Lebensmittel länger haltbar, sind prinzipiell nur dort zugelassen, wo andere Konservierungsmethoden nicht anwendbar sind oder nicht ausreichen.
  - **Sorbinsäure** (E 200 – E 203) wurde früher aus der unechten Vogelbeere (Früchte der Eberesche) gewonnen. Sie zählt zu den am häufigsten angewendeten Konservierungsmitteln. Sie wird gegen Schimmel- und Hefepilzbefall eingesetzt.
    Anwendung: Sauerkraut im Kunststofffolienbeutel, in vorgeschnittenen Brotsorten, Salzheringen, Gabelbissen, Mayonnaisen, Tomatenmark in Tuben.
  - **Benzoesäure** (E 210 – E 213) kommt natürlich in Johannisbeeren, Preiselbeeren und Pflaumen vor und wird vorwiegend zur Konservierung von Fischzubereitungen neben Sorbinsäure verwendet.
  - **Schwefeldioxid** (E 220) und **schweflige Säure** (E 221 – E 227) verhindern Schimmel- und Milbenbefall.
    Anwendung: In zerkleinertem, verpacktem Meerrettich, in zerkleinertem Obst (Mark, Pulpen, Marmeladen ...), im Wein und in Trockenfrüchten.
  - **Diphenyl** (E 230) und **Thiabendazol** (E 233) sind Oberflächenkonservierungsmittel gegen Schimmelbefall bei Zitrusfrüchten und Bananen.
  - Die Säuerungsmittel **Essigsäure** und **Milchsäure** werden traditionell auch zum Konservieren verwendet.
  - **Natriumnitrat** (E 251) und **Natriumnitrit** (E 250, Pökelsalz) stabilisieren den roten Blutfarbstoff des Fleisches und wirken gegen jene Bakterien, die Lebensmittelvergiftungen hervorrufen. Rund 95 % aller verarbeiteten Fleisch- und Wurstwaren sind gepökelt.
- Antioxidationsmittel (Antioxidanzien) – „Sauerstoffbremser“
  Sie verhindern bzw. behindern die Verbindung mit Sauerstoff, denn die Oxidation würde zu Lebensmittelverderb führen. Antioxidanzien verhindern, dass Fett ranzig wird und dass sich Lebensmittel verfärben.
  - **Butylhydroxianisol** – BHA – (E 320) in Suppen, Soßen, Würzsoßen und Kaugummi.
  - **Ascorbinsäure** (E 330 – E 302) = Vitamin C, in Mehl, Knabbergebäck, Mayonnaisen, Wurstwaren usw.
  - **Tocopherol** (E 306 – E 309) = Vitamin E, in Speiseölen, Margarinen und diätetischen Lebensmitteln.
  - **Schwefeldioxid** (E 220) und **Salz der schwefligen Säure** (E 221) werden bei Perlzwiebeln und Zitronensaftkonzentrat eingesetzt.
- Emulgatoren – „Mischer“
  - **Lecithin** (E 322) fällt bei der Soja-, Raps- und Maiskeimölgewinnung an und wird bei Wasser-in-Öl-Mischungen verwendet (beispielsweise bei Margarinen und Schokoladen).
  - **Glyceride** (E 471) in Bratfetten verhindern das Spritzen aus der Pfanne bei Erhitzung von Fetten und Ölen.
- Verdickungs- und Geliermittel
  In Schaummassen, Gemüsezubereitungen, Glasuren, Backmischungen, Ketchup, Pudding, Senf usw.
  - **Agar-Agar** – ein Verdickungsmittel, das aus der Rotalge gewonnen wird.
  - **Modifizierte Stärken** – gebräuchlichstes Verdickungsmittel.
  - **Pektine**
  - **Johannisbrotkernmehl**
- Schaumstabilisatoren
  geben schaumförmigen Zubereitungen eine größere Stabilität; angewendet bei Schaumzuckerwaren.
- Feuchthaltemittel
  verhindern das Austrocknen und die damit verbundenen Geschmacksverluste bzw. Geschmacksveränderungen.
- Antiklumpmittel, Antibackmittel oder Rieselhilfsmittel
  Die Teilchen bestimmter Nahrungsmittel werden mit einer dünnen Schicht eingehüllt und so die Oberfläche geglättet.
  Sie verhindern das Zusammenklumpen und erhalten dadurch die Streufähigkeit.
  Anwendung: Bei Salz und Würzmitteln.
  - **Überzugsmittel:** Benzoeharz für Kaugummi, Carnaubawachs aus einer Palme für Zitrusfrüchte, Mastix für Zuckerwaren, Wachse für Hart- und Schnittkäse (abziehbar).
    Sie alle verhindern einen Feuchtigkeitseinfluss von außen und im Endeffekt ein Zusammenkleben.
  - **Trennmittel:** Stearinsäure (eine Fettsäure) verhindert das Zusammenkleben von Bonbons.
    Wachse, damit Backwaren aus der Form genommen werden können (auch als Beschichtung für Backpapiere);
    Bienenwachs als Trennmittel für Back-, Süß- und Zuckerwaren;
    Talkum als Trennmittel für Hart- und Weichkaramellen.

Verbraucherinformation

Lebensmittelzusatzstoffe und gesundheitliche Bedenken

In Deutschland wird die Verwendung von Zusatzstoffen sehr stark eingeschränkt. Zusatzstoffe werden nur dann zugelassen, wenn deren gesundheitliche Unbedenklichkeit feststeht.

Zur Feststellung der Unbedenklichkeit dienen u. a. Tests an Mikroorganismen, Zellkulturen und auch Tieren. Bei diesen Versuchen wird u. a. der **ADI-Wert** (Acceptable Daily Intake = akzeptierbare tägliche Aufnahme) ermittelt.

ADI-Wert

Er gibt die durchschnittliche Menge eines Stoffes in mg pro kg Körpergewicht an, die ein Mensch täglich zu sich nehmen kann, ohne dabei ein gesundheitliches Risiko einzugehen.

Enzyme (Fermente)

Enzyme (Fermente) sind Eiweißstoffe, die in allen Körperzellen enthalten sind und die im Körper Aufbauvorgänge (von Zellen, Haut, Gehirnsubstanz, Blut ...) und Abbauvorgänge (Verdauung, Stoffwechsel ...) einleiten und durchführen.

Sie fungieren gleichsam als Katalysatoren (Verursacher und Beschleuniger). Sie selbst bleiben bei diesen Vorgängen jedoch unverändert.

Enzyme werden in ihrer Tätigkeit durch Metallionen und organische Stoffe unterstützt.

Im Lebens- und Genussmittelbereich ist besonders der Verdauungsvorgang (Stoffwechselvorgänge) interessant.

Enzyme beschleunigen diesen Vorgang.

Enzyme müssen dem Körper nicht zugeführt werden. Er erzeugt die notwendigen Enzyme selbst.

Arten von Enzymen

- **Lipasen** = fettspaltende Enzyme
- **Amylasen** = kohlenhydratspaltende Enzyme
- **Proteasen** = eiweißspaltende Enzyme

Wirkung von Enzymen in Nahrungsmitteln

Viele Nahrungsmittel enthalten spezifische Enzyme. Diese können im Laufe der Lagerung erwünschte oder unerwünschte Veränderungen bewirken.

Enzyme bewirken bestimmte erwünschte Vorgänge, damit Lebensmittel schmackhaft und genussfähig werden. Z. B.:

- Gärungsprozesse werden in Gang gesetzt.
- Sauerkraut wird haltbar.
- Aus Milch entsteht Joghurt oder Sauermilch.
- Fleisch wird zart und mürb (dieser Vorgang kann auch durch Papain – ein Enzym der Papayafrucht – beschleunigt werden), dabei werden die Proteine im Fleisch abgebaut und das Fleisch wird genießbar.
- In Gewürzen entwickeln sich bei der Fermentation – ein enzymatischer Vorgang – Scharfstoffe und Alkaloide.
- Einzelne Apfel- und Birnensorten werden erst nach einer gewissen Lagerdauer genussfähig.

Verdauung und Stoffwechsel

1 Mund

Speicheldrüsen sondern Verdauungssäfte ab. Sie enthalten Fermente, die einen Teil der Kohlenhydrate in kleine Moleküle zerlegen. Das Essen wird zerkleinert und zu einem Nahrungsbrei verarbeitet.

2 Speiseröhre

Die Zunge drückt die Nahrung in die Speiseröhre. Sie kommt in einer wellenartigen Bewegung in den *Magen*.

3 Magen

Die Nahrung wird durch Säuren und andere Verdauungssäfte in kleinere absorbierbare Einheiten zerlegt.

Die komplexen Eiweiß-, Fett- und Kohlenhydrat-Moleküle werden innerhalb von 40 Minuten bis 2 Stunden im Magen behalten.

Dann kommt der Speisebrei in den 4,5 bis 6 m langen *Dünndarm*. Der erste Teil des Dünndarms ist der *Zwölffingerdarm*.

4 a Zwölffingerdarm – der erste Teil des Dünndarms

Der Speisebrei wird hier mit *Galle* und den Verdauungssäften aus der *Bauchspeicheldrüse* vermischt.

Sie zersetzen Fette, damit diese absorbiert werden können. Auch Eisen und Calcium werden im Zwölffingerdarm verdaut.

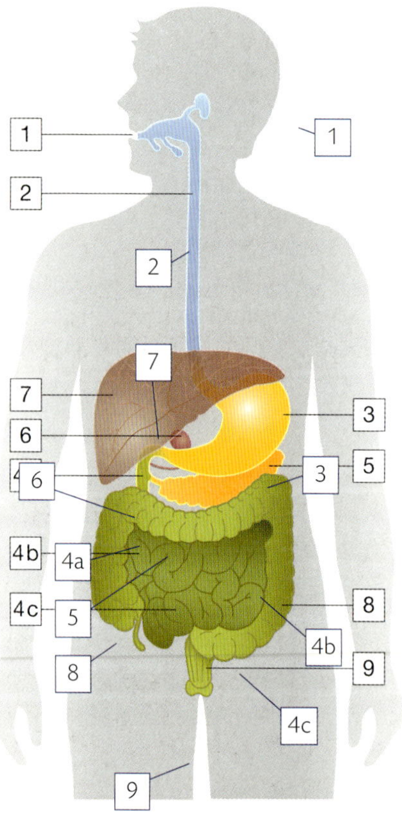

Der Weg der Nahrung

4 b Leerdarm – der zweite Teil des Dünndarms

Hier gehen die meisten Nährstoffe in den Körper über. Viele gelangen ins Blut, das dann direkt in die Leber strömt.

4 c Krummdarm – der dritte Teil des Dünndarms

Im Krummdarm werden die fettlöslichen Vitamine und andere Nährstoffe absorbiert. Aus dem Dünndarm wandert nun der Brei in den *Dickdarm*.

5 Bauchspeicheldrüse

Die Bauchspeicheldrüse produziert Verdauungssäfte mit körpereigenen Fermenten (Enzymen), z. B. Insulin zum Abbau von Kohlenhydraten.

6 Gallenblase

Galle ist eine zähe, grünliche Flüssigkeit, die von der Leber hergestellt und zwischen den Mahlzeiten in der Gallenblase gespeichert wird.

7 Leber

In der Leber wird das vom Leerdarm kommende Blut gefiltert und entgiftet. Fette werden vorerst vom Lymphsystem gefiltert, bevor sie ins Blut gelangen.

8 Dickdarm

Hier wird Wasser absorbiert, die Ballaststoffe werden aufgeschlossen. Alles Nichtverdaute geht langsam in den

9 Mastdarm

und wird von dort ausgeschieden.

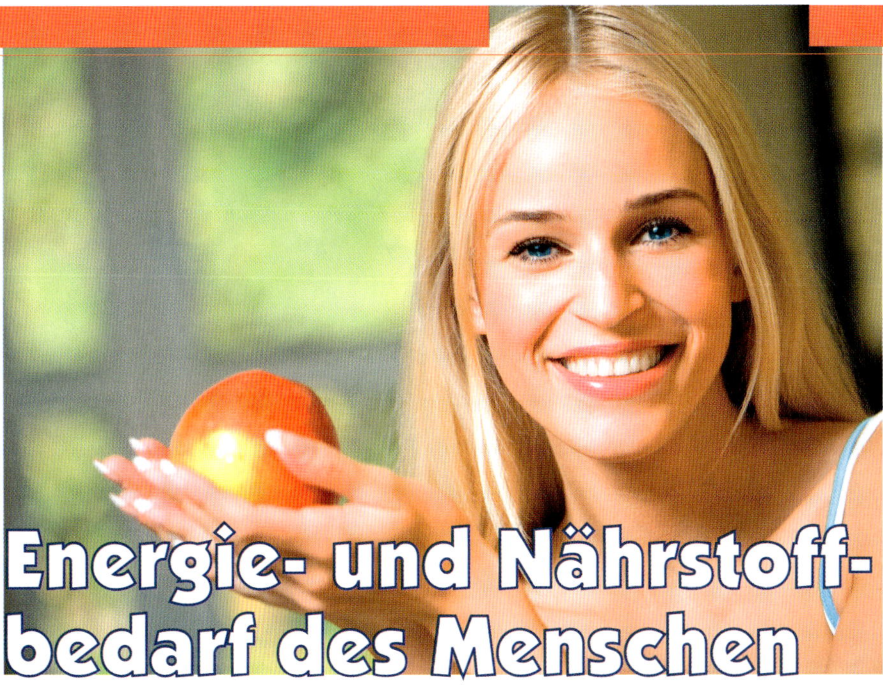

Energie- und Nährstoffbedarf des Menschen

Der Mensch muss Nahrung zu sich nehmen, um seinen Körper erhalten zu können. Er braucht die Nahrung auch, um Arbeit zu verrichten.

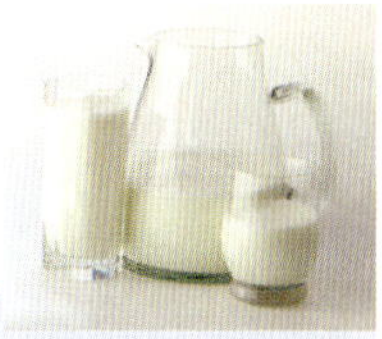

Wussten Sie, dass

- man für eine Stunde Schwimmen nur ca. 2 000 kJ (480 kcal) benötigt? Diese Menge ist in einer Tafel Schokolade enthalten.
- man für eine Stunde Tanzen nur ca. 1 320 kJ (320 kcal) braucht? (in einem Viertelliter Milch enthalten)
- sich ein Zuviel an zugeführter Nahrung im Körper als Fett ablagert?

Wie viel von diesen Inhaltsstoffen braucht der Mensch?

Was versteht man eigentlich unter Stoffwechsel?

Der Stoffwechsel ist der Verdauungsvorgang und die Ausnutzung der verdauten Lebensmittelinhaltsstoffe.

Unter Stoffwechsel versteht man also:

- die **Aufnahme** der Nahrung,
- ihre **Ausnutzung** zur Energiegewinnung,
- den **Aufbau, Umbau** und **Ersatz** von Körperzellen und schließlich
- die **Ausscheidung** von unbrauchbaren Stoffen aus dem Körper über Darm, Niere, Lunge und Haut.

Der Energiebedarf

Der Energiebedarf eines Menschen kann gemessen und berechnet werden:

Als Maßeinheit des Energiebedarfs gilt das **Joule** oder die **Kalorie**

1 kJ = 0,239 kcal
1 kcal = 4,184 kJ

Zur Berechnung des Energiebedarfs unterscheidet man zwei Begriffe:

- **Grundumsatz** = Energiemenge, die der Körper bei völliger Ruhe in zwölf Stunden in einem Raum bei 20 °C für Atmung, Herztätigkeit usw. braucht. Der Grundumsatz beträgt etwa 50-60 % des täglichen Energiebedarfs. Eine genaue Bestimmung ist recht kompliziert, deshalb wurden für die Praxis Referenzwerte festgelegt.

Beispiel:

Alter in Jahren	Körpergewicht in kg		Grundumsatz in kcal/Tag	
	männlich	weiblich	männlich	weiblich
15 – 19	67	58	1820	1460
19 – 25	74	60	1820	1390
25 – 51	74	59	1740	1340

Energieverbrauch bei verschiedenen Tätigkeiten	
Tätigkeit	Energieverbrauch in kJ (kcal) pro Minute
Schreiben	2,1 (0,5)
Fernsehen	0,4 (0,1)
Essen	1,4 (0,3)
Waschen, Aus- und Anziehen	8,0 (1,9)
Gehen	5,4 (1,3) – 22,0 (5,3)
Radfahren	8,4 (2,0) – 13,4 (3,2)
Laufen (langsam)	20,0 (4,8)
Tanzen, Skaten	22,0 (5,3) – 30,0 (7,2)

- **Leistungsumsatz** = Energiemenge für jede zusätzliche Leistung; für Arbeit, Sport usw. Der Leistungsumsatz kann näherungsweise berechnet werden. Am einfachsten ist folgende Ermittlung:
  - Leistungsumsatz bei leichter bis mittelschwerer Arbeit (und/oder mäßiger Freizeitbeschäftigung) = 1/3 des Grundumsatzes
  - Leistungsumsatz bei schwerer Arbeit (oder Leistungssport) = 2/3 des Grundumsatzes
  - Leistungsumsatz bei Schwerstarbeit (oder Hochleistungssport) = 3/3 des Grundumsatzes

Täglicher Gesamtenergiebedarf

Der tägliche Energiebedarf setzt sich also aus Grundumsatz und Leistungsumsatz zusammen.

Arbeitsaufgabe

Berechnen Sie Ihren täglichen Gesamtenergiebedarf.

Grundumsatz	=	______________	kcal
+ Leistungsumsatz	=	______________	kcal
Gesamtenergiebedarf	=	______________	kcal

Der Nährstoffbedarf

Der Bedarf eines Menschen an den verschiedenen Nährstoffen ist den Referenzwerten für die Nährstoffzufuhr zu entnehmen. Sie werden für den deutschsprachigen Raum von den Gesellschaften für Ernährung in Deutschland, Österreich und der Schweiz herausgegeben.

Der Bedarf an den energieliefernden Nährstoffen Kohlenhydrate, Fette und Eiweiß lässt sich auch berechnen.

Optimal für den gesunden Erwachsenen ist das folgende Verhältnis dieser drei Grundnährstoffe zueinander:

- Kohlenhydrate etwa 50 bis 55%
- Fette etwa 30 bis 35%
- Eiweiß etwa 10 bis 15%

Diese prozentuale Empfehlung kann man mit der Kenntnis über den Energiegehalt der einzelnen Grundnährstoffe für einen bestimmten Gesamtenergiebedarf eines Menschen umrechnen.

Die Nahrungsenergie, also die Energie, die in unseren Lebensmitteln steckt und die der Körper benötigt, wird in Kilokalorien oder Kilojoule angegeben.

Kilojoule = kJ oder Kilokalorie = kcal

1 kcal = 4,184 kJ 1 kJ = 0,239 kcal

1 g Fett	liefert dem Körper	9 kcal
1 g Kohlenhydrat		4 kcal
1 g Eiweiß		4 kcal

Übrigens entspricht 1 g Alkohol 7 kcal.

Ernährungsprobleme in den Wohlstandsländern

- Wir passen unsere Nahrung nicht den Lebensgewohnheiten an:
  Wir essen wie Schwerarbeiter, können aber dieses Überangebot an Nährstoffen nicht verwerten.
- Wir essen zu süß:
  Ein Zuviel an Zucker wird in unserem Organismus in Fett umgewandelt.
- Wir essen zu fett:
  Das bedeutet Übergewicht, Zunahme der Herz-Kreislauf-Erkrankungen und Stoffwechselstörungen.
- Wir essen zu wenig Ballaststoffe:
  Das bedingt Verdauungsstörungen.
- Wir salzen zu viel:
  Das steigert den Bluthochdruck und führt zu Kreislauferkrankungen.

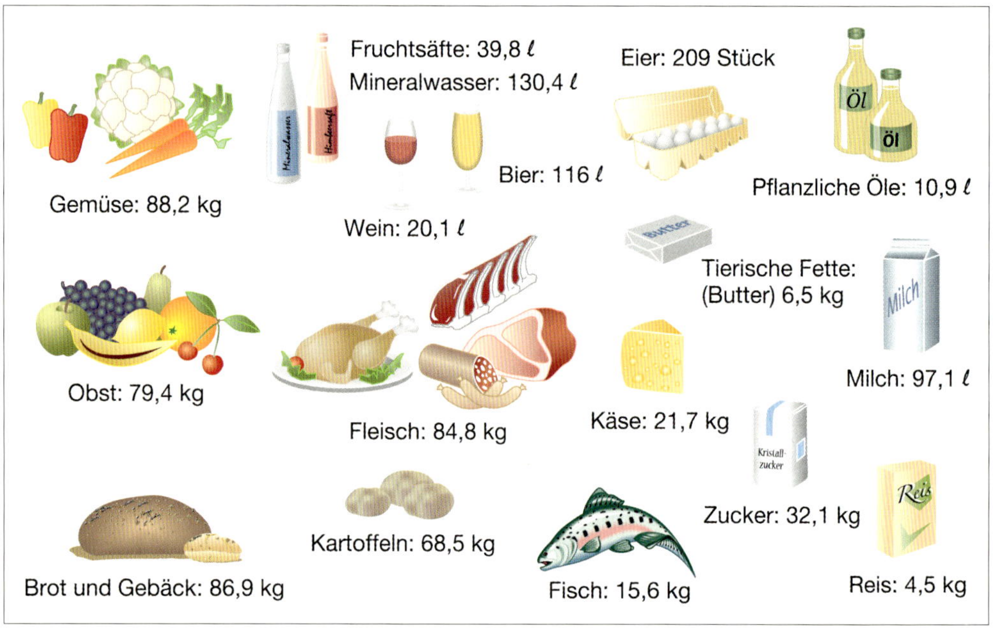

Das isst und trinkt der Deutsche jährlich

Arbeitsaufgaben

1. Geben Sie bitte aufgrund Ihres derzeitigen Wissensstandes der aufgezeigten Ernährungsprobleme Tipps.
   - Welche Nahrungsmittel zählen zu den wichtigsten?
   - Welche Nahrungsmittel sollten vermieden werden?

   Bringen Sie dabei auch Erfahrungen aus Ihrem Familienkreis und Ihrem Arbeitsbereich mit ein.
2. Besprechen Sie in der Gruppe oben stehende Abbildung und versuchen Sie, auf folgende Fragen einzugehen (durchschnittlich gibt jeder deutsche Haushalt 11% seiner Haushaltsausgaben für Lebensmittel aus):
   - Sie haben schon sehr viel von Lebensmittelinhaltsstoffen gehört. Welche Nahrungsmittel würden Sie aufgrund Ihrer Kenntnisse bevorzugt verarbeiten und anbieten?
   - Sammeln Sie aus Tages- und Fachzeitschriften bzw. Illustrierten Fachartikel zum Thema „Ernährungsverhalten der Deutschen".

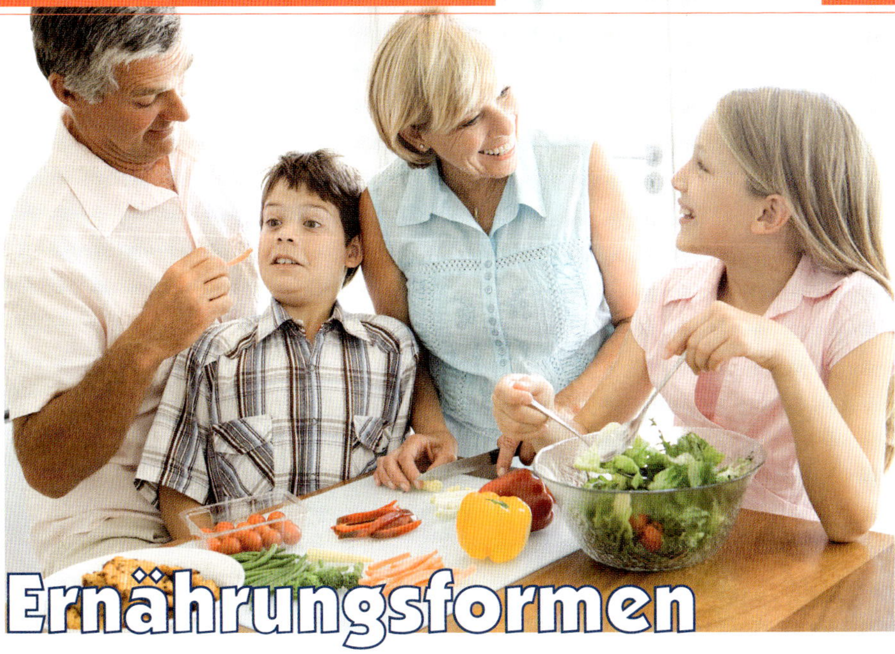

Ernährungsformen

Gesundheit ist ein Zustand vollständigen physischen, psychischen und sozialen Wohlbefindens (WHO 1948).

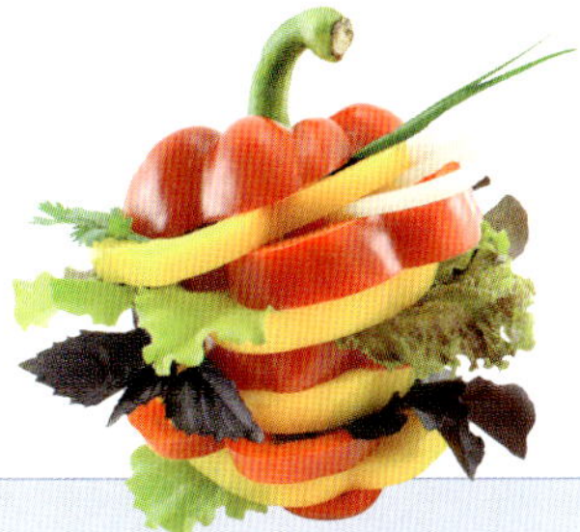

Wussten Sie, dass

- der Mensch im Laufe seines Lebens zwischen 60 bis 70 t Nahrung und ca. 50 000 l Flüssigkeit zu sich nimmt?
- an Fehlernährung genauso viele Menschen sterben wie an Unterernährung?

Die gesunde, ausgewogene Ernährung

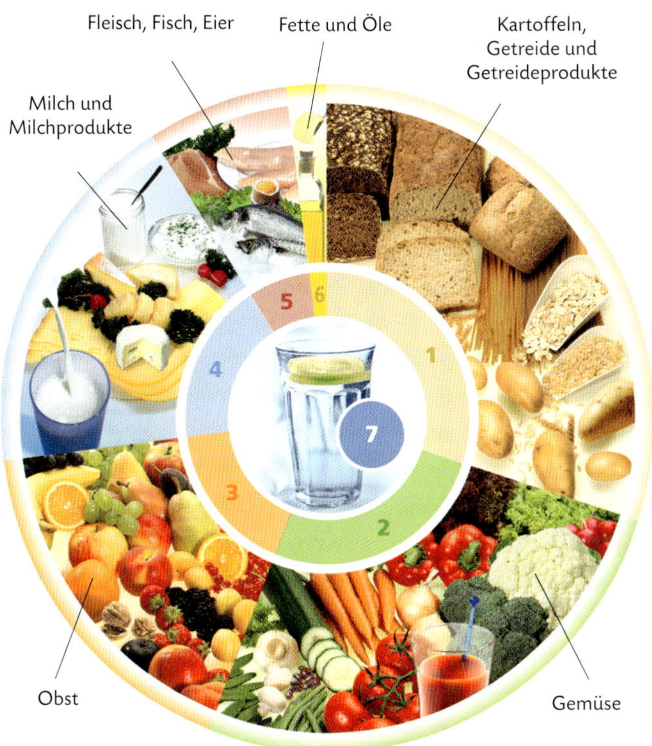

Der Ernährungskreis der DGE ®

Grundsätze einer vollwertigen Ernährung

- Sich vollwertig ernähren heißt: Lebensmittel und Getränke sorgfältig und bewusst auswählen, schonend zubereiten und möglichst wenig behandeln.
- Bei der vollwertigen Ernährung sollte der Energiegehalt der täglichen Nahrungsmenge dem individuellen Energiebedarf angepasst sein.
- Sie sollte alle lebensnotwendigen Nährstoffe in ausreichender Menge enthalten und dem Nährstoffbedarf entsprechen.
- Die vollwertige Ernährung gibt Empfehlungen darüber, welche Produkte zu bevorzugen und welche eher zu meiden sind, diese sind nicht als Ge- oder Verbote zu verstehen.
- Bei der vollwertigen Ernährung haben die pflanzlichen Lebensmittel, wie z. B. Brot, Getreidegerichte, Kartoffeln, Hülsenfrüchte, Gemüse und Obst, den bestimmenden Anteil. Sie kann auch ganz ohne Fleisch praktiziert werden.
- Es sollten nur qualitativ hochwertige Lebensmittel in frischer bzw. tiefgekühlter Form mit dem geringsten möglichen Verarbeitungsgrad verwendet werden.
- Die abwechslungsreich, vielseitig und ausgewogen gestaltete Ernährung erhält die körperliche und geistige Leistungsfähigkeit.

Die 10 Regeln der DGE

Die Deutsche Gesellschaft für Ernährung empfiehlt für eine gesunderhaltende und gleichzeitig genussvolle Ernährung die Beachtung folgender Regeln:

1. **Vielseitig essen**
   Genießen Sie die Lebensmittelauswahl und wählen Sie eine abwechslungsreiche Kost. Kombinieren Sie in angemessener Menge nährstoffreiche und energiearme Lebensmittel.
2. **Reichlich Getreideprodukte und Kartoffeln**
   Brot, Nudeln, Reis, Getreideflocken (zu etwa 50 % aus Vollkorn) sowie Kartoffeln sind fettarm, dafür reich an Vitaminen, Mineralstoffen, Ballaststoffen und sekundären Pflanzenstoffen. Wählen Sie beim Verzehr dieser Lebensmittel fettarme Zutaten und Zubereitungsarten.
3. **Gemüse und Obst 5-mal am Tag**
   Genießen Sie am Tag zwei Portionen Obst und drei Portionen Gemüse in möglichst frischer Form oder kurz gegart. Eine Portion davon darf es auch in Form von Saft sein. So versorgen Sie sich mit reichlich Vitaminen, Mineralstoffen, Ballaststoffen und sekundären Pflanzenstoffen.
4. **Täglich Milch- und Milchprodukte, ein- bis zweimal pro Woche Fisch; Fleisch, Wurst und Eier in Maßen**
   Diese Lebensmittel enthalten wichtige Nährstoffe. Calcium in Milch, Jod, Selen und Omega-3-Fettsäuren in Seefisch, gut verfügbares Eisen und Vitamine B_1, B_6, B_{12} in Fleisch. Bei Fleisch und Wurst reichen 300 bis 600 g pro Woche. Bevorzugen Sie fettarme Produkte.
5. **Wenig Fett und fettreiche Lebensmittel**
   Fett liefert lebensnotwendige Fettsäuren. Fetthaltige Lebensmittel enthalten fettlösliche Vitamine (A, D, E, K). Allerdings ist Fett besonders energiereich und kann bei einem Überangebot zu Übergewicht führen, Fettstoffwechselstörungen und, in deren Folge, Herz-Kreislauf-Erkrankungen fördern. Bevorzugen Sie pflanzliche Öle und Fette und geben Sie acht auf die versteckten Fette. Mehr als 60 bis 80 g Fett pro Tag sollten es nicht sein.
6. **Zucker und Salz in Maßen**
   Verzehren Sie Zucker und zuckerhaltige Lebensmittel nur gelegentlich. Benutzen Sie wenig Salz, ersetzen Sie es durch Kräuter und Gewürze. Nutzen Sie Salz mit Jod und Fluorid.
7. **Reichlich Flüssigkeit**
   Trinken Sie rund 1,5 l Flüssigkeit pro Tag. Wählen Sie dabei kalorienarme Getränke. Konsumieren Sie alkoholische Getränke nur gelegentlich und in geringen Mengen.
8. **Schmackhaft und schonend zubereiten**
   Garen Sie die Speisen möglichst kurz, bei niedrigen Temperaturen und mit wenig Wasser und Fett. Das erhält ihren natürlichen Geschmack und die enthaltenen Nährstoffe. Die Bildung schädlicher Verbindungen wird so verhindert.
9. **Nehmen Sie sich Zeit, genießen Sie Ihr Essen**
   Lassen Sie sich Zeit beim Essen und denken Sie daran, dass auch das Auge mitisst.
10. **Achten Sie auf Ihr Gewicht und bleiben Sie in Bewegung**
    Für das richtige Körpergewicht gehört zur ausgewogenen Ernährung körperliche Bewegung und Sport, wenigstens 30 bis 60 Minuten am Tag. So fühlen Sie sich wohl und fördern Ihre Gesundheit.

Diese Regeln sind auf der Grundlage neuester wissenschaftlicher Erkenntnissen entwickelt und gelten für den gesunden Menschen.

Alternative Ernährungsformen

Vollwert-Ernährung

Im Gegensatz zur vollwertigen Ernährung, wie sie die DGE empfiehlt, bezieht die Vollwert-Ernährung zusätzlich zu den Ernährungsempfehlungen technologische, soziale und ökologische Aspekte bei der Bewertung der Lebensmittel ein.

Für die empfohlenen Nahrungsmittel ist also nicht nur deren Zusammensetzung, sondern auch Herkunft, Lagerung, Verarbeitung und Zubereitung von Bedeutung.

So sollten Lebensmittel so natürlich wie möglich, also mit dem geringsten Verarbeitungsgrad, bevorzugt und ca. die Hälfte der Frischkost unerhitzt verzehrt werden. Bei der Auswahl der Lebensmittel sollte z. B. unverpackten Lebensmitteln und solchen, die wenig Schadstoffemissionen verursachen, der Vorrang eingeräumt werden. Ebenso sollte man beim Kauf der Lebensmittel auf ihre Herstellung unter sozial verträglichen Bedingungen und unter Einhaltung ökologischer Kriterien achten.

Mit diesen und weiteren Kriterien will die Vollwert-Ernährung nicht nur die gesunde Ernährung, sondern auch soziale Gerechtigkeit fördern, zum Umweltschutz beitragen, Regionen stärken und Artenvielfalt erhalten. Sie ist damit ein ganzheitliches Ernährungskonzept.

(Das Konzept der Vollwert-Ernährung beruht in seinen Grundzügen auf Erkenntnissen und Erfahrungen des Ernährungsforschers Professor Kollath (1892–1979). Nach der sogenannten „Gießener Konzeption" wurden und werden diese altbewährten Erfahrungen seit den 1980er-Jahren durch neuere ernährungswissenschaftliche Forschungsergebnisse ergänzt.)

Vegetarische Kostformen

Je nachdem, welche Ernährungsgrundsätze Vegetarier einhalten, unterscheidet man:

- **Ovo-Lacto-Vegetarier**
  ernähren sich von pflanzlichen Nahrungsmitteln, von Milch und Milchprodukten sowie Eiern und Eiprodukten. Auf Fleisch wird zur Gänze verzichtet.
- **Lacto-Vegetarier**
  ernähren sich von pflanzlichen Nahrungsmitteln und Milchprodukten; auf Fleisch und Eier wird verzichtet.
- **Veganer**
  ernähren sich nur von Pflanzen und pflanzlichen Nahrungsmitteln.

Beispiele für weitere alternative Ernährungsformen sind z. B. die **anthroposophische Ernährung** nach Rudolf Steiner oder die **Makrobiotik**.

Ernährung bei häufigen Stoffwechselerkrankungen

Ernährung bei Übergewicht

Übergewicht ist eine Zivilisationskrankheit. Übergewicht entsteht, wenn der Mensch mehr isst, als er verbraucht. Überschüssige Energie wird im Körper in Form von Fett gespeichert.

Ursachen für erhöhte Nahrungszufuhr

- Familiäre Veranlagung
- Bewegungsmangel
- Zu geringer Kalorienabbau durch Arbeit und Freizeitaktivitäten
- Psychische Aspekte wie Stress, Kummer, Langeweile usw.
- Essen als Freizeitbeschäftigung

Folgen des Übergewichts

- Bluthochdruck
- Stoffwechselstörungen
- Chronische Bronchitis
- Diabetes mellitus Typ 2
- Herz- und Kreislauferkrankungen, Risiko zu Schlaganfall und Herzinfarkt
- Leberverfettung, Gallensteine, Gicht
- Überbeanspruchung des Knochengerüstes

Ernährungsrichtlinien

- Umstellen der Ernährungsgewohnheiten
- Langsame Gewichtsreduktion: 0,5 – 1 kg/Woche; keine Radikaldiäten
- Nachhaltig sättigende Lebensmittel wie Vollkornprodukte, Naturreis, Gemüse, Obst
- Fettarme Milchprodukte
- Fünf kleine Mahlzeiten am Tag
- Nicht hungrig einkaufen gehen
- Hände weg von Fertigprodukten. Frische Lebensmittel sind gesünder, fett- und zuckerärmer.
- Setzen von Grenzen: z. B. nicht mehr als 1 Tafel Schokolade pro Woche
- Keine gezuckerten Fruchtsäfte
- Kontrollieren von „Leicht-Produkten" (Was beinhalten sie sonst noch?)
- Ausreichend Bewegung

Normalgewicht

Jeder Mensch hat ein seinem Körperbau und Alter entsprechendes **Normalgewicht**.

Das Normalgewicht ist kein Punkt, sondern ein **Bereich**, in dem keine Beeinträchtigung der Gesundheit durch das Gewicht erfolgt.

Body-Mass-Index (BMI)

Ausgehend von einem umfangreichen Erfahrungsmaterial gibt der BMI verlässlich Aussagen über das Normalgewicht:

$$\text{BMI} = \frac{\text{Körpergewicht}}{(\text{Körpergröße in m})^2}$$

Z. B. Frau, 63 kg, 1,70 m

$$\text{BMI} = \frac{63}{(1{,}70)^2} = 21{,}8$$

- **Body-Mass-Index für Erwachsene**

	Frauen	Männer
Untergewicht	unter 18	unter 19
Normalgewicht	18 – 24	19 – 25
Übergewicht	24 – 30	25 – 30
Adipositas (Fettsucht)	über 30	über 30

Für Jugendliche gelten andere Werte (siehe Tabelle).

Nach dem BMI ist der Bereich für das Normalgewicht sehr groß, z. B. Jugendliche, 16 Jahre, 166 cm: **Das Normalgewicht liegt zwischen 48 kg und 69 kg.**

Body-Mass-Index für Jugendliche			Körpergewicht einer Jugendlichen bei		Körpergewicht eines Jugendlichen bei
		BMI	Körpergröße **160 cm**	BMI	Körpergröße **170 cm**
14 Jahre	Untergewicht	unter 16,5	unter 42 kg	unter 16,5	unter 44 kg
	Normalgewicht	16,5 – 24	42 – 61 kg	16,5 – 23	44 kg – 61 kg
	Übergewicht	über 24	über 61 kg	über 23	über 61 kg
	starkes Übergewicht	über 27	über 69 kg	über 27	über 72 kg
		BMI	Körpergröße **166 cm**	BMI	Körpergröße **174 cm**
16 Jahre	Untergewicht	unter 17,5	unter 48 kg	unter 17,5	unter 53 kg
	Normalgewicht	17,5 – 24	48 – 69 kg	17,5 – 25	53 kg – 76 kg
	Übergewicht	über 25	über 69 kg	über 25	über 76 kg
	starkes Übergewicht	über 28	über 77 kg	über 28	über 84 kg

Ernährung bei Bluthochdruck

Der Blutdruck in den Arterien ändert sich oftmals pro Tag. Er ist niedrig in Ruhe- und Normalphasen, höher bei Anstrengung, Stress und Aufregung.

Idealer Blutdruck: 120 zu 80

120 =	80 =
Systolischer Wert	*Diastolischer Wert*
Anspannung des Herzmuskels	Erschlaffung des Herzmuskels

Wird die Grenze dauerhaft überschritten, spricht man von krankhaftem Bluthochdruck bzw. Hypertonie. Das Herz muss ständig Höchstarbeit leisten. Die häufigsten Ursachen sind Übergewicht, zu fettreiche Ernährung, zu hoher Kochsalzkonsum, zu viel Alkohol.

Anhaltender Stress, Bewegungsmangel und Rauchen sind zusätzliche blutdrucksteigernde Faktoren. Bluthochdruck steigert das Herzinfarkt- und Schlaganfallrisiko.

Ernährungsrichtlinien

- Kochsalzarme Nahrung
  Natrium bindet Wasser und trägt dazu bei, dass das Blutvolumen und somit der Blutdruck steigt. Statt Salz besser Kräuter und Gewürze, Zwiebel und Knoblauch verwenden.

- Kaliumreiche Nahrungsmittel einsetzen
  Bananen, Aprikosen, Kartoffeln und Gemüse gehören dazu. Kalium schwemmt das Wasser aus dem Körper aus.
- Ballaststoffreiche Nahrungsmittel
  Sie haben positive Auswirkung auf den Cholsterinspiegel.
- Vermeiden von extrem cholesterinhaltigen Lebensmitteln
  Eier, Butter, Innereien und Wurst reduzieren bzw. vermeiden
- Reistag
  alle zwei Wochen zur Entwässerung planen.
- Fettreduzierung bei Nahrungsaufnahme
  Fett fördert Übergewicht. Umsteigen auf fettarme und fettreduzierte Lebensmittel. Öle mit mehrfach ungesättigten Fettsäuren verwenden.
- Ausreichend Bewegung

Ernährung bei Diabetes mellitus

Diabetes mellitus ist eine Stoffwechselerkrankung. Der wichtige Botenstoff für den Kohlenhydratabbau – das Hormon Insulin – fehlt oder wirkt nicht mehr. Daher kommt es im Blut zu starken Über- oder Unterzuckerungen.

Formen des Diabetes mellitus

- Typ-1-Diabetes
  tritt im Kindes- und Jugendalter auf. Die Bauchspeicheldrüse kann kein Insulin produzieren. Es muss daher von außen zugeführt werden.
- Typ-2-Diabetes
  „Altersdiabetes" bzw. Diabetes bei übergewichtigen Kindern und Jugendlichen. Insulin kann zwar produziert werden, der Körper reagiert jedoch nicht darauf, weil ihm ständig zu viel Nahrung verabreicht wird. Das Insulin hat zu wenig Wirkung.

Ernährungsrichtlinien

- **Ausgewogene Mischkost**, die reich an pflanzlichen Lebensmitteln (Vollkornprodukte, Hülsenfrüchte, Obst und Gemüse) ist.
- **Vermeiden von zu hohem Fettkonsum**
  Gewichtsabnahme bei Übergewichtigen wirkt sich gleichzeitig positiv auf den Blutzuckerspiegel aus.
- **Kohlenhydrate** sollen 55 % der Gesamtkalorienzufuhr betragen.
- **Viel frisches Obst und Gemüse.**
- **Geringe Mengen Haushaltszucker sind in Ausnahmefällen erlaubt.**
  Zucker niemals pur zu sich nehmen. Süßstoffe sparsam und überlegt einnehmen.
- **Mahlzeiten gleichmäßig über den Tag verteilen.**
- **Speiseöle** mit einem hohen Anteil an mehrfach ungesättigten Fettsäuren zur Nahrungszubereitung verwenden.
- **Alkohol nur zu den Speisen und in Maßen genießen.**
- **Vorsicht bei Diabetikerprodukten:** Sie haben zwar weniger Zucker, sind aber meist energiereich.
- **Viel Bewegung** unterstützt den Stoffwechsel.

Ernährung bei Gicht

Gicht ist eine Stoffwechselerkrankung, bei der sich Harnsäurekristalle in Gelenken und Geweben ablagern.

Die Harnsäurekonzentration steigt nach Genuss von fett- und fleischreichen Speisen oder Alkohol-Übergenuss. Die mit der Nahrung aufgenommenen Mengen an Purinen, die zur Harnsäure abgebaut werden, müssen eingeschränkt werden.

Purine sind stickstoffhaltige Verbindungen, die in allen Zellkernen vorkommen. Lebensmittel, die viele Zellen enthalten, sind besonders purinreich. Dazu gehören Innereien, Fleisch und Fleischprodukte. Auch bestimmte Gemüse und Hülsenfrüchte enthalten Purine.

Ernährungsrichtlinien

- **Wenig Purine** mit der Nahrung aufnehmen: Fleisch, Geflügel, Wurst, Innereien, Hering, Sardellen, Meeresfrüchte, Hülsenfrüchte, Spinat, Blumenkohl, Spargel, Pilze, scharfe Gewürze vermeiden.
- **Übergewicht abbauen**
- **Milch, Milchprodukte und Eier bevorzugen.** Sie sind purinfrei.
- **Nieren schonen:** Harnsäure wird über die Nieren abgebaut. Daher die Nieren mit kochsalzarmer Nahrung und reichlich Flüssigkeit entlasten.
- **Schwarzer Tee, Kaffee, Kakao** enthalten zwar Purine, werden jedoch nicht zu Harnsäure abgebaut und sind daher in Maßen genossen unbedenklich.
- **Reduzierung bzw. Vermeidung von Alkohol.**

Arbeitsaufgabe

Recherchieren Sie die von der DGE empfohlenen Tagesmengen der wichtigsten Lebensmittelgruppen und stellen Sie für einen gesunden erwachsenen Menschen einen entsprechenden abwechslungsreichen Speiseplan für einen ganzen Tag auf. Benutzen Sie für Ihre Recherche das Internet: www.inform24.de (praktische Tips zur gesunden Ernährung) oder das Internetportal www.in-form.de

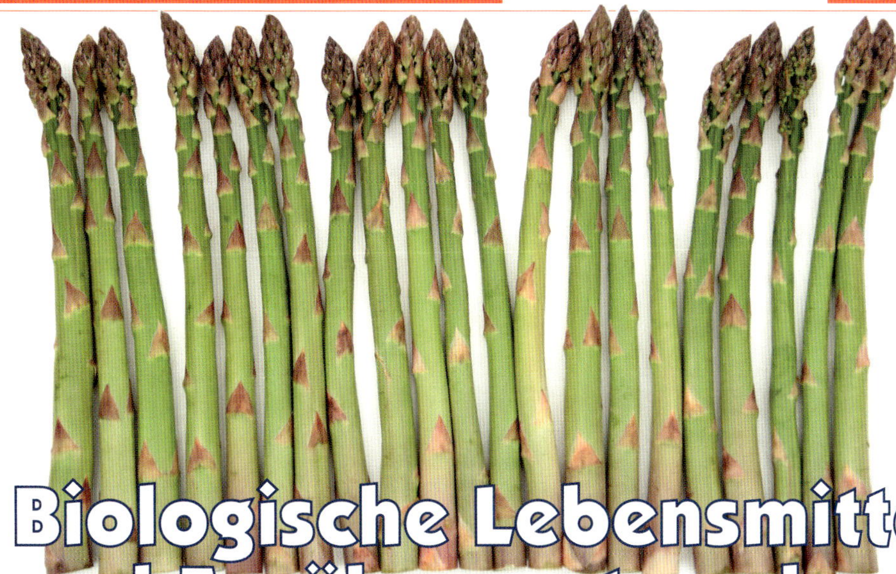

Biologische Lebensmittel und Ernährungstrends

Umdenken in der Ernährung, Lebensmittelskandale, Trends wie „Fitness" und „Wellness", religiöse und weltanschauliche Einstellungen bringen immer wieder neue Lebensmittel und Ernährungsrichtlinien hervor. Einerseits rufen die Kunden diese Neuheiten selbst hervor, andererseits reagiert die Lebensmittelindustrie auf Kundenwünsche.

EU-Bio-Siegel

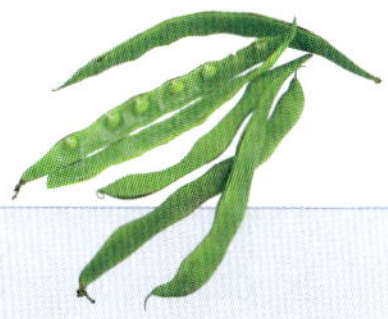

Wussten Sie, dass

- es in Deutschland bereits über 18 000 Biobetriebe gibt?
- mehr als die Hälfte der Biobetriebe in Verbänden zusammengeschlossen ist?
- 890 000 ha (das sind 5,3 % der landwirtschaftlichen Nutzfläche) nach den Grundsätzen des ökologischen Landbaus bewirtschaftet werden?
- Deutschland der mit Abstand größte Absatzmarkt für Biolebensmittel in Europa ist?

Gesetzliche Grundlagen des Biolandbaus

- EG-Öko-Verordnung Nr. 834/2007
  Diese Verordnung sowie deren Durchführungsbestimmungen gelten seit Januar 2009. Sie enthalten Ziele und Grundsätze der ökologischen Produktion und regeln auf deren Grundlage die Erzeugung und Herstellung pflanzlicher und tierischer Öko-Produkte und deren einheitliche Kennzeichnung in den Ländern der Europäischen Union. Die Verordnung regelt außerdem die Einfuhr von Öko-Waren aus Drittländern.
- Das EU-Bio-Siegel
  Seit dem 01. Juli 2010 müssen Hersteller verpackter biologischer Lebensmittel das EU-Bio-Siegel verwenden (s.o.). Für unverpackte Bioprodukte ist die Kennzeichnung mit diesem Siegel freiwillig. Das Siegel garantiert, dass mindestens 95 % des Produkts aus biologischer Erzeugung stammen. Gleichzeitig mit der Verwendung des EU-Bio-Siegels muss auch der Erzeugungsort der landwirtschaftlichen Zutaten angegeben werden. Signets der Anbauverbände und der Nationalstaaten dürfen auch weiterhin bestehen und verwendet werden.
- Öko-Landbaugesetz vom 07. Dezember 2008 (ÖLG)
  Mit diesem Gesetz werden in Deutschland bestimmte Vollzugsaufgaben und Kontrollmaßnahmen im ökologischen Landbau festgelegt und gebündelt. Sie gewährleisten die Durchführung der EU-Öko-Verordnung. Insbesondere regelt dieses Gesetz die Anwendung eines einheitlichen Kontrollsystems für ökologisch arbeitende Betriebe über sämtliche Erzeugungs- und Verarbeitungsstufen hinweg. Gleichzeitig enthält dieses Gesetz Straf- und Ordnungswidrigkeitenregelungen bei Verstößen gegen die EU-Öko-Verordnung.
- Öko-Kennzeichnungsgesetz und Öko-Kennzeichnungsverordnung
  Das Gesetz und die entsprechende Verordnung regeln die Nutzung, die Gestaltung und die Anwendung des deutschen staatlichen Bio-Siegels (s. S. 32).
- Richtlinien der deutschen Bio-Anbauverbände
  Die acht deutschen Bio-Anbauverbände und die Betriebe, die in ihnen organisiert sind, unterliegen strengen Richtlinien. Die Anforderungen übertreffen die Grundsätze der EG-Öko-Verordnung, z. B. hinsichtlich der Regelungen für eingesetztes Tierfutter, der erlaubten Lebensmittelzusatzstoffe, der Höchstmengen für eingesetzte Dünge- und Pflanzenschutzmittel und der Umstellung der Betriebe.

Bio- bzw. Öko-Lebensmittel

Grundsätze der Produktion von Bio-Lebensmitteln

- Kreislaufwirtschaft – nachhaltig im Einklang mit der Natur
- Natürliche Düngung – Humus und Kompost erhalten die Böden fruchtbar
- Artgerechte Tierhaltung und biologisches Futter – gesunde Tiere
- Keine chemisch-synthetischen Agrarchemikalien – Einsatz von Nützlingen
- Artenvielfalt – Nutzen natürlicher Selbstregulierungsmechanismen
- Gentechnikfreie Produktion – gesunde Lebensmittel
- Aktiver Natur- und Umweltschutz – Wasserschutz und Klimaschutz

Kennzeichnung deutscher Bioprodukte

Kennzeichnungsvorschriften

- „kontrolliert-biologisch"
- „organisch-biologisch"
- „biologisch-dynamisch"
- „Bio-" oder „Öko-"

Diese Bezeichnungen können Landwirte oder Hersteller frei wählen. Allerdings dürfen nur solche Produkte gekennzeichnet und als Bioprodukte vermarktet werden, die nach der Erstkontrolle durch eine zuständige Kontrollstelle als solche zugelassen sind und regelmäßig nach der EG-Öko-Verordnung kontrolliert werden.

Bezeichnungen wie aus „kontrollierter Landwirtschaft", „natürlichem Anbau" oder „kontrolliertem Vertragsanbau" unterliegen keiner gesetzlichen Regelung und haben mit biologischer Landwirtschaft oft nichts zu tun.

Angabe der Bio-Kontrollnummer

Verarbeitete und abgepackte Bio-Produkte müssen mit der Codenummer der zuständigen Kontrollstelle gekennzeichnet sein. Diese Angabe gilt auch für Rechnungen und Lieferscheine von Bio-Produkten. Die Systematik für die Codenummer ist je nach EU-Mitgliedsstaat verschieden.

DE – Öko – 005-Kontrollstelle

Länderkürzel
DE: Deutschland
AT: Österreich

Kontrollstelle
in Deutschland Ziffernkombination
in anderen Ländern auch Nummern- und/oder Buchstabenkombination
005 steht z. B. für das IMO Institut für Marktökologie Konstanz

Biosiegel

Deutsches staatliches Bio-Siegel

Das deutsche Bio-Siegel kennzeichnet Waren, die nach der EG-Öko-Verordnung produziert wurden. Es entbindet jedoch nicht von der Kennzeichnungspflicht des EU-Siegels, auch wenn die Voraussetzungen für die Nutzung beider Siegel dieselben sind.

Warenzeichen der deutschen Bio-Anbauverbände

Markenzeichen von Handelsfirmen (Auswahl)

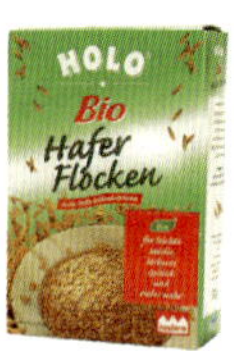

Bio-Handelsmarke der Metro-Gruppe

Bio-Eigenmarke der EDEKA AG

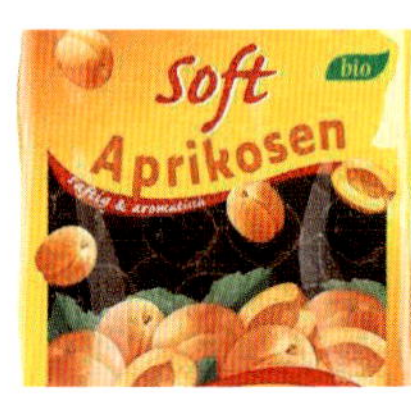

Reformhausprodukte aus kontrolliert ökologischer Landwirtschaft

Arbeitsaufgaben

1. Sammeln Sie bitte aus Werbemitteln und von Bio-Produktverpackungen „Kontrollzeichen", „Bio-Verbandszeichen" und „Biomarkenzeichen von Handelsfirmen".
2. Woran erkennen Sie, dass das Lebensmittel, welches Sie eingekauft haben, tatsächlich „biologisch" ist?
3. Informieren Sie sich im Internet unter www.aid.de/verbraucher/start.php über Wissenswertes und Aktuelles zu Bioprodukten.
4. Gibt es weitere Bio-Zeichen, die auf S. 32 noch nicht vertreten sind?

   Gehen Sie auf die Suche und komplettieren Sie diese Serie.
5. Welche Lebensmittel tragen diese Bio-Zeichen?

Ernährungstrends

Convenience-Produkte

„Convenience" bedeutet Annehmlichkeit, Bequemlichkeit, Nutzen, Komfort. Zu dieser Produktgruppe gehören alle industriell vorgefertigten Lebensmittel.

Die Lebensmittelhersteller übernehmen bestimmte Be-/Verarbeitungsstufen, die die Lebensmittel für Verbraucher bequemer handhaben lassen. Außerdem ist bereits eine Rezeptleistung vorgegeben.

Vorfertigungsstufen

- **küchenfertig:** Diese Lebensmittel müssen vor dem Garen noch vorbereitet werden, z.B. Backmischungen, frischer Mischsalat, Tiefkühlhuhn
- **garfertig:** Hier ist vor dem Garprozess keine Vorbereitung mehr nötig, z.B. Teigwaren, Pommes frites aus der Tiefkühltruhe
- **aufbereitfertig:** Diese Lebensmittel brauchen nur noch gemischt, aufgefüllt oder gewürzt werden, z.B. Salatdressing, Müsli-Mischung, Kartoffelpüreepulver
- **regenerierfertig:** Mithilfe von Wärmezufuhr werden diese Speisen verzehrfertig, z.B. Mikrowellengerichte, Tiefkühl-Pizza, Dosenfertiggerichte
- **verzehrfertig:** So nennt man Speisen, die sich ohne weitere Vor-, Auf- oder Zubereitungsverfahren zum sofortigen Verzehr eignen, z.B. Desserts, Salate aus der Theke, Speiseeis, Mitnahmeprodukte aus der Imbissstube

Verbraucherinformation

Vorteile von Convenience-Produkten

- Arbeits- und Zeitersparnis
- enthaltene Rezeptleistung
- Einsparung von Gewürzen und sonstigen Zutaten
- Verzehr aus der Verpackung erspart den Abwasch
- relativ konstante Qualität auch bei geringerem handwerklichem Können
- Vorratshaltung möglich
- Preisaktionen des Handels können genutzt werden

Nachteile

- Vereinheitlichung des Geschmacks
- viele Zusatzstoffe
- Herstellung von Convenience-Produkten ist energieintensiv
- hoher Verpackungsaufwand
- keine Transparenz in Bezug auf Herkunft, Herstellung, tatsächliche Zusammensetzung
- im Vergleich zu anderen Lebensmitteln relativ „teuer"

Ethno Food – Ethnic Food

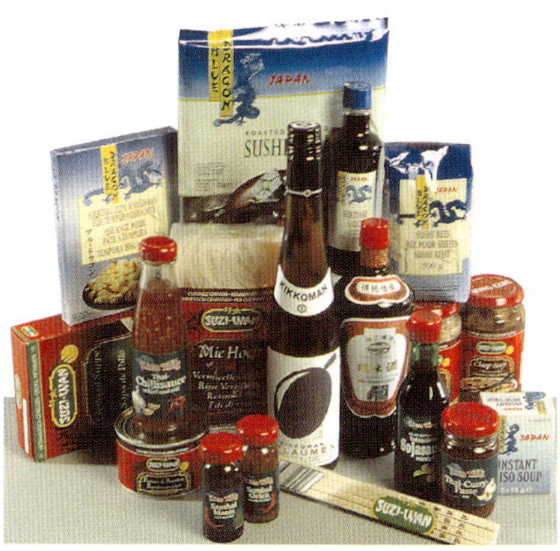

Darunter versteht man Lebensmittel, Gerichte, Zutaten, Gewürze, Getränke und Spirituosen aus fremden Ländern und Kulturkreisen. Begonnen hat alles mit „Pizza und Pasta" (Italien) und hat sich bis heute zu exotischen Geschmacksrichtungen ferner Länder entwickelt.

Einerseits ist es die Neugierde, andererseits die hoch entwickelte Reisetätigkeit der Menschen, die zu dieser umfangreichen Produktgruppe geführt hat. Ein weiterer Grund, warum fremdländische Nahrungsmittel bei uns zu erhalten sind, ist die in den letzten Jahrzehnten stattgefundene Einwanderungswelle von Menschen aus anderen Lebens- und Kulturkreisen, die durchaus positiv zu sehen und zu beurteilen ist. Ethno Food wird vielfach in Form von Convenience-Produkten angeboten.

Exotische Lebensmittel sind sicherlich eine Bereicherung unserer Speisepläne. Sie entsprechen jedoch nicht immer unseren Ernährungsgewohnheiten. Exotische Nahrungsmittel sollen als Abwechslung gelten, jedoch das Regional-Traditionelle unserer Küche nicht in Vergessenheit geraten lassen.

Arbeitsaufgaben

Sicher kennen Sie Beispiele von Lebensmitteln aus verschiedenen Kulturkreisen.

Nutzen Sie in Ihrem Unternehmen Lebensmittel von italienischer, französischer, griechischer, spanischer, türkischer, asiatischer o.a. Herkunft?

Nennen Sie Beispiele.

Funktionelle Lebensmittel – „Functional Food"

„Funktionelle Lebensmittel" sind Nahrungsmittel, die aufgrund bestimmter Inhaltsstoffe (Vitalstoffe) einen gesundheitlichen Zusatznutzen versprechen.

Vitalstoffe sind u. a.

- Vitamine,
- Spurenelemente,
- Mineralstoffe, Enzyme,
- mehrfach ungesättigte Fettsäuren,
- Ballaststoffe,
- Aromastoffe,
- sekundäre Pflanzenstoffe und
- alle Stoffe, die eine gesundheitsunterstützende und -fördernde Wirkung haben.

„Funktionelle Lebensmittel" können traditionelle Lebensmittel sein, die mit oben genannten Vitalstoffen angereichert werden. Es können aber auch Lebensmittel sein, die ihren Wert besonderen Züchtungsmaßnahmen oder Herstellungsverfahren verdanken. Prinzipiell müssen funktionelle Lebensmittel den allgemeinen Bestimmungen des LFGB und des Kennzeichnungsrechts entsprechen. Produktspezifische Regelungen gibt es für sie noch nicht. Die Aussagen zu ihren gesundheitsfördernden Eigenschaften müssen jedoch entsprechend den Vorschriften der Health-Claims-Verordnung bewiesen sein. Für den Zusatz und die Kennzeichnung von Vitaminen und Mineralstoffen gilt die Anreicherungsverordnung (EG Nr. 1925/2006).

Der Markt für funktionelle Lebensmittel wächst, weil die Gesundheit, das Jungbleibenwollen, das Vitalbleiben bis ins hohe Alter in unserer Gesellschaft wichtige Kaufmotive sind.

Probiotische Lebensmittel

Probiotisch = „für das Leben"; sie enthalten spezielle Mikroorganismen (Milchsäurebakterien). Diese gelangen in ausreichender Menge und aktiver Form in den Darm und verbessern hier die Darmflora. So können sie eine gesunde Verdauung unterstützen. Probiotika findet man meist in Milcherzeugnissen. Probiotische Lebensmittel können auch zur Verbesserung der Darmflora führen.

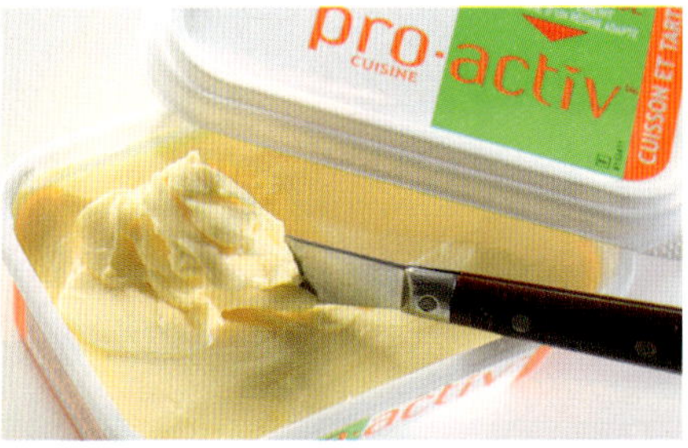

Probiotisches Lebensmittel

Präbiotische Lebensmittel

Präbiotika sind spezifische unverdauliche Kohlenhydrate (Oligosaccharide) wie Inulin und Oligofruktose. Sie fördern die Aktivität und das Wachstum von probiotischen Bakterien. Natürlich kommen Präbiotika z.B. in Schwarzwurzeln und Getreide vor. Als Zusatz findet man sie in Brot und Backwaren, Müslis und Erfrischungsgetränken.

Synbiotische Lebensmittel

Lebensmittel, die sowohl probiotische als auch präbiotische Zusatzstoffe enthalten.

Weitere angereicherte Lebensmittel

- Produkte mit Omega-3-Fettsäuren
- Produkte mit sekundären Pflanzenstoffen
- Produkte mit zugesetzten Vitaminen und Mineralstoffen
- Produkte, die mit Ballaststoffen angereichert sind

Functional Drinks

- **Vitalgetränke**
  Natürliches Mineralwasser mit vitalisierenden, naturbelassenen Zusatzstoffen, deren positive Wirkung auch schon früher bekannt war und bei Kuren angewendet wurde, z. B. Birnen-Melisse-Extrakt, Apfelessig, Holunderextrakt usw.
- **Getränke mit Vitaminzusätzen** (A-C-E-Getränke)
  Diese Getränke enthalten neben den Vitaminen A, C, E meist zusätzlich Mineralstoffe, Ballaststoffe und/oder Lecithin.
- **Sportlergetränke** – „Isotonische Getränke", siehe Seite 219.
- **Energy-Drinks**
  Energy-Drinks sollen die Leistungsfähigkeit (Fitness) steigern und das Wohlbefinden (Wellness) des Menschen positiv beeinflussen.

Siehe auch Kap. „Alkoholfreie Getränke".

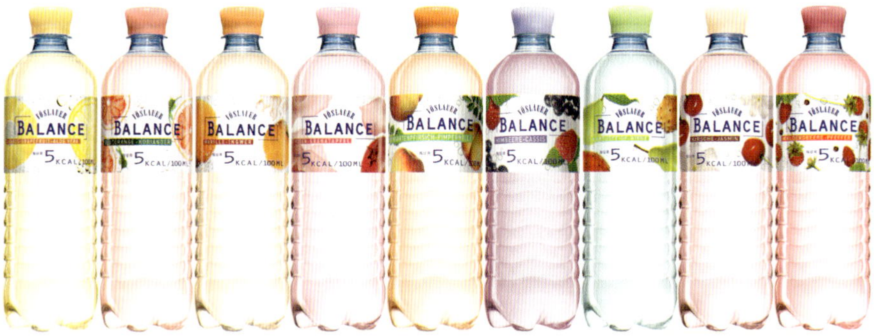

Functional Drinks

Neuartige Lebensmittel – „Novel Food"

Die „Novel-Food-Verordnung" (Verordnung EG Nr. 258/97) soll den Verbraucher hinsichtlich Gesundheitsschädlichkeit und Täuschung schützen. Sie regelt das Inverkehrbringen und die Kennzeichnung neuartiger Lebensmittel.

Als neuartig gelten Lebensmittel und -zutaten EU-weit dann, wenn sie bisher in der EU noch nicht in nennenswerter Menge verwendet worden sind und wenn sie zu folgenden Gruppen gehören:

- Lebensmittel, die gentechnisch veränderte (= transgene) Organismen (GVO) enthalten oder aus solchen bestehen, z. B transgene Tomaten, Maiskörner, Rapspflanzen.
- Lebensmittel, die neue veränderte Moleküle enthalten, z. B. neue Süßungsstoffe, Fettersatzstoffe (Olestra).

Ohne Gentechnik

Gentechnikfreie Lebensmittel können in Deutschland neben den gesetzlich vorschriebenen Hinweisen das „Ohne Gentechnik"-Logo tragen.

- Lebensmittel, die aus Mikroorganismen, Pilzen und Algen bestehen.
- Lebensmittel, die noch nicht in nennenswertem Umfang für den menschlichen Verzehr verwendet werden (Heuschrecken, Käferlarven usw.).
- Lebensmittel, die bisher nach noch unbekannten Verfahren hergestellt worden sind (hochdrucksterilisierte Lebensmittel).

Mit den Verordnungen EG 1829/2003 und 1830/2003 wird die Zulassung, Überwachung, Kennzeichnung und Rückverfolgbarkeit von genetisch veränderten Lebensmitteln geregelt. Die Grenze, ab welcher vorhandene gentechnisch veränderte Organismen gekennzeichnet werden müssen, beträgt 0,9 %. Aber auch nur dann, wenn dieser Anteil zufällig vorhanden ist oder technisch nicht vermeidbar ist. Die Kennzeichnung hat mit den Ausdrücken „gentechnisch verändert" oder „aus gentechnisch verändertem (z. B. Mais) hergestellt" zu erfolgen.

Weitere Food-Trends

Fast Food

„Schnelles Essen" von Restaurants, Drive-in-Restaurants bis hin zum Würstchenstand. Imbisslokale bieten Nahrhaftes in kürzester Zeit. Schnelle Nahrungsaufnahme steht vor Entspannung und Kommunikation.

Probleme: Fett, salzig, teilweise billige Rohstoffe; auch die Kultur des Essens ist infrage gestellt.

Fast Food ist in vielen Staaten der Erde der Grund von Übergewicht und Fettleibigkeit.

Slow Food

„Bewusst langsam essen". Sich Zeit nehmen für das Einkaufen, Kochen und Genießen. Schön gedeckte und dekorierte Tische, anregende Tischgespräche sind Faktoren des Trends zum „langsamen Essen".

Sensual Food

„Essen mit Genuss", „Sinnliches Essen", Essen mit allen Sinnen des Menschen. Überlegungen über Einsatz von Kräutern, Gewürzen und Speisenkombinationen.

Korrespondierende Getränke, insbesondere Weine, passendes Geschirr, Essen nach Themen.

Kulinarisch-kreatives Anrichten auf dem Teller spricht alle Sinne an und macht Freude am Essen und Genießen.

Fingerfood

Nahrung, die ohne Besteck und andere Hilfsmittel zu sich genommen wird. Die Nahrungshappen sind Kleinportionen, die mit den Fingern gegessen werden können. Inzwischen hat auch die „Haubenküche" diesen Genießertrend entdeckt.

Single Food

Der gesellschaftliche Trend alleine zu leben, alleine zu wohnen, verlangt nach kleinen Lebensmittelpackungen und klein portionierten Speisen. Abpackungen von Lebensmitteln, Lebensmittelzutaten und Fertiggerichten passen sich diesem Trend an.

Clean Food

Reine Lebensmittel für Menschen mit Lebensmittel-Unverträglichkeiten (Allergiker). „Clean Food" ist Essen ohne Zusatzstoffe. Es vermittelt dem Kunden Qualität und Sicherheit.

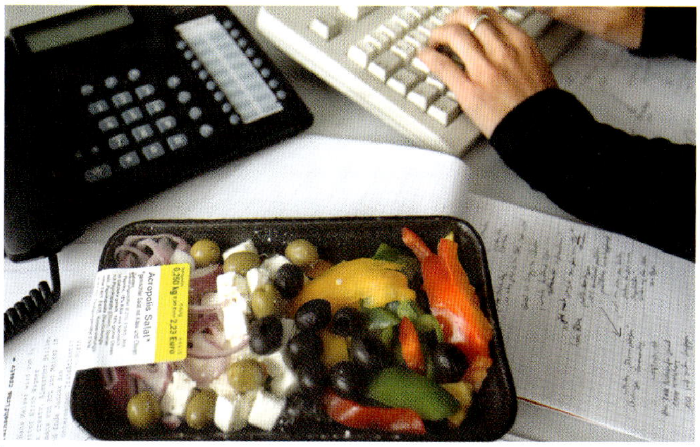

Chilled Food

Call Food

Essen auf Abruf und durch Zustellung ins Haus gebrachte Nahrung. Keine Zeit einzukaufen und zu kochen und trotzdem voll genießen zu können, sind die Gründe dieses Ernährungstrends.

Dazu gehört auch der heutige Trend, alten Leuten und Alleinstehenden fertiges Essen ins Haus zu liefern (Essen auf Rädern).

Health Food

Essen, um sich wohlzufühlen, Wohlbefinden durch Essen.

Die Wellness-Bewegung verlangt nach Lebensmitteln und Speisen, die nicht belasten und gesund sind. Sie enthalten wenig Fett, wenig Zucker und haben somit einen geringeren Energiewert.

Gesunde und bewusste Ernährung liegt im Trend der Zeit.

Chilled Food

Chilled Food liegt gegenwärtig stark im Trend. Es sind gekühlte frische Lebensmittel mit unterschiedlichem Zubereitungsgrad und begrenzter Haltbarkeit, die keine oder nur sehr wenig Konservierungsstoffe enthalten. Sie bieten eine Kombination aus Zeitersparnis durch die Vorfertigung und Lebensqualität durch die implizierte Frische und hohe Qualität. Diese Produkte haben allerdings ihren Preis.

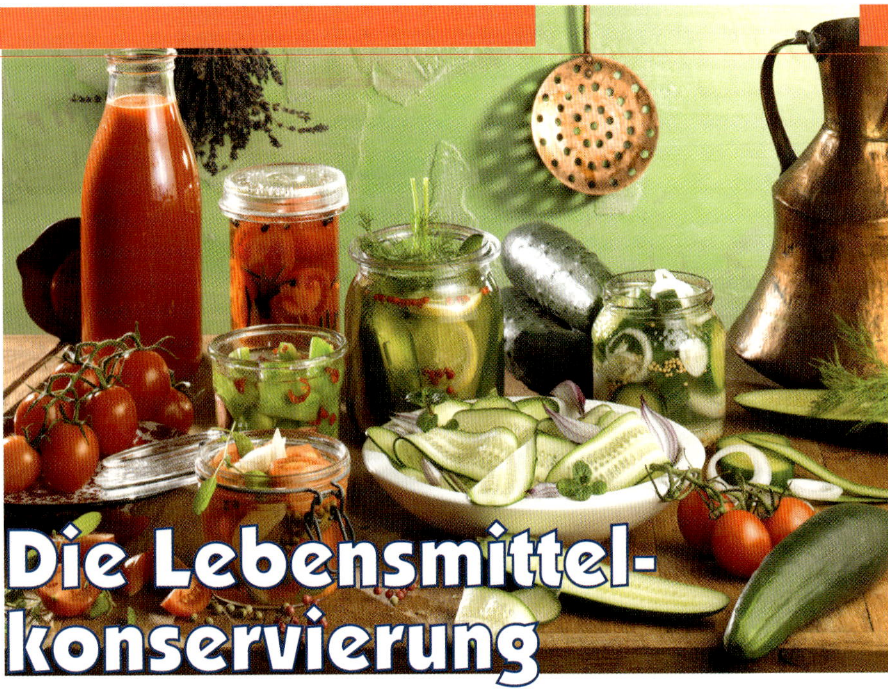

Die Lebensmittel-konservierung

Konservieren (Bewahren) heißt, die Haltbarkeit von Lebensmitteln zu erhöhen, mit dem Ziel, die Nährstoffe, Genussfähigkeit und Verträglichkeit weitgehend zu erhalten und den Verderb der Lebensmittel zu verzögern.

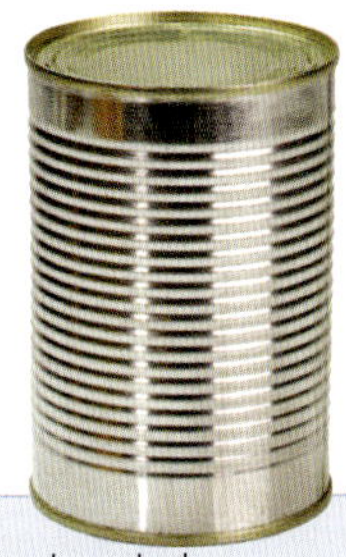

Wussten Sie, dass

- einige der heutigen Konservierungsverfahren bereits seit Jahrhunderten bekannt sind?
- die Menschen schon vor Christi Geburt ihre Lebensmittel durch Einsalzen haltbar machten?
- Untersuchungen ergeben haben, dass durch die Tiefkühlung der Wert der Lebensmittel weitgehend erhalten bleibt?
- in Deutschland pro Kopf jährlich ca. 40 kg an tiefgekühlten Lebensmitteln verzehrt werden?

Lebensmittelverderb

Lebensmittel können durch verschiedene Einflüsse verändert, ja sogar verdorben werden. Das Wissen über diese Veränderungen und deren Gründe sind die Grundlage für richtige

- Behandlung der Ware,
- Lagerung der Ware,
- Konservierung der Produkte.

Physikalische Veränderungen von Lebensmitteln

- **Zu geringe Luftfeuchtigkeit** führt zum Austrocknen.
  Z. B. Brot, Mehlspeisen, unverpackter Käse im Kühlschrank.
- **Zu hohe Luftfeuchtigkeit** führt zum Feuchtwerden bzw. Klumpen.
  Z. B. Zerfallen von Feinbackwaren, Zusammenklumpen von Zucker und Salz.
- **Zu tiefe Temperaturen** (Frost) führen zu Stoffveränderungen und Zellwandzerstörung.
  Z. B. Kartoffeln werden süß, Gefrierbrand bei schadhafter Tiefkühlverpackung.
- **Licht** führt bei vielen Lebensmitteln zu Geschmacksveränderung, Farbveränderung und Beschleunigung chemischer Vorgänge.
  Z. B. Milch, Butter, Fleischwaren usw.
- **Wärme** beschleunigt chemische und mikrobielle Veränderungen.

Alleine daraus ergeben sich bereits die **idealen Lagerbedingungen** für Frischwaren:

- kühl,
- trocken (bzw. ideale Luftfeuchtigkeit),
- lichtgeschützt bzw. dunkel.

Biochemische und chemische Veränderungen von Lebensmitteln

- **Enzyme** können in den Lebensmitteln unerwünschte Veränderungen hervorrufen: Verderb von tiefgefrorenem Fleisch oder Gemüse, Ranzigwerden von Fett, Zerstörung bzw. Abbau von Vitaminen.
  Enzyme können auch erwünschte Veränderungen bewirken (siehe S. 23).
- **Sauerstoff** lässt Fett ranzig werden (Oxidation), zerstört Vitamine (besonders A und C), baut Aroma ab (bei Kaffee) und verändert die Farbe (Äpfel, Kartoffel).
- **Chemische Umsetzungen** kennen wir beim Verderben von Konserveninhalten (Reaktion des Doseninhalts mit dem beschädigten verzinnten Stahlblech) sowie beim Altbackenwerden des Brotes.

Diese Veränderungen können z. B. durch Blanchieren, Vakuumverpackung, Aufbewahren bei tiefen Temperaturen verhindert werden.

Veränderungen durch Kleinstlebewesen (Mikroorganismen)

Das Lebensmittel ist der Nährboden von Mikroorganismen, auf bzw. in welchem sich diese vermehren können. Die Enzyme dieser Mikroorganismen bauen die Nährstoffe unserer Lebensmittel, vorwiegend Eiweiß und Kohlenhydrate, ab.

Die Folgen sind

- Geruchsveränderungen,
- Geschmacksveränderungen,
- Gärung,
- Säuerung,
- Fäulnis.

In vielen Fällen können Mikroorganismen jedoch auch erwünschte Veränderungen hervorrufen.

Der „gefährliche Tätigkeitsbereich“ von Mikroorganismen liegt zwischen 10 und 45 °C.

Durch Tiefkühlen ab –18 °C kann die Tätigkeit der Mikroorganismen verlangsamt werden.

Durch Erhitzen über 70 bis 140 °C werden Mikroorganismen abgetötet.

Verderb durch Schädlinge

Als Vorratsschädling treten eine große Zahl verschiedener Insekten oder deren Larven (Käfer, Fliegen, Maden, Motten, Schaben etc.), aber auch Nagetiere (Mäuse, Ratten) auf.

Von Vorratsschädlingen befallene Lebensmittel sind gesundheitsschädlich (deutlich ekelerregende Beschaffenheit).

Vorratsschädlingen kann durch penible Sauberkeit und Hygiene in den Arbeitsbereichen der Küche, in Verkaufs- und Lagerräumen Einhalt geboten werden. Kontrollieren Sie ständig mit Aufmerksamkeit die Warenlager Ihres Betriebes. Auch regelmäßiges Saubermachen und Reinhalten gehört zu den berufsspezifischen Tätigkeiten im Gastgewerbe und der Hauswirtschaft.

Verbraucherinformation

Übersicht – Mikrobielle Veränderungen

Ursachen	Folgen	Beispiele
Schimmelpilze	Schimmel Einige Schimmelpilze enthalten krebserregende Stoffe	**erwünscht:** Kulturschimmel bei Käse, Salami **unerwünscht:** Brot, Obst
Hefen	Gärung Hefen bauen Zucker zu Alkohol und CO_2 ab. Bildung schmieriger Beläge	**erwünscht:** Hefeteig, Bier **unerwünscht:** Fruchtsäfte, Kompott
Bakterien z. B. Milchsäurebakterien	Sauerwerden Es entstehen keine giftigen Stoffe	**erwünscht:** Sauermilch, Sauerkraut **unerwünscht:** Fleischwurst
z. B. Proteolyten	Eiweißabbau/Fäulnis Giftige Stoffe können gebildet werden	**erwünscht:** bei der Käsereifung **unerwünscht:** Fleisch, Fisch

Haltbarmachungsverfahren

Die Haltbarmachung von Lebensmitteln dient ihrer Qualitätserhaltung über unterschiedlich lange Zeiträume durch die Einschränkung oder Unterbindung von qualitätsbeeinflussenden Faktoren.

- **Aufbewahrung**
  Von Aufbewahrung spricht man, wenn die Eigenschaften des Lebensmittels nur für kurze Zeit erhalten werden sollen, also zwischen Einkauf und Verarbeitung nur wenige Tage vergehen.
  Aufbewahren können wir sowohl frische, unverarbeitete als auch verzehrfertige Ware.
- **Lagerung**
  Lagerung heißt das Bereithalten von verarbeitungs- und verzehrbereiter Ware. Gelagert werden alle Lebensmittel, die über einen längeren Zeitraum vorrätig gehalten werden können. Die Lagerbedingungen müssen zum einen den Erhalt von Geschmack, Aussehen und Genießbarkeit des jeweiligen Lebensmittels gewährleisten. Zum anderen müssen sie in allen gastgewerblichen Unternehmen bestimmten hygienischen und lebensmittelrechtlichen Vorschriften genügen. Grundvoraussetzung für eine wirtschaftlich sinnvolle Lagerung ist ein einwandfreier Zustand der Ware bei Einlagerung, eine bedarfsgerechte Lagerung und die ständige Kontrolle der Lagerbestände.
  Entsprechend den Anforderungen der Produktgruppen an Lagerbedingungen unterscheiden wir folgende Lagertypen:
- **Konservierung**
  Die Konservierung dient dazu, Lebensmittel unempfindlicher gegenüber unerwünschten Veränderungen und damit haltbarer zu machen. Sie hat insbesondere das Ziel, die Vermehrung von Mikroorganismen zu verhindern oder zu verzögern, indem sie ihnen die Lebensgrundlagen einschränkt oder entzieht. Sie soll außerdem enzymatisch bedingte Qualitätsveränderungen unterbinden bzw. verlangsamen.

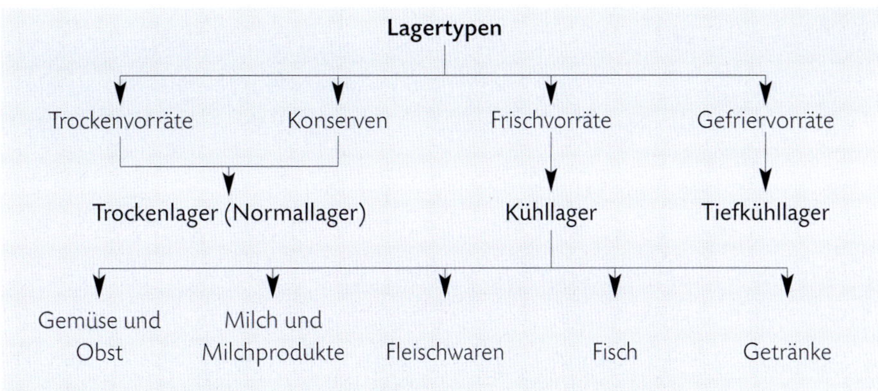

Die Konservierungsmethoden in der Übersicht

Physikalische Methoden

Anwendung höherer Temperaturen
- Sterilisieren
- Pasteurisieren
- Ultrahocherhitzen (Ultrapasteurisation)

Anwendung niedriger Temperaturen
- Kühlen:
  - kühl lagern oder
  - gekühlt lagern
- Gefrieren
- Tiefgefrieren
- Trocknen: Wasserentzug durch
  - Sprühtrocknung oder
  - Gefriertrocknung
- Entkeimungsfiltration
- Auftragen von Schutzschichten

Chemische Methoden

- Salzen
- Pökeln
- Räuchern
- Säuern
- Zusatz von Konservierungsmitteln (siehe Lebensmittelzusatzstoffe)

Konservierung durch Lebensmittelzusätze

- Zucker
- Alkohol
- Fett

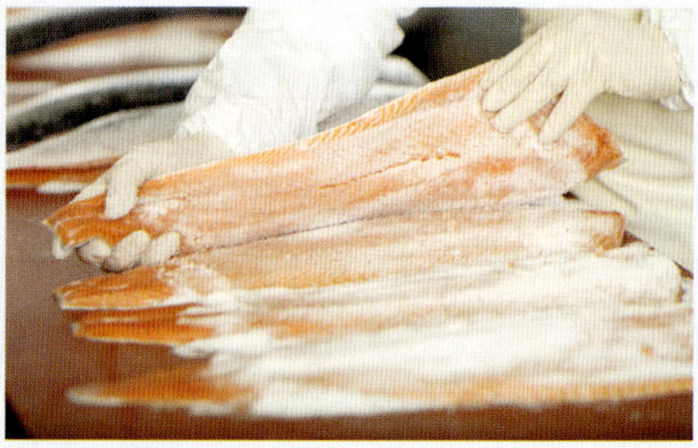

Einsalzen von Lachsfilets

Physikalische Konservierungsmethoden

Anwendung höherer Temperaturen

- **Sterilisieren**

  Vorgang: Erhitzen auf mindestens 120 °C.

  Wirkung: Mikroorganismen werden abgetötet und Enzyme inaktiviert.

  Anwendung: bei Konservendosen

- **Pasteurisieren**

  Vorgang: Erhitzen auf 68 bis 85 °C (je nach der Art des Lebensmittels).

  Wirkung: Der Großteil der Mikroorganismen wird abgetötet; es bleiben mehr wichtige Nährstoffe in den Lebensmitteln enthalten als beim Sterilisieren; kürzere Haltbarkeit.

  Anwendung: Milch und Milcherzeugnisse (70–85 °C), Obstsäfte, Sauergemüse, Gemüsesalate, Exportbier, Kompotte (75 – 100 °C).

- **Ultrahocherhitzen** (Uperisieren, Ultrapasteurisation)

  Vorgang: Lebensmittel wird wenige Sekunden auf 130 °C oder mehr erhitzt (Hitzeschock).

  Wirkung: Wesentlich längere Haltbarkeit als pasteurisierte Produkte bei größerer Schonung der Nährstoffe.

  Anwendung: Milch/-produkte (H-Milch).

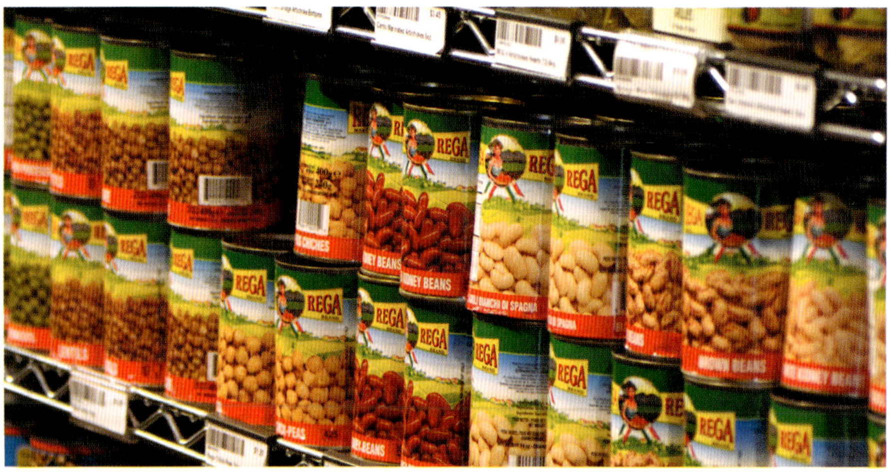

Konservendosen

Anwendung niederer Temperaturen

- **Kühlen**

  Vorgang: Je nach Lebensmittel können verschiedene Temperaturen angewendet werden, je nachdem, wie lange das Lebensmittel voll erhalten bleiben soll.

  Man unterscheidet folgende Kühlarten:

  - **Kühl lagern** bedeutet Lagerung in kühlen Räumen bei Temperaturen zwischen 8 und 18 °C (Margarine bis max. 15 °C).
  - **Gekühlt lagern** bedeutet Lagerung in Kühleinrichtungen bei Temperaturen zwischen 0 und 8 °C. Die durchschnittliche Temperatur im Kühlschrank: 4 °C.

  Wirkung: Die Entwicklung der Mikroorganismen und chemische Reaktionen werden verlangsamt und dadurch der Verderb der Lebensmittel verzögert.

  Anwendung: Milch, Milchprodukte, Eier, Fleisch, Fisch, Fischprodukte, Obst, Gemüse, Getränke.

- **Gefrieren** (Haushalt)

  Vorgang: Wärmeentzug durch Kühlaggregate oder Eis, Temperaturen zwischen 0 und –18 °C.

  Wirkung: Mikroorganismen werden in ihrer Entwicklung gehindert, aber nicht getötet.

  Anwendung: Gemüse, Obst, Fleisch, Fisch, Mehlspeisen, Fertiggerichte.

- **Tiefgefrieren, Tiefkühlen**
  (Lebensmittelindustrie)
  Das Tiefkühlen ist derzeit das optimalste Verfahren zur Haltbarmachung von Lebensmitteln.

  Vorgang: Ein schockartiges Gefrieren von –30 bis –40 °C. Dadurch wird erreicht, dass der kritische Kältebereich zwischen 0 und –5 °C rasch durchschritten wird und die Flüssigkeit im Zellgewebe winzige Kristalle bildet, die die Zellwände nicht zerstören. Beim Auftauen kann die Struktur der Zellwände daher wieder weitgehend regeneriert werden und die Konsistenz des Tiefkühlguts bleibt erhalten.

  Tiefkühlwaren müssen bei mindestens –18 °C gelagert werden.

  Erfolgt die Abkühlung dagegen langsam, wird also der „kritische" Kältebereich langsam durchschritten (siehe Vergleichskurven), bilden sich im Zellgewebe relativ große Kristalle, die die Zellwände beschädigen. Beim Auftauen kommt es in diesem Fall zu einer Veränderung der Konsistenz; außerdem wird der Vitaminabbau beschleunigt.

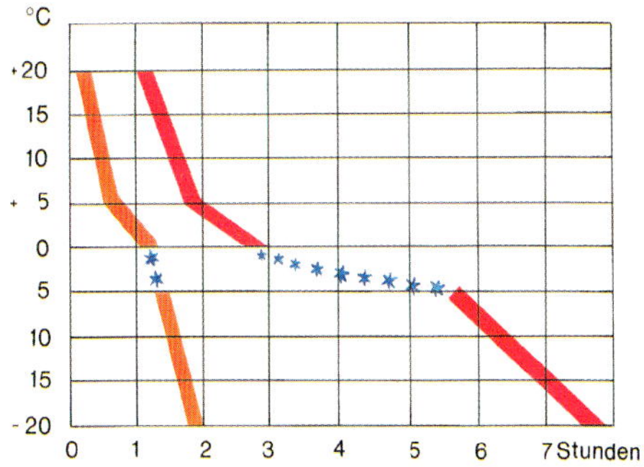

Vergleichskurven

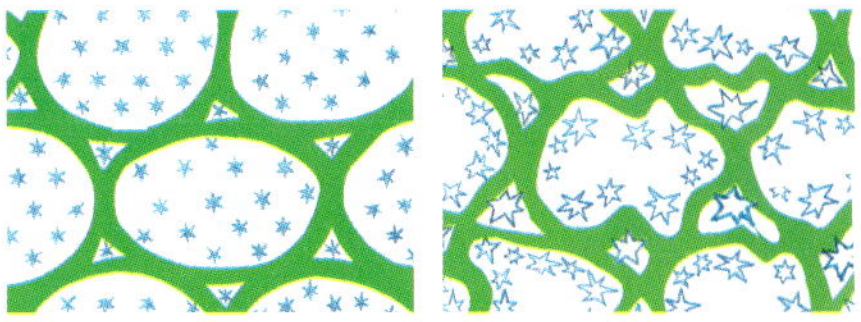

Tiefgekühlt

Erfroren

Wirkung: Entwicklung der Mikroorganismen wird gehemmt; Nährstoffe bleiben in den Zellen; Farbe und Form tiefgefrorener Lebensmittel bleiben erhalten. Die natürliche Farbe wird bei einigen Gemüsen durch vorheriges Blanchieren erreicht. Geschmack und natürliches Aroma kommen wieder voll zur Geltung.

Anwendung: Gemüse, Obst (Beerenfrüchte), Kartoffelprodukte, Fertiggerichte, Fisch, Fleischwaren, Mehlspeisen.

Trocknen bzw. Wasserentzug

- **Verdampfungstrocknung**

  Vorgang: In Verdampfungskammern (Tunnel- oder Kammeröfen) wird dem Lebensmittel Wasser auf schonende Art entzogen. Der Restfeuchtigkeitsgehalt beträgt zwischen 5 und 10 %.

  Wirkung: Den Bakterien wird die Lebensgrundlage Wasser entzogen.

  Anwendung: Dörrobst, Rosinen, Teigwaren, Backwaren, Tee, Gewürze, Kräuter, Gemüse für Fertigsuppen, die als „Dehydro-Gemüse" oder „Quellgemüse" bezeichnet werden (dehydrieren = entwässern; Quellgemüse, weil das Gemüse bei Wasserzugabe aufquillt und wieder gebrauchsfertig wird).

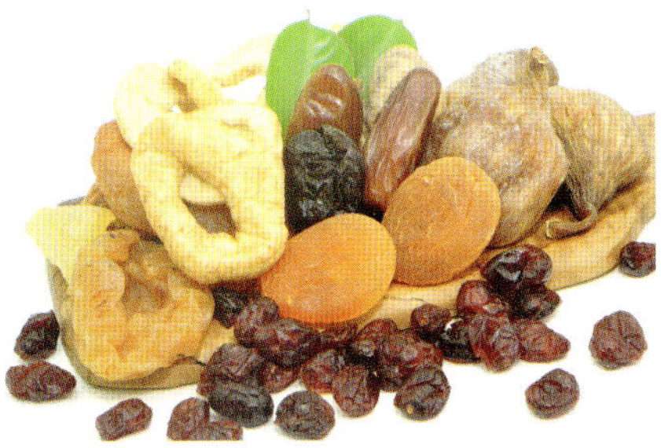

Trockenfrüchte

- **Sprüh- und Walzentrocknung**

  Vorgang: In Trocknungsanlagen (Sprühtürmen) durch Versprühen in heißer Luft oder durch Trocknen auf heißen Walzen wird dem Lebensmittel das Wasser, die wichtigste Lebensgrundlage der Bakterien und anderer Mikroorganismen, bis auf ein Minimum entzogen.

  Wirkung: Durch den Wasserentzug wird die Vermehrung der Mikroorganismen unterbunden, doch werden diese nicht getötet (Schimmelpilze brauchen zum Wachstum mindestens 15 % Wasser).

  Anwendung: Dörrobst, Rosinen, Tee, Kaffee, Kartoffelmehl, Milchpulver, Teigwaren, Eiprodukte.

- **Gefriertrocknung**

  Vorgang: Wasserentzug bei –20 bis –30 °C aus tiefgekühlten Lebensmitteln. Nach dem Tiefgefrieren wird im Hochvakuum das Wasser in schonender Weise entzogen (Sublimation).

  Wirkung: Siehe Wasserentzug = Trocknen.

  Anwendung: Instant-Kaffee (löslich), Instant-Tee, Obst, Pilze, Gewürze und Kräuter.

Sauerstoffentzug bzw. Atmosphärenaustausch

Vorgang: Auf Vakuumanlagen wird vorverpackten bzw. portionierten Lebensmitteln in Folienschläuchen der Sauerstoff zur Gänze entzogen (Vakuumverpackung) oder der Sauerstoff durch Kohlensäuregas ersetzt (Cryo-Vac-Verpackung).

Wirkung: Bakterien und Pilze können sich nicht entwickeln. Auch der enzymatische Reifeprozess von Lebensmitteln (Käse) wird abgebrochen oder verlangsamt. Das Lebensmittel bleibt länger im „Frischezustand".

Anwendung: Fleisch- und Wurstwaren, Käse, Gemüse, Fischwaren.

Entkeimungsfiltration

Vorgang: Filtrieren durch feinporige Kunststoff- oder Cellulosefilter. Aus vielen Lebensmitteln (beispielsweise alkoholfreien Getränken) werden Trüb- und Schwebestoffe, die auch Lebensmittelveränderer sein können, mithilfe von Mehrschichtenfiltern entfernt.

Wirkung: Hefe- und Schimmelpilze sowie Bakterien und Bakteriensporen werden weitgehend entfernt.

Anwendung: Trinkwasser, Süßmost, alkoholische und alkoholfreie Getränke, Essig.

Konservierung durch Schutzschichten

Vorgang: Auf die Oberfläche eines Lebensmittels werden Paraffin, wachsartige Substanzen oder Kalk aufgetragen.

Auch das Verpacken von vorgeschnittenen bzw. portionierten Lebensmitteln (Brot, Wurst, Käse) gehört zu den Schutzschichtenmethoden. Folien jeder Art (Frischhalte-, Schrumpffolie) werden verwendet.

Wirkung: Ein Verderb durch äußere Einflüsse – insbesondere Sauerstoffeinfluss – wird verhindert.

Anwendung: Schutzhülle bei Käse und folierte Produkte.

Chemische Konservierungsmethoden

Pökeln

Vorgang: Wasserentzug durch ein Salzgemisch aus Kochsalz mit Nitraten und Nitriten.

Wirkung: Bakterienentwicklung wird unterbunden; die Konservierung erfolgt durch die wasserentziehende Wirkung des Kochsalzes. Nitrate und Nitrite bewirken, dass Fleisch und Fleischwaren auch beim Kochen die rote Fleischfarbe behalten.

Anwendung: Fleisch- und Fleischwaren

Man unterscheidet:

- Trockenpökelung
  Fleisch wird mit Pökelsalz eingerieben und in Reifebehältern mehrere Wochen gelagert, um das Pökelgemisch einwirken zu lassen.
- Nasspökelung
  Fleisch wird in Pökellaken (in Wasser aufgelöste Pökelsalze) eingelegt.
- Schnellpökelung
  Pökellake wird mithilfe geeigneter Apparate und Methoden in die Ware injiziert oder einmassiert.

Räuchern

Vorgang: Der aus Hölzern oder Sägemehl erzeugte Rauch wirkt auf die zu räuchernden Lebensmittel. Es ist zwischen

- Kalträuchern (bis 25 °C),
- Warmräuchern (bis 60 °C) und
- Schnellräuchern (bis 100 °C)

zu unterscheiden.

Wirkung: Beim Räuchern findet ein Wasserentzug statt; außerdem enthält der Rauch konservierend wirkende Stoffe.

Anwendung: Fleisch und Fleischwaren (Kalt- und Warmräuchern), Fisch und Fischwaren, Käse (Schnellräuchern).

Säuern

Vorgang: Essigsäure, Weinsäure, Zitronensäure und Milchsäure dienen zur Konservierung und Zubereitung.

Wirkung: Für Bakterien und Schimmelpilze werden ungünstige Lebensbedingungen geschaffen.

Anwendung:

- Natürliche Säuerung: hervorgerufen durch Bakterientätigkeit; angewendet bei Gemüse und Speisepilzen.
- Künstliche Säuerung durch Zusatz von Säuren; angewendet bei Gemüse, Pilzen, Fisch und Fischprodukten.

Zusatz von Konservierungsmitteln

Vorgang: Die Lebensmittel werden mit genau festgelegten Mengen an Konservierungsmitteln versetzt. Die einzelnen Konservierungsstoffe, deren Einsatzbereiche und Wirkungsweisen haben Sie bereits bei den Lebensmittelzusatzstoffen kennengelernt.

Anwendung: Fischzubereitungen, Gabelbissen, Mayonnaisen, verpacktes Schnittbrot, nicht pasteurisierte Sauergemüse und Sauerpilzerzeugnisse, Obstrohsäfte, Marmeladen, Ketchups, Obstsirupe, Trockenobst, Rohmarzipan, Gewürzsoßen, Essenzen, Aromen, backfertige Teige usw.

Konservierung durch Lebensmittelzusätze

Zuckern

Vorgang: Lebensmittel werden mit Zucker, Zuckersirup oder Stärkezuckersirup bzw. Mischungen dieser Stoffe vermischt.

Wirkung: Durch den Zuckerzusatz, insbesondere zu wasserreichen oder flüssigen Lebensmitteln, werden für die Entwicklung von Kleinstlebewesen ungünstige Bedingungen geschaffen.

Anwendung: Obst und Obsterzeugnisse – kandierte Früchte, Marmelade und Konfitüren.

Salzen

Vorgang: Durch den Salzzusatz wird das vorhandene Wasser praktisch gebunden. (Die Wasseraktivität wird herabgesetzt.)

Wirkung: Den Bakterien und Mikroorganismen wird die Lebensgrundlage entzogen, daher wird ihre Entwicklung gehemmt. Außerdem hat Salz selbst antibakterielle Wirkung.

Anwendung: Fleisch, Fisch, Salzgurken, in Salzlösung eingelegtes Gemüse.

Alkoholzusatz

Vorgang: Feinsprit oder Trinkbranntwein wird Lebensmitteln zugesetzt.

Wirkung: Bakterientätigkeit wird bei einem Alkoholgehalt von mindestens 15 Gewichtsprozenten unterbunden.

Anwendung: Früchtetopf, Rumtopf, Früchte in Armagnac usw.

Fett- und Ölzusatz

Vorgang: Lebensmittel werden in Speisefette oder Speiseöle eingelegt.

Wirkung: Die konservierende Wirkung beruht auf der Abschirmung gegen schädigende Einflüsse von außen.

Anwendung: Gemüse, Fisch, Oliven, Kapern, Fleisch und Fleischwaren.

Verbraucherinformation

Was ist eine Bombage?

Bei Konservendosen nennt man die Aufblähung der Dose Bombage. Eine solche Bombage entsteht, wenn der Inhalt durch Gärung oder Fäulnis Gase entwickelt, die zu einem erhöhten Druck im Inneren führen. Ursache dieses Verderbs ist das unter Luftabschluss lebende Bakterium Clostridium botulinum. Dieses Bakterium produziert ein starkes Nervengift, das lebensbedrohliche Auswirkungen hat, deshalb sollte man den Inhalt solcher Dosen auf keinen Fall verzehren.

Verbraucherinformation

Tiefkühlprodukte

Allgemeines:

- Die Tiefkühlung macht jeden Zusatz von chemischen Konservierungsmitteln überflüssig.
- Die Preise bei tiefgekühlten Produkten bleiben das ganze Jahr über weitgehend stabil.
- Beim Tiefgefrieren bleiben die Form und die Inhaltsstoffe des Lebensmittels erhalten.
- Beachten Sie bei Tiefkühlware die auf der Packung angegebenen Haltbarkeitsgrenzen für die jeweilige Kühlschrankkennzeichnung (Ein-Stern, Zwei-Stern, Drei-Stern).
- Fettes Fleisch ist tiefgekühlt weniger lange haltbar als mageres Fleisch.

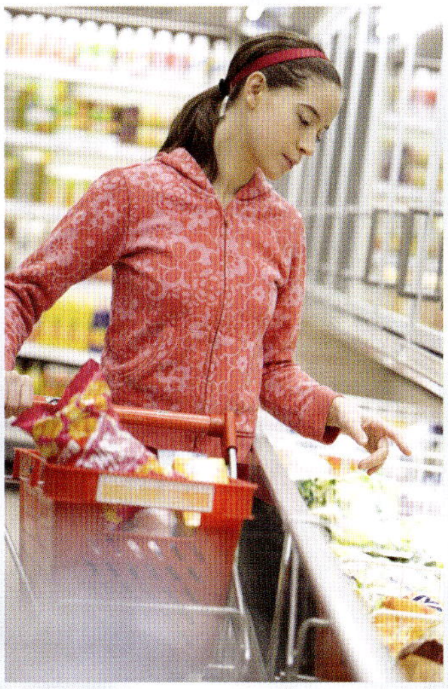

Tiefkühlprodukte im Supermarkt

Umgang mit tiefgekühlten Lebensmitteln

Warenannahme

- Tiefkühlware sollte keinen Temperaturschwankungen ausgesetzt sein. Achten Sie auf die Einhaltung der Tiefkühlkette, die Produkttemperatur sollte immer bei –18 °C liegen.
- Lagern Sie nur Produkte in unbeschädigten Verpackungen ein, sonst entsteht Gefrierbrand.
- Prüfen Sie stichprobenhaft das Mindesthaltbarkeitsdatum.

Lagerung

- Führen Sie tägliche Temperaturkontrollen im Lager durch. Auch hier liegt die Temperaturanforderung an die Produkte bei mindestens –18 °C.
- Die Entnahme sollte immer nach dem Prinzip „First in – First out" erfolgen, das heißt das Produkt hat Vorrang, dessen Mindesthaltbarkeitsdatum zuerst erreicht wird.
- Halten Sie Reinigungs- und Wartungshinweise des Herstellers Ihrer Tiefkühllager ein, so reduzieren Sie den Energieverbrauch.
- Halten Sie das Tiefkühllager immer geschlossen.

Vor- und Zubereitung

- Achten Sie bei Verpackungshinweisen bzw. Hinweisen auf den Begleitpapieren der Tiefkühlprodukte auf die Angaben zu möglichen Garverfahren und die Notwendigkeit von An- oder Auftauen, so erhalten Sie die Qualität Ihres Produkts.
- Regenerieren Sie keine zu großen Chargen. So vermeiden Sie Qualitätsverluste durch zu lange Standzeiten.
- Nehmen Sie Produkte nicht zu zeitig aus der Kühlung, wenn sie unaufgetaut oder nur angetaut zu verwenden sind.
- Achten Sie unbedingt auf die Umgebungstemperatur beim An- und Auftauen.
- Frieren Sie an- oder aufgetaute Ware nicht wieder ein.
- Achten Sie auf einwandfreie Hygiene beim Umgang mit Tiefkühlprodukten.

Arbeitsaufgabe

Gehen Sie aufmerksam durch das Warenlager Ihres Unternehmens. Nennen Sie Beispiele für Trockenvorräte, Frischvorräte, Gefriervorräte sowie konservierte Vorräte und ihre Lagerbedingungen. Welche Konservierungsverfahren wurden bei den vorrätigen Waren angewendet? Legen Sie ein schriftliches Arbeitsergebnis vor.

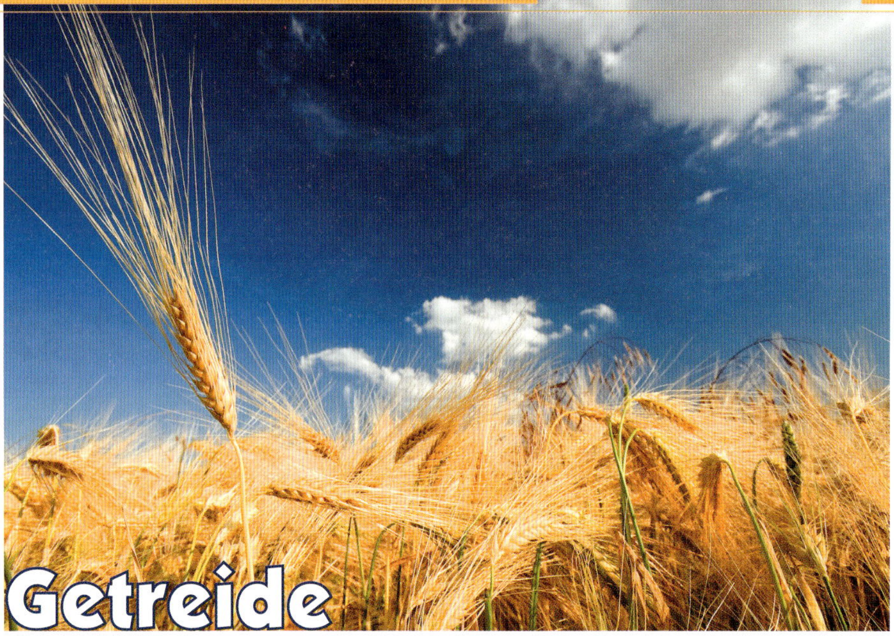

Getreide

Die Getreidearten sind kultivierte Grasarten. An der Spitze des Grashalmes befindet sich der Fruchtstand, der verschiedene Formen aufweisen kann. Aus der Form des Fruchtstandes gliedert sich Getreide in Ähren-, Rispen-, Kolbengetreide.

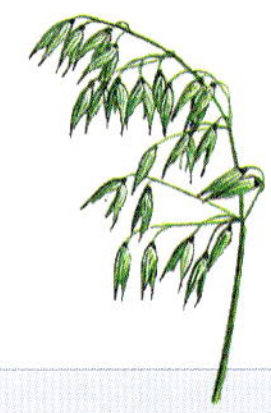

Wussten Sie, dass

- es weltweit ca. 4 000 Getreidesorten gibt?
- auf der Welt jährlich über 300 Mio. t Weizen produziert werden?
- Deutschland jährlich über 5 Mio. t Getreide exportiert?
- die verschiedenen Getreidesorten ungefähr 60 % des Welternährungsbedarfs decken?
- der Deutsche pro Jahr ca. 5 kg Reis isst und damit gegenüber anderen Nationen immer noch als Reismuffel gilt?

Aufbau und Zusammensetzung eines Getreidekornes

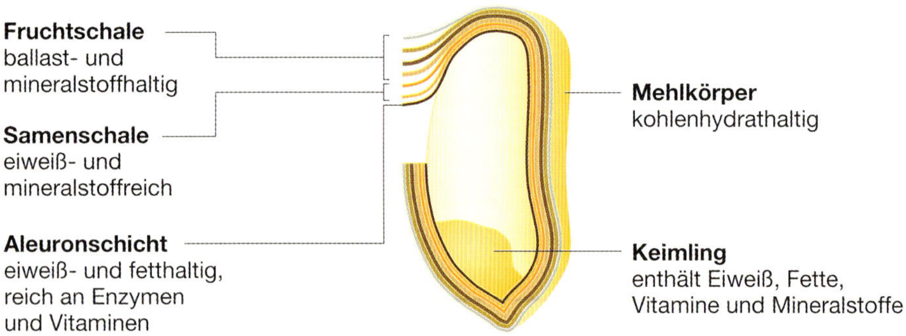

Getreidekorn mit Schichten und Inhaltsstoffen

Fruchtschale:
cellulosereich, umschließt das ganze Korn

Samenschale:
Cellulose, Mineralstoffe, Farbstoffe

Aleuronschicht:
Eiweißstoffe, Fette, Mineralstoffe, Vitamine

Mehlkörper:
Stärke und Klebereiweiß

Keimling:
am unteren Ende des Kornes, mit Fetten, Eiweißstoffen, Mineralstoffen und Vitaminen

Bedeutung für die Ernährung

Die verschiedenen Getreidearten sind das Hauptnahrungsmittel fast aller Völker.

Getreide ist reich an Kohlenhydraten: 60 – 78 % (Stärke) und Eiweiß: 7 – 14 % sowie Ballaststoffen und Mineralstoffen: 1 – 3 %, Wasser: 10 – 14 %, Fett: 1 – 4 %.

Ernährungsphysiologisch am hochwertigsten sind vor allem Produkte, in welchen das ganze Getreidekorn verarbeitet wird, da die Aleuronschicht und der Keimling viel Eiweiß, Fett, Mineralstoffe und Vitamine enthalten.

Das Eiweiß der Aleuronschicht (Albumin, Globulin, Gliadin, Glutenin) ist hochwertiger als das des Mehlkörpers.

Das Fett des Keimlings enthält viele ungesättigte Fettsäuren (Linol- und Linolensäure) und fettlösliche Vitamine. Weizenkeim- und Maiskeimöl finden sich im Handel.

Die Vitamine der B-Gruppe befinden sich hauptsächlich in der Aleuronschicht und im Keimling.

Der hohe Ballaststoffgehalt der Vollkornmehle (Cellulose) bedingt ein lang anhaltendes Sättigungsgefühl.

Die Getreidearten

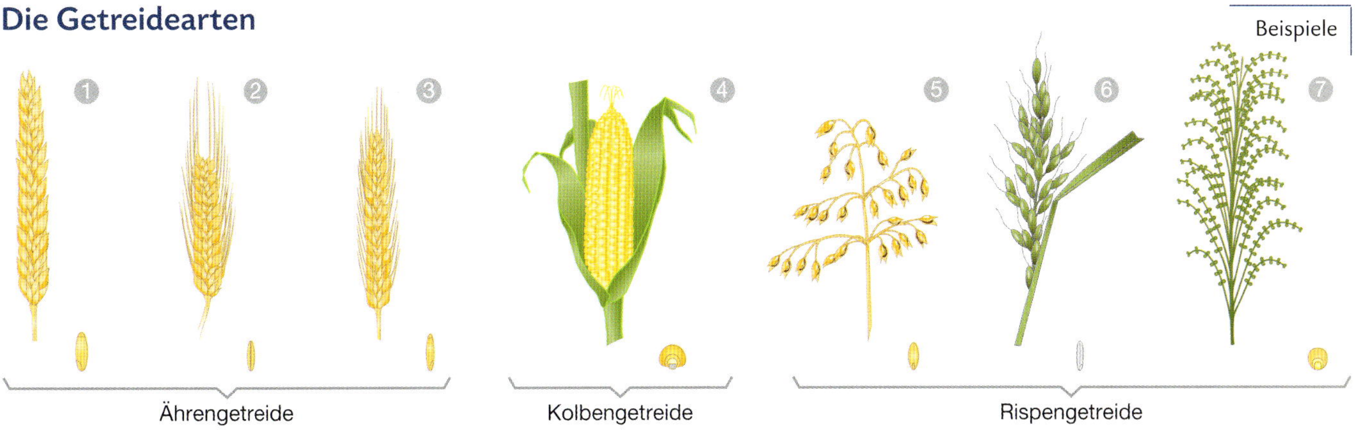

Weizen ①

Weizen ist das wichtigste Brotgetreide. Er enthält viel Klebereiweiß, das für die Teigbildung und Elastizität eines Teiges notwendig ist.

Hauptanbau

Ukraine, USA, Kanada, Australien, Frankreich, Deutschland, Argentinien.

Beschreibung

Weizen ist anspruchsvoll, verlangt humusreiche, kalkhaltige Böden, Feuchtigkeit und viel Wärme. Weizenkörner sind gelblich-braun und im Vergleich zum Roggen eher rundlich.

Weizenarten

- **Weichweizen** besitzt höheren Stärkeanteil (und ein weicheres Korn) als Hartweizen. Großteil des deutschen Weizens; dient zur Herstellung von Mehl, Grieß, Dunst.
- **Hartweizen** (Durumweizen): Glasiges Korn mit gelblichem Mehlkörper. Daraus hergestellte Mahlprodukte dienen zur Erzeugung von Teigwaren, Kindernährmitteln.
- **Dinkelweizen** (auch Spelzweizen oder Schwabenkorn genannt) ist eine Weizenart, die anspruchslos und winterhart ist und bei der die Spelzen fest mit dem Korn verwachsen sind. Dinkel kann anstelle des üblichen Weizens verwendet werden. Er hat gute Backeigenschaften und einen nussartigen Geschmack. Dinkel ist aus den Urweizenarten Emmer und Einkorn hervorgegangen.
  Wird der Dinkel sehr früh geerntet, wenn die Körner noch weich und saftig sind, ist die Stärke noch wenig ausgebildet. Das Korn muss getrocknet werden. Aus diesem Korn entsteht
- **Grünkern:** Würzig-rauchiges Aroma und olivgrüne Farbe.
- **Zartweizen:** Weizen wird nach der Reinigung zweimal kurz bei extrem hohen Temperaturen gekocht. Nach dem Trocknen erfolgt die Schälung. Zartweizen wird als geschmackvolle Zutat Gerichten als Bereicherung zugesetzt.
- **Kamut®** ist eine dem Hartweizen verwandte Art.

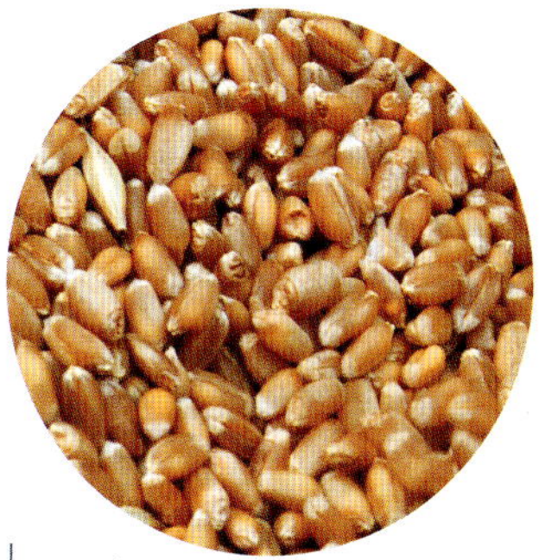
Weichweizen

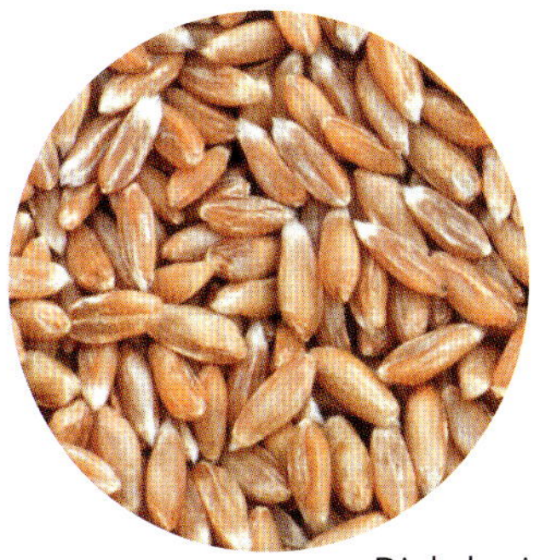
Dinkelweizen

Gerste ②

Gerste und Weizen (Emmer) sind die ältesten Getreidearten. Sie wurden schon vor 9 000 Jahren im Vorderen Orient angebaut.
Die Gerste gehörte früher zu den fünf heiligen Pflanzen im alten China; im antiken Griechenland war die Gerste der Erdgöttin Demeter geweiht.

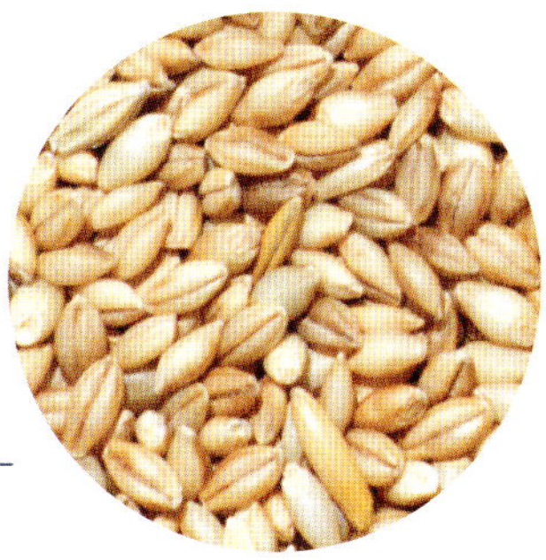
Gerste

Hauptanbau: Ukraine, USA, Kanada, Frankreich, Deutschland und Großbritannien.

Beschreibung: Es ist das anspruchloseste Getreide (es wächst in extremer Höhe und bei extremer Kälte) und ist von allen Getreidearten mit den meisten Mineralstoffen ausgestattet. Gerste enthält wenig Klebereiweiß, daher kann man mit Gerste nur Fladenbrote backen. Je nach Anordnung der Körner an der Ähre unterscheidet man „mehrzeilige" und „zweizeilige" Gerste.

Arten und Verwendung

- Sommergerste
- Wintergerste
- **Futtergerste:** Hoher Eiweißgehalt
- **Speisegerste:** Die Gerste muss zur Verwendung als Speisegerste aus den Spelzen herausgelöst werden.
- **Sprießkorn- oder Keimgerste:** Gerstenkeime, die durch Anfeuchten im Haushalt hergestellt werden können, sind ideale Zugaben zu Müsli und Vollkornsalaten.
- **Graupen** sind die geschälten Körner der Gerste, die bei uns für Suppeneinlagen (Gräupcheneintopf) verwendet werden. Man nennt sie auch Perl- oder Rollgerste.
- **Braugerste:** Niedriger Eiweißgehalt
- **Brennergerste**

Roggen (3)

Roggenkörner sind grünlich-grau und dunkler, schmaler und länglicher als Weizenkörner. Von allen Getreidearten ist Roggen das kalorienärmste Getreide, gleichzeitig ist es reich an Nährstoffen sowie Mineralstoffen und Vitaminen. Neben Weizen ist Roggen das zweitwichtigste Brotgetreide. Roggen enthält Eiweiß, das nur unter Einfluss von Säuren aufquillt. Aus diesem Grund werden Roggenbrote mit Sauerteig als Lockerungsmittel gebacken.

Hauptanbau: Ukraine, Polen, Deutschland, USA, Argentinien.

Beschreibung: Anspruchsloser als Weizen, kann auch in extremen Lagen angebaut werden. Roggen ist winterhart.

Arten

- dünnschaliger Sandroggen
- dickschaliger Gebirgsroggen
- Normalstrohsorten
- Kurzstrohsorten

Verwendung

- **Brotgetreide:** Mit Roggenmehlen bekommt man sehr geschmackvolle, saftige Brote mit charakteristischem Geschmack.
- Gerösteter Roggen als **Kaffee-Ersatz** in Kaffeemittelmischungen.
- Roggenmehl ist ein bevorzugtes **Lebkuchenmehl**.

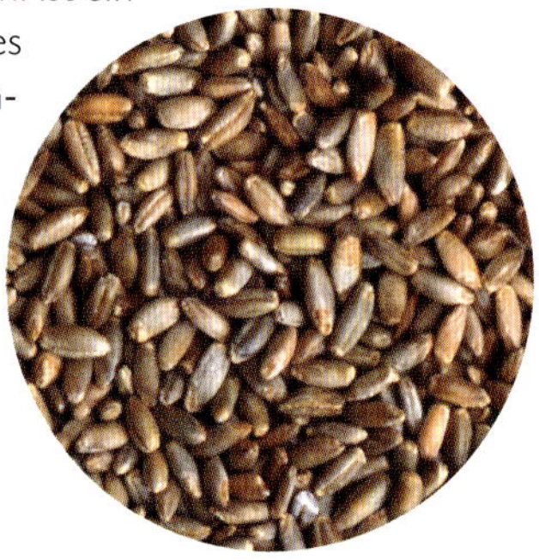

Roggen

Mais (4)

Mais ist neben Weizen und Reis die drittwichtigste Getreidesorte der Welt. Ähnlich wie die Tomate und die Kartoffel wurde auch der Mais durch die spanischen Eroberer nach Europa gebracht. Rund um das östliche Mittelmeer wurde er so beliebt, dass er den Namen Türkenkorn (Kukuruz) bekam.

Hauptanbau

USA, Brasilien, Argentinien, Ukraine, Balkangebiete. Der in Deutschland angebaute Mais dient zu 70 % für Futterzwecke.

Beschreibung

Mais enthält viel Fett (im Keimling), verlangt zur Reife ein mildes, warmes Klima; spielt nach dem Reis die größte Rolle im Weltgetreidehandel. Maismehl ist nicht backfähig.

Arten und Verwendung

- **Futtermais:** Dafür werden die meisten Gelb- und Weißmaissorten verwendet.
- **Speisemais**
  - **Maiskolben** und **Maiskörner:** Als Gemüse und Gemüsebeigabe tiefgekühlt, sterilisiert in Dosen oder als eingelegtes Sauergemüse im Handel.
  - **Zuckermais:** Ein Teil des Zuckers im Inneren des Kornes wandelt sich nicht in Stärke um. Frischer Zuckermais hat bis zu 30 % Fruchtzucker, schmeckt mildsüß und fruchtig. Er wird auch als Kolbenmais angeboten.
  - **Maismehl, Maisgrieß** (Polenta)
  - **Maisflocken:** Mit Malzextrakten und Zucker ergeben sie die Cornflakes.
  - **Maiskeimöl:** Aus dem relativ großen Keimling.
  - **Popcorn:** Kleinformige Maissorten werden durch Erhitzen in Öl aufgebläht.

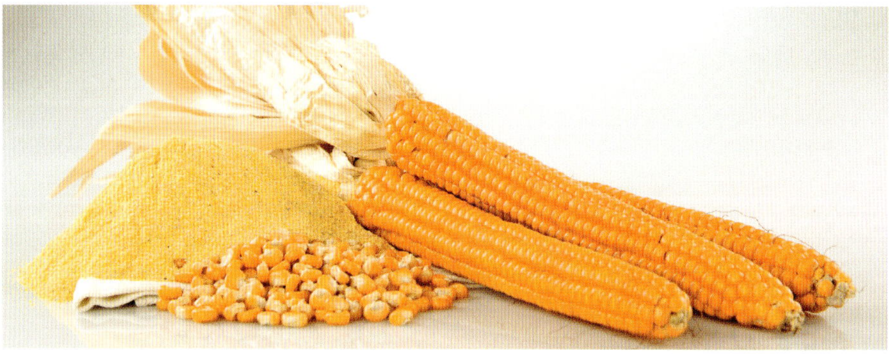

Mais: Körner, gemahlen, getrocknete Kolben

Hafer (5)

Hauptanbau: Überall in der gemäßigten Klimazone.

Beschreibung: Sehr anspruchslos, gedeiht auch in kühleren Lagen, höherer Fettanteil (davon 40 % Linolsäure), enthält doppelt so viel wertvolles Eiweiß wie andere Getreidearten, ist reich an Vitaminen und Mineralstoffen. Würziges, leicht nussartiges Aroma.

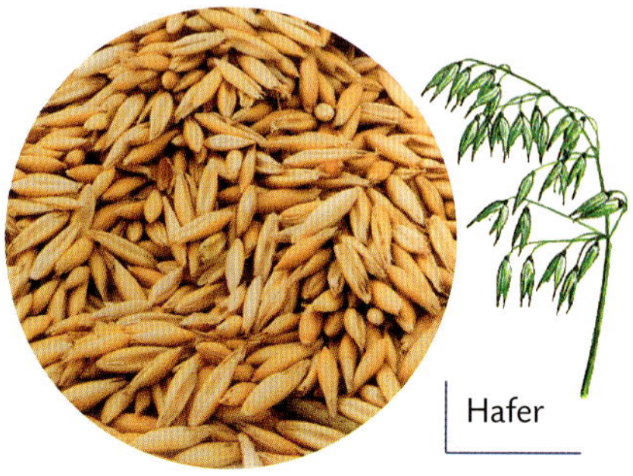

Hafer

Arten und Verwendung

In Deutschland wird Weiß- und Gelbhafer angebaut; dient vorwiegend als Futtermittel; in der Nährmittelherstellung zur Erzeugung von Haferflocken, Hafermark, Hafergrütze und Kindernährmitteln. Hafer ist nicht backfähig, in Verbindung mit Weizenmehl jedoch entstehen geschmackvolle Brote.

Reis ⑥

Hauptanbau:
Indien, Indonesien, Bangladesch, China, Japan, Thailand, Myanmar, USA, Italien.

Beschreibung:
Hauptnahrungsmittel Süd- und Südostasiens; braucht zum Wachstum viel Wasser und Hitze (Anbau in stufenförmigen Wasserterrassen oder in überschwemmten Feldern).

Reis hat den höchsten Stärkegehalt aller Getreidearten, enthält wenig Fett und Eiweiß.

Nach dem Nährstoffanteil unterscheidet man:

- **Naturreis** (Braunreis): Naturreis ist ungeschliffener, gereinigter und ausgelesener Braunreis, der noch von der nährstoffreichen Silberhaut umschlossen ist. Bisher vor allem in der Diät- und Naturküche gebräuchlich. Setzt sich als normaler Gebrauchsreis immer mehr durch.
  Aufgrund des Nährstoffreichtums wird der Naturreis auch als Vollreis bezeichnet.
- **Wildreis:** Das sehr lange, dünne Korn ist dunkel, fast schwarz. Typisch ist der intensive Getreidegeschmack mit deutlichem Nussaroma. Wildreis kommt meist mit Naturreis gemischt in den Handel. Eine schmackhafte Beilage für Wildgerichte.
- **Polierter Reis** (Weißreis): Durch die Bearbeitung mit Schleifmaschinen verliert der Reis die Frucht- und die Samenschale und somit wertvolle Inhaltsstoffe.
- **Behandelter Reis** oder „Parboiled Reis“: Durch das „Parboiling“ (eine Dampf- und Druckbehandlung) werden wertvolle Inhaltsstoffe der Randschichten (Vitamine, Mineralstoffe) in das Innere des Kornes befördert und bleiben somit dem Reis auch nach dem Poliervorgang erhalten. Die Parboiling-Sorten sind noch lockerer und körniger als die normalen Langkornsorten.
- **Arborio-Reis:** Gehört zu den Mittelkorn-Reissorten. Er hat ein leicht ovales Korn mit glasigen Rändern. Dieser Reis stammt aus der italienischen Po-Ebene. Arborio-Reis ist der ideale Risotto-Reis. Er nimmt viel Flüssigkeit auf, ohne weich zu werden.
- **Basmati-Reis:** Reis aus Indien, Pakistan und Myanmar mit natürlichem Nussaroma.
- **Duftreis,** z. B. Jasminreis: Von Natur aus blumig duftender Reis aus dem Norden Thailands.
- **Roter Reis:** Aus der Camargue (Frankreich) mit rötlicher Außenschale.

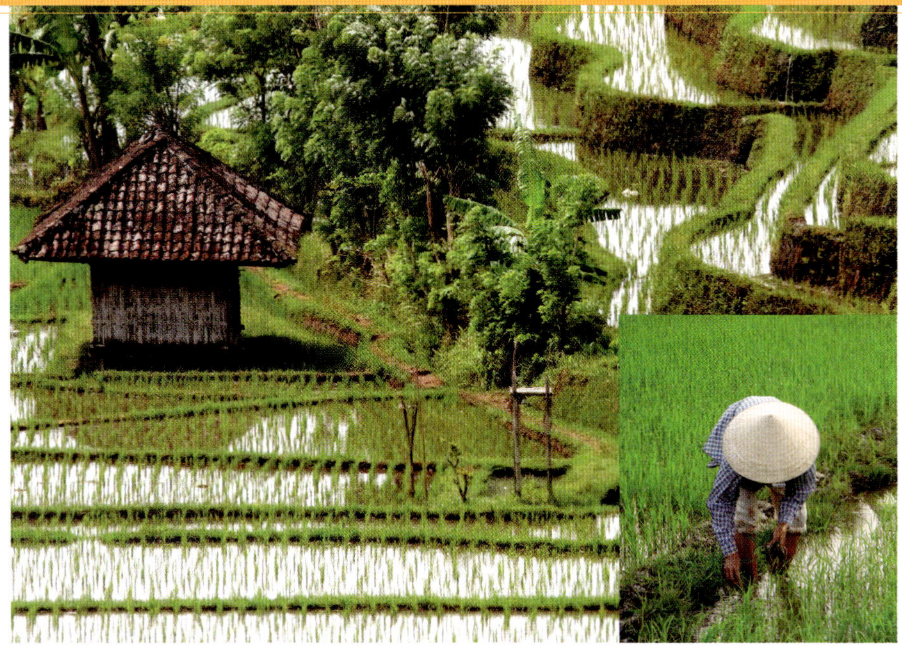

Reis wird zu 80 Prozent im Nassreisanbau kultiviert

Handelsformen von Reis

- **Rundkorn- und Langkornreis**
  wird in Säcken und Paketen zu 0,5 bis 10 kg angeboten.
- **Kochbeutelreis**
  Meist wird Langkornreis im Kunststoffbeutel angeboten. Der Vorteil des Kochbeutelreises besteht darin, dass ein Anbrennen kaum möglich ist.
- **Schnellkochender Reis**
  wird besonders in der Gastronomie geschätzt. Dieser Reis ist vorgekocht, getrocknet bzw. gefriergetrocknet und hat dann nur noch eine Kochzeit von 3 bis 5 Minuten.

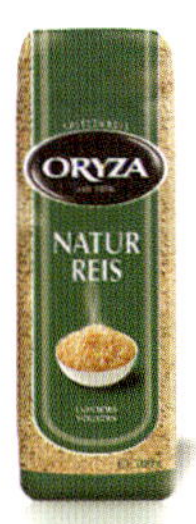

Naturreis

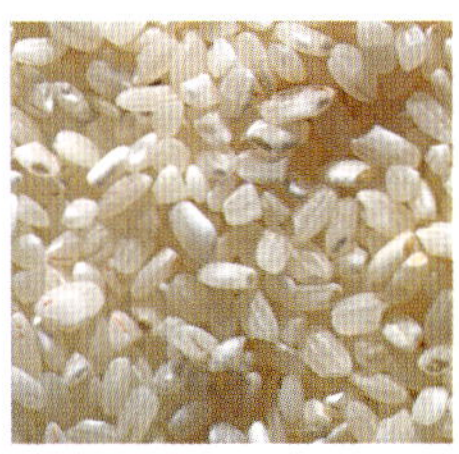

Rundkornreis

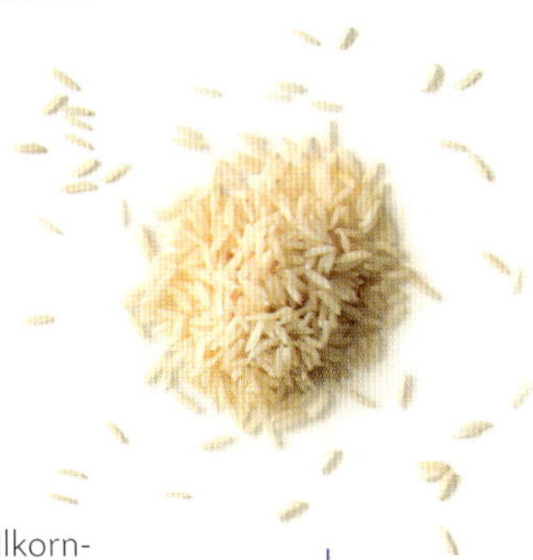

Vollkorn-Basmatiereis

Basmatiereis geschält

Arten und Verwendung

Nach der Kornform unterscheidet man:

- **Langkornreis:** Das Korn ist 6 bis 8 mm lang und schlank. Der Kern ist hart und glasig. Im gekochten Zustand ist der Langkornreis trocken, weiß und körnig. Der Marktanteil von Langkornreis liegt bei 80 %. Ideale Verwendung findet der Langkornreis als Speisenbeilage, als Suppeneinlage und für Aufläufe.
- **Mittelkornreis:** Das Korn ist 5 bis 6 mm lang. Im Aussehen und in den Eigenschaften gleicht er dem Rundkornreis. Der Marktanteil ist relativ gering.
- **Rundkornreis:** Der Rundkornreis ist 4 bis 5 mm lang. Das Korn gibt beim Kochen ca. 15 % der Stärke ab, dadurch wird es weich und eignet sich besonders für Süßspeisen und Schonkost. Der Marktanteil des Rundkornreises beträgt rund 20 %.

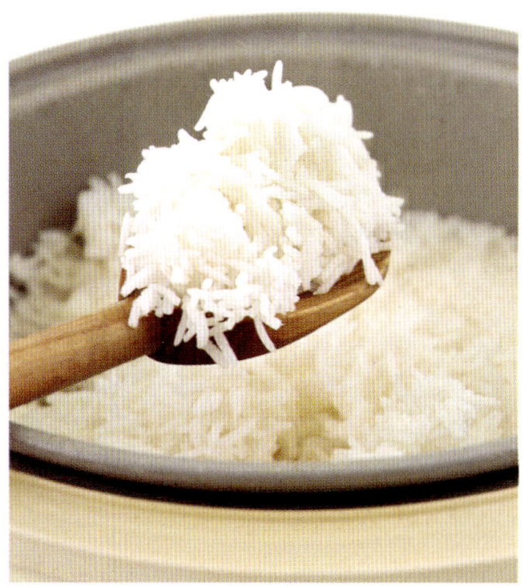

Küchenpraxis

Zubereitung:

Bei der Zubereitung von Reis ist Wasser oder eine andere Flüssigkeit wie Milch, Brühe oder Wein erforderlich, damit der Reis quellen kann.

Nehmen Sie

- für 1 Tasse Langkornreis 2 Tassen Flüssigkeit;
- für 1 Tasse Rundkornreis 4 Tassen Flüssigkeit.

Die Garzeit bei Naturreis verlängert sich zum Weißreis um etwa 10 Min.

Typische Reisgerichte:

- **Reis Trauttmansdorff**
  Süße Reisspeise aus Rundkornreis. Klassisch wird der mit Vanilleschote gekochte Milchreis mit Gelatine gebunden und mit Himbeeren oder Erdbeeren, die in Obstgeist durchgezogen sind, und geschlagener Sahne gemischt. Das Reisdessert wird zum Erkalten in Puddingformen gefüllt und auf Dessertplatten gestürzt serviert.
- **Risotto**
  ist ein norditalienisches Reisgericht mit Arborio-Reis. Der Reis wird mit Fett angedünstet und in Brühe und Wein gegart, bis das Gericht eine sämige Konsistenz hat. Mit Butter und Parmesan wird gebunden und verschiedene namen- und geschmackgebende Zutaten, wie Pilze, Kräuter, Trüffel, zugegeben. Sowohl ein Hauptgericht als auch eine köstliche Beilage.

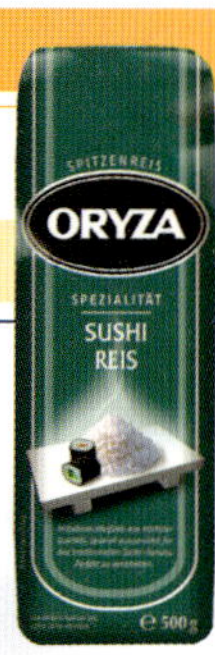

- **Paëlla**
  Spanisches Reispfannengericht mit Langkornreis, Meeresfrüchten und verschiedenen Fleisch- und Fischarten sowie Gemüse.
- **Sushi**
  Japanische Reispäckchen mit verschiedenen Füllungen oder Auflagen. Sie bestehen hauptsächlich aus erkaltetem, gesäuertem Reis, überwiegend rohem Fisch und Seetang.
- **Nasi Goreng**
  Ein indonesisches Reisgericht mit Langkornreis, verschiedenen Gemüsen, Geflügel oder Krabbenfleisch. Es wird bei hohen Temperaturen im Wok oder einer beschichteten Pfanne würzig gebraten.

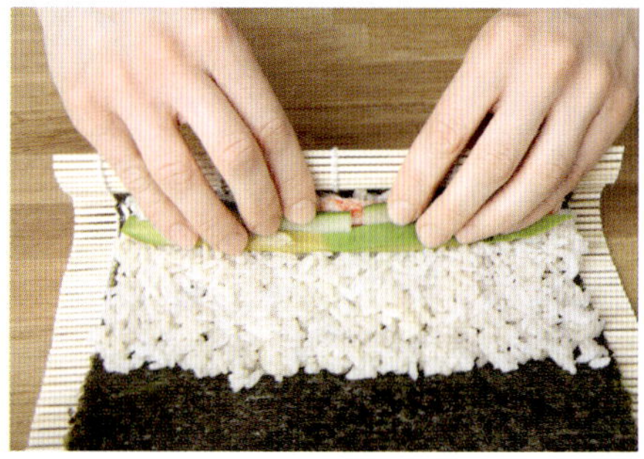

Zubereitung von Sushi

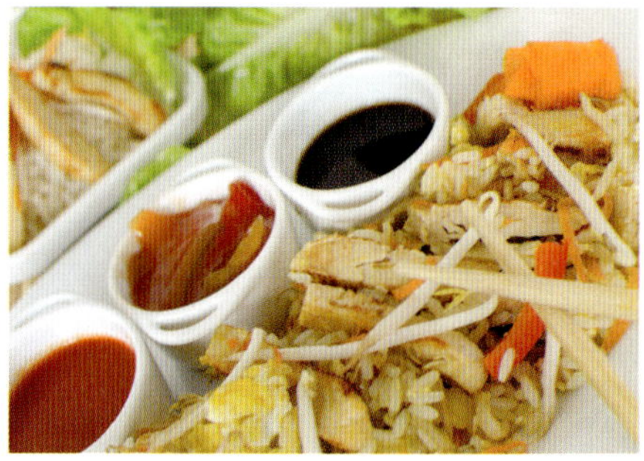

Nasi Goreng mit Geflügelfleisch

Hirse (7)

Hirsekörner sind klein, rund und goldgelb. Im Gegensatz zu den anderen Getreidearten sitzen bei der Hirse die wertvollen Mineralstoffe und Vitamine nicht nur in der Schale, sondern im ganzen Korn.

Hauptanbau: Afrikanischer Kontinent. Es ist allgemein das Getreide der Dritten Welt, weil es relativ rasch reif ist und Dürreperioden übersteht.

Arten und Verwendung

- **Rispenhirse** hat für die Ernährung nur noch wenig Bedeutung; in Deutschland für Futterzwecke verwendet (Aufzuchtfutter für Geflügel, Hirsekörner für Sittichfutter).
- **Mohrenhirse** ist das Hauptnahrungsmittel in Afrika; zur Herstellung von Hirsebrei, Hirsebrot (Fladenbrot) und Hirsebier.

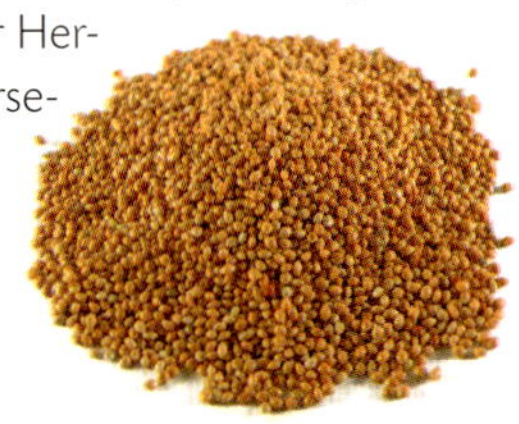

Rispenhirse

Getreideähnliche Körner

Buchweizen

Der Buchweizen zählt nicht zu den Gras-Getreidearten, sondern ist ein Knöterichgewächs. Er spielt in der menschlichen Ernährung keine bedeutende Rolle.

In Refomhäusern, Drogerien sowie als „biologisches Produkt" ist er im Handel zu finden und wird immer mehr bei Spezialbrotsorten eingesetzt.

Was den biologischen Wert des Eiweißes betrifft, ist Buchweizen allen Getreidearten überlegen. Besonders wichtig ist sein Gehalt an der Aminosäure Lysin.

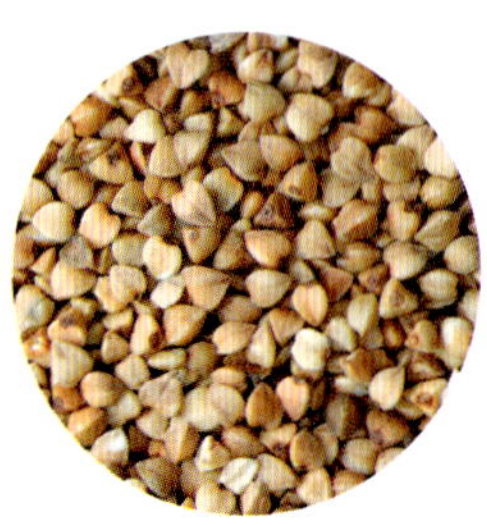

Buchweizen

Handelsformen
Als ganzes Korn, Grütze oder Mehl.

Amaranth

Weltweit verbreitete einjährige Pflanze, die in Südostasien, Mittel- und Südamerika sowie Afrika angebaut und als Beimischung zu Mehrkorngebäcken verwendet wird.

Hoher Anteil an Mineralstoffen, hochwertigem Eiweiß und essenziellen Fettsäuren.

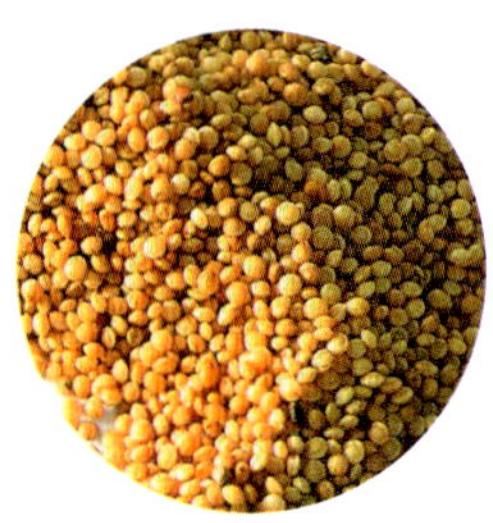

Amaranth

Quinoa

Korn aus Pflanzen der Andenländer (Südamerika) mit ähnlichen Merkmalen und Inhaltsstoffen wie Amaranth, schmeckt ähnlich wie Reis.

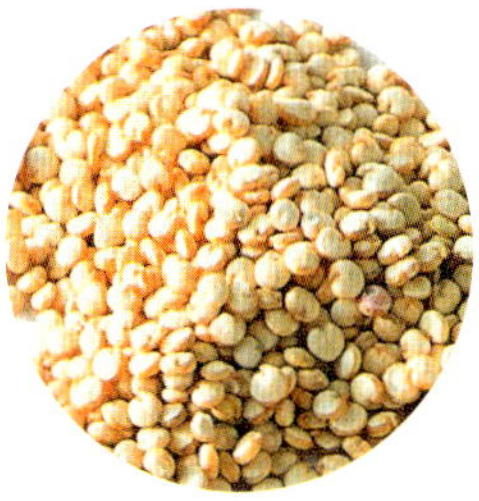

Quinoa

Getreideernte

Die in Deutschland heimischen Getreidearten Weizen, Roggen, Gerste, Hafer und Mais machen bis zur Ernte vier Reifestadien durch:

① **Milchreife**
Hoher Feuchtigkeitsgehalt (50 %).

② **Gelbreife**
Nährstoffe sind bereits gebildet.

③ **Vollreife**
Wassergehalt sinkt auf 20 %, das Getreidekorn wird härter.

④ **Totreife**
Das Getreidekorn beginnt aus der Ähre auszubrechen.

Der Erntevorgang

Das Getreide wird vor Eintreten der Totreife mithilfe von Mähdreschern geerntet. Vor der Einlagerung wird das Getreide intensiv gereinigt, erforderlichenfalls getrocknet und während der Lagerung sorgfältig beobachtet (Kontrolle des Feuchtigkeitsgehalts und der Lager- und Getreidetemperatur). Das Getreide muss zur Gesunderhaltung stets gut belüftet werden.

Getreidehandel

Das Getreide wird von den Landwirten den landwirtschaftlichen Genossenschaften, den Getreidegroßhändlern oder den Mühlen direkt übergeben.

Bei Übernahme wird das Getreide je nach Verwendung strengen Kontrollen unterzogen. Folgende **Eigenschaften** werden dabei u. a. überprüft:

- Farbe, Form, Aussehen, Geruch des Getreides
- eventueller Schädlingsbefall (Milben und Käfer)
- Hektolitergewicht: Gewicht eines Hektoliters Getreide in kg; ein hartes Korn mit mehr Eiweißgehalt (glasig) weist ein höheres Hektolitergewicht auf als ein weiches (mehliges) Korn.
- Wassergehalt: höchstens 15 % (wenn darüber, wird Getreide getrocknet)
- Besatz = Nicht-Getreidebestandteile
- Auswuchs
- Klebergehalt und Kleberqualität (Weizen)

Bei zufriedenstellenden Ergebnissen nach der Überprüfung durch die übernehmenden Betriebe wird das Getreide eingelagert. Für bestimmte Qualitätskriterien gibt es Preiszuschläge oder – je nach Ergebnis – Abschläge.

Getreidelagerung

Die Lagerung erfolgt entweder in Getreidesilos, auf Schüttböden oder in Hallen.

Hat ein Getreide über 15 % Wassergehalt, so kann es auch durch Kühlverfahren lagerfähig gemacht werden.

Mähdrescher bei der Getreideernte

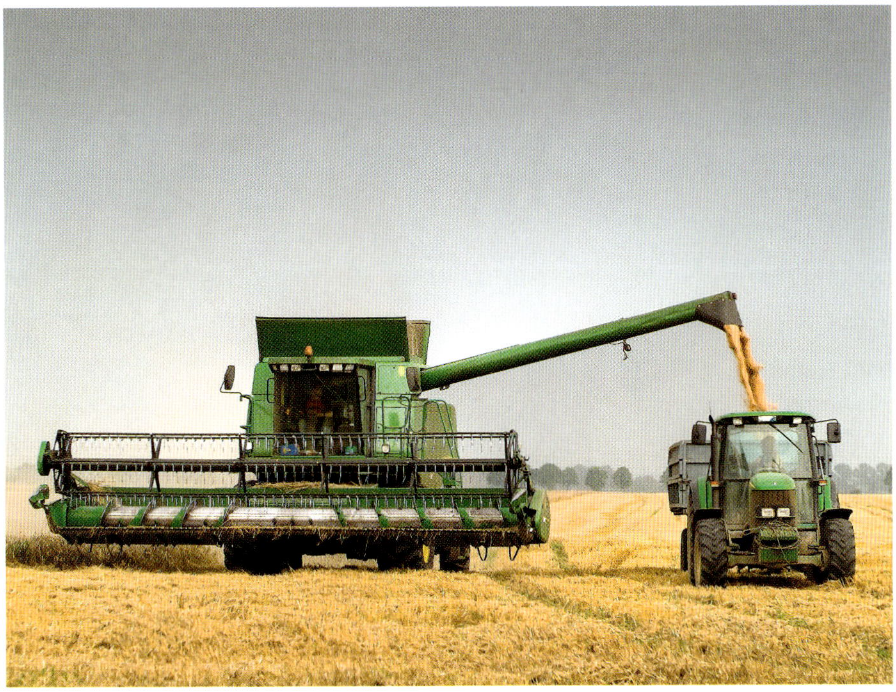

Lieferung von Getreide in ein Getreidesilo

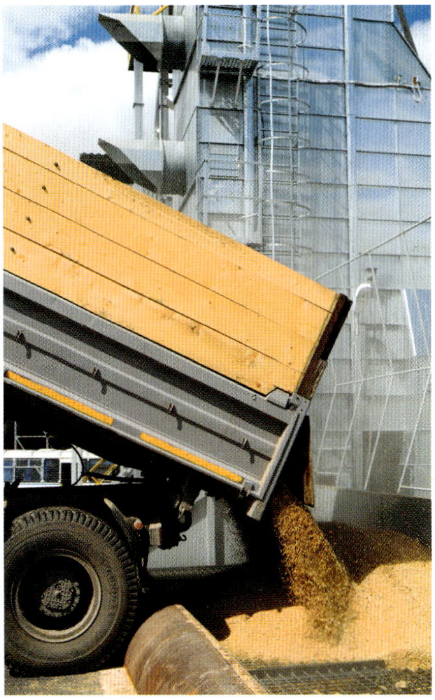

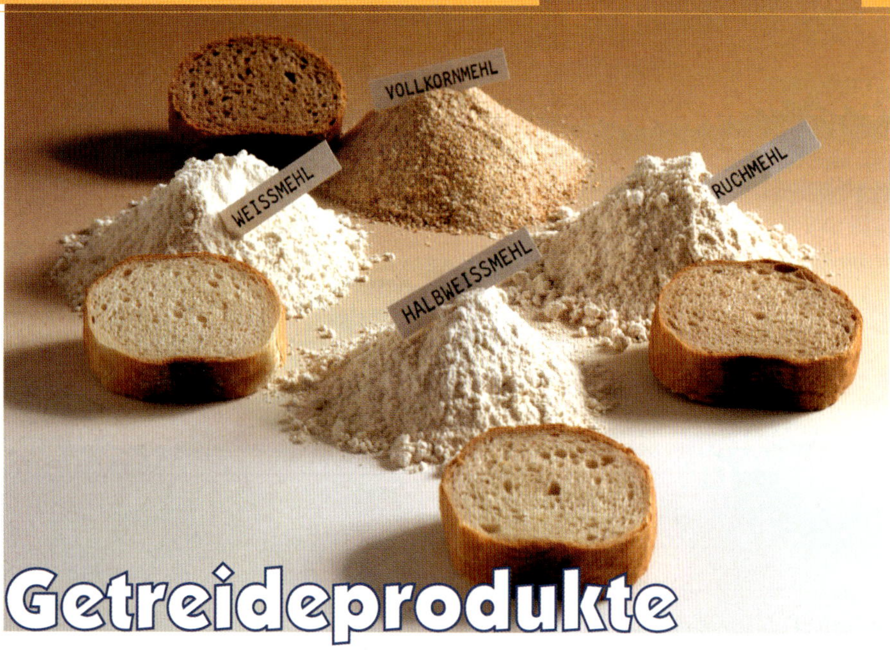

Getreideprodukte

Getreideprodukte sind zerkleinerte oder gemahlene Erzeugnisse aus verschiedenen Getreiden sowie Getreidenährmittel wie Brot und Teigwaren.

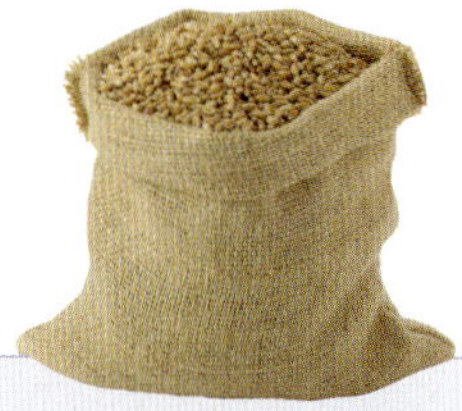

Wussten Sie, dass

- in Deutschland jährlich ca. 70 kg Mehl und Mahlerzeugnisse pro Kopf verbraucht werden?
- dunkle Mehle mit höherer Mehltype mehr wertvolle Inhaltsstoffe enthalten als helle Mehle?
- das in Deutschland hergestellte Mehl zu 40 % in handwerklichen Bäckereien, 30 % in industriellen Bäckereien, 15 % für Konditorwaren, 8 % in Haushalten, 7 % in Brauereien und von Stärkeproduzenten verarbeitet wird?

Getreideverarbeitung

Die Getreideverarbeitung erfolgt in Mühlen.

Der Mahlvorgang

- **Reinigen:** Durch Luftströme, belüftete Siebe und rotierende Trommeln werden Staub, Spreu, Unkraut, Sand usw. entfernt.
- **Spitzen:** Entfernen des Keimlings.
- **Grobvermahlung:** Auf geriffelten Walzen, man erhält Schrot.
- **Feinvermahlung:** Auf fein geriffelten oder glatten Walzen, man erhält Grieß, Dunst und Mehl.

Durch das Sichten mittels Plansichter werden die einzelnen Mahlprodukte nach jedem Mahlvorgang voneinander getrennt.

Mahl-Feinheitsgrade

- **Schrot:** Grob, mittel, fein
- **Grieß:** Grob, mittel, fein
- **Dunst:** Sehr feiner Grieß, Kindergrieß
- **Mehl:** Griffig, glatt

Der Ausmahlungsgrad

Der Ausmahlungsgrad der Getreideprodukte gibt an, wie viel Teile Mehl aus 100 Teilen Getreide gewonnen werden.

Wenn alle Teile eines Getreidekorns im Mahlprodukt verbleiben, spricht man von einem 100%igen Ausmahlungsgrad. Mehle, bei denen keine oder wenige Randschichten des Getreidekorns enthalten sind, haben einen Ausmahlungsgrad von 40 bis 75 %.

Die Mehltype

Sie steht mit dem Ausmahlungsgrad in engem Zusammenhang.

Die Typenzahl (z. B. Type 405) gibt den Mineralstoffgehalt eines Mehles an. Der Mineralstoffgehalt wird durch Ermittlung des Aschegehalts des Getreides bzw. Mehles bestimmt.

Ein Mehl der Type 1600 hat einen höheren Mineralstoffgehalt (1,6 %), enthält mehr Randschichten und ist in der Farbe dunkler, während ein Mehl der Type 550 aus dem Korninneren stammt, sehr hell ist und einen niedrigen Mineralstoffgehalt (0,55 %) aufweist.

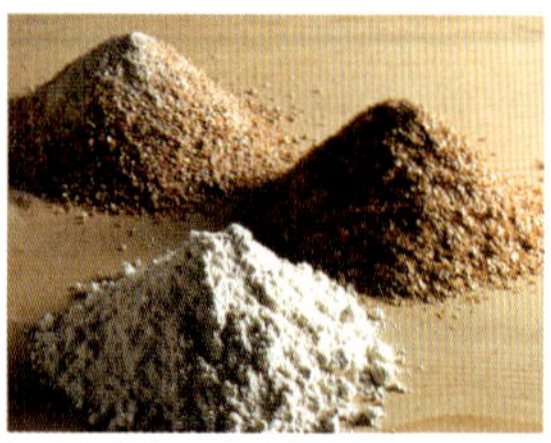

Dunkles Mehl
feiner und grober Schrot

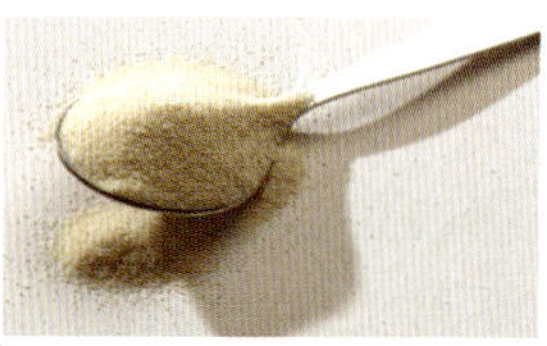

Speisegrieß

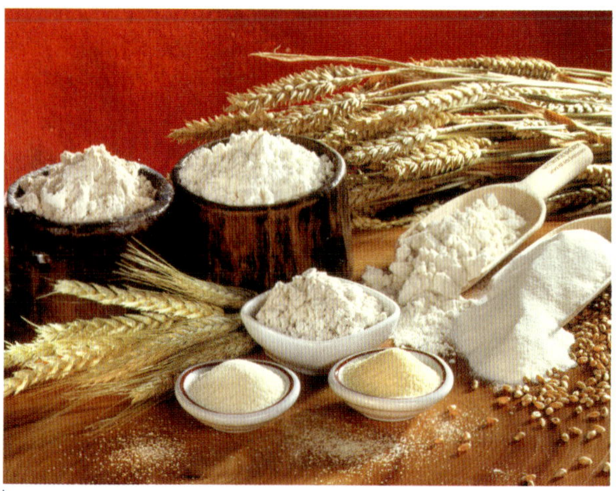

Grieß und Mehlsorten

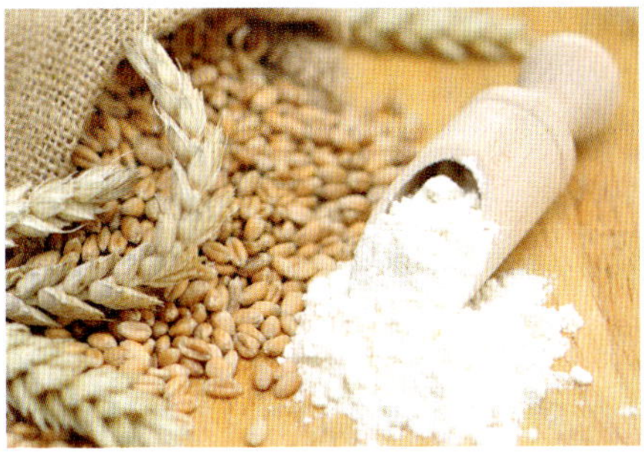

Gesetzliche Grundlagen

Die Lebensmittelkennzeichnungsverordnung fordert die Angabe folgender **Kennzeichnungselemente**:

- handelsübliche Verkehrsbezeichnung (z. B. Weizenmehl 405)
- Name und Anschrift des herstellenden, verpackenden oder verkaufenden Unternehmens
- Nettofüllgewicht
- Los (Charge)
- Mindesthaltbarkeitsdatum

Zusammensetzung

Die Zusammensetzung der einzelnen Getreideprodukte hängt von den bei der Herstellung (Mahlen) entfernten Bestandteilen ab.

Beispiel Weizen	Kohlenhydrate %	Eiweiß %	Fett %	Phosphor mg / 100 g	Kalium mg / 100 g
Ganzes Korn	69	12	2	400	560
Keimling	46	27	9	1 100	840
Mehl					
Type 1700	60	12	2	350	378
Type 1050	67	11,2	1,8	208	203
Type 405	71	9,8	1	74	108
Stärke	87	0,4	0,2	40	20

Getreideprodukte des Handels

Vollkorn (ganzes Getreidekorn)

Weizen, Gerste, Reis und Hirse, Roggen, Mais.

Weizen, Roggen und Gerste sind aufgrund der „biologischen Bewegung" mit Reis und Hirse vielfach ohne Frucht- und Samenschalen auf dem Markt. Verwendet werden sie für die Vollkornbrot- und Spezialbrotherstellung. Auch zur Müslibereitung und zum Brotbacken im Haushalt werden immer mehr Getreidekörner verkauft.

Graupen

Meist aus Weizen und Gerste. Frucht- und Samenschale sowie Keimling werden entfernt, das Korn ist länglich oder rundgeschliffen. Rollgerste wird als Suppeneinlage verwendet.

Flocken

Hergestellt aus Hafer, Mais, Reis, Weizen oder Gerste. Das Korn wird ohne Frucht- und Samenschale ganz oder zerschnitten gedämpft, gewalzt und getrocknet.

- Haferflocken
- Hafermark (aus geschnittenen Flocken)
- Maisflocken (Cornflakes = Maisflocken mit Malz, Honig und Zuckerzusätzen)
- Vollweizenflocken
- Reisflocken als Kindernährmittel

Schrot

Aus Roggen, Weizen und Gerste.
Das ganze Korn mit Frucht- und Samenschale wird grob gemahlen (= geschrotet). Es wird vorwiegend für die Brotherstellung und als Diätnahrungsmittel verwendet.

Grütze

Aus Hafer, Gerste, Roggen und Hirse.
Frucht- und Samenschale und Keimling werden entfernt, das restliche Korn wird zwischen geriffelten Walzen grob gemahlen: z. B. Hafermark.

Grieß

Je nach Einstellung der Walzenabstände erhält man einen bestimmten Prozentsatz an grobem, mittlerem und feinem Grieß. Der Mehlkörper wird dabei schonend in grobe Teile vermahlen.

Weizengrieß wird entweder aus Weichweizen oder Durum (Hartweizen) hergestellt.

Grieß aus Maiskörnern ist im Handel als „Maisgrieß" oder „Polenta" erhältlich. Dieser Grieß ist glutenfrei und daher auch zur Zöliakiediät geeignet.

Dunst

Aus Weizen hergestellt.
Dunst ist feiner vermahlen als Grieß. Kommt dem griffigen Mehl in der Feinheit sehr nahe. Verwendet in der Kindernährmittelbranche als „Kindergrieß".

Mehl

Aus Weizen, Roggen, Gerste, Hafer, Hirse, Reis, Mais.

Je nach Ausmahlungsgrad bleiben mehr oder weniger Bestandteile der äußeren, ernährungsmäßig wichtigen Schichten im Mehl enthalten.

Unterteilung nach der Griffigkeit

- **Doppelgriffiges Mehl**
- **Griffiges Mehl:** Man fühlt in den Fingerspitzen noch eine gewisse Körnung.
- **Glattes Mehl** fühlt sich weich und fein an.
- Mischung zwischen griffigem und glattem Mehl („**Universal**") für Konsumenten, die nur eine Mehlsorte verwenden wollen.

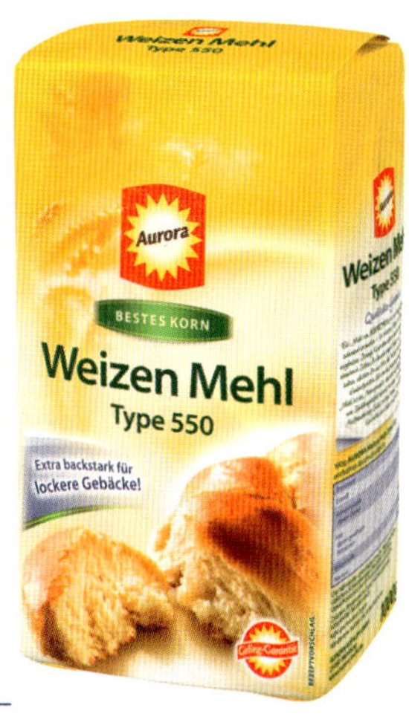

Weizenmehl

Unterteilung nach dem Mineralstoffgehalt

Weizenmehltypen

- **Type 405:** „Auszugsmehl", helles Mehl für Feinbackwaren
- **Type 550:** helles Mehl für Brötchen
- **Type 1600:** dunkleres Mehl zur Herstellung von Mischbroten

Roggenmehltypen

- **Type 997:** eignet sich für pikantes Gebäck und helle Mischbrote
- **Type 1050:** wird für Roggenmischbrote verwendet
- **Type 1740:** typisches Bäckermehl für herzhafte Roggenbrote

Weizenmehl mit Weizenkeimen

Dieses Mehl enthält neben dem Mehlkörper auch den Weizenkeim mit seinen wertvollen Vitalstoffen. Durch die Vermahlung des Keims bleibt das Mehl dennoch weiß. Die Backwerke können in gewohnter Art und Weise zubereitet werden.

Stärke

Aus Weizen, Mais und Reis. Aus dem Mehlkörper des Getreidekorns wird die Stärke ausgewaschen, die keine Kleberanteile mehr enthält.

- **Maisstärke:** als Speisestärke.
- **Reisstärke:** reinste Stärke, eingesetzt als Wäschestärke.
- **Weizenstärke:** Maisstärkeersatz, seltener verwendet.

Keimling von Weizen und Mais

Weizenkeime kommen von den Mühlen naturbelassen in den Handel. Der Keimling ist ein wichtiger Vitaminträger für ernährungsbewusste Konsumenten. Er dient auch zur Erzeugung von Weizenkeimöl.

Der Maiskeim wird zur Herstellung von Maiskeimöl verwendet.

Futtermehle

Futtermehle stammen aus den äußeren Schichten des Getreidekorns und werden als Tierfutter verwendet.

Kleie

Kleie nennt man die Rückstände, die nach dem Mahlen des Getreidekornes übrigbleiben. Es sind meist Keimling, Randschichten und Schalen des Getreidekorns. Durch den hohen Gehalt an unverdaulicher Cellulose wirkt sie verdauungsfördernd. Deshalb setzt man sie als zusätzlichen Ballaststofflieferant, z.B. bei der Herstellung von Knäckebrot oder Müsli, ein. Kleie dient außerdem als Futtermittel.

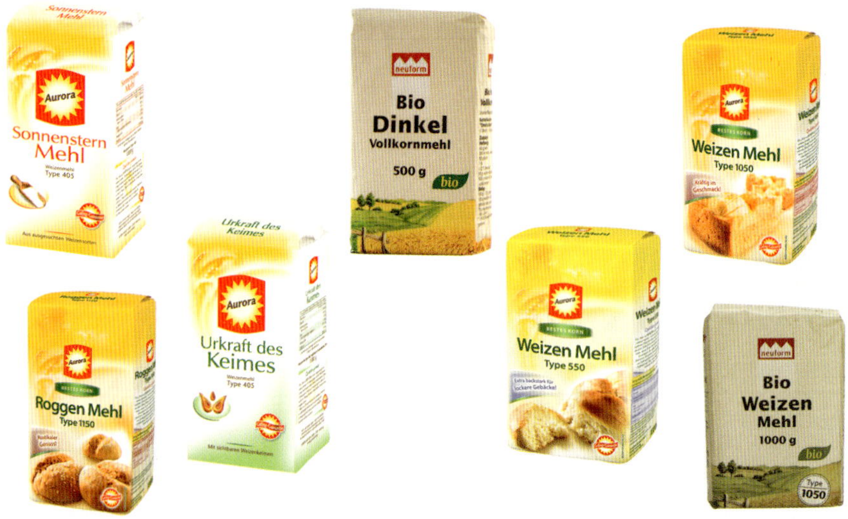

Unterschiedliche Mehlsorten

Küchenpraxis

Getreide und Getreideerzeugnisse eignen sich für vielfältige Zubereitungen, egal ob gekocht, gekeimt, roh, geschrotet oder gemahlen. Sie sind für Salate, für Aufläufe, für viele süße Breie, als Bratlinge, für Pfannengerichte u.v.m. geeignet.

Getreide zubereiten:

- Körner gründlich spülen und mit der 2- bis 3-fachen Menge Wasser einige Stunden einweichen.
- Im leicht gesalzenen und nach Geschmack gewürzten Einweichwasser kochen.
- Getreideschrot in heißes oder kaltes, leicht gesalzenes Wasser (2- bis 3-fache Menge) einrühren.
- Unter ständigem Rühren aufkochen und dann nachquellen lassen.

Tipps:

- Für die schnelle Getreideküche eignen sich vor allem Getreideschrot, Graupen, Buchweizen und Hirse.
- Das Einweichen der Getreide verkürzt die Garzeit.
- Das Einweichwasser zum Kochen mit verwenden.
- Das Kochwasser sollte vom Getreide vollständig aufgesogen sein, so werden keine Vitamine und Mineralstoffe mit dem übrigen Kochwasser weggegossen.
- Ein kräftiges Würzen der Getreidespeisen regt den Appetit an und fördert deren Bekömmlichkeit.
- Gekochtes Getreide kann man einfrieren.

Portionsmengen:

- 80 – 100 g (ungegart) für Hauptgerichte
- 50–75 g (ungegart) für Beilagen

Arbeitsaufgaben

Wie bei vielen anderen Lebensmitteln gibt es auch beim Getreide Substanzen, welche Unverträglichkeitsreaktionen bei manchen Menschen auslösen. Insbesondere betrifft das eine Überreaktion des Immunsystems auf bestimmte Eiweißbestandteile des Klebereiweißes in spezifischen Getreiden. Diese Erkrankung des Dünndarms heißt Zöliakie.

- Finden Sie die Ursachen dieser Erkrankung.
- Nennen Sie die Getreidearten, durch welche die Krankheitssymptome ausgelöst werden.
- Notieren Sie die wichtigsten Ernährungsgrundsätze für die betroffenen Menschen.
- Stellen Sie eine Auswahl geeigneter und ungeeigneter Produkte zusammen.

Benutzen Sie für Ihre Recherche das Informationsportal vom Deutschen Ernährungsberatungs- und -informationsnetz: http://www.ernaehrung.de/tipps/zoeliakie/

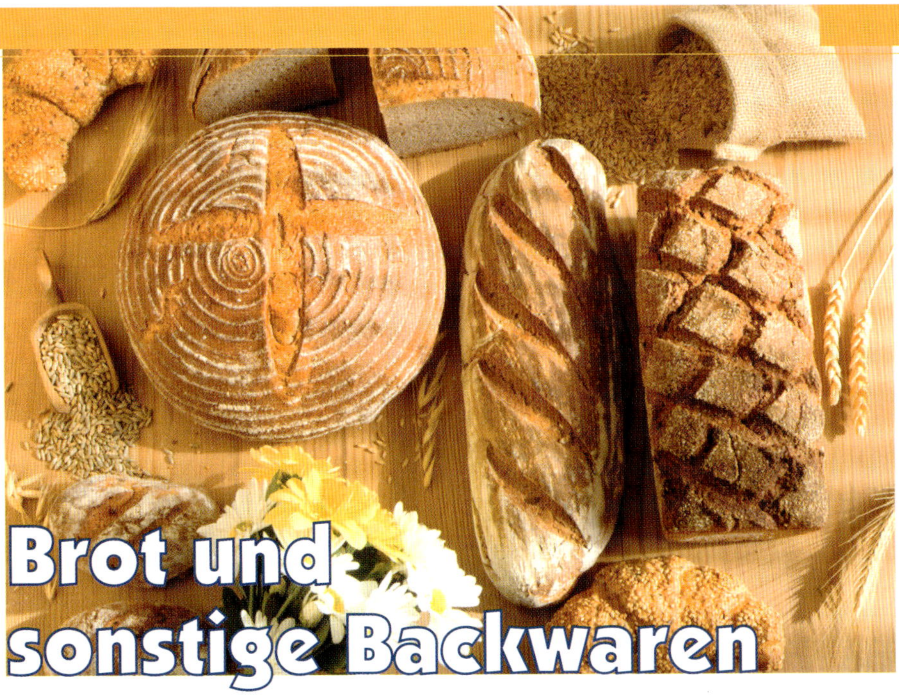

Brot und sonstige Backwaren

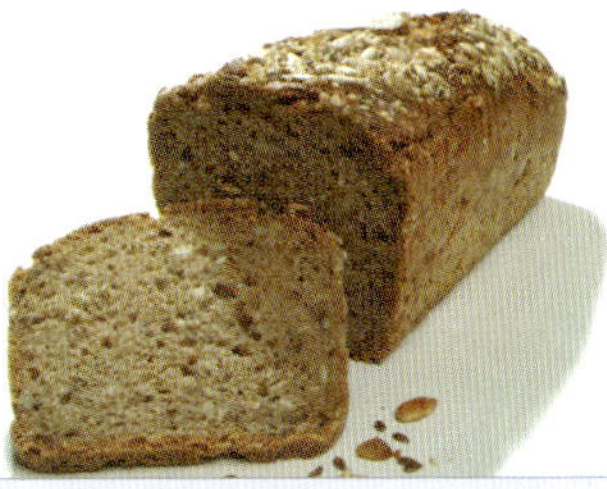

Brot ist ein Grundnahrungsmittel, das aus Mehl, Wasser, Teiglockerungsmittel (Triebmittel) und Gewürzen unter Anwendung von Hitze hergestellt wird.

Wussten Sie, dass

- die Ägypter von anderen antiken Völkern Brotesser genannt wurden?
- sich die Bezeichnung Brot vom althochdeutschen prot (Gegorenes) ableitet?
- es allein im deutschen Sprachraum über 600 verschiedene Schwarz- und Weißbrotsorten gibt?
- in Deutschland pro Kopf und Jahr etwa 57 kg Brot und Brötchen verzehrt werden?
- der Brotverbrauch um 1900 pro Person und Jahr noch durchschnittlich 200 kg betrug?
- die Grundzutaten für die Brotherstellung seit über 2000 Jahren gleich geblieben sind?

Gesetzliche Grundlagen

Das Lebensmittelbuch regelt in speziellen Kapiteln sowohl Brot und Kleingebäck als auch Feine Backwaren und Dauerbackwaren. In diesen Kapiteln wird die Zusammensetzung und Herstellung der wichtigsten handelsüblichen Brot- und Gebäcksorten beschrieben.

Die Kennzeichnungsverordnung verlangt für verpacktes Brot und Kleingebäck folgende Kennzeichnungselemente:

- Verkehrsbezeichnung (Fantasiebezeichnungen dürfen nur zusätzlich verwendet werden),
- Füllmenge und Gewicht (außer bei Scheibenbrot mit einer Füllmenge unter 100 g und Kleingebäck unter 250 g),
- Mindesthaltbarkeitsdatum (außer bei Backwaren, die innerhalb von 24 h verzehrt werden),
- Name oder Firma und Anschrift des Herstellers, Verpackers oder Verkäufers,
- das Zutatenverzeichnis und die Losnummer.
- Bei unverpacktem Brot muss die Verwendung von dunkelfärbenden Stoffen (geröstetes Malz) und gefärbten Früchten kenntlich gemacht werden.

Zutaten zum Brotbacken

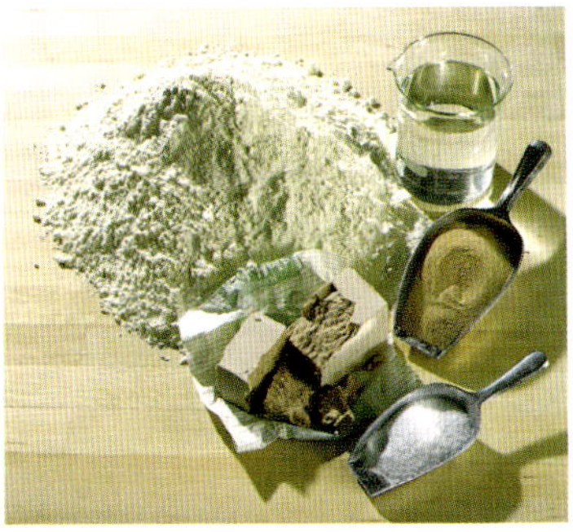

Grundstoffe für die Broterzeugung

Mehl oder Schrot

Für die Herstellung von Brot und Backwaren ist der Ausmahlungsgrad des Getreides ausschlaggebend. Schwarzbrotmehle sind hoch ausgemahlen (besitzen beinahe alle Bestandteile des Getreidekorns), Weißbrotmehle sind niedrig ausgemahlen.

Flüssigkeit

Wasser oder Milch sind die wichtigsten Teigflüssigkeiten. Um ein abwechslungsreiches Angebot zu bieten, werden zunehmend auch Molke, Buttermilch, Joghurt und Sauermilch verwendet; sie sind gleichzeitig Geschmacksgeber und Teiglockerungsmittel.

Lockerungsmittel

Je nach Art und Sorte des Brotes werden für die Lockerung des Teiges (= Aufblähen des Brotes während des Backvorgangs) verschiedene Triebmittel verwendet. Teiglockerungsmittel sind Stoffe oder Gemische, die unter Einfluss von Feuchtigkeit (Wasser, Milch ...) und Hitze (beim Backvorgang) durch chemische Umwandlung Kohlendioxid entwickeln.

Aufgaben der Teiglockerung

- Der Teig wird durch das entstehende Gas aufgebläht (Kohlendioxidentwicklung).
- Das Brot wird leichter verdaulich.
- Leichtere Kaubarkeit des Brotes wird erzielt.
- Das Lockerungsmittel ist auch wichtiger Geschmacksgeber (Sauerteig, Buttermilch, Joghurt).

Arten der Teiglockerungsmittel

- **Hefe** ist eine lebendige Substanz aus Kleinstpilzen, die sich in Verbindung mit Flüssigkeit und Zucker oder Stärke bei entsprechender Temperatur immer wieder teilen – „sie sprossen". Dabei entsteht Kohlensäure. Diese lockert den Teig und „treibt" ihn; man sagt auch, der Teig „geht". Hefe wird meist aus Zuckerrübenmelasse erzeugt. Aus 1 kg Melasse erhält man 1 kg Presshefe. Eine Hefezelle hat einen Durchmesser von 0,005 mm. In 1 g Backhefe sind 10 Milliarden Zellen enthalten. Frische Hefe erkennt man, wenn sie muschelartig bricht, hellgrau bis hellgelb ist, keine Risse und keine bräunlichen Flecken aufweist.
- **Sauerteig** ist durch Mikroorganismen gesäuerter Teig. Milch- und Essigsäurebakterien bilden die Säure und das zur Lockerung des Teiges notwendige Gas. Sauerteig ist nicht nur ein Lockerungsmittel, sondern auch Geschmacksgeber.
- **Backpulver:** Mischung aus Natriumhydrogencarbonat, einem Säureträger (Weinstein) und einem Trennmittel (soll vorzeitige Umsetzung in Kohlendioxid verhindern).
- **Hirschhornsalz:** Ein Gemisch aus Ammoniumsalzen, das früher aus Hörnern, Geweihen und Knochen gewonnen wurde. Es ist ein Triebmittel auf Ammoniakbasis zur Lockerung trockener Flachgebäcke. Bei hohen Gebäcken könnte das Treibgas Ammoniak nicht vollständig entweichen.
- **Pottasche:** Kaliumsalz der Kohlensäure; weißes, geruchloses, basisch schmeckendes Pulver; die Pottasche gewinnt man durch Auslaugen von Pflanzenasche mit Wasser, die man anschließend in Töpfen (= Pötten) eindämpft. Verwendet für Lebkuchen und Brezeln (Laugengebäcke).
- **Speisenatron:** Natriumcarbonat
- **Triebmittelmischungen:** Die genannten Teiglockerungsmittel können auch gemischt angewendet werden. Dies ist auch ein Grund dafür, dass es eine solche Vielzahl von Brotsorten im Handel gibt.

Geschmacksstoffe

- **Sauerteig** und die anderen Teiglockerungsmittel.
- **Gewürze:** Die typischen Brotgewürze wie Koriander, Kümmel, Anis, Fenchel usw.
- **Ölhaltige Früchte und Samen,** wie z.B. Leinsamen, Sesamsamen, Mohn, Kürbiskerne, Haselnusskerne, Mandelkerne, Walnusskerne und viele andere.
- **Salz**

Konservierungsmittel

Brot und Gebäck darf kein Konservierungsmittel zugesetzt werden; lediglich verpacktes Schnittbrot darf Sorbinsäure als Schimmelverhütungsmittel – muss auf der Verpackung angeführt sein – enthalten.

Zusammensetzung und Bedeutung für die Ernährung

100 g Brot enthalten je nach verwendeter Getreideart und Ausmahlungsgrad:

- 7 – 10 g Eiweiß
- etwa 1 g Fett (Weizentoastbrot bis zu 4 g)
- 40 – 50 g Kohlenhydrate
- ca. 3 g Ballaststoffe bei hellen Weizenbroten und bis 9 g bei Roggenvollkornbroten
- 0,9 – 3 mg Eisen
- 20 – 95 mg Calcium
- Vitamin B_1 und B_2

Brot ist wichtig für eine ausgewogene Ernährung, es enthält alle für den Menschen notwendigen Nährstoffe. Am wichtigsten ist seine Aufgabe als Energielieferant durch die enthaltene Stärke. Durch den Backprozess wird diese übrigens leichter verdaulich. Eine besondere Rolle spielt das Brot bei der Versorgung mit Vitaminen der B-Gruppe, besonders dem Vitamin B_1. Um die im Getreide vorhandenen Vitamine und Mineralstoffe zu nutzen, sollte man vor allem Vollkornbrot verzehren, hier sind die wertvollen Bestandteile des ganzen Kornes enthalten. Vollkornbrot ist zwar schwerer verdaulich als Weißbrot, regt aber die Darmtätigkeit besser an und sättigt durch den Ballaststoffgehalt länger.

Die DGE empfiehlt täglich 5 – 7 Scheiben Brot (ca. 250 – 350 g).

Brotherstellung

① Kneten der Rohstoffe

Die Rohstoffe der verschiedenen Brotsorten werden gemischt und geknetet. Dabei wird Eiweiß aufgeschlossen und dehnbar gemacht.

Je länger und intensiver der Knetprozess, desto kleiner die Porung des Brotes. Die Ballaststoffe quellen dabei auf – bei Weißbrotteigen wesentlich schneller als bei Vollkornteigen.

Nach dem Teilen und Wägen des Teiges kommt das Brot in die Phase der Vor- und Hauptgare.

② Teigruhe

Der Teig reift und bekommt seine Spannung. Der Teig kann nochmals „gehen", er kann sich entwickeln und bekommt seine endgültige Form.

③ Formen und Spezialbehandlung

Der Teig wird in die gewünschte Form gebracht und mit den typischen Gewürzen bestreut (Mohn, Koriander, Kümmel usw.). Viele Brote werden eingeschnitten und mit Wasser bestrichen (glatte, knusprige Oberfläche).

④ Der Backvorgang

Das Brot wird bei größerer Anfangshitze (280 °C) und absinkender Endhitze (200 °C) verschieden lang gebacken. Je höher der Weizenanteil des Brotes, desto kürzer die Backzeit: Je dunkler das Brot werden soll, desto länger muss gebacken werden.
Die Lockerungsmittel bewirken Gasausdehnung und Wasserdampfentwicklung: Diese führen zum „Aufgehen des Brotes". Durch Karamellisierung des Zuckers bildet sich die braune Brotkruste.

⑤ Auskühlen

Wenn Brot als Schnittbrot in den Handel gebracht werden soll, muss es vor dem Schneiden vollkommen auskühlen.

⑥ Verpackung

Möglichkeit des Sauerstoffentzugs.

⑦ Lagerung und Handel

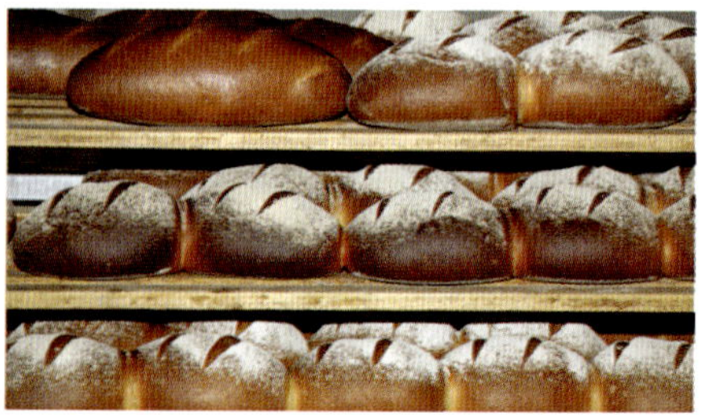

Brot muss nach dem Backen auskühlen

Backverfahren

- **Freigeschobene Brote**
  Die Teigstücke werden frei nebeneinander in den Ofen geschoben, sodass sich die Seiten nicht berühren. Es bildet sich daher ringsum eine gleichmäßig ausgebildete Kruste. Nach dieser Methode werden hauptsächlich Land- und Bauernbrote gebacken, z. B. Berliner Landbrot, Frankenlaib, Hagenower Spezialbrot.
- **Angeschobene Brote**
  Die Teigstücke werden eng aneinander in den Ofen geschoben, sodass sich die Seiten berühren. Diese Brote haben daher an den Seiten keine Rinde, z. B. Paderborner Brot, Kommisbrot oder Erzgebirgsches Schrotbrot.
- **Kastenbrote**
  Der Teig wird in Formen (meist aus Blech) gebacken. Der Krustenanteil ist gering, z. B. Toastbrot, Steinmetzbrot.
- **Dampfkammerbrote**
  Spezialbrote, die einen langen Backprozess bei mäßiger Hitze fordern, werden in Dampfbackkammern oder geschlossenen Kästen hergestellt, z. B. Pumpernickel.

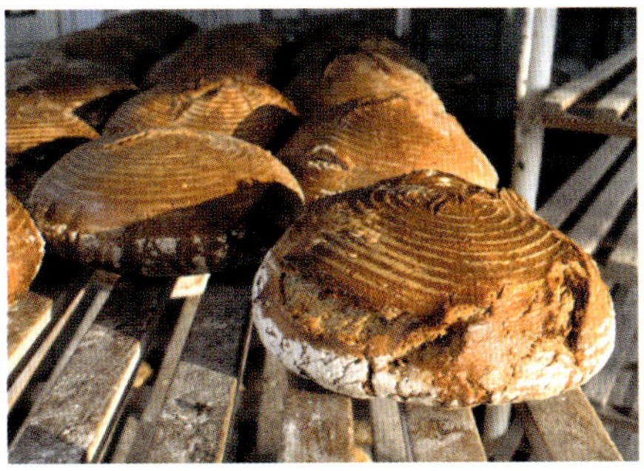
Freigeschobene Brote

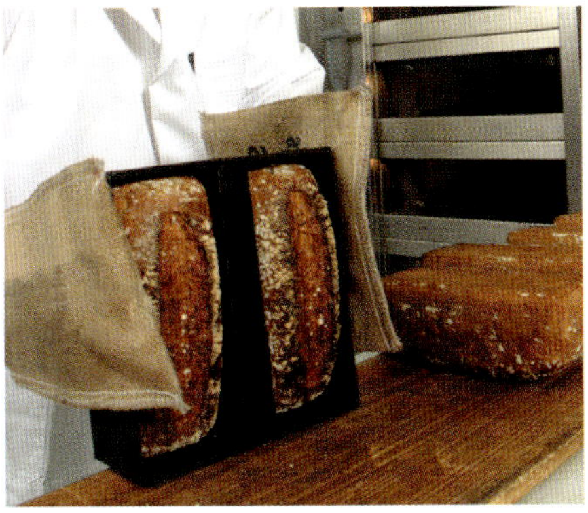
Kastenbrote

Angeschobene Brote
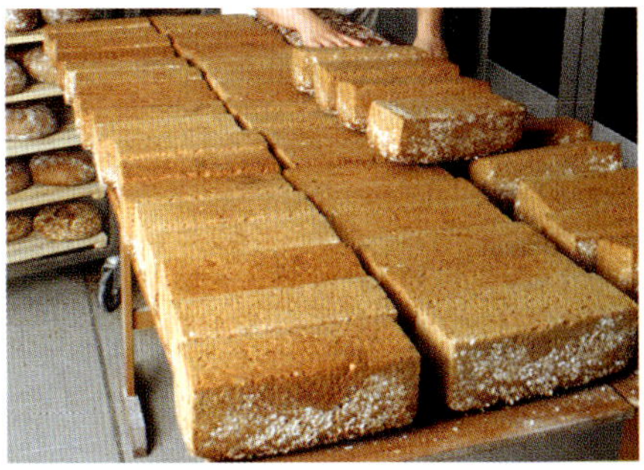

Dampfkammerbrote
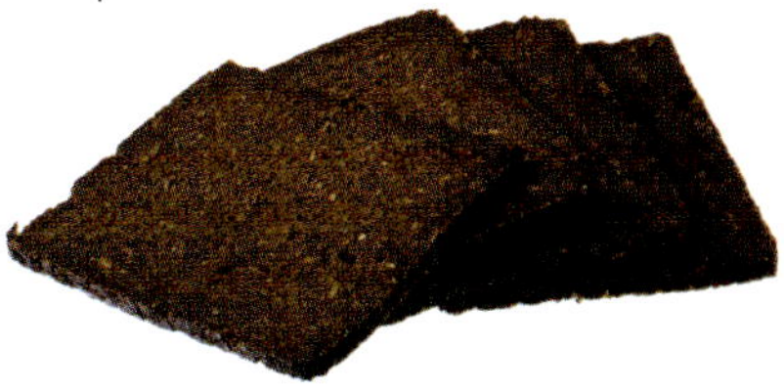

Brotsorten

In Deutschland gibt es rund 300 verschiedene Brotsorten und 1 200 Sorten Kleingebäck. Kleingebäck unterscheidet sich vom Brot nur durch Größe, Form und Gewicht, die Zutaten sind dieselben. Das Gewicht eines Einzelstückes beträgt bis zu max. 250 g.

Das breite Sortiment an Brot und Kleingebäck wird in die im Folgenden genannten Brotgruppen eingeteilt, denen dann die verschiedenen Sorten zugeordnet werden.

Brotgruppen:

- **Weizenbrot** muss einen Weizenanteil von mindestens 90 % aufweisen. Es wird mithilfe von Hefe gelockert und ist mild im Geschmack. Zu den Weizenbroten gehören Weizentoastbrote, Weizenschrotbrote, Weizenvollkornbrote, Trockenflach- und entsprechende Spezialbrote.
- **Weizenmischbrot** ist Brot aus einer Mehl- oder Schrotmischung mit einem überwiegenden Weizenanteil von 50 bis 89 %, das meist mit Hefe gelockert wird. Dazu gehören Weizenmischbrote, Weizenmischschrotbrote, Weizen-/Roggenvollkornbrote, Trockenflachbrote und Spezialbrote wie das Kasseler Brot oder das Hagenower Spezialbrot.
- **Roggenmischbrot:** Bei diesen Broten überwiegt der Roggenanteil. Er liegt bei 50 bis 89 %. Hier wird zur Lockerung, je nach dem Roggenanteil, Sauerteig oder Sauerteig und Hefe eingesetzt. Neben den Roggenmisch-, Roggenmischschrot-, Vollkorn- und Trockenflachbroten zählen z. B. Spezialbrote wie das Mecklenburger Landbrot oder das Paderborner Brot dazu.
- **Roggenbrot:** Das Roggenbrot ist ein reines Sauerteigbrot mit einem Roggenanteil von mindestens 90 %. Die Roggenbrote sind sehr herzhaft im Geschmack und halten sich lange frisch. Auch hier gibt es Roggenbrote wie das Berliner Landbrot, Roggenvollkornbrote, z. B. das Rheinische Vollkornbrot, Roggenschrotbrote, Trockenflachbrote und weitere Spezialbrote.

Spezialbrote

Die Namen für Spezialbrote können nur in Verbindung mit einer der genannten Brotgruppen verwendet werden. Bei den Spezialbroten wird nach Broten mit besonderen Zutaten, d. h. Nicht-Brotgetreidearten oder Zusätzen tierischen bzw. pflanzlichen Ursprungs, Broten mit besonderen Backverfahren, Mahlerzeugnissen oder besonderer Teigführung, Broten mit verändertem Nährwert und Diätbroten unterschieden.

Im Folgenden eine Auswahl aus der Vielfalt der Brotsorten:

- **Diätbrote** müssen der Verordnung über diätetische Lebensmittel (DiätV) entsprechen und unterliegen besonderen Kennzeichnungspflichten. Diätbrote unterscheiden sich in ihrer Zusammensetzung von den Broten des allgemeinen Sortiments und entsprechen den Ernährungserfordernissen bestimmter Verbrauchergruppen.
  - Zu den Diätbroten zählen glutenfreie Brote, also solche, die nur Erzeugnisse aus Mais, Reis, Hirse, Buchweizen, Kartoffelstärke usw. enthalten dürfen.
  - Ebenso fallen sogenannte Diabetikerbrote unter die DiätV, ihr Energiewert darf 840 kJ / 100 g nicht überschreiten.
  - Auch natriumarme, also salzarm hergestellte Brote fallen unter diese Gruppe der Spezialbrote.
- **Knäckebrot:** Ein aus Schweden stammendes Dauerbrot, flach, knusprig und wasserarm.

  Knäckebrottypen:

  - **helles Roggenknäckebrot:** Mjölk-Bröd aus Vollkornroggen ohne Hefe gebacken; helle Farbe durch besonderes Backverfahren (Kaltlufteinschlag).

- **braunes Roggenknäckebrot:** Roggen-Bröd, Schweden-Bröd; aus Roggenvollkornschrot oder -mehl, Hefe, Salz und Wasser; normales, braunes Knäckebrot.
- **Weizenknäckebrot:** Z. B. Weizen-Bröd, Sesam-Bröd; aus reinem Weizenmehl (Vollkorn oder Auszug).

- **Pumpernickel:** Roggenschrotbrot von dunkler Farbe und zart-bitterem Geschmack; Pumpernickel wird in Dampfkammern bis zu 24 Stunden lang bei geringer Temperatur gebacken.
- **Grahambrot:** Das aus geschrotetem Weizen gemachte Vollkornbrot (mindestens 60 % Grahamschrot) ist nach einem amerikanischen Arzt benannt. Es hat eine braune Krume und wird nach Originalrezept ohne Zusatz von Salz gebacken (niedriger Säuregehalt, hoher Eiweißgehalt).
- **Schlüterbrot:** Dies ist ein Roggenbrot mit einem Zusatz von 25 % Schlütermehl. Bei der Herstellung von Schlütermehl wird die Kleie unter Druck mit Wasserdampf behandelt, um Eiweiß der Aleuron-Zellen aufzuschließen und Dextrin zu erhalten.
- **Rosinenbrot:** Ein Kastenbrot aus hellem Weizenmehl mit luftgetrockneten Rosinen, Sultaninen und Korinthen.
- **Drei- bzw. Mehrkornbrot** enthält neben Roggen- und Weizenmehl noch Mehle anderer Getreidearten (Gerste, Hafer, Dinkel usw.).
- **Buttermilchbrot:** Leicht gesäuertes Vollkornbrot; unter Beigabe von Buttermilch hergestellt.
- **Hafervollkornbrot** ist ein Weizenvollkornbrot mit mindestens 20 % Hafervollkornmehl. Es enthält viel Vitamin B_1, E, Kalium und Eisen und wird wegen seiner cholesterinsenkenden Eigenschaft geschätzt. Werden die Haferrohstoffe entsprechend vorbehandelt, kann man auch Brote mit 100 % Haferanteil herstellen.
- **Dinkelbrot** enthält mindestens 60 % Mahl- und Schälprodukte des Dinkelweizens. Dinkelbrot ist meist bekömmlicher und leichter verdaulich als Vollkornbrot.
- **Gerstenbrot** wird auch Gerstlbrot genannt. Diese Bezeichnung hat nichts mit Gerste zu tun. Der Name kommt davon, dass die Teigstücke vor dem Backen abgeflämmt (gegerstelt) werden. Ein würziges, dunkles Sauerteigbrot aus Roggen oder Roggen-Weizenmischungen mit kräftiger Kruste.
- **Kamutbrot** wird aus einer schon in Ägypten bekannten Weizenart namens Kamut® hergestellt. Dieses Brot wird vor allem bei Weizenallergien sowie bei Pilzerkrankungen empfohlen. Mehl und Schrot sind auch bei Vollkornprodukten von heller Farbe.
- **Leinsamenbrot:** Vollkorn- oder Roggenmischbrot mit Leinsamen.
- **Simonsbrot:**® Wird aus ganzen, gequollenen Getreidekörnern, die in einem Nassverfahren vermahlen wurden, ähnlich dem Pumpernickel hergestellt.
- **Steinmetzbrot:**® Unterschiedlich fein vermahlene Steinmetzmehle werden bis zu 20 Stunden gebacken. Steinmetzmehle sind durch ein Nassverfahren von der äußeren Schicht (Fruchtschale) des Getreidekorns befreit, aber mit Samenschale, Keimling und Eiweißschicht vermahlen; es ist ein vitamin- und mineralstoffreiches, aber ballaststoffarmes Brot.
- **Toastbrot:** Dieses feinporige, helle Weizenbrot entsteht aus einem Teig, der mit Milch, Fett und Zucker angesetzt wird. So entsteht eine besonders feine Krume. Dieses Kastenbrot gibt es mit Butter gebacken, als Dreikornbrot (Weizen, Roggen, Hafer) sowie mit verschiedenen Zusätzen wie Kleie oder Sesam.
- **Steinofenbrot:** Steinofenbrote sind Weizenmischbrote, die zum Teil mit Natursauerteig hergestellt werden. Sie werden wie früher in holzgefeuerten Steinbacköfen gebacken. Durch die hohe Anfangstemperatur im Ofen, die schnell absinkt, entsteht die typische aromatische Kruste.
- **Gewürzbrot** wird mit den unterschiedlichsten würzigen Zusätzen gebacken. Besonders beliebt sind Kümmel, Sesam oder Leinsamen.
- **Früchtebrot (Kletzenbrot):** Ein süßes dunkles Brot mit eingebackenem Dörrobst. Das Brot hat einen saftigen, festen Teig. Oft ist es mit Mandeln und Belegkirschen verziert.
- **Bauernbrot:** Meist Roggenmischbrot mit Anis, Fenchel und Kümmel.
- **Malzbrot:** Dieses Brot kann aus unterschiedlichen Getreiden hergestellt werden. Die Besonderheit ist der Anteil von mindestens 8 % gemälztem Getreide: Das Getreide wird angekeimt und getrocknet. Durch den Anteil an Malz erhält es seine dunkle Farbe und einen leicht süßlichen Geschmack.
- **Ciabatta:** Ciabatta heißt auf deutsch übrigens Pantoffel, was die Form beschreiben soll. Es ist ein Brot italienischer Herkunft und wird aus Weizenmehl, Salz, Hefe, Wasser und Olivenöl bereitet. Sein besonderes Aroma verdankt es einer langen Teigruhe. Durch die vorsichtige Aufarbeitung erhält es eine grobe Struktur. Angebacken wird das Brot bei 250 °C, ausgebacken bei 200 °C. Durch die Zugabe von Nüssen, Tomaten und Kräutern werden verschiedenste Variationen des Brotes erreicht. In Deutschland wird ein ähnliches Produkt industriell hergestellt. Die Teigruhe ist allerdings hier kürzer, was sich in einem weniger ausgeprägtem Geschmack bemerkbar macht.
- **Sonnenblumenkernbrot:** Meistens sind dies Roggenmischbrote. Die Sonnenblumenkerne werden geröstet und unter den Teig gearbeitet. Dadurch erhält das Brot einen leicht süßlichen Geschmack und einen nussigen Biss. Durch die Kerne ist ihr Fettgehalt etwas höher als bei herkömmlichen Broten.
- **Kartoffelbrot:** Das Kartoffelbrot ist meist ein hefegeführtes Weizenbrot, dem gekochte oder auch roh geraspelte Kartoffeln zugesetzt werden. Die genaue Zusammensetzung variiert je nach der Region, in der es zubereitet wird. Üblicherweise wird es als Kastenbrot gebacken.

Brotvielfalt in der Bäckerei

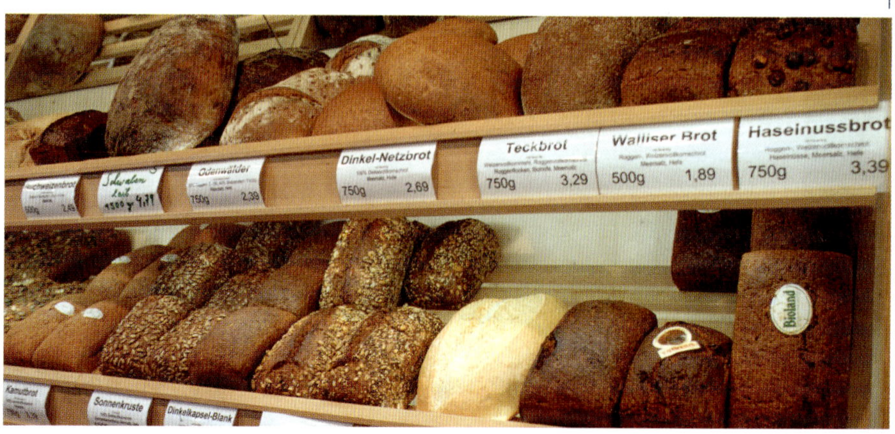

Feine Backwaren

Feine Backwaren sind Backwaren, die aus unterschiedlichen Teigen oder Massen durch Backen, Rösten, Trocknen und andere Verfahren hergestellt werden. Im Unterschied zum Brot und zum Kleingebäck enthalten sie wesentlich mehr Fett und Zucker. Zu den Feinen Backwaren gehören die Feinbackwaren und die Dauerbackwaren. Feinbackwaren lassen sich im Gegensatz zu den Dauerbackwaren nur kurze Zeit aufbewahren.

Die Feinen Backwaren unterscheiden sich nach Herstellungsart und Zusammensetzung:

- Gebäcke aus Teigen wie Hefe- und Mürbeteig
- Gebäcke aus Massen wie Biskuitteige und Waffelmassen
- Tortenartige Backwaren wie Sahne- und Cremetorten
- Kombinationsbackwaren zum Warmverzehr wie Pasteten und Pizzen
- Getreideextrudate wie Flips und Chips
- Backwaren mit verändertem Nährwert
- diätetische Feine Backwaren

Dauerbackwaren

Dauerbackwaren haben durch ihre Zutaten und besondere Back- und Röstprozesse eine lange Haltbarkeit. Hier eine Auswahl an Dauerbackwaren:

Zwieback

Der Name kommt von „zweimal gebacken". Dauerbackware aus Weizenmehl, Milch, Hefe oder Backpulver, gelegentlich auch Eier- und Butterzusatz. Vor dem zweiten Backvorgang wird der Zwieback in Scheiben geschnitten.

Weizenschrotzwieback ist eine besondere Form, bei der Weizenvollkornmehle verwendet werden.

Lebkuchen

Flachgebäcke aus Roggenmehl, Honig, Zucker, besonderen Gewürzen (Piment, Zimt, Nelken usw.). Als Lockerungsmittel wird entweder Natron oder Hirschhornsalz verwendet.

Ein großes Problem dieser Ware liegt im Austrocknen und somit im Hartwerden. Industrielle Erzeugnisse werden daher vor dem Schokolade- oder Zuckerglasurüberzug mit Wasser besprengt.

Je nach Herkunft werden u.a. unterschieden:

- Nürnberger Lebkuchen
- Aachener Printen
- Basler Leckerli
- Pulsnitzer Pfefferkuchen
- Bentheimer Moppen

Handelsbezeichnungen

- **Elisen-Lebkuchen** – auf Oblaten gebackener, in runder oder rechteckiger Handelsform. Nussanteil mindestens 25 %, höchstens 10 % Getreidemahlerzeugnisse.
- **Honigkuchen** sind braune Lebkuchen, bei denen mindestens die Hälfte des Gehalts an Zuckerarten aus Honig stammt.
- **Dominosteine** sind etwa bissengroße Würfel aus Schichten von braunen Lebkuchen und Schichten von Zubereitungen aus Fruchtmark oder Marzipan. Sie werden mit Schokolade überzogen.
- **Printen:** Hierunter versteht man knusprig harte oder saftig weiche braune Lebkuchen, meist in Rechteckform. Das Besondere ist die Mitverwendung ungelöst gebliebener brauner Kandiszuckerkrümel und eine typische Würzung.
- **Pfefferkuchen, Pfeffernüsse** – eine Lebkuchenart, deren Name vom verwendeten „Nelkenpfeffer" (Piment) stammt. Pfefferkuchen war die ursprüngliche Bezeichnung für Lebkuchen.

Patience-Gebäck

Knuspriges Backerzeugnis, das aus einer schaumigen, dickflüssigen Teigmasse aus Eiweiß, Zucker, Zuckercouleur und etwas Weizenmehl, aber ohne Fett hergestellt wird. Diese Backware wird meist zu Buchstaben, Zahlen und Ornamenten geformt. Gebräuchlich ist auch die Bezeichnung „Russisch Brot".

Oblaten

Aus Weizenmehl und Wasser, ohne Triebmittel hergestelltes weißes Backwerk; als Unterlage von Kuchen, Torten und Lebkuchen.

Waffeln

Wabenähnlich geprägte, dünne gelbliche Gebäcke aus Mehl, Wasser, Zucker, Fett und Teiglockerungsmittel (minimale Mengen an Backpulver oder Triebmittel auf Ammoniumbasis).

Der Teig wird zwischen heißen, befetteten Backeisen oder mit teuren, verchromten Backeisen gebacken. Waffeln gibt es unter anderem gefüllt, dabei werden zwischen Waffelblätter Cremes aus Nüssen, Früchten, Schokolade u.a. gestrichen. Es gibt sie mit Schokoladenüberzug, als kugelförmige gefüllte und bestreute Hohlwaffeln und als Waffelbecher zum Füllen mit Speiseeis.

Florentiner

Ursprünglich stammt dieses Gebäck aus Florenz, daher auch sein Name. Florentiner sind knusprige, flache Mandel- oder Nussplätzchen, mit kandierten Fruchtstücken und Honig verfeinert. Ihre Unterseite wird mit Schokolade überzogen.

Kekse

Die kleinen mundgerechten Dauerbackwaren werden aus Weizenmehl, Eiweiß, Zucker, Milch, Fett, Ei, Gewürzen und Backhilfsmitteln hergestellt. Der Teig wird ausgerollt, geschnitten oder anderweitig geformt (Schnitt- und Dressiergebäck).

Laugengebäck (Salzgebäck)

Sie bestehen aus Weizenmehl, Wasser und Pottasche als Lockerungsmittel. Der geformte Teig wird vor dem Backen durch ein Laugenbad (wässrige 4%ige Natronlauge) geführt und mit Salz, Kümmel und Ähnlichem bestreut. Es entstehen die charakteristisch glänzende braune Kruste und der typische Geschmack. Im Handel in Stangenform und Brezelform erhältlich.

Verschiedene Backwaren

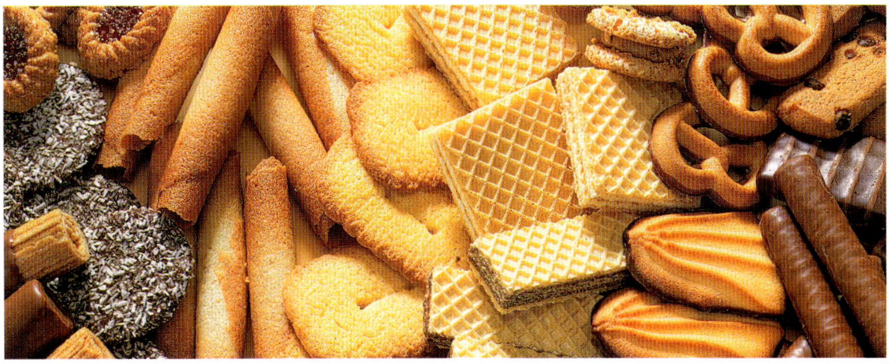

Feinbackwaren

Als Feinbackwaren bezeichnet man Fertigkuchen, Torten und kleinere Waren aus Teigen und Massen.

Zu den Feinbackwaren gehören z. B.:

- Baumkuchen,
- Backware aus Wiener Masse,
- Rührkuchen wie Sandkuchen, Marmorkuchen, Königskuchen,
- Blätterteiggebäck,
- Stollen,
- Hefekuchen wie Bienenstich, Butterkuchen, Butterstreuselkuchen,
- Plunder,
- Käsekuchen,
- Torten wie Frankfurter Kranz, Schwarzwälder Kirschtorte u. a.

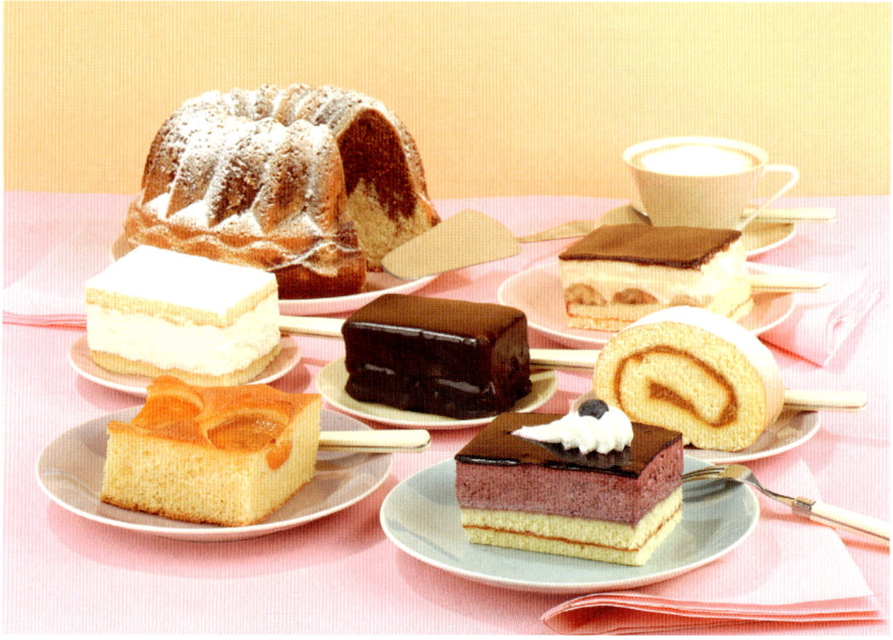

Auswahl an Feinbackwaren

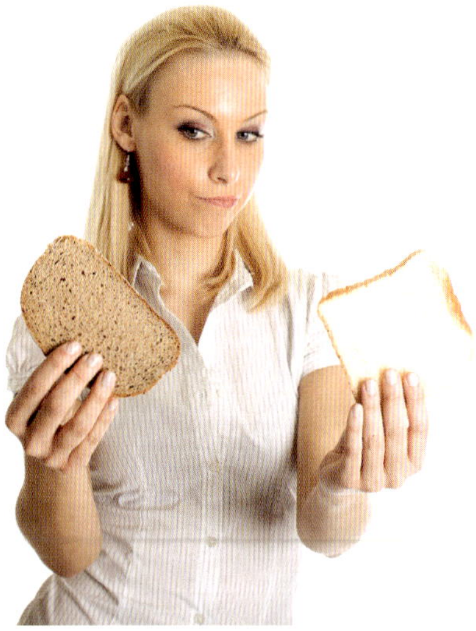

Verbraucherinformationen

Hinweise zur Lagerung von Brot

- Brot in trockenen, sauberen, geschlossenen Behältern lagern.
- Für eine längere Lagerung kann Brot bei −18 °C eingefroren werden, zum Gebrauch bei Zimmertemperatur oder in der Mikrowelle auftauen.
- Im Kühlschrank gelagert trocknet Brot, außer Vollkornbrot, aus und wird schneller altbacken.
- Verschimmeltes Brot sollte man wegwerfen.
- Weißbrot hält sich nur 1–3 Tage, Mischbrote je nach Anteil der Getreidearten 2–7 Tage, Roggenbrot 6–10 Tage und Vollkornbrot 7–9 Tage.

Arbeitsaufgaben

1. Sie sollen für eine ausgewogene Ernährung ein geeignetes Brot kaufen. Erklären Sie unter Einbeziehung dieses Aspektes, welche Unterschiede zwischen einem Roggenvollkornbrot, einem Roggenmischbrot und einem hellen Weizenbrot bestehen.
2. Erstellen Sie für ein Frühstücksbüfett eine Auswahl von Brot und Kleingebäck. Nutzen Sie das regionale Angebot.

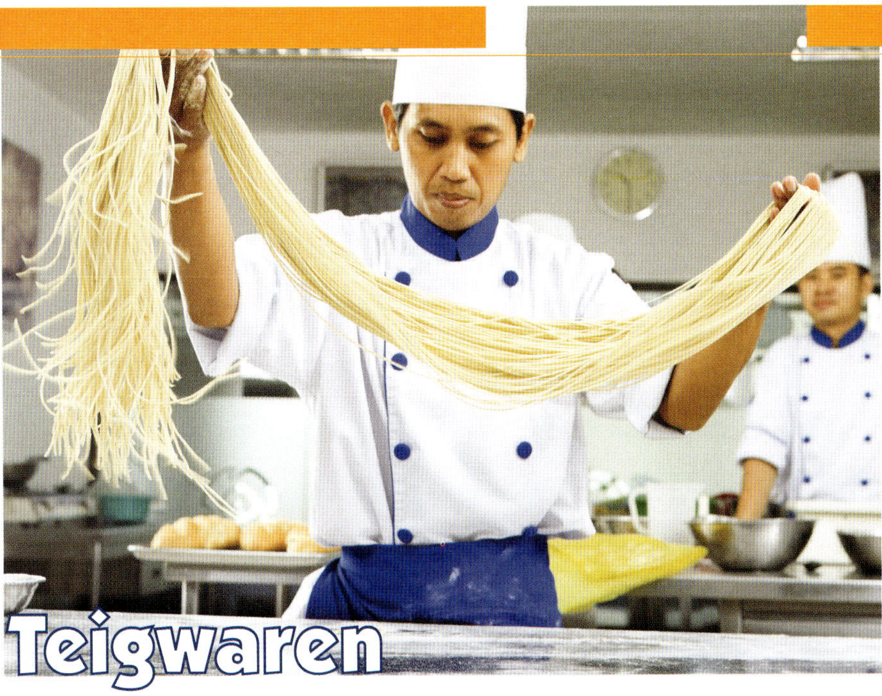

Teigwaren

Teigwaren werden auch als Nudeln bezeichnet. Sie werden aus gemahlenem Getreide hergestellt und unterschiedlich geformt. Zum Verzehr muss man sie garen.

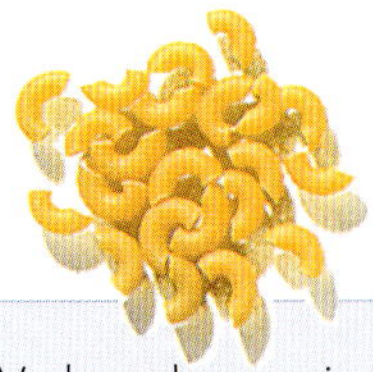

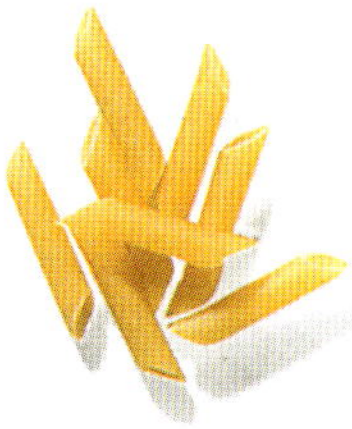

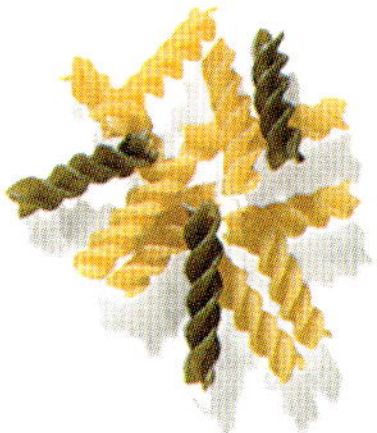

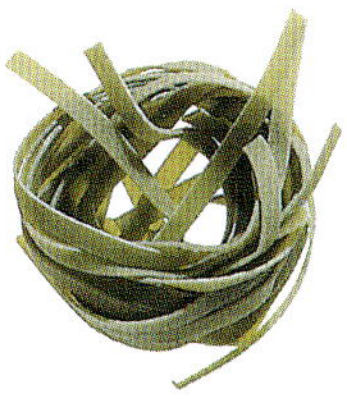

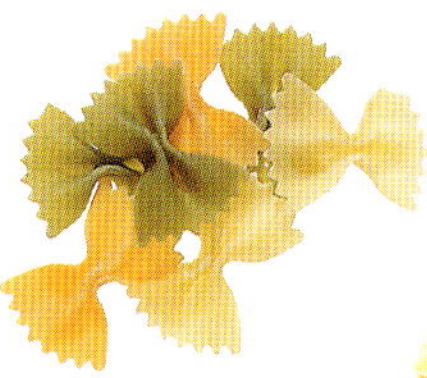

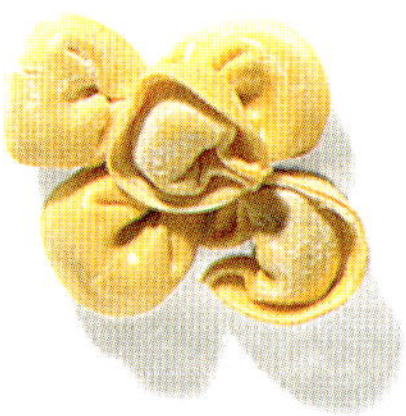

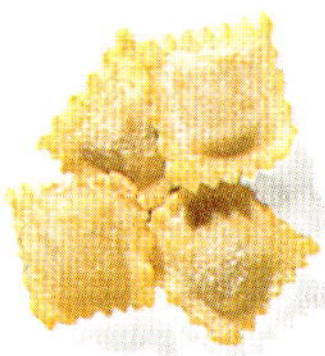

Wussten Sie, dass

- das erste Rezept für Nudeln bereits vor 4000 Jahren in China aufgeschrieben wurde?
- jeder Deutsche im Durchschnitt jährlich weit über 7 kg Teigwaren verzehrt?
- der deutsche Verbraucher zwischen mehr als 100 Sorten Nudeln aus heimischer Produktion auswählen kann und
- die deutschen Teigwarenhersteller rund 300000 t Nudeln jährlich herstellen?

Gesetzliche Grundlagen

Nach der Kennzeichnungsverordnung müssen folgende **Kennzeichnungselemente** deklariert sein: Verkehrsbezeichnung, Füllmenge nach Gewicht, Mindesthaltbarkeitsdatum, Name oder Firma und Anschrift des Hersteller, Verpackers oder Verkäufers, Zutatenverzeichnis und Losnummer.

In den Leitsätzen des deutschen Lebensmittelbuchs werden Richtlinien für die Herstellung und Bezeichnung der Teigwaren angegeben. Danach sind Teigwaren beliebig geformte Erzeugnisse aus Getreidemahlerzeugnissen mit oder ohne Zusatz von Hühnereiern und/oder anderen Zutaten. Sie werden durch Einteigen, Formen und Trocknen ohne Anwendung von Gär- oder Backverfahren hergestellt.

- Frischteigwaren sind im Sinne der Leitsätze solche, die bei ihrer Herstellung nicht getrocknet oder nur angetrocknet wurden. Sie können jedoch mit heißem Wasser oder Wasserdampf behandelt, pasteurisiert und gekühlt oder tiefgefroren sein.
- Der Wassergehalt von Teigwaren, ausgenommen frische Erzeugnisse, darf höchstens 13 % betragen, der Salzgehalt max. 1 %.
- Eierteigwaren müssen mindestens 100 g Vollei oder Eigelb auf 1 kg Getreidemahlerzeugnisse enthalten.
- Bei Eierteigwaren mit Hinweisen auf höhere Eigehalte (z. B. Hausmacher Eier-Spätzle) müssen 200–300 g Vollei oder Eigelb pro 1 kg Getreideerzeugnisse verwendet werden.
- Für besondere Teigwaren können außer Weizen auch andere Mahlprodukte verwendet werden (z. B. Vollkorn-Teigwaren, Dinkel-Teigwaren). Sie dürfen ausschließlich die namengebende Getreideart bzw. das genannte Getreidemahlerzeugnis enthalten.
- Mehrkorn-Teigwaren müssen aus mindestens drei verschiedenen Mahlerzeugnissen hergestellt sein, von dem jedes mit mindestens 5 % enthalten sein muss.
- Soja-Teigwaren enthalten mindestens 100 g Sojaerzeugnisse auf 1 kg Getreidemahlerzeugnisse.

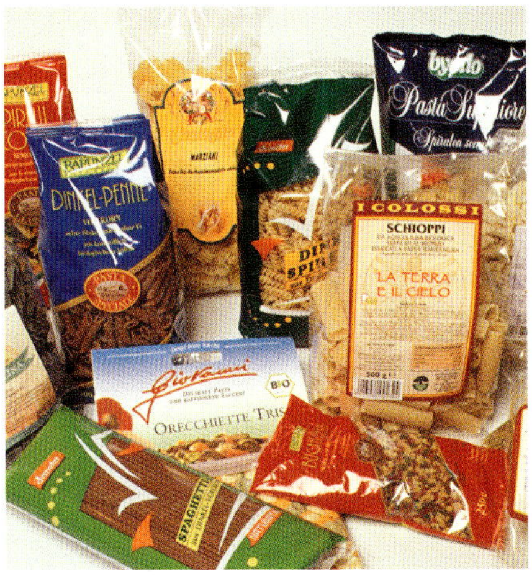

Nudelsortiment

Zusammensetzung und Bedeutung für die Ernährung

Teigwaren sind leicht verdaulich und fettarm. Sie haben durch ihren Gehalt an komplexen Kohlenhydraten einen hohen Energiewert (ca. 1400 kJ = 350 kcal/100 g).

100 g ungekochte Eierteigwaren enthalten

- ca. 70–72 g Kohlenhydrate,
- 13–15 g Eiweiß (Proteine),
- 3–4 g Fett sowie
- Mineralstoffe Phophor, Magnesium, Eisen und Kalium
- Vitamine, vor allem B_1, B_2 und Niacin.

Rohstoffe der Teigwaren

Weizengrieß

Hartweizengrieß (Durumweizen) ist hart, proteinreich und reich an gelben Farbpigmenten. Das Eiweiß und der Mineralstoffgehalt des Weizens sind wichtig für die gute Koch- und Esseigenschaft von Teigwaren (Bissfestigkeit).

Italienische Teigwaren – „Pasti" – bestehen meist nur aus Hartweizengrieß. Eier sind als Zutat eher eine Ausnahme.

Wasser

Eier

Eier können in Form von frischen Eiern oder in Form von Eiprodukten (Trockeneipulver) beigegeben werden. Die Eier sind verantwortlich für die ansprechende Farbe, sie verfeinern den Geschmack, erhöhen den Nährwert und verbessern die Koch- und Esseigenschaften.

Zusätze für besondere Teigwaren

- Kräuter und Gemüse zur Geschmackgebung
- Lebensmittel zur Farbgebung z.B. Kalmartinte (Tintenfischfarbe) für schwarze Nudeln, Rote-Rüben-Saft oder Tomatenmark für rote Nudeln, Spinat für grüne Nudeln

Diese Zutaten sind kennzeichnungspflichtig.

Herstellung von Teigwaren

Die Produktionszeit von Teigwaren beträgt je nach Sorte zwischen 6 und 11 Stunden. Vor allem der Trocknungsprozess beansprucht sehr viel Zeit.

① Prüfung der Rohstoffe

Die Rohstoffe werden geprüft, laut Rezeptur gemischt und automatisch verwogen.

② Formung

Die Formung erfolgt im Allgemeinen durch Walzen und Pressen. Auch die Vakuumtechnik – das Ansaugen des Teiges durch Matrizen – ist gebräuchlich. Üblicherweise wird der Teig durch formgebende Platten (Matrizen) gepresst. Die unter den Matrizen befindlichen Messer schneiden die abgepressten Teigformen und -muster in die gewünschte Länge.

Drehzeit und Anzahl der Messer sind von Sorte zu Sorte verschieden. Der nun frisch geformte Teig hat noch einen Wassergehalt knapp über 31 %.

③ Vor- und Haupttrocknung

In einem schonenden Trocknungsprozess, der von Sorte zu Sorte verschieden lang dauert, wird der Wassergehalt herabgesetzt. Teigwaren dürfen höchstens 13 % Wasser enthalten.

④ Abkühlung

Durch die Abkühlung im kalten Luftstrom stabilisieren die Teigwaren ihre Form. Gleichzeitig bleiben wertvolle Geschmacksstoffe erhalten.

⑤ Qualitätsüberprüfung

Von jeder Teigwarensorte werden Proben gezogen und auf Eigehalt, Feuchtigkeitsgehalt, Kochverhalten, Esseigenschaften und appetitliches Aussehen überprüft. Die Teigwaren müssen eine mehrfache Normalkochdauer bei der Prüfung in der Versuchsküche aushalten, ehe sie in den Handel kommen dürfen.

⑥ Abpackung

Die Abpackung der Teigwaren erfolgt vollautomatisch in unterschiedlichste Normmengen. Gerade bei einem eiweißreichen Nahrungsmittel wie Teigwaren ist Lebensmittelhygiene im Herstellungs- und Verpackungsprozess äußerst wichtig.

Qualitäten

Die Qualität ist abhängig

- von den verwendeten Rohstoffen (Grießqualität, Eimenge/kg Grieß),
- von der Einhaltung der Lagerbedingungen und
- von der Art der Zubereitung (Einhaltung der von den Erzeugerfirmen vorgeschlagenen Zubereitungsrichtlinien).

Teigwaren sollen locker, elastisch und voluminös in der Schüssel bzw. auf dem Teller liegen. Sie dürfen nicht aneinanderkleben, dürfen nicht schleimig sein und müssen einen glatten Durchbiss garantieren.

Gute Ware muss 300 bis 400 % Volumenvergrößerung ergeben. Die Quellbereitschaft von Teigwaren ist für die Qualitätsbestimmungen sehr wichtig.

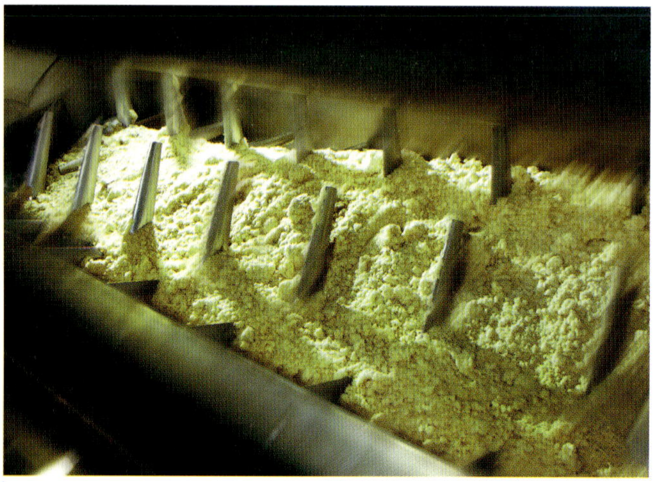

Mischen von Rohstoffen für grüne Teigwaren

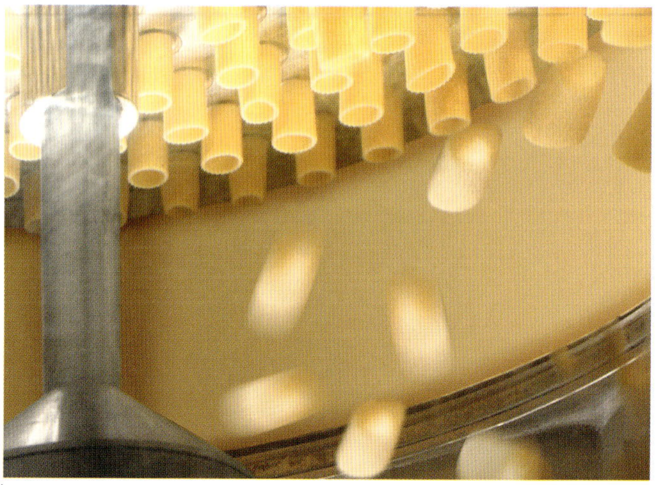

Formen und Schneiden der Teigwaren

Sorten und Arten

Die unterschiedlichen Formen von Teigwaren können den Geschmack von Gerichten sehr wohl beeinflussen. Entsprechend erfolgt ihre Einteilung.

- Je gehaltvoller und üppiger eine Soße ist, desto breiter und dicker sollten die Nudeln sein, wobei gedrehte und geriffelte Formen die Soße am besten aufnehmen.
- Mit feinen und leichteren Soßenzutaten harmonieren lange, dünne Nudeln.
- Für Aufläufe und Füllungen verwendet man halblange Nudeln und Nudelplatten.
- Kurze und halblange Nudeln eignen sich besonders für Salate, den runden, gedrehten und gerillten Formen sollte man dabei den Vorzug geben.

Einteilung der Teigwaren nach ihrer Form

- Langware
  Zur Langware gehören stäbchen- und röhrenförmige Nudeln, sie werden hauptsächlich für Hauptgerichte und als Beilagen verwendet, z.B.:
  - Spaghetti: 25 cm lang und etwa 2 mm im Durchmesser
  - Spaghettini: die dünnere Version der Spaghetti
  - Makkaroni: etwa 30 cm lange Röhrennudeln
  - Fettuccine: 5–7 mm dünne Bandnudeln, die oft zu Bällchen geformt sind
  - Tagliatelle: bis zu 10 mm breite Bandnudeln
  - Pappardelle: sehr breite Bandnudeln (mind. 1 cm breit), mit oder ohne wellenartigen Rand, oft zu Nestern zusammengedreht
- Kurzware (Gemüsenudeln)
  Diese kurzen und halblangen Teigwaren werden oft in Salaten und Aufläufen verwendet, z.B.:
  - Rigatoni: gerade geschnittene Teigröhrchen mit einem Durchmesser von mehr als 1 cm, Oberfläche außen gerillt oder glatt
  - Penne: schräg geschnittene Teigröhrchen,
  - Penne Lisce mit glatter Oberfläche,
  - Penne Rigate mit gerillter Oberfläche
  - Quadrettini: Nudelvierecke „Fleckerl"
  - Farfalle: Schleifchen
  - Fusilli: Spiralen
  - Lasagne: Nudelplatten
  - Canelloni: Nudelröhren zum Füllen
  - Campanelle: Glocken
  - Orecchiette: runde, gewölbte Nudeln, die an kleine Ohren erinnern
- Suppennudeln
  Sie sind die kleinsten Vertreter unter den Teigwaren und werden, wie es ihr Name sagt, als Einlage in Suppen und Eintöpfen verwendet, z.B.:
  - verschieden geformte kleine Nudeln wie Buchstaben oder Sternchen
  - Fadennudeln
  - Conchiglie: kleine Muscheln
  - Barbine: sehr kleine Nudelnester aus Fadennudeln
  - Quadretti: viereckige Suppennudeln
  - Gobetti: kurze, gekringelte Hohlnudeln

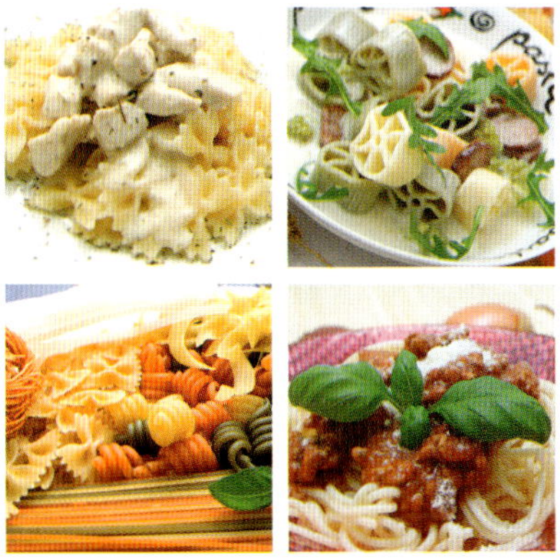

Vielfalt bei Nudelgerichten

Gefüllte Teigwaren

Die gefüllten Teigwaren haben ländertypische Bezeichnungen und sind unterschiedlich in Form und Größe. Beispiele sind Ravioli, Tortellini, Fleischkrapfen oder Maultaschen. Sie werden mit verschiedenen Lebensmitteln wie Frischkäse, Gemüse, Fleisch, Wurst, Leber oder Brät gefüllt. Es gibt sie frisch, pasteurisiert oder vorgekocht und vakuumverpackt, getrocknet oder kochfertig in Konserven. Die Einlage gefüllter Teigwaren beträgt 30 % der Füllmenge.

Italienische Zusatzbezeichnungen:
Con carne = mit Fleisch, *con prosciutto* = mit Schinken, *con formaggio* = mit Käse.

Nudelspezialitäten

- Glasnudeln
  Glasnudeln sind eine asiatische Spezialität. Sie werden aus Mungbohnenstärke und Wasser hergestellt, sind transparent und sehr dünn. Angeboten werden sie in zusammengebundenen Päckchen. Zum Garen werden Glasnudeln lediglich mit heißem Wasser übergossen und müssen dann noch etwas ziehen. Sie bleiben durchsichtig.
- Reisnudeln
  Ebenfalls eine asiatische Spezialität, jedoch aus Reis hergestellt. Auch sie wirken fast durchsichtig, werden jedoch nach dem Garen weiß. Ihre Form ähnelt der von sehr dünnen Spaghetti. Zubereitet werden sie wie Glasnudeln.
- Spätzle
  Eine süddeutsche Spezialität aus Weichweizenmehl und reichlich Eiern. Die Masse wird von einem Brett streifenweise in sprudelndes Wasser geschabt.
- Schupfnudeln
  Diese ebenfalls aus dem süddeutschen Raum stammende Spezialität trägt zwar die Nudel im Namen, gehört aber eigentlich nicht zu den Teigwaren. Es sind handgeformte fingerdicke Nocken – deshalb auch Fingernudeln genannt – aus Kartoffelteig und meist Weizenmehl. Es gibt sie unter anderem Namen und in vielen Variationen auch in anderen Regionen Deutschlands, z.B. als Stupperle in der Oberlausitz. Ähnlich in der Zubereitung sind ebenso die italienischen Gnocchi.

Küchenpraxis

Hinweise zur Zubereitung von Nudeln:

- Je 100 g Nudeln wird 1 l Wasser benötigt.
- Nudeln in sprudelnd kochendes Wasser geben, das erhöht die Bissfestigkeit und verhindert, dass sie verkleben.
- Salz verzögert den Siedepunkt, sollte also erst später hinzugegeben werden.
- Nudeln, die nach dem Kochen warm gehalten, weiter gegart oder aufbewahrt werden sollen, in einem festeren Zustand, also vor dem Ablaufen der angegebenen Kochzeit, abgießen.
- Nudeln kühlen sehr schnell aus – verwenden Sie deshalb immer vorgewärmtes Anrichtegeschirr.

Portionsmengen:

■ Suppeneinlage	20 – 30 g/Portion
■ Vorspeise	50 – 60 g/Portion
■ Beilage	80 – 100 g/Portion
■ Hauptgericht	100 – 150 g/Portion

Diese Angaben beziehen sich auf das Gewicht der getrockneten Nudeln. In gegartem Zustand wiegen sie etwa 2- bis 3-mal so viel.

Arbeitsaufgaben

Ein Kunde wünscht sich aus besonderem Anlass ein Büfett mit Nudelvariationen. Welche Zubereitungsmöglichkeiten haben Sie?

Nach welchen Kriterien wählen Sie die verschiedenen Teigwaren aus?

Entscheiden Sie sich für sechs Teigwarenarten und sechs Gerichte.

Fassen Sie Ihren Vorschlag in ansprechender schriftlicher Angebotsform zusammen.

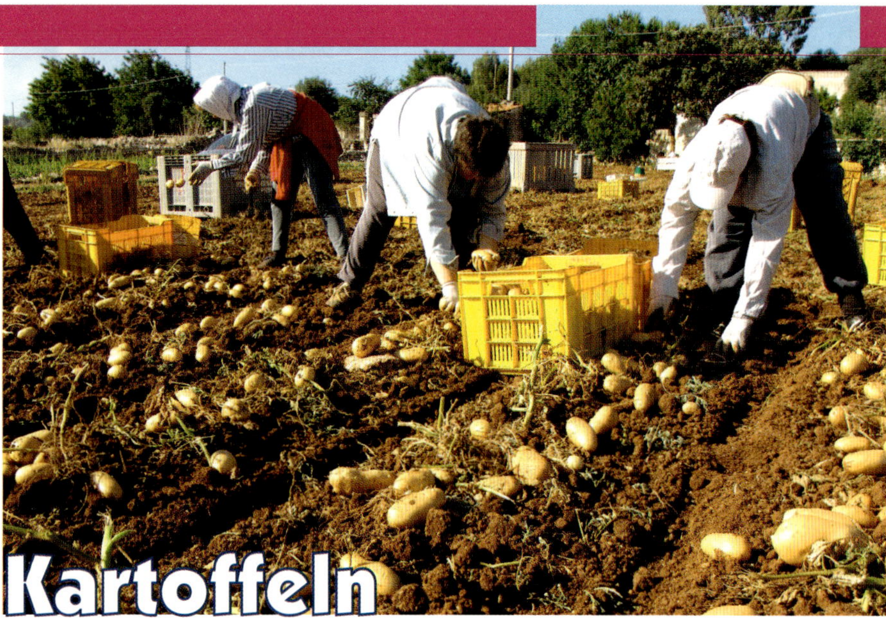

Kartoffeln

Kartoffeln sind die unterirdischen Nährstoffspeicher der Kartoffelpflanze (Nachtschattengewächs wie Tomate, Tabak, Paprika).

Wussten Sie, dass

- jeder Bundesbürger jährlich ca. 60 kg Kartoffeln isst?
- mehr als die Hälfte davon industriell verarbeitete Produkte wie Chips, Pommes frites, Püreepulver oder Tiefkühlgratin sind?
- die durchschnittliche deutsche Jahresernte etwa 11 Mio. t Kartoffeln beträgt?
- Die Kartoffel aus Südamerika stammt und
- Mitte des 16. Jahrhunderts nach Europa kam und erst nur wegen ihrer schönen Blüten als Zierpflanze angebaut wurde?
- Die Kartoffel in Deutschland seit dem 18. Jahundert als Grundnahrungsmittel genutzt und geschätzt wird?

Zusammensetzung und Bedeutung für die Ernährung

Kartoffeln enthalten im Durchschnitt:

- 80 % Wasser,
- 2 % Eiweiß (hochwertiges Eiweiß),
- 15 % Kohlenhydrate in Form von Stärke und Cellulose,
- 1 % Mineralstoffe, Eisen, Phosphor, Magnesium,
- reichlich Vitamin C (Vitamin-C-Versorgung: Winter!) sowie K, B_1, B_2, Niacin, Pantothensäure und Carotin,
- nur 0,2 % Fett.

Der **Energiegehalt der Kartoffel** ist relativ gering; der Energiegehalt der Kartoffelerzeugnisse jedoch, die vielfach in Fett gebacken werden, ist sehr hoch. Diese Kartoffelerzeugnisse haben einen hohen Sättigungswert.

Energiegehalt unterschiedlicher Kartoffelerzeugnisse

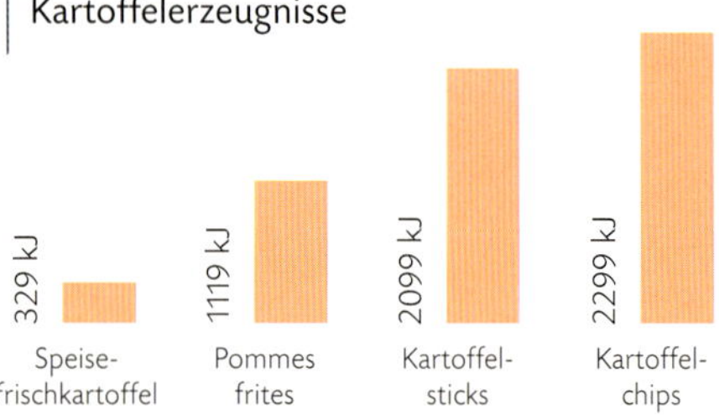

Die Früchte der Kartoffelpflanze (nicht die Wurzelknollen) und alle grünen Pflanzenteile enthalten den Giftstoff **Solanin**.

Gesetzliche Grundlagen

Die Vermarktung und Kennzeichnung von Kartoffeln und Kartoffelerzeugnissen unterliegt den einheitlichen europarechtlichen Richtlinien und Normen. Darüber hinaus sind für den innerdeutschen Kartoffelhandel wirtschaftseigene Qualitätsnormen aufgestellt, die jedoch nicht verpflichtend gelten. Sie sind in den sogenannten Berliner Vereinbarungen (BV)/Deutsche Kartoffelgeschäftsbedingungen von Verbänden der Kartoffelwirtschaft festgeschrieben.

Der Endverbraucher findet auf dem Etikett von verpackten Speisekartoffeln folgende Angaben:

- Verkehrsbezeichnung (Speisekartoffel oder Speisefrühkartoffel),
- Name und Anschrift des Herstellers, Abpackers oder Verkäufers,
- Nettofüllmenge,
- Losnummer oder Mindesthaltbarkeitsdatum,
- Qualität I oder Extra gemäß den Berliner Vereinbarungen (freiwillig),
- Sortenbezeichnung (freiwillig),
- Kochtyp (festkochend, vorwiegend festkochend, mehlig kochend),
- Grundpreisangabe ab 1,5 oder 2,5 kg,
- Schriftzug „nach der Ernte behandelt", wenn Behandlungsverfahren zur Verlängerung der Haltbarkeit angewendet wurden.

Die Mindestanforderung, die alle im Handel befindlichen Kartoffeln aufweisen müssen, sind:

- sauber, fest und ganz,
- gesund (frei von Krankheiten und Lagerschäden),
- nicht faul oder feucht,
- kein Fremdgeruch.

Die Qualitätsabstufungen der Berliner Vereinbarungen entsprechen den früheren Handelsklassen (die deutsche Handelsklassenverordnung wurde im Juli 2011 aufgehoben):

Qualität I

- Mindestgröße 30 mm,
- max. 8 % dürfen nicht der Qualität entsprechen,
- nicht mehr als 2 % Fremdbestandteile (lose Keime, Erde, Steine),
- nicht mehr als 2 % der Knollen dürfen zu einer anderen Sorte als der angegebenen gehören.

Qualität Extra

- Mindestgröße 30 mm,
- max. 5 % dürfen nicht der Qualität entsprechen,
- nicht mehr als 1 % fremde Bestandteile,
- nicht mehr als 2 % dürfen zu einer anderen Sorte als der angegebenen gehören.

Auf Fertigpackungen von Kartoffelerzeugnissen müssen die verpflichtenden Kennzeichnungselemente entsprechend der Lebensmittelkennzeichnungsverordnung (s. S. 12) angegeben sein. Bei tiefgefrorenen Produkten sind zusätzlich folgende Angaben zu finden:

- der Schriftzug „tiefgefroren", „tiefgekühlt", „Tiefkühlkost" oder „gefrostet",
- der Lagerzeitraum und die Aufbewahrungstemperatur,
- der Hinweis „nach dem Auftauen nicht wieder einfrieren".

Einteilung nach der Verwendung

Es gibt mehr als 200 Kartoffelsorten auf dem deutschen Markt. Neben dem Erntezeitpunkt, Größe und Farbe werden Kartoffeln nach ihren Kocheigenschaften unterschieden. Die Kocheigenschaft einer Kartoffelsorte wird insbesondere durch ihren Stärkegehalt bestimmt und durch das Bundessortenamt festgelegt. Für den Verbraucher wird die Kocheigenschaft durch einen entsprechenden Schriftzug und die farbige Kennzeichnung ersichtlich: Grün steht für festkochende Sorten, rot für vorwiegend festkochende und blau für mehlig kochende Kartoffeln.

- Festkochende Kartoffeln

Man bezeichnet sie auch als „Salatkartoffel". Sie hat den geringsten Stärkegehalt und dafür einen höheren Eiweißgehalt. Beim Kochen, Braten und Backen behält sie ihre Form.
Sorten: Cilena, Nicola, Sieglinde, Linda, Princess, Hansa, Renate, Selma
Verwendung: Salz-, Pell- und Bratkartoffeln, Kartoffelsalate, Kartoffelgratins und -aufläufe

- Vorwiegend festkochende Kartoffeln

Hier gibt es das wohl größte Sortenangebot. Die Kartoffeln haben je nach Sorte und Stärkegehalt eine eher festkochende oder eine eher mehlig kochende Eigenschaft.
Sorten: Arnika, Christa, Marabel, Solaro, Agria, Quarta, Gloria, Arkula usw.
Verwendung: So vielfältig die Sorten, so universell einsetzbar sind Kartoffeln mit dieser Kocheigenschaft. Salz- und Pellkartoffeln, Aufläufe und Gratins, Rösti, Puffer und Pommes

- Mehlige Kartoffeln

Mehlige Kartoffelsorten haben einen hohen Stärkegehalt und wirken trockener. Beim Garen platzen sie auf und nehmen Flüssigkeit gut auf. Vor allem in den östlichen und südlichen Bundesländern macht sie diese Eigenschaft beliebt, weil sie sich gut für soßenreiche Gerichte eignet.
Sorten: Aula, Karlena, Adretta, Likaria
Verwendung: Ideal für Püree und Kartoffelteige, für Knödel, Kartoffelsuppen und Eintöpfe

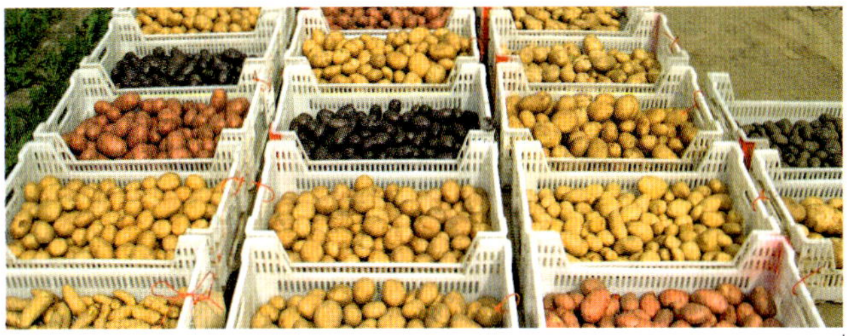

Sortenvielfalt bei Kartoffeln

Nach der **Reifezeit** unterscheidet man:

- Sehr frühe Sorten

Die ersten Frühkartoffeln werden bereits im Juni/Juli geerntet und meist unter Folie angebaut. Die Schale ist sehr dünn und kann mitverzehrt werden, sie gelten daher als delikate Pellkartoffeln. Meist sind es vorwiegend festkochende Sorten, wie z.B. Rita oder Atica. Da die sehr frühen Kartoffeln einen geringen Stärkegehalt und dafür hohen Wassergehalt aufweisen, sind sie nur begrenzt haltbar und sollten schnell verbraucht werden.

- Frühe Sorten

Die Sorten dieser Reifegruppe nennt man auch Anschlusssorten. Sie werden im Juli/August geerntet und lösen die Frühkartoffeln am Markt ab. Sie sind bis zum Herbst haltbar und werden im Gegensatz zu den Frühkartoffeln mit unterschiedlichen Kocheigenschaften angeboten. Frühe Sorten sind z.B. Arnika, Sieglinde oder Karlena.

- Mittelfrühe Sorten

Dies ist die größte Sortengruppe. Sie werden ab Mitte August bis September geerntet und sind als die typischen Einkellerungskartoffeln bis zum Jahresende haltbar. Mittelfrühe Sorten werden als Speisekartoffeln aller drei Kochtypen angeboten, z. B. Adretta, Linda und Solara.

- Mittelspäte bis sehr späte Sorten

Die sogenannten Spätkartoffeln werden bis in den Oktober hinein geerntet. Sie sind sehr lange, bis zum nächsten Frühsommer, haltbar. Die späte Ernte führt jedoch oft zu Qualitätsproblemen, sodass diese Sortengruppe an Bedeutung verliert. Sorten wie Aula oder Donella findet man als Spätkartoffeln auf dem Markt.

- Wirtschaftssorten

dürfen nicht als Speisekartoffeln in den Handel. Die sogenannten Wirtschaftssorten weisen meist einen sehr hohen Stärkegehalt auf. Verwendet werden sie deshalb zur Gewinnung von Stärke und Alkohol. Außerdem werden sie als Futterkartoffeln eingesetzt.

- Verarbeitungssorten

für die verschiedensten Kartoffelerzeugnisse können sowohl Speise- als auch Wirtschaftskartoffeln sein, je nachdem dem wie ihre Eignung für ein bestimmtes Verarbeitungsprodukt ist.

Kartoffelprodukte

- **Kartoffelstärke**

  Gewonnen durch Herauslösen der Stärke aus der Kartoffel (Kochen in Wasser) mit anschließender Reinigung und Wasserentzug.

  Handelsnamen: Emslandstärke, Kartoffelstärkemehl

- **Alkoholische Produkte**

  Durch Verzuckerung und anschließende alkoholische Gärung (Monopolsprit). Spirituosen der unteren und mittleren Preisklasse enthalten zum Großteil diesen Neutralalkohol. Das Mischverhältnis ist bei jeder Spirituose unterschiedlich. Dieser „Verschnitt" muss deklariert sein.

- **Kartoffel-Trockenprodukte**

  Grundlage sind die Kartoffelflocken. Sie enthalten aufgrund der wesentlich schonenderen Behandlung bei der Gewinnung in den Industriebetrieben mehr wichtige Nährstoffe als das Stärkemehl.

  Verwendung:
  Herstellung von Kartoffelteig, Kartoffelpüree, Kartoffelknödeln, rohen Kartoffelknödeln, Kartoffelpuffern, Röstkartoffelflocken (Rösti).

  Handelsnamen: „Stocki", „Maggi-Kartoffelpüree", „Pfanni-Kartoffelflocken" für Teig und Püree.

- **Kartoffel-Fertigprodukte**
  - Kartoffelchips,
  - Mini-Pommes-frites (Sticks) und
  - ähnliche Knabberartikel

  Handelsnamen: funny-frisch Chipsfrisch, Kelly's Chips, Riffles, Chipsletten von Bahlsen usw.

- **Kartoffel-Tiefkühlartikel**

  Beilagen wie Pommes frites, Puffer, Gnocchi oder Knödel. Sie werden bereits vorgegart und in verschiedenen Packungen in den Handel gebracht. Backofen-Frites oder -Chips sind eine Alternative zu den in Fett hergestellten, energiereichen Pommes frites oder Pommes-Chips.

- **Kartoffelnassprodukte**

  Zu diesen Erzeugnissen gehören geschälte und vorgegarte ganze Kartoffeln, wie sie gern in der Gastronomie verwendet werden, aber auch vorgegarte Kartoffelscheiben, Bratkartoffeln oder Rösti in Dose, Glas oder Beutel. Auch fertige Kartoffelsalate zählen zu diesen Kartoffelprodukten. Sie sind meist hitzesterilisiert.

Kartoffelähnliche Knollen

Süßkartoffel „Batate"

Die Süßkartoffel, auch Batate genannt, ist eine stärkereiche Wurzelknolle, die durch ihren Zuckergehalt einen süßlichen Geschmack hat. Ursprünglich stammt sie aus Südamerika. Deutschland importiert Bataten aus Israel und Südafrika. Die Süßkartoffel kann wie unsere heimische Kartoffel gekocht, gebraten oder in Folie gebacken werden.

Topinambur

Sie ist die Stärkeknolle einer Sonnenblumenart. Sie enthält neben Stärke auch das aus Fruchtzuckerbausteinen bestehende Inulin. Topinambur wird als Diätgemüse und Diätsalat gerne verwendet.

Ihr Geschmack ist leicht nussig. Man kann sie roh und fein geraspelt in Salaten, in Butter gedünstet oder püriert als Beilage und Suppe essen.

Yams

Diese sehr große Wurzelknolle mit ihrer unregelmäßigen Form stammt aus Afrika und hat hier als wichtiges Nahrungsmittel auch die größte Bedeutung. Der Geschmack der Yamswurzel ist dem der Kartoffel sehr ähnlich. Man kann sie wie diese kochen, in dünnen Scheiben braten oder zu Püree verarbeiten.

Taro

Taro ist die Rhizomknolle einer asiatischen Pflanze, die im Äußeren dem Knollensellerie ähnelt. Geschmacklich erinnert sie an Kartoffeln, ist wie diese sehr stärkereich und kann gekocht, gebraten und gebacken werden. Man sollte sie nicht roh essen, sie enthält Calciumoxalate, die schleimhautreizend wirken.

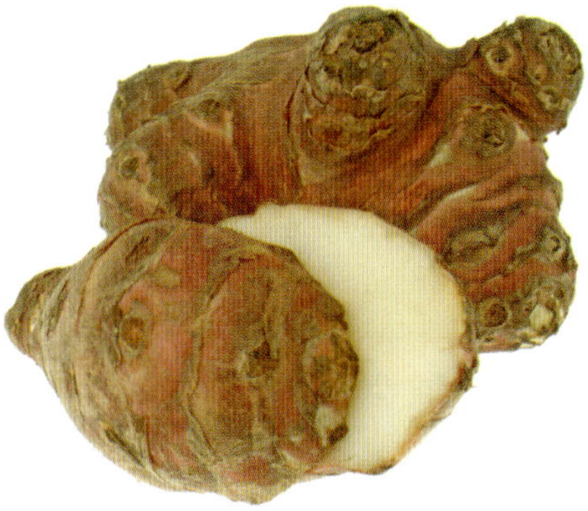

Topinambur

Küchenpraxis

Nährstoffschonende Zubereitung

- Werden Kartoffeln mit der Schale gekocht, sind sie vitaminreicher und mineralstoffreicher als geschälte Kartoffeln.
- Werden die Kartoffeln ohne Schale gegart, erst kurz vor dem Kochen schälen, damit Mineralstoffe und Vitamine nicht herausgelöst werden, wenn sie zu lange im Wasser stehen.
- Die Kartoffeln nicht zu klein schneiden.
- Kartoffeln nicht zu lange warm halten.
- Kochwasser zur Soßen- und Suppenzubereitung weiterverwenden.
- Ein Schuss Zitrone, Essig oder Milch beim Kochen von Kartoffeln sorgt dafür, dass die Kartoffeln hell bleiben.
- Eine Prise Zucker erhält das Vitamin C in der Kartoffel.

Die richtige Lagerung der Kartoffeln

- Kühl – nicht unter 4 °C, sonst werden Kartoffeln süß.
- Lichtgeschützt – sonst beginnen die Kartoffeln zu keimen; sind die Keime länger als 5 mm, sollten Kartoffeln nicht mehr verwendet werden.
- Luftig – nicht im Plastikbeutel, Kartoffeln müssen atmen können.
- Trocken – Feuchtigkeit und Nässe rufen Kartoffelkrankheiten und Kartoffelfehler hervor.
- Nicht in der Nähe von Äpfeln – Äpfel geben Ethylengas ab, ein Reifegas, das bei Kartoffeln zum Keimen führt.
- Kartoffeln nicht zu hoch aufschichten. So vermeidet man Druckstellen und Verletzungen, die Fäulnisherde sind.
- Kartoffeln sollten nicht vor Oktober eingelagert werden, um eine möglichst lange Haltbarkeit zu erreichen.

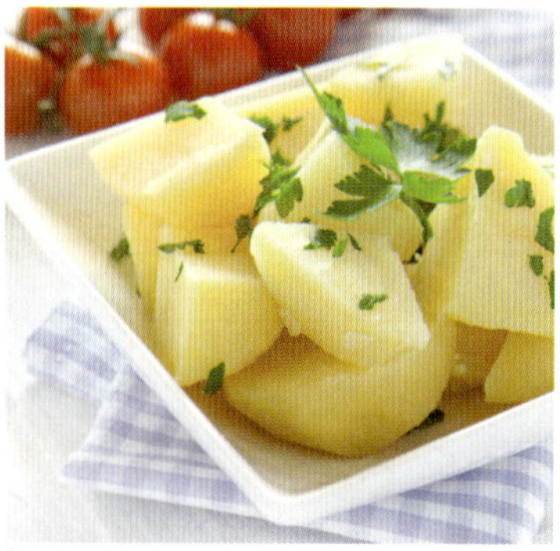

Salzkartoffeln

Arbeitsaufgabe

1. Kartoffeln sind von Natur aus kalorienarm. 100 g enthalten rund 70 kcal. Ein Kalorienproblem tritt erst bei bestimmten Zubereitungen auf, die mit viel Fett verbunden sind. Mit zunehmendem Fettgehalt der Kartoffelgerichte steigt deren Kaloriengehalt. Ermitteln Sie selbst den Energiegehalt von folgenden Kartoffelzubereitungen: Salzkartoffeln, Kartoffelpüree, Kartoffelklöße, Bratkartoffeln, Kartoffelpuffer, Pommes frites, Kartoffelchips. Erstellen Sie ein Säulendiagramm, nutzen Sie dabei Ihre Nährwerttabellen.
2. Finden Sie jeweils fünf Beispiele für Kartoffelzubereitungen aus rohen Kartoffeln und aus gekochten Kartoffeln. Geben Sie zu jedem Beispiel an, welchen Kochtyp Sie empfehlen.

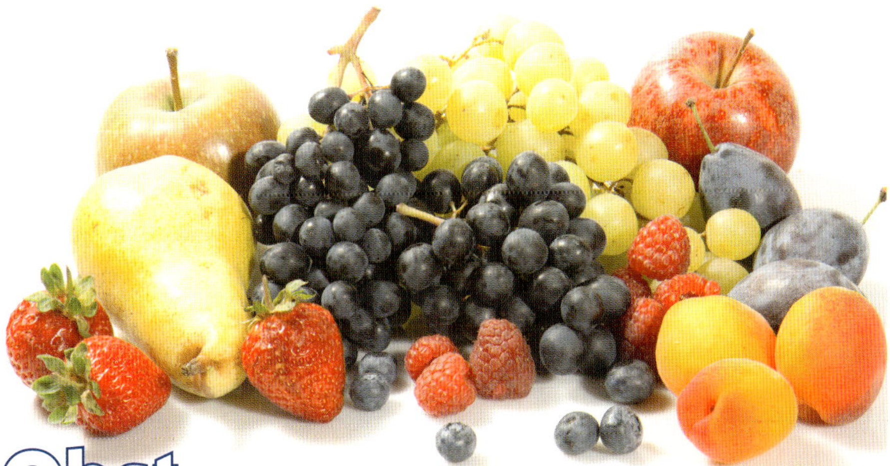

Obst

Als Obst werden zahlreiche, fast durchweg im rohen Zustand genießbare Früchte und Samen kultivierter und wild wachsender Pflanzen bezeichnet.

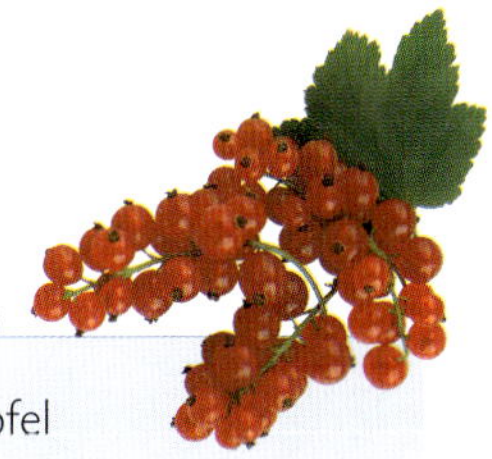

Wussten Sie, dass

- der kultivierte Apfel bereits über 5 000 Jahre alt ist?
- die Römer den ersten planmäßigen Obstbau begründeten? Um 160 v. Chr. berichtete man schon von sieben Apfel- und sechs Birnensorten. 100 Jahre später bereits von 36 Apfel- und 41 Birnensorten.
- es auf der Welt über 20 000 Apfelsorten gibt?
- es mehr als 2000 Zwetschen- und Pflaumensorten auf der Welt gibt?
- man die Birne 50 n. Chr. als Heilmittel empfohlen hat, „da sie den menschlichen Körper von giftigen Stoffen befreie"?
- der Pro-Kopf-Verbrauch von Obst in Deutschland bei etwa 70 kg liegt und davon 70 % in Form von Frischobst verzehrt werden?
- der Apfel mit einem Anteil von 1/4 am Frischobstverzehr das Lieblingsobst der Deutschen ist?
- in Deutschland jährlich etwa 1 Mio. t Äpfel geerntet werden?

Zusammensetzung und Bedeutung für die Ernährung

Außer Kohlenhydraten, Vitaminen, Mineralstoffen, Wasser sowie Fett und Eiweiß in Spuren (Ausnahme: Nüsse) enthält Obst noch folgende Stoffe: Ballaststoffe (Cellulose, Hemicellulosen, Pektin), Fruchtsäuren (Apfel-, Wein- und Zitronensäure), Farb- und Aromastoffe.

Diese Stoffe tragen wesentlich zum Geschmack der einzelnen Obstsorten bei. Obst ist gesund und sollte auf keinem Speiseplan fehlen.

Die Deutsche Gesellschaft für Ernährung empfiehlt, etwa 250 g Obst täglich zu sich zu nehmen.

Einteilung des inländischen Obstes

Kernobst
Apfel, Birne, Quitte, Aronia, Edel-Eberesche

Steinobst
Süßkirsche, Sauerkirsche, Pfirsich, Aprikose, Pflaume, Mirabelle, Reneklode, Zwetsche

Beerenobst
Erdbeere, Stachelbeere, Johannisbeere, Himbeere, Brombeere, Weintraube, Holunder, Heidelbeere, Sanddorn, Preiselbeere, Kiwai (kleinfruchtige Kiwi)

Schalenobst
Haselnuss, Walnuss, Mandel, Esskastanie

Gesetzliche Grundlagen

Für Frischobst gelten die speziellen und/oder allgemeinen gemeinschaftlichen Vermarktungsnormen der EU. Den produktspezifischen Vermarktungsnormen unterliegen Äpfel, Birnen, Erdbeeren, Kiwis, Pfirsiche und Nektarinen, Tafeltrauben sowie Zitrusfrüchte.

Die Vermarktungsnormen legen Mindesteigenschaften von Frischobst fest und regeln die Kennzeichnung. Die speziellen Vermarktungsnormen enthalten darüber hinaus Vorschriften zur Größensortierung, Aufmachung und Einteilung der entsprechenden Obstarten in Güteklassen. Die Leitsätze für Obsterzeugnisse im Deutschen Lebensmittelbuch beschreiben die Herstellung, Beschaffenheitsmerkmale und Verkehrsbezeichnungen von Erzeugnissen aus Obst in Deutschland.

Entsprechend den europäischen und darauf abgestimmten nationalen Rechtsnormen sind folgende Kennzeichnungsvorschriften für frisches Obst bindend: (Außnahme bilden geschälte und/oder zerkleinerte Obstarten, sie müssen lediglich die allgemein geltenden Kennzeichnungselemente aufweisen.)

Frisches Obst, lose

- Verkehrsbezeichnung,
- Grundpreis,
- Angabe des Ursprungslands (freiwillig auch des Anbaugebiets),
- Handelsklasse und Sorte, wenn die Obstart einer speziellen Vermarktungsnorm unterliegt,
- Hinweise auf Konservierungsstoffe bzw. Überzugsmittel

Frisches Obst, abgepackt

- Verkehrsbezeichnung,
- Herstellerangaben,
- Füllmenge,
- Losnummer oder Mindesthaltbarkeitsdatum,
- End- und Grundpreis,
- evtl. Hinweis auf Überzugsmittel („gewachst"),
- Hinweis auf Konservierungsstoffe,
- Angabe des Ursprungslands,
- Klasse, Größe und Sorte bei Obstarten, die speziellen Vermarktungsnormen unterliegen

Qualität von Obst

Die Obstqualität ist abhängig von

- der Obstsorte
  unterschiedliche Gewichtung der Inhaltsstoffe, Fruchtsäuren usw.
- der Bewirtschaftungsform
  - Konventioneller Obstbau
    Bei diesem großflächigen Anbausystem stehen Ertragssicherung, Produktivität und Wirtschaftlichkeit im Vordergrund.
  - Integrierter Obstbau
    Wirtschaftliche und ökologische Aspekte werden hier gleichermaßen berücksichtigt. Grundsätze sind vor allem: standortangepasste Sortenwahl und Einsatz optimalen Pflanzmaterials, bodenschonende Bearbeitung und zielgerichtete Pflanzenernährung zur Minimierung der Grundwasserbelastung sowie umweltschonender Pflanzenschutz nach dem Schadschwellenprinzip.
  - Ökologischer Obstbau
    Die weitgehende Schonung der Umwelt steht bei diesem Anbausystem im Vordergrund. Auf chemisch-synthetische Pflanzenbehandlungs- und Pflanzenschutzmittel wird verzichtet, das Pflanzmaterial stammt aus ökologisch wirtschaftenden Betrieben, und zur Pflanzenernährung werden weitgehend organische Dünger eingesetzt. Der Ökologische Anbau ist arbeits-, zeit- und kostenintensiv und der Ertrag ist meist deutlich geringer als bei den anderen Bewirtschaftungsformen, sodass die Ware im Allgemeinen etwas teurer ist.
- dem Anbaugebiet
  Klima, Bodenverhältnisse
- der Erntetechnik
  manuell oder mechanisch
- der Frische und Reife
  Volles Aroma und optimale Zusammensetzung der wertgebenden Inhaltsstoffe kennzeichnen reifes Obst. Zu früher Erntezeitpunkt, falsche Lagerung oder ungünstige Transportbedingungen beeinflussen den Inhaltsstoffgehalt negativ.
  Die Pflück- oder Erntereife stimmt jedoch nicht bei allen Obstarten mit der Genussreife überein.
  Die **Genussreife** ist jener Zeitpunkt, bei dem die Entwicklung der Frucht so weit abgeschlossen ist, dass Ausfärbung, Saftigkeit, Aromagehalt und Säure-Zucker-Verhältnis einen harmonischen, frucht- und sortentypischen Eindruck hinterlassen.
  Klimakterische Früchte, wie Äpfel und Birnen, erreichen erst nach einer bestimmten Lagerdauer ihre Genussreife.
- Lagerung von Obst
  Besonders Kernobst muss nach der Ernte unterschiedlich lange gelagert werden, um die volle Genussreife zu erlangen. Durch spezifische Lagerverfahren kann dieser Reifeprozess verlangsamt und damit das Angebot an frischem Obst verlängert werden.
  - **Kurzzeitlagerung** (Normallagerung)
    Die Früchte werden nach der Ernte rasch vermarktet.
  - **Kühllagerung**
    Nach der Ernte werden die Früchte in gekühlten Räumen gelagert (0–4 °C); der natürliche Reifungsprozess wird dadurch bedeutend verlangsamt. Eine der Obstart angepasste Regulierung der Luftfeuchtigkeit verhindert bzw. verzögert die Schrumpfung.
  - **„CA-Lagerung"** – Lagerung in „kontrollierter Atmosphäre" (Controlled Atmosphere)
    Temperaturabsenkung auf ca. 3 °C; Erhöhung der Luftfeuchtigkeit (Schrumpfungsprozess wird verhindert); Änderung der Zusammensetzung der Lagerluft (Anhebung des CO_2-Gehalts, Senkung des Sauerstoffgehalts). Dadurch werden Alterungs- und Abbauprozesse verlangsamt.
    Durch die Luftwäsche werden die von den Früchten selbst produzierten reifestimulierenden Stoffe (Ethylen) entfernt. Früchte können auch nach monatelanger Lagerung „frisch" angeboten werden.
  - **„ULO"-Lagerung in Lagern mit extrem wenig Sauerstoff** (Ultra Low Oxygen)
    Damit wird es möglich, „baumfrische" Äpfel das ganze Jahr über anzubieten.
- Verwendungszweck
  Abhängig von Eigenschaften und Qualität wird Obst als „Tafelobst" für den Frischverzehr vermarktet oder nimmt als „Wirtschaftsobst" seinen Weg in die Verarbeitungsbetriebe für die unterschiedlichsten Obsterzeugnisse.
- Verpackung
  Nach der Ernte oder Lagerung werden die Früchte in den Vermarktungsbetrieben entsprechend den Vermarktungsnormen verpackt und kommen z. B. in Steigen, Kartons oder Schalen aus Kunststoff, Holz oder Papier in den Handel.

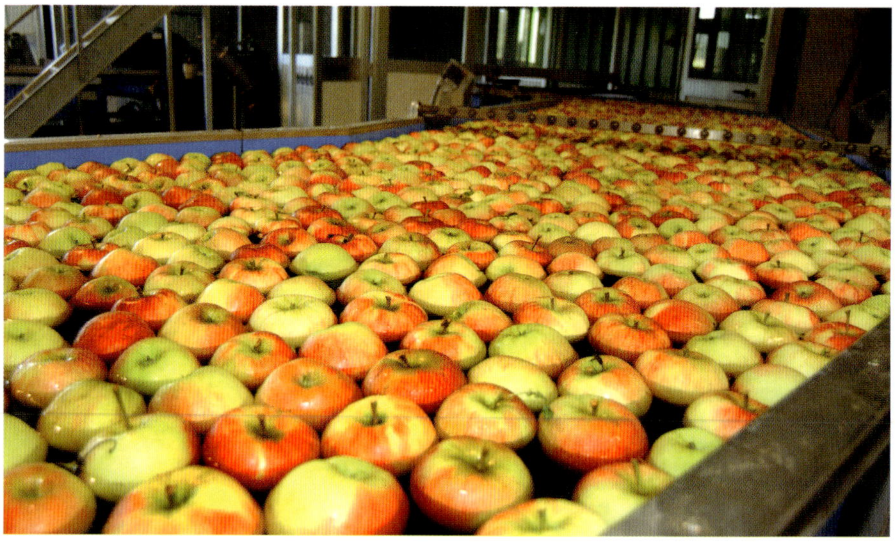

Sortieranlage

Verbraucherinformationen

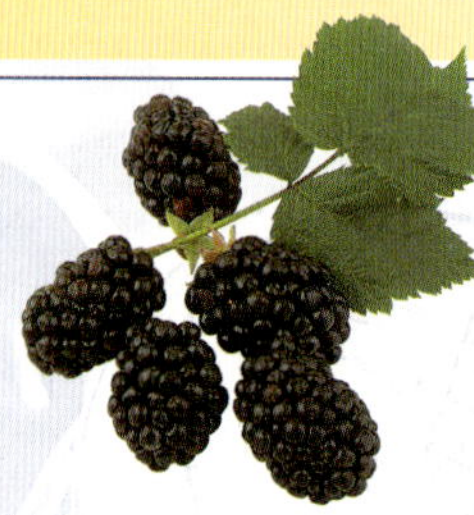

Kennzeichen unreifen Obstes

- Fruchtfleisch bleibt am Kern haften
- Fehlendes Aroma
  z. B. bei Erdbeeren
- Zu stark empfundene Säure
  z. B. bei Zitrusfrüchten

Kernobst

Apfel

Der Apfel ist in Deutschland die am meisten gegessene Frucht. Er wird als Durstlöscher und Zwischenmahlzeit geschätzt. Nachfolgend ist eine Auswahl marktrelevanter Sorten in Deutschland angeführt.

Golden Delicious: Mittelgroß bis groß, goldgelbe Schalenfarbe. Das Fruchtfleisch ist gelblich, der Geschmack gehaltreich süß und ausgeglichen fein säuerlich. Diese Hauptsorte wird bis in den Sommer hinein angeboten.

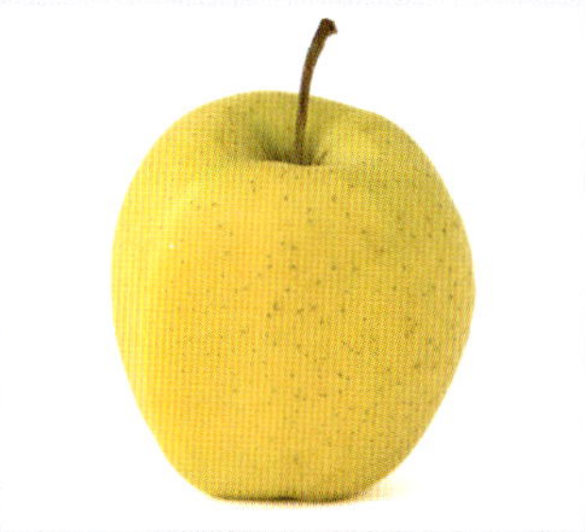

Jonagold: Große Frucht mit wachsiger Schale. Das Fruchtfleisch ist großzellig, locker und besonders saftig. Besonders angenehmes Aroma.

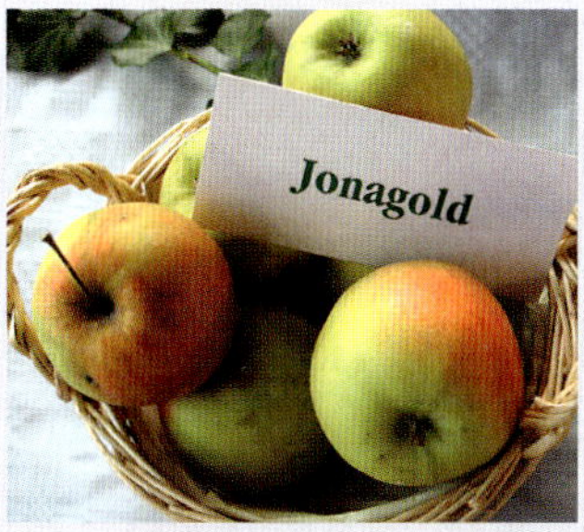

Idared: Vollständig rote Frucht mit weißem, saftigem Fruchtfleisch. Geringer Zuckergehalt. Das ganze Jahr über frisch und lagerfähig.

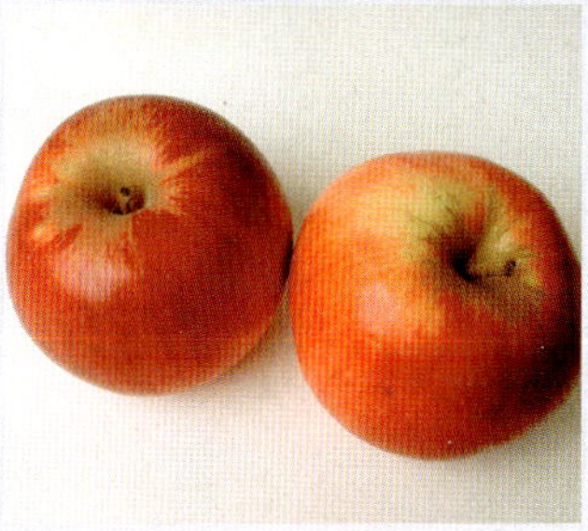

Elstar: Mittelgroße Frucht mit goldgelber Grundfarbe und orangeroter bis roter Deckfarbe. Feinwürziges, harmonisch abgestimmtes Fruchtfleisch. Bei richtiger Lagerung bis März haltbar.

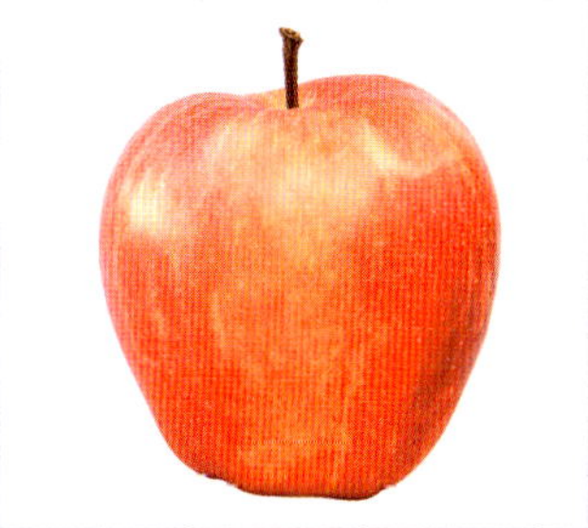

Boskop: Große hochgebaute und kugelige Frucht mit breiten Rippen. Grüngelbe raue Haut mit leichter Berostung. Gelbliches, kräftig säuerliches Fruchtfleisch mit hohem Zuckergehalt. Bei guter Lagerung bis Mai genussreif.

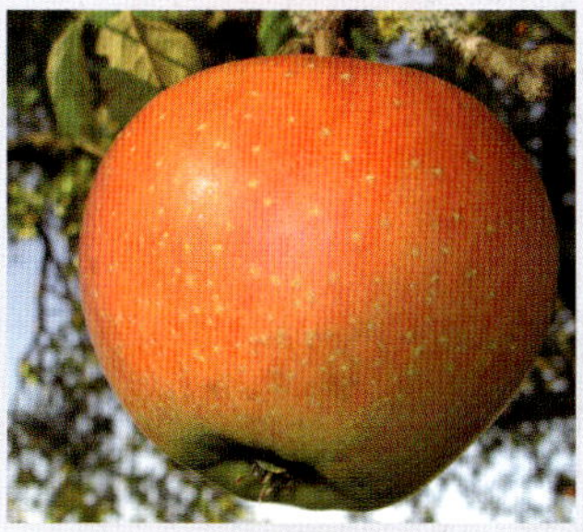

Rubinette: Klein- bis mittelgroß kugelig, kelchwärts verjüngend. Etwas raue Haut, orange bis rostrot gestreift bis marmoriert. Feinzelliges gelbliches Fruchtfleisch; hoher Zucker- und Säuregehalt. Würzig-fruchtiges Aroma. Bis Februar genussreif (Aromaverlust durch Langzeitlagerung).

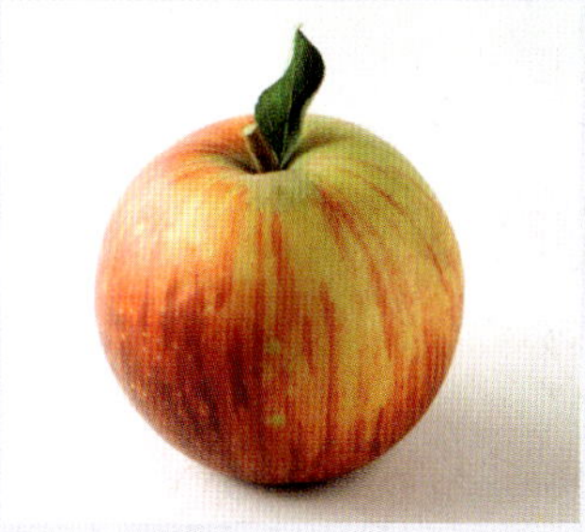

Gala: Klein- bis mittelgroß, etwas hochgebaut, stielbauchig. Glattschalig, leicht wachsig mit gelb und leuchtend rot gestreifter bis marmorierter Deckfarbe. Goldenähnliches Aroma mit mild süßem Geschmack. Im CA-Lager bis Mitte Mai haltbar, verliert jedoch das Aroma bei längerer Lagerung.

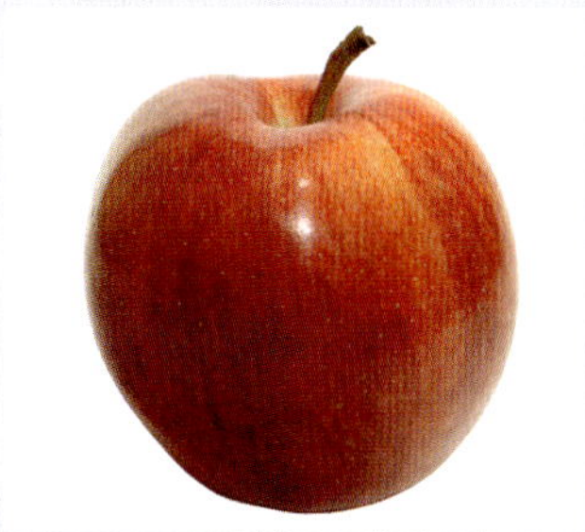

Braeburn: Mittelgroße bis große Frucht. Grün-gelbe Grundfarbe mit ziegelroter Deckfarbe. Feste Schale mit knackigem, süßsäuerlichem Aroma. Besonders gute Haltbarkeit und Transportfähigkeit. Gute Lagerfähigkeit.

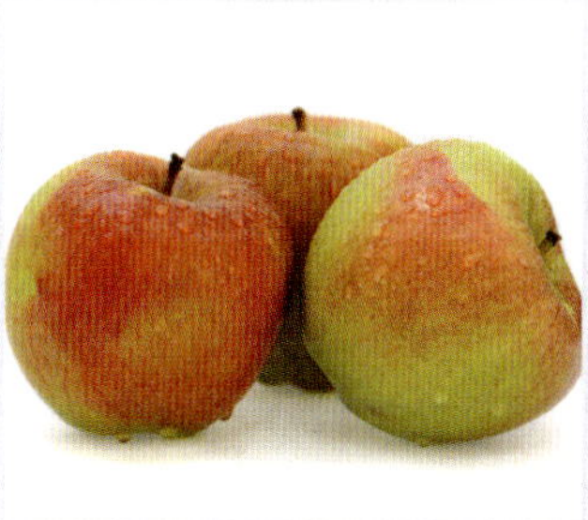

Delbarestivale: Große Frucht mit regelmäßiger, oft walzenartiger Form. Glatte, hellgelbe Schale mit mehr oder weniger roten Streifen. Weißes, saftiges, wohlschmeckendes Fruchtfleisch mit geringem Säureanteil. Reift schon ab Mitte August und ist so der erste Apfel des Jahres im Geschäft. Dafür auch im Kühllager nur sechs Wochen haltbar.

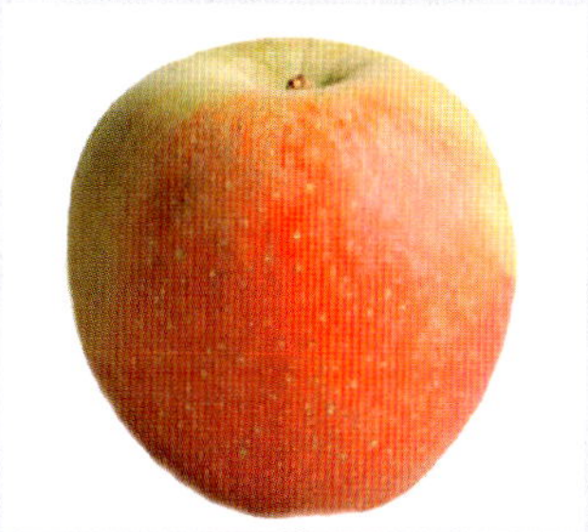

Pinova: Kreuzung aus ‚Clivia' und ‚Golden Delicious' im Institut für Obstzüchtung Dresden Pillnitz. Mittelgroße Früchte mit gleichmäßiger, hochgebauter Form. Glatte, harte, trockene Schale mit gelber Farbe, sonnenseits zinnoberrote, geflammte Deckfarbe. Mäßig saftiges Fruchtfleisch mit süßsäuerlichem Geschmack und gutem Aroma. Reift ab Anfang Oktober, im Kühllager bis Februar haltbar. Gute Transportfähigkeit.

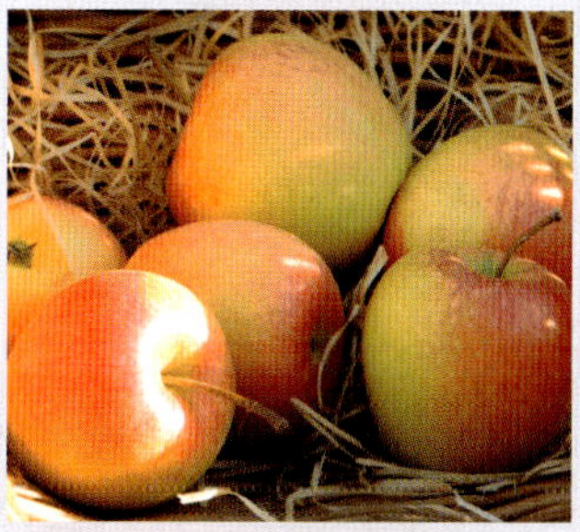

Cox Orange: Kleine bis mittelgroße Frucht, flachkugelig, mit ebenmäßigen Seiten. Schale ist glatt und trocken, mit variabler Deckfarbe von trüb-orange bis bräunlichrot, berostet. Fleisch ist hellgelb und saftig und schmeckt harmonisch süß-sauer. Sowohl für den Frischverzehr geeignet, als auch für alle häuslichen Verbrauchsarten, war einst die Weltspitzentafelsorte. Im Kühllager bis März/April haltbar.

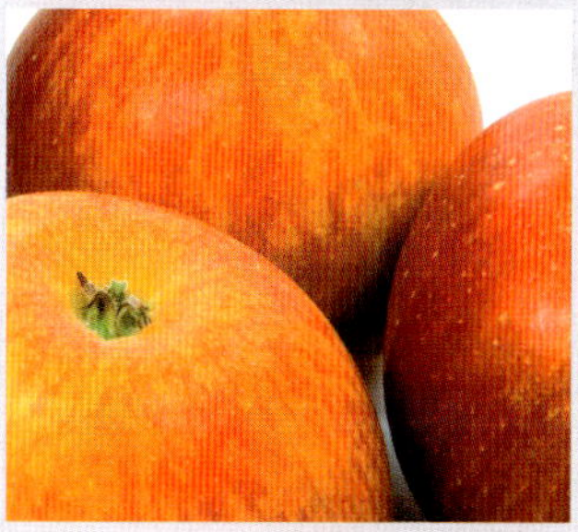

Jonagored: Ist eine rotfarbene Mutante der Sorte Jonagold und diesem sehr ähnlich. Jonagored ist zu 70 bis 80% dunkelrot gestreift, die Schattenfrüchte sind stärker streifig, aber stets ausreichend gefärbt. Geschmack ist süßlich und fein säuerlich, das gelbe Fruchtfleisch ist saftig, mit zunehmendem Lager wird es weicher. Jonagored ist wegen seiner langen Lagerfähigkeit bis Juli ein klassischer Winterapfel.

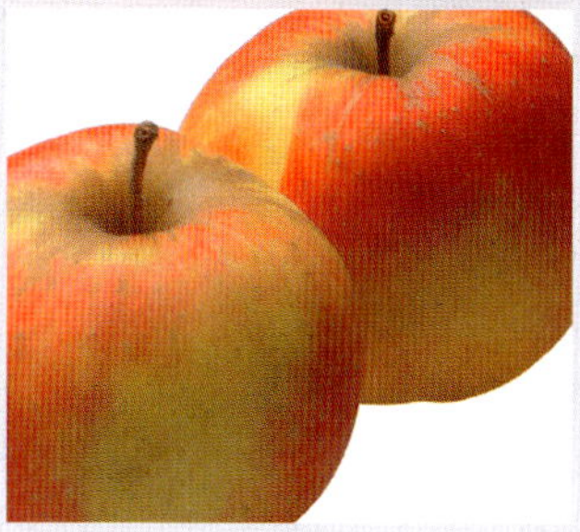

Birne

Nach dem Apfel ist die Birne die bedeutendste Kernobstart. Birnen aus heimischem Anbau sind von August bis März im Handel erhältlich. Darüber hinaus wird Importware aus Italien und Übersee angeboten. Hauptanbaugebiete für Birnen in Deutschland sind Baden-Württemberg, Niedersachsen, Bayern, Rheinland-Pfalz, Nordrhein-Westfalen und Sachsen.

Die wichtigsten Sorten für den Frischmarkt, die eine hervorragende Lagereignung mitbringen, sind:

- Alexander Lucas
  Eine späte Sorte, die ein saftiges, etwas körniges Fruchtfleisch aufweist und einen süßsäuerlichen Geschmack besitzt.
- Konferenzbirne
  Sie hat ein sehr saftiges, vollschmelzendes Fleisch. Ihr Geschmack ist süß und leicht würzig. Etwas störend beim Verzehr ist die raue, dicke und feste Schale.
- Williams Christ
  Eine sehr saftige Birne mit angenehm süßem Geschmack und einem stark muskatartigen Aroma.

Weitere Sorten, die im Handel zu finden sind:

- Concorde
- Gute Luise
- Köstliche von Charneux
- Vereinsdechantsbirne
- Pastorenbirne
- Gellerts Butterbirne
- Boscs Flaschenbirne
- Clapps Liebling

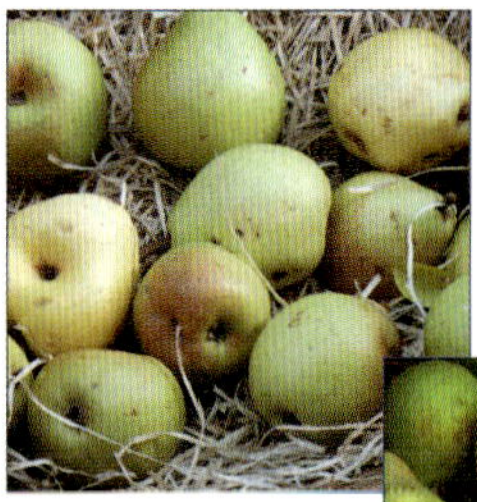

Alexander Lucas

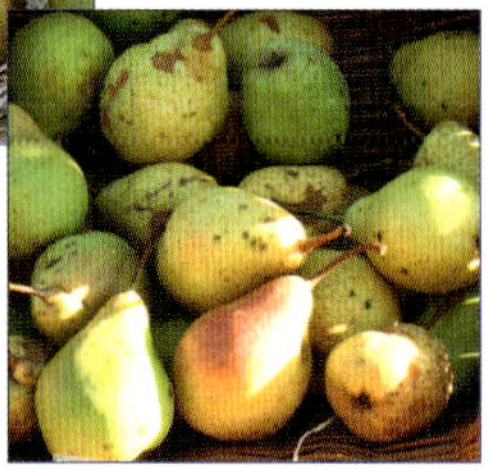

Boscs Flaschenbirne

Aronia

Die Aronia, auch als Apfelbeere bekannt, hat noch keine wirtschaftliche Bedeutung in Deutschland. Die bisher größte Apfelbeeranlage steht bei Bautzen in der Oberlausitz.

Die Aronia gehört zu den Kernobstarten, ihre kleinen, runden, violettschwarzen Früchte ähneln der der Eberesche, deshalb wird sie auch als Schwarze Eberesche bezeichnet. Das Fruchtfleisch ist tiefrot und süß bis säuerlich im Geschmack mit einem sehr herben Aroma. Aufgrund ihres hohen Vitamin- und Mineralstoffgehalts gilt sie als ausgesprochen gesund. Sie wird selten frisch verzehrt, eignet sich jedoch zur Saftherstellung, für Konfitüren, als Dörrobst oder zum Kandieren. Die Lebensmittelindustrie nutzt sie außerdem als natürlichen Farbstofflieferanten.

Quitte

Die Quitte zeichnet sich durch einen besonders hohen Pektingehalt (Geliermittel) aus. Quitten sind erst nach dem Kochen genießbar. Im Angebot sind die runde Apfelquitte und die längliche Birnenquitte.

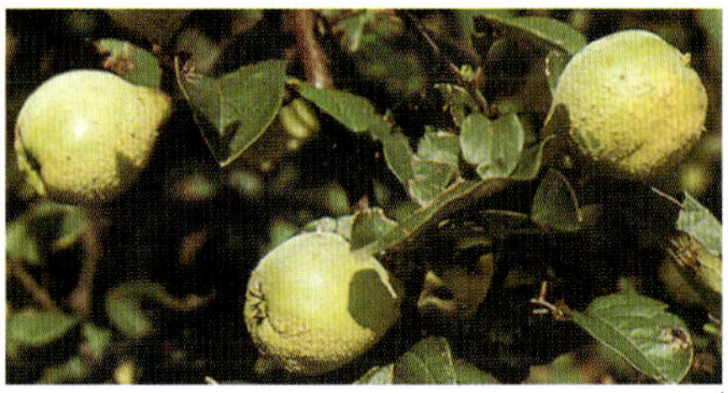

Quitten

Edel-Eberesche

Auch die Edel-Eberesche wird kaum in größeren Anlagen angebaut. Ihre Kultur beschränkt sich bisher auf den Selbstversorgeranbau.

Die 1 cm großen Früchte sind je nach Sorte orange über rot bis tief dunkelrot. Der hohe Gehalt an Vitamin C macht sie aus ernährungsphysiologischer Sicht bedeutsam und begründet ihre Bezeichnung als „Zitrone des Nordens".

Die Früchte werden zu Saft, Gelee, Konfitüre, Wein und Likör verarbeitet.

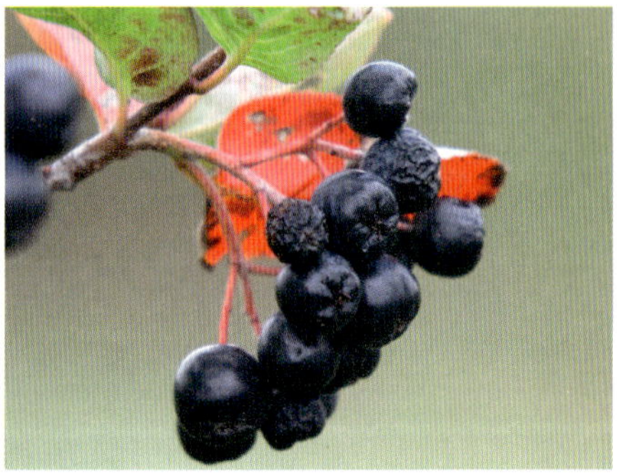

Edel-Eberesche

Gesetzliche Grundlagen

In den EG-Vermarktungsnormen für Äpfel und Birnen sind folgende Klassifizierungen festgeschrieben:

Allgemeine Erfordernisse und Mindesteigenschaften:

- Die Früchte müssen gesund, sauber, frei von vermeidbaren Rückständen von Behandlungsmitteln, von Fremdgeruch und -geschmack sein.
- Die Früchte müssen guten Ernte- und Reifezustand aufweisen und transportfähig sein.

Qualitätsklassenbezeichnungen:

- „Klasse Extra" = Früchte hervorragender Qualität, keine Fehler in Wuchs, Schale, Farbe, sortenrein.
- „Klasse I" = Früchte guter Qualität, leichte Fehler werden toleriert, jedoch sortenrein.
- „Klasse II" = Früchte marktfähiger Qualität.

Außerdem müssen Früchte in den Klassen Extra, I und II nachstehende Mindestgrößen aufweisen. Erfüllen Früchte unten angeführte Voraussetzungen nicht, dürfen sie nur zur industriellen Verwertung (Getränke, Konfitüren, Spirituosen) in Verkehr gebracht werden.

Äpfel	Klasse Extra	Klasse I	Klasse II
Großfruchtige Sorten*) Andere Sorten	70 mm 65 mm	65 mm 60 mm	65 mm 55 mm

*) z. B. Gloster 69, Golden Delicious

Birnen	Klasse Extra	Klasse I	Klasse II
Großfruchtige Sorten*) Andere Sorten	60 mm 55 mm	55 mm 50 mm	50 mm 45 mm

*) z. B. Clapps Liebling, Williams Christ

Steinobst

Pfirsich

Der Name Pfirsich stammt von der Bezeichnung „Persischer Apfel" (der Pfirsichbaum hat seine Heimat in Persien = Iran). Beliebte saftige, erfrischende Sommerfrucht. Die deutsche Produktion ist sehr gering. Die meiste Frischware wird aus Italien, Spanien und Frankreich importiert. Man unterscheidet weißfleischige und gelbfleischige Pfirsicharten.

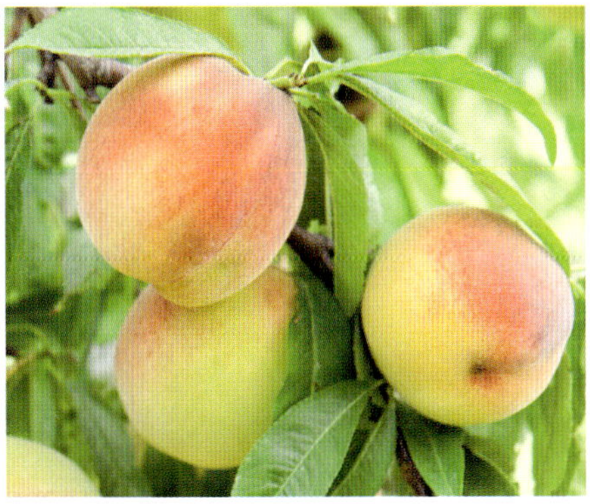

Pfirsiche

Wichtigste Pfirsichsorten

- Dixired
- Redhaven
- South Haven
- Revita
- Benedicte
- Purpurea

Gesetzliche Grundlagen

Größensortierungen:

AAAA	größte Ware – 90 mm
AAA, AA, A	Cardinal
B, C, D, E	nur am Saisonbeginn

Qualitätsklassen-Bezeichnungen

„Klasse Extra"	Pfirsiche hervorragender Qualität
„Klasse I"	Pfirsiche sehr guter Qualität
„Klasse II"	Pfirsiche guter Qualität

Nektarine

Die Nektarine ist eine Abart des Pfirsichs. Fruchtfleisch und Geschmack gleichen dem Pfirsich, typisch ist die glatte Haut. Viele neue Sorten gelangen in den Handel.

Aprikose

In Österreich wird sie Marille genannt und auch als kleiner Pfirsich bezeichnet. In Deutschland ist sie vor allem in Weinbaugegenden wie in der Pfalz, an der Bergstraße oder am Süßen See in Sachsen-Anhalt zu finden. Das Fleisch der Aprikose, je nach Sorte von weißlich bis orange, ist saftig und süß-säuerlich im Geschmack. Sie weist einen sehr hohen Gehalt an dem Provitamin A auf. Der größte Teil der Aprikosenernte wird als Frischobst vermarktet.

Zwetsche

Heimat der Zwetsche sind der Kaukasus und Kleinasien. Sie ist anspruchsvoller als die Pflaume, ist länglich in der Form und hat spitze Fruchtenden und keine Fruchtnaht.

Bei Zwetschen löst sich das Fruchtfleisch leichter vom Kern; sie verkochen wesentlich langsamer als Pflaumen. Frühzwetschen sind süß, würzig und erfrischend, Spätsorten herb, säuerlich und aromatisch.

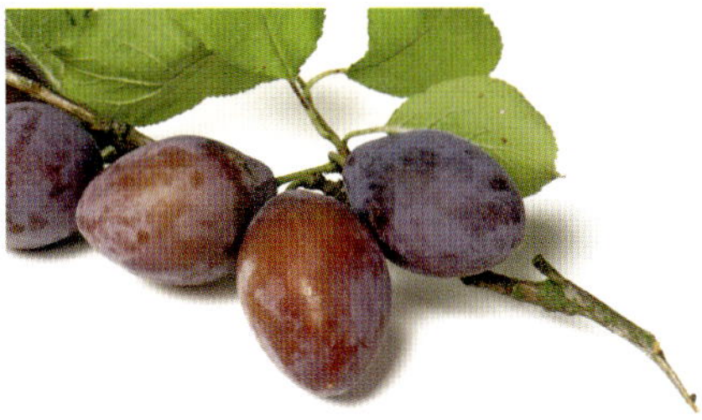

Zwetschen

Pflaume

Sie gedeiht am besten in warmer, geschützter Lage. Die Pflaume hat eine runde Form, besitzt eine charakteristische Fruchtnaht und hat lockeres Fruchtfleisch.

Sie ist zum Unterschied zur Zwetsche rötlich blau. Beliebtes Tafelobst.

Reneklode

Grün-, gelb- oder rotschalig mit weißlich hellviolettem Belag. Saftiges, gehaltreiches und süßes Fruchtfleisch. Vorzüglich als Tafelobst, das Fruchtfleisch zerkocht sich leicht.

Mirabelle

Sie wird oft fälschlich als Reneklode bezeichnet. Die Mirabelle ist kugelig und fast so klein wie die Kirsche. Ihre Schale ist gelb und hat rote Backen.

Kirschen

Wir unterscheiden süße, säuerliche Früchte als Tafelobst und die Brennkirschen zur Herstellung von Spirituosen.

Farbabstufungen von hellgelb bis dunkelrot, ja sogar schwarze Sauerkirschen findet man im Angebot.

- **Süßkirschen:** Herzkirschen, viele neue Züchtungen
- **Sauerkirschen:** Weichseln, Schattenmorellen, Amarellen

Süßkirschen

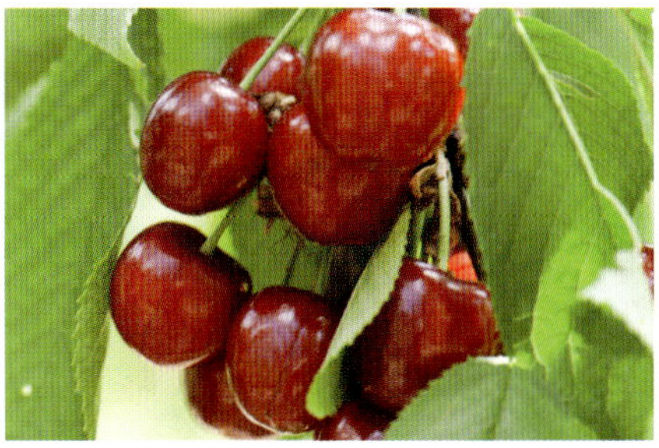

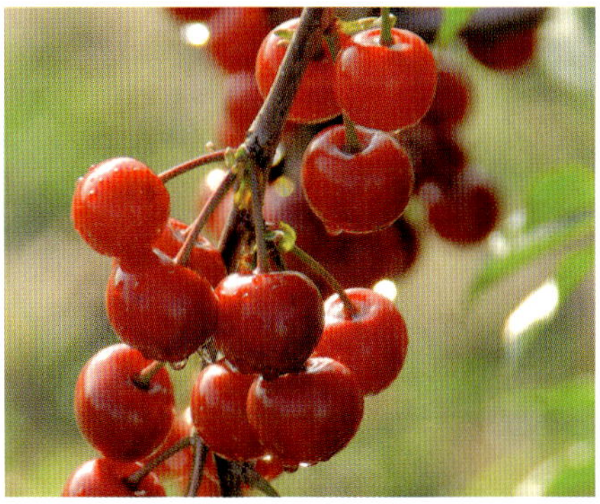

Beerenobst

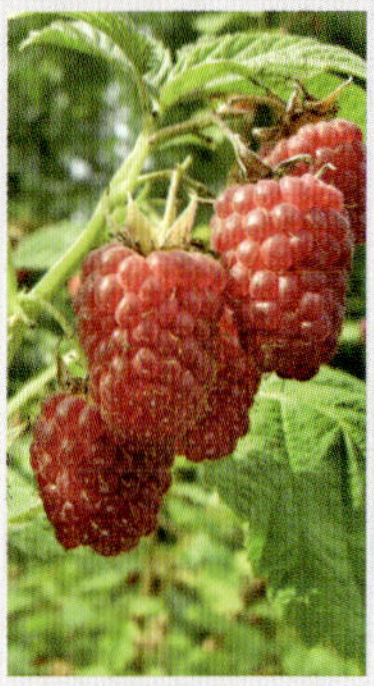

Himbeeren

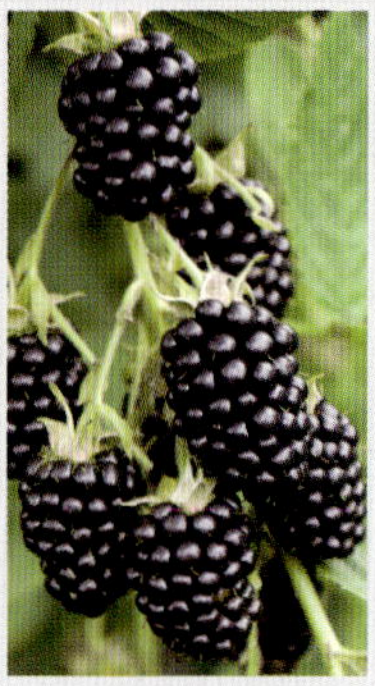

Brombeeren

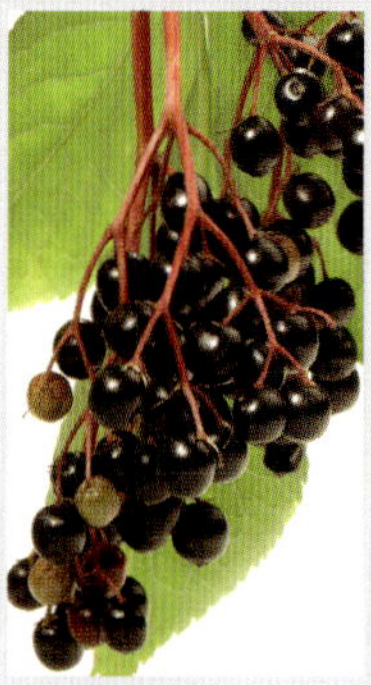

Holunder

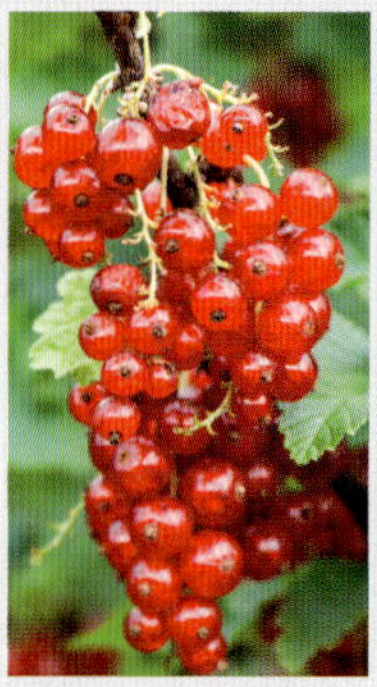

Rote Johannisbeeren

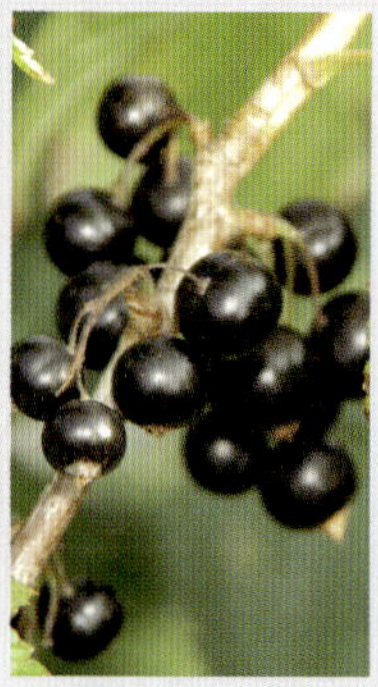

Schwarze Johannisbeeren

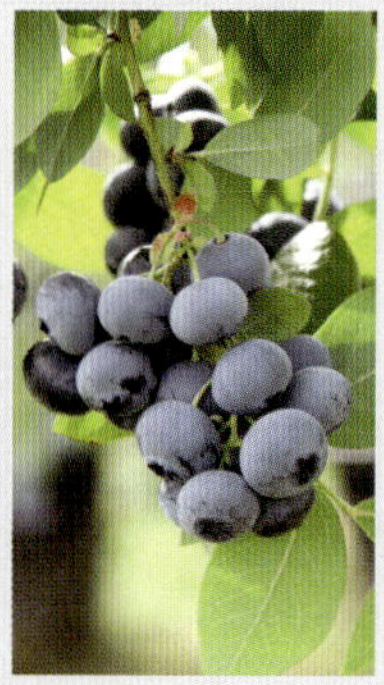

Kulturheidelbeeren

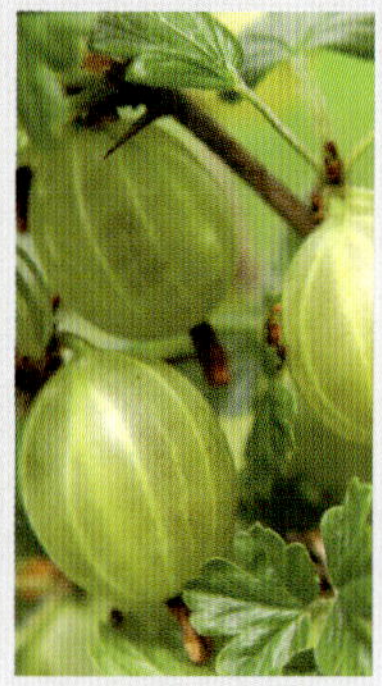

Stachelbeeren

Alle hier genannten Beerenfrüchte werden bereits als kultivierte Plantagenfrüchte angeboten. Ihre Urformen, die frei wachsend in Wald und Flur geerntet werden, werden als „Waldfrüchte", „Wildfrüchte" oder „Wildbeeren" bezeichnet.

Himbeeren

Hell- bis dunkelrote Früchte werden im Drei-Tage-Rhythmus in Plantagen geerntet, in Schalen gefüllt und frisch angeboten.

Brombeeren

Weinrot bis dunkelfarbig; meist süßlich mit typischem Aroma. Beim Pflücken löst sich der Fruchtboden nur, wenn die Früchte ganz reif sind, daher nicht lange lagerfähig.

Johannisbeeren

Weiß, rot oder dunkelfarbig; der Geschmack reicht von süß, mild-aromatisch bis herbsäuerlich.

- Rote Johannisbeeren
- Schwarze Johannisbeeren
- Weiße Johannisbeeren

Preiselbeeren

Meist „wild wachsend". Erst im gekochten Zustand entfaltet sich der herbsäuerliche typische Geschmack. Exquisite Beilage zu Wildgerichten und Schnitzel.

Heidelbeeren

Auch Blau- oder Schwarzbeeren genannt; bläulich bereift und blauschwarz. Im Handel sind vorwiegend Kulturheidelbeeren.

Erdbeeren

Die Erdbeere wird auch als die Königin der Beeren bezeichnet. Ihre Saison ist ursprünglich von Juni bis Mitte Juli. Durch Verfrühung im Tunnel oder Gewächshaus, Spätkulturen und mehrfach fruchtende Sorten gibt es deutsche Erdbeeren inzwischen von April bis Dezember. Es gibt eine Vielzahl von Sorten, marktbestimmend ist jedoch die Sorte „Elsanta". Erdbeeren enthalten sehr viel Vitamin C. Die Erdbeere ist ausgesprochen vielseitig. Mit ihrem komplexen Aroma ist sie nicht nur für den Frischverzehr geeignet, sondern wird zu Konfitüre, Saft, Wein und Sirup und vielem mehr verarbeitet. Die kleineren Walderdbeeren, die inzwischen auch kultiviert werden, übertreffen die klassische Kulturerdbeere in ihrem Aroma noch.

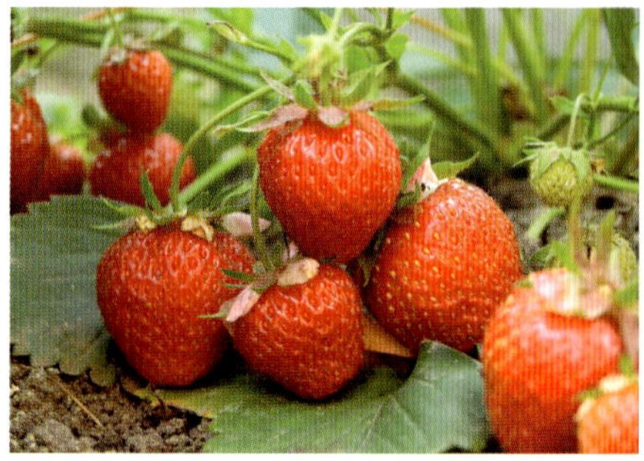

Erdbeeren

Tafeltrauben

Die Tafeltraubenproduktion in Deutschland ist noch recht gering und entwickelt sich erst seit der Änderung des Weinrechts im Jahr 2000. Mit zunehmender Erfahrung im Tafeltraubenanbau kann sich das in Zukunft rasch wandeln, denn die Tafeltraube gehört, wie auch weltweit, in Deutschland zu den wichtigsten Obstarten für den Frischverzehr. Bisher stammen die in Deutschland verzehrten Tafeltrauben meist aus Italien, Griechenland, Türkei und Spanien.

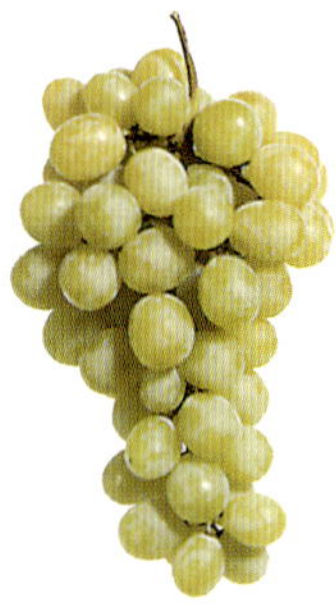

Muskattrauben

Im Gegensatz zu den kleinbeerigen Keltertrauben, aus denen Wein hergestellt wird, sind die Tafeltrauben großbeerig, süß und langstielig. In Deutschland werden für das Frischobstangebot blaue Sorten, wie Nero, Muskat bleu und Ester sowie als gelbe Sorten Palatina, Fanny, Lilla oder Angela angebaut.

Holunder

Der plantagenmäßige Anbau von Holunder spielt in Deutschland kaum eine Rolle. Meist wird er in Gärten und Wäldern geerntet und auf Wochenmärkten oder ab Hof verkauft. Die schwarzen Früchte sollten erst zur Vollreife geerntet und auf keinen Fall roh verzehrt werden, sie enthalten ein giftiges Blausäureglycosid, das jedoch durch Erhitzen abgebaut wird. Aus frischen Holunderbeeren wird Saft hergestellt, Gelee, Fruchtsuppen, Sirup und Likör. Von der Lebensmittelindustrie wird er zur Farbstoffgewinnung genutzt.

Sanddorn

Auch der Sanddorn ist eher als Wildpflanze bekannt. Inzwischen werden aber auch einige Kultursorten in Plantagen angebaut. Die beerenähnlichen, in der Vollreife orangefarbenen Früchte haben ein weiches, säuerliches Fleisch. Zu Beginn der Reifezeit (je nach Sorte August/September) sind die Früchte am aromatischsten und weisen einen sehr hohen Gehalt an Vitamin C auf.

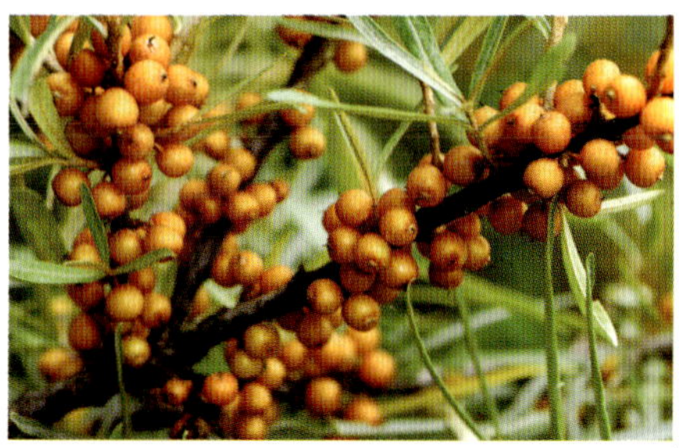

Sanddorn

Sanddornbeeren sind nicht für den Frischverzehr geeignet. Sie werden zu Saft, Konfitüre und Gelees verarbeitet und anderen Getränken zur Vitamin C-Anreicherung zugefügt.

Kiwai

Als Kiwai bezeichnet man kleinfruchtige Kiwis, die unter den klimatischen Verhältnissen Deutschlands gedeihen, jedoch bisher nur im Kleingartenbereich Bedeutung haben. Die Früchte sind walnussgroß, sehr süß und weisen einen hohen Gehalt an Vitamin C auf. Ihre glatte dünne Schale kann mit verzehrt werden. Man nutzt sie als Frischobst und zur Verarbeitung zu Gelee, Konfitüre und Saft. Die Ernte beginnt Ende September. Gekühlt sind die Früchte dann bis zum Ende des Jahres haltbar.

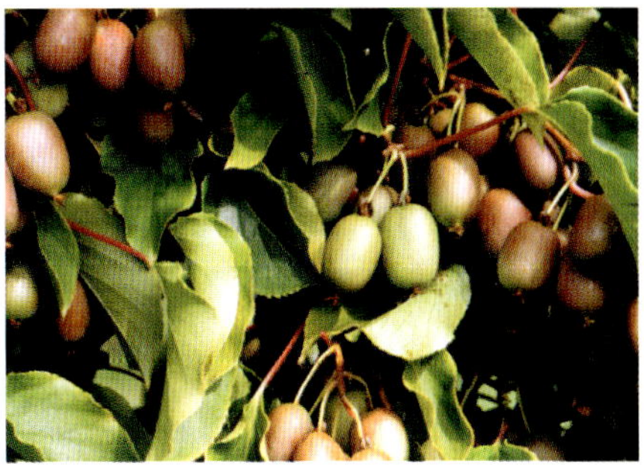

Kiwai

Schalenobst

Schalenobst weist derb-trockenhäutige, ungenießbare Fruchthüllen auf, die öl- bzw. stärkereiche Samen umschließen. Schalenobst dient nicht nur dem Rohgenuss, sondern ist auch eine beliebte Backzutat. Manche Schalenobstarten werden auch zur Ölgewinnung verwendet (Kokosnuss).

Mohn ist kein Schalenobst, wird jedoch wegen des ähnlichen Verwendungszwecks hier angeführt.

Walnüsse und Haselnüsse

Die Kerne eignen sich zum Rohgenuss und als Zutat für Backmassen, Torten und dergleichen mehr. Ausgelöste Nüsse sind kürzer haltbar als jene mit Schale. Die wichtigsten Walnuss- und Haselnusslieferanten sind die Türkei, Italien, Spanien, Frankreich und die USA (Kalifornien).

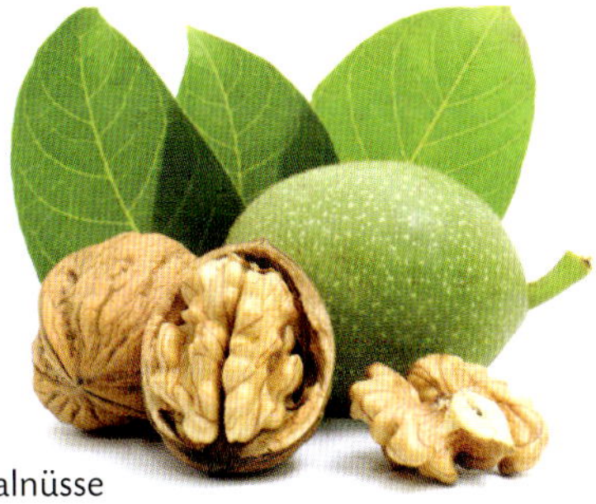

Walnüsse

Mandeln

Früchte des Mandelbaumes; im Handel sind praktisch nur süße Mandeln. Bittere Mandeln enthalten ein blausäurehaltiges Enzym und sind daher gesundheitlich bedenklich. Das im Handel erhältliche Bittermandelöl ist meist künstlichen Ursprungs, es ist kein fettes Öl, sondern ein Aromastoff und enthält keine Blausäure. Hauptlieferanten für Mandeln sind die Mittelmeerländer und Kalifornien.

Mandeln sind „der Rohstoff" für die Marzipanerzeugung. Geröstet und gesalzen sind sie ein beliebter Knabberartikel.

Kokosnüsse

Früchte der Kokospalme. Die Frucht selbst ist kinderkopfgroß. In den Handel kommt jedoch nur der Kern. Im Kern befinden sich der weiße Samen (Kokosfruchtfleisch) und die Kokosmilch.

Durch Auspressen des weißen Samens erhält man Kokosfett; das restliche weiße Samenfleisch wird zu Kokosraspeln verarbeitet.

Pistazien

Grüne Samen mit braunroter Samenhaut der Steinfrüchte des Pistazienbaumes; kommen aus Zentral- und Nordasien, den Mittelmeerländern und den USA; mandelartiger Geschmack. Wichtiger Aromaträger im Konditorei- und Speiseeisbereich. Als gesalzenes Knabberprodukt sehr beliebt.

Paranüsse

Aus Brasilien stammende Nussart. Der weiße Kern wird von einer harten dreikantigen dunkelbraunen Schale umschlossen. Schwer zu öffnen, jedoch sehr aromatisch. Als Einzelfrucht im Handel erhältlich und als Teil von Nussmischungen (Studentenfutter).

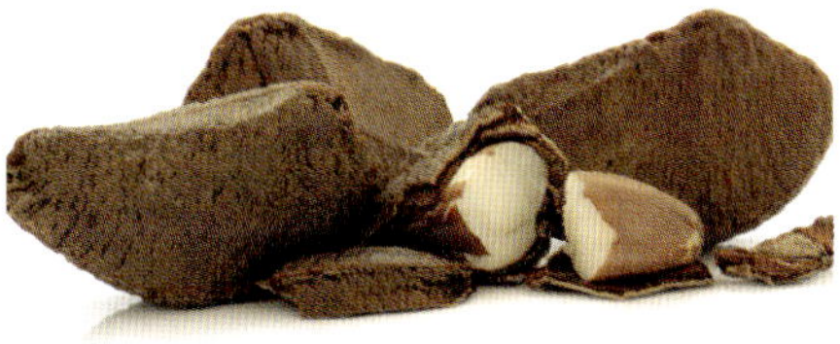

Paranüsse

Pignolien (Pinienkerne)

Weiße bis graugelbe, kleine, ovale Samen der Pinie (Kiefernart). Die sogenannten Pinienkerne schmecken mandelartig und leicht süß. Röstet man die Kerne, wird ihr Geschmack verstärkt. Pinienkerne gehören zur mediterranen und orientalischen Küche. Sie werden zum Garnieren von Salaten, Süßspeisen, Fleischgerichten und Reis verwendet. Man benutzt sie als Zutat in Backwaren und sie gehören zum klassischen „Pesto alla genovese".

Den Pignolien ähnlich sind die Samen der Zirbelkiefer (Zirbelnüsse).

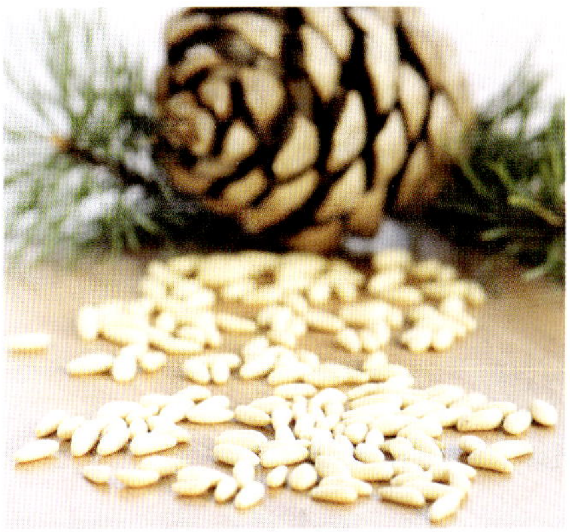

Pinienzweige, Zapfen und Kerne

Cashewnüsse

Steinfrüchte (Samen) des in Brasilien beheimateten Cashew- oder Acajoubaumes; sie sitzen herausragend am unteren Ende des Cashew-Apfels und werden auch „Westindische Elefantenläuse" genannt. Sie werden in Nussmischungen oder leicht gesalzen als Einzelfrüchte angeboten.

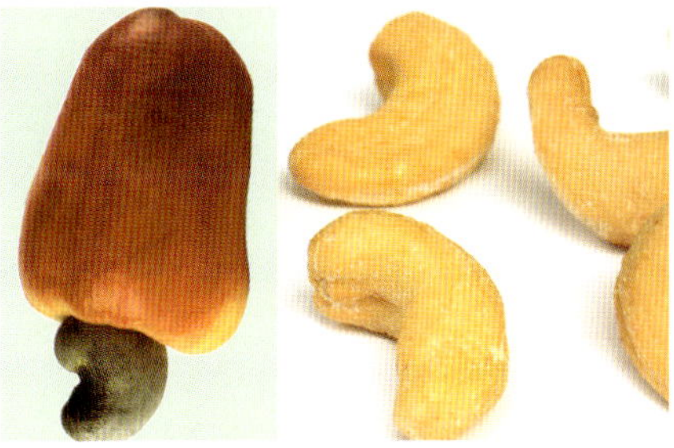

Cashewnüsse

Pekannüsse

Eine längliche, der Walnuss ähnliche Nuss aus den USA. Dünnschalig, daher leicht zu knacken.

Edelkastanie

Edelkastanien bzw. Maronen oder Esskastanien sind die von der Fruchthülle befreiten Früchte des echten Kastanienbaumes.

Im Inneren befindet sich ein stärkehaltiger Kern. Sie werden vor Verwendung gekocht und geröstet.

In Deutschland finden sich einige Bestände an Esskastanien in Gebieten des Oberrheingrabens und im Maintal, die im Handel erhältlichen Maronen sind jedoch meist aus Frankreich und Italien. Sie werden geröstet verzehrt, als Beilage zu Wild gereicht, glasiert als süße Spezialität oder als Maronencreme, einem Erzeugnis aus Wasser, Zucker und Maronenmark, verkauft.

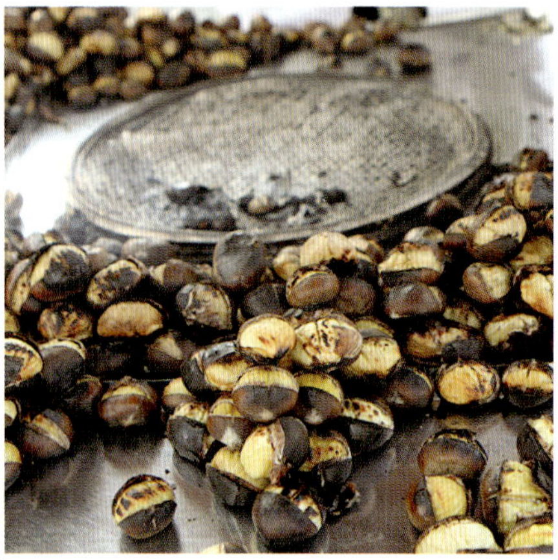

Heiße Maronen

Macadamianuss

Sie ist nach ihrem Entdecker Dr. Macadam benannt und wird ihrer Herkunft nach auch als Australnuss bezeichnet. Heute wird sie, außer in Australien, auch in Amerika und Afrika angebaut. Macadamianüsse kommen nur geschält in den Handel, da ihre Schale extrem hart ist. Sie ist süßlich-nussig, hat einen sehr hohen Fettgehalt und ist recht teuer. Außer als unbehandelte oder geröstete und gesalzene Nusskerne findet man Macadamianüsse auch in Form von Öl im Handel. Verarbeitet wird sie zudem in Konfekt, Backwaren und in Eis.

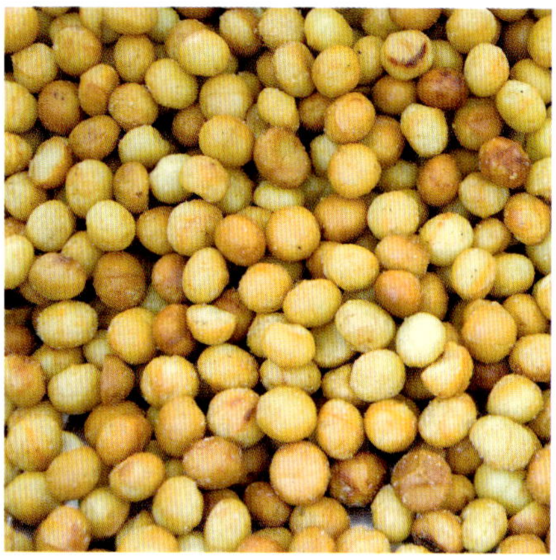

Macadamianüsse

Mohn

Unter Mohn versteht man die reifen Samen verschiedener kultivierter Arten der Mohnpflanze, die wegen ihrer Zusammensetzung und ihres Geschmacks ähnliche Verwendung finden wie manche Schalenobstarten.

Die stark ölhaltigen, nussig duftenden Samen des Mohns werden für Süßspeisen, Kuchen und die böhmischen Germknödel verwendet. Das klassische Mohnanbaugebiet ist Österreich, wo der Anbau von Mohn, im Gegensatz zu Deutschland, erlaubt ist. Kalt gepresst liefert die Mohnsaat das hochwertige Mohnöl.

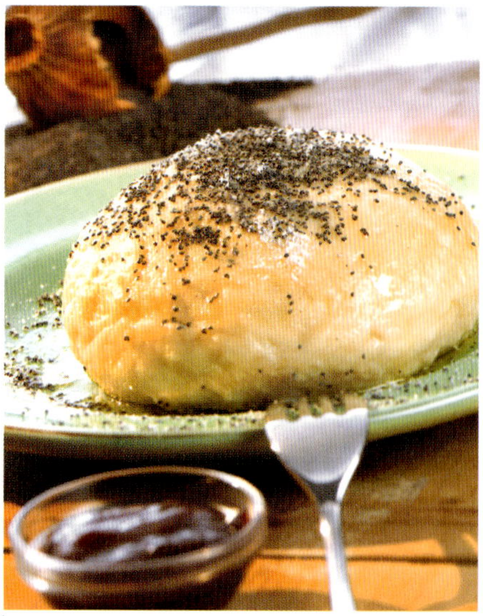

Germknödel mit Mohnsamen

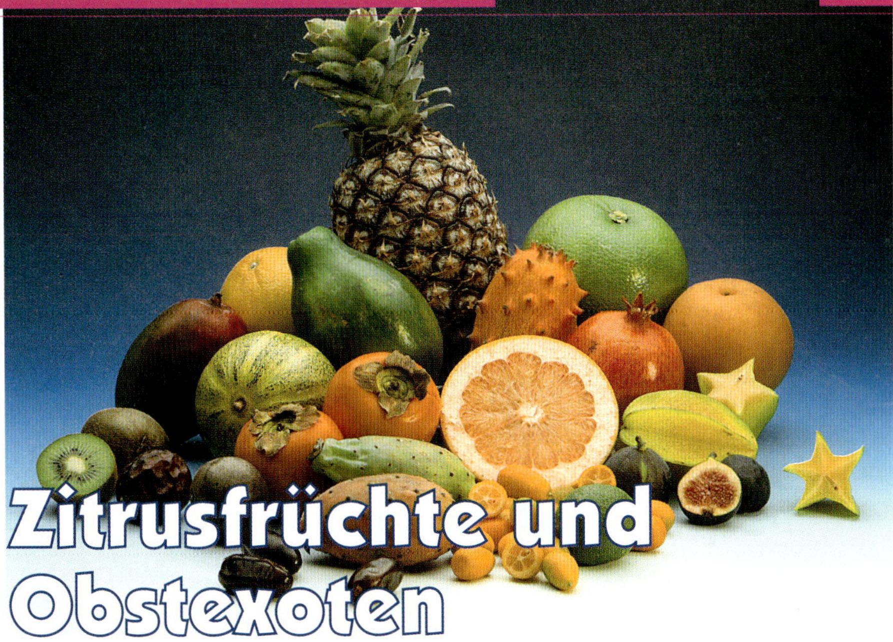

Zitrusfrüchte und Obstexoten

Zitrusfrüchte sind Beeren von ursprünglich aus Südostasien stammenden Zitrus-Gewächsen. Sie enthalten ätherische Öle, die ihnen den charakteristischen Duft verleihen. Heute werden sie im Mittelmeerraum angebaut, da sie im mediterranen Klima gut gedeihen. Obstexoten stammen aus den Tropen und Subtropen, in Mitteleuropa fühlen sie sich nur selten wohl.

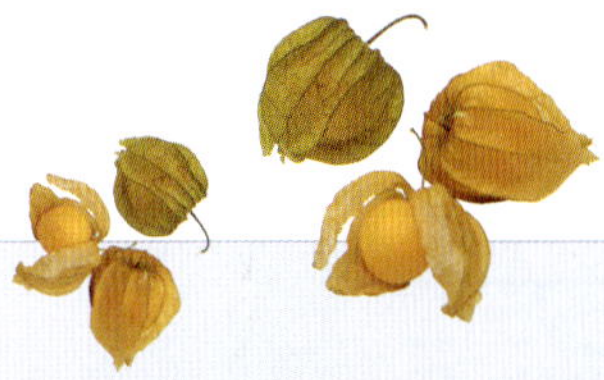

Wussten Sie, dass

- es alleine 120 Zitronenarten geben soll?
- die Orangenbezeichnung „Apfelsine" aus dem Chinesischen („Sina-Apfel") stammt?
- in jedem deutschen Privathaushalt pro Jahr etwa 14 kg Bananen verzehrt werden?
- der Name Grapefruit vom englischen Wort *grape* (= „Traube") stammt? Sie wachsen traubenförmig gebündelt.
- die Ecuadorianer jährlich pro Person 255 kg Bananen essen?

Gesetzliche Grundlagen

Auch Zitrusfrüchte (ausgenommen Grapefruits) unterliegen EG-Vermarktungsnormen. Diese fordern das Inverkehrbringen gesunder, insbesondere frei von Pflanzenkrankheiten, von Frostschäden sowie Lager- und Transportschäden bestehender Früchte.
Bei Zitrusfrüchten ist ein Mindestsaftanteil festgeschrieben:

▪ Primofiori- und Verdelli-Zitronen	20 %
▪ sonstige Zitronen (Limoni, Vernas)	25 %
▪ Orangen	30–35 %
▪ Mandarinen	33 %
▪ Clementinen	40 %

Qualitätsbezeichnungen

„Klasse Extra"	Früchte hervorragender Qualität
„Klasse I"	Früchte guter Qualität
„Klasse II"	Früchte marktfähiger Qualität

Zitrusfrüchte, die in keine dieser Klassen eingestuft werden können, dürfen nur für die Industrieverwertung (Konzentrat- und Saftherstellung) verwendet werden. Bei Zitrusfrüchten, deren Schale üblicherweise verwendet wird – beispielsweise Zitronen –, muss die Verwendung von Schalenkonservierungsmitteln angegeben werden (z. B. Schale nicht zum Verzehr geeignet).

Zitrusfrüchte

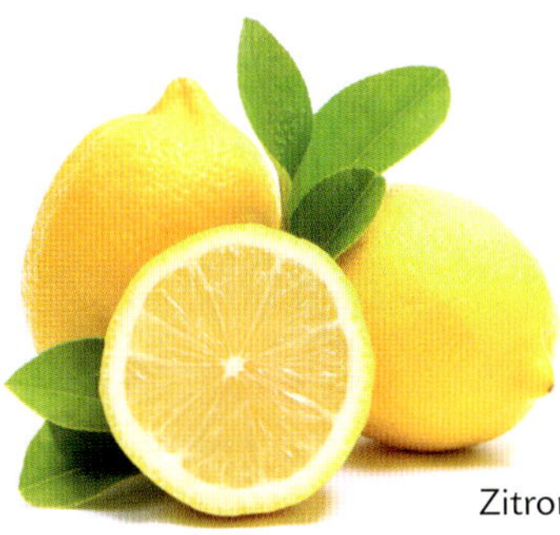

Zitronen

Zitrone

Deutschland bezieht Zitronen hauptsächlich aus Spanien und Argentinien.

Zitronenbäume können das ganze Jahr über blühen und fruchten und werden jährlich dreimal beerntet.

Auch grüne Zitronen sind reif. Sie werden vor Inverkehrbringen in Wärmekammern bei 30 °C nachgereift und hinterher konserviert.

Zitronensaft ist zur Aromatisierung und Verfeinerung der verschiedensten Speisen aus keiner Küche wegzudenken. Die geriebene Schale frischer unbehandelter Zitronen und getrockneter Schalen wird als Würzmittel und Garnitur für Gebäck und Süßspeisen verwendet. Verarbeitet findet die Zitrone als Schalenöl und als Saft und Saftkonzentrat Verwendung.

Limette

Verwandte der Zitrone. Sie hat doppelt so viel Saft, ist grasgrün, kernlos und hat eine milde Säure.

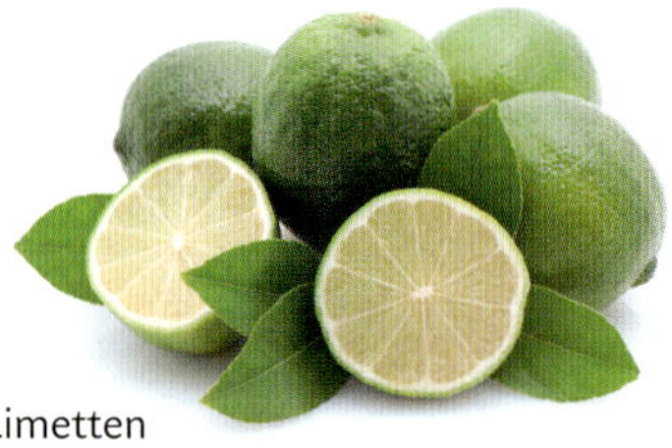

Limetten

Pomeranze

Die Pomeranze ist eine Bitterorange mit extrem herbem Geschmack. Sie war die erste Orangenart, die importiert wurde. Sie ist sehr lange haltbar. Heute dient sie der Orangeatherstellung.

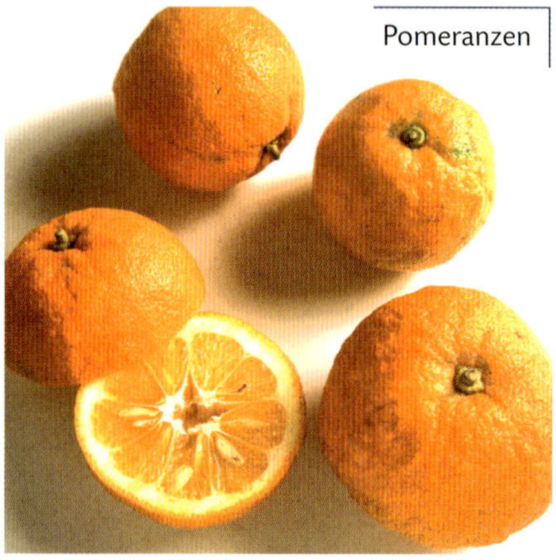

Pomeranzen

Orange

Bekannt ist die Orange auch als Apfelsine (Apfel aus China). Im Winterhalbjahr stammen die Orangen meist aus Spanien, im Sommerhalbjahr ist Südafrika der wichtigste Lieferant. Mehr als 400 Orangensorten gibt es, wobei in Deutschland nur etwa 20 Sorten gehandelt werden. Sie werden in vier Sortengruppen eingeteilt:

- Navel-Orangen: Große, kernfreie, früh reifende Orangen mit kegelförmiger Zweitfrucht. Sie sind die beliebtesten Essorangen und lassen sich gut schälen. Zum Saften eignen sie sich nicht, da ihr Saft bitter wird.
- Gewöhnliche Orangen (Blondorangen): Hervorragende Saftorangen mit höherem Zuckergehalt als Navel-Orangen, allerdings mit vielen Kernen.
- Pigmentierte Orangen: Je nach Farbe spricht man von Doppelblut-, Vollblut- und Halbblutorangen. Sie haben ein fruchtiges kirsch- oder himbeerenähnliches Aroma.
- Säurefreie Orangen (Zuckerorangen): Ihr Säuregehalt liegt bei etwa 0,1 % (andere Orangen 1 bis 1,5 %), was sie vor allem bei Kindern beliebt macht.

Grapefruit

Runde Frucht mit leicht säuerlich bitterem Geschmack. Die Hauptart ist jene mit gelb-grünlichem Fruchtfleisch. Am Markt werden jedoch auch rosa- und rotfleischige Sorten mit milderem Geschmack angeboten. Die Grapefruit ist lange haltbar und hat verdauungsfördernde Wirkung.

Sorten:

- Yarden River
- Sunrise (tiefrot)
- Red blush (rot)
- Pink (rose)
- Pomelita (süßliche Grapefruit)

Grapefruitsorten

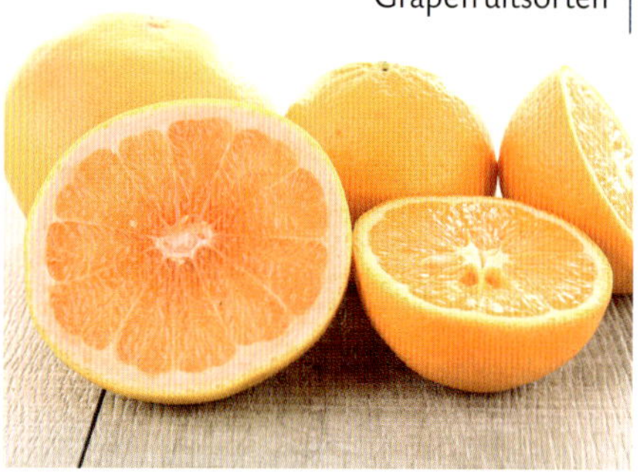

Mandarine

Frucht des Mandarinenstrauchs bzw. Mandarinenbaums. Ihr Name kommt von „Mandara", der Insel Mauritius, ihrem Ursprungsgebiet. Heute wird sie aus allen Ländern mit warmem Klima importiert. Süße, aromatische Frucht mit Kernen.

Clementine

Sie ist eine Zufallskreuzung zwischen Mandarine und Pomeranze. Sie ist rotorange, sehr süß, hat keine Kerne und ist leicht schälbar.

Tangelo

Grapefruit-Mandarinen-Frucht, aromatisch-süß.

Tangerine

Kleinste Mandarinenfrucht.

Satsuma

Sie ist die am frühesten reifende mandarinenartige Frucht mit leicht löslicher Schale. Sie ist kernlos und hat daher der Mandarine den Rang abgelaufen.

Temple

Natürliche Kreuzung zwischen Mandarine und Orange. Tiefrote, leicht grobe Schale. Das saftige, kräftige Fruchtfleisch ist kernreich und erinnert im Geschmack an die Grapefruit.

Topaz

Kreuzung von Orange und Tangerine.

Mineola

Kreuzung von Grapefruit und Tangerine; große, glockenförmige Frucht mit Kernen, zartfleischig.

Wilking

Kreuzung von Mandarine und Temple, kräftig aromatischer Geschmack, saftig, spätreif.

Pampelmuse

Große birnenförmige Zitrusfrucht, die im Geschmack der Grapefruit gleicht. Wird auf asiatischen Märkten abgeboten.

Pomelo

Meist birnenförmige, große Zitrusfrucht mit feinem, süßem Geschmack. Grün-gelbliche Schale, große innere Frucht-Einzelkammern und kompaktes Zitrusfruchtfleisch zeichnen diese Frucht aus. Sie ist eine Weiterentwicklung der Pampelmuse und stammt aus Israel.

Zedratfrucht

Die „Zitronatzitrone" ist eine 1–2 kg schwere, grüne Frucht. Die halbierten, von den Kernen befreiten Früchte werden kandiert. Das kandierte Produkt nennen wir „Zitronat" oder „Sukkade".

Limequat und Kumquat

Zwergzitrone und Zwergorange mit genießbarer Schale. Limequat und Kumquat stammen aus China und Japan. Sie werden wegen ihres säuerlich würzigen Geschmacks als Cocktailfrüchte und kandierte Früchte geschätzt.

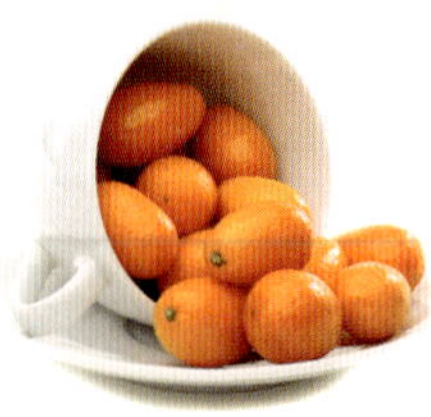

Kumquats

Sweetie

Kreuzung von Grapefruit und Pomelo. Ovale Frucht mit dicker, grüner bis gelblich grüner Schale. Tiefgelbes, süßes Fruchtfleisch.

Küchenpraxis

Filetieren von Orangen:

- Orangen oben und unten gerade schneiden.
- Die Schale einschließlich der weißen Haut mit dem Messer entfernen.
- Die Filets zwischen den Häuten herausschneiden.
- Saft auffangen.
- Orangenfilets je nach Verwendungszweck anrichten und etwas Saft darüberträufeln.

Südfrüchte – exotische Früchte

Ananas

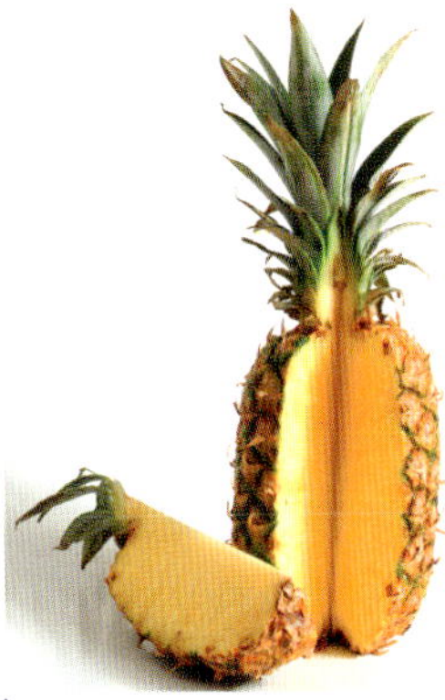

Ananas

Die Ananas ist die Frucht einer Staude mit lanzettförmigen Blättern. Sie ist hocharomatisch, saftig und gilt als die Königin der Südfrüchte. Ananas kommen aus der gesamten tropischen Region; Hauptlieferländer sind jedoch die USA, Südafrika, Kenia und die Karibik.

Avocado

Die Avocado ist eine birnenförmige Steinfrucht mit lederartiger, grüner Haut; der Innenkern ist bei idealem Reifegrad gut lösbar. Sie hat auch den Namen „Butterfrucht" – der Gehalt an Fett (Avocadoöl) beträgt 30 %. Das Avocadofruchtfleisch hat cremige Konsistenz und schmeckt leicht nussartig.

Avocado

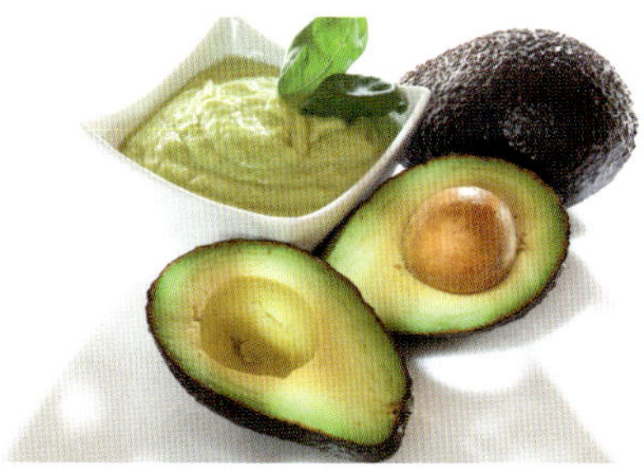

Avocados werden meist als Brotaufstrich oder Dipp („Guacamole") verwendet. Dazu schneidet man die Frucht der Länge nach am Kern entlang durch, entfernt diesen und hebt das Fleisch mit einem Löffel aus der Schale, püriert und würzt die Masse je nach Geschmack. Um die Braunfärbung des Fruchtfleischs zu verhindern, muss man es mit etwas Zitronensaft beträufeln. Zum Kochen eignet sich die Avocado nicht, das Fleisch wird bitter und verliert an Aroma.

Banane

Bananen werden grün geerntet, in Kartons mit Folie verpackt und auf Kühlschiffen in europäische Häfen gebracht. In den Reifekammern unserer Obstgroßhändler erreichen sie dann die Genuss- bzw. Handelsreife.

Man unterscheidet

- **Obstbananen**,
- **Rote Bananen** mit roter Schale und leicht rötlichem Fruchtfleisch,
- **Babybananen** sind kleine Früchte mit besonders intensivem Aroma,
- **Apfelbananen** sind kleine Früchte mit apfelsaurem Aroma,
- **Kochbananen** sind große Früchte mit hohem Stärkegehalt, verwendet als Beilage wie Kartoffeln.

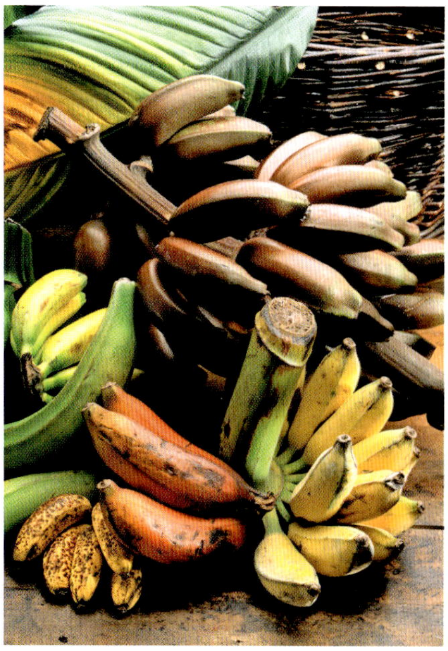

Unterschiedliche Bananensorten

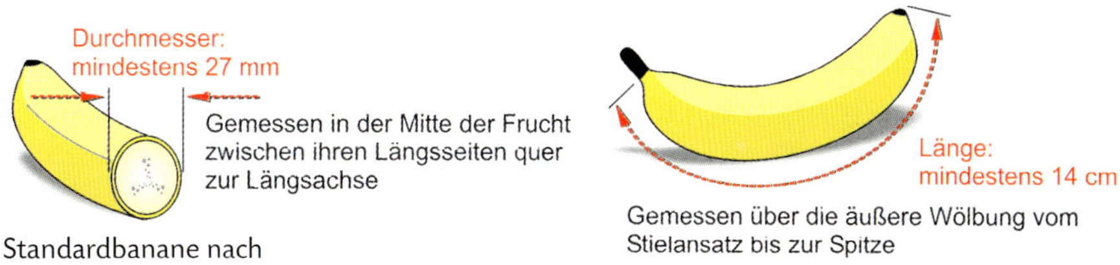

Standardbanane nach EU-Verordnung

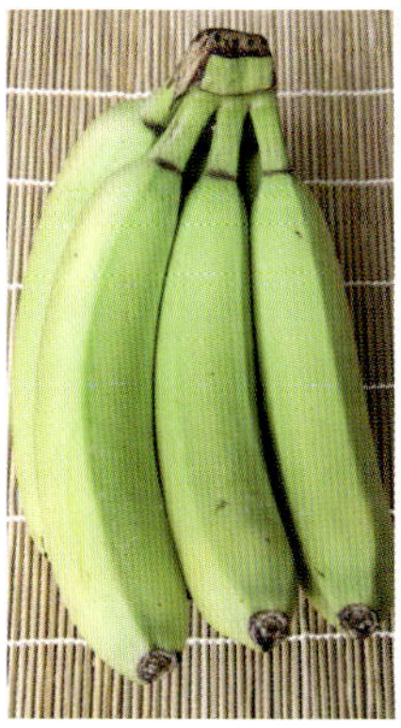	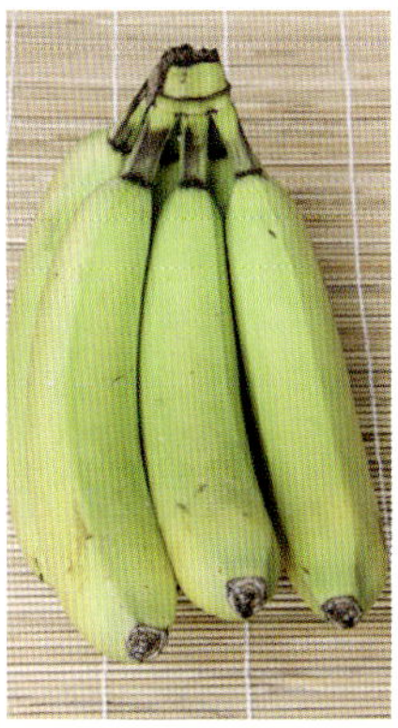	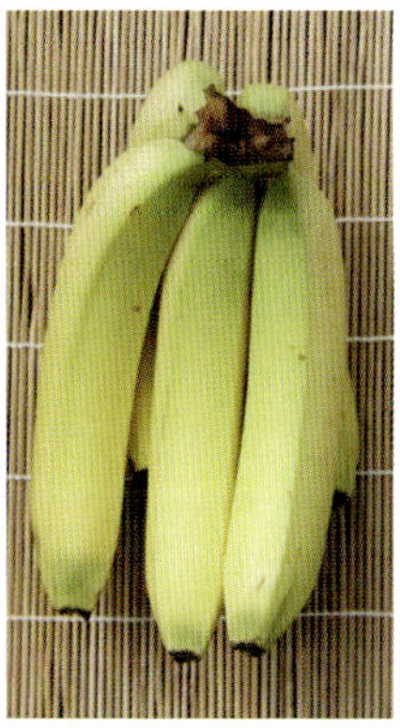	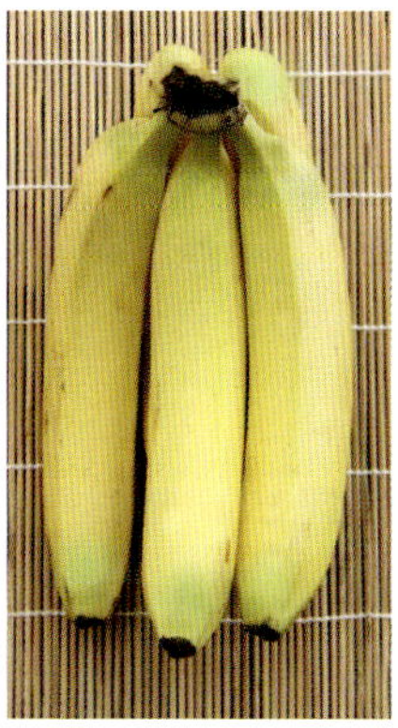	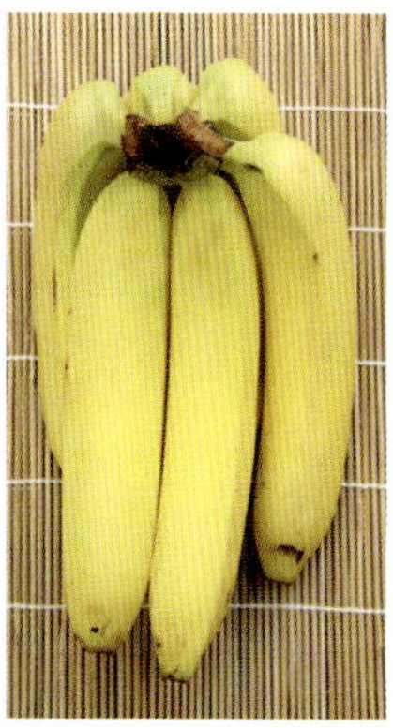	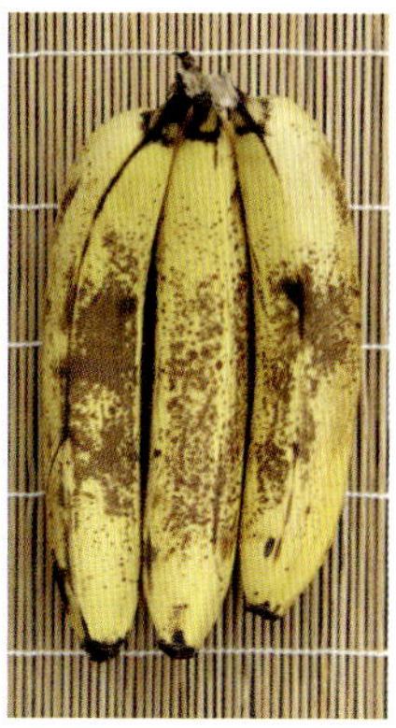
1. **Grün** Normale Farbe bei Ankunft	2. **Leicht grün** Änderung entsteht durch die Reifeperiode	3. **Mehr gelb als grün** Empfohlene Farbe für die Einzelhandelsauslieferung bei kaltem Wetter	4. **Gelb mit grünen Spitzen** Ideale Farbe für die Zurschaustellung im Einzelhandel	5. **Vollgelb** Geeignet für Verkauf und Verzehr	6. **Vollgelb mit Zuckerflecken** Voll reif, bestes Aroma und höchster Nährmittelgehalt

Anona
Ursprünglich aus Südamerika, wird sie heute überall in den Tropen angebaut. Es gibt mehrere Arten von Anonen. Eine davon ist die **Cherimoya** oder **Chirimoya**: Die Frucht ist grünlich und hat schuppenartige Haut, die sich bei eintretender Reife leicht dunkel verfärbt. Der Geschmack erinnert an Erdbeeren. Eine andere Art wird **Zimtapfel** genannt.

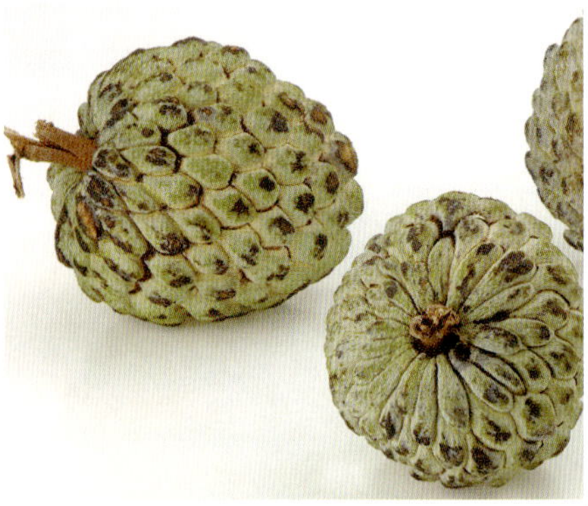

Anonas

Brotfrucht
Reich an Nährstoffen, wird in den Tropen als Grundnahrungsmittel verwendet.

Dattel
Frische Datteln sind beschränkt haltbar, daher auch meist getrocknet (in Kistchen oder kleinen Schachteln) im Handel (siehe auch „Trockenobst").

Drachenfrucht
Die Drachenfrucht, auch unter den Namen Pitaya, Pitahaya oder englisch Dragonfruit bekannt, ist die Frucht einer Kakteenart aus Südamerika. Es gibt sie mit gelber Schale und hellem Fruchtfleisch, das sehr aromatisch schmeckt. Im Handel finden wir jedoch meist die Sorte mit roter glatter Schale und leuchtend rotem Fruchtfleisch, das nicht ganz so aromatisch schmeckt. Es wird aus der aufgeschnittenen Frucht gelöffelt oder unter Obstsalat gemischt.

Feige
Frische Feigen sind kleine, birnenförmige Früchte, die je nach Sorte grün, gelb oder violett-schwarz sind. Frische Früchte dürfen nicht aufgesprungen sein. Im Handel meist in getrockneter Form – im Kranz oder in Folienverpackung – zu erhalten (siehe auch „Trockenobst").

Kaki
Auch „Kakifrucht", „Kakifeige", „Götterpflaume" oder „Sharonfrucht" genannt; gelbrote bis purpurfarbene Frucht des Dattelpflaumenbaums. Verhältnismäßig große Frucht mit dicker Haut und zwei großen, schwarzen Kernen. Typisch ist ein Fruchtblattkreuz an der Fruchtoberfläche. Vom Aussehen her ähnelt sie einer Tomate.

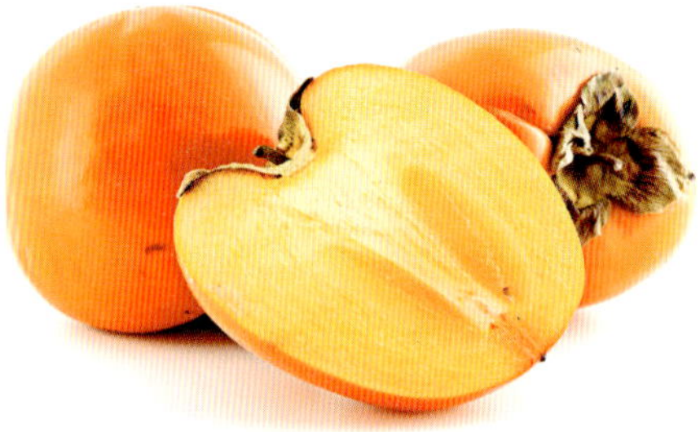

Kakis

Litschi
Die Frucht gleicht in der Form einer großen Nuss. Litschis sind milde, aromatische und wohlschmeckende Früchte mit braunroter Schale. Sie haben weiß-glasiges Fruchtfleisch und in der Fruchtmitte einen schwarzen Kern. Der Geschmack erinnert an Erdbeeren. Litschis werden gerne als Cocktailfrüchte verwendet.

Kaktusfrucht und Kaktusfeige
Die Kaktusfrucht hat saftig-süßes, vitaminreiches Fruchtfleisch. Die Schale ist orangerot, mit einzelnen Stacheln besetzt und erst nach einem Nachreifeprozess genießbar. Die Stacheln werden meist schon vor der Verpackung entfernt, doch ist Vorsicht beim Schälen geboten.

Kiwi
Kiwis werden auch als chinesische Stachelbeeren bezeichnet. Sie kommen aus Neuseeland, Israel und Italien, werden unreif geerntet und entwickeln ihr Aroma durch die Reifegase anderer Früchte, wie Äpfel, Birnen usw. Ihren Namen hat die Kiwi vom neuseeländischen Laufvogel „Kiwi". Sie hat einen hohen Vitamin-C-Gehalt.

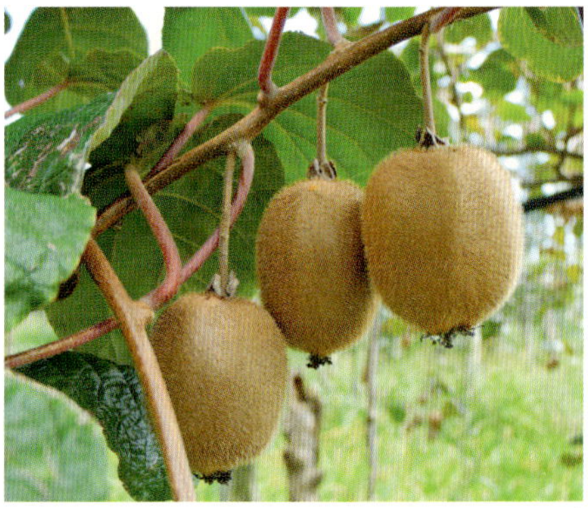

Kiwis

Granatapfel
Der Granatapfel gedeiht in allen tropischen und subtropischen Gebieten. Das säuerliche, rote, geleeartige Fruchtfleisch ist mit vielen Kernen versetzt. Meist wird deshalb nur der Saft der Frucht verwendet und zu Gelee, Konzentrat oder in Süßspeisen verarbeitet.

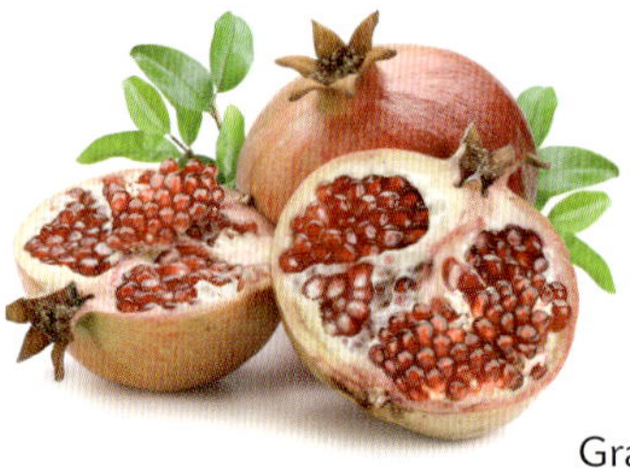

Granatäpfel

Guave
Die Guave ist eine apfel- oder birnenförmige Baumfrucht mit roter oder gelber Schale. Das Fruchtfleisch ist orangefarbig. Die Frucht enthält sehr viele Kerne und schmeckt angenehm süß-säuerlich. Sie enthält fünfmal so viel Vitamin C wie eine Zitrone. Sie kommt aus Mexiko, Kalifornien und Israel.

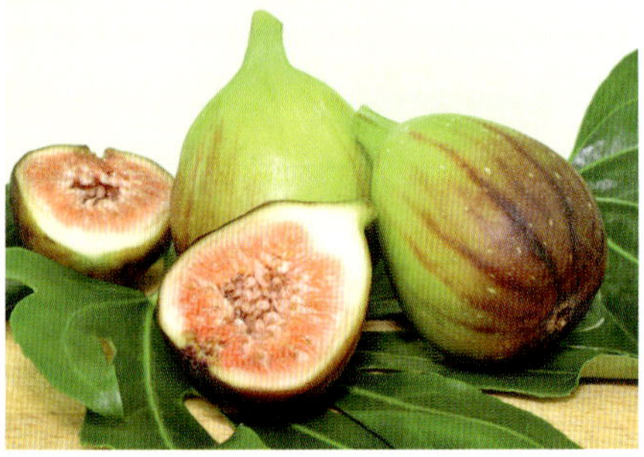

Feigen

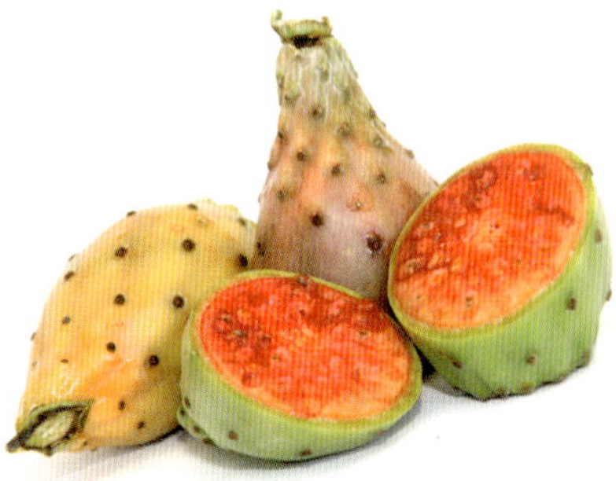

Kaktusfrüchte

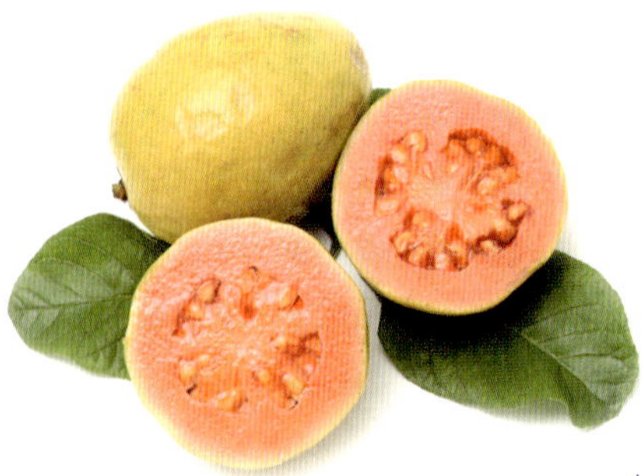

Guaven

Rambutan

Das Fruchtinnere gleicht der Litschi, die Außenschale hat lange, weiche, rote Haare.

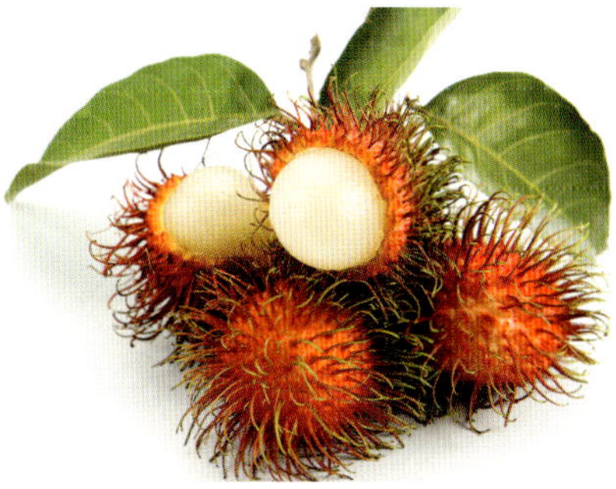

Rambutans

Passionsfrucht

Gelbe, grüne, rote oder schwarz-violette Früchte sind im Handel. Sie haben aber den gleichen süß-aromatischen Geschmack.

Das Innere der Frucht ist ein geleeartiges Fruchtmus mit kleinen, essbaren Kernen, das an verschiedene exotische Früchte erinnert.

Der Geschmack der Passionsfrucht ist in vielen Produkten der Getränkeindustrie sowie in Milchmixgetränken vertreten. Dort bezeichnet man das Aroma der Passionsfrucht als „Maracuja".

Passionsfrüchte kommen aus Brasilien, Florida, Afrika, Neuseeland, Australien, Hawaii.

Passionsfrüchte

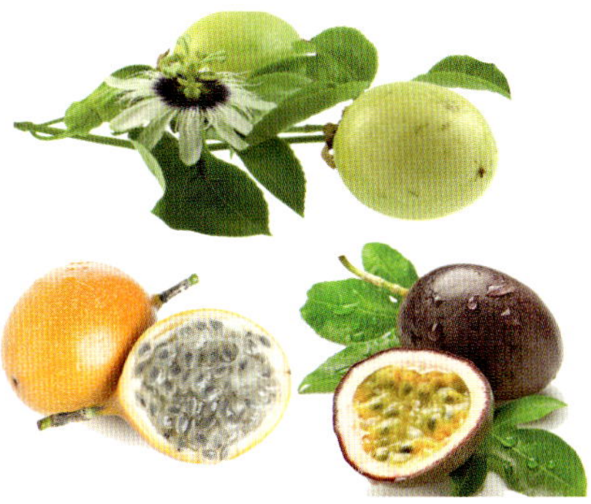

Mango

Mangos kommen in den verschiedensten Färbungen – von grasgrün bis rotorange – vor. Sie sind süß, voller Saft und haben ein sehr intensives Aroma. Reife Früchte bekommen auf Daumendruck eine kleine Fruchtdelle und lassen sich leicht vom Kern lösen.

Mangos

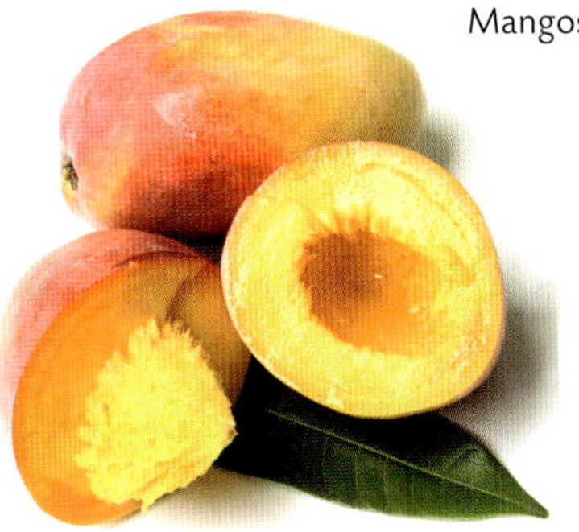

Papaya

wird auch Baummelone genannt. Sie ist eine relativ große, birnenförmige Frucht. Sie erhält bei eintretender Reife eine gelbgrünliche Färbung. Das Fruchtfleisch ist orange bis blassrot und hat im Inneren einen großen Hohlraum mit ungenießbaren schwarzgrauen Kernen. Das Fruchtfleisch der Papaya enthält Papain – ein eiweißabbauendes Enzym, das auch als Fleischzartmacher (Lebensmittelzusatzstoff) verwendet wird. Ein Übergenuss von Papaya führt zum China-Restaurant-Syndrom (Kopfschmerzen, Nackenschmerzen, Übelkeit).

Papayas

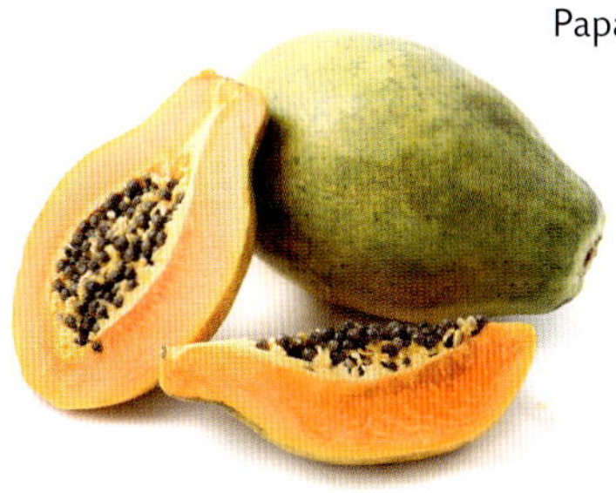

Tamarillo

Tamarillos werden auch Baumtomaten genannt und ähneln in Form und Größe braunroten Pflaumen. Der Geschmack entspricht der heimischen schwarzen Johannisbeere.

Tamarillos

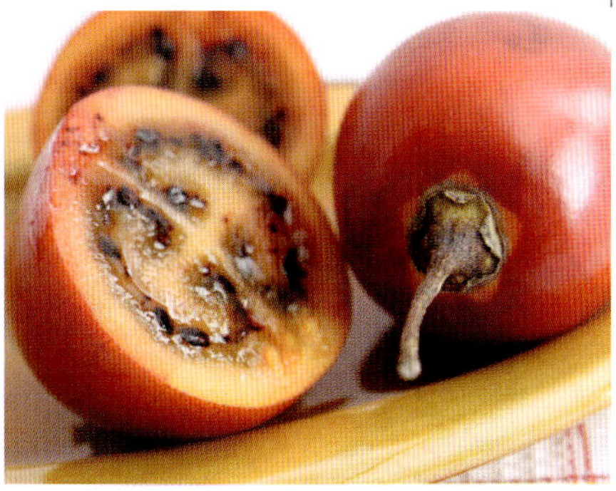

Kapstachelbeere (Physalis)

Kirschgroße Frucht mit gelborangem Aussehen, eingehüllt in eine papierähnliche, lockere Fruchthülle. Sie ist eine Strauchfrucht mit süß-säuerlichem Aroma. Sie wird als Frischfrucht und für Fruchtcocktails verwendet.

Melonen

Ihr Name kommt aus dem Griechischen und bedeutet „großer Apfel". Melonen sind Kürbisgewächse und zählen aus botanischer Sicht zum Gemüse. In der Küche verwendet man sie jedoch wie Obst roh und als süße Speisen und Getränke. Vorwiegend werden sie aus Spanien, Türkei, Frankreich, Israel und Italien importiert.

- **Wassermelonen:** Grüne Schale und rotes, wässriges Fruchtfleisch mit schwarzen Kernen. 1–2 kg schwere Früchte haben die beste Qualität. Sie sind die im Sommer besten Durstlöscher.
- **Zuckermelonen:** Kleinere, gelb- bis grünliche Früchte mit hellgrünem bis orangerotem Fruchtfleisch.
  - Honigmelone: Gelb, oval, geringe Rippenbildung, der Geschmack erinnert leicht an Ananas.
  - Kantalupe oder Warzenmelone: Rund, rau, grüngelbe Rippen; bei uns weniger bekannt.
  - Netzmelone: auch Honigmelone genannt; ovale Form, die grüne Schale ist mit einem rauen, gelben Netz überzogen. Das Fruchtfleisch ist gelblich grün und sehr aromatisch.

Melonen sind nicht nur einmalige Durstlöscher oder Tafelfrüchte, sondern auch ideale Bowlefrüchte und eine optimale Ergänzung für fein aufgeschnittene Schinken – insbesondere Rohschinken.

Melonen

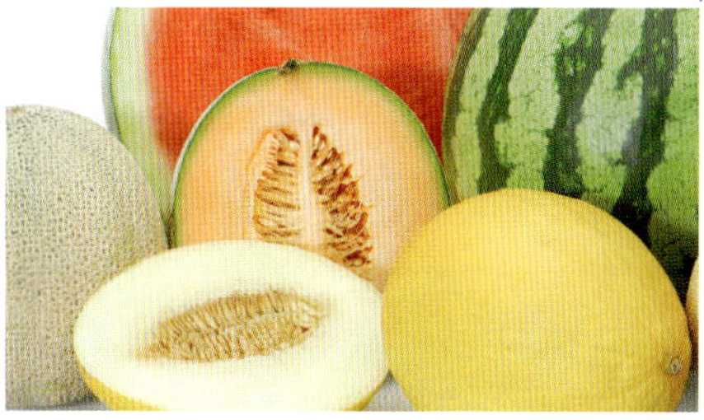

Karambole

Die Karambole, auch als Sternfrucht bekannt, ist eine nach Zitronen schmeckende Frucht, die quer aufgeschnitten eine fünfzackige Scheibe ergibt.
Sie wird vorwiegend als aromatische Dekorfrucht für Cocktails und Sektgetränke verwendet.

Verbraucherinformationen

- Frische Ananas sind aromatischer und im Geschmack kräftiger als „Dosenware". Gute Dekoration für Geschenkkörbe.
- Genussreif ist die Avocado dann, wenn sie auf Daumendruck nachgibt.
- Bananen sind sehr druckempfindlich. Je reifer eine Banane, umso süßer schmeckt sie. Die Schale weist dann kleine bräunliche Flecken auf, die jedoch Geschmack und Qualität keinesfalls beeinträchtigen.
- Cherimoya wird als Frischfrucht bzw. Dessertfrucht angeboten. Die Frucht soll mit dem Löffel ohne Schale und Kerne gegessen werden.

Obsterzeugnisse

Frischware

Obst kommt zum Großteil im frischen, reifen Zustand in den Handel.

Die Angebotsformen sind

- Kisten,
- Kartons (gelegte oder geschüttete Ware),
- Schalen mit Schrumpffolie,
- Netzsäcke,
- Netze,
- Plastikbeutel,
- Holzkörbchen,
- kleine Kartons usw.

Obstkonserven

Konservierte Einzelfrüchte (Kompott)

Ganze oder halbierte Früchte oder Fruchtteile, die mit einer Zuckerlösung aufgegossen und durch Wärmebehandlung haltbar gemacht und in luftdicht verschlossenen Dosen, Kunststoffbehältnissen oder Gläsern angeboten werden.

Der Zuckergehalt von Kompott muss in Verbindung mit der Verkehrsbezeichnung folgendermaßen angegeben werden:

- **Sehr leicht gezuckert** bei einem Zuckergehalt von 9 – 14 % (g/100 g).
- **Leicht gezuckert** bei einem Zuckergehalt von 14 – 17 % (g/100 g).
- **Gezuckert** bei einem Zuckergehalt von 17 – 20 % (g/100 g).
- **Stark gezuckert** bei über 20% Zuckergehalt (g/100 g).

Dunstobst

wird ähnlich dem Kompott, aber ohne Zusatz von Zucker, Zuckerarten oder Honig hergestellt, es wird mit reinem Wasser aufgegossen und eignet sich für Diabetiker.

Fruchtcocktails

sind Kompotte aus vier bis fünf verschiedenen kleinen bzw. kleinstückigen Früchten wie Pfirsichen, Birnen, Ananas, Weinbeeren oder Kirschen.

Apfelmus

wird aus säuerlichen Äpfeln hergestellt, die gedämpft, passiert und mit einer festgelegten Zuckermenge versehen werden.

Bei der **Kennzeichnung** von Obstkonserven ist die Angabe zu Fruchtart und des Verarbeitungszustands (geschält, entsteint oder halbiert) vorgeschrieben. Weiterhin muss neben den üblichen Kennzeichnungselementen die gesamte Füllmenge durch das Abtropfgewicht ergänzt sein, Farbstoffe deklariert und Verarbeitungsform sowie Sortierung des Obstes angegeben werden.

Weißblechdosen (verzinnte Stahlblechdosen) können zusammen mit dem Luftsauerstoff und den organischen Säuren der Lebensmittel Zinnsalze abgeben. Geöffnete Dosen sollten daher entleert werden. Mit Kunststofffolie innen beschichtete Dosen stellen keine Gefahr dar. Bei verbeulten Dosen kann die Zinnsalzlösung schon vor Öffnen der Dose stattfinden. Bombierte (aufgeblähte) Dosen dürfen nicht verkauft werden. Sie können durch fehlerhafte Sterilisation gesundheitsschädlich sein.

Fruchtsirup

Sirupe sind dickflüssige Zubereitungen aus Fruchtsaft, Saftkonzentrat, Früchten oder Fruchtauszügen und Zuckerarten. Die Rohstoffe werden mit Zucker aufgekocht und wieder abgekühlt. Verwendung finden Fruchtsirupe z.B. zur Herstellung von Mixgetränken und Süßspeisen.

Smoothie

Smoothies werden auch als Ganzfruchtgetränke bezeichnet, eine lebensmittelrechtliche Definition gibt es bisher jedoch nicht. Sie bestehen aus pürierten Früchten, Fruchtmark, Fruchtpüree und Fruchtsaft. Sie sind dicker als Fruchtsäfte, haben jedoch durch den Zusatz von Saft eine trinkbare Konsistenz. Durch Pasteurisierung werden sie haltbar gemacht. Sie können Zuckerarten und Konservierungsstoffe enthalten. Mitunter sind sie mit Vitaminen und Mineralstoffen angereichert. Genutzt werden sie meist als nahrhafte Zwischenmahlzeit.

Marmeladen, Konfitüren, Gelees, Cremes, Muse

Marmelade

Die Bezeichnung „Marmelade" dürfen nur Fruchtaufstriche tragen, die aus Zitrusfrüchten hergestellt sind.

Konfitüre

Konfitüren sind laut der deutschen Konfitürenverordnung „streichfähige Zubereitungen aus Zuckerarten, Pulpe oder Fruchtmark einer oder mehrerer Früchte und Wasser".

Ausgangsprodukte sind frische oder tiefgefrorene Früchte sowie Fruchterzeugnisse wie Pulpe (Fruchtbrei mit Stücken oder ganzen Früchten) oder Fruchtmark und Fruchtsaft. Als Zuckerersatz erlaubt sind Honig sowie Zuckerersatz- und Süßstoffe, nicht jedoch alternative Süßungsmittel wie Agavensirup oder Apfeldicksaft. Der Anteil an Frucht muss zwischen 25 % und 35 % bzw. 35 bis 45 % bei „Konfitüre extra" betragen. Der Zusatz von Farbstoffen, Konservierungsmitteln (außer bei Konfitüre extra), Geliermitteln und Genussäuren ist gestattet.

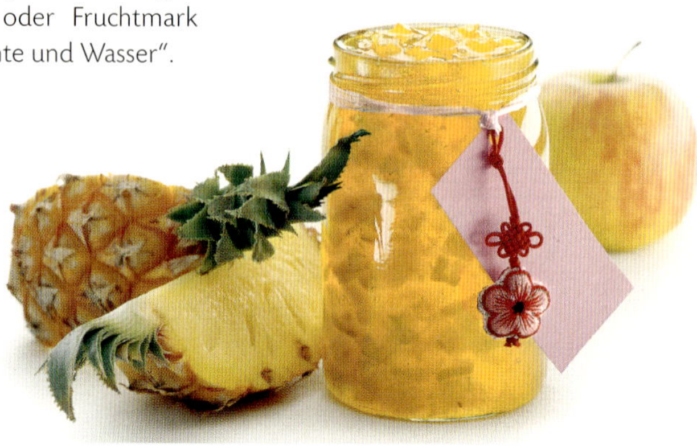

Fruchtaufstriche

haben einen höheren Fruchtgehalt als Konfitüren und dürfen Süßungsmittel enthalten, die bei diesen nicht gestattet sind.

Gelees

Fruchtsäfte werden geliert. Gelees haben eine relativ klare Beschaffenheit. Auch sie müssen mindestens 350 g/kg Fruchtanteil haben. Hervorhebende Zusatzbezeichnungen sind wie bei Konfitüren geregelt.

Cremes

Nuss-Nougat-Cremes enthalten zerkleinerte Nusskerne (10 bis 20 %), Zucker und Kakaomasse. Um die Creme fein geschmeidig zu halten, werden Fette, Emulgatoren sowie Milchprodukte (Milchpulver) eingesetzt und mit Aromen (z. B. Vanille) ergänzt.

Fruchtmuse

Das bekannteste unter den Fruchtmusen ist das Pflaumen- oder Zwetschgenmus, eingedickte, zerkleinerte und zu Mark passierte Pflaumen oder Zwetschen mit Nelken und anderen typischen Gewürzen verfeinert.

Obstkraut

Wird aus dem eingedampften Saft von Äpfeln oder Birnen hergestellt, deshalb auch als Apfel- oder Birnendicksaft bekannt. Das rheinische Apfelkraut enthält keinen zusätzlichen Zucker. Bei anderen gesüßten Erzeugnissen darf der Zuckergehalt max. 40%, der Wassergehalt nicht mehr als 35% betragen.

Tiefkühlobst

Ganze Früchte werden einzeln durch Schnellgefrierverfahren schockgefrostet (siehe „Physikalische Konservierungsmethoden"). Die tiefgefrorenen Früchte werden in Pappbehälter oder Kunststoffbeutel verpackt. Als Tiefkühlobst kommen vor allem saisonabhängige Beerenfrüchte in den Handel.

Trockenobst

Beim Trocknen von Obst in der heißen Sonne der warmen Zonen und beim Trocknen in geschlossenen Systemen (in Heißlufttunnelöfen) verbleiben Fruchtzuckergehalt, Mineralstoffe usw. in der Frucht. Der Wassergehalt wird auf ein Minimum reduziert. Trockenfrüchte dürfen zur Verhinderung von Schädlingsbefall und gegen Farbveränderungen mit Schwefeldioxid behandelt werden. Dies muss sowohl auf verpackter als auch bei loser Ware gekennzeichnet sein.

- **Getrocknete Weinbeeren**

  Rosinen sind Weinbeeren mit Kernen, Sultaninen sind kernlose Weinbeeren.

  Weinbeeren kommen aus Griechenland, der Türkei, dem Iran, aus Spanien, Italien und Kalifornien. Sie werden so lange am Rebstock behalten, bis sie 21 % Zucker haben, dann werden sie an der Sonne getrocknet. Nach 2 bis 4 Wochen beträgt der Wassergehalt nur noch 15 %. Anschließend werden sie in Holzkisten verpackt (Feuchtigkeitsausgleich) und exportiert. Im Verarbeitungsland werden sie gebleicht, geschwefelt und verpackt. Sie können mit höchstens 0,3 g/kg Schwefeldioxid geschwefelt (konserviert) werden.

  - **Korinthen**: kleinbeerig, schwarz, kernlos, aus Griechenland (Vostizza, Patras, Kalamata);
  - **Traubenrosinen**: mit Kern und Stiel, großbeerig, rötlich blau bis schwarz, besondere Sorten sind „Muskat", „Malagas" und „Rozaki";
  - **Sultaninen**: kernlos, groß- und kleinbeerig, hellgelb, aus der „Sultana-Traube";
  - **Zibeben**: kleinbeerige, dunkle, längliche Weinbeere.

- **Getrocknete Bananen**

  Die Früchte werden grün geerntet, in Hallen nachgereift und in Trockenkammern bei 55 °C getrocknet.

- **Datteln**

  Beerenfrüchte der Dattelpalme aus dem Orient, Israel und USA. Kurz vor der Reife werden die Früchte geerntet und an der Sonne getrocknet. In Holzkisten verpackt, erreichen sie den europäischen Markt.

- **Feigen**

  Früchte des Feigenbaums in den verschiedensten Farben: gelb, grün bis schwarzviolett. Fast alle Mittelmeerländer, der Nahe Osten sowie Nord- und Südamerika liefern diese Früchte. Die qualitativ besten Früchte kommen aus Smyrna (Türkei). Sie werden an der Luft oder in Öfen getrocknet.

  Internationale Bezeichnungen:

  - **Layers:** kleine Feigen, vom Stiel her bis zur Mitte aufgerissen und halbmondförmig gelegt.
  - **Locoum:** Feigen in Vierecke gepresst und in Schichten übereinandergelegt.
  - **Pulled:** Feigen in Kugeln.
  - **Protoben:** flachgedrückt und schuppenförmig in Schichten, lose in Kisten gelegt.
  - **Baglama:** in Kisten, aber am Stiel an einem Band geknotet.
  - **Natural:** Feigen nach Größen sortiert, lose in Kisten.

- **Ananas**

  Trockenananas reifen im Ursprungsland und werden dort getrocknet.

- **Äpfel**

  kommen in Ringform getrocknet in den Handel.

- **Aprikosen**

  Die beste Ware kommt aus Kalifornien und aus der Türkei. Besonders feines, säuerliches Aroma.

- **Pflaumen, Zwetschen**

  werden entweder mit oder ohne Stein angeboten und kommen aus Kalifornien oder Frankreich (zartfleischige Ware).

- **Ingwer**

  Aus der Wurzel eines bambusartigen Gewächses gewonnen. Gute Ware soll feinfasrig mit milder Schärfe sein. Er wird als Gewürz verkauft und im Backwaren- und Zuckerwarenbereich verwendet.

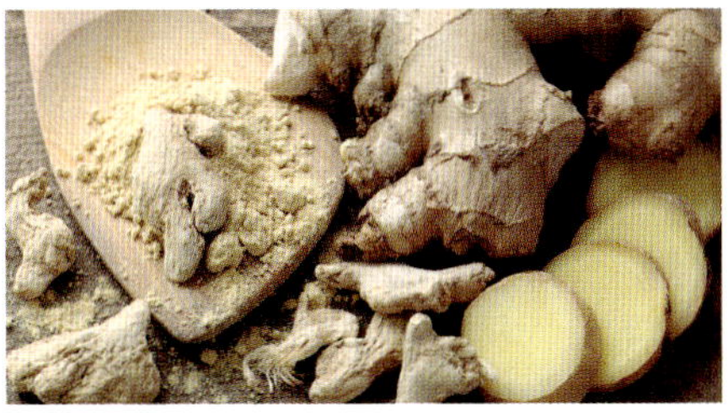

Ingwer frisch, getrocknet und gemahlen

Kandierte Früchte

Fruchtstücke, die in Zucker-Stärke-Lösung gekocht oder eingelegt und damit haltbar werden.

Sie kommen in Kandierlösungen oder abgetropft, glasiert oder mit Überzugsmassen (Schokolade, Fondant) in den Handel.

- **Zitronat oder Sukkade**

  Cedratschalen werden vor der Verarbeitung gewässert und dann 14 Tage lang in immer stärker konzentrierten Zuckerlösungen eingelegt, bis die Konzentration der Trockensubstanz im Endprodukt mindestens 74 % beträgt.

- **Orangeat oder Aranzini**

  Schalen von Bitterorangen (Pomeranzen oder Chinotto) werden nach demselben Verfahren wie bei der Zitronatherstellung kandiert.

- **Glasierte, kandierte Früchte**

  Die kandierten Früchte werden an der Oberfläche leicht angetrocknet und mit einer Zuckerglasur überzogen und so als Süßware angeboten.

- **Kristallisierte kandierte Früchte**

  Hier werden die Früchte zusätzlich in Kristallzucker gewälzt.

- **Kandierte Früchte in Sirup**

  z. B. Cocktailkirschen

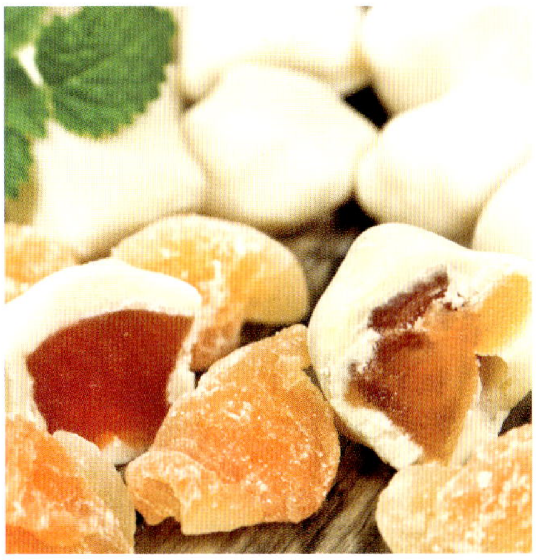

Kandierte Papaya mit weißer Schokolade

Gestalten mit Obst

Obst ist nicht nur ein gesundes Lebensmittel, sondern eignet sich in der kreativen Küche auch hervorragend zum Garnieren von Speisen oder zum Herrichten dekorativer Platten und Büfetts.

Das figürliche Schnitzen von Früchten kommt ursprünglich aus dem asiatischen Raum und hat dort eine lange Tradition. Dieses Handwerk will gelernt sein, aber mit etwas Fantasie können wir schon mit den in der Küche zur Verfügung stehenden Arbeitsmitteln reizvolle Verzierungen kreieren.

Folgende Spezialmesser und -werkzeuge eignen sich zum Garnieren:

Buntmesser

Mit der wellenförmig profilierten Klinge kann man Obst in gewellte Scheiben schneiden.

Ziseliermesser

Mit diesem Werkzeug zieht man gleichmäßige Kerben in die Schalen von Zitronen, Orangen, Melonen oder in festfleischige Früchte und kann so mit etwas Geschick verschiedenste Muster herausarbeiten.

Kugelausstecher

Dieses Spezialmesser besteht aus einer hohlen Halbkugel mit scharfem Rand an einem Griff. Es gibt verschiedenste Größen, mit denen man dekorative Fruchtkugeln aus weichfleischigen Früchten schälen kann.

Apfelteiler

Die scharfen, im Kreis angeordneten Klingen dieses Spezialwerkzeugs teilen einen Apfel in einem Arbeitsschritt in gleichmäßige Schnitze und entfernen das Kerngehäuse. Umgeben sind die Klingen von einem handlichen Metall- oder Kunststoffgriff.

Beträufeln Sie die Schnittstellen von Äpfeln mit Zitronensaft, damit sie nicht braun werden.

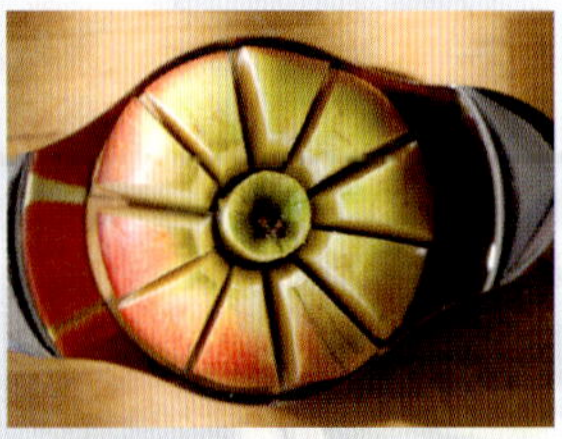

Apfelteiler

Sparschäler

Der aus keiner Küche wegzudenkende Sparschäler schält nicht nur Obst und Gemüse dünn und nährstoffschonend, sondern kann auch so Manches verzieren.

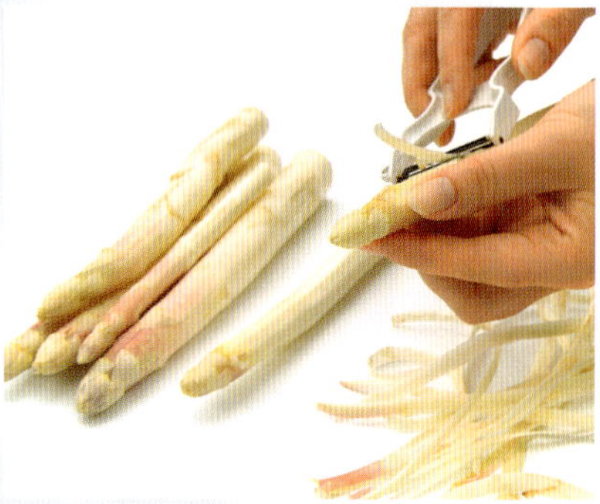

Spargelschälen mit Sparschäler

Officemesser

Das Officemesser ist ein kleines, handliches Messer, das zum Schälen von Obst am besten geeignet ist. Die Klinge hat eine Länge von bis zu 8 cm.

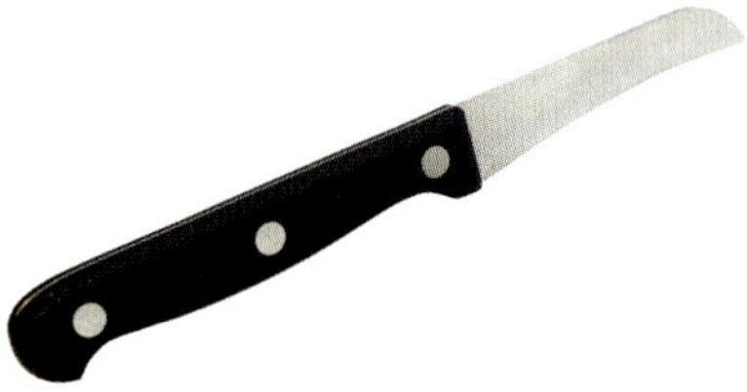

Tourniermesser

Tourniermesser

Das kleine Messer mit seiner gebogenen Klinge passt sich den verschiedensten Rundungen der Früchte an. Man kann mit ihm dünn schälen und gleichmäßige Formen schneiden.

Linolmesser

Holzschnittmesser, die eigentlich nicht in der Küche zu finden sind, sondern in den kunsthandwerklichen Bereich gehören. Man bekommt sie leicht in jedem Bastelbedarf und sie sind perfekt zum Dekorieren sehr harter Schalen, z. B. der von Melonen.

Apfelausstecher

Mit seinem scharf gezackten Rand kann man nicht nur die Kerngehäuse von Äpfeln leicht entfernen, sondern auch aus Zitronen- und Orangenschalen und Scheiben von festen Früchten buntes Konfetti zaubern.

Apfelausstecher

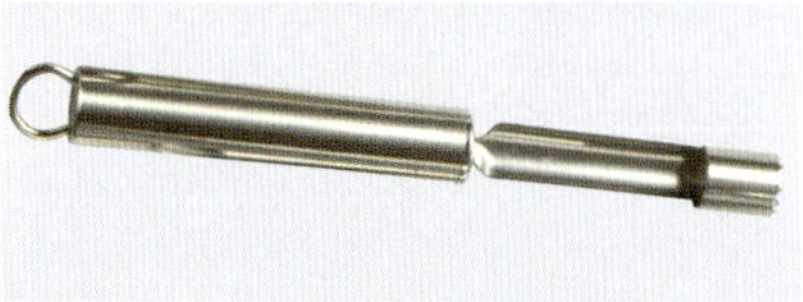

Dekorative Obstschnitten

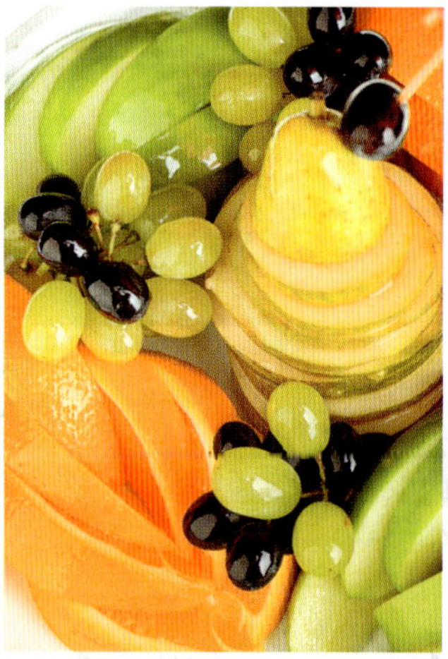

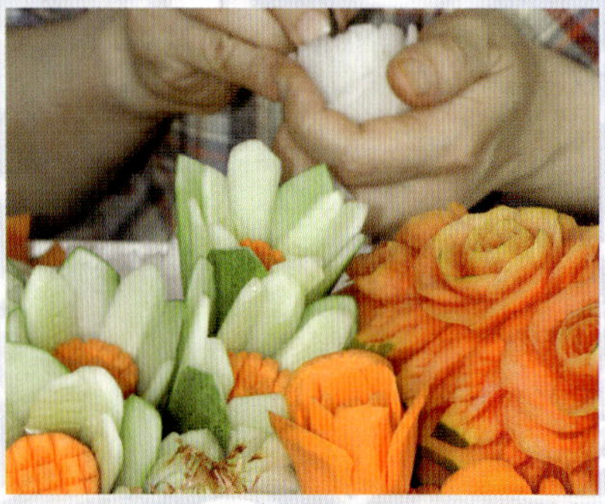

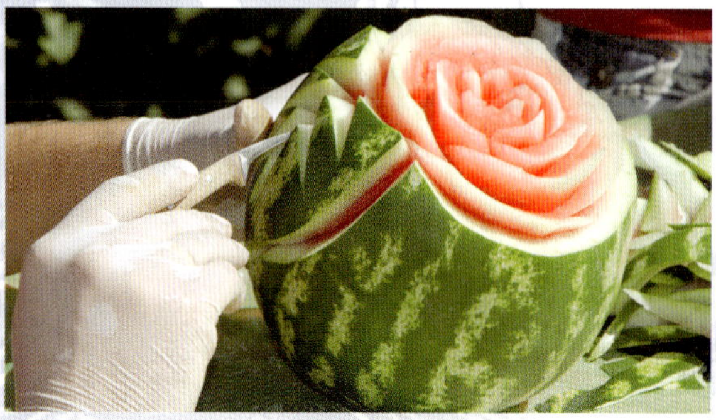

Aufwendige Obst- und Gemüseschnitzerei

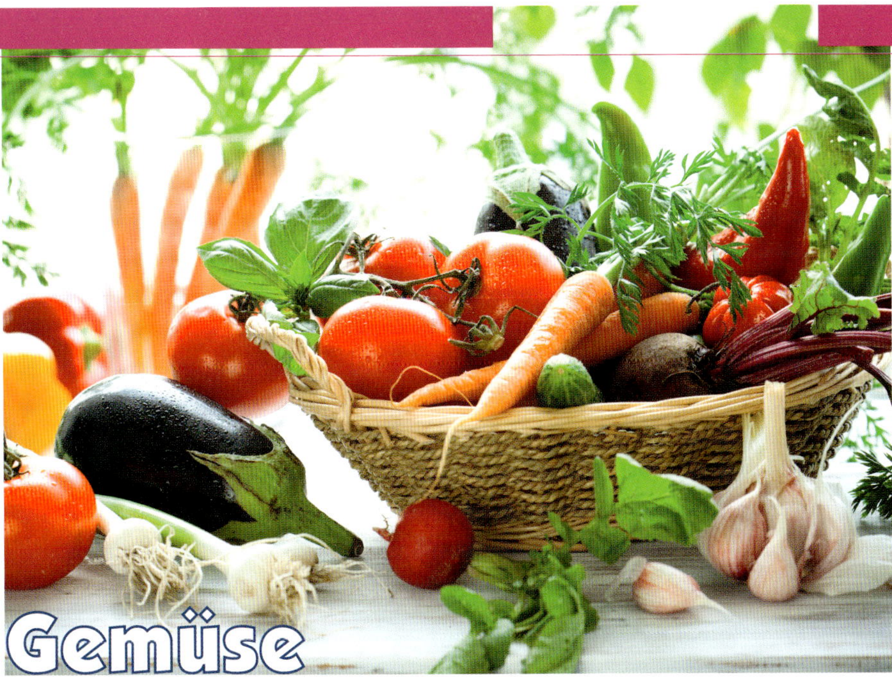

Gemüse

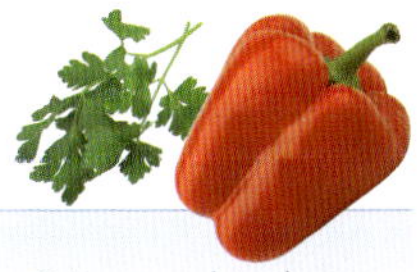

Wussten Sie, dass

- es bereits 1749 25 verschiedene Kopfsalatarten gab?
- die Paprikafrucht fünfmal mehr Vitamin C enthält als Zitrusfrüchte?
- in Deutschland jährlich über 3 Mio. t Gemüse geerntet werden?
- Meerrettich die Gallenblase und Bauchspeicheldrüse aktiviert?
- die Schwefelverbindungen in der Zwiebel uns zum Weinen bringen?

Gemüse sind genießbare Teile kultivierter, aber auch wild wachsender Pflanzen, die unserer Ernährung dienen.

Gesetzliche Grundlagen

Ebenso wie beim Obst gelten für Gemüse die gemeinschaftlichen Vermarktungsnormen der EU. Sie legen die Mindesteigenschaften und Mindestreifekriterien für verschiedene Gemüsearten fest und schreiben die Kennzeichnung des Ursprungslands vor. Die Einteilung in Klassen nach den produktspezifischen Normen der Europäischen Wirtschaftskommission (UNECE) ist freiwillig. Eine Ausnahme bilden Tomate, Paprika und Endiviensalat. Sie müssen speziellen Vermarktungsnormen entsprechen und unterliegen konkreten Vorschriften zur Größensortierung, Aufmachung und Kennzeichnung. Die Einstufung in Qualitätsklassen ist verpflichtend.

Verpacktes Gemüse und Gemüseerzeugnisse sind mit den obligatorischen Kennzeichnungselementen für Lebensmittel zu versehen. Darüber hinaus muss bei frischem Gemüse in Fertigpackungen ersichtlich sein:

- Preis der Packung und Grundpreis,
- Ursprungsland.

Wenn produktspezifische Normen Anwendung finden:

- ggf. Sorte und/oder Größe,
- Klasse
  - Extra: höchste Qualität, sortentypisch keine Mängel
  - Eins: gute Qualität sortentypisch leichte Fehler zulässig
  - Zwei: Mindesteigenschaften ganz, gesund, sauber

Angaben bei loser Ware:

- Verkehrsbezeichnung,
- Grundpreis,
- Ursprungsland,
- ggf. Klasse.

In den Leitsätzen für Gemüseerzeugnisse im Deutschen Lebensmittelbuch finden sich Richtlinien zu Herstellung, Beschaffenheitsmerkmalen und Verkehrsbezeichnungen für Erzeugnisse aus Gemüse.

Zusammensetzung und Bedeutung für die Ernährung

Gemüse enthält im Durchschnitt

- 1–4 % Eiweiß,
- 1–6 % Kohlenhydrate, in Form von Stärke und Zucker,
- 1–2 % Cellulose,
- 0,5–2 % Mineralstoffe,
- Vitamin A, Vitamin-B-Komplex und Vitamin C,
- 80–90 % Wasser,
- Spuren von Fett.

Der Kohlenhydratgehalt bei Zwiebeln, Erbsen, Spargeln und Schwarzwurzeln liegt jedoch bei 10 bis 15 %.

Der Vitamin-C-Gehalt ist besonders hoch bei Paprika, Petersilie, Kohl, Schnittlauch, Blumenkohl und Rettich.

Gemüse dient dem Menschen vorwiegend zur Bedarfsdeckung von Vitaminen und Mineralstoffen.

Gemüse wirkt sättigend und hat einen sehr geringen Energiegehalt.

Gemüsearten und -sorten

Je nach dem verwendeten Pflanzenteil können Gemüse in

- Blatt- und Kohlgemüse,
- Wurzel- und Knollengemüse,
- Blütengemüse (Blütenstände),
- Frucht- und Samengemüse,
- Stängel- und Blattstielgemüse,
- Zwiebel- und Lauchgemüse

unterteilt werden.

Blattgemüse

Kohlgemüse

- **Weißkohl**
  Weißkohl ist die wichtigste Kohlart in Deutschland und wird nur zu etwa 5 % importiert. Hauptanbaugebiet ist Schleswig-Holstein.

Weißkohl

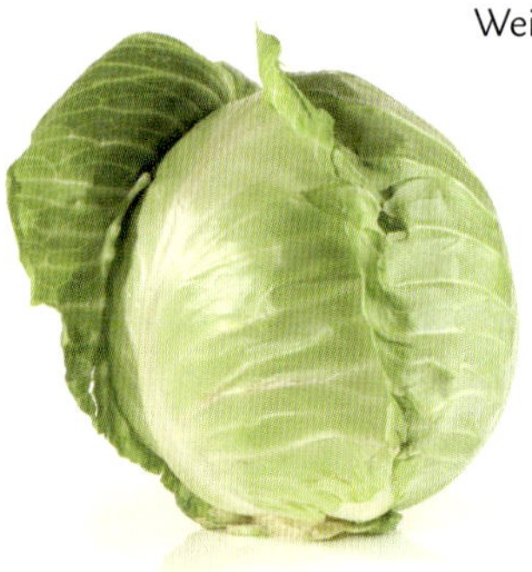

Man unterscheidet Früh- und Spitzkohl und die Herbst- und Dauerkohlsorten. Der Spitzkohl ist zarter, gart schneller und ist auch wesentlich bekömmlicher als die späten runden und sehr festen Sorten.
Verwendet wird Weißkohl für Suppen, Rohkostsalate, für die typischen Krautwickel, für Weinkraut und für die Herstellung von Sauerkraut.

- **Rotkohl**
  Der Rotkohl, auch „Blaukraut" genannt, hat einen festen, runden Kopf, dessen Blätter durch den Farbstoff Anthocyan violett gefärbt sind. In Deutschland ist er vor allem als Wintergemüse beliebt und wird geschmort, mit Zwiebeln und Äpfeln zu Gänse-, Wild- und Schmorbraten gegessen. Der Thüringer Krautwickel wird auch mit dem roten Kopfkohl bereitet und eignet sich gut mürbe gestampft für Rohkostsalate.
- **Wirsingkohl**
  Eine Kohlart mit kräuseligen Blättern, die lockerer als die des Weißkohls sind. Auch hier gibt es frühe und späte Sorten. Angebaut wird er hauptsächlich im Rheinland. Im zeitigen Frühjahr wird er aus Italien importiert. Wirsing eignet sich für Salate, Kohlrouladen oder als kurz gedünstete Gemüsebeilage.

Wirsingkohl

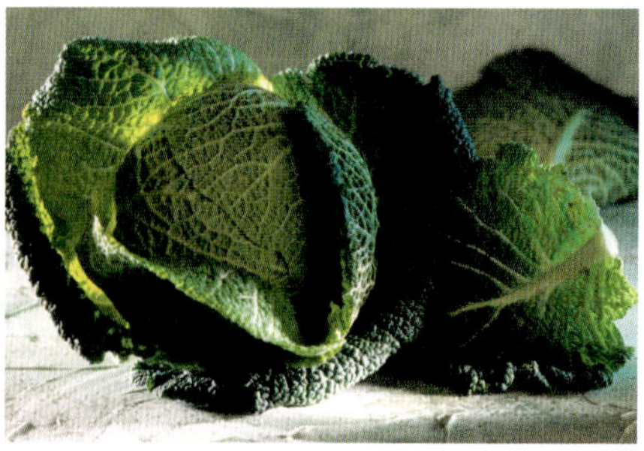

- **Chinakohl**
  Wie der Name sagt, stammt dieser Kohl ursprünglich aus Ostasien. In Europa ist Deutschland heute der Hauptproduzent. Dem Chinakohl fehlt der typische Kohlgeschmack und er ruft im Gegensatz zu den anderen Kohlarten keine Blähungen hervor. Die weiß-gelblichen, leicht gekräuselten Blätter haben dicke, jedoch zartfleischige Blattrippen. Verwendet vorwiegend für Rohkostsalate, kombiniert mit Tomaten, Paprika in Essig- oder Joghurtmarinade und für süße Salatkombinationen mit Äpfeln, Orangen und Rosinen. Er wird selten gegart verzehrt, schmeckt jedoch kurz gedünstet sehr fein.

Chinakohl

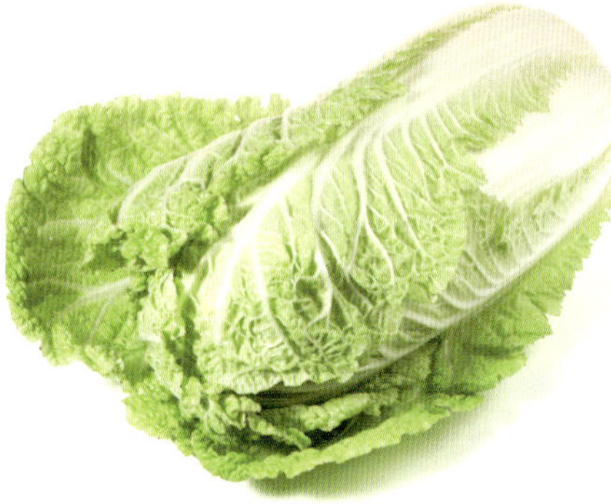

- **Grünkohl**
  Grünkohl wird meist in verarbeiteter Form angeboten. Er ist ein Blattkohl mit dunkelgrünen, stark gekrausten Blättern mit Stielen, die sich nicht zu einem festen Kopf zusammenschließen, sondern locker am Strunk sitzen. Sein Gesamtgehalt an Vitaminen, Mineralstoffen, Spurenelementen und sekundären Pflanzenstoffen übertrifft alle heimischen Gemüse. Grünkohl wird zu herzhaftem Pökelfleisch gegessen. Dazu blanchiert man ihn kurz und dünstet ihn fein gehackt in Sahne. Mit einem kräftigen Dressing kann man ihn auch als Rohkostsalat anbieten, allerdings ist er recht herb.
- **Rosenkohl**
  Viele kennen ihn auch als Brüsseler Kohl, was auf seine Herkunft Belgien deutet. Die kleinen festen Röschen befinden sich in den Blattachseln der Pflanze und werden nach dem ersten Frost geerntet. Rosenkohl ist also ein klassisches Wintergemüse mit hohem Vitamin C- und Ballaststoffgehalt. Um seine wertvollen Inhaltsstoffe zu erhalten, sollte man ihn nicht in Wasser kochen, sondern anbraten und mit wenig Flüssigkeit gar dünsten.

Salate

Salate gibt es in großer Vielzahl und Verschiedenartigkeit. Man unterscheidet Kopfsalate, Römische Salate, Blatt-, Pflück- und Schnittsalate. Hier eine Auswahl der wichtigsten Sorten:

- **Kopfsalat**
  Er wird als Unterglas- und Freilandware angeboten, wobei letzterer wesentlich schwerere und ergiebigere Köpfe hat. Er ist sehr erfrischend und durch seinen neutralen Geschmack zum Mischen mit anderen Salaten geeignet. Die harten äußeren Blätter und die Blattrippen sollte man wegen des relativ hohen Nitratgehaltes entfernen.
- **Eissalat**
  Der Eis- oder Eisbergsalat hat schwere und leicht gekrauste Blätter, die dichter zusammensitzen als beim Kopfsalat. Er ist frisch und knackig, ein paar Tage haltbar und fällt auch nach dem Anmachen nicht so schnell zusammen, was ihn in der Gastronomie sehr beliebt macht.

Verschiedene Salatsorten auf dem Feld

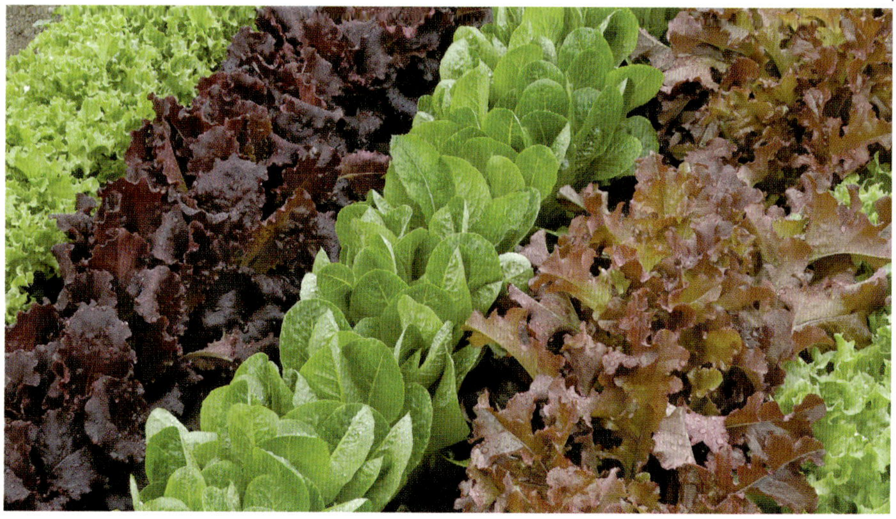

- **Batavia-Salat**
  Er vereint die Eigenschaften von Kopfsalat und Eisbergsalat. Rötlich grüne und gelbgrüne Blattfarbe, frischer, knackiger Geschmack.
- **Römischer Salat**
  Der auch als Romana bezeichnete Salat hat einen hoch gewachsenen lockeren Kopf mit derben Blättern. Es ist ein knackiger Salat mit herb-aromatischen Geschmack. Oft wird er auch paarweise ohne Umblätter als Salatherzen verkauft. Das Herz des Römischen Salates ist zarter als die äußeren Blätter und schmeckt leicht süßlich.
- **Blattsalat**
  Die große Vielfalt von Blattsalaten unterscheidet sich vom Kopfsalat durch die locker sitzenden Blätter, die zwar eine Kugelform, aber keinen festen Kopf bilden. Zu den Blattsalaten gehören der grüne und rote Eichenlaubsalat, der Lollo Rosso und Lollo Biondo mit ihren krausen Blättern und der grüne Kraussalat. Die Salate sind intensiver im Geschmack als Eisbergsalat, meist mit einem leichten Nussaroma. Wenn man sie vor Austrocknung schützt, besprüht oder mit feuchten Tüchern belegt, halten sie sich ein paar Tage ganz gut, vor allem die Lollo-Salate.
- **Chicorée**
  Chicorée, auch als Salatzichorie bekannt, hat weiße bis gelbliche Salatköpfe, die nach oben spitz zusammenlaufen. Er enthält einen zarten Bitterstoff, der das Verdauungssystem anregt und auf das Blutsystem eine positive Wirkung hat. Besonders bitterstoffhaltig ist der Kegel aus der Sprossansatzstelle, diesen sollte man allerdings herausschneiden. Roh wird Chicorée gern gemischt mit Orangen, Mandarinen, Äpfeln und Ananas gegessen. Im Ganzen gegart schmeckt er gut mit Schinken und Käse überbacken, aber auch die einzelnen Blätter, in wenig Flüssigkeit gedünstet, sind eine besondere Gemüsebeilage.
- **Endivie**
  Wir unterscheiden die glatte Endivie (Eskariol) und die krause Endivie, die als Frisée bezeichnet wird. Es sind herzhafte und kräftige Salate, mit einem leichten Bittergeschmack, die streifig geschnitten in küchenfertigen Misch salaten angeboten werden. In anderen Ländern wird Endiviensalat auch gegart.
- **Radicchio**
  Er wird als Sommer- und Winterradicchio angeboten. Die runden oder zapfenförmigen Köpfe haben rote oder rot-weiß gesprenkelte Blätter, die knackig, fest und recht bitter sind. Man mischt ihn deshalb mit anderen Salaten, Gemüsen oder Obst.

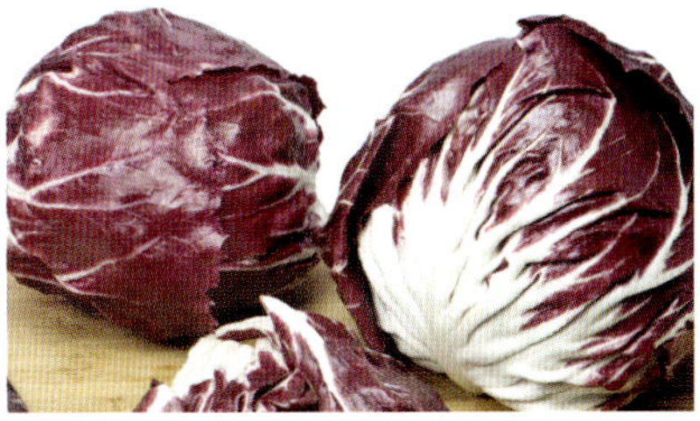

Radicchio

- **Feldsalat (Rapunzel)**
  In Deutschland wird er als Freilandware im November/Dezember angeboten. Es gibt verschiedene Sorten. Die kleinblättrigen sind im Geschmack besser. Feldsalat muss man gründlich waschen, um Erdrückstände aus dem Inneren der Rosette zu entfernen. Er ist ein sehr dekorativer Salat mit einem leichten Nussaroma, was man noch herausheben kann, wenn man ihn mit gerösteten Kernen und Nüssen garniert.
- **Rucola (Salatrauke)**
  Ob Salat- oder Wilde Rauke, der Geschmack der stark gezahnten, derben Blätter ist scharf-würzig mit einem leichten Nussaroma. Unter Glas angebaut ist er fast das ganze Jahr auch aus deutscher Produktion erhältlich. Auch Rucola verwendet man für gemischte Blattsalate. Als Garnitur gehört er mit gehobeltem Parmesan zum klassischen Carpaccio vom Rind.

Spinatgemüse

- **Spinat**
  Spinat wird meist verarbeitet als Tiefkühl- und Nasskonserve angeboten. Frisch bekommt man im Frühjahr den Blattspinat, später den Wurzelspinat, bei dem die ganze Rosette geerntet wird. Die einzelnen zarten Blätter des Blattspinats kann man als Salat anrichten, während die späten Pflanzen blanchiert und gedünstet als Gemüsebeilage gegessen werden.
  Spinat hat einen hohen Gehalt an Vitaminen und Mineralstoffen, aber auch an Nitrat. Man sollte deshalb Spinat nicht nochmals aufwärmen oder Spinatreste sofort herunterkühlen, um die Nitritbildung zu vermeiden. Nitrit beeinträchtigt den Sauerstofftransport im Blut, was vor allem bei Säuglingen zu Störungen und Schäden führen kann. Man sollte deshalb frischen Spinat nicht vor dem 5. Lebensmonat geben.
- **Mangold**
  Als kleinblättriger Schnittmangold und großblättriger Rippenmangold im Angebot.

  Die großen, gerippten, leicht gekrausten, grünen Blätter haben kräftigeren und würzigeren Geschmack als Spinat.

  Verwendbar als Salat, aber auch als gedünstetes Gemüse.

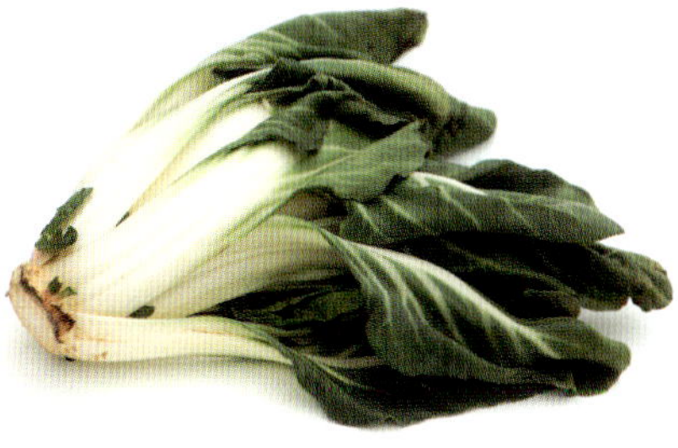

Mangold

Wurzel- und Knollengemüse

Wurzelgemüse

Karotten und Möhren

Hoher Gehalt an Carotin (Vorstufe zum Vitamin A).

- **Möhren**
  langstielige Wurzeln
- **Karotten**
  kleine, etwas rundlich geformte Möhren
- **Pariser Karotten**
  Runde Möhrenspezialität

Möhren sind ein ausgesprochen vielseitiges Gemüse. Man verwendet sie für Rohkostsalate, verarbeitet sie zu Saft, gibt sie zu Eintöpfen, nutzt sie als Bestandteil des Suppengemüses zum Herstellen von Brühen und Soßen und dünstet sie als Gemüsebeilage.

Wurzelpetersilie

Ähnlich wie Karotten als Suppengemüse und für Mischgemüse zu verwenden.

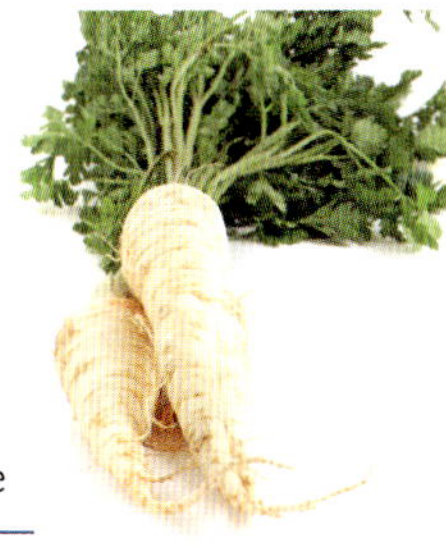

Wurzelpetersilie

Rettich

Ovale, walzenförmige und runde Formen mit weißer, roter, brauner oder schwarzer Außenhaut; enthält einen besonderen Schärfestoff (je nach Sorte ist der Gehalt dieses Stoffes unterschiedlich).
Salzen Sie Rettich eine halbe Stunde vor dem Verzehr kräftig ein, das macht ihn zarter. Er eignet sich für Rohkostsalate und gedünstet als Gemüse. Beim Garen verliert er seine typische Schärfe. Eine Spezialität ist milchsauer eingelegter Rettich.

Schwarzwurzel

Markig weißes Fruchtfleisch mit milchigem Saft und schwarzbraun gefärbter Außenschicht. Man bezeichnet sie aufgrund der ähnlichen Zubereitungsart oft auch als „Winterspargel" . Schwarzwurzeln sind 30 cm lange, fingerdicke Stangen. Der Geschmack ist würziger als bei Spargel, etwas herb-säuerlich. Der milchige Saft, der beim Schälen austritt, färbt die Hände schwarz und klebt. Die geschälten Wurzeln färben sich durch Oxidationsprozesse ebenfalls braun. Legen sie diese deshalb sofort in Zitronen- oder Essig-Mehl-Wasser, dann bleiben die Wurzeln schön weiß. Die Hände schützen Sie mit Olivenöl oder benutzen Sie Küchenhandschuhe.

Pastinake

Die hellen Rüben ähneln der Wurzelpetersilie, sind im Geschmack sehr würzig und aromatisch. Als gegartes Gemüse schmecken sie leicht süßlich, deshalb eignen sie sich gut als Zusatz für Suppen und Soßen. Gemeinsam mit Kartoffeln püriert, ergeben sie eine leckere Beilage zu Fleischspeisen.

Knollengemüse

Knollensellerie

Es gibt die kleinen frühen Knollen mit Laub und die spätere Freilandware, sehr große, feste Knollen. Sellerie ist ein Muss im Suppengemüse und verleiht Suppen und Soßen sein typisches Aroma. Aber auch als gedünstetes Gemüse ist er sehr schmackhaft. Eine besondere Zubereitungsart ist das „Sellerieschnitzel". Selleriescheiben werden gedämpft oder blanchiert und dann wie Schnitzel mit Mehl, Ei und Semmelbrösel paniert und gebraten.

Kohlrabi

Botanisch gesehen ist Kohlrabi ein verdickter Fruchtstängel, die hier verwendete Systematisierung soll auch kein Dogma sein.
Kohlrabi kommt mit weißlich-grüner oder mit bläulich-roter Schalenfarbe in den Handel. Die frühen Sorten sind zwar recht teuer, aber auch sehr zart. Größere Knollen neigen oft zur Holzigkeit. Kohlrabi kann roh und gegart gegessen werden. Mit Möhren und Erbsen gehört er in das „Leipziger Allerlei".

Kohlrübe

Die Kohl- oder Steckrübe gewinnt langsam wieder an Bedeutung. Als gegartes Gemüse wird sie wie Möhren zubereitet. Der typische Steckrübeneintopf mit Schweinefleisch ist ein herzhaftes Wintergericht.

Radieschen

Radieschen gibt es in vielen verschiedenen Formen, rot, weiß, und rot-weiß geflammt. Am bekanntesten sind die leuchtend roten, runden Knollen, die frisch und zu mehreren gebunden in den Handel gelangen. Radieschen werden einfach so gegessen, als Brotbelag, als Zutat für Quark und gemischte Salate verwendet und sehr gern zu essbarer Dekoration verarbeitet.

Rote Bete

Die Rote Bete kommt meist verarbeitet in den Handel, als Saft, in Nass- und Sauerkonserven sowie tiefgefroren. Frisch zubereitet ergibt sie gemeinsam mit Äpfeln einen leckeren Rohkostsalat. Gegart gehört sie in den russischen Borschtsch und feingehackt ins nordische Labskaus.

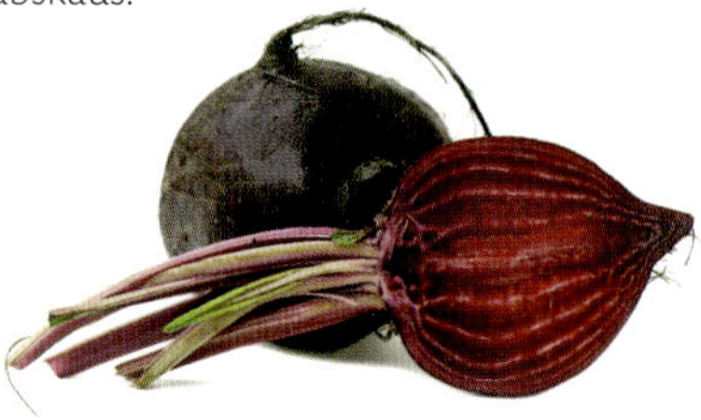

Rote Bete

Blütengemüse

Blumenkohl

Beim Blumenkohl handelt es sich um den verdickten Fruchtstand eines Kohlgewächses, deshalb zählen wir ihn zu den Blütengemüsen, finden ihn jedoch bei anderen Systematisierungen auch beim Kohlgemüse.
Da Blumenkohl schlecht zu säubern ist, sollte man ihn vor der Zubereitung ein paar Minuten in gesalzenes Wasser legen. Man kann ihn vielfältig zubereiten, als gegarten Salat, paniert und ausgebacken, gedämpft und gedünstet, als Suppeneinlage oder zu Cremesuppe püriert.

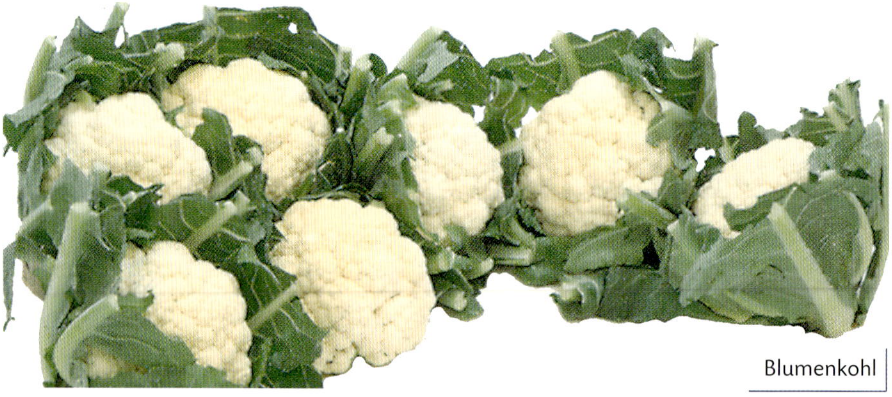

Blumenkohl

Romanesco

ist eine Blumenkohlsorte, die gelbgrüne spitze Röschen hat, die sich zu Türmchen aufbauen. Verwendet wird er wie Blumenkohl, ist jedoch etwas zarter und hat deshalb eine kürzere Garzeit.

Brokkoli

wird auch als „Spargelkohl" bezeichnet und ist dem Blumenkohl ähnlich, hat jedoch grüne, feine Rosen, die keinen so festen Kopf bilden. Man kann seine kleinen Strünke mitverzehren. Kreuzt man sie vor dem Garprozess ein, benötigen sie die gleiche Zeit wie die Röschen. Zubereitet wird Brokkoli auf dieselbe Weise wie Blumenkohl, ist jedoch im Geschmack etwas herzhafter und erinnert entfernt an grünen Spargel.

Frucht- und Samengemüse

Fruchtgemüse

- Gurke

  Sehr vielseitig verwendbares Fruchtgemüse.

  Lange, schlanke Sorten

  Schlangengurken, meist Gewächshausgurken, werden vorwiegend für Salate verwendet.

  Kurze, dickere Gemüsesorten

  Freilandgurken für Mischgemüse

  Senfgurken

  enthalten ab einem bestimmten Reifestadium Bitterstoffe.

  Kleine Gurkensorten

  eignen sich für Sauergemüse.

  Cornichons

  sind Kleinstfrüchte, eingelegt in Essig.

- Tomate

  Freilandtomaten schmecken wesentlich besser als solche aus dem Gewächshaus. Tomaten haben rotes, weiches Fruchtfleisch mit fast flüssigem geleeartigem Inneren. Das Angebot an Tomaten ist inzwischen sehr vielfältig. Sie unterscheiden sich in Angebotsform (Rispe oder Einzelfrüchte), Form, Größe und auch Farbe.

  - Strauch- oder Rispentomaten

    Die Früchte reifen an der Pflanze gleichmäßig aus, was sich in einem besonders guten Geschmack und einem hohen Inhaltsstoffgehalt bemerkbar macht. Alle im Folgenden genannten Tomaten sind für den Rispentomatenanbau geeignet.

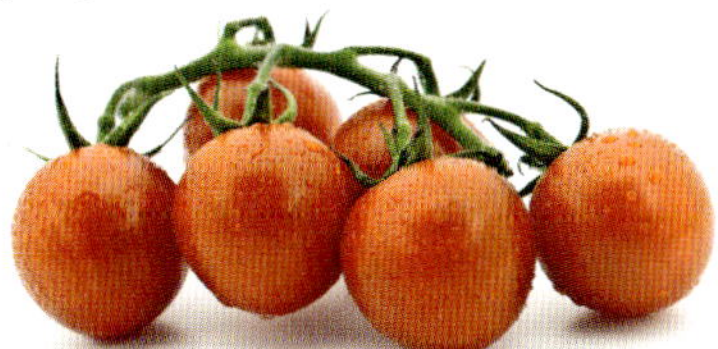

Rispentomaten

  - Salat- und Gemüsetomaten

    Die klassische kräftig rote Salattomate wird für den Rohverzehr verwendet, zu Saft, Ketchup und Mark verarbeitet und als Frischware für Suppen und Tomatensoße genutzt.

  - Kirschtomaten

    Diese etwa 2 bis 3 cm großen, auch Cherrytomaten genannten Vertreter werden vor allem zur Dekoration verwendet.

  - Fleischtomaten

    Sie haben einen höheren Fruchtfleischanteil. Die meist großen Früchte sind wie die Salattomate verwendbar und eignen sich außerdem gut zum Füllen.

  - Cocktailtomaten

    Sie sind etwas größer als Kirschtomaten und werden auch in ovalen Formen angeboten.

- Speisekürbis

  Am besten für Speisezwecke geeignet sind die Winterkürbisse (Riesenkürbis, Moschus-, Hokkaido-, Butternut-, Muskat und Patissonkürbis), die im Frühherbst angeboten werden. Das Kürbisfleisch wird zu Cremesuppen und -soßen püriert, als Gemüsebeilage, für Salate, aber auch für süße Kompotte verwendet.

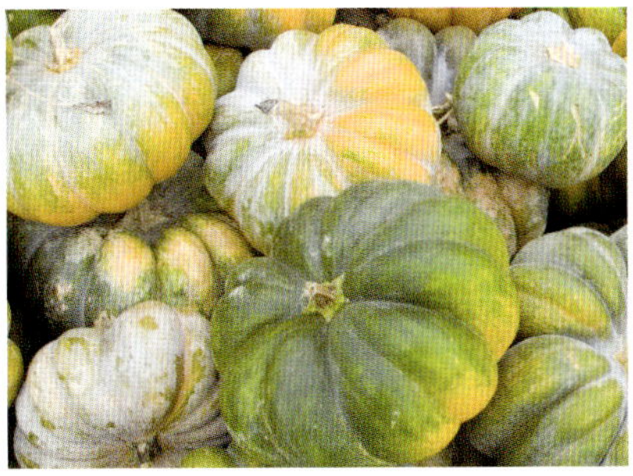

Moschuskürbis

- Gemüsepaprika

  Ein geringer Anteil wird in Deutschland unter Glas produziert, der Großteil jedoch stammt aus Importen aus Spanien und den Niederlanden.

  Die faustgroßen, fleischigen, vierkantigen spitz oder stumpf auslaufenden Schoten kommen bereits in den unterschiedlichsten Farben auf den Markt: grün bis grünrötlich, rot, gelborange, weiß, ja sogar dunkelviolett bis schwarz. Die Gemüsepaprika hat eine feste, glatte, glänzende Haut und zeichnet sich durch frischen, würzig-milden Geschmack aus. Besonder hoher Gehalt an Vitamin C; als Rohkost, Kochgemüse und gefüllt zu verwenden, in der heutigen Farbvielfalt sehr dekorativ.

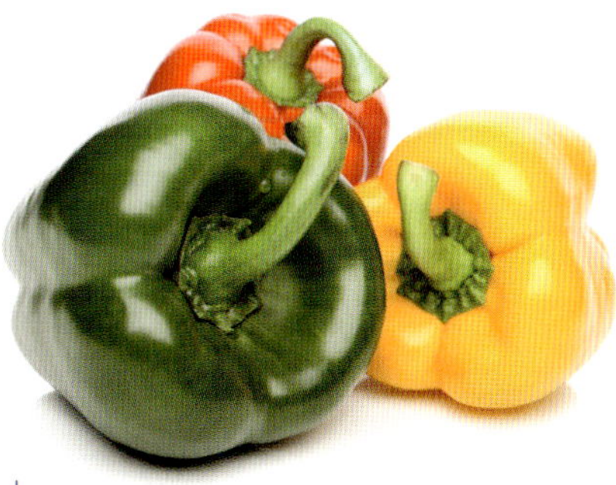

Paprika

- Paprikafrüchte

  - Peperoni

    oder Gewürzpaprika sind kleinere rote oder grüne, spitz zulaufende Früchte mit mehr oder weniger hohem Gehalt an Schärfestoffen.

  - Chilis

    Sind sehr scharfe Schoten, die in den Tropen beheimatet sind. Sie werden vorwiegend als Gewürz verwendet. Die Schoten sind 1 bis 3 cm groß und haben den 20-fachen Scharfstoffgehalt der Peperoni. Die getrockneten Früchte werden zu Chilipulver vermahlen.

- Zucchini

  ist ein Kürbisgewächs (ital. *zucca* = „Kürbis", *zucchino* = kleiner Kürbis). Außerhalb der heimischen Erntezeit von Juni bis Oktober werden die Zucchini aus Spanien und Italien importiert. Sie werden auf vielfältige Weise zubereitet, gestiftelt und roh in Salaten, als gedünstetes und geschmortes Gemüse, mit Paprika, Aubergine und Tomate im Ratatouille, gefüllt mit Hackfleisch oder Kartoffelmus und in Scheiben gegrillt. Die wunderschönen gelben Blüten sind ebenfalls essbar und werden als Dekoration genutzt, aber auch gefüllt und frittiert.

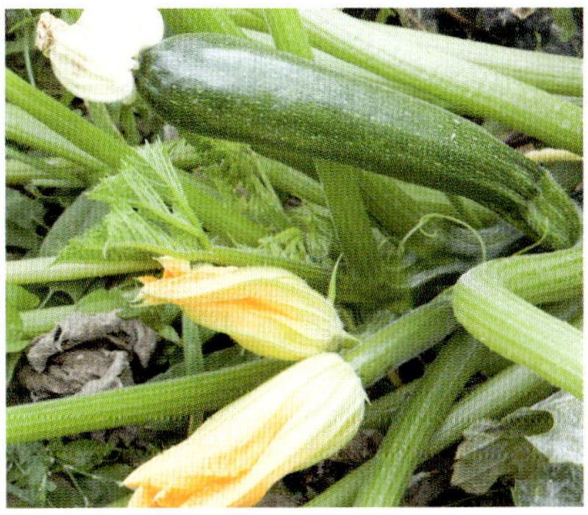

Zucchinipflanze mit Blüten

Samengemüse

- Grüne Bohnen

  Die als frisches Gemüse verzehrte Garten- oder Gemüsebohne gibt es in verschiedenen Angebotsformen. Im Handel sind Buschbohnen, Stangenbohnen, Schwertbohnen, Brechbohnen und kleine Prinzessbohnen. Bohnen werden als Gemüsebeilage gedünstet, geschmort oder gekocht, für Eintöpfe genutzt, milchsauer oder süßsauer eingelegt. Roh sollte man sie nicht verzehren, denn die Kerne und Hülsen enthalten toxische Proteine, die in größeren Mengen giftig sind.

- **Grüne Erbsen**
  Man unterscheidet Pal- und Markerbsen, bei denen nur das grüne Erbsenkorn gegessen wird und Zuckererbsen bzw. Zuckerschoten, bei denen die Hülsen mitverzehrt werden und das Korn darin nur gering entwickelt ist. Zuckerschoten erhält man frisch im Handel und tiefgekühlt, grüne Erbsen fast ausschließlich als Tiefkühl- oder Konservenware, da das Auspalen aus der Hülse sehr zeitaufwendig und nicht sehr ergiebig ist. Sowohl Zuckerschoten als auch Erbsen werden als gegarte Gemüsebeilage alleine oder im Mischgemüse gegessen.

Stängel- und Blattstielgemüse

Stängelgemüse

- **Spargel**

zählt mit seinem zarten Geschmack zu den Gemüsespezialitäten. Man bezeichnet ihn auch als den Aristokraten der Gemüse:

- Der **grüne Spargel** ist etwas herber im Geschmack. Er reift über der Erdoberfläche.
- Der **weiße Spargel** hat zartes Fruchtfleisch und ist auch zart im Geschmack. Er wächst und reift in einem Erdwall und wird im Frühling (April – 24. Juni) „gestochen".

Frischen Spargel erkennen Sie an seiner noch feuchten Schnittstelle. Schlagen Sie ihn zur kurzfristigen Aufbewahrung feucht ein. Um nicht so viel von den kostbaren Spargelstangen zu verlieren, schälen Sie diese mit einem Sparschäler. Am besten wird Spargel gegart und ganz natur mit etwas zerlassener Butter gegessen. Klassisch wird dazu Schinken oder Schnitzel gereicht. Gern wird Spargel auch mit Sauce Hollandaise serviert oder im Ofen überbacken. Spargelsalat und Spargelcremesuppe sind weitere Zubereitungen, die als Vorspeisen oder Zwischengerichte ein Spargelmenü komplettieren.

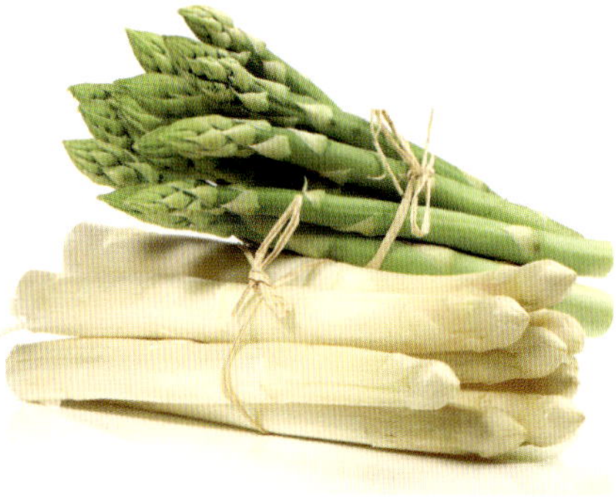

Spargel

Blattstielgemüse

- **Stangensellerie**
  Der Stangen- oder Bleichsellerie bildet keine Knolle, sondern entwickelt fleischig verdickte Stängel. Lagern Sie die frischen Stängel nicht zu lange, sie werden sonst faserig. Die Stangen können roh gegessen werden und sind gemeinsam mit Möhrenstiften ein beliebtes Knabbergemüse zum Dippen. Sein würziges Aroma verfeinert aber auch Suppen, Soßen, Mischgemüse und Schmorgerichte.

- **Rhabarber**
  Rhabarber ist ein Gemüse, da wir nicht Früchte, sondern die Stiele der Pflanze zum Verzehr nutzen. Allerdings werden die Rhabarberstangen wie Obst meist zu Kompott verarbeitet und für alle möglichen süßen Speisen bis hin zu Kuchenbelag verwendet. Roh kann man ihn jedoch nicht essen. Rhabarber ist zwar energiearm, wird aber wegen seines sehr sauren Geschmackes oft stark gezuckert und in Kombination mit süßen Milchspeisen serviert.

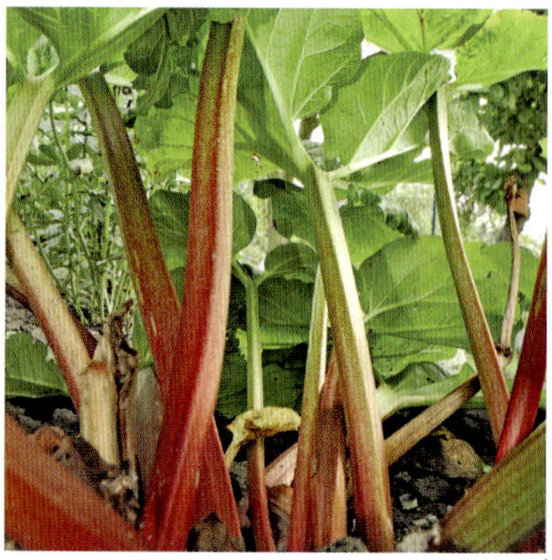

Rhababer

Zwiebelgemüse

Speisezwiebel

Die Vielfalt der Speisezwiebel ist groß, wir nutzen sie in der Küche als Gewürz, Gemüse und mitunter sogar als Naschwerk.

- **Küchenzwiebeln**
  Die gewöhnliche braune Küchenzwiebel ist die wohl am meisten in der Küche genutzte Zwiebel. Sie dient roh oder gegart als Würze in Suppen, Soßen, Fleischgerichten aller Art und Salaten. Wir können sie als Gemüse, zu Zwiebelsuppe und zu gerösteten und frittierten Zwiebelsnacks verarbeiten. Kleine Vertreter werden eingelegt als Silber- oder Essigzwiebel angeboten.

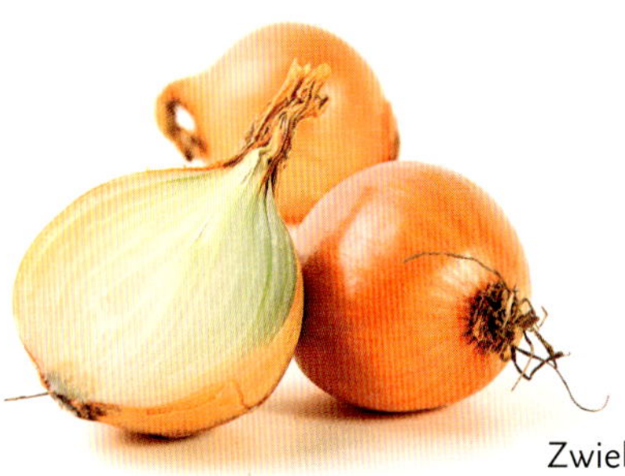

Zwiebel

- **Weiße Zwiebeln**
  Sind etwas milder und leicht süßlich.
- **Rote Zwiebeln**
  Die Schale und auch ihr Fleisch sind rot bzw. weißrot. Sie wird wie die Küchenzwiebel verwendet, bringt aber etwas mehr Farbe ins Spiel.
- **Gemüsezwiebeln**
  sind ungewöhnlich groß und mild im Geschmack. Sie können bis zu 1 kg auf die Waage bringen. Man verwendet sie gern für Zwiebelsuppe und Zwiebelkuchen, sie eignet sich aber auch hervorragend zum Füllen, Überbacken und Frittieren.
- **Perlzwiebeln**
  Sehr kleine, weiße, fast durchsichtig wirkende Zwiebeln, die meist sauer eingelegt als Konservenware angeboten werden.
- **Schalotten**
  sind kleine Zwiebeln, die um eine Hauptzwiebel wachsen. Sie haben ein ganz arteigenes und mildes Aroma.
- **Lauch- oder Bundzwiebeln**
  Da diese kleinen Zwiebeln jung und mit Laub geerntet werden, nennt man sie auch Frühlingszwiebeln. Sie eignen sich sowohl zum Kochen als auch zum Frischverzehr. Als kleine Zwiebellauchringe werden sie gern in Salaten verarbeitet oder als Dekoration genutzt.

Knoblauch

Zwiebelförmige, weiße Knolle mit getrockneten Hüllblättern, die die Zehen umschließen. Die Knolle wächst unter der Erde. Süßlich-brennender Geschmack. Knoblauch wird überwiegend zum Würzen von herzhaften Speisen, Suppen, Soßen und Pasten verwendet. Junger Knoblauch, der noch recht mild im Geschmack ist, kann auch wie Zwiebel als Gemüse gegessen werden.

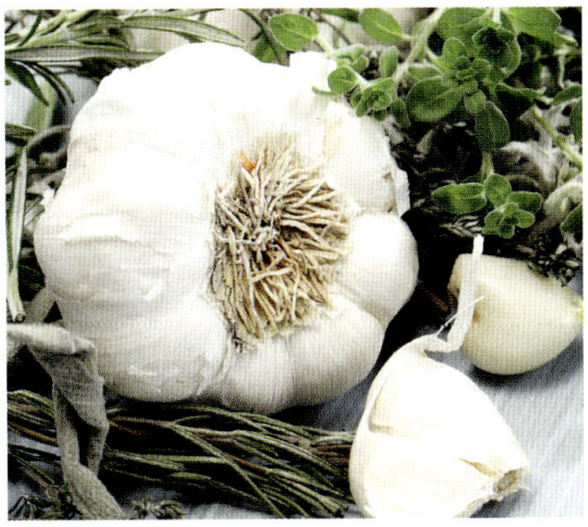

Knoblauch

Porree oder Lauch

Porree bildet anstelle einer Zwiebel lange Umblätter, die sich zu einem bis zu 8 cm starken Schaft zusammenschließen. Er wird zum Würzen verwendet und gehört zum Suppengrün. Man kann ihn längs oder in Scheiben geschnitten als Gemüse dämpfen und dünsten, in Schinken wickeln und mit Käse überbacken oder in der Alufolie grillen.

Ausländische Gemüse – Gemüseexoten

Aubergine

Auch Eierfrucht oder ital. *melanzana* (*melanzani* = Mehrzahl) genannt. Die Aubergine ist mit der Tomate verwandt. Das Fruchtfleisch ist hell, die Schale von glänzender violetter Farbe und besonders vitaminreich.

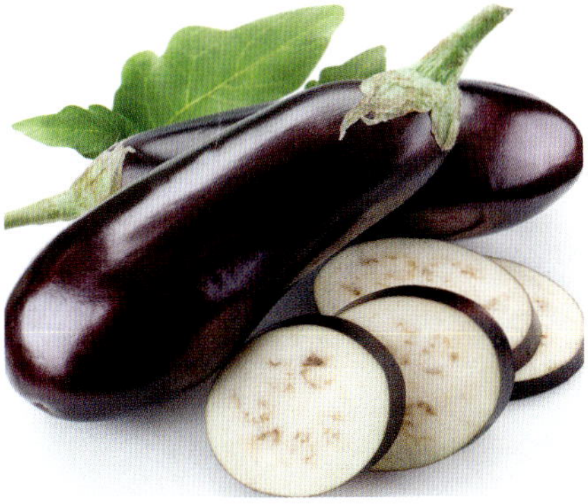

Aubergine

Auberginen werden nicht roh gegessen, sie haben einen hohen Solanin- und Bitterstoffgehalt. Sie sind relativ neutral im Geschmack und sollten deshalb vor dem Garen gut gewürzt werden. Gefüllt, in Scheiben geschnitten und gegrillt oder gebraten, in Mischgemüse geschmort (Ratatouille) oder auch mit Bierteig paniert und ausgebacken sind Auberginen ein feines Gemüse.

Artischocke

Die Artischocke gehört zu den Blütengemüsen; sie ist eine faustgroße, grüne bis grünviolette Blüte einer südlichen Distelart. Genießbar sind der Blütenboden sowie die unteren, fleischig zarten Blätter aber nur im gekochten Zustand; sie enthalten leichte Bitterstoffe (Cynarin). Die Artischocke wird auch für die Herstellung von Aperitifen verwendet.

In der Regel verzehrreif im Handel. Beginnende Schwarzfärbung ist das Stadium mit dem besten Geschmack.

Sorten:

- Violette Artischocke
  dunkelgrün mit violetten Stellen auf den Hüllenblättern
- Grüne Artischocke
  dunkelgrüne Grundfarbe
- Weiße Artischocke
  hellgrüne Farbe, welche ins Graue übergeht.

Herkunft: Italien, Frankreich, Spanien, Israel, Marokko

Bambussprossen

Vom asiatischen Bambus sind nur die dicken Schösslinge einiger Arten für den Verzehr geeignet. Sie werden bei uns ausschließlich als Konservenware angeboten. In feine Scheiben geschnitten werden sie meist im Wok mit anderen Gemüsen, Nudeln und Geflügel zur Zubereitung asiatischer Spezialitätengerichte verwendet.

Fenchel

Auch Gemüsefenchel genannt. Fenchel ist verwandt mit Koriander, Dill, Kerbel; die fleischig verdickten Knollenblätter haben denselben Geschmack wie das Fenchelgewürz. Die Fenchelknolle wird als Beilage gekocht verwendet und wird Rohkostsalaten als Würzabrundung beigegeben.

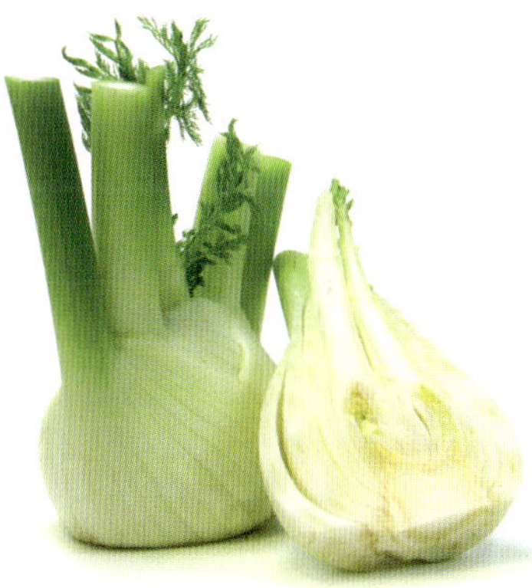

Fenchelknolle

In feine Streifen geschnitten und zusammen mit Möhrenstiften im eigenen Saft gedünstet, ergänzen sich diese beiden Gemüse hervorragend im Geschmack. Auch zum Überbacken eignet sich die Fenchelknolle. Gegart verliert sich übrigens der intensive Fenchelgeruch und -geschmack.

Zuckermais

Ursprünglich stammt der Zuckermais aus Südamerika, wird heute jedoch auch in Deutschland angebaut. In den Handel kommen die ausgelösten Körner als Tiefkühlware oder in der Nasskonserve. Die Kolben werden frisch, meist paarweise abgepackt oder tiefgefroren angeboten. Die konservierten Maiskörner werden in etwas Butter oder Flüssigkeit fertig gegart und als Einzelgemüse oder in Mischgemüse gegessen. Aus der Konserve kann man sie auch direkt in Salate mischen. Die Kolben kann man dünsten, kochen, grillen oder backen, die Körner werden dann vom Kolben geknabbert.

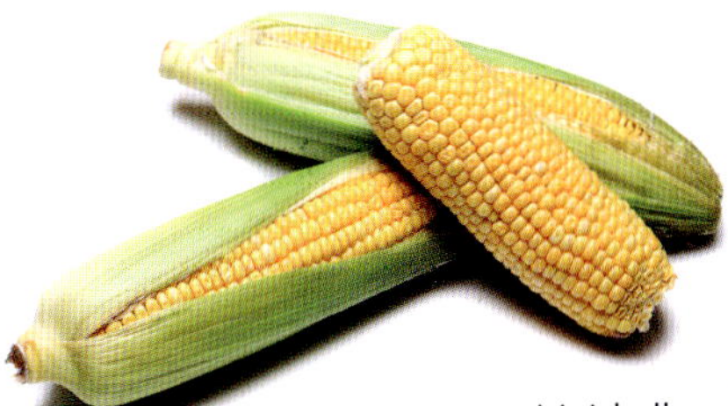

Maiskolben

Pak Choy

Pak Choy ist auch als chinesischer Senfkohl bekannt, eine dem Chinakohl verwandte asiatische Kohlart, die noch recht selten in unseren Küchen zu finden ist. Er ähnelt dem Stielmangold im Äußeren, geschmacklich ist er sehr würzig mit einer leicht nussigen Note. Man kann sowohl die Blätter als auch die Stiele verarbeiten. Pak Choy schmeckt als Wokgemüse, gedämpft, geschmort und wie Krautrouladen zubereitet.

Okra

Okraschoten werden in der Gastronomie auch Gumbo genannt. Sie stammen aus Afrika. Okras sind grüne, fünfeckige Schoten, die meist Fingergröße erreichen. Zubereitung wie Bohnengemüse.

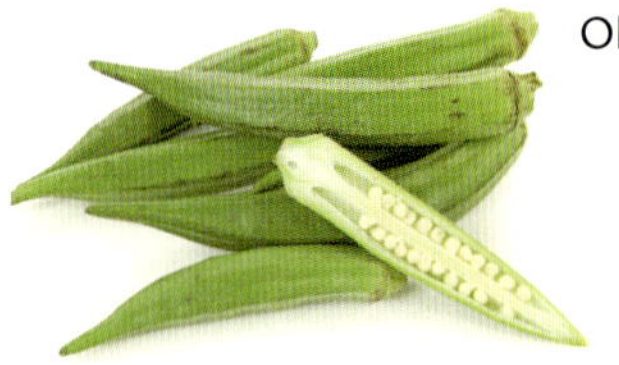

Okraschoten

Oliven

Der Olivenbaum wächst in der Mittelmeerregion. Er ist eine sehr alte Kulturpflanze. Die wichtigsten Olivenlieferanten sind: Griechenland, Türkei, Italien, Frankreich, Spanien. Der Großteil der Oliven wird zur Olivenölgewinnung verwendet. (Siehe „Fette und Öle".)

Essolivenarten und -sorten

- Grüne Essoliven
  Milde, an Olivenöl erinnernde Früchte werden in Essig- oder Öllösungen eingelegt. Es gibt sowohl Ware mit Kern als auch entkernte Ware. Die entkernte Ware ist oft auch mit Gemüsepaprika oder mit Mandeln dekorativ garniert.
- Schwarze Essoliven
  kommen nur mit Kern in den Handel. Die Größe und natürlich die Herkunft bestimmen die Qualität. Kleine Früchte sind meist fleischarm, größere Früchte fleischig, weich und aromatisch. Sie lösen sich auch leichter vom Kern.
  Eine besondere Sorte ist die griechische „Kalamata"-Olive. Sie wird auch Herzolive genannt. Schwarze Oliven sind meist in Essig/Salz/Olivenöllösung eingelegt und sterilisiert.

Keimlinge und Sprossen

Durch Einweichen und Keimenlassen von Samen gewonnen. Zu Salaten, als Suppen- und Soßeneinlage, für Füllungen und Eintöpfe in der Vollwerternährung und in der asiatischen Küche verwendet.

- Getreidesprossen
  Weizen-, Roggen-, Gersten- und Haferkeimlinge schmecken mild und süßlich.
- Sprossen aus Hülsenfrüchten
  schmecken süß und nussartig.
- Sprossen aus den getreideähnlichen Körnern wie Amaranth, Buchweizen und Quinoa haben einen würzigen Geschmack.
- Sprossen aus kleinen Samen
  (z. B. Senf, Rettich, Sesam, Bockshornkleesamen, Kresse) sind würzig.

Gemüseerzeugnisse

Gemüsekonserven, Nasskonserven

Gemüsekonserven sind hitzesterilisierte Erzeugnisse.

Die Gemüse werden nach der Ernte gewaschen, geschält und geputzt, je nach Sorte zerkleinert oder passiert und blanchiert. Nach dem Abkühlen werden sie mit Aufgussflüssigkeit in Gläser oder Weißblechdosen abgefüllt. Als Flüssigkeiten werden Wasser oder schwache Salzlösungen verwendet, die Zucker, Genusssäuren, Kräuter und Gewürze enthalten. Zur Haltbarmachung werden die Konserven unter Druck und bei über 100 °C sterilisiert. Konservierungsstoffe gestattet der Gesetzgeber nicht. Auf dem Etikett sind Gemüseart und -sorte sowie der Verarbeitungszustand, Füllmenge, Abtropfgewicht und das Mindesthaltbarkeitsdatum kenntlich zu machen.

Gemüsekonserven

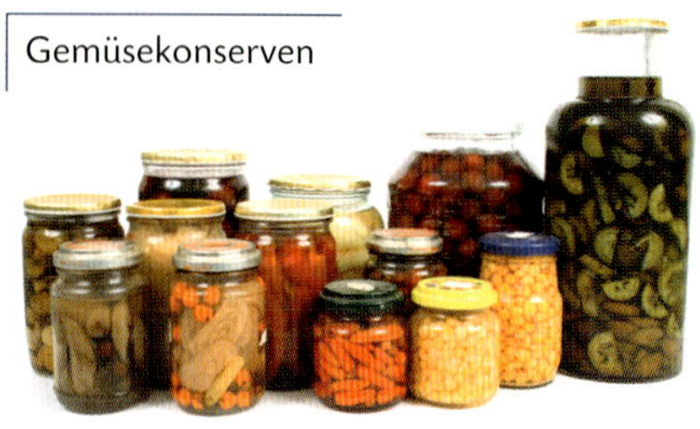

Für Gemüsekonserven eignen sich z. B. Gemüsemischungen, Schwarzwurzeln, Bohnen, Rosenkohl, Möhren, Erbsen, Grünkohl, Mais und Spargel. Die Konserven lassen sich mehrere Jahre bei Raumtemperatur lagern. Zur Zubereitung braucht das Gemüse lediglich im eigenen Sud erhitzt zu werden. Da dieser wertvolle Inhaltsstoffe enthält, sollte man ihn mit verwerten.

Sauerkonserven

Sauerkonserven sind Gemüseerzeugnisse, die im Gegensatz zu den Nasskonserven nicht sterilisiert, sondern nur pasteurisiert werden (unter 100 °C wärmebehandelt). Eine zusätzliche Haltbarmachung erfolgt durch die Zugabe von Essig (Essigsäurekonzentration von 2,5 %) oder durch Milchsäuregärung. Konservierungsstoffe werden nicht zugefügt. Der Aufguss kann mit verschiedenen Gewürzen und Kräutern versetzt sein.

Bei den Sauerkonserven werden unterschieden:

- Essiggemüse
  Gewürzgurken
  Senfgurken
  Gewürzbohnen
  Fertige gegarte Salate, wie Sellerie-, Bohnen-, Karotten- oder Maissalat
  Silberzwiebeln
  Rote Bete
- Mixed Pickles
  Gemüsemischungen, die zu mindestens 80 % aus Cornichons (kleine knackige Gurken), Blumenkohlröschen, Silberzwiebeln, Maiskölbchen und Paprika bestehen.
- Gärungsgemüse
  Das Gemüse wird einer Milchsäuregärung unterworfen. Dadurch wird Zucker durch Bakterien in Milchsäure umgewandelt. Andere Gärungserreger werden unterdrückt.
  Als Gärungsgemüse werden Bohnen, Gurken, Kürbis und andere verarbeitet, das bekannteste ist jedoch das Sauerkraut, seine Herstellung hat eine lange Tradition.

Mehr zum **Sauerkraut** ...
Der Weißkohl wird gewaschen, geputzt, vom Strunk befreit und in feine Streifen geschnitten. Mit Salz versetzt kommt der geschnittene Kohl in einen Gärbehälter (früher einfach nur ein Tontopf) und wird unter Druck gesetzt. Dadurch tritt der Zellsaft aus, verdrängt die Luft aus dem Gärbehälter und bildet so den Nährboden für die Milchsäurebakterien. Früher wurde dieser Prozess durch das Stampfen des Sauerkrautes erreicht. Sauerkraut wird lose, in Beuteln, Gläsern oder Dosen angeboten. Heute gibt es eine Vielzahl von Varianten, z. B. mit Wein, Kräutern oder Äpfeln verfeinert.

Tiefkühlgemüse

Tiefkühlen ist die schonendste Art, Gemüse haltbar zu machen. Das Gemüse wird sofort nach der Ernte gereinigt, verlesen, blanchiert (kurze Wärmebehandlung) und schockartig tiefgekühlt. Die Tiefkühlung erfolgt durch Lufttiefkühlung oder durch Kontakttiefgefrieren.

Fast alle Gemüsearten lassen sich zu Tiefkühlprodukten weiterverarbeiten, etwa 30 verschiedene finden wir im Handel. Angeboten wird tiefgefrorenes Gemüse aus einer Gemüseart oder gemischt, als Rohware, in verschiedensten Zubereitungen gegart und tischfertig.

Trockengemüse

Man spricht auch von „Dehydro-Gemüse" (entwässertes Gemüse). Dem Gemüse, das vorher gereinigt, verlesen und blanchiert wird, wird auf schonendste Art die Feuchtigkeit auf Kanal-, Band-, Strom- oder Hordentrocknern unter Druck entzogen.

Beim Trockenprozess wird das Gemüse höchstens auf 50 °C erhitzt. Der Trocknungsprozess dauert so lange, bis ein Restfeuchtigkeitsgehalt von 8 bis 12 % erreicht ist. Bei Bedarf wird dem Gemüse wieder Wasser zugesetzt. Man lässt das Gemüse quellen. Daher auch die Bezeichnung „Quellgemüse". Für die Verarbeitung zu Trockengemüse eignen sich z. B. Bohnen, Erbsen, Blumenkohl, Grünkohl, Rotkohl, Weißkohl, Wirsingkohl, Sellerie, Möhren, Zwiebeln und Porree. Sie werden für die Weiterverarbeitung zu Instantsuppen und Fertiggerichten und in der Gastronomie eingesetzt.

Im Einzelhandel finden sich Trockengemüse aus Zwiebeln, Knoblauch, als Würzkräuter und Suppengemüse.

Fertigsalate und Salatmischungen

Die küchenfertigen Salate und Salatmischungen werden aufgrund der Zeitersparnis, der einfachen Zubereitung, der leichten Portionierung und ihrer Vielfalt immer beliebter.

Die Salate und Gemüse werden nach der Ernte von Hand geputzt, maschinell zerkleinert, in Eiswasser gewaschen und getrocknet. Die so vorbereiteten Salate und Gemüse werden je nach Rezept gemischt und in Beutel oder Schalen verpackt, es werden keinerlei Zusatzstoffe eingesetzt. Die Haltbarkeit dieser Produkte liegt bei etwa drei bis vier Tagen. Da Fertigsalate als Fertigpackungen gelten, müssen sie alle Kennzeichnungselemente tragen, die die Kennzeichnungsverordnung vorschreibt.

Gemüsesäfte

Die Leitsätze für Gemüsesaft und Gemüsenektar des Deutschen Lebensmittelbuchs beschreiben drei Arten von Gemüsegetränken:

- Gemüsesaft
  Ist das unverdünnte, unvergorene oder milchsauer vergorene flüssige Erzeugnis aus Gemüse. Die Verwendung von Konzentraten oder auch Gemüsemark ist erlaubt. Geschmacksgebende Zutaten wie Salz, Essig, Genusssäuren, Glutamat, Zucker, Honig, Gewürze und Kräuter sind gestattet. Auch der Zusatz von Früchten oder Fruchterzeugnissen ist möglich, muss jedoch kenntlich gemacht werden. Nicht erlaubt sind Konservierungsstoffe.
  Am beliebtesten ist wohl der Tomatensaft. Rote-Bete-Saft muss nach dem Öffnen schnell verzehrt werden, da sich Nitrit bildet. Ein Beispiel für milchsauer vergorenen Saft ist der Sauerkrautsaft.
- Gemüsenektar (Gemüsetrunk)
  Bezeichnet verdünnten Gemüsesaft. Der Anteil an Gemüsesaft, Konzentrat oder Gemüsemark muss mindestens 40 % betragen (bei Rhabarber 25 %). Gemüsenektar darf dieselben Zutaten wie Saft enthalten.
- Gemüsecocktail
  Er ist eine Mischung aus diversen Gemüsesäften und -nektaren.

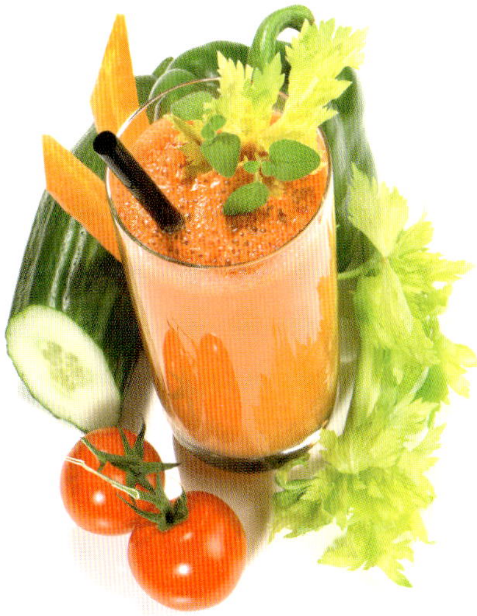

Gemüsecocktail

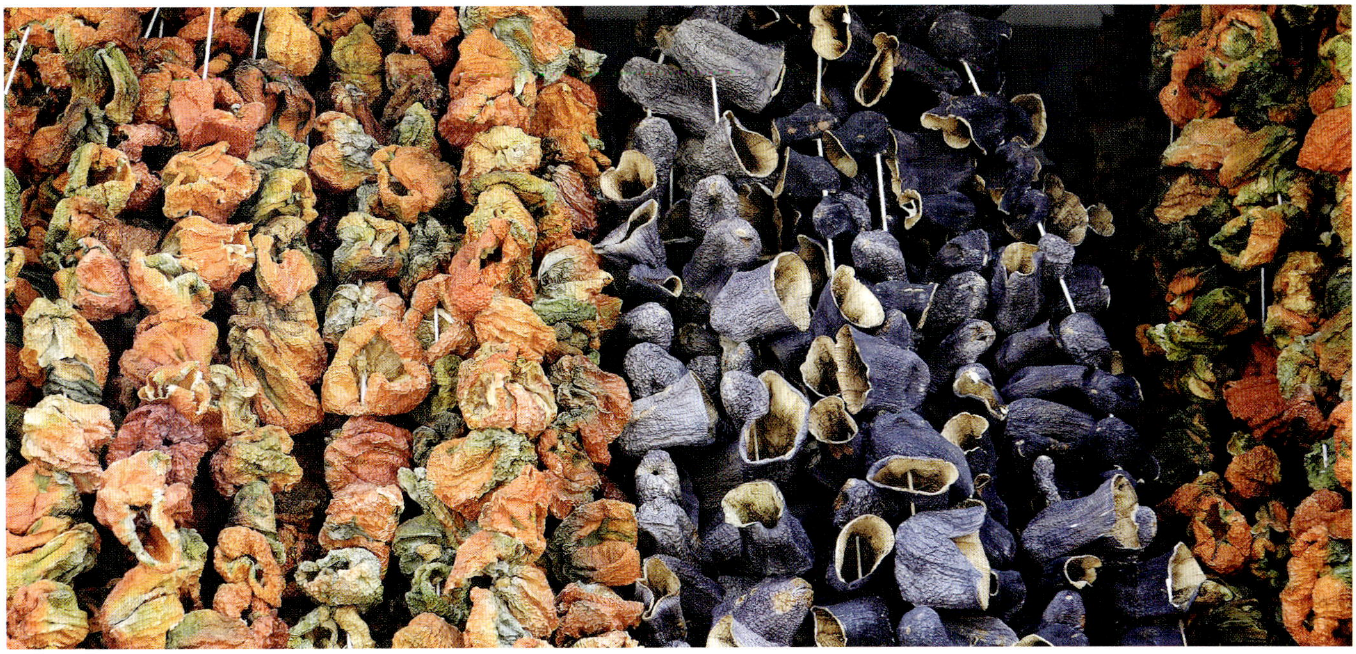

Getrocknete Paprika und Auberginen

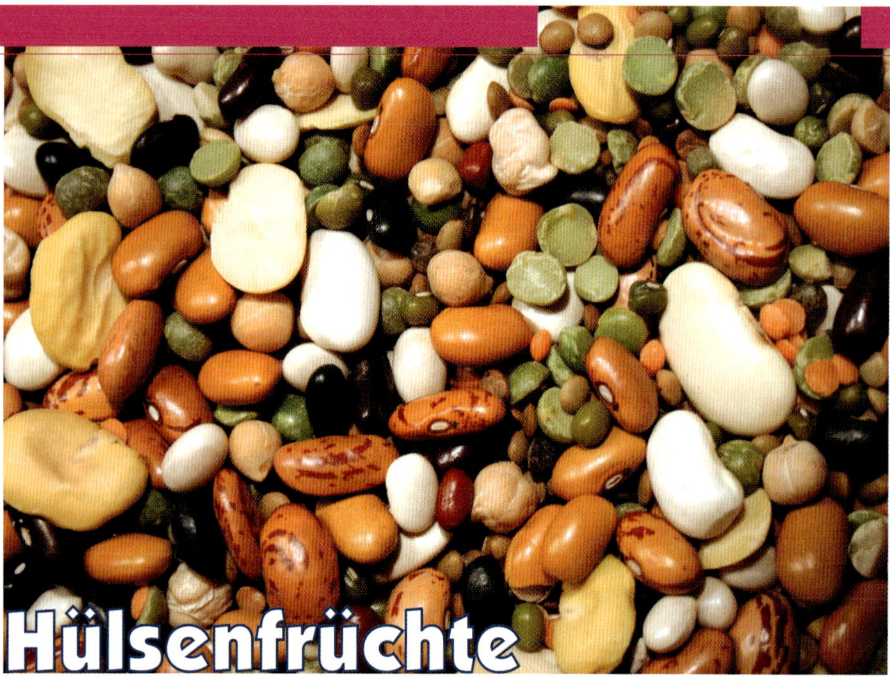

Hülsenfrüchte

Hülsenfrüchte sind die reifen (oder unreifen), getrockneten Samen, die aus den Hülsen der Leguminosen (Hülsenfrüchtler) geerntet und für den Handel aufbereitet werden.

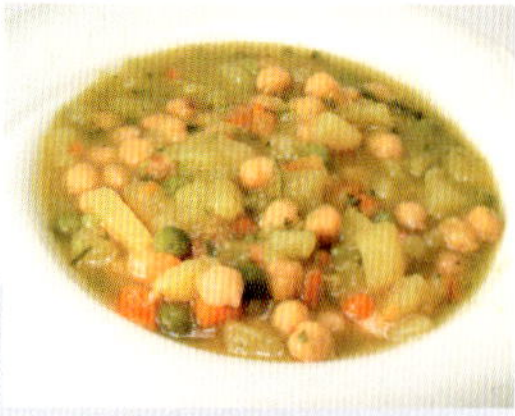

Wussten Sie, dass

- jeder Deutsche jährlich insgesamt nur 1 kg Hülsenfrüchte isst?
- die Sojabohne eine der ältesten Kulturpflanzen ist? (Sie wurde bereits vor 5 000 Jahren erwähnt.)
- die Erdnuss keine Nuss ist, sondern wie die Erbsen und Bohnen zu den Hülsenfrüchten zählt?

Zusammensetzung und Bedeutung für die Ernährung

Hülsenfrüchte sind die eiweißreichsten pflanzlichen Lebensmittel, wobei das Sojaeiweiß eine etwas höhere biologische Wertigkeit besitzt als das von Bohnen, Linsen und Erbsen. Neben Vitaminen wie A, B_1 und B_2 und Mineralstoffen ist ihr hoher Ballaststoffanteil bemerkenswert. Der macht sie recht schwer verdaulich, jedoch auch sättigend. Damit getrocknete Hülsenfrüchte verdaulicher werden, werden sie vor dem Verzehr eingeweicht, das verkürzt überdies ihre Garzeit. Das nährstoffreiche Einweichwasser sollte weiterverwendet werden.

Hülsenfrüchte

Bohnen

Bohnen kommen getrocknet oder als sterilisierte Nasskonserven im eigenen Kochsud in den Handel.

- Weiße Bohnen
  umfassen weiße bis cremefarbene Bohnen, die sämiger und weicher als dunklere Bohnen kochen.
- Kidneybohnen
  haben eine typische dunkelrote Farbe und stammen aus den USA. Die Schale ist fest, der Kern mehlig. Sie werden für Salate und scharfe Fleischgerichte verwendet. Als traditionelles Gericht mit Kidneybohnen ist das Chili con Carne bekannt.
- Wachtelbohnen
  sind bunte Bohnen, die rötlich oder braun gesprenkelt sind. Es sind festkochende Bohnen, die für dekorative Salate benutzt werden.
- Braune Bohnen
  Diese aus den Niederlanden kommende Bohne ist der Kidneybohne sehr ähnlich. Sie wird in Suppen und Salaten verarbeitet.
- Schwarze Bohnen
  sind mehlig kochende Bohnen mit lackschwarzer Farbe und einem weißen Kern, der einen süßlichen Geschmack hat. In Südamerika sind sie ein Grundnahrungsmittel wie bei uns die Kartoffeln.
- Adzuki-Bohnen
  Kleine, rote Bohnen aus Japan, festkochend und süßlich im Geschmack.
- Mungobohnen
  werden auch als grüne Sojabohnen bezeichnet. Bei uns werden diese aromatischen Winzlinge meist als Keimlinge verzehrt.
- Canellini-Bohnen
  kommen aus Italien. Sie sind von weißer Farbe und sehr mehlig.
- Flageolets
  findet man hauptsächlich als Konservenware. Es sind feine grüne Bohnenkerne.

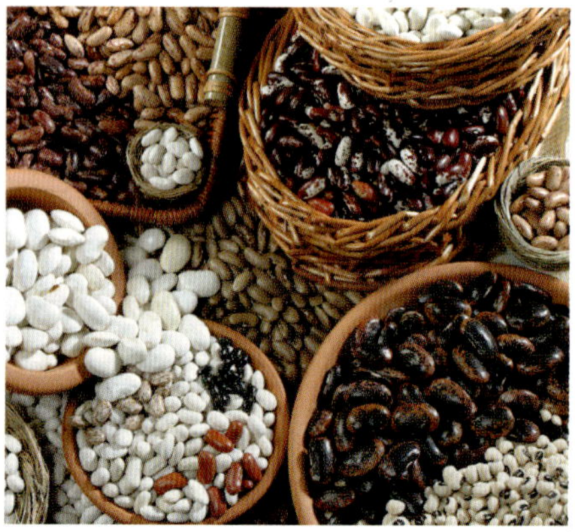

Verschiedene Bohnensorten

Erbsen

Von den drei Erbsengruppen Markerbsen, Zuckererbsen und Palerbsen eignen sich nur die Palerbsen zum Trocknen. Sie kommen geschält oder ungeschält in den Handel. Ein Teil wird zu Erbsmehl verarbeitet, das Grundlage für die Erbswurst (Erbssuppenextrakt) ist.

- Geschälte Erbsen
  werden von ihrer schwer verdaulichen Schale befreit, getrocknet, für ein besseres Aussehen geschliffen, poliert und mitunter auch gefärbt.
- Splittererbsen
  sind die beim Schälprozess zerfallenen Erbsen, die zu einem günstigeren Preis angeboten werden.
- Kichererbsen
  sind gelbliche bis rötliche Samen, kantig und unregelmäßig geformt, die in vielen Ländern zu den Grundnahrungsmitteln gehören. Sie werden für Eintöpfe, als Beilage und in Salaten verwendet.
  Gekocht lassen sie sich rösten oder werden püriert und ganz speziell gewürzt zu Kichererbsenaufstrich = „Hummus" verarbeitet.

Linsen

Die Samenfrucht, die in ihrer Form an kleine fliegende Untertassen erinnert, ist seit Jahrtausenden kultiviert worden.

Die Linsenhülsen sind gelb und enthalten zwei platte, rote bis braungelbe Samen. Linsen werden in der Hülse getrocknet.

Linsen werden nicht nach Sorten, sondern nach der Größe benannt und angeboten:

- Kleine, rote Linsen
  haben die kürzeste Garzeit.
- Mittellinsen
  Durchmesser 5 – 6 mm.
- Tellerlinsen
  Durchmesser 6 – 7 mm, je heller desto frischer.
- Riesenlinsen
  Durchmesser von 7 mm.

Linsen eignen sich als Beilage, für Eintöpfe, Pürees, Aufläufe oder als Gemüse im Salat.

Sojabohnen

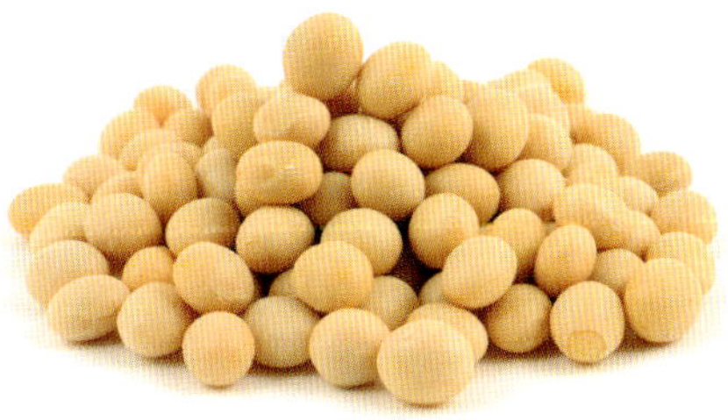

Sojabohnen

Sojabohnen können rot, grün und weiß sein. Die häufigste Sorte ist die aus den USA kommende weiße Sojabohne. Sie wird in grünen Schoten reif. Man nennt sie auch „Fleisch des Feldes".

Sojabohnen unterscheiden sich von den anderen Hülsenfrüchte durch ihren Gehalt an Eiweiß und den Fettgehalt von ca. 25 %.

Haupterzeugerländer sind die USA, China und Brasilien. Die Sojabohne stellt eine wichtige Rohstoffquelle für die gesamte Nahrungsmittelindustrie dar:

- Sojamilch
  Die Bohnen werden in Wasser (1:10) aufgequollen, gemahlen, gekocht und gefiltert. Die so entstandene Sojamilch wird im Handel pur oder wie Milch als Mischung mit Vanille, Erdbeere oder Schokolade angeboten, aber auch zu Sojasahne, Jogurt und anderen milchähnlichen Erzeugnissen weitererarbeitet. Besonders Menschen mit Unverträglichkeiten auf Milchinhaltsstoffe oder Vegetarier und Veganer nutzen sie als Ersatzprodukt für Milch.
- Sojamehl und Sojaflocken
  Für Backwaren, Teigwaren, Fleischwaren, zum Binden von Suppen und Soßen, mit Weizenmehl gemischt für Brot und Kuchen, Kindernährmittel usw.
- Sojabohnenprodukte
  Für Bonbons, Süßwaren, Kuchenteige usw.
- Sojaöl
  Für Speiseöle, Salatöle, Brat- und Backfette, Salatsoßen, Mayonnaisen usw.
- Sojaschrot
  Rohstoff für die Würze- und Suppenindustrie, Sojaschrot als Futtermittel (Eiweißlieferant).
- Tofu oder Sojaquark
  Schmeckt roh gewürfelt im Salat, mit Gemüse gemischt im Ragout, eignet sich zum Füllen von Teigwaren und lässt sich gut braten und frittieren.
- Sojasoße (Shoyu, Tamari)
  Würzmittel, das durch einen zwölfmonatigen Gär- und Reifungsprozess (Milchsäuregärung) aus Soja, Meersalz und Wasser gewonnen wird und zum Würzen dient.
- Sojapaste (Miso)
  Paste aus Getreide, Sojabohnen und Meersalz, durch Fermentation hergestellt.
- Sojasprossen
  aus der grünen Sojabohne gekeimt.

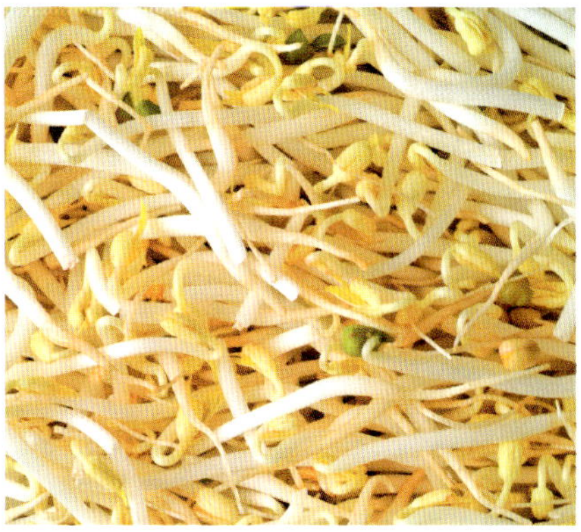

Sojasprossen

Erdnüsse

Erdnüsse

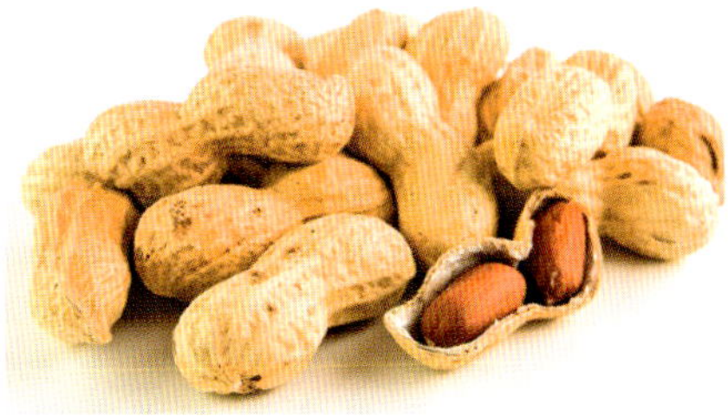

Früchte der Erdnusspflanze. Nach der Fruchtbildung neigt sich der Stängel zur Erde, die Früchte graben sich in den Boden ein und reifen dort fertig aus. In den Hülsen sitzen zwei bis drei ölhaltige Kerne, die von einer dünnen rotbraunen Samenhaut umschlossen werden. Der Fettgehalt beträgt bis zu 50 %.

Die Früchte bringen das wertvolle Erdnussöl. Für Knabberartikelgebrauch müssen sie jedoch erst geröstet werden. Erst hier bekommen sie den bekömmlichen Geschmack und die rote Samenhaut löst sich leicht vom Kern. Im Aussehen verändern sie sich nicht.

Angebotsformen:

- als Rohware mit Schale
- als Snackartikel wie Studentenfutter, Erdnussflips, Wasabi-Nüsse (gebacken in einem grünen Meerettichmantel), geröstet und gesalzen
- als Erdnussöl
- gemahlene und gehackte Erdnüsse zum Backen
- Erdnussbutter als Aufstrich

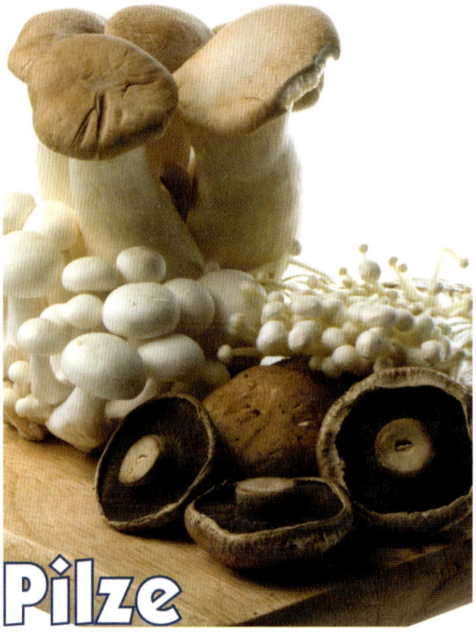

Pilze

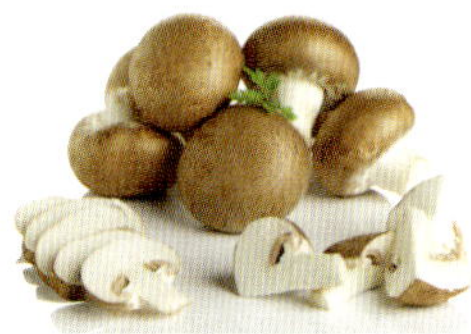

Wussten Sie, dass

- Pilze nicht nur für Speisezwecke, sondern auch für die Hefegewinnung und Käseerzeugung von Bedeutung sind?
- die Trüffeln von Schweinen und Hunden gefunden werden?
- 1 kg Trüffel einen Preis zwischen 1 300,00 EUR und 2 000,00 EUR erreichen kann?

Speisepilze sind die essbaren Fruchtkörper bestimmter Pilzarten. Kulturspeisepilze sind Pilze, die in speziellen Vermehrungsbetrieben angebaut werden.

Gesetzliche Grundlagen

In den Leitsätzen für Pilze und Pilzerzeugnisse des Deutschen Lebensmittelbuchs sind Verarbeitung, Herstellung und Beschaffenheitsmerkmale von Speisepilzen und Pilzerzeugnissen beschrieben. Prinzipiell müssen Speisepilze sofort nach der Ernte an den Verbraucher abgegeben bzw. verarbeitet werden. Sie müssen sauber, geputzt und weitgehend frei von Maden und Fraßschäden sein. Verarbeitete Pilzerzeugnisse dürfen Zutaten wie Speisesalz, Genusssäuren, Zucker, Geschmacksverstärker und Gewürze enthalten.

Für Kulturspeisepilze (z.B. Champignons, Austernpilze, Shiitake-Pilze) gelten die allgemeinen EG-Vermarktungsnormen. Danach müssen sie folgende Mindestqualitätseigenschaften aufweisen:

- ganz, glatter Schnitt
- gesund
- sauber
- frei von Schädlingen und Fraßschäden
- frei von fremdem Geruch und Geschmack
- frisch
- trocken

Nach den produktspezifischen Normen der europäischen Wirtschaftskommission (UNECE) können Kulturspeisepilze außerdem nach festgelegten Qualitätskriterien in Klassen eingestuft und gekennzeichnet werden.

Verschiedene Pilze

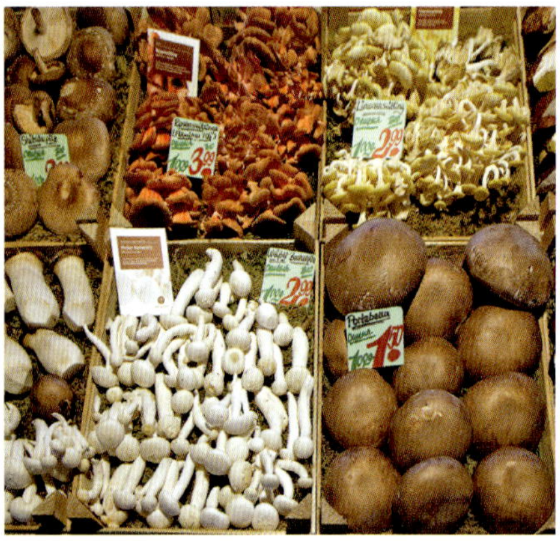

Zusammensetzung und Bedeutung für die Ernährung

Der Gehalt an Nährstoffen ist sehr gering. Pilze enthalten Eiweiß und Kohlenhydrate in sehr geringen Mengen (1–4%), 1–3% Mineralstoffe, Fett nur in Spuren, jedoch 90 % Wasser, Vitamin D und die Vitamine B_1 und B_2 in geringen Mengen. Pilzgerichte werden durch ihre Zubereitung mit anderen Lebensmitteln aufgewertet.

Aufgrund der Schadstoffbelastung von Waldpilzen sollte ein gesunder Erwachsener maximal 200 g Wildpilze/Woche (Kinder entsprechend weniger) essen.

Einteilung

Ständerpilze

- Röhrenpilze
  Steinpilz
  Butterpilz
  Birkenpilz

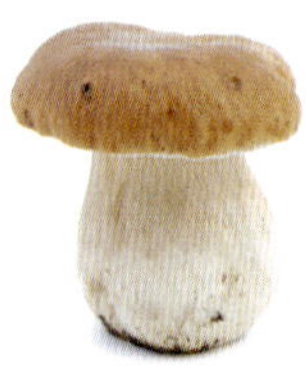

- Blätterpilze
  Champignon
  Pfifferling

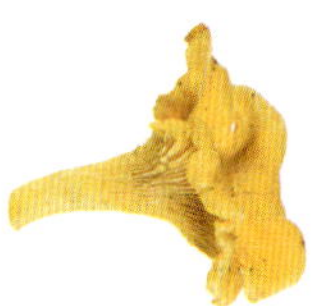

Schlauchpilze

- Morchel

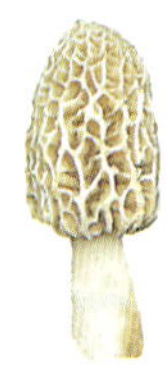

- Trüffel

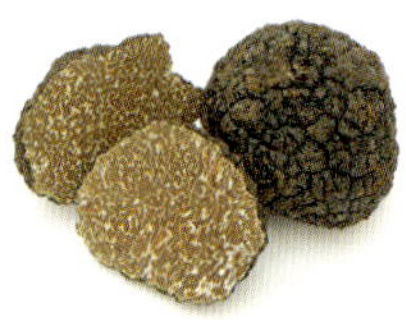

Pilze im Handel

Champignon

Er wird auf besonderem Nährboden (Stallmist mit Champignonbrut) in großen Mengen gezüchtet und kann daher saisonunabhängig angeboten werden. Beste Qualität und bestes Aroma haben die kleinen, weißen Champignons. Der Hut muss geschlossen und es dürfen keine dunklen Lamellen sichtbar sein.

Handelsware:

- **Frischware** in Körbchen oder Schalen. Folienverpackte Ware unbedingt vor Gebrauch etwas auslüften lassen.
- **Marinierte Ware:** eingelegt in Essiglösung, gutes Sauergemüse oder Ergänzung zu Salaten.
- **Sterilisiert in Dosen oder Gläsern:** als ganze Frucht, halbiert oder feinblättrig geschnitten. Ideal für Champignongerichte und Pizzabelag.

  Konservierte Champignons in Dosen können folgende **Zusatzbezeichnungen** tragen:

  - 1. Wahl
    Geschlossene, unbeschädigte Pilze mit Kopf und Stiel.
  - 2. Wahl
    Leicht geöffnete, unbeschädigte Pilze mit Stielen, zulässig auch lose Köpfe.
  - 3. Wahl
    Zugelassen sind auch offene Pilze, Stücke und Stiele und geschnittene Pilze.

Pfifferling

Pfifferlinge schmecken am besten, wenn sie klein, frisch und trocken sind. Große Pilze mit braun eingetrockneten oder glasig weichen Stellen sind zweite Wahl. Pfifferlinge kommen großteils frisch in Schalen oder Körbchen, sterilisiert in Dosen oder auch als Trockenpilze in den Handel.

Pfifferlinge im Handel

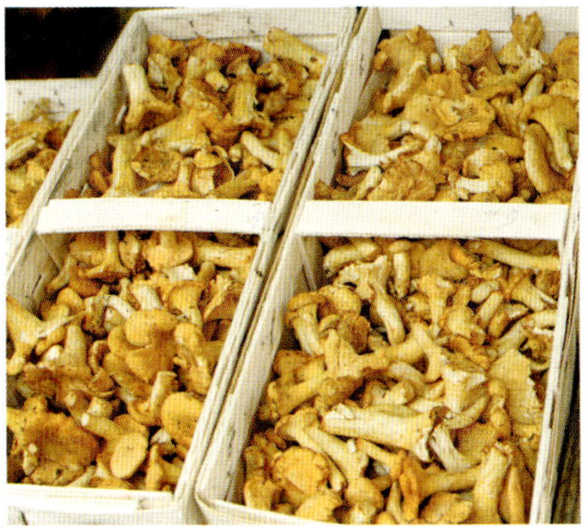

Shiitake

Dieser Pilz wächst in Asien auf den Stämmen toter Laubbäume und wird in der chinesischen und indonesischen Küche verwendet. Sein Hut ist hell- bis dunkelbraun, an der Unterseite weiß und erinnert in seiner Form an eine Glocke. In Deutschland werden Shiitake-Pilze auf einem Substrat auf Holzbasis in klimatisierten Räumen kultiviert und gelangen meist in Dosen als sterilisierte Ware oder als Trockenpilz in den Handel.

Mu Err

In Asien beheimateter, wohlschmeckender, blätterartiger Speisepilz. Er wird auf Baumstämmen kultiviert und als Trockenpilz gehandelt.

Austernpilz oder Austernseitling

Austernpilze gehörten bis vor kurzem noch den teuren Pilzspezialitäten an.

Heutzutage wird der Austernpilz auf Holz, Sägemehl oder gepresstem Stroh gezüchtet und kommt saisonunabhängig frisch in Schalen in großen Mengen in den Handel.

Er ist ein sehr ergiebiger Speisepilz mit mildaromatischem Geschmack, er erinnert an Kalbfleisch und wird daher auch öfter als Kalbfleischpilz bezeichnet. Auch als Trockenpilz angeboten.

Steinpilz

Bei jungen, festen Pilzen können die Röhren mitverwendet werden. Bei älteren Pilzen können sie madig sein.

Steinpilze sind die feinsten Röhrenpilze und werden als Braten- und Soßenpilze verwendet.

Morchel

Morcheln sind Würzpilze mit braunem, schwammartigem Hut für Suppen und Wildsoßen. Sie werden als Trockenpilze angeboten.

Trüffel

Trüffel sind die teuersten Würzpilze des Handels, daher auch als „Diamant" der Küche bezeichnet.

Sie sind knollenförmig und wachsen unterirdisch in der Nähe von Eichen, Pappeln, Haselnusssträuchern und sind im Oktober erntereif. Für die Suche werden oft Hunde und Schweine eingesetzt. Man unterscheidet:

- **Weiße Trüffel, auch Piemont-Trüffel oder Alba-Trüffel genannt,** ist sehr geruchsintensiv; sie riecht nach Knoblauch bzw. Edelpilzkäse.

  Die weiße Trüffel wird mit einem Spezialhobel hauchdünn geraspelt oder in Blättchenform zum Würzen von Spaghetti und sonstigen Teigwaren, für Risottos usw. verwendet. Die weiße Trüffel bewahrt der Kenner in rohem Reis auf (auch der wird verwendet).

- **Schwarze Trüffel, auch französische oder Perigord-Trüffel genannt.** Im Duft erinnert sie an Herbstlaub, Keller, Erde und Moder.

  Sie wird als Würzpilz für Pasteten (Gänseleberpastete) oder andere Feinschmeckergerichte verwendet.

Verbraucherinformation

- Frische Pilze sofort reinigen, von Nadeln und Moos befreien und an einem trockenen Platz aufbewahren. Zum Trocknen in Scheiben zerkleinern und auf saugendem Untergrund an die frische Luft legen.
- Frische Pilze aus Züchtungen alsbald verbrauchen. Vor dem Gebrauch eventuelle Frischhaltefolien entfernen, damit die Pilze auslüften können.
- Pilzgerichte nicht lange warm stehen lassen, da Bakterien das in ihnen enthaltene Eiweiß zersetzen. Die entstehenden Abbauprodukte führen zu Unverträglichkeitserscheinungen („unechte Pilzvergiftungen").

Umgang mit getrockneten Pilzen:

- Das Trocknen der Pilze ist eine ideale Haltbarkeitsform.
- Getrocknete Pilze sollen kurz abgebraust und anschließend 20 bis 30 Minuten eingeweicht werden. Die Pilze nehmen jene Feuchtigkeit wieder auf, die sie beim Trocknen verloren haben.
  25 g Trockenpilze ergeben 250 g gebrauchsfertige Pilze.

5 am Tag – Die Gesundheitskampagne

„5 amTag" heißt eine im Jahr 2000 gestartete Gesundheitskampagne in Deutschland, deren Ziel es ist, den täglichen Obst- und Gemüseverzehr der Bundesbürger von derzeit ca. 300 g auf 650 g zu erhöhen.

Getragen wird diese Kampagne von Gesundheitsorganisationen, Vertretern und Verbänden der Ernährungswirtschaft, von Wissenschaft und Politik.

Hinter „5 amTag" verbirgt sich die wissenschaftlich begründete Empfehlung zum Verzehr von mindestens fünf Portionen Obst und Gemüse am Tag. Sie ist als Teil einer gesunden und ausgewogenen Ernährung ein wichtiger Vorsorgeaspekt, denn Obst und Gemüse schützen nachweislich vor Krebs- und Herz-Kreislauf-Erkrankungen.

Die wichtigsten Inhaltsstoffe, die diesen Effekt bewirken, sind die in Obst und Gemüse enthaltenen sekundären Pflanzenstoffe, Ballaststoffe, Vitamine und zahlreichen Mineralstoffe. Sie hemmen Bakterien, schützen vor Infektionen, beeinflussen das Immunsystem positiv, senken den Cholesterinspiegel, Blutzuckerwerte sowie Blutdruck und haben krebshemmende Wirkung.

Tipps für die Ernährung nach dem Prinzip „5 am Tag":

- Essen Sie täglich drei Portionen Gemüse und zwei Portionen Obst.
- Eine Portion entspricht einer Handvoll, so kann man die Portionsgröße Alter, Größe und Gewicht perfekt anpassen, ohne ständig die Waage zu bemühen.
- Eine der fünf Portionen kann durch 200 ml 100%igen Obst- oder Gemüsesaft ersetzt werden.
- Je vielfältiger die Obst- und Gemüseauswahl, desto besser. Jede Frucht hat ihre eigene „Wirkstoffkombination".
- Saisonales und frisches Obst und Gemüse ist vom Nährstoffgehalt das Allerbeste, dicht gefolgt von Tiefkühlprodukten.
- Mindestens zwei der Gemüseportionen und einmal Obst sollte man erntefrisch und ungegart zu sich nehmen.

Mehr Informationen und Material zur Kampagne erhalten Sie im Internet unter www.5amtag.de

5 am Tag
OBST & GEMÜSE

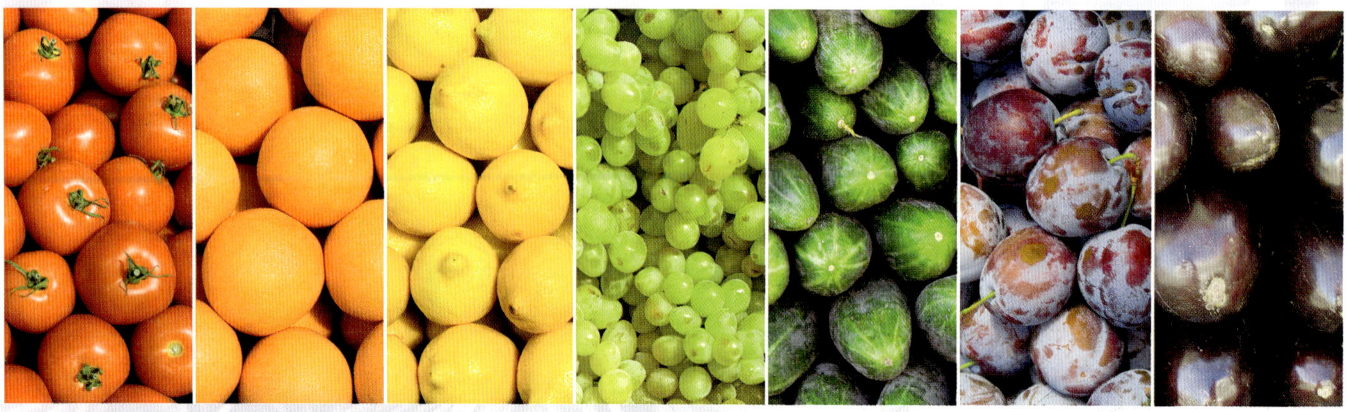

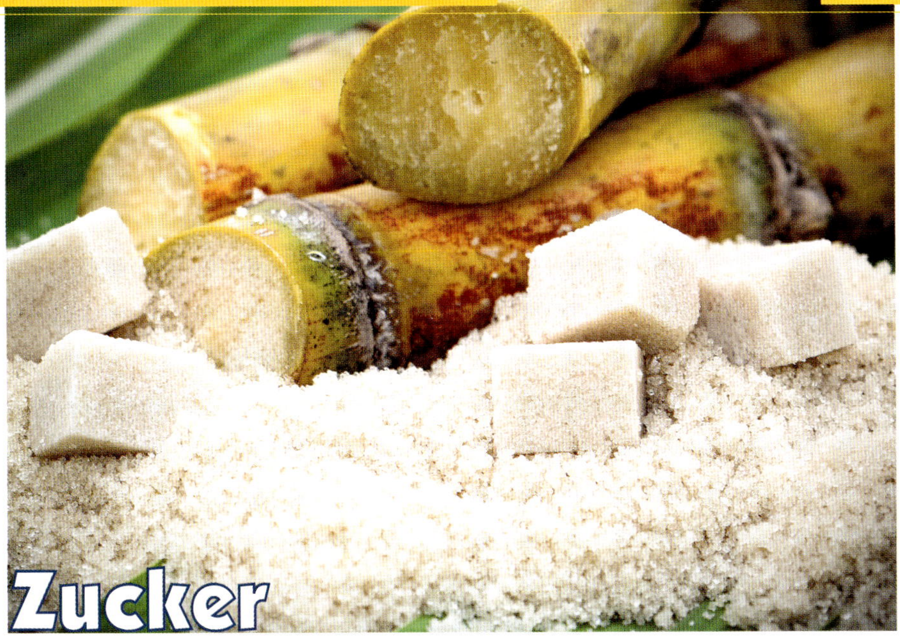

Zucker

Zucker sind kohlenhydratreiche Nahrungsmittel (Verbindungen von Kohlenstoff „C" und Wasser „H_2O"). Zum Süßen von Lebensmitteln, aber auch zu deren Konservierung werden Ein- und Zweifachzucker eingesetzt. Unser Haushaltzucker ist das Disaccharid Saccharose. Er wird aus Zuckerrüben oder Zuckerrohr gewonnen.

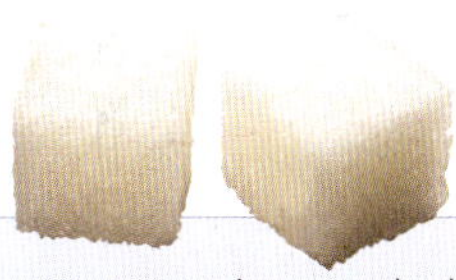

Wussten Sie, dass

- in Deutschland mehr als 30000 landwirtschaftliche Betriebe Zuckerrüben anbauen?
- jeder Deutsche jährlich durchschnittlich 34 kg Zucker verbraucht, davon über 5 kg in Form von Haushaltszucker?
- von einem Zuckerrübenertrag eines Hektars Anbaufläche der jährliche Energiebedarf von 20 Menschen gedeckt wäre? (Der Hektarertrag an Kartoffeln liefert Energie für 10 Personen!)
- Zucker eines der reinsten Nahrungsmittel ist (Reinheit von 99,8 %)?
- der weltweite Zuckerverbrauch bei 165 Mio. t im Jahr liegt?

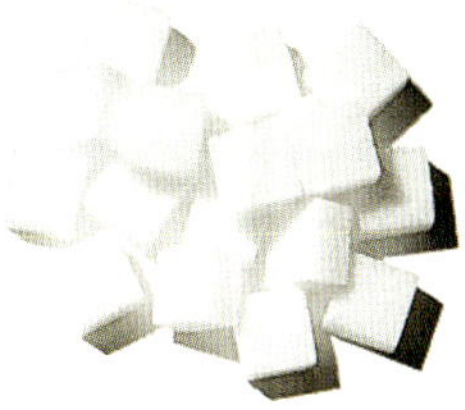

Würfelzucker

Gesetzliche Grundlagen

Die Zuckerartenverordnung definiert für bestimmte Zuckerarten die Verkehrsbezeichnungen und die Anforderungen an ihre Reinheit, Farbe, Trockenmasse u. a. Die Lebensmittelkennzeichnungsverordnung regelt die Kennzeichnung von im Haushalt verwendeten Zuckerarten.

Verpackter Zucker hat demnach folgende Kennzeichnungselemente aufzuweisen: Verkehrsbezeichnung, Füllmenge nach Gewicht ab 50 g, Mindesthaltbarkeitsdatum (außer bei Zucker in fester Form), Zutatenverzeichnis bei Erzeugnissen mit mehr als einer Zutat (wie z. B. beim Gelierzucker), Name und Anschrift des Herstellers, Verpackers oder Verkäufers, Losnummer. Bei Kleinstabpackungen, deren Flächen weniger als 10 cm^2 groß sind, können Los-, Hersteller- und Zutatenangabe entfallen. Bei flüssigen Produkten ist nach der Zuckerartenverordnung zusätzlich der Trockenmassegehalt zu deklarieren.

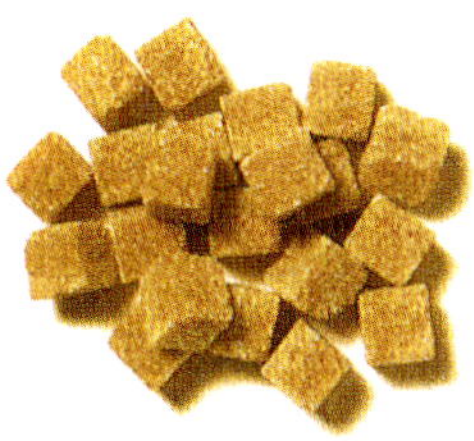

Rohr-Würfelzucker

Einteilung der Zucker (Kohlenhydrate)

Einfachzucker	**Doppelzucker**	**Mehrfachzucker**
Traubenzucker Fruchtzucker Schleimzucker (Galaktose)	Rohrzucker Rübenzucker Milchzucker Malzzucker	Stärke Pektine Inulin Cellulose und Dextrine
werden ohne Abbau im Körper aufgenommen und stehen sofort als Energiestoff zur Verfügung.	werden im Körper durch Enzyme in Einfachzucker zerlegt.	schmecken nicht süß, müssen für die Körperverwertung zuerst abgebaut werden. Teilweise nicht verdaubar.

Bedeutung für die Ernährung

Die Zucker im küchentechnischen Sinn (Haushaltszucker und andere Zuckerarten zum Süßen) enthalten üblicherweise keine Ballaststoffe, Mineralstoffe oder Vitamine. Sie sind leicht verdaulich und liefern dem Organismus schnell Energie.

Die Einfachzucker (Monosaccharide wie z. B. Traubenzucker, Fruchtzucker) werden über den Darm direkt (ohne weiteren Abbau) resorbiert. Zweifachzucker (z. B. Rübenzucker) und Mehrfachzucker (z.B. Stärke) können erst nach Spaltung in Einfachzucker vom Körper aufgenommen werden.

Dem Körper zugeführte Zucker, die nicht für die Energiegewinnung benötigt werden, werden in Fett umgewandelt und abgelagert.

Geringe Mengen von Traubenzucker werden von der Leber in Glykogen umgewandelt und auch in der Muskulatur gespeichert.

Einfachzucker

Traubenzucker (Glucose)

ist in allen Doppelzuckern enthalten; er wird unverändert und rasch ins Blut aufgenommen und liefert daher schnelle Energie. Er besitzt die halbe Süßkraft von Rübenzucker. Für die Nahrungsmittelindustrie stellt man Traubenzucker durch Spaltung von Stärke mithilfe von verdünnter Säure her. Dadurch werden die Vielfachmoleküle der Stärke in Einfachzucker zerlegt.

Fruchtzucker (Fructose)

ist ein Bestandteil von Rohr- und Rübenzucker und ist in den meisten Früchten enthalten. Auch er wird industriell aus Stärke oder Saccharose hergestellt. In den Handel gelangt er als Pulver oder Sirup und wird als Zuckeraustauschstoff von Diabetikern verwendet, da er weitgehend insulinunabhängig verstoffwechselt wird. Fruchtzucker besitzt eine größere Süßkraft als Rübenzucker.

Invertzucker

ist ein Gemenge von Trauben- und Fruchtzucker und ist im Honig enthalten.

Galaktose (Schleimzucker)

ist ein Bestandteil des Milchzuckers und Inhaltsstoff der Schleimstoffe.

Doppelzucker

Rohrzucker

wird aus dem in der tropischen Zone angebauten Zuckerrohr gewonnen. 60 % der Weltzuckerproduktion ist Rohrzucker. Aus der Rohrzuckermelasse, einem Nebenprodukt der Zuckererzeugung, gewinnt man den „Echten Rum", z. B. „Jamaica-Rum".

Rübenzucker

wird aus der Zuckerrübe, der Zuckerpflanze der gemäßigten Zone, gewonnen. Sie ist somit auch die Zuckerpflanze Deutschlands. Die Hauptanbaugebiete für die Zuckerrübe liegen in der Magdeburger Börde, in Niedersachsen und im Rhein-Main-Neckar-Gebiet, in Bayern und der Kölner Bucht. 24 Zuckerfabriken in der Bundesrepublik verarbeiten die Rübe zu Zucker. Der Rübenzucker ist der eigentliche Haushaltzucker, er besteht aus Trauben- und Fruchtzucker.

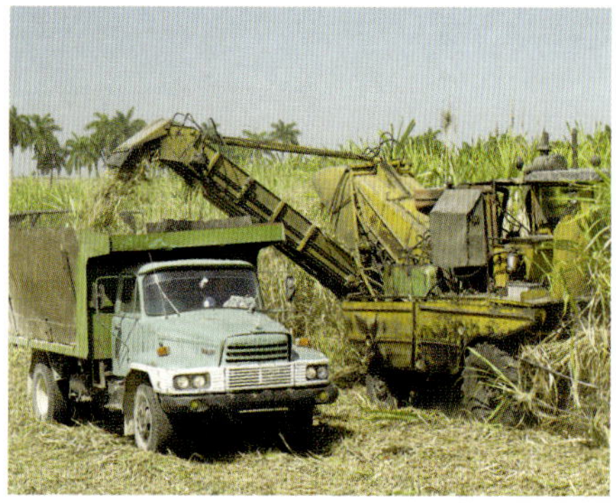

Zuckerrohrernte auf Kuba

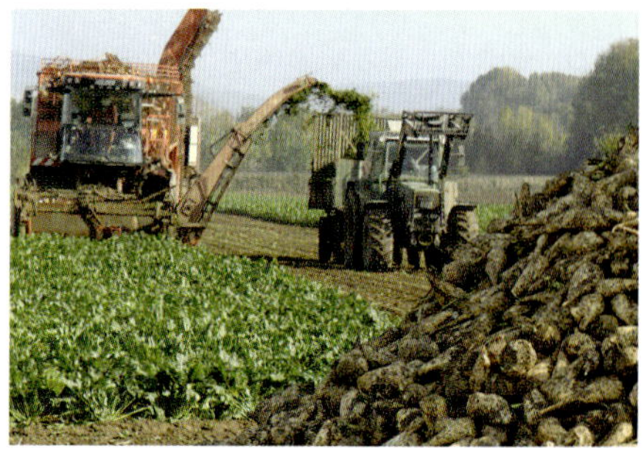

Zuckerrübenernte in Deutschland

Die Zuckerhandelssorten

Raffinade

ist ein besonders reiner, weißer Zucker in verschiedenen Korngrößen. Je feiner die Körnung, desto besser lässt sich der Zucker in die Speisen und Getränke einrühren und auflösen.

Weißzucker

auch als Kristallzucker bezeichnet, ist weniger rein als die Raffinade. Er wird ebenso in unterschiedlicher Körnung angeboten. Weißzucker ist die Standardqualität bei Zucker und die billigste Sorte im Handel. Er ist universell einzusetzen.

Brauner Zucker

ist ein Sammelbegriff für alle braunen Zuckersorten, die mit karamellartigem Zuckersirup hergestellt werden.

- Farinzucker
  ist ein brauner Zucker mit feinen Kristallen und wird aus Zuckerablaufsirupen gewonnen. Er rundet verschiedene Speisen geschmacklich ab und wird besonders zum Süßen moderner Kaffeegetränke verwendet.
- Kandisfarin
  wird wie Kandis durch Auskristallisieren aus Zuckerlösungen gewonnen. Dem braunen Kandis wird karamellisierter Zuckersirup zugesetzt. Man verwendet ihn zum Backen und zum Süßen vor allem von Tee.
- Rohzucker
  ist meist aus Zuckerrohr. Er wird nicht vollständig gereinigt und enthält deshalb noch Melassereste, die ihm seine braune Färbung geben. Sein Mineralstoffgehalt ist minimal.

Vollzucker (Vollrohrzucker)

Vollzucker ist der gereinigte, eingedickte und getrocknete Saft von Zuckerrüben oder Zuckerrohr. Dieser Zucker enthält noch alle Mineralstoffe des Saftes. Er schmeckt leicht karamellartig. Verwendet wird er zum Backen und zum Süßen von Desserts.

Würfelzucker

ist in angefeuchtetem Zustand in Würfel gepresster und getrockneter Zucker. Es gibt ihn weiß aus Raffinade oder als braunen Würfelzucker. Er wird zum Süßen von Kaffee und Tee verwendet.

Puderzucker

auch Staubzucker genannt, ist eine fein vermahlene Raffinade, bei der man die Kristalle nicht mehr fühlt. Er löst sich besonders gut auf und eignet sich daher für Zuckerglasuren und Fruchtsoßen sowie zum Bestäuben und Dekorieren von Kuchen und Gebäck.

Zuckerhut

ist in Kegelform gepresster Kristallzucker, der vorwiegend für Feuerzangenbowlen oder als besonderes Dekorationsmittel verwendet wird.

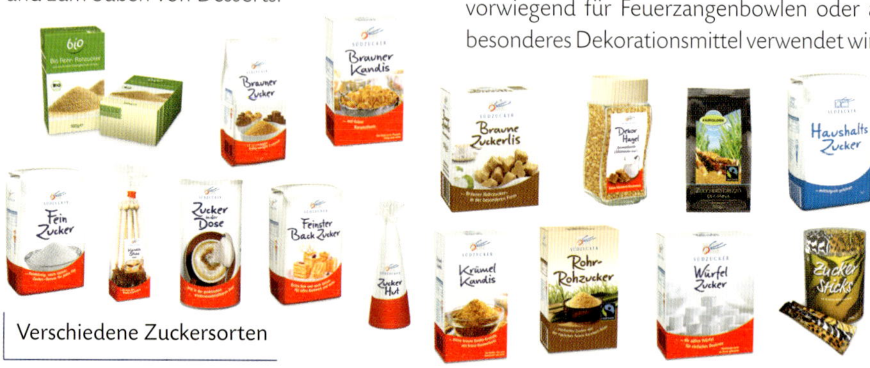

Verschiedene Zuckersorten

Der Werdegang „unseres Zuckers"

Frühlingsbeginn Aussaat	Die Aussaat erfolgt mit Saatgeräten, die 1300 Rübensamen pro Minute in die Erde legen. Je früher die Aussaat, desto besser ist die Ernte.
↓ Reifung der Rübe bis zu 180 Tage	Zucker wird in der Rübe gespeichert. Der Zuckergehalt beträgt ca. 16 – 19 %.
↓ Ernte im Oktober Beginn der Zuckerernte	Die Ernte geschieht vollautomatisch mit Maschinen. Die Rüben werden aus der Erde gehoben, sogleich geköpft und auf Feldwagen verladen. Sie dauert jedes Jahr ca. 60 – 90 Tage.
↓ Fabrikmäßige Verarbeitung	Die Rüben werden nach der Anlieferung direkt verarbeitet oder nur **kurz** gelagert. Bei zu langer Lagerung würde die Rübe an Zuckergehalt verlieren.
↓ Rübenvorbereitung	Die Rüben werden mit Wasserwerfern gründlich gereinigt und von scharfen Schneidemaschinen zu „Rübenschnitzeln" verarbeitet.
↓ Kochvorgang	Förderbänder bringen die Schnitzel in Extraktionstürme, wo diese bei ca. 70 °C ausgelaugt werden. Zucker gelangt in das Wasser – es entsteht der **Rohsaft**. → **Die verbleibenden Rübenschnitzel werden als Futtermittel verwendet.**
↓ Reinigung des Rohsafts	Verunreinigungen, die die Kristallisation behindern würden, werden von beigemengter Kalkmilch gebunden. Durch Einleitung von Kohlendioxid (CO_2) wird die überschüssige Kalkmilch entfernt. Der entstandene Schlamm wird zweimal gefiltert (= **Dünnsaft**).
↓ Eindicken des Dünnsafts	Der Dünnsaft enthält 12 – 14 % Zucker und ist hellgelb. In mehreren Verdampfungsstationen wird dem Dünnsaft Wasser entzogen, bis ein **Dicksaft** mit ca. 65 % Zuckergehalt und dunkelgelber Farbe erreicht wird.
↓ Kristallisation	In Kochapparaten wird unter niederem Druck bei verminderter Temperatur weiter erhitzt. Es bilden sich dabei winzige Kristalle. Bei abgeschlossener Kristallisation wird die Füllmasse in Rundgefäße abgefüllt.
↓ Zentrifugier- vorgang	In den Zentrifugen wird von den Zuckerkristallen der letzte Sirup bei einer Geschwindigkeit von 1000 bis 1400 U/min abgetrennt.
↓ Zucker gelblich braun	→ Melasse 45 % Zucker → für Hefeherstellung, Alkoholerzeugung, Futtermittelbeigabe
↓ Reinigung durch Wasser und Dampf (**Raffination**)	
↓ Reinzucker	→ Rohstoff für die zuckerverarbeitende Industrie und für bestimmte Backwaren
↓ Trocknungsvorgang	→ Silolagerung ↓ bei Bedarf Weiterverarbeitung → u. a. zu

Kristallzucker
Würfelzucker
Staubzucker
Zuckerhut
Hagelzucker
Gelierzucker
Kandiszucker

Vor 1924 war der Zuckerhut die ursprüngliche und einzige Zuckerhandelsform. Die Kegelform bekam er nicht durch Pressen, sondern die Füllmasse wurde in umgedrehte Kegelformen (Zuckermodeln) gefüllt, bei denen das restliche Wasser nach unten abtropfen konnte. Der Kaufmann oder die Hausfrauen verarbeiten Zuckerbrocken im Mörser zu Kristallzucker oder Staubzucker.

Hagelzucker

ist reiner, grobkörnig granulierter Spezialzucker. Raffinierter Zucker wird dafür angefeuchtet, gepresst, getrocknet und dann zerstoßen. Im Handel in 250-g-Packungen für den Haushalt und in größeren Abwiegungen für Bäckereien und Konditoreien. Wird zum Bestreuen von Back- und Süßwaren und zum Dekorieren von Desserts verwendet.

Gelierzucker

ist Zucker mit Zusätzen von Obstpektinen und Zitronen- oder Weinsäure. Er wird für die Herstellung von Konfitüren, Marmeladen und Gelees verwendet.

- Gelierzucker 1:1 ist der traditionelle Gelierzucker zum Einkochen für Marmeladen und Gelees.
- Beim Gelierzucker 2:1 werden zwei Teile Frucht mit einem Teil Zucker verkocht. Er dient für weniger süße Fruchtaufstriche. Um sie vor Verderb zu schützen, enthalten diese Gelierzucker Konservierungsmittel.
- Gelierzucker 3:1 ist für extra fruchtige Brotaufstriche und vor allem für Früchte mit hoher Eigensüße, wie Erdbeeren, Himbeeren, Birnen und Pfirsiche, geeignet. Auch dieser Zucker beinhaltet zusätzlich den Konservierungsstoff Sorbinsäure.
- Gelierzucker für kalt angerührte Fruchtaufstriche, die eine schnelle Zubereitung ohne Kochen ermöglichen.
- Einmachzucker ist grob kristallisierter Zucker, dessen Kristalle sich beim Einkochen langsamer auflösen, deshalb schäumt er nicht so stark. Dieser Zucker enthält keine Zusätze.

Kandiszucker

ist ein grobkristalliner Zucker, der durch langsames Auskristallisieren von reinen Zuckerlösungen entsteht. Das Auskristallisieren kann bis zu drei Wochen dauern. Der Anteil an verkaufsfähiger Ware liegt bei 20 %, daher ist Kandiszucker eine Zuckerspezialität im Hochpreissegment.

Im Handel als

- **Weißer Kandis:** Aus hochprozentigen, reinen Kristallzuckerlösungen bilden sich große weiße Zuckerkristalle
- **Brauner Kandis:** Die braune Farbe entsteht durch Karamellisierung von Zucker ohne Verwendung von Zusatzstoffen. Verwendet zum Süßen von schwarzem Tee, Glühwein, Kräutertees usw.

Vanillezucker

ist eine Mischung aus weißem Zucker und echter fein geriebener Vanilleschote. Der auch im Handel erhältliche Vanillinzucker dagegen besteht aus Zucker und 1 % Vanillin-Aroma.

Weitere Doppelzucker

Malzzucker (Maltose)

Malzzucker entsteht in der keimenden Gerste durch den Abbau von Stärke durch das Ferment Diastase. Malzzucker hat nur 35–40 % relative Süßkraft im Vergleich zum Rübenzucker. Verwendet in der Brauindustrie, in Bäckereien und bei der Backmittelherstellung.

Isomaltose (Palatinose)

ist ein Zweifachzucker, der enzymatisch aus Rübenzucker gewonnen wird. Er unterliegt nicht der Zuckerartenverordnung, sondern gilt als Novel-Food-Erzeugnis.

Isomaltose wird in sogenannten Wellness-Produkten eingesetzt. Er soll den Bultzuckerspiegel im Gleichgewicht halten und die Leistungsfähigkeit steigern. Einen gesicherten wissenschaftlichen Nachweis für diese Effekte gibt es bisher nicht.

Milchzucker (Laktose)

wird aus der süßen Molke gewonnen. Milchzucker besitzt ein Viertel der Süßkraft des Rübenzuckers. Vorwiegend in der Säuglings- und Kindernährmittelherstellung.

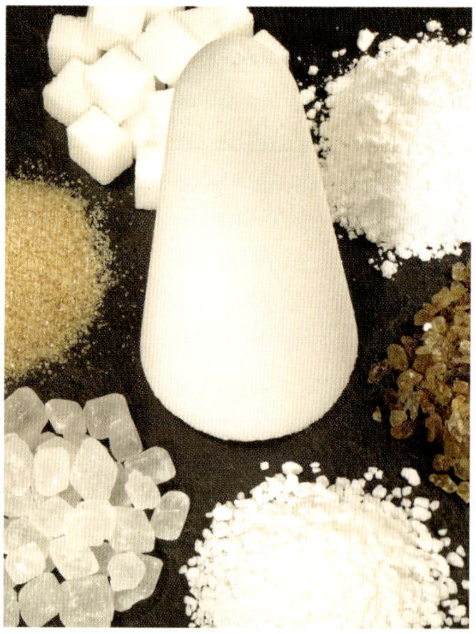

Zuckersorten

Küchenpraxis

Zucker und seine Aufgaben

- **Süßungsmittel**
  Mit Zucker schmecken viele Lebensmittel besser, ihre Aromastoffe werden durch ihn intensiviert. Süßen Sie, solange das Lebensmittel noch heiß ist, so löst sich der Zucker besser. Stark säurehaltige Speisen sollte man erst nach dem Kochen süßen, auf diese Weise wird weniger Zucker benötigt, was den Energiegehalt verringert.
- **Backzutat**
  Für viele Teige und Massen für Kuchen und Gebäcke, z. B. Rührteig oder Biskuit, ist Zucker ein wichtiger, Masse gebender Teigbestandteil.
- **Würzmittel**
  Eine kleine Prise Zucker an salzigen Speisen ist genauso wichtig wie die Prise Salz an süßen Speisen, sie rundet den Geschmack ab. Bei Gemüsen, vor allem solchen mit eigener Süße wie z. B. Möhren, verstärkt Zucker das Aroma. In Salatsoßen ist er der Gegenspieler zur Säure, in Wildgerichten gibt die Süße den letzten Pfiff.
- **Konservierungsmittel**
  Zucker bindet Wasser, senkt also die Wasseraktivität und verschlechtert damit die Lebensbedingungen für Mikroorganismen. Das Wachstum von Schimmelpilzen und Fäulniserregern wird durch hohe Zuckerkonzentrationen gehemmt. Außerdem erhält Zucker Farbe, Aroma und Geschmack der konservierten Lebensmittel.
- **Natürlicher Farb- und Aromastoff**
  Zucker wird, bei mäßiger Hitze trocken erhitzt, braun. Diesen Vorgang kennen Sie als Karamellisieren. Je stärker der Zucker erhitzt und gebräunt wird, desto mehr verliert er an Süßkraft und wird bitter. Das ist auch das Grundprinzip für die industrielle Herstellung von Zuckercouleur, die zur Färbung unterschiedlichster Lebensmittel eingesetzt wird. In der Küche wird sie zur Unterstützung der Farbe dunkler Soßen verwendet.

Die Vielfachzucker

Vielfachzucker sind Kohlenhydrate, die aus vielen Einfachzuckermolekülen bestehen. Sie schmecken nicht süß und sind in Wasser nicht oder nur schwer löslich.

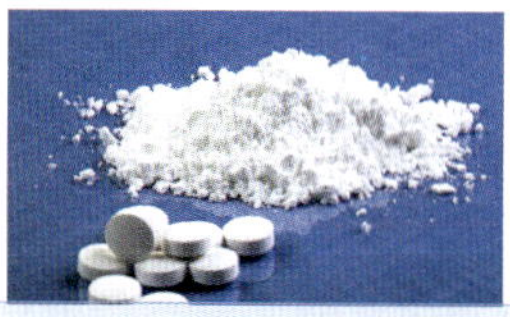

Wussten Sie, dass

- Stärke ein vielfach einsetzbarer Rohstoff in der Lebensmittelindustrie ist?
- Stärke auch in der Textil-, Papier- und pharmazeutischen Industrie verwendet wird?

Die wichtigsten Vielfachzucker

- Stärke
- Dextrine
- Cellulose
- Inulin
- Pektine
- Glykogen

Stärke

kann prinzipiell aus allen stärkehaltigen Rohstoffen gewonnen werden. In Deutschland wird Stärke vorwiegend aus Mais, Kartoffeln und Weizen durch mehrere Auswasch- und Trocknungsvorgänge gewonnen.

Die Stärkeindustrie erzeugt:

- **Nativstärke**
  ist natürlich anfallende Stärke, z. B. Maisstärke für Pudding

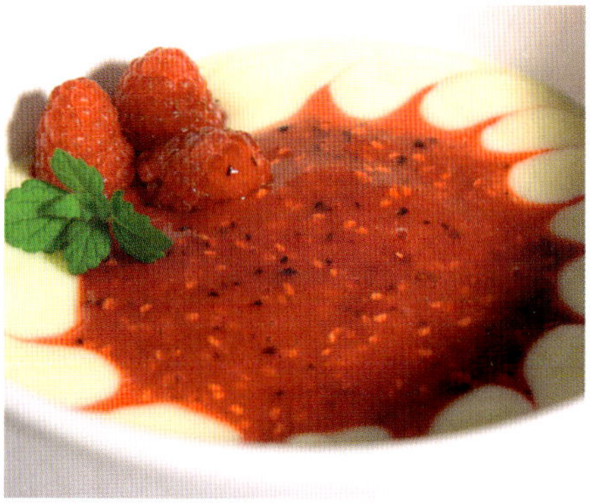

Vanillepudding mit Fruchtmark

- **Quellstärke**
  ist mit Wärme behandelte, aufgeschlossene, leicht verarbeitbare Instant-Stärke, z. B. für Kaltdesserts

Anwendungsbereiche der Stärke

- **Lebensmittelindustrie**
  - Nährmittel: Kindernährmittel
  - Diätetika oder Diätnahrungsmittel
  - Backmehle bzw. Bestandteil von Fertigmehlmischungen
  - Stärkepuddingpulver: Verwendung von Nativstärke mit geschmacksgebenden Zusätzen
  - Kaltdesserts und Dessertcremes: Durch Quellstärke leichte Verarbeitung auch im kalten Zustand
  - Backhilfsmittel: Herstellung von Backpulver
  - Feingebäcke: Kekse
  - Traubenzuckererzeugung
  - Bindemittel für Suppen- und Soßenpulvererzeugung, dient zugleich als Verdickungsmittel
  - Zuckerwarenindustrie: Herstellung von Stärkesirup (Glucosesirup)
- **Papierindustrie und Papier verarbeitende Industrie**
  Veredelung der Papiermasse, Oberflächenveredelung von Papier, Papierklebungen, Wellpappeklebungen, Bodenkleber, Kaschierung, Etikettierungen, Kleister, Kuvertfabrikation, Briefmarken
- **Textilindustrie**
  Appreturen, Druckverdichtungen, Wäschestärken (Reisstärke)
- **Verschiedene andere Zwecke**
  Tablettengrundlage, pharmazeutische und kosmetische Puder, Verdünnungsmittel und Stoffträger bei Spraydosen, Herstellung von Sorbit und Vitamin C, Hilfsmittel bei Instantisierungen (Instant-Kakao, Instant-Getränke), Tapetenkleister, Malerleim, Fotopasten, Büroleim, Bindemittel für Briketts usw.

- Anfallende Nebenprodukte der Stärkeerzeugung
  - **Kartoffelstärkeerzeugung**
    Anfallendes Nebenprodukt ist die ausgewaschene Kartoffelrohfaser, genannt Trockenpülpe, die ein wertvolles und preiswertes Futtermittel darstellt.
  - **Maisstärkeerzeugung: Maiskleber**
    im Wasser unlösliches Maiseiweiß; hochwertiger Proteinspender in der Futtermittelindustrie; wichtige Basis für die Suppenwürzeherstellung.

    Maiskraftfutter
    Rohfaser des Maiskornes (Kleie).

    Maiskeime
    enthalten rund 50 % Fett und werden an Ölmühlen geliefert, die durch Auspressen das wertvolle Maiskeimöl (hoher Gehalt an mehrfach ungesättigten Fettsäuren) herstellen.

Dextrine

werden durch trockene Erhitzung der Stärke hergestellt. Dextrine entstehen z. B. beim Brotbacken in der Brotrinde. Hauptsächlich als Dickungsmittel und Klebstoff verwendet.

Cellulose

Siehe Kapitel „Inhaltsstoffe der Nahrungsmittel".

Inulin

besteht hauptsächlich aus Fructose und diente früher zur Herstellung von Fruchtzucker. Unter anderem enthalten in Artischocken und in Zichorienwurzeln.

Pektine

sind im kalten Wasser unlöslich, quellen in warmem Wasser sehr stark auf und bilden eine gallertartige Masse (Gelee); verwendet als Geliermittel bei der Herstellung von Marmeladen und Süßwaren. Hohen Pektingehalt weisen Quitten, Johannisbeeren und Äpfel auf.

Im Handel z. B. als „Gelfix" und „Opekta", sowohl in Pulverform als auch als flüssiges Geliermittel.

Glykogen

Tierisches Speicherkohlenhydrat. Kommt besonders in der Leber, in geringen Mengen auch in der Muskulatur vor.

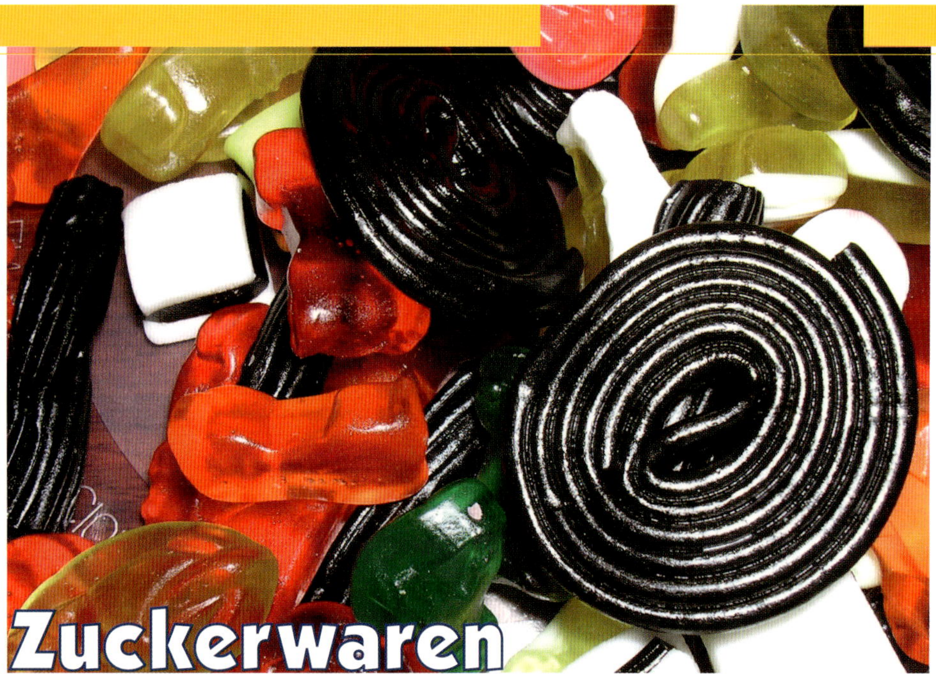

Zuckerwaren

Zuckerwaren enthalten als charakteristischen Bestandteil Rübenzucker oder andere Zuckerarten. Viele andere Lebensmittel (Fruchtsäfte, Stärke) und Zusatzstoffe (Farb- und Geschmackstoffe) bestimmen die Art der Zuckerware.

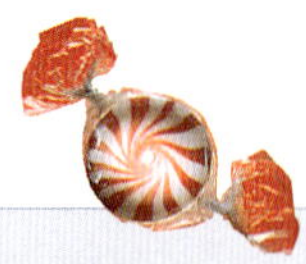

Wussten Sie, dass

- rund 80 % des in Deutschland erzeugten Zuckers in Form von Verarbeitungszucker z. B. in Getränken, Backwaren, Süßwaren verzehrt wird und allein etwa 20 % des erzeugten Zuckers in Süßigkeiten stecken?

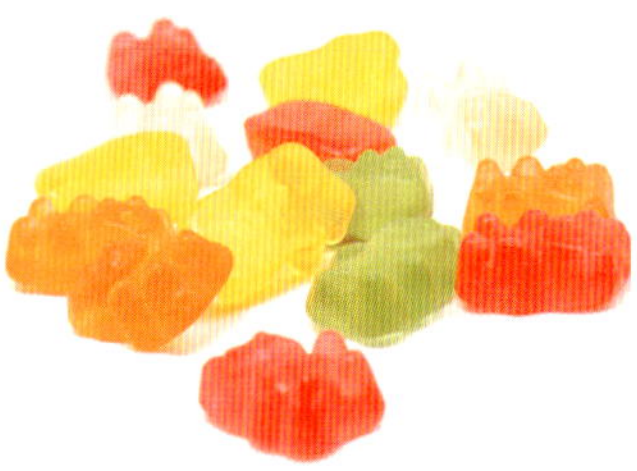

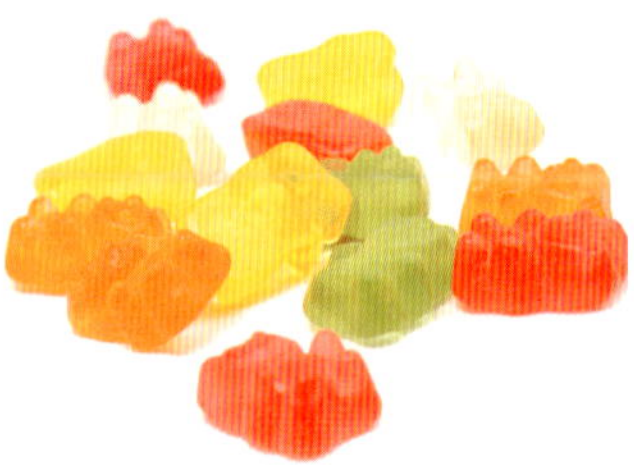

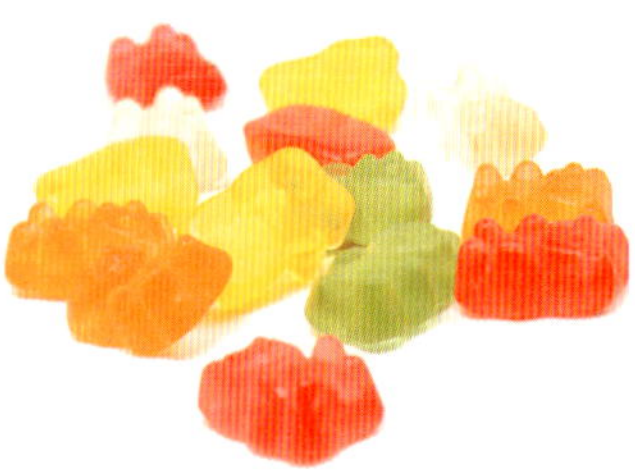

Gesetzliche Grundlagen

Die Süßwaren unterliegen wie alle Lebensmittel den allgemeinen Bestimmungen des Lebensmittelrechts, wie z. B. dem Lebensmittel- und Futtermittelgesetzbuch (LFGB), der Lebensmittel-Kennzeichnungsverordnung (LMKV) und der Zusatzstoff-Zulassungsverordnung (ZZulV).

Im Gegensatz zu anderen Lebensmittelgruppen gibt es für Süßwaren jedoch keine eigene Verordnung. Deshalb finden bei der Beurteilung von Süßwaren die „Richtlinie für Zuckerwaren" des Bundes für Lebensmittelrecht und Lebensmittelkunde e. V. sowie die „Leitsätze für Ölsamen und daraus hergestellte Massen und Süßwaren" der deutschen Lebensmittelbuch-Kommission Verwendung. Die Richtlinie sowie die Leitsätze enthalten Definitionen der einzelnen Produktgruppen, Vorgaben für korrekte Verkehrsbezeichnungen und Mindestanforderungen an die Gehalte wertbestimmender Rohstoffe.

Verpackte Zuckerwaren müssen mit folgenden **Kennzeichnungselementen** versehen werden:

- Verkehrsbezeichnung,
- Füllmenge nach Gewicht bzw. Stückzahl,
- Mindesthaltbarkeitsdatum, außer bei Zuckerwaren, die nur Zuckerarten enthalten sowie Kaugummi u. Ä.,
- Name oder Firma und Anschrift des Herstellers, Verpackers oder Verkäufers,
- Zutatenverzeichnis,
- Losnummer.

Rohstoffe

Zur Herstellung von Zuckerwaren werden vorwiegend Rübenzucker, aber auch andere Zuckerarten verwendet.

Ein weiterer Hauptbestandteil ist der Glucosesirup (auch Stärkesirup genannt). Er ist eine viskose Flüssigkeit, in der Stärke zum Teil in ihre Aufbaubestandteile (Einfachzucker) übergeführt worden ist.

Der Stärkesirup hat in Zuckerwaren die Aufgabe,

- das Auskristallisieren des Zuckers zu verhindern,
- die Bonbons trocken zu halten,
- sie lutschfähig zu machen,
- Bonbons geschmacklich abzurunden und die Schärfe mancher Zuckerwaren zu mildern.

Den eigentlichen Charakter bekommen die Zuckerwaren von den diversen Zusätzen. Das sind: Früchte, Extrakte, natürliche und künstliche Essenzen (Aromen), Milch und Milcherzeugnisse, Speisefette, Honig, Malz, Kakaoerzeugnisse, Spirituosen, Genusssäuren (Wein-, Zitronen-, Milch- und Essigsäure) und sonstige zugelassene Zusatzstoffe.

Zuckerwaren (Auswahl)

Karamellen (Bonbons)

- Weichkaramellen

  Sie bestehen aus Zucker, viel Stärkesirup, Fett, Milch oder Magermilch, Gelatine, Emulgatoren, Geschmacksstoffen.

  In die halbweichen Massen wird stets Luft eingezogen, daher sind sie geschmeidiger und spezifisch leichter. Durch Einarbeiten von zusätzlichem Staubzucker erhält man sehr weiche Massen.

  Zu den Weichkaramellen zählen Sahne-Karamellen, Fruchtkaubonbons, Toffees.

- Hartkaramellen

  Hartkaramellen entstehen durch Einkochen von Zucker und Stärkesirup zu zähflüssigen Massen, die auf Kühlplatten erstarren und zu Bonbons geformt werden. Nach dem Erstarren zeigen diese Hartkaramellen die charakteristische glasähnliche Beschaffenheit.

  Für gefüllte Hartkaramellen stellt man hohle Stränge her und füllt sie mit Fruchtmus, alkoholischen oder anderen Massen.

  Zu den Hartkaramellen zählen säuerliche Drops, Seidenbonbons, Stielbonbons und Lutscher, Honigbonbons, Malzbonbons, Fruchtbonbons usw.

Krokant

Unter Krokant versteht man mit Schmelzzucker überzogene gehackte Mandeln, Walnüsse oder Haselnüsse. Der Anteil der Nüsse muss mindestens 20 % betragen.

Es werden unterschieden:

- Hartkrokant ist ohne zusätzliche Zutaten hergestellt und damit am knackigsten.
- Weichkrokant wird durch die Zugabe von Schlagsahne weicher.
- Blätterkrokant entsteht durch schichtweises Einarbeiten der Nusspaste.

Fondantmassen

Verkochte Zuckerlösungen und Stärkesirup werden während der Bearbeitung rasch abgekühlt. Sie dürfen höchstens 12 % Wasser enthalten.

Dazu zählen „Fantasieartikel", die als Christbaumbehang dienen, sowie gegossene Artikel mit und ohne Schokoladeglasur, Pfefferminzpastillen usw.

Gelee-Zuckerwaren

Zucker und Stärkesirup, Gelierstoffe (Gelatine, Pektine), Aromastoffe und Säuren; Überzüge aus Kristallzucker oder Schokolade sind üblich.

- **Geleezuckerwaren** werden durch die Zugabe von Agar-Agar und Pektinen typisch plastisch, abbeißbar und zergehen rasch im Mund.
- **Gummizuckerwaren** sind durch Gummi arabicum, Gelatine und modifizierte Stärken gummiähnlich und schwer abbeißbar.

Zu dieser Kategorie von Zuckerwaren gehören der Fruchtgummi, Gummibärchen und andere gummiartige Tiere und Formen.

Schaumzuckerwaren

Geleemasse mit schaumbildenden Stoffen, wie Hühnereiweiß, Gelatine, Milcheiweißprodukte und Schaumstabilisatoren, z. B.: Schokobananen, Fruchtspeck usw.

Kaugummi

Zucker – im Durchschnitt 80 % der Masse – wird mit ca. 15 bis 35 % wasserunlöslicher, beim Kauen plastisch werdender Masse (**Chicle-Gummi**), Weichmachern, natürlichen und künstlichen Aromastoffen (ätherische Öle von Pefferminze, Spearmint) vermischt.

- **„Bubble Gum"** enthält 25 bis 50 % elastische Masse (daher zum Aufblasen geeignet) und zusätzliche Farbstoffe.
- **„Zuckerfreier Kaugummi"** zählt eigentlich nicht zu den Zuckerwaren, da anstatt Zucker Süßstoffe und Zuckeraustauschstoffe (Sorbit oder Xylit) verarbeitet werden.

Schokobananen aus Schaumzucker

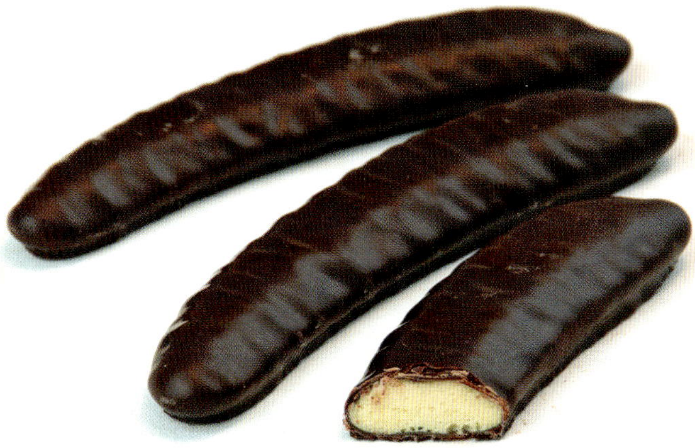

Dragees

Kerneinlagen charakterisieren die Dragees. Diese können sein: Schokolade, Fruchtstücke, Samenkerne, kandierte Früchte, Gebäckstücke, Flüssigkeiten wie Rum, Liköre. Diese Kerneinlagen werden durch verschiedene Dragierverfahren mit Zucker oder Schokolade überzogen. Vom Dragierverfahren hängt es ab, ob ein glatter oder gekrauster Überzug entsteht. Weitere Bestandteile der Dragees sind Stärkesirup und Fett. Dragiert wird in großen rotierenden Kesseln (vergleichbar mit einer Mörtelmaschine), in die Überzugsflüssigkeiten wie Zuckerlösungen oder Schokolade eingespritzt werden.

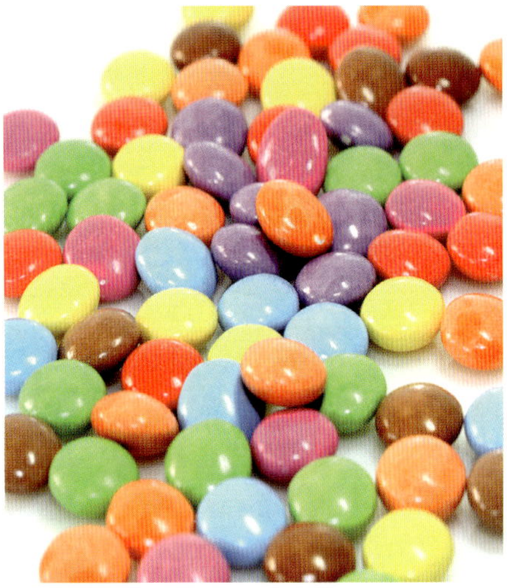

Dragees mit Schokoladenfüllung

Zu dieser Sorte zählen Schokodragees, Rum-Kokos-Dragees, dragierte Haselnüsse und Mandeln usw.

Lakritzen

Zucker, Mehle, Gelierstoffe und mindestens 5 % Süßholzextrakt (Süßholztrockendicksaft) werden vermischt und abgekühlt. Anisöl kann als Geschmacksstoff dienen. Lakritzware ist schwarz und wird in den verschiedensten Formen in den Handel gebracht.

Marzipanware

- **Rohmarzipan** (Gemenge aus gerösteten, geschälten Mandeln und Zucker) und Zucker (höchstens in derselben Menge), werden eventuell mit Stärkesirup und Invertzucker (verbessern die Bindung) vermengt.
- **Nussmarzipan:** Anstatt der Mandelmasse werden Wal- oder Haselnüsse verwendet.
- **Edelmarzipan-Ware** muss mindestens 70 % Rohmarzipanmasse beinhalten.

Persipanware

wie Marzipanwaren, aber anstatt der Mandelmasse werden entbitterte Aprikosenkerne, seltener Pfirsichkerne, verwendet.

Orientalische Zuckerwaren

Im Inland nach Originalrezepten hergestellt. „Türkischer Honig", heute als weißer Honig bezeichnet: Zucker, Sirup, Honig mit Albumin oder frischem Eiweiß durchzogen und vor dem Erkalten mit Nüssen versetzt.

Kanditen, kandierte Früchte

Früchte mit 60 % Zuckeranteil. Typisches Beispiel ist Ingwerzucker. Kandierte Fruchtschalen (Orangeat, Zitronat usw.) zählen nicht zu dieser Warengruppe.

Komprimate

Staub- und Traubenzucker werden mit minimalem Anteil an Binde- und Gleitmitteln zu bonbonähnlichen Stücken (Tabletten) gepresst – komprimiert. Brausekomprimate (Brausetabletten) enthalten zur Kohlensäureentwicklung Natron und Genusssäuren. Zuckerfreie Komprimate sind mit Sorbit oder Xylit hergestellt.

Eiskonfekt

gehört eigentlich zu den Kakaoerzeugnissen. Es sind pralinenähnliche Stücke aus kakaohaltiger Fettglasurmasse. Als Schokolade darf diese Ware nicht bezeichnet werden, weil sie anstatt Kakaobutter Kokosfett oder andere Pflanzenfette mit hoher Schmelzwärme enthält. Der kühlende Geschmackseindruck ist auf das Fett mit hoher Schmelzwärme zurückzuführen (dadurch wird dem Mund Wärme entzogen – kühlend).

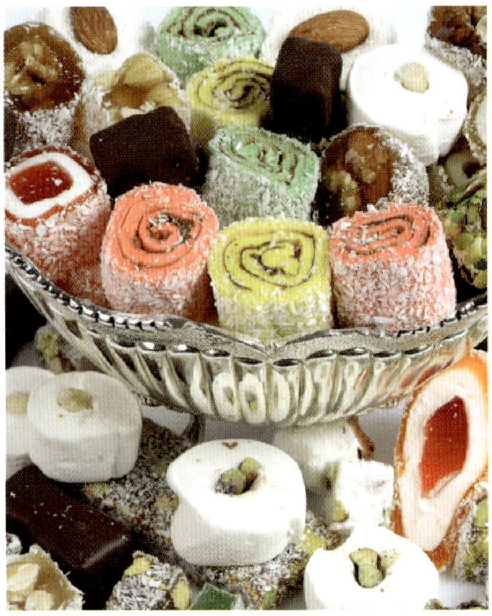

Türkische Spezialitäten

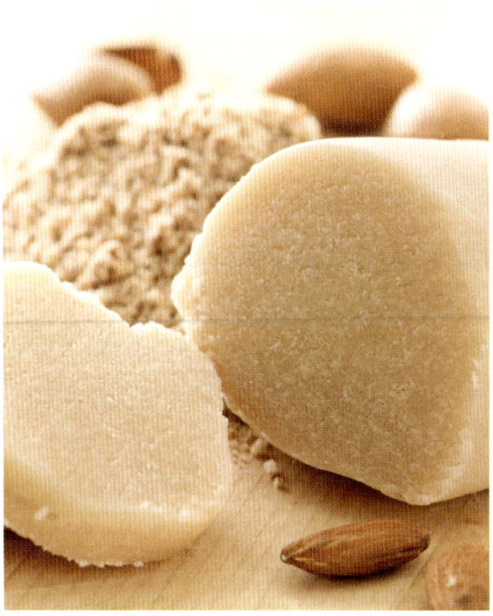

Rohrmarzipan

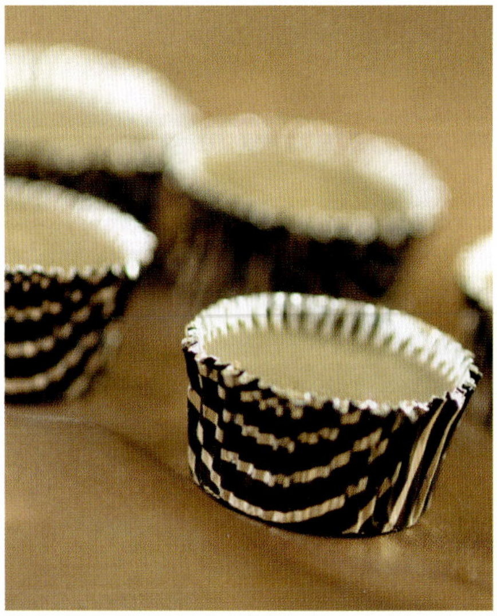

Eiskonfekt

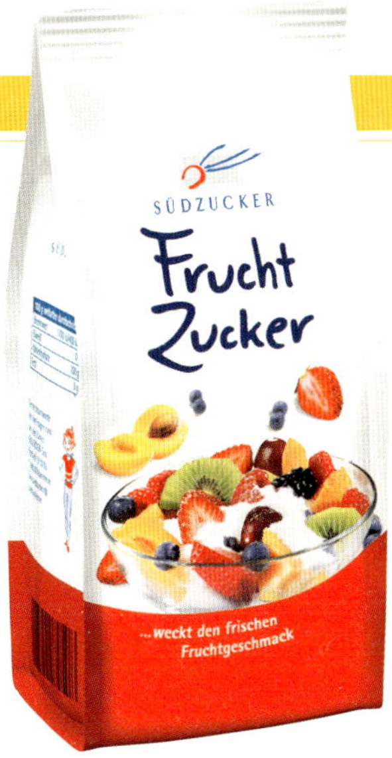

Zucker-austauschstoffe

... sind süßschmeckende Kohlenhydrate aus natürlichen Rohstoffen. Sie werden als Zuckerersatz in der Lebensmittelindustrie und im Haushalt verwendet.

Wussten Sie, dass

- Zuckeraustauschstoffe kalorienhaltige Süßungsmittel sind?
- Zuckeraustauschstoffe nur bis zu einer gewissen Menge den Stoffwechsel von Diabetikern nicht belasten?

Gesetzliche Grundlagen

Zuckeraustauschstoffe zählen wie Süßstoffe zu den Zusatzstoffen. Deren Zulassung, Kennzeichnung sowie die Höchstmengen werden in der Zusatzstoff-Zulassungsverordnung (ZZulV) geregelt. Auch Fruchtzucker (Fructose) ist ein Zuckeraustauschstoff. Dem Gesetz nach gilt Fruchtzucker jedoch als Zutat und nicht als Zuckeraustauschstoff, da er auch in natürlichen Früchten enthalten ist. Fruchtzucker wird deshalb in der Zuckerartenverordnung behandelt.

Bedeutung für die Ernährung

Zu den Zuckeraustauschstoffen zählen Zuckeralkohole und Fruchtzucker. Die Zuckeralkohole enthalten weniger Kalorien als Zucker, sind nicht kariesfördernd und werden vom Körper insulinunabhängig abgebaut. Allerdings können sie in größeren Mengen verzehrt zu Verdauungsbeschwerden führen. Fruchtzucker wird ebenfalls weitgehend insulinunabhängig verwertet, enthält jedoch etwa die gleiche Menge Energie wie Haushaltzucker.

Arten der Zuckeraustauschstoffe

- Sorbit
  kommt in Früchten vor, wird industriell aus der Maisstärke bzw. Glucose gewonnen. Sorbit hat nur die halbe Süßkraft des Rübenzuckers.
  Verwendung: Kochen, Backen, Einkochen, als Süßungsmittel für energiereduzierte bzw. zuckerfreie Süßwaren und Desserts, Sorbit dient auch als Weichhaltemittel für Süßwaren.

- Fruchtzucker (Fructose)
  wird technisch aus normalem Zucker und z. T. aus Maisstärke gewonnen. Die Süßkraft ist um 20 % höher als die vom Rübenzucker.
  Verwendung: im Haushalt zum Süßen von Früchten, kalten Desserts und Erfrischungsgetränken; für die heiße Küche ungeeignet, da nur bis 60 °C hitzebeständig

- Isomalt
  wird synthetisch-enzymatisch aus Zucker gewonnen. Isomalt hat zahnschonende Eigenschaften.
  Verwendung: In der Lebensmittelindustrie für Eis, Süßwaren und Kaugummis

- Xylit
  wird aus Xylose (Holzzucker) gewonnen. Er ist wasserlöslich, hitzestabil und hat eine ähnliche Süßkraft wie Haushaltzucker.
  Verwendung: Zuckerersatz in der Nahrungsmittelherstellung

- Mannit
  wird aus Invert- und Traubenzucker gewonnen. In größeren Mengen hat er laxierende – abführende – Wirkung.
  Verwendung: vorwiegend in der Kaugummiherstellung für zuckerfreie Kaugummis

- Maltit
  wird aus Mais- oder Kartoffelstärke hergestellt und hat dieselbe Süßkraft wie Zucker, aber nur 50 % der Energie.
  Verwendung: Herstellung zuckerfreier oder zuckerreduzierter Backwaren, Marmeladen und Desserts

- Lactit
  wird auf der Basis von Milchzucker hergestellt.
  Verwendung: in Kombination mit Süßstoffen als Zuckerersatz

- Erythrit
  wird durch mikrobielle Umwandlung von Traubenzucker oder Haushaltzucker gewonnen.
  Verwendung: Süßungsmittel für zuckerfreie bzw. energiereduzierte Fruchtzubereitungen (verboten ist es für Fruchtsaftgetränke); außerdem als Geschmacksverstärker, Verdickungsmittel, Füllstoff und Stabilisator in der Lebensmittelindustrie.

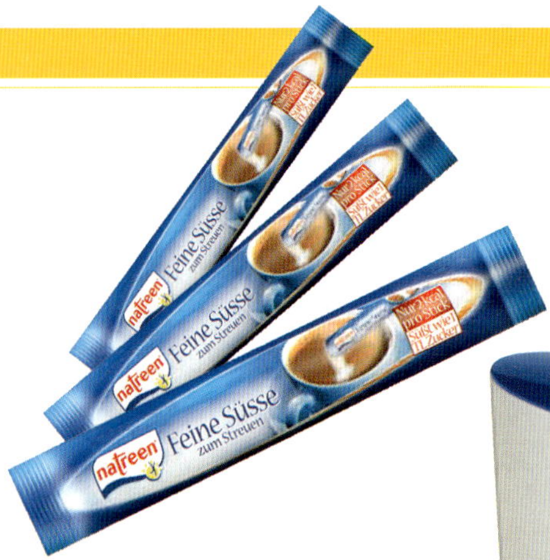

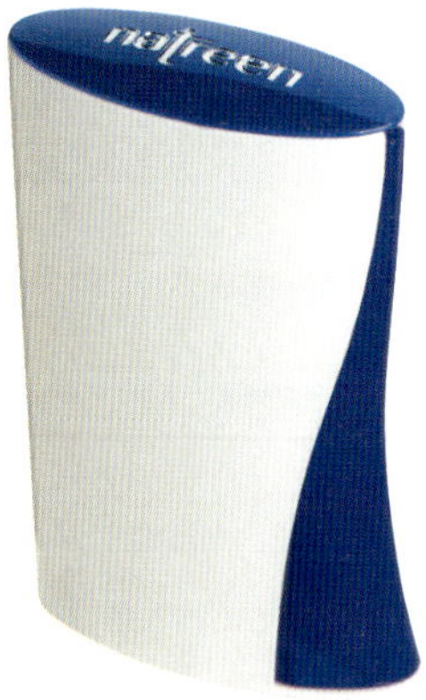

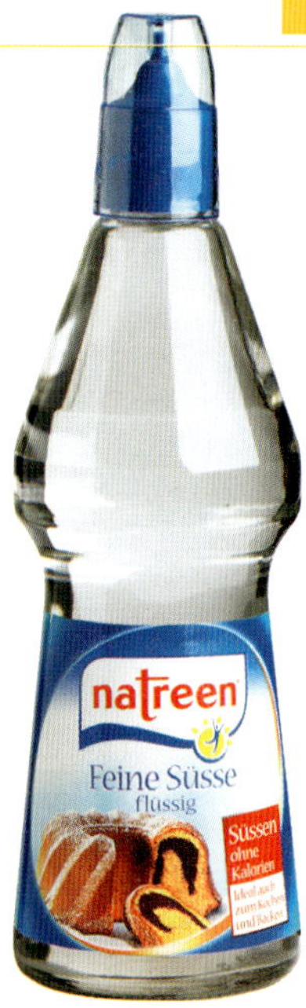

Alle Süßstoffe sind auf künstlichem Wege gewonnene Stoffe, die als Süßungsmittel dienen können und eine höhere Süßkraft als Zucker, aber keinen entsprechenden Nährwert besitzen.

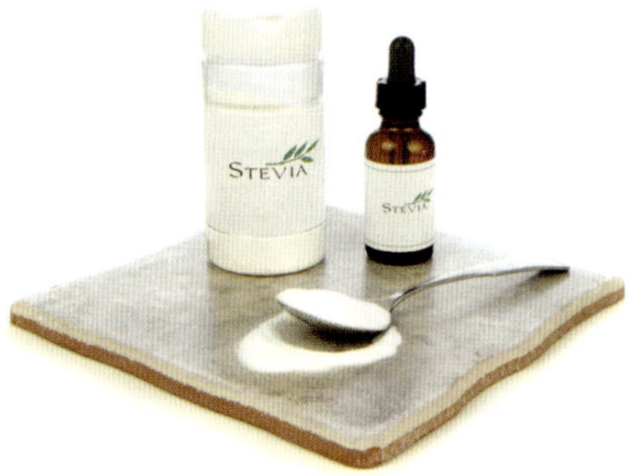

Süßstoffe

Bedeutung für die Ernährung

Die Bedeutung der Süßstoffe liegt in ihrer hohen Süßkraft, dem Umstand, dass sie praktisch keinen Nährwert besitzen sowie der Tatsache, dass sie insulinunabhängig verstoffwechselt werden. Sie werden als Zuckerersatz im Haushalt und in der Nahrungsmittelindustrie eingesetzt.

In Deutschland sind zurzeit zehn Süßstoffe zugelassen.

- **Saccharin** ist ca. 300-mal süßer als Zucker und völlig joule(kalorien)frei. Besitzt einen leicht bitteren (metallischen) Nachgeschmack, dieser tritt in Mischungen mit Cyclamat nicht oder fast nicht auf.
- **Cyclamat** hat eine etwa 30-mal höhere Süßkraft als Zucker und ist ebenfalls völlig joule(kalorien)frei. Wird meist in Mischung mit Saccharin verwendet.
- **Aspartam** ist etwa 200-mal süßer als Zucker, besteht aus zwei Aminosäuren und ist daher nicht völlig joule(kalorien)frei. Ist nicht kochfest.
- **Acesulfam:** Ebenfalls ca. 200-mal süßer als Zucker. Zersetzt sich erst ab einer Temperatur von 225 °C, ist daher bis zu dieser Temperatur backfest.
- **Aspartam-Acesulfam-Salz** ist eine salzartige Verbindung aus den beiden Süßstoffen Aspartam (65 %) und Acesulfam-K (35 %). Es ist etwa 350-mal süßer als Zucker.
- **Thaumatin** wird aus dem Samenmantel der Frucht des Katemfe-Strauchs (afrikanischer Regenwald) gewonnen. Ist ein Polypeptid und besteht aus 207 Aminosäuren. Ist etwa 2 000- bis 3 000-mal süßer als Zucker. Nicht hitzefest.
- **Neohesperidin** wird aus der Pomeranze gewonnen und ist etwa 2 000-mal süßer als Zucker.
- **Sucralose** ist ein Süßstoff, der aus Zucker hergestellt wird. Die Süßkraft ist etwa 600-mal höher als bei Zucker. Sucralose kann allein wie auch in Kombination mit anderen Süßstoffen verwendet werden. Sein Geschmacksprofil, die gute Wasserlöslichkeit und seine Stabilität machen den Süßstoff für eine breite Palette von Lebensmitteln und Getränken nutzbar.
- **Neotam** (seit 2010) wird aus dem Eiweißbaustein Aspartam synthetisiert und hat eine sehr hohe Süßkraft, etwa 7 000- bis 13 000-mal höher als Zucker. Neotam wird als preiswerter Süßstoff und Geschmacksverstärker in der Lebensmittelindustrie, vor allem zur Herstellung von aromatisierten Getränken verwendet.
- **Steviolglycosid**
  Dieser erst Ende 2011 zugelassene Süßstoff wird durch chemische Prozesse aus der Stevia-Pflanze gewonnen. Er ist nicht zu verwechseln mit Produkten, die aus Steviablättern bestehen (Teemischungen und Granulate aus getrockneten Blättern), diese gehören zu den sogenannten „Novel Food" (neuartigen Lebensmitteln). Deshalb dürfen mit dem Süßstoff Steviolglycosid (E 960) gesüßte Lebensmittel auch keine Werbeaussagen wie „mit der natürlichen Süße der Stevia" begleiten.
  Steviolglycoside haben eine enorme Süßkraft, aber keine Kalorien, schmecken allerdings leicht bitter. Sie können in der Lebensmittel- und Getränkeindustrie in Speiseeis, Milchprodukten, Kaugummis, Erfrischungsgetränken u.a. Lebensmitteln eingesetzt werden.

Handelsformen der Süßstoffe

- **Tablettenform**
  Zum Süßen von heißen Getränken, abgepackt in kleineren Taschendosen, in Tischspendern und größeren Nachfüllbehältern.
- **Flüssige Süßstoffe**
  Sie eignen sich zum Backen und Würzen.
- **Streusüßstoffe**
  Sie sind nicht nur zum „Überzuckern" geeignet, sondern eignen sich auch vorzüglich zum Backen.

Verbraucherinformation

Gesundheitliche Hinweise:

- Zuckeraustauschstoffe können beim Genuss größerer Mengen abführend wirken.
- Menschen, die an einer Fructoseintoleranz leiden, dürfen auch Sorbit nicht verwenden, denn es wird ähnlich abgebaut wie Fructose.
- Menschen, die unter der seltenen Erbkrankheit Phenylketonurie leiden, können den Eiweißbaustein Phenylalanin nicht verstoffwechseln. Dieser ist in Aspartam enthalten, deshalb sollte dieser Süßstoff von den betroffenen Menschen gemieden werden. Der Gesetzgeber schreibt vor, dass Lebensmittel, die Phenylalanin enthalten, einen entsprechenden Vermerk aufweisen müssen.
- Für jeden zugelassenen Süßstoff ist ein sogenannter AID-Wert festgelegt. Dieser gibt die Menge Süßstoff pro kg Körpergewicht an, die für den Menschen unbedenklich ist (Saccharin 2,5 mg; Cyclamat 11 mg; Acesulfam 9 mg; Aspartam 40 mg).

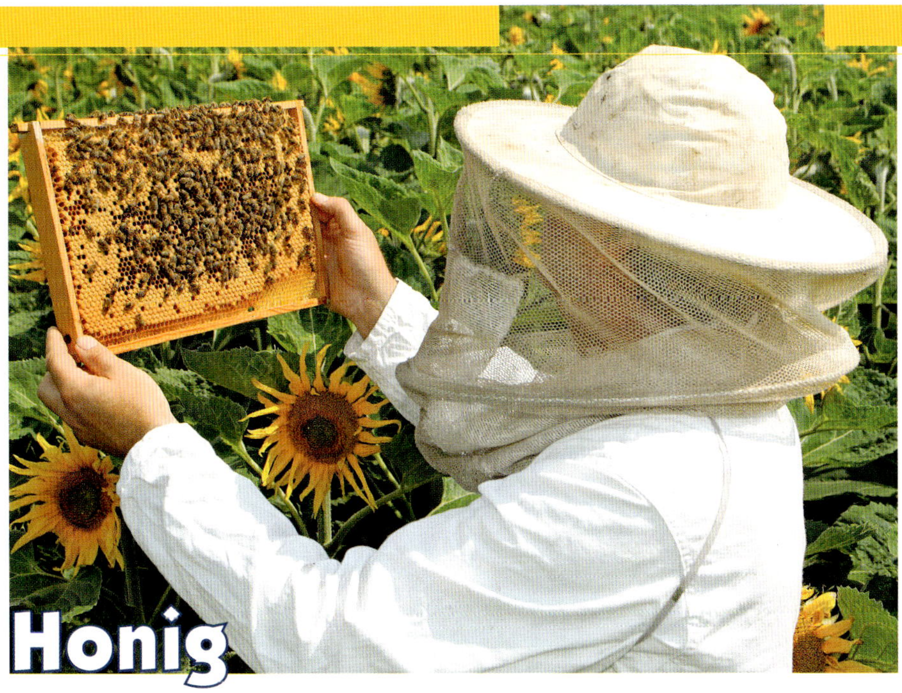

Honig

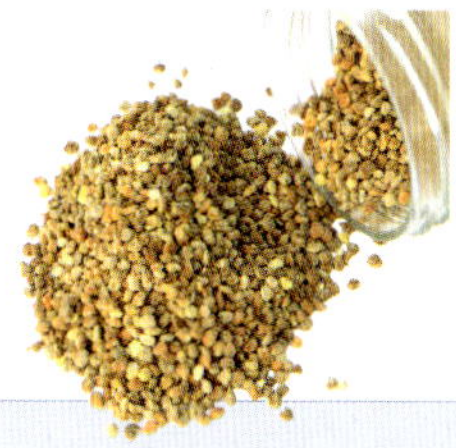

Honig ist ein von Honigbienen aus dem Nektar von Blüten und Honigtau erzeugtes Lebensmittel. Er dient als natürliches Süßungsmittel und als Brotaufstrich.

Flüssiger Honig

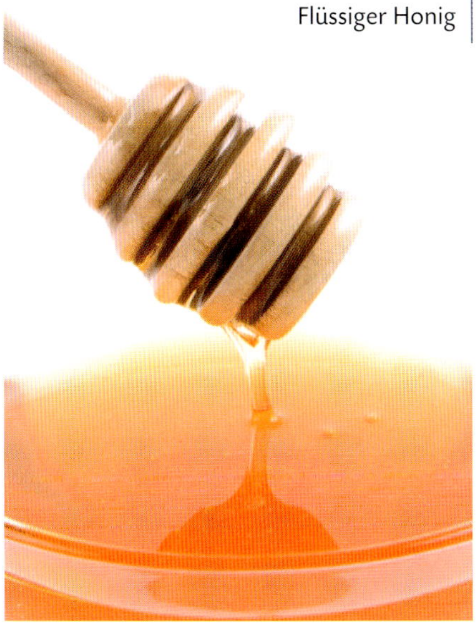

Wussten Sie, dass

- eine Biene bei 100 Blütenanflügen Rohstoffe sammelt, die später 20 mg Honig ergeben? Eine Biene muss also 3 – 5 Millionen Blüten anfliegen, um den Nektar für 1 kg Honig zu sammeln!
- ein Bienenvolk während eines Sommers 15 kg Honig und mehr sammeln kann?
- Honig seit Urzeiten als aromatisches Mittel zum Süßen und als Kräftigungsmittel verwendet wird?
- dem Honig sogar heilende Eigenschaften und Wirkungen bei der Schönheitspflege nachgesagt werden?
- das Harz, das die Bienen zum Abdichten ihrer Bienenstöcke herstellen, Propolis genannt wird?
- Propolis eine antibiotische Wirkung hat, fast gegen alle Bakterien und Virusinfektionen wirksam ist und die Abwehrkräfte des Körpers gegen Allergien steigert und Infektionen vorbeugt?

Gesetzliche Bestimmungen

Die Honigverordnung regelt die Qualitätsmindestanforderungen für Bienenhonig. Demnach dürfen Honig weder Stoffe entzogen noch zugefügt werden. Eine Ausnahme bildet der „gefilterte Honig", ihm dürfen Pollen entzogen werden. Des Weiteren sind hier u. a. die allgemeine Begriffsbestimmung für Honig, die Kennzeichnung und die Merkmale der Zusammensetzung der Honigarten niedergelegt. Die Verkehrsbezeichnungen können durch Angaben, die sich auf die Herkunft aus Blüten oder Pflanzenteilen, auf die regionale, territoriale oder topografische Herkunft oder auf besondere Qualitätsmerkmale beziehen, ergänzt werden. Die gesetzlichen Bestimmungen werden durch die Leitsätze für Honig im deutschen Lebensmittelbuch ergänzt.

Zusammensetzung

Honig enthält ca. 80 % Zucker (Traubenzucker und Fruchtzucker). Der Wassergehalt darf 21 % nicht übersteigen (liegt meist unter 20 %). Außerdem enthält Honig 0,1 – 0,2 % organische Säuren (Weinsäure, Milchsäure, Zitronensäure), 0,3 % Mineralstoffe sowie Enzyme, Eiweißstoffe und geringe Mengen an Vitaminen B_1, B_2, Niacin und C. Honig weist aufgrund seiner Inhaltsstoffe hohen Nährwert, aber auch hohen ernährungsphysiologischen Wert auf.

Herstellung

Den Honig stellt die Biene her aus:

- **Nektar**
  Saft der Blüten aus dem Blütenstaub.
- **Honigtau** wird aus dem Saft von Nadeln, Blättern, Stängeln und Zweigen von Bäumen und Sträuchern von Insekten (Blattläuse, Blattflöhe) gebildet.

Die Biene verarbeitet bereits auf dem Weg von der Blütenweide zum Bienenstock durch Zugabe körpereigener Stoffe einen Teil des Nektars oder Honigtaus zu Honig. Im Stock übernimmt dann die Stockbiene die Verarbeitung des Nektars zu Honig.

Dort wird er ständig von einer Wabe zur anderen umgelagert, wobei immer Wasser entzogen wird. (Beschleunigung des Verdunstungsprozesses durch die Flügelschläge der Bienen.) Der Wassergehalt des Nektars von 40 – 80 % wird dabei auf 18 – 20 % herabgesetzt. Der Nektar wird verdickt. Der Honig wird dabei gleichzeitig mit Fermenten und antibakteriellen Stoffen angereichert.

Gewinnung

Honig wird gewonnen durch

- Schleudern
  (Zentrifugieren)
- Pressen
  (Auspressen der zerkleinerten Waben ohne Anwendung von Wärme)
- Erwärmen und Pressen
  (niedrige Temperaturen)

Honigarten

Nach der Gewinnungsart

- Schleuderhonig
  wird in der Zentrifuge mithilfe der Fliehkraft aus den entdeckelten Waben geschleudert.
- Presshonig
  ist Honig, der ohne Erwärmung bzw. Erwärmung auf max. 45 °C aus der Wabe herausgepresst wird.
- Tropfhonig
  wird durch Austropfen der entdeckelten Waben gewonnen.
- Waben- oder Scheibenhonig
  Die Waben werden geschnitten und portionsweise in den Handel gebracht. Der Honig befindet sich noch in den Wachswaben.
- Gefilterter Honig
  Diesem Honig werden anorganische oder organische Fremdstoffe so entzogen, dass Pollen entfernt werden.

Nach dem Verwendungszweck

- Speisehonig
  ist der vollwertige, zum unmittelbaren Genuss bestimmte Honig.
- Backhonig
  ist Honig, der Lager- oder Wärmeschäden aufweist und der industriellen Weiterverarbeitung dient.

Nach der Herkunft

- Blütenhonig
  Rohstoff ist der Blütennektar
- Honigtau-Honig
  Ausgangsstoff ist Honigtau (Sekret von an Pflanzen saugenden Insekten)

Beispiele verschiedener Honigspezialitäten nach der botanischen Herkunft

- Obstblütenhonig
- Lindenhonig
- Löwenzahnhonig
- Edelkastanienhonig
- Rapshonig
- Waldhonig
  (von Fichten, Eichen usw.)
- Kleehonig
- Heidehonig
- Sommerblütenhonig
- Tannenhonig
- Waldblütenhonig
- Akazienhonig

Honigsorten

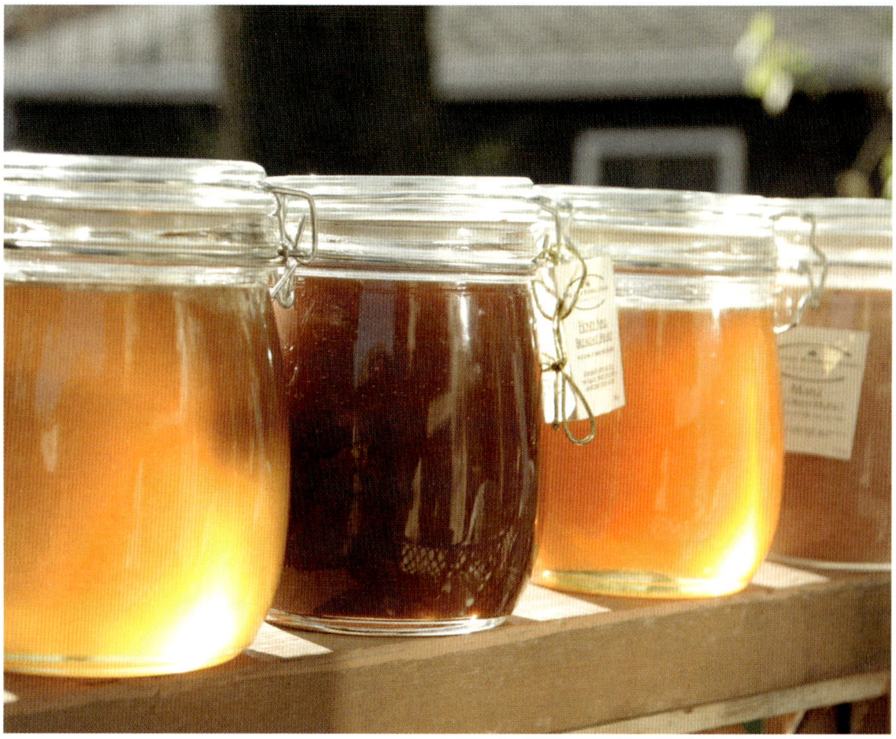

Verbraucherinformation

Honig ist neben Marmeladen und Konfitüren für viele Deutsche „der" Klassiker unter den Brotaufstrichen. Man schätzt ihn als naturbelassenes Nahrungsmittel sowie aufgrund seiner Inhaltsstoffe: Honig wird nämlich eine antibakterielle und schleimlösende Wirkung zugeschrieben.

Nicht umsonst wird in Deutschland der weltweit größte Honigverbrauch verzeichnet. Rund 1,3 kg verzehrt der deutsche Konsument pro Jahr. Der Bedarf allerdings kann nur zu 20 % durch heimische Produktion gedeckt werden.

Was Sie sonst noch wissen sollten:

- Honig ist mit rund 1260 kJ (pro 100 g) hinsichtlich der Energiemenge mit Zucker vergleichbar und daher nicht als Schlankmacher anzusehen.
- Ob Honig flüssig ist oder kristalliert, hat nichts mit der Qualität, sondern mit der Temperatur und Honigsorte zu tun.
- Wird Honig kühl, trocken und lichtgeschützt gelagert, ist er nahezu unbegrenzt genießbar.
- Unter „Kunsthonig" versteht man ein dem Bienenhonig ähnliches, aber künstlich hergestelltes Ersatzprodukt, das eigentlich „Invertzucker-Creme" heißt. Das Mischen von Invertzucker-Creme und echtem Bienenhonig ist nicht verboten; allerdings muss der Bienenhonig-Anteil auf der Verpackung angegeben werden.
- Kochen Sie Honig niemals auf, denn dabei werden die wichtigsten Bestandteile zerstört.
- Sollte der Honig hart sein (kandierter Honig), erhitzen Sie ihn nur im Wasserbad oder bewahren Sie ihn in der Nähe eines Heizkörpers auf.
- Wenn Sie mit Honig kochen, sollten Sie ihn erst am Ende des Garprozesses zugeben.
- In Zeiten von Stress, Nervosität und Überarbeitung haben Honiglösungen wohltuende Wirkung.
- Honig kann den Krankheitserreger Clostridium botulinum enthalten, der ein Toxin freisetzt, welches zu Lähmungserscheinungen führen kann. Vor allem Säuglinge mit ihrer noch nicht voll entwickelten Darmflora sind gefährdet, sie sollten deshalb bis zum 12. Monat keinen Honig essen.

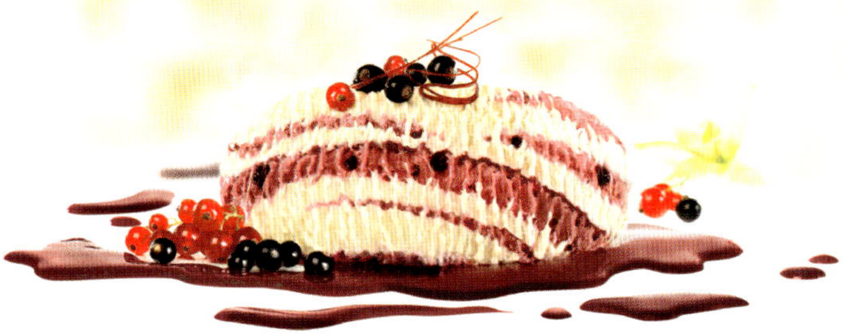

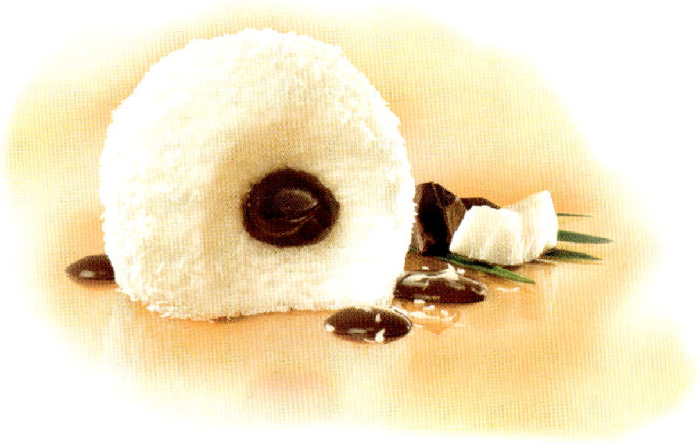

Speiseeis

Speiseeis ist laut deutschem Lebensmittelbuch eine Lebensmittelzubereitung, die durch Gefrieren in einen festen oder halbfesten Zustand gebracht wird und die dazu bestimmt ist, im gefrorenen Zustand verzehrt zu werden.

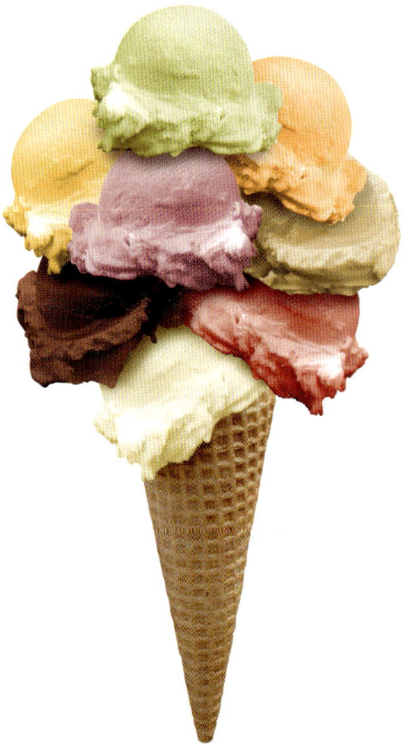

Bunte Vielfalt aus dem Eiscafe

Wussten Sie, dass

- die Chinesen bereits vor 5 000 Jahren Eis als Erfrischung zu sich nahmen?
- das erste industriell hergestellte Eis schon 1851 in Baltimore (USA) gegessen werden konnte?
- 1924 das „Eis am Stiel" in den USA erfunden wurde?
- es ca. 50 verschiedene Arten und ebenso viele Geschmacksrichtungen in der europäischen Eisindustrie gibt?
- in Deutschland erstmals 1935 in Hamburg Eis am Stiel hergestellt wurde?

Gesetzliche Grundlagen

Hygienische und mikrobiologische Kriterien für die bei der Speiseeisherstellung verwendeten Rohmaterialien (z. B. Milch, Milchprodukte, Eier) sind in den EG-Verordnungen Nr. 853/2004 und 854/2004 detailliert niedergelegt. Hinsichtlich der allgemein anwendbaren Hygiene gilt die EG-Verordnung 852/2004. Die bisher in Deutschland geltende Speiseeisverordnung wurde mit dem Inkrafttreten der Verordnung zur Durchführung von Vorschriften des gemeinschaftlichen Lebensmittelrechts (BGBl.I 2007 S. 1816) am 08.08.2007 außer Kraft gesetzt.

Die zu verwendenden Rohstoffe und Herstellungsanforderungen an Speiseeis sind im deutschen Lebensmittelbuch in den Leitsätzen für Speiseeis und Speiseeishalberzeugnisse zu finden. Hier sind auch die Verkehrsbezeichnungen sowie die qualitativen Anforderungen an die einzelnen Speiseeissorten beschrieben.

Wer Speiseeis selbst herstellt und an den Verbraucher abgibt, muss die Verwendung von Farbstoffen, Süßungsmitteln und kakaohaltigen Fettglasuren auf Schildern bei der Ware sowie Speisekarten und Aushängen kenntlich machen.

Zusammensetzung und Bedeutung für die Ernährung

Speiseeis ist aufgrund seiner Rohstoffe ein heikles Lebensmittel. Bei unsachgemäßer Lagerung und falscher Behandlung ist Speiseeis – so wie jedes andere Milchprodukt auch – ein sehr guter Nährboden für Bakterien und Mikroorganismen. Bei verpacktem Markeneis ist die Gewähr für die Pasteurisierung der Eismasse, die hygienisch einwandfreie Herstellung, wobei das Eis ohne Berührung mit einer menschlichen Hand verpackt wird, und der einwandfreie Transport bei durchgehender „Tiefkühlkette" gegeben.
Speiseeis enthält in ungewöhnlich hoher Konzentration Eiweiß, Fett und Kohlenhydrate. Mit der Milch – die den Hauptbestandteil darstellt – kommen essenzielle Aminosäuren, wasserlösliche Vitamine (B_1, B_2, C), fettlösliche Vitamine (A, D, E, K) sowie wichtige Mineralstoffe (Calcium, Kalium, Natrium, Phosphor und Magnesium) hinzu.

Rohstoffe für die Eisherstellung

- Milch und Milchprodukte
  Vollmilch, Sahne, Joghurt, eingedickte Milchprodukte usw.
- Butter oder ein anderes Speisefett
- Zucker und Zuckerarten
  Als Energielieferant und Geschmacksgeber
- Eier
- Geschmacksgebende Rohwaren
  Kakao, Kaffee, Zitrusfrüchte, Beerenfrüchte, Nüsse, Mandeln, Nougat, Vanille, Rosinen, Fruchtsäfte, alkoholische Getränke (Weinbrand, Rum, Kirschwasser u. Ä.)
- Verdickungs- und Geliermittel
- Lebensmittelfarbstoffe
- Fruchtsäfte, Stärke

Herstellung von Speiseeis

Eis kann

- handwerklich und
- industriell – „Markeneis" (70 %) hergestellt werden. Die Herstellung erfolgt in geschlossenen Rohren und Automaten. Sichtbar sind während des Herstellungsprozesses nur die Rohwaren und die verpackte Ware (Hygiene).

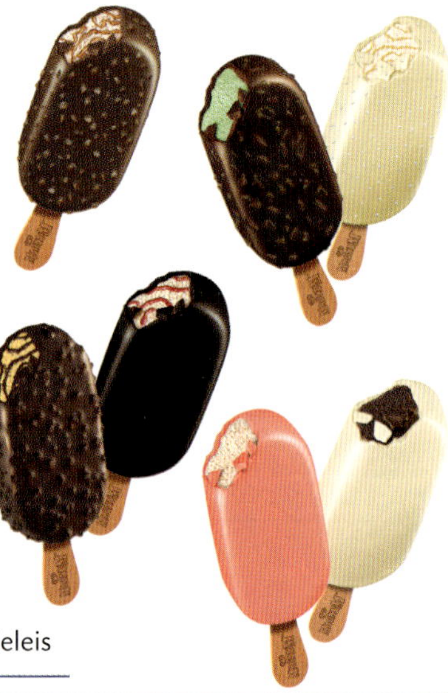

Stieleis

Eissorten

In den Leitsätzen für Speiseeis und Speiseeishalberzeugnisse des Deutschen Lebensmittelbuchs werden die Anforderungen an die einzelnen Speiseeissorten genau festgehalten, z. B.:

- **Cremeeis** enthält mindestens 50 % Milch und auf 1 l Milch mindestens 270 g Vollei oder 90 g Eigelb. Es darf kein zusätzliches Wasser enthalten.
- **Sahneeis** enthält mindestens 60 % Schlagsahne, das entspricht einem Milchfettgehalt von 18 %.
- **Milcheis** hat einen Mindestmilchanteil, der 70 % Vollmilch entsprechen muss.
- **Eiskrem** enthält mindestens 10 % Milchfett. Die homogenisierte und pasteurisierte Eismasse „reift" übrigens eine bestimmte Zeit, bevor sie ausgefroren wird.
- **Fruchteis** muss einen Fruchtanteil von mindestens 20 % aufweisen. Bei Fruchteis aus Zitrusfrüchten oder anderen sauren Früchten reicht ein Mindestfruchtgehalt von 10 %.
- **Fruchteiscreme** muss mind. 8 % Milchfett enthalten und deutlich nach Frucht schmecken.
- **Fruchtsorbet** hat einen Anteil an Frucht von mindestens 25 % bzw. 15 % bei Fruchtsorbet aus Zitrusfrüchten und anderen Früchten. Sorbet bezeichnet ein halbgefrorenes Eis, das weder Sahne, Eier noch Milch enthält.
- **Wassereis** ist ein Speiseeis, das keinen Fruchtanteil aufweisen muss und neben einigen Hilfsstoffen (wie Säuerungsmittel und Aromastoffe) hauptsächlich aus Wasser und Zucker besteht. Es muss einen Fettanteil von weniger als 3 % und einen Trockenmassegehalt aus süßenden und/oder anderen geschmackgebenden Zutaten von mindestens 12 % aufweisen.
- **Softeis** ist keine Eissorte, sondern ein Eis mit besonderer Herstellung. Es wird aufgeschäumt und sofort nach dem Gefrierprozess verkauft. Die Verkaufstemperatur beträgt -6 °C.

Küchenpraxis

Hygiene beim Umgang mit Speiseeis

Bei Eis werden leicht verderbliche Lebensmittel verwendet, die Mikroben vorzügliche Lebensbedingungen bieten. Hinzu kommt die durchs Aufschlagen vergrößterte Oberfläche. Ein erhöhter Keimgehalt ist jedoch oft weder zu sehen noch zu riechen. Deshalb sollten Sie sowohl beim Herstellen, als auch bei der Abgabe von Eis die Hygieneregeln besonders sorgfältig einhalten.

Produkthygiene

- Für Eismassen möglichst pasteurisierte Zutaten verwenden.
- Früchte gründlich waschen.
- Geschmolzene Eismasse nicht wieder einfrieren.
- Speiseeis nur verkaufen, wenn das Eis eine Temperatur von -5 °C nicht überschreitet. Übersteigt es diese Temperatur, muss es wie aufgetautes Eis behandelt werden.

Arbeitsmittelhygiene

- Alle Geräte, die bei der Eisherstellung verwendet werden, sollten sehr sauber gehalten und nach Gebrauch gründlich gereinigt werden.
- Eisportionierer möglicht in Portioniererspülen aufbewahren. Dies sind Behälter mit durchlaufendem kaltem Wasser.
- Steht ein solcher separater Anschluss nicht zur Verfügung, sollte das Wasser, in dem die Portionierer stehen, mehrmals täglich gewechselt werden.
- Der Zusatz von etwas Zitronensäure senkt den ph-Wert und hemmt die Keimvermehrung.

Persönliche Hygiene

Die Hände dürfen nicht mit Speiseeis in Verbindung kommen.
Es gilt: gründliches Händewaschen, Trocknen der Hände mit Einwegtüchern.

Lagerung von Speiseeis

Lagertemperatur	Lagerzeit
-18 °C und tiefer im Tiefkühlgerät	monatelang
(Verdampferfach) bei mindestens -18 °C	mehrere Wochen
Eisfach im Kühlschrank (-12 °C)	1 bis 2 Tage
Eisfach bei -6 °C	einige Stunden
Kühlschrank (0 bis +4 °C)	kurze Zeit
bei Raumtemperatur (ca. + 20 °C)	gleich verzehren, da es rasch auftaut und dann verderben kann

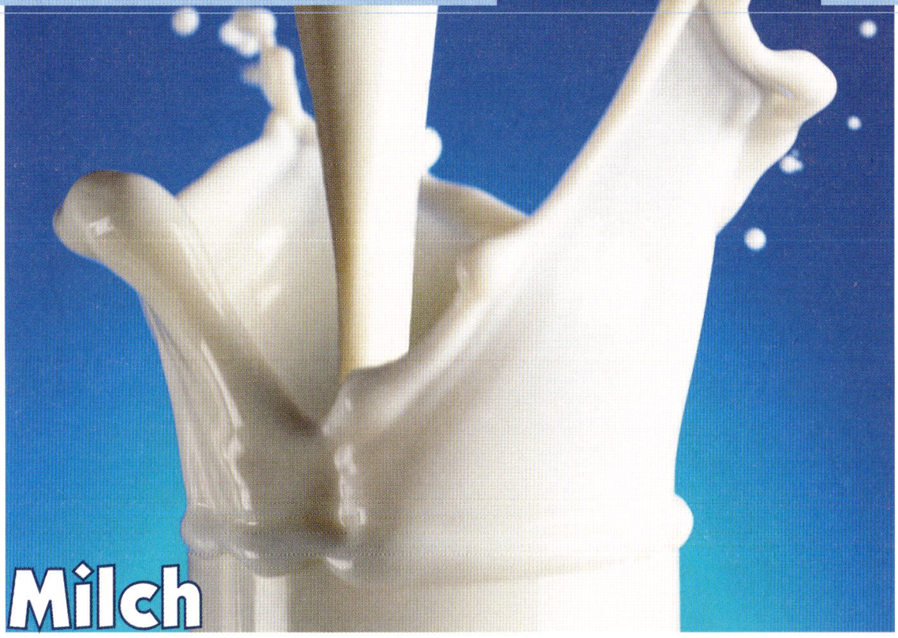

Milch

Milch ist eine in den Milchdrüsen der Säugetiere gebildete Flüssigkeit. Für die Ernährung des Menschen wird vorwiegend Kuhmilch verwendet. Auch Milch von Ziegen, Schafen und in anderen Ländern auch von Eseln, Kamelen usw. wird für die Ernährung verwendet.

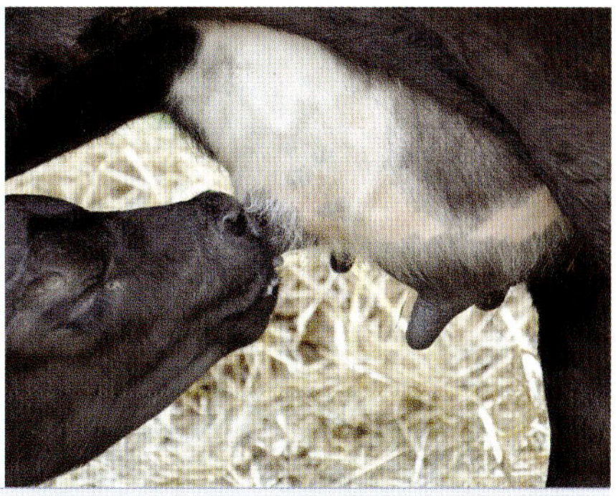

Nährstoffgehalt und Bedeutung für die Ernährung

Milch enthält etwa

- 4,7 % Kohlenhydrate,
- bis 4,5 % Fett,
- 3,5 % Eiweiß,
- 0,8 % Mineralstoffe, vor allem Calcium (120 mg/100 ml) und Phosphor,
- die Vitamine A, B_1, B_2, B_6, B_{12}, Niacin, Folsäure, Pantothensäure, C, D und E,
- 87 % Wasser.

Die Eiweißstoffe der Milch bestehen aus Kasein (ein Hauptbestandteil des Käses), Albumin und Globulin. Milcheiweiß besitzt eine hohe biologische Wertigkeit. Das Milchfett liegt in Form kleiner Tröpfchen, die von Eiweiß umgeben sind, vor. Durch diese feine Verteilung und aufgrund der chemischen Zusammensetzung ist das Fett der Milch leicht verdaulich.

Als Kohlenhydrat enthält Milch fast ausschließlich Milchzucker (Laktose).

An Mineralstoffen enthält Milch reichlich Calcium, Phosphat und Magnesium, an Vitaminen vor allem A, D und B_2, B_6, B_{12}.

Ernährungsphysiologisch gesehen ist die Milch hinsichtlich der in ihr enthaltenen Nährstoffe und deren Relation zueinander ein ausgewogenes Nahrungsmittel.

Wussten Sie, dass

- die deutsche Milchlieferleistung jährlich im Durchschnitt 28 Mio. t beträgt?
- in Deutschland etwa 560 000 t Sahne im Jahr abgesetzt werden?
- es hier 100 000 Milchbauern und 100 Molkereien gibt und die deutsche Milchindustrie die stärkste Branche innerhalb der Ernährungsindustrie ist?
- eine Milchkuh täglich durchschnittlich 18 l Milch gibt und man hieraus 3,5 kg Butter, 2,2 kg Käse oder 19 kg Joghurt herstellen kann?
- jeder Deutsche jährlich ca. 66 l Milch, 6 kg Sahne und fast 18 kg Joghurt verbraucht?

Gesetzliche Grundlagen

Die früher in Deutschland geltende Milchverordnung wurde mit dem Inkrafttreten der Verordnung zur Durchführung von Vorschriften des gemeinschaftlichen Lebensmittelrechts (BGBl.I 2007 S. 1816) am 08.08.2007 außer Kraft gesetzt.
Die Kennzeichnung von Milch und Milcherzeugnissen ist in der Konsummilch-Kennzeichnungs-Verordnung und der Milcherzeugnisverordnung geregelt. Letztere enthält u. a. auch die Anforderungen an die Herstellung und Verpackung von Milcherzeugnissen.
Entsprechend dieser Verordnungen sind folgende **Kennzeichnungselemente** gefordert: Bei Milch die Verkehrsbezeichnung, die Milchsorte, der Fettgehalt, das Mindesthaltbarkeitsdatum (MHD) mit Hinweisen zur Aufbewahrung, die Art der Wärmebehandlung, Name und Anschrift des Herstellers, Einfüllers oder Verkäufers, das Identitätskennzeichen, die Füllmenge und u. U. die Zutatenliste. Die bis Ende 2007 aufgeführte Angabe zur Homogenisierung ist nicht mehr verpflichtend. Bei Milcherzeugnissen sind das ebenso Verkehrsbezeichnung, Herstellerangaben, MHD mit Lagerungshinweisen, Fettgehalt, Art der Wärmebehandlung, Füllmenge, Zutatenliste und Identitätskennzeichen.
Hinsichtlich der hygienischen Anforderungen gelten die Vorschriften der EG-Verordnung 853/2004 und des Milch- und Margarine-Gesetzes.

Die Verarbeitung zur Konsummilch

① Rohmilch

wird gemolken, gekühlt und mit Tanksammelwagen abgeholt. Auch in Abhängigkeit von der Milchqualität erhält der Landwirt sein Geld. Entsprechend der Milchgüteverordnung werden untersucht:

- der Frischezustand
- der Gehalt an Eiweiß und Fett
- die bakteriologische Beschaffenheit
- die Reinheit

② Kontrolle in der Molkerei

In der Molkerei wird die Milch nochmals auf ihre einwandfreie Beschaffenheit geprüft.

Bei Ankunft der Rohmilch wird kontrolliert:

- der Frischezustand,
- die Reinheit,
- der Fettgehalt,
- die bakteriologische Beschaffenheit.

③ Behandlung in der Molkerei

Damit die Milch die für den Konsum erforderlichen Eigenschaften erreicht, müssen in den Molkereien Veredlungsarbeiten durchgeführt werden:

Zentrifugieren

Beim Zentrifugieren wird die Milch gereinigt und in Rahm und Magermilch getrennt. Diese Trennung ist notwendig, um den unterschiedlichen Fettgehalt der einzelnen Milchprodukte einzustellen. Magermilch und Sahne werden dabei in unterschiedlichen Mengenanteilen wieder zusammengeführt. Es entstehen die nach ihrem Fettgehalt unterschiedenen Milchsorten.

Erhitzen

Da Rohmilch sehr leicht verderblich ist und gesundheitsgefährdende Keime enthalten kann, wird sie erhitzt. Zur Wärmebehandlung gibt es verschiedene Verfahren:

- Pasteurisieren
  Beim Pasteurisieren werden gesundheitsgefährdende und krankheitserregende Keime abgetötet, die Anzahl verderbniserregender Mikroben wird stark reduziert. Die Vitamine und Nährstoffe der Milch bleiben weitgehend erhalten, ihre Haltbarkeit verlängert sich auf bis zu 14 Tage. Für die im Handel erhältliche Frischmilch kommen drei Verfahren zur Anwendung:
  - Kurzzeiterhitzung (das traditionelle Verfahren der Pasteurisierung)
    Die Milch wird für 15 bis 30 Sek. schonend auf 72 °C erhitzt.
  - Dauererhitzung
    Hier wird die Milch für 30 Min. auf eine Temperatur von 63 °C erhitzt.
  - Hocherhitzung
    Die Milch wird für wenige Sekunden auf mindestens 85 °C erhitzt.
- Ultrahocherhitzen
  Hier wird die Milch für 1 bis 4 Sek. auf mind. 135 °C erhitzt. Es entsteht die H-Milch (haltbar gemachte Milch, die keinerlei vermehrungsfähige Keime enthält): Sie wird dadurch bei Zimmertemperatur bis zu sechs Monate haltbar und säuert nicht mehr. Bei diesem Verfahren gehen jedoch mehr Vitamine als bei der Herstellung von Frischmilch verloren und die Milch erhält einen leichten „Kochgeschmack".
- Sterilisieren
  Die Milch wird in verschlossener Packung für einen Zeitraum von 20 bis 30 Min. auf mindestens 110 °C erhitzt. Bis zu 70 % der Vitamine gehen verloren, zudem verändert sich die Eiweißstruktur. Ihre Haltbarkeit beträgt etwa sechs Monate.
- ESL-Verfahren
  ESL bedeutet „extended shelf life" = längere Haltbarkeit. Auf den Verpackungen wird diese Milch meist als „länger frisch" oder „extra lange frisch" beworben. Die Milch wird wenige Sekunden auf 85 bis 125 °C erhitzt (hauptsächlich angewandtes Verfahren) oder durch Mikrofilter entkeimt und anschließend pasteurisiert. Gekühlt (bei 8 – 10 °C) ist sie bis zu 20 Tage haltbar.

Homogenisieren

Die Fettkügelchen der Milch oder des Rahms werden zerkleinert und in der Masse gleichmäßig verteilt. Die Milch wird dabei mit einem Druck von bis zu 200 bar durch feine Düsen gepresst. Das Milchfett setzt sich dadurch nicht so rasch als Rahmschicht an der Oberfläche ab.

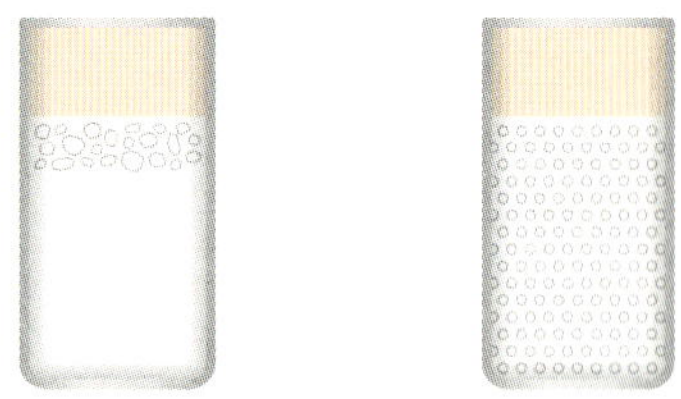

nicht homogenisiert | homogenisiert

④ Verpackung

Die Milch kommt entweder in die Kartonverpackung, in Glas- oder Kunststoffflaschen oder den Milchschlauch. Hier soll sie vor Lichteinwirkung und vor Bakterien- und Pilzbefall geschützt sein.

⑤ Verteilung

Nach ganz kurzer Lagerung wird die Milch dem Einzel- und Großhandel und somit den Konsumenten in frischem Zustand weitergegeben.

Milch und Milcherzeugnisse

Konsummilch

Unter Konsummilch versteht man sowohl die rohe als auch die wärmebehandelte Trinkmilch mit unterschiedlichen Fettgehalten.

- Rohmilch
  ist die Milch, die man direkt beim Bauern kauft. Sie wird nicht erhitzt und weist ihren natürlichen Fettgehalt auf. Zur Reinigung wird sie nur gefiltert und anschließend gekühlt. Die Milch darf der Landwirt ausschließlich innerhalb eines Tages nach ihrer Gewinnung verkaufen. Sie muss vor ihrem Verzehr unbedingt abgekocht werden.
- Vorzugsmilch
  Vorzugsmilch ist ebenfalls eine Rohmilch, die in ihrem Fettgehalt belassen und nicht wärmebehandelt wird. Sie wird verpackt im Lebensmittelhandel verkauft. Das Verbrauchsdatum darf eine Frist von 4 Tagen ab ihrer Gewinnung nicht überschreiten. Menschen mit schwachem Immunsystem sollten diese Milch nicht trinken. Vorzugsmilch muss vor dem Verzehr abgekocht werden.
- Wärmebehandelte Milch
  ist die Milch, die in der Molkerei bearbeitet und pasteurisiert oder ultrahocherhitzt wurde. Die Milchsorten werden nach ihrem Fettgehalt unterschieden:
  - Vollmilch mit natürlichem Fettgehalt mind. 3,5 bis 4,2 %
  - Vollmilch mit eingestelltem Fettgehalt 3,5 %
  - Teilentrahmte oder fettarme Milch 1,5 bis 1,8 %
  - Entrahmte Milch oder Magermilch max. 0,5 % Fett
  - Trinkmilch mit anderem Fettgehalt als der der genannten Sorten.
- Bio-Milch
  Alle Milchsorten sind auch als Milch aus biologischer Landwirtschaft erhältlich. Da diese nicht immer homogenisiert wird, rahmt sie schneller auf. Die Milch von Bio-Betrie-

ben wird in der Molkerei separat verarbeitet und entsprechend gekennzeichnet.

- Laktosereduzierte Milch
  Der Zucker in der Milch, die Laktose, wird nicht von allen Menschen vertragen. Diese Unverträglichkeit wird als Laktoseintoleranz bezeichnet. Für laktosereduzierte bzw. -freie Milch wird der Milch das den Zucker aufspaltende Enzym Laktase zugesetzt. Die Milch schmeckt süßer als herkömmliche Sorten und wird als H-Milch angeboten. Man findet Sie meist unter der Bezeichnung Minus-L-Milch.
- Angereicherte Milch
  Hier wird die Milch mit milcheigenen Bestandteilen angereichert, meist mit Milcheiweiß, Vitaminen und den Mineralstoffen Calcium und Magnesium. Auf der Verpackung muss dies entsprechend gekennzeichnet werden.

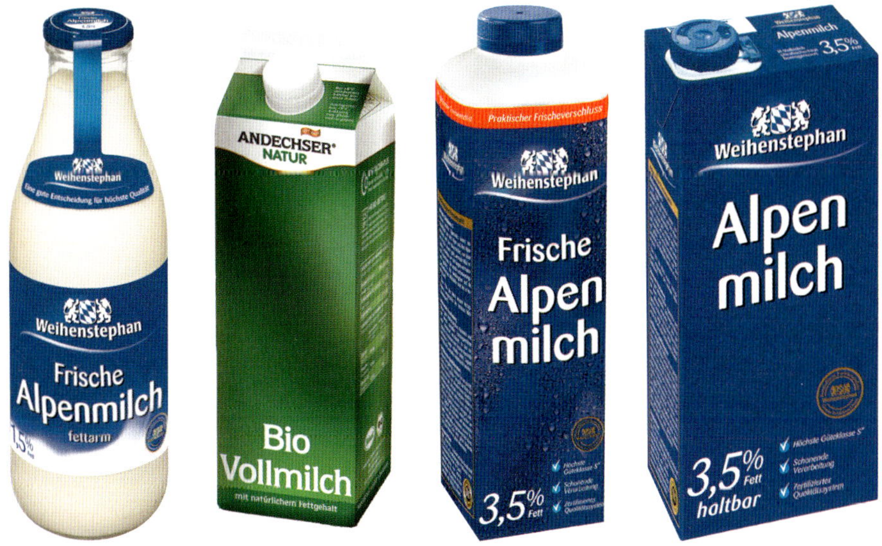

Fettarme Milch, Bio-Vollmilch, Frische Vollmilch, wärmebehandelte Vollmich

Milchmischerzeugnisse

- Milchmischgetränke
  sind trinkfertige Zubereitungen aus Milch unterschiedlicher Fettgehaltsstufen, die meist pasteurisiert oder ultrahocherhitzt werden. Geschmacksgebende Zutaten sind z. B. Kakao- und Schokoladenpulver, Kaffee-Extrakt, Früchte, Fruchtsäfte, Zucker und Vanille. Der Anteil dieser Zusätze in den Milchgetränken darf 30 % nicht überschreiten.
  Milchmischerzeugnisse enthalten etwa 7 bis 8 % Zucker. Sind sie mit dem Zusatz „light" versehen, beträgt der Fettgehalt max. 1,8 %, ihr Energiegehalt darf 126 kJ pro 100 g nicht überschreiten.

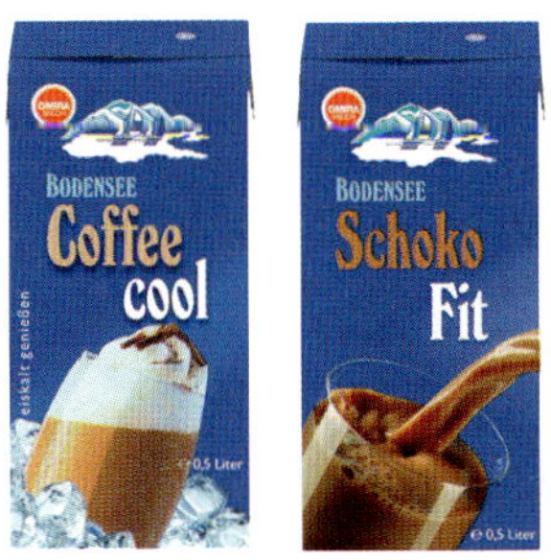

Milchmischgetränke

- Saure Milcherzeugnisse mit Frucht oder Fruchtzubereitung
  Ausgangsprodukte sind hier Sauermilch, Joghurt, Kefir oder Buttermilch, die mit max. 30 % Fruchtmasse gemischt, unter- oder aufgelegt werden. Unterschieden werden diese Produkte nach dem Ausgangsprodukt und ihrem Fruchtgehalt. Produkte mit über 3 % Fruchtanteil dürfen sich z. B. Fruchtjoghurt nennen. Liegt der Fruchtanteil darunter, darf nur „mit Fruchtgeschmack" in der Bezeichnung erscheinen. Die Frucht ist in beiden Fällen genau zu benennen.

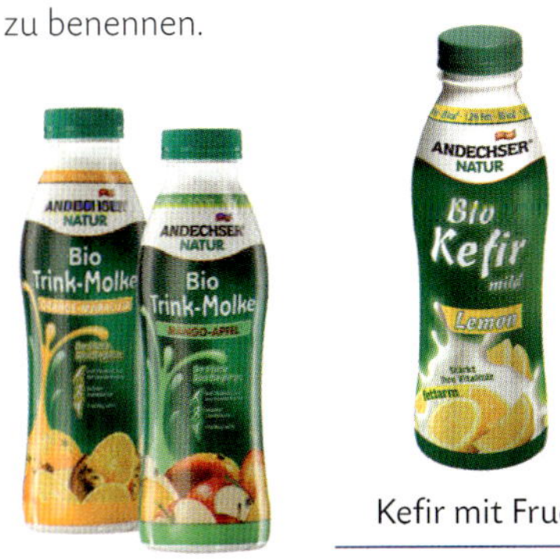

Kefir mit Frucht

- Puddings und Desserts
  Zu den Milchmischerzeugnissen zählen, neben dem klassischen Pudding, die verschiedenen Puddings und Desserts, die mit Milch hergestellt werden, aufgeschäumte Produkte, mit oder ohne Sahnehaube, mit verschiedensten, vor allem fruchtigen Geschmacksrichtungen.

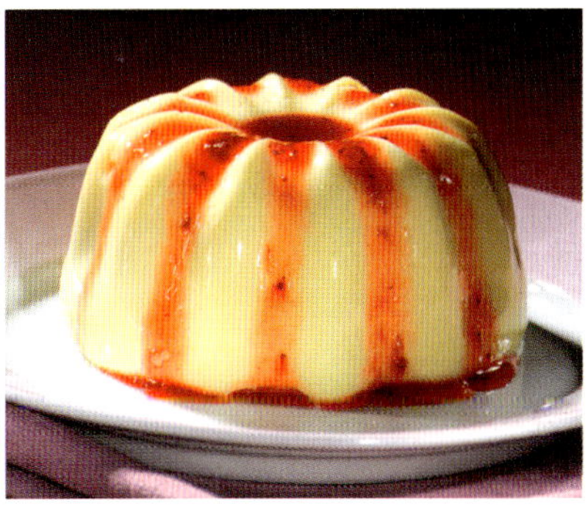

Vanillepudding

Trockenmilcherzeugnisse

Ausgangsprodukt von getrockneten Milcherzeugnissen sind Milch, Sauermilcherzeugnisse oder Sahneprodukte. Ihnen wird durch Trocknungsprozesse Wasser entzogen.
Der Gehalt an Restfeuchte darf 5 % nicht überschreiten (Ausnahme: Buttermilch max. 7 %).
Verwendet werden Trockenmilcherzeugnisse bei der Herstellung von Säuglingsnahrung, für Fertiggerichte und -soßen, bei Instantgetränken, Kaffeeweißer sowie bei der Süßwarenherstellung.

- Standardsorten

Sahnepulver aus Sahne, Kefir oder Joghurt	mind. 42% Fett
Milchpulver, Kefirpulver, Joghurtpulver	mind. 26% Fett
Teilentrahmtes Milch-, Joghurt- oder Kefirpulver	1,5 bis 26% Fett
Pulver aus Magermilch, Magermilchjoghurt und Magermilchkefir	max. 1,5% Fett
Buttermilchpulver	max. 15% Fett

Molkenerzeugnisse

- Molke
  Molke entsteht als Nebenprodukt bei der Käseherstellung, bei der Herstellung von 1 kg Schnittkäse z. B. werden 10 kg Milch benötigt, es fallen 9 kg Molke an (siehe Käseherstellung auf S. 116).
  Standardsorten
  - Süßmolke ca. 0,2 % Fett
  - Sauermolke ca. 0,2 % Fett
  - Molkensahne mind. 10 % Fett
  - Süßmolkenpulver max. 6 % Wasser
  - Sauermolkenpulver max. 6 % Wasser
  - Eiweißangereichertes Molkenpulver mind. 22 % Eiweiß, max. 8 % Wasser

  Molkenpulver wird meist in der Lebensmittelindustrie verwendet, z. B. für die Herstellung von Diätprodukten. Molke selbst hat als energiearmes gesundes Getränk eine immer größere Bedeutung.
- Molkenmischerzeugnisse
  Sie können ähnlich wie die Milchmischerzeugnisse aus Molkensorten und verschiedenen geschmacksgebenden Lebensmitteln hergestellt werden. Oft sind sie zusätzlich angereichert mit Milcheiweiß, Vitaminen oder Laktase. Diese Zusätze sind kennzeichnungspflichtig.

Sahneerzeugnisse

Sahne ist eine aus Milch durch Anreicherung des Milchfettes hergestellte Emulsion. Sahne (auch als Rahm bezeichnet) ist ein Produkt, das früher durch Stehenlassen (Aufrahmen), heute ausschließlich durch Zentrifugieren der Milch als fettreichster Teil neben der Magermilch gewonnen wird. Es gibt süße und saure Sahne. Gesäuerte Sahneprodukte zählen zu den Sauermilcherzeugnissen.

- Sahne (Kaffeesahne)
  hat einen Fettgehalt von mindestens 10 %. Sie wird meist zum Weißen und Süßen von Heißgetränken verwendet, aber auch für die Herstellung von Cocktails.

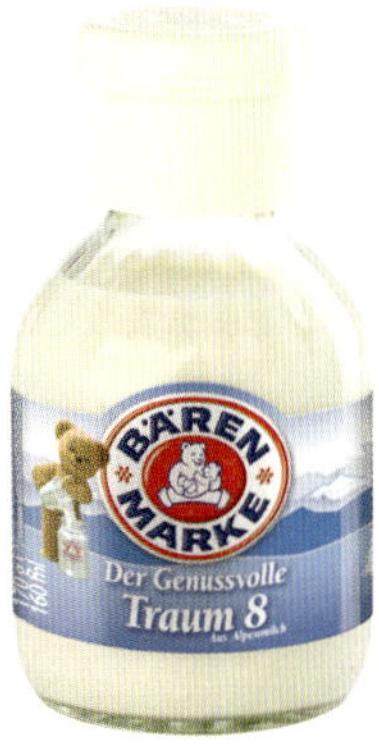

Kaffeesahne

- Süße Sahne
  mit ca. 28 % Fett
- Schlagsahne
  Ihr Fettgehalt muss mindestens 30 % betragen. Wir verwenden sie zum Dekorieren von Kuchen und Eis, zum Verfeinern von Soßen und Suppen, zum Herstellen von Getränken u. v. m.
- Crème double
  ist eine gehaltvolle stichfeste Sahne mit einem Fettgehalt ab 40 %. Sie dient u. a. dem Verfeinern von Suppen, Soßen, Süßspeisen, Fleischgerichten und für die Herstellung von Kuchen.
- Kondensmilch
  wird aus Rohmilch mit eingestelltem Fettgehalt durch teilweisen Wasserentzug im Vakuum hergestellt. Nach Fettgehalt und Trockenmasse werden folgende Standardsorten unterschieden:
  - **kondensierte Kaffeesahne**, mindestens 15 % Fett und 26,5 % Trockenmasse,
  - **kondensierte Vollmilch**, mind. 7,5 % Fett und 25 % Trockenmasse,
  - **teilentrahmte Kondensmilch**, 1 bis 7,5 % Fett und 20 % Trockenmasse,
  - **kondensierte Magermilch**, max. 1 % Fett und 20 % Trockenmasse.
- gezuckerte Kondensmilch
  Hergestellt wird sie wie Kondensmilch mit dem Zusatz von Zucker. Es gibt sie in drei Fettstufen:
  - gezuckerte kondensierte Vollmilch mind. 8% Fett
  - gezuckerte teilentrahmte kondensierte Milch mind. 1 bis 8% Fett
  - gezuckerte Kondensmagermilch max. 1% Fett

  Gezuckerte Kondensmilch eignet sich zum Backen und Kochen und zum Süßen von Desserts.

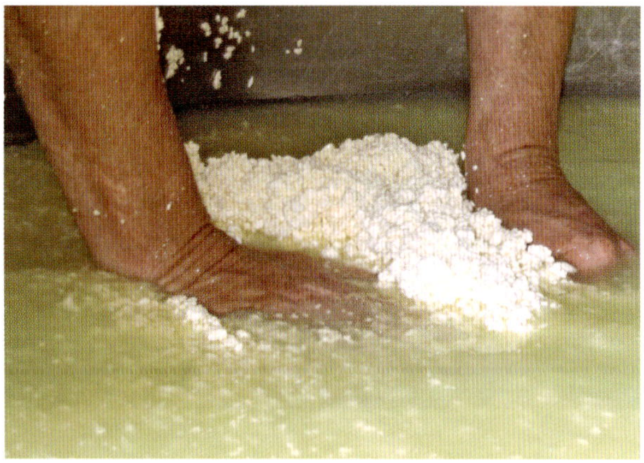
Molke bei der Käseherstellung

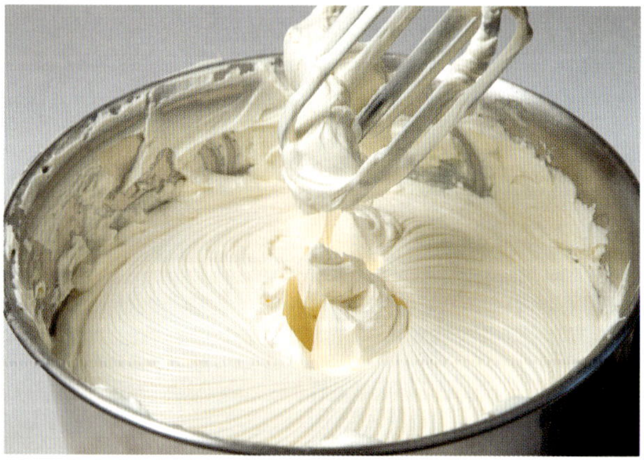
Schlagsahne optimal steif geschlagen

Küchenpraxis

Schlagsahne richtig aufschlagen

- Je höher der Fettgehalt einer Schlagsahne, desto fester und stabiler ist ihr Schaum beim Aufschlagen.
- Schlagsahne lässt sich besser aufschlagen, wenn die Sahne und das Gefäß zum Aufschlagen gut gekühlt sind.
- Regeln Sie, kurz bevor die Sahne die gewünschte Konsistenz erreicht, das Rührgerät herunter, sodass Sie es schnell stoppen können, wenn die Sahne die gewünschte Festigkeit hat. Hat man die Sahne einmal bis zum buttrigen Zustand geschlagen, ist sie nicht mehr zu retten.

Sauermilcherzeugnisse

Saure Milchprodukte entstehen durch die Zugabe von Milchsäurebakterien zur pasteurisierten Milch oder Sahne. Sie bauen den Milchzucker zu Milchsäure um. Die Milchsäure gibt den fertigen Produkten die angenehme Frische. Durch die Säureproduktion gerinnt das Eiweiß, sodass die Produkte von festerer Konsistenz als ihr Ausgangsprodukt sind. Gesäuerte Milchprodukte sind gut bekömmlich, fördern die Verdauung und die Aufnahme von Mineralstoffen.

- Dickmilch
  Wird auch als Sauermilch oder Trinksauermilch bezeichnet. Es gibt sie wie die Trinkmilch in den drei Fettgehaltsstufen 3,5 %, 1,5 – 1,8 % und 0,5 %.

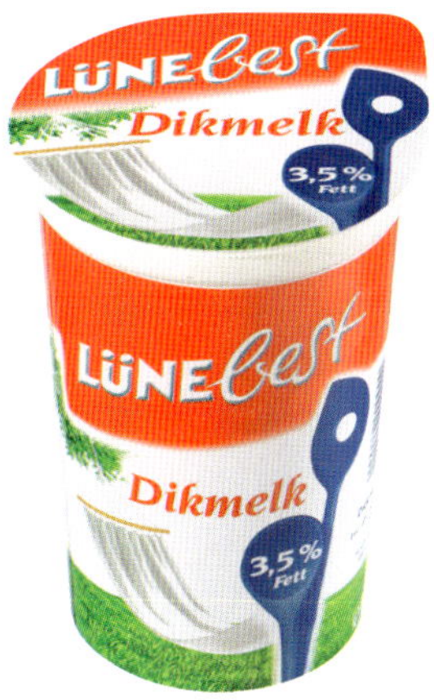

Dickmilch

- Sauerrahmprodukte
  - Saure Sahne mind. 10 % Fett
  - Schmand 20 – 40 % Fett
  - Crème fraîche mind. 30 % Fett

  Sauerrahmprodukte dienen insbesondere der Geschmacksverfeinerung beim Kochen. Sie geben den Gerichten ein volles Aroma und flocken nicht so schnell aus. Geben Sie Sauerrahmprodukte erst nach dem Kochen hinzu, sie verlieren sonst schnell ihr homogenes Aussehen.

Sauerrahm
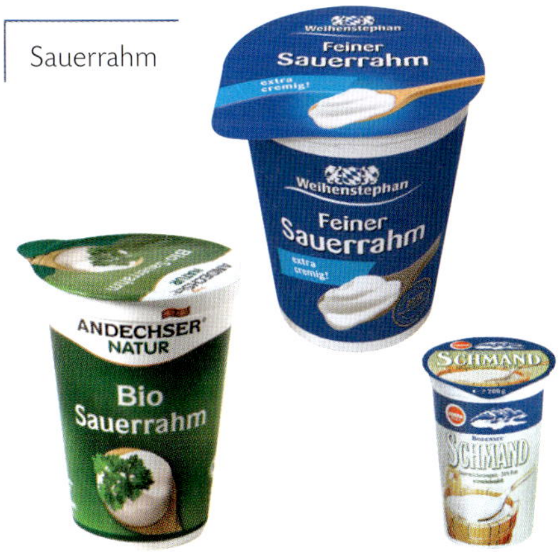

- Buttermilch
  wurde früher bei der Butterherstellung (siehe S. 113) als Nebenprodukt gewonnen. Heute erzeugt man sie vorwiegend aus Milch durch Zusatz besonderer Milchsäurebakterien. Buttermilch ist von sämiger Konsistenz und hat einen niedrigen Energiegehalt mit max. 1 % Fett, deshalb wird sie von vielen Verbrauchern als kalorienarmer Durstlöscher geschätzt.

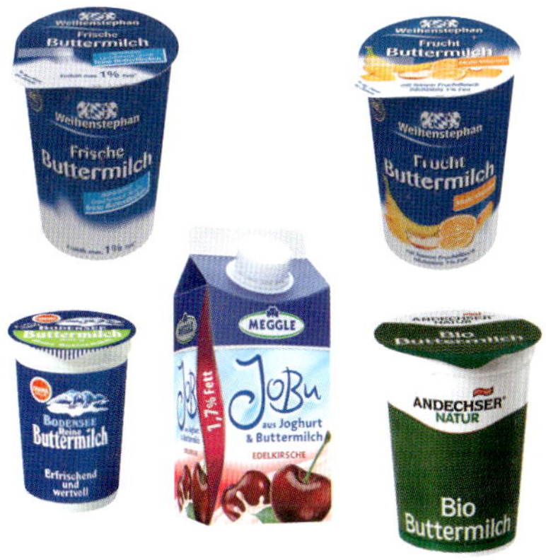

Buttermilch

- Kefir
  Der Name stammt vom türkischen Wort „Kef" = „Wonnetrunk". Er ist dem Joghurt ähnlich. Zur Säuerung wird eine Mischung von Milchsäurebakterien, Kefirbazillen und Hefen herangezogen. Kefir moussiert leicht und hat einen prickelnden Geschmack. Durch den Zusatz von Hefen entstehen bei der Reifung 0,1 – 0,6 % Alkohol. Kefir mild weist so gut wie keinen Alkohol und weniger Kohlensäure auf. Kefir gibt es in vier verschiedenen Fettgehaltsstufen mit 10 %, 3,5 %, 1,5 % und 0,5 % Fett.

Kefir
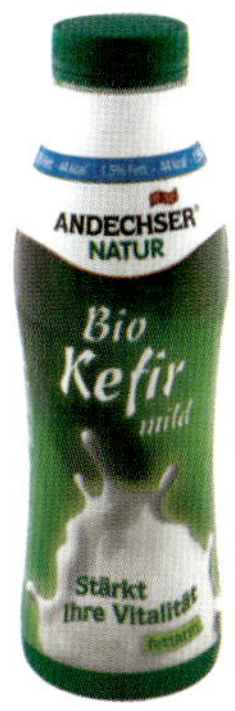

- Joghurt
  Wird aus pasteurisierter Milch oder Sahne mithilfe von speziellen Joghurtkulturen hergestellt. Je nach Konsistenz wird der Ausgangsmilch Milchpulver zugegeben oder Wasser entzogen. So entstehen stichfeste, gerührte oder trinkfähige Joghurte. Werden Milcheiweißerzeugnisse zur Erhöhung der Trockenmasse zugegeben, darf das Produkt nicht mehr als Joghurt, sondern nur noch als Joghurterzeugnis bezeichnet werden.
  Joghurt mild wird mit weniger stark säuernden Joghurtkulturen hergestellt. Wie beim Kefir unterscheidet man Joghurt nach den vier verschiedenen Fettgehaltsstufen.
  Joghurt gibt es in den vielfältigsten Varianten und ist vom Frühstückstisch nicht mehr wegzudenken. Er wird als Zwischenmahlzeit verzehrt, aber auch naturbelassen für Salatsoßen und zum Verfeinern von Speisen verwendet.

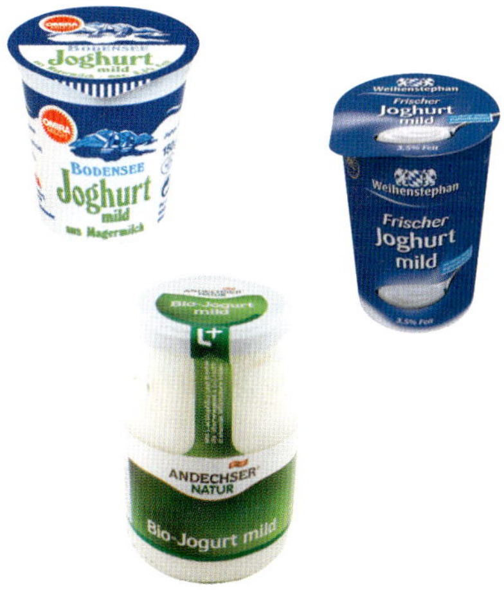

Joghurt

Arbeitsaufgaben

Finden Sie zu folgenden Milchprodukten drei konkrete Verwendungsbeispiele aus den Bereichen Küche und Service: Joghurt, Schlagsahne, Schmand, Crème fraîche.

Geben Sie Hinweise zu ihren küchentechnischen Besonderheiten und der entsprechenden Handhabung. Fügen Sie die Ausarbeitung Ihren Aufzeichnungen zu den einzelnen Erzeugnissen hinzu.

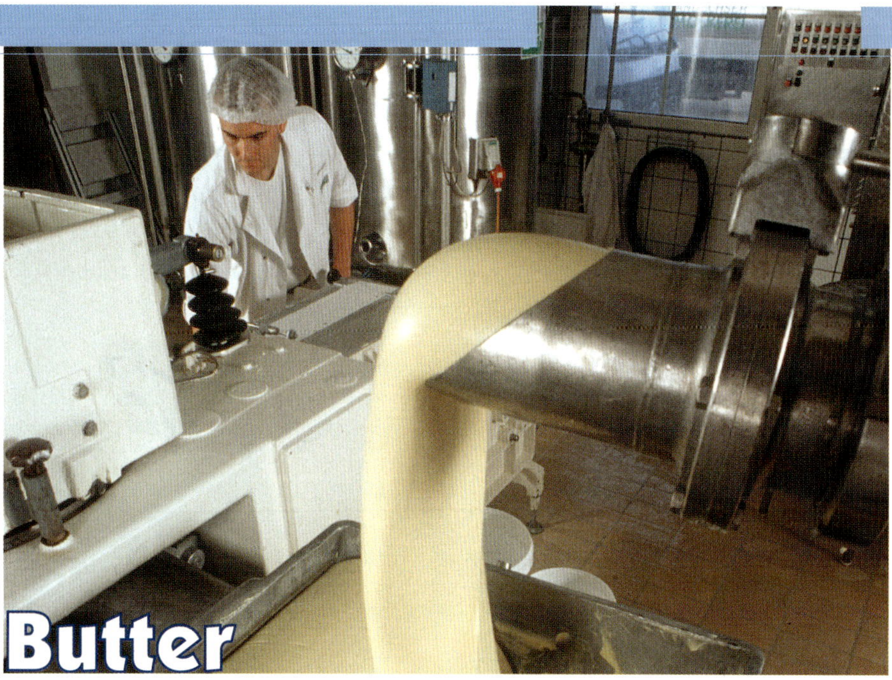

Butter

Butter ist das aus pasteurisierter Milch bzw. pasteurisiertem Rahm gewonnene konzentrierte Milchfett.

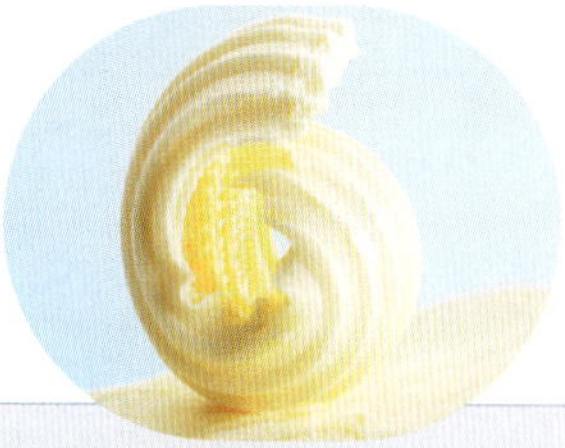

Wussten Sie, dass

- in der Bundesrepublik jährlich 450 000 t Butter hergestellt werden und Deutschland damit der größte Butterproduzent in der EU ist?
- der Deutsche im Durchschnitt jährlich 6,4 kg Butter verbraucht?
- das Wort „Butter" aus dem Griechischen stammt? „Boutyron" bedeutet so viel wie „Kuhtopfen".
- Butter vor ca. 1 000 Jahren noch nicht der Ernährung diente, sondern als Wundheilsalbe Verwendung fand?

Gesetzliche Grundlagen

In Deutschland regelt die Butterverordnung auf Grundlage der EU-Streichfettverordnung u. a. die Qualitätsanforderungen an Butter, die Anforderungen an die Herstellung, die Handelsklassen und Buttersorten sowie spezifische Kennzeichnungsvorschriften. Danach sind folgende Kennzeichnungselemente vorgeschrieben: Verkehrsbezeichnung, Buttersorte, Fettgehalt, Name und Anschrift des Herstellers bzw. Verkäufers, das EU-Identitätskennzeichen, Zutatenverzeichnis, Mindesthaltbarkeitsdatum, Gütezeichen und amtliche Qualitätskontrollstelle sowie die Füllmenge in Gramm.

Butterflocken

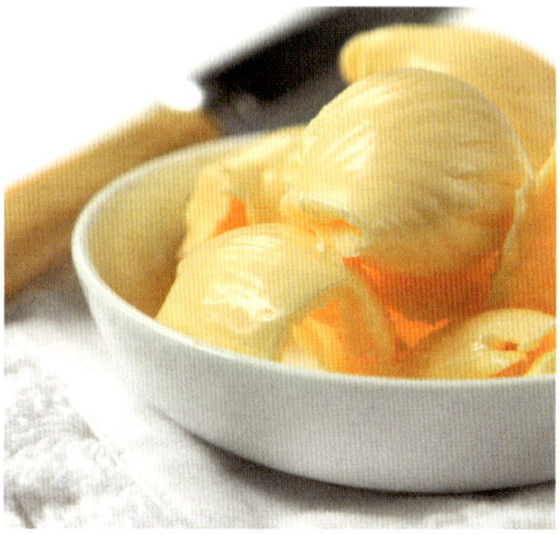

Zusammensetzung und Bedeutung für die Ernährung

Butter enthält etwa
- 82 % Fett (Milchfett),
- 16 % Wasser,
- 0,7 % Milchzucker,
- 0,7 % Eiweiß,
- Mineralstoffe und die Vitamine A, D und E.

Milchfett unterscheidet sich von allen anderen Fetten und Ölen durch seinen hohen Gehalt an kurzkettigen Fettsäuren.

Butter stellt eine Emulsion von Wasser in Fett dar.

Aufgrund des hohen Gehalts an kurzkettigen Fettsäuren hat Butter einen niedrigen Schmelzpunkt. Diese beiden Eigenschaften verleihen der Butter eine gute Verträglichkeit.

Sowohl die Farbe, die durch den Gehalt an Karotin hervorgerufen wird, als auch der Vitamingehalt der Butter hängen von der Fütterung der Tiere ab.

Sommerbutter ist gelber und vitaminreicher als Winterbutter (Grünfutter – Silagefutter/Heu).

Herstellung von Butter

① Fett-Trennung

Im Separator – einer Zentrifuge – wird das Fett von der Kuhmilch getrennt.

Der leichte Rahm (Fett) sammelt sich im Inneren des Separators und wird von dort nach oben angeleitet.

Der Rahm für die Buttererzeugung hat einen Fettgehalt von 38 bis 42 %. Ausgangsstoff ist also Rahm.

② Pasteurisation des Rahms

Erhitzung des Rahms auf 90 bis 105 °C, dadurch wird eine gute und haltbare Butter erzielt. Anschließend wird rasch auf 13 bis 16 °C Reifungstemperatur abgekühlt.

③ Reifung des Rahms

Will man Sauerrahmbutter herstellen, versetzt man den Rahm vor der Reifung mit Reinkulturen von Milchsäurebakterien. Bei mild gesäuerter Butter werden die Milchsäurebakterienkulturen erst nach der Reifung beigegeben.

④ Verbutterung (Butterfertigung)

In einem liegenden, rotierenden Zylinder (Butterfertiger) erfolgt die eigentliche Butterherstellung.

Bei der kontinuierlichen Buttererzeugung wird der süße oder der vorgereifte saure Rahm geschlagen. Dadurch ballen sich die Fetttröpfchen zusammen und es kommt zur Trennung von Fett (Butterkörner) und Flüssigkeit (Buttermilch).

⑤ Veredelung der Butter

Die entstandene Butter wird geknetet und anschließend verpackt. Beim letzten Knetvorgang scheidet sich die restliche Buttermilch ab. Vom Knetprozess bzw. von der Dauer des Knetprozesses hängt auch die Geschmeidigkeit und Streichfähigkeit der Butter ab.

⑥ Formung und Verpackung

Die Formung und Verpackung in 1/8- und 1/4-kg-Packungen erfolgt automatisch. Bei Überproduktion wird die Butter in 25-kg-Blöcke gepresst (Blockbutter) und für spätere Verwendung tiefgekühlt.

Buttersorten

Süßrahmbutter wird aus frischem, pasteurisiertem süßem Rahm ohne jeden Zusatz von Säuerungskulturen hergestellt. Sie ist mild, rahmig und leicht süßlich. Sie passt perfekt zu süßen Brotaufstrichen und verleiht Gemüsen mit arteigener Süße, wie Möhren, Erbsen und Spargel, eine besondere Note. Man verwendet sie zum Backen, für süße Speisen und zum Aufmontieren von Soßen, da sie beim Erhitzen gut bindet und nicht ausflockt.

Mild gesäuerte Butter reift ebenso ohne den Zusatz von Milchsäurebakterien. Hier werden erst nach der Reife Milchsäurebakterienkulturen oder Milchsäure eingeknetet. Mild gesäuerte Butter hat eine rahmige Konsistenz und eine leicht säuerliche Note. Sie passt zu milden Käsesorten und zu fruchtig-säuerlichen Brotbelägen, wie z. B. Orangenmarmelade.

Sauerrahmbutter wird, wie der Name schon sagt, aus saurem Rahm hergestellt. Der pasteurisierte Rahm wird nach Zugabe einer Milchsäurebakterienkultur – dem sogenannten Buttersäurewecker – für mehrere Stunden gesäuert und hierauf dicksämig verbuttert. Die Butter zeichnet sich durch einen angenehm säuerlichen, fein-aromatischen, leicht nussigen Geschmack aus. Sie eignet sich für herzhafte Speisen und Brotbeläge wie Käse oder Schinken. In der warmen Küche unterstützt ihre säuerliche Note den Geschmack von Rindergulasch, Kalbsbraten, Suppen und Eintöpfen. Aber auch für süße Backwaren, z. B. mit Schokolade und Nüssen, wird die Sauerrahmbutter verwendet.

Handelsklassen von Butter

Butter unterliegt in Deutschland ständigen amtlichen Kontrollen und hohen Qualitätsanforderungen. Nach ihrer Qualität wird Butter in Deutschland nach folgenden Kriterien in zwei Handelsklassen unterteilt:

- sensorische Eigenschaften wie Aussehen, Geruch, Geschmack und Textur,
- Wasserverteilung,
- Streichfähigkeit (Härte),
- pH-Wert und mikrobiologische Bestandteile in der Butter.

Deutsche Markenbutter ist die Butter mit der höchsten Qualität. Sie muss bei der monatlichen Qualitätsprüfung mindestens vier von möglichen fünf zu vergebenden Punkten für jedes Kriterium erhalten.

Deutsche Molkereibutter erhält bei ihrer Qualitätsprüfung eine entsprechende niedrigere Punktzahl von mindestens drei Punkten pro Kriterium.

Die Butter beider Handelsklassen darf nur unmittelbar aus Kuhmilch oder daraus gewonnenem Rahm (Sahne) oder Molkerahm (Molkesahne) hergestellt werden. Sie muss einer der drei Buttersorten entsprechen. Ungesalzene Butter muss einen Mindestfettgehalt von 82 % und einen maximalen Wassergehalt von 16 % aufweisen. Gesalzene Butter darf einen Mindestfettgehalt von 80 % nicht unterschreiten. Sonstige Inhaltsstoffe wie Milchzucker, Milcheiweiß, Mineralstoffe und fettlösliche Vitamine dürfen nicht mehr als 2 % ausmachen.

Deutsche Kochbutter kann gegenüber der Butter der zwei Handelsklassen gewisse Geruchs- und Geschmacksabweichungen aufweisen. In der Regel wird diese Butter nur an Großverbraucher und die Gastronomie abgegeben.

Markenbutter darf die Butter heißen, die nicht in Deutschland hergestellt wurde, jedoch die von der deutschen Butterverordnung vorgegebenen Anforderungen erfüllt.

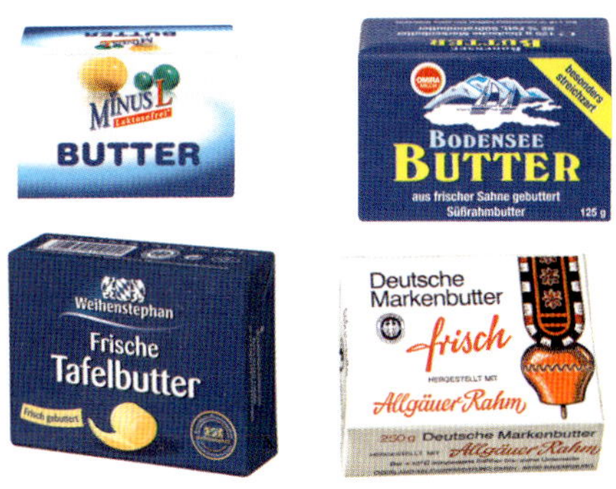

Buttersorten im Handel

Butterspezialitäten

- **Biobutter**
  Bei Biobutter wird bei ihrer Herstellung ausschließlich ökologisch erzeugte Milch verwendet. Es wird also Milch verarbeitet, die von Kühen stammt, die nach den Grundsätzen ökologischer Tierhaltung aufwachsen und gehalten werden.
- **Landbutter**
  Als Landbutter wird Butter bezeichnet, die direkt aus dem Milcherzeugerbetrieb kommt. Sie darf auch aus Rohmilcherzeugnissen hergestellt werden, d. h., dass der Rahm nicht pasteurisiert wird. Dies muss für den Verbraucher mit dem Hinweis „aus Rohmilch" klar gekennzeichnet sein.
- **Cholesterinarme Butter** ist Butter, deren Cholesteringehalt durch Wasserdampf um etwa 85 % reduziert wird. Der Fettgehalt von 82 % und damit auch der typische Buttergeschmack bleiben unverändert.
- **Fettreduzierte Butter**
  Hier wird zwischen Dreiviertelfettbutter mit einem Fettgehalt von 60 bis 62 % und Halbfettbutter mit 39 bis 41 % Fettanteil unterschieden. Auf den Verpackungen finden sich auch die Hinweise „leicht", „light" oder „fettarm". Der Wassergehalt dieser Butter ist entsprechend höher, sie ist deshalb nicht zum Kochen, Backen oder Braten geeignet.
  Liegt der Fettgehalt unter oder zwischen den festgelegten Werten für Butter, Dreiviertel- oder Halbfettbutter, spricht man von Milchstreichfett.

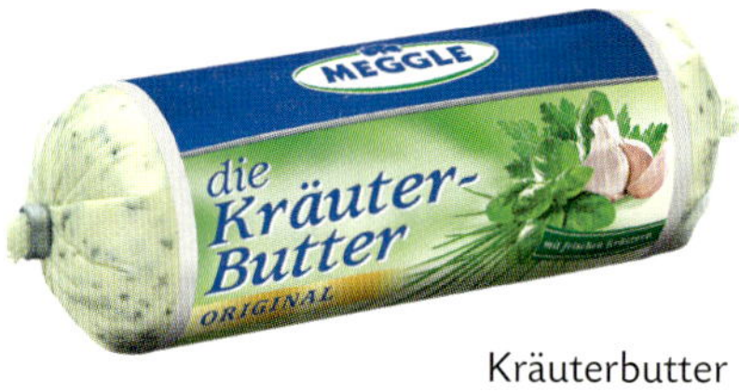

Kräuterbutter

- **Gesalzene Butter**
  Zur Geschmacksgebung, aber auch zur Verlängerung der Haltbarkeit, kommt gesalzene Butter in den Handel. Sie hat einen Mindestgehalt von 0,1 % Salz, was auf der Packung entsprechend gekennzeichnet sein muss. Es kann grobes Salz, feines Meersalz oder Steinsalz verwendet werden.
- **Joghurtbutter**
  ist im Geschmack voller als herkömmliche Butter, hat eine leicht säuerliche Frische und einen geringeren Fettanteil. Durch den Joghurtanteil lässt sie sich auch frisch aus dem Kühlschrank leichter verstreichen. Joghurtbutter kann man hoch erhitzen, deshalb eignet sie sich auch hervorragend zum Backen.
- **Kräuterbutter**
  ist eine Mischung aus Butter und verschiedenen frischen Kräutern wie Schnittlauch, Petersilie, Kerbel, Estragon, Pimpinelle, Thymian und Brunnenkresse sowie Schalotte. Die Kräuter und die Schalotte werden sehr fein gehackt, mit Pfeffer und Salz veredelt und mit Butter vermengt.

Butterschmalz

Zur Butterschmalzerzeugung können alle Buttersorten verwendet werden. Dabei wird die Butter erhitzt, Wasser und Eiweiß werden dadurch entfernt. Durch den Wasserverlust ist Butterschmalz länger haltbar, und aufgrund des Eiweißverlusts kann Butterschmalz stärker erhitzt werden, ohne braune Farbe anzunehmen.

Butterschmalz besteht zu 99,8 % aus reinem geklärtem Fett und wird deshalb auch als Butterreinfett bezeichnet. Es ist kräftig gelb und kommt in 250-g- oder 500-g-Abpackungen in den Handel. Es eignet sich ideal zum Braten und Backen.

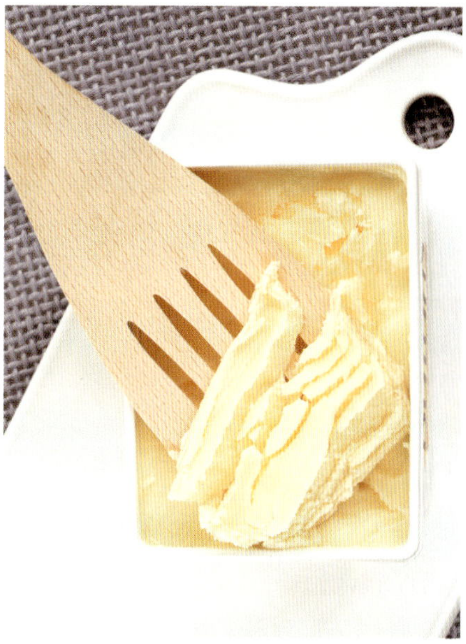
Butterschmalz

Verbraucherinformation

Butter ist in letzter Zeit verpönt, weil das Gerücht umgeht:

„Wer Butter isst, nimmt zu viel Cholesterin zu sich, fördert damit seine Arterienverkalkung und steuert dem Herzinfarkt entgegen!"

Haben Sie das auch schon gehört?

Argumente für Butter:

Cholesterin ist ein fettähnlicher Stoff, der vom Körper selbst produziert wird. Cholesterin bzw. ein zu hoher Cholesterinspiegel fördert zwar die Arterienverkalkung und somit die Anfälligkeit für Herzerkrankungen, jedoch ist die Butter nur in geringem Maß dafür verantwortlich.

Cholesterin entsteht auch

- bei zu energiereicher Ernährung und
- durch Stress.

Außerdem muss man zwischen HDL-Cholesterin und LDL-Cholesterin unterscheiden:

- **HDL**
  (High-Density-Lipoproteins)-Cholesterin ist das positiv zu bewertende Cholesterin. Es wird durch ausgewogene Ernährung und vor allem durch Bewegung (Sport) gefördert. Es soll einen gewissen Anteil am Gesamtcholesterin haben.
- **LDL**
  (Low-Density-Lipoproteins)-Cholesterin ist jenes, das die Erkrankung der Herzkranzgefäße fördert.

Cholesterin ist für den Menschen ein wichtiges Stoffwechselprodukt zur Bildung bestimmter Fettsäuren, die der Körper braucht, und zur Bildung verschiedener Hormone, z. B. des Sexualhormons.

Alles in allem: Butter in vernünftigem Maß kann nur gesund sein!

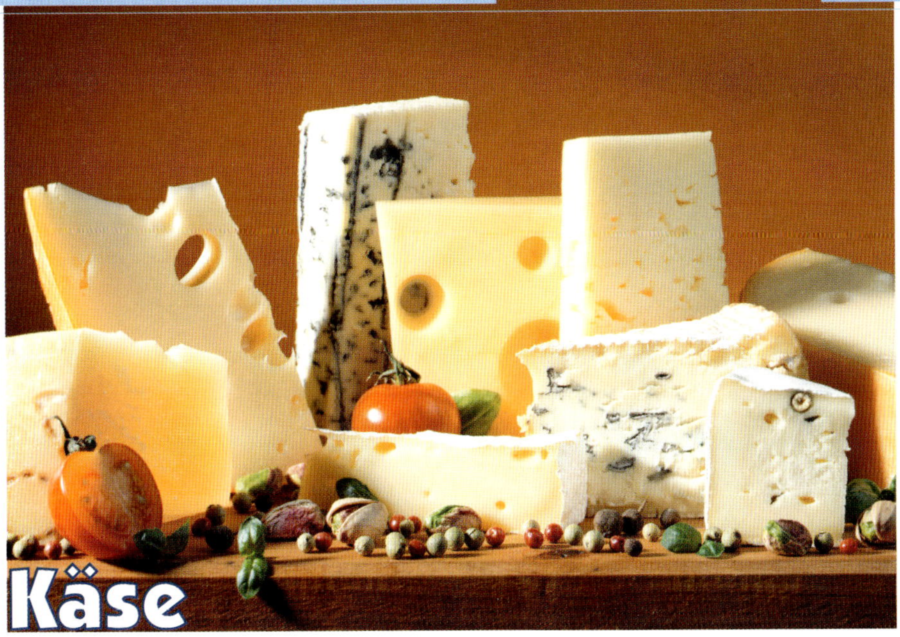

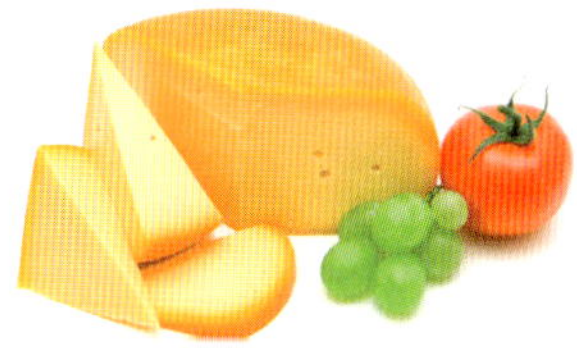

Käse

Käse sind Milchprodukte, die frisch oder in verschiedenen Stadien der Reife im Handel sind. Sie werden aus käsereitauglicher, dickgelegter Milch hergestellt. Die verschiedenen Herstellungsverfahren, die besonderen Rezepturen, die Art und die Dauer der Reife, die Nachbehandlung und die Pflege bestimmen die Art der Käse.

Wussten Sie, dass

- es auf der Welt ca. 4000 verschiedene Käsesorten gibt?
- der Parmesan – ein ital. Hartkäse – bis zu zweieinhalb Jahren reifen muss?
- Käse seit beinahe 5000 Jahren auf der „Speisekarte der Menschheit" steht?
- man zur Herstellung von einem Emmentalerlaib (80 kg) ungefähr 1000 l Milch benötigt?
- der Deutsche durchschnittlich 22 kg Käse pro Jahr isst und damit hinter Frankreich und Griechenland zu den Spitzenreitern beim Käseverzehr gehört?

Gesetzliche Grundlagen

Die Lebensmittel-Kennzeichnungsverordnung und die Käseverordnung schreibt für Käse folgende Kennzeichnungselemente vor:

- die Verkehrsbezeichnung (z. B. Name einer Standardsorte, Käsegruppe, eine geschützte Ursprungsbezeichnung oder auch die Begriffe Schmelzkäse, Käsezubereitung u. a.). Wird Käse aus Milch anderer Tierarten hergestellt, muss dies in der Verkehrsbezeichnung ausgedrückt werden.
- die Angabe der Fettgehaltsstufe oder des Fettgehaltes in der Trockenmasse (außer bei Sauermilchkäse),
- Name oder Firma und Anschrift des Herstellers, Verpackers oder Verkäufers,
- das Identitätskennzeichen,
- das Verzeichnis der Zutaten, wobei der Einsatz von Farb- und Konservierungsstoffen zusätzlich mit einem entsprechendem Schriftzug ausgewiesen werden muss,
- die Angabe des Nettogewichts,
- die Preisauszeichnung,
- das Mindesthaltbarkeitsdatum mit Angabe der Lagerbedingungen.
- die Losnummer, außer bei Angabe des genauen Mindesthaltbarkeitsdatums.

Nach der Käseverordnung werden die Käse nach Fettgehaltsstufen und nach Käsegruppen entsprechend ihrem Wassergehalt in der fettfreien Käsemasse eingeteilt. Außerdem sind in der Käseverordnung u. a. die Anforderungen an die Standardsorten und an Käseerzeugnisse (z. B. Schmelzkäse) sowie an Markenkäse aus anderen EU-Ländern festgelegt. Sie erlaubt auch die Herstellung von Käse aus anderen Milcherzeugnissen wie Molke, Sauermilchquark oder gebrühtem Käsebruch.

Die Verwendung von Erzeugnissen neben der Käsereimilch, z. B. Lab, Bakterien- und Pilzkulturen, Gewürze, Kräuter, Stärke, sind ebenfalls in der Käseverordnung, die Beigabe von Zusatzstoffen durch die Zusatzstoff-zulassungsverordnung festgeschrieben.

Käse dürfen nur als „leicht", „light" oder „lite" bezeichnet werden, wenn sie nicht mehr als 32,5 % Fett in der Trockenmasse (Fett. i. Tr.) enthalten.

Zusammensetzung und Bedeutung für die Ernährung

Beispiele	Fett i. Tr. %	Fett %	Eiweiß %	Kohlenhydrate %
Magerquark	–	0,3	13,5	3,2
Emmentaler	45	31,0	29,0	0
Camembert	50	26,0	20,0	in Spuren
Doppelrahmfrischkäse	60	31,5	11,3	2,6

Käse ist – wie sein Ausgangsprodukt – eine wichtige Nährstoffquelle für biologisch hochwertiges Eiweiß und leicht verdauliches Milchfett.
Er enthält reichlich Calcium und Phosphor, an Vitaminen ist hauptsächlich Vitamin B, bei fetten Käsen sind außerdem die Vitamine A und D vorhanden.

Käseherstellung

① Milch als Ausgangsstoff

Die zur Käseherstellung benötigte Milch muss „käsereitauglich" sein, d.h. bestimmte Eigenschaften aufweisen. Sie wird gereinigt und meist pasteurisiert.

Einstellung des Fettgehalts

Um einen bestimmten Fettgehalt beim Endprodukt zu erreichen, muss der Fettgehalt bei der Milch „eingestellt" werden. Dies erfolgt durch Rahmzugabe oder -wegnahme.

② Trennung der festen von den flüssigen Teilen

Käse nennt man die festen Stoffe der Milch. Diese festen Stoffe können vom Käsewasser – der Molke – abgetrennt werden mithilfe von

- Lab,
- Milchsäurebakterien oder
- einer Mischung von beiden.

Lab

Erfolgt die Trennung durch **Labzugabe** (ein Ferment des Kälbermagens), nennt man die festen Teile **Käsebruch**. Die durch Labzugabe gewonnenen Käse bezeichnet man als **Labkäse** oder **Süßmilchkäse**.

Milchsäure

Durch Milchsäurebakterien gerinnt die Milch und zeichnet sich durch eine angenehme Säure aus. Die abgeschiedenen festen Stoffe nennt man **Quark**. Quark kann als Frischkäse in den Handel gelangen; wird jedoch weitergereift, entstehen die diversen **Sauermilchkäse**.

Zugabe von Lab

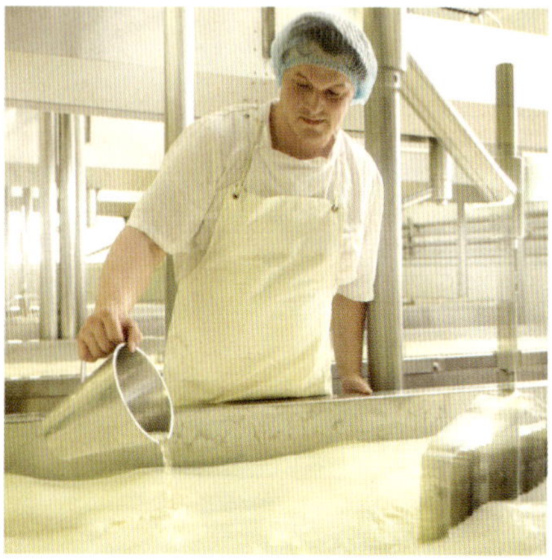

③ Bearbeitung der Feststoffe

Mit der „Käseharfe" wird der Bruch zerkleinert.

Die Gallerte wird je nach Käsesorte grob- oder feinkörnig „zerschnitten".

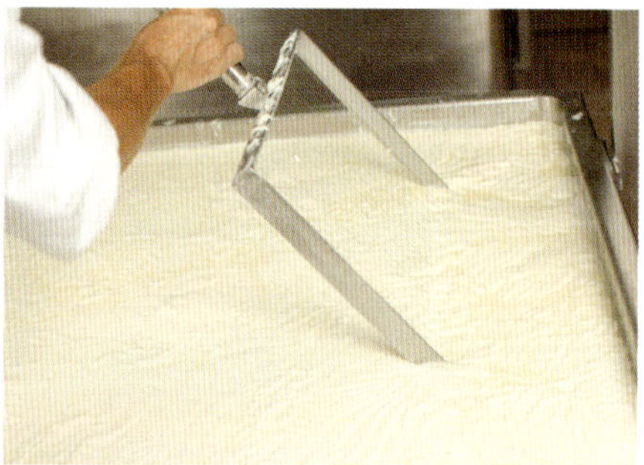

Bruch wird mit Käseharfe zerkleinert

Je kleiner der Bruch, desto fester ist der spätere Käse. Je größer die Käsekörner sind, desto weicher ist der Käse und desto mehr Löcher hat er. Soll der Käse nach der Fertigstellung bzw. Reifung einen Oberflächen- oder Innenschimmel aufweisen, werden ihm bei Bearbeitung des Bruchs oder schon bei Labzugabe Edelpilzkulturen beigegeben.

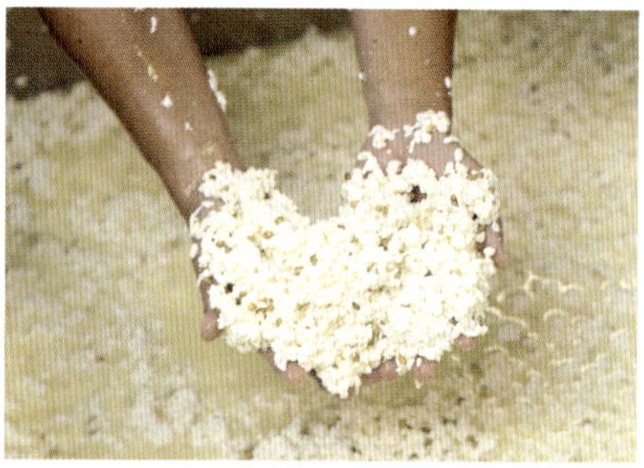

Bruch

④ Brennen und Rühren des Käsebruchs

Der Käsebruch wird unter ständigem Rühren so lange erwärmt, bis er die gewünschte Festigkeit erreicht hat. Die **Molke** fließt dabei ab.

Käsebruch wird unter Rühren erwärmt

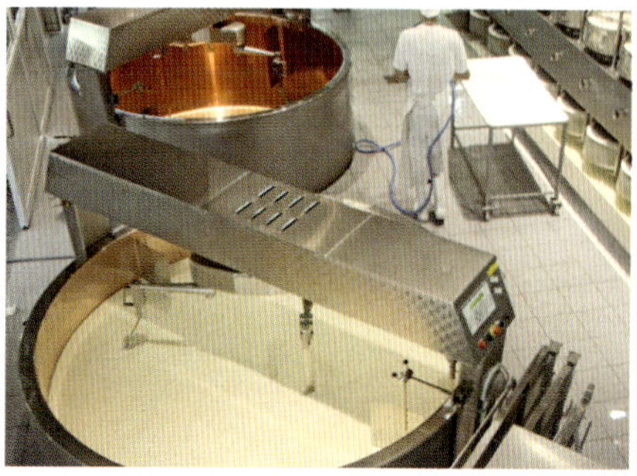

⑤ Formen und Pressen

Die rohe Käsemasse (Bruch) wird in Formen gepresst. Je härter der Käse werden soll, desto stärker und öfter wird gepresst, damit ein hoher Anteil an „Trockenmasse" entsteht. Durch das Pressen fließt weiter Molke ab.

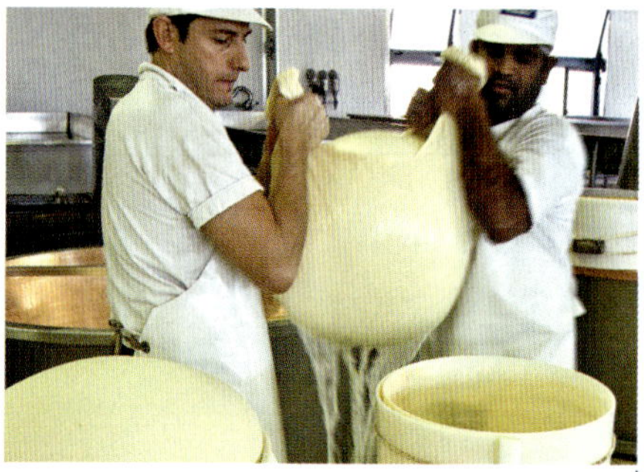

Bruch wird in Formen gepresst

⑥ Käsebehandlung im Salzbad

Die geformten Laibe und andere Formen werden nun in eine **Salzlösung** eingelegt. Der Käse wird dadurch haltbarer, bekommt einen kräftigen Geschmack und zeigt den ersten Ansatz zur Rindenbildung.

Käselaibe im Salzbad

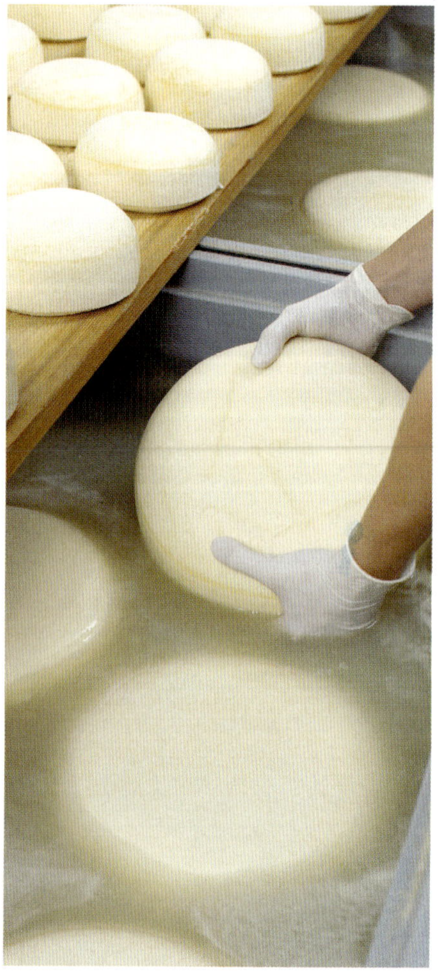

⑦ Käsereifung im Gär- oder Reifekeller

Der Gärkeller weist bestimmte, gleichbleibende Temperaturen und eine bestimmte Feuchtigkeit auf. Während der Gärung verwandelt sich der **Milchzucker in Milchsäure**.

Bei dieser Gärung entstehen Gase. Sie bewirken die **Lochung** im Käse. Einige Käsesorten – vorwiegend Hartkäse – lässt man in einem kühleren Keller ein zweites Mal reifen. Dabei kommt es auch zu einer teilweisen Änderung der Eiweißstoffe durch besondere Bakterienkulturen.

Reifezeiten

- Hartkäse 3 bis 12 Monate (Parmesan bis zu 2 1/2 Jahre)
- Schnittkäse 1 bis 2 Monate
- Weichkäse einige Wochen

Reifearten

Hartkäse und Schnittkäse reifen durch die gesamte Käsemasse – man spricht von einer Reifung **von innen nach außen**.
Weichkäse reifen **von außen nach innen**.

Merkmale der Reife

- Rindenbildung
- Oberflächenschimmelbildung
- Schmierebildung (Rot- oder Gelbschmiere)
- Lochbildung (Rundlochung, Bruchlochung)
- Schimmelbildung (Außen- und Innenschimmel)

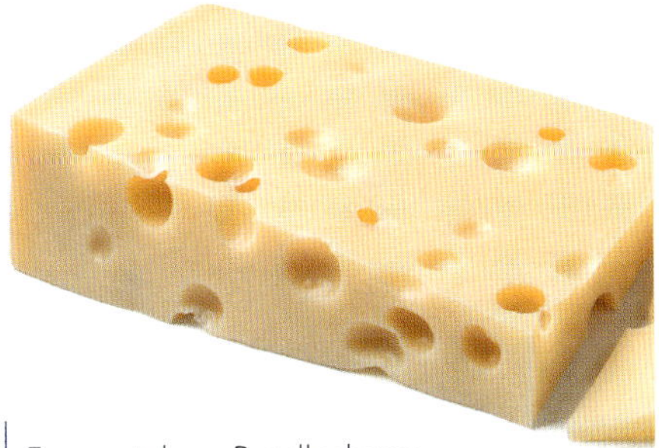
Emmentaler – Rundlochung

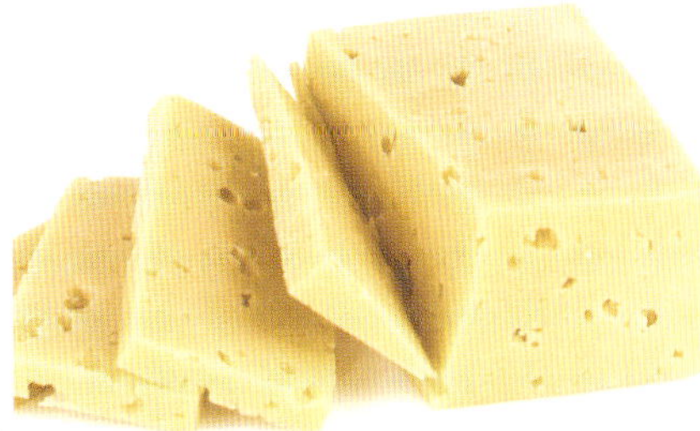
Tilsiter – Bruchlochung

Käse mit Rotkultur
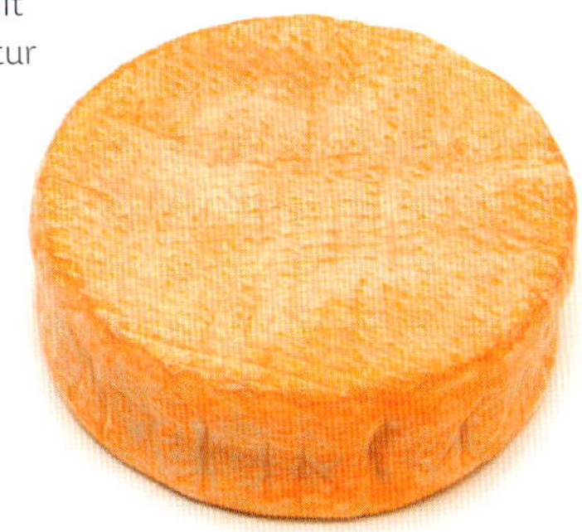

Käse mit Rinde
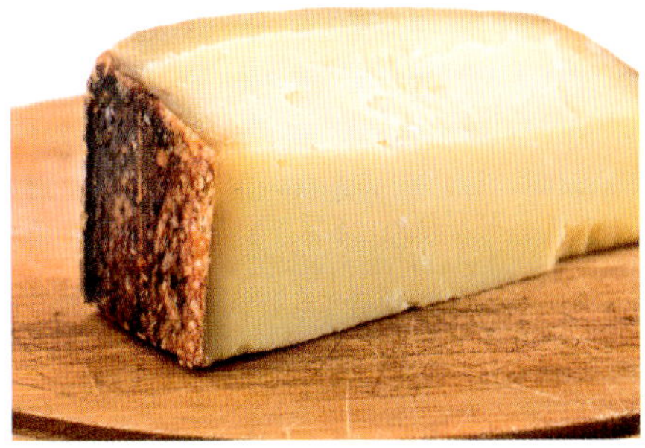

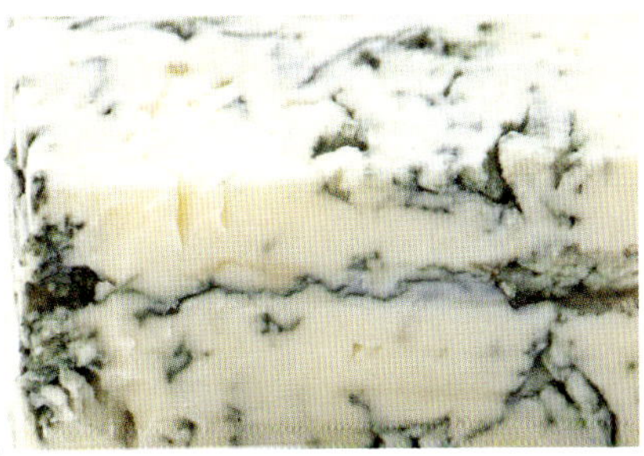
Blauschimmelkäse

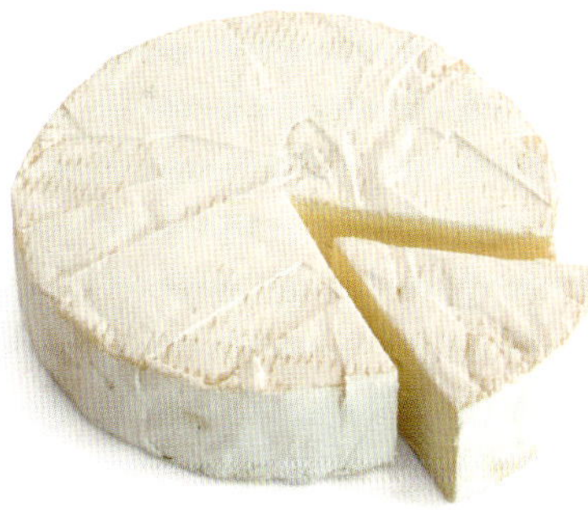
Weißschimmelkäse

⑧ Probenziehung

Die Käse werden während und nach der Reifung ständig auf Qualität überprüft. Durch „Stichproben" können die Reifung des Teiges, die Aromabildung und die Lochbildung überwacht und überprüft werden.

Käseprobe
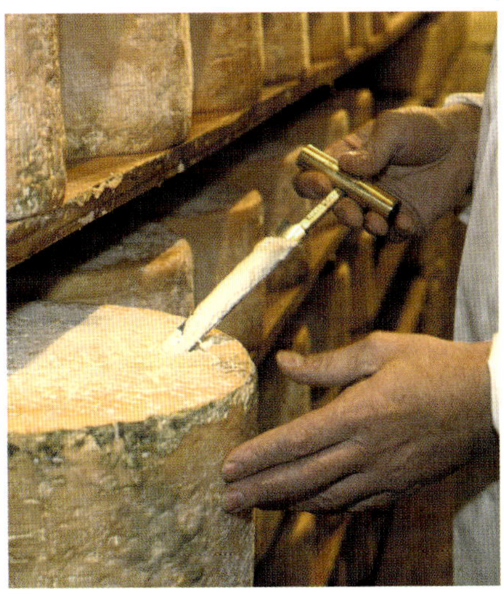

Käselager
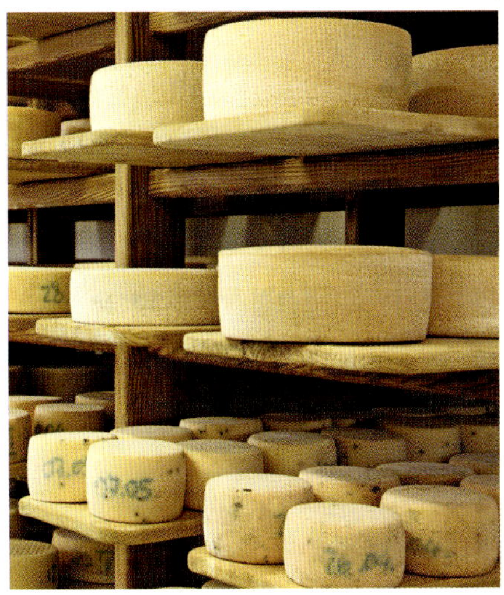

⑨ Herstellung der Handelsformen, Verpackung und Versand

Die Laibe usw. werden in Bedarfsmengen geschnitten, haltbarer gemacht (Paraffinüberzüge), gekennzeichnet, gelagert und dem Handel zugeführt. Vorportionierte Käsestücke werden vakuum- oder cryovac-verpackt.

Käsearten nach dem Rohstoff

Ausgangsprodukte für die Käseherstellung sind verschiedene Milchsorten – Kuhmilch, Ziegenmilch, Schafmilch, in Italien auch Büffelmilch (Mozzarella) – mit unterschiedlichem Fettgehalt.

- Kuhmilchkäse
  Beinahe alle Käse im deutschen Handel sind Käse aus Kuhmilch. Sie ist die Milch, die am neutralsten schmeckt. Zu dieser Kategorie zählen Emmentaler, Edamer, Tilsiter, Camembert, Chester, Harzer Roller, Schichtkäse usw.

- Schafmilchkäse
  Weißer Prinz – Schafcamembert, Käse für griechischen Salat (Feta), Roquefort, Brebiou usw.

- Ziegenmilchkäse
  Ziegenfrischkäse, Ziegencamembert usw.

- Käse aus Mischungen von Kuh-/Schafmilch oder Schaf-/Ziegenmilch
  Viele Käse auf dem Weich- und Frischkäsesektor werden von Käseherstellern aus Mischungen von Kuh- und Schafmilch oder Schaf- und Ziegenmilch usw. hergestellt, z. B. Weißer Ziegett aus Österreich.

Als Schaf- oder Ziegenkäse bezeichneter Käse muss ausschließlich aus Milch der betreffenden Tierart hergestellt worden sein.

Als Schafmisch- oder Ziegenmischkäse bezeichneter Käse muss mindestens 50 % Schaf- bzw. Ziegenmilch enthalten.

Einteilung der handelsüblichen Käse

Die Käsesorten können nach zwei Gesichtspunkten eingeteilt werden:

- nach dem Fettgehalt der Trockenmasse (% Fett i. Tr.),
- nach dem Wassergehalt in der fettfreien Käsemasse (% Wasser).

Die acht Fettgehaltsstufen

Einteilung nach Fettgehalt	Fett i. Tr.
Doppelrahmstufe	60–85 %
Rahmstufe	mind. 50 %
Vollfettstufe	mind. 45 %
Fettstufe	mind. 40 %
Dreiviertelfettstufe	mind. 30 %
Halbfettstufe	mind. 20 %
Viertelfettstufe	mind. 10 %
Magerstufe	weniger als 10 %

Was bedeutet „Fett in der Trockenmasse"?

Laut Käseverordnung muss der Fettgehalt in der Trockenmasse auf jedem Handelskäse aufgedruckt sein. Die Trockenmasse ist bei den diversen Käsesorten verschieden. Je weicher ein Käse ist, desto mehr Flüssigkeit enthält er und somit weniger Trockenstoffe (-masse). Ein harter Käse hat viel Trockensubstanz und wenig Flüssigkeit.

Der tatsächliche Fettgehalt – **absoluter Fettgehalt** – ist daher immer weniger als der Fettgehalt der Trockenmasse.

Faustformel

$$\frac{\text{Trockenmasse} \times \text{Fett i. Tr.-Angabe}}{100}$$

Der tatsächliche Fettgehalt lässt sich auch anders berechnen:

Frischkäse:	Fett i. Tr.-Angabe x 0,3
Weichkäse:	Fett i. Tr.-Angabe x 0,4
Schnittkäse:	Fett i. Tr.-Angabe x 0,5
Hartkäse:	Fett i. Tr.-Angabe x 0,6

Beispiel:

Emmentaler ist ein Hartkäse, der mindestens 62 % Trockenmasse aufweisen muss. Auf einer Emmentalerverpackung sieht man die Kennzeichnung „45 % Fett i. Tr.". Wäre der Emmentaler völlig ausgetrocknet, hätte er einen Absolutgehalt von 45 %. Dies kann jedoch praktisch nicht erfolgen. Daher hat der Emmentaler zum Zeitpunkt des Verkaufs tatsächlich (absolut) nur ca. 28 % Fett.

$$\frac{62\ \%\ \text{Trockenmasse} \times 45\ \%\ \text{Fett i. Tr.}}{100} = 28\ \%\ \text{Fett}$$

Noch ein Beispiel:

Ein Camembert mit 45 % Fett i. Tr. zählt zu den Weichkäsen: daher 45 x 0,4 = 18 % Fett absolut bzw. 18 % tatsächlicher Fettgehalt.

Die sechs Käsegruppen

Nach dem Wassergehalt in der fettfreien Käsemasse (das heißt alle Bestandteile des Käses ohne Fett) werden Käse in folgende Gruppen eingeteilt:

Käsegruppe	Wassergehalt in der fettfreien Käsemasse (% Wasser)
Hartkäse	bis 56 %
Schnittkäse	54–63 %
Halbfester Schnittkäse	61–69 %
Sauermilchkäse	60–73 %
Weichkäse	mehr als 67 %
Frischkäse	mehr als 73 %

Der Wassergehalt eines Käses bestimmt, wie weich oder hart er ist. Daneben verleiht der Anteil der Trockenmasse den Käsesorten ihre charakteristischen Eigenschaften. Der Trockenmasseanteil ist für die meisten Standardsorten festgeschrieben. Die Standardsorten unterscheiden sich von den sogenannten „freien" Käsesorten durch ihre bestimmten Herstellungsvorschriften.

Hartkäse- und Schnittkäselaibe

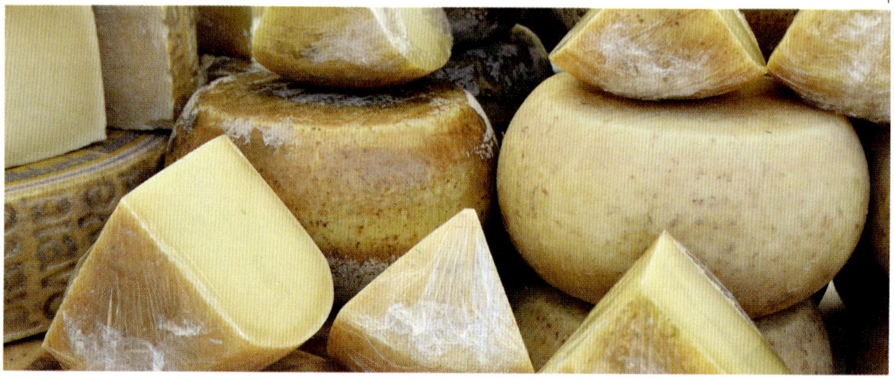

Weitere Käsegruppen

Neben den sechs Käsegruppen, unterteilt nach ihrem Wassergehalt, nennt die Käseverordnung noch weitere drei Gruppen, für die dieses Einteilungskriterium nicht gilt:

- **Molkenkäse und Molkeneiweißkäse**
  Bei diesen Käsen ist Ausgangsprodukt die Molke, mit Sahne oder Milch vermischt und eingedampft bzw. erhitzt und gesäuert. Daraus entstehen z. B. der italienische Molkeneiweißkäse Ricotta oder die norwegischen Braunkäse, typische Molkenkäse.
- **Salzlakenkäse** werden aus Kuh-, Schaf- und Ziegenmilch hergestellt. Die Käsemasse wird in einer Lake aus Molke und Salz gereift und in Lake (weniger konzentriert als zur Reife) aufbewahrt und verkauft. Ein typischer Salzlakenkäse ist der Feta aus Griechenland.
- **Pasta filate Käse** sind Käse, bei denen der Bruch nach dem Säuern mit heißer Flüssigkeit (Salzwasser oder Molke) überbrüht wird, deshalb werden sie auch als Brühkäse bezeichnet. Durch das Brühen und anschließende Kneten der Masse entsteht die typisch faserige Struktur dieser Käse. Der bekannteste ist Mozzarella.

Käseimitate

Sie werden als Analogkäse, Kunstkäse oder Käseimitat bezeichnet und sind industrielle Ersatzprodukte, die nicht aus Milch bzw. nur zu geringen Anteilen daraus bestehen. Sie werden aus Pflanzenfetten, Wasser, Eiweißpulver, Aromen und Farbstoffen hergestellt. In ihrer Verkehrbezeichnung dürfen diese Produkte in keiner Weise das Wort „Käse" führen. Sie werden auf der Verpackung z.B. als „Erzeugnis aus Pflanzenfett und Milchbestandteilen" beschrieben.

Verwendung finden diese Käseersatzprodukte in Fertigprodukten, in der Gastronomie z.B. als Pizzabelag oder in Bäckereien zum Überbacken von Brötchen oder Croissants.

Inländische Käsesorten (Auswahl)

Hartkäse

Die intensive Bearbeitung des Käsebruchs und lange Reifungszeiten ergeben die feine Konsistenz und die geschmackliche Fülle des Käses. Die Reifung dauert je nach Sorte einige Monate bis drei Jahre und führt zu beträchtlicher Wassergehaltsverminderung. Der Trockenmasse-Anteil ist daher über 60 %.

Dazu gehören:

- **Emmentaler**
  Der Original-Emmentaler kommt aus der Schweiz; in Deutschland stammt er hauptsächlich aus dem Allgäu und wird dort aus Rohmilch hergestellt. Für die besondere Lochbildung sind Propionsäurebakterien verantwortlich. Emmentaler reift mindestens zwei Monate.
  Rinde: braungelb, trocken
  Teig: elfenbeinfarbig bis gelb, schnittfest mit möglichst großen, regelmäßig verteilten, kirschgroßen Löchern.
  Geschmack: mild, nussartig mit fortschreitendem Alter aromatisch bis altersscharf

Emmentaler

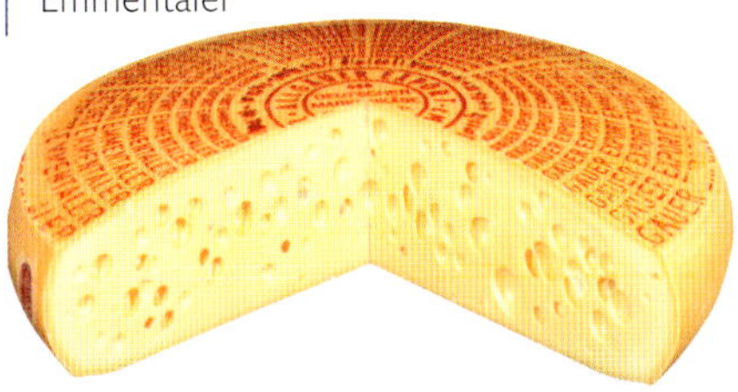

- **Bergkäse**
  Auch der deutsche Bergkäse ist im Allgäu zu Hause. Er ist ein Hartkäse, der ähnlich wie der Emmentaler hergestellt wird und eine geringe Lochung aufweist. Die Reifezeit beträgt mindestens drei Monate (die ideale Reifezeit: sechs Monate).
  Rinde: teils trockene, teils geschmierte bräunliche, natürliche Rinde.
  Teig: mattgelb, spärliche, erbsen- bis kirschkerngroße Löcher, manchmal geringe Spaltenbildung
  Geschmack: pikant, würzig, nussartig, etwas säuerlich

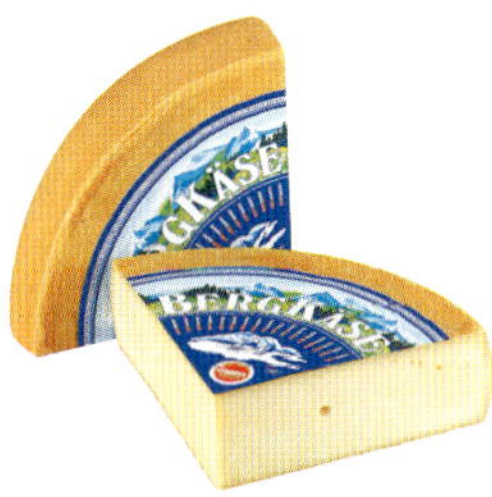

Bergkäse

- **Chester**
  Ursprünglich stammt dieser Käse aus England und ist auch als Cheddar bekannt. Der Käsebruch wird gemahlen, gesalzen und dann erst geformt und gepresst. In Deutschland dient er vor allem als Rohware für Schmelzkäse und Schmelzkäsezubereitungen.
  Rinde: geschlossene Oberfläche
  Teig: gelb bis orange, schlitzförmige Lochung
  Geschmack: etwas säuerlich oder pikant

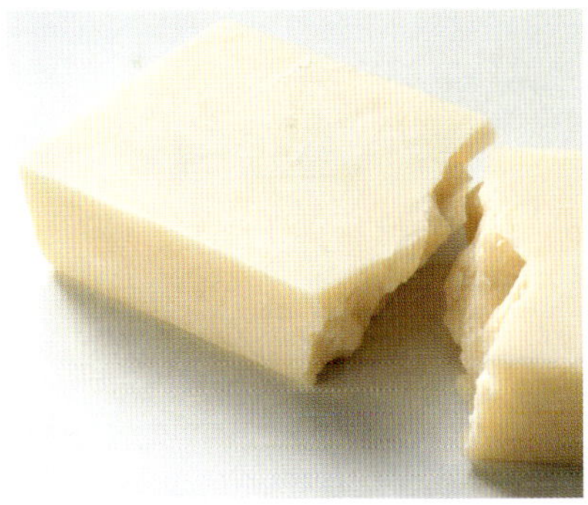

Chester

Schnittkäse

Von mild bis pikant im Geschmack findet sich in dieser Käsegruppe eine große Vielzahl an Käsen. Sie sind allesamt etwas weicher als Hartkäse, weil sie mehr Wasser und weniger Trockenmasse (50 – 60 %) als diese enthalten. Sie reifen schneller und ihrem Namen entsprechend lassen sie sich leichter schneiden.

- **Tilsiter**
  Das Original kommt aus dem ehemaligen Ostpreußen bei Tilsit (heute im Kaliningrader Gebiet). Die Molke muss abtropfen und wird nicht gepresst. Daher auch der lockere Teig und die Vielzahl an Bruchlöchern.
  Rinde: mit Rinde und leichter Rotschmiere oder auch ohne Rinde
  Teig: kräftig-gelb, mit vielen gerstengroßen schlitzförmigen Löchern
  Geschmack: würzig bis kräftig-aromatisch

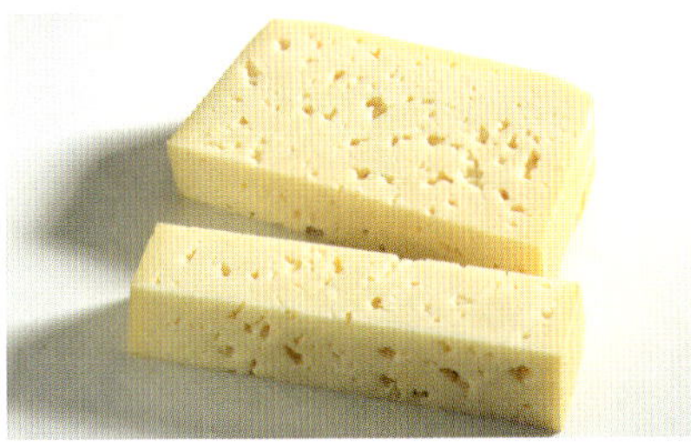

Tilsiter

- **Wilstermarsch Käse**
  Ein milder Käse aus der Wilstermarsch in Schleswig-Holstein. Er wird aus pasteurisierter Kuhmilch hergestellt und reift nur etwa vier Wochen.
  Rinde: meist rindenlos, mit glatter, glänzender Oberfläche

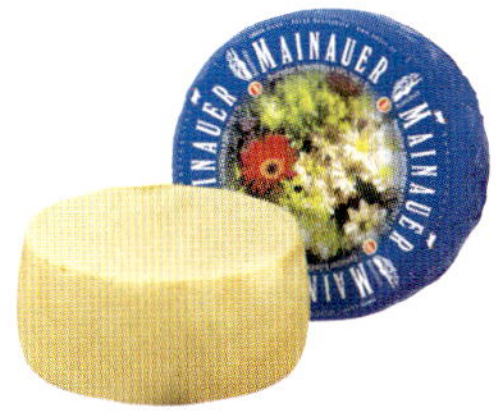

Wilstermarsch Käse

Teig: blassgelb, mit einer feinporigen Lochung
Geschmack: leicht säuerlich, dezent herb

- **Gouda**
  ist der wohl bekannteste Schnittkäse, der ursprünglich aus Holland stammt. Er wird in verschiedenen Reifegraden von fünf Wochen bis zu sechs Monaten angeboten. Dadurch entstehen die verschiedenen Geschmacksausprägungen.

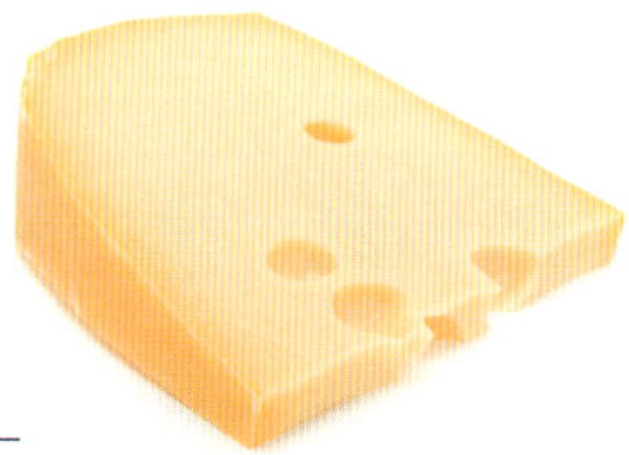
Gouda

Rinde: glatte und trockene Rinde oder rindenlos, oft mit Kunststoff überzogen
Teig: elfenbeinfarben bis gelb und mattglänzend, wenige runde oder ovale, erbsengroße Löcher
Geschmack: je nach Alter von mild bis kräftig und würzig

- **Edamer**
  Ursprünglich in Holland erzeugt, hat er sich nach und nach in ganz Europa verbreitet. Er wird aus pasteurisierter Milch hergestellt und mindestens fünf Wochen gereift.
  Rinde: glatte und trockene Rinde, die meist mit Kunststoff überzogen ist
  Teig: elfenbeinfarbig bis gelb und leicht fettend, mit vereinzelten Rundlöchern
  Geschmack: mild, leicht aromatisch

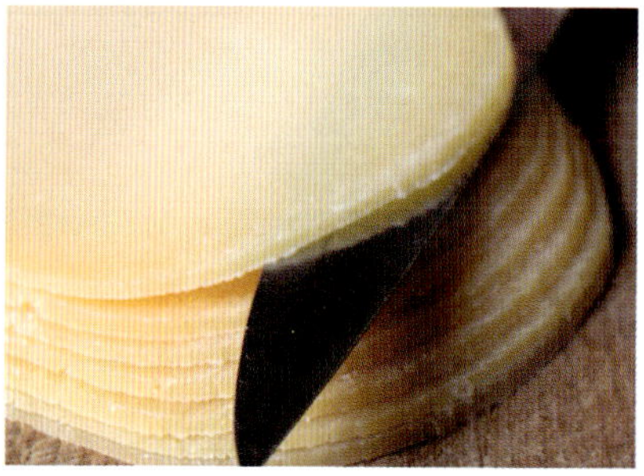
Edamer

- **Trappistenkäse**
  Dieser Käse trägt den Namen seiner Erfinder, der Trappistenmönche, einem katholischem Orden, der ursprünglich in der Normandie beheimatet war. Von hier aus kam diese Käsespezialität nach Deutschland. Hergestellt aus pasteurisierter Milch muss er etwa vier bis sechs Wochen reifen.
  Rinde: orange, mit Rotschmiere behandelt oder mit einer Wachsschicht überzogen
  Teig: strohgelber Teig, mit vielen schlitzförmigen bis runden Löchern
  Geschmack: angenehm mild bis würzig

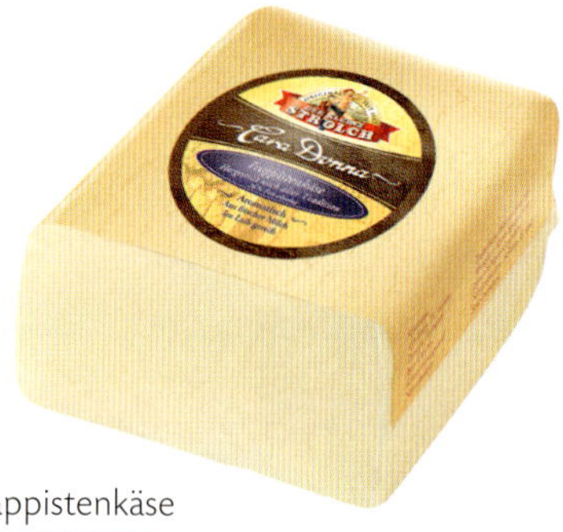
Trappistenkäse

Halbfester Schnittkäse

Zu dieser Gruppe gehören Käse, die mit rund 50 % Trockenmassegehalt noch etwas weicher als Schnittkäse sind. Von mild bis salzig-scharf bieten diese Käse eine unerreichte Geschmacksvielfalt.

- **Butterkäse**
  Ein Käsespezialität, die ihren Namen dem butterähnlichen Aroma verdankt. Er braucht nur etwa vier Wochen zur Reife.
  Rinde: mit geschmeidiger, orangegelber bis rötlicher Haut, oft auch ohne Haut
  Teig: gelblich, leicht elastisch und saftig, mitunter mit Lochung
  Geschmack: mild und fein säuerlich, butterartig

Butterkäse
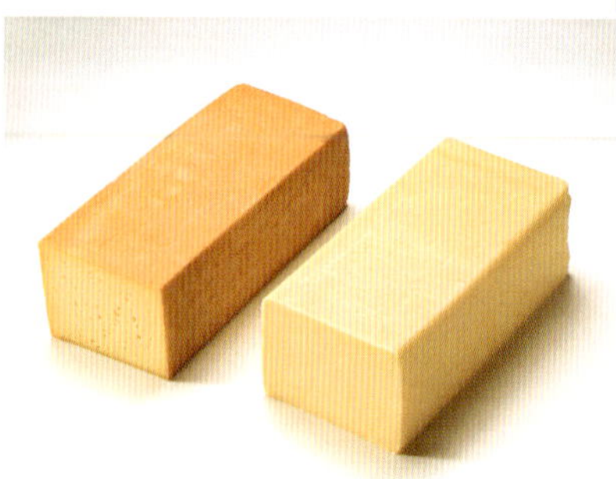

- **Edelpilzkäse**
  Diese Käse werden unter Zugabe von Schimmelpilzkulturen hergestellt, auch aus Schafkäse oder einer Mischung aus Kuh- und Schafkäse. Sie haben ihre optimale Reife erreicht, wenn der dunkelgrüne bis blaue Schimmel auf der Rinde blüht. Man nennt sie deshalb auch Blauschimmelkäse.
  Rinde: weiße bis gelblich-weiße Oberfläche
  Teig: leicht krümelig, lebhaft marmoriert, mit kleinen Bruchlöchern
  Geschmack: kräftig aromatisch bis stark pikant

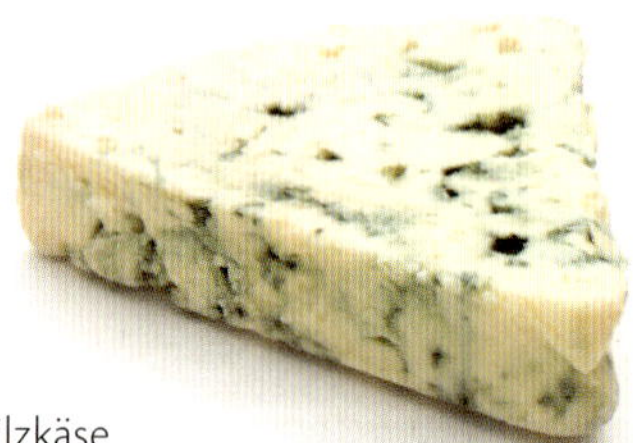
Edelpilzkäse

- **Bavaria Blue**
  Ein typischer deutscher Blauschimmelkäse mit einer Kombination zweier Pilzkulturen: außen weißer Camembert-Schimmel, innen blauer Edelpilzschimmel.
  Rinde: weißer, pelziger Schimmelrasen
  Teig: cremig-geschmeidig, sahnig-weiß mit kräftig-blauem Edelschimmel
  Geschmack: pikante, harmonische Würze, milder Geschmack, feines Aroma

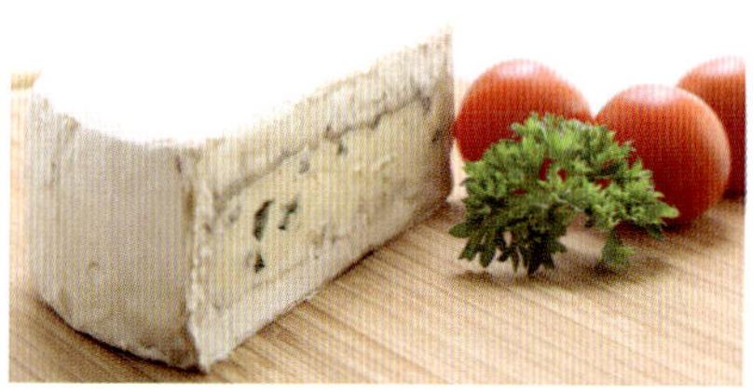
Bavaria Blue

- **Steinbuscher**
  Auch diese Käsespezialität stammt ursprünglich aus dem ehemaligen Ostpreußen. Man erkennt diesen Käse an seiner typischen gelbbraunen Backsteinform. Die Käselaibe werden zu ihrer mindestens dreiwöchigen Reifezeit mit Rotschmierekulturen behandelt.
  Rinde: feucht und intensiv duftend, von goldbrauner bis rötlicher Farbe
  Teig: hellgelb mit vereinzelten Löchern
  Geschmack: jung sehr mild, je älter desto würziger

- **Weißlacker**
  Dies ist der bayrische Urtyp und wohl bekannteste unter den sogenannten Bierkäsen, wobei man ihn nicht nur zu Bier genießen kann. Es ist ein weißer, würfelförmiger Käse, der während seiner monatelangen Kaltreifung regelmäßig mit Salzwasser geschmiert wird.
  Rinde: keine Rinde, weiße Oberfläche mit lackartiger Schmiere
  Teig: hell mit wenigen Löchern
  Geschmack: stark pikant bis scharf, mit herzhaftem Aroma

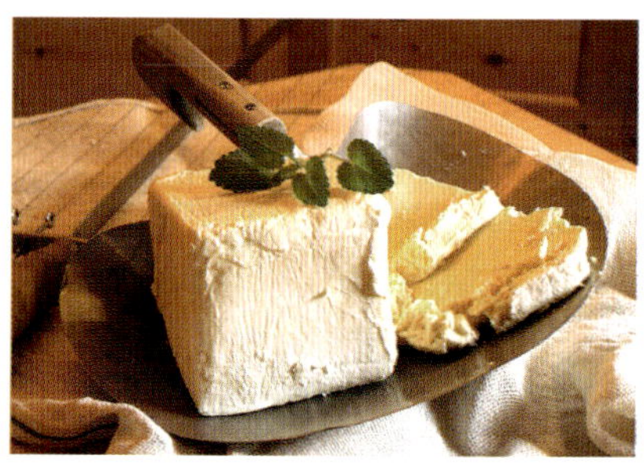
Weißlacker

Weichkäse

Sie sind weicher als Hart- und Schnittkäse und reifen mit Oberflächenkulturen (Schimmel oder Schmiere) von außen nach innen. Die Weichkäse werden aus Kuhmilch, aber auch aus Schaf- und Ziegenmilch hergestellt. Die Edelschimmelkulturen werden der Milch schon vor der Gerinnung zugesetzt. Zu dieser Gruppe der Weichkäse gehören auch die weichen Käse mit Rotschmiere.

Bei halber Reife ist ein fester Kern erkennbar. Richtig reif sind die Käse, wenn sie eine durchgängige weiche bis fließende Konsistenz aufweisen.

Trockenmasse-Gehalt: 40 bis 56 %

Weichkäse mit Schimmelkultur

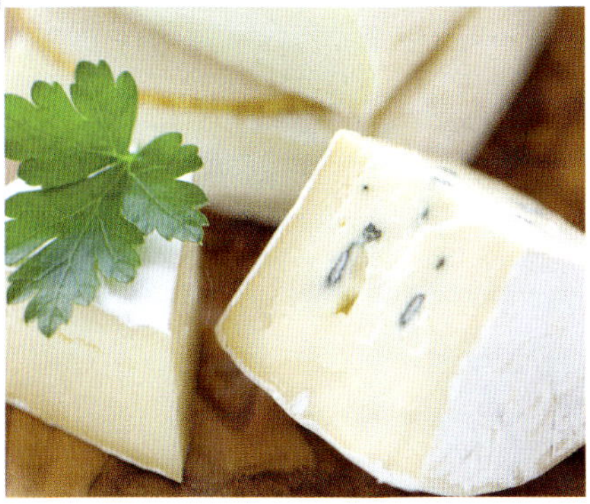

Dazu gehören:

- Camembert
  Ein ursprünglich aus der Normandie stammender Weichkäse, der mit weißem Edelschimmel überzogen ist und in unterschiedlichen Fettgehaltsstufen angeboten wird. Seine Form variiert von flach kreisförmig über rechteckig bis oval. Er reift etwa acht bis zehn Tage.
  Rinde: weißer, essbarer Edelschimmel, bei fortgeschrittener Reife verändert der Schimmelpilz seine Farbe in leichtes Grau
  Teig: je nach Reifegrad weiß bis rahmgelb
  Geschmack: mildes Pilzaroma

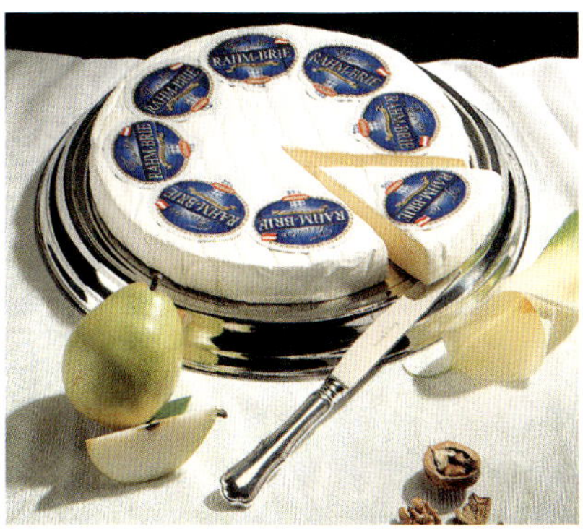

Camembert

- Brie
  Die Herstellung gleicht der des Camemberts. Die Reifezeit ist beim Brie jedoch zwei bis drei Wochen länger.
  Rinde: geschlossener Weißschimmelrasen, essbar
  Teig: hellgelb, fest geschlossen
  Geschmack: angenehm mild, aromatisch
- Romadur
  Ein pikanter Rotschmierkäse in Kleinstangenform.
  Rinde: keine, rotbraune, essbare Schmieroberfläche
  Teig: weiß bis hellgelb in der Farbe, elastisch und weich-schnittig
  Geschmack: mild bis pikant-würzig je nach Reifegrad

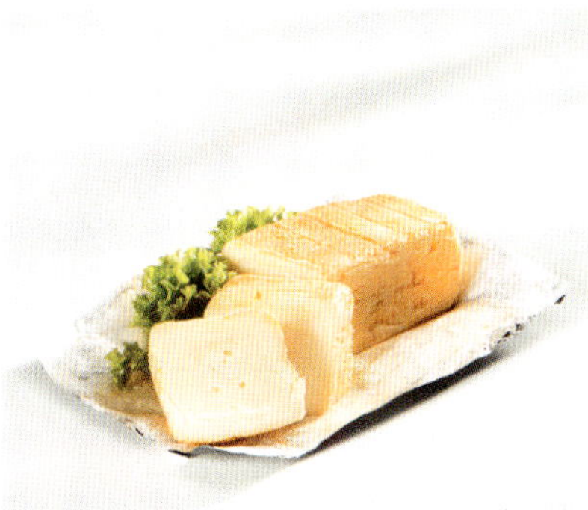

Romadur

- Limburger
  Er wird auch Backsteinkäse genannt und gehört wie der Romadur zu den Weichkäsen, die mit Rotkulturen behandelt werden.
  Rinde: duftende Rotschmierrinde
  Teig: weichschnittig, mattglänzend weiß bis hellgelb
  Geschmack: würzig bis pikant

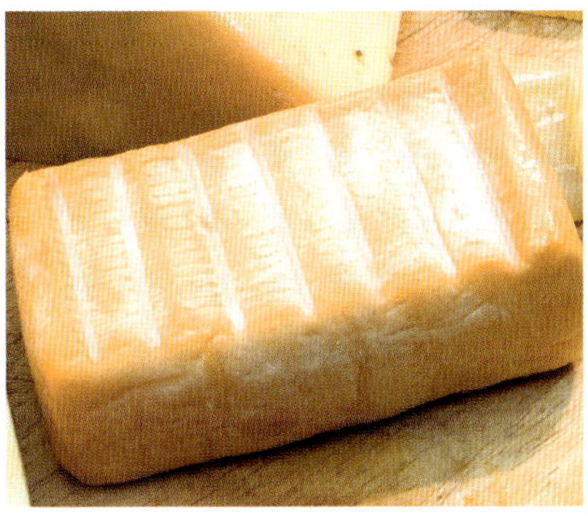

Limburger

- Münsterkäse
  Er ist der älteste unter den Weichkäsen mit Rotschmiere und schon seit dem 7. Jahrhundert bekannt.
  Rinde: gelblich-rote, leicht klebrige Haut
  Teig: gelblich-weiß und geschmeidig
  Geschmack: mild bis fein pikant

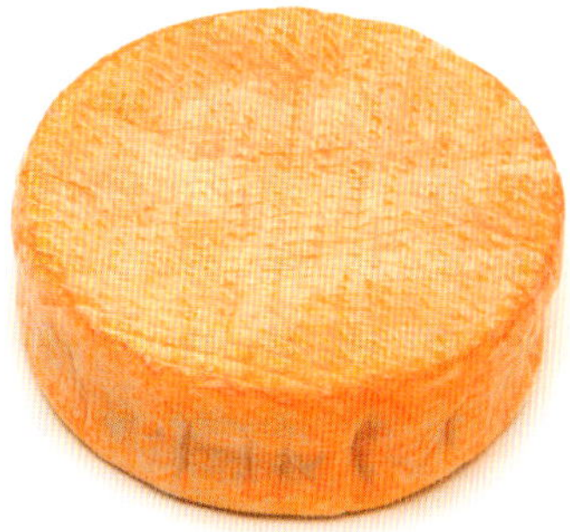

Münsterkäse

- Weinkäse
  Der Weinkäse ist dem Münsterkäse ähnlich, jedoch milder als die anderen Rotschmierkäse. Die kleinen Laibchen werden zu herben und fruchtigen Weinen verzehrt, daher sein Name.
  Rinde: leicht feuchte, gelblich rote Haut
  Teig: gelblich-weiß und weichschnittig
  Geschmack: mild und fein

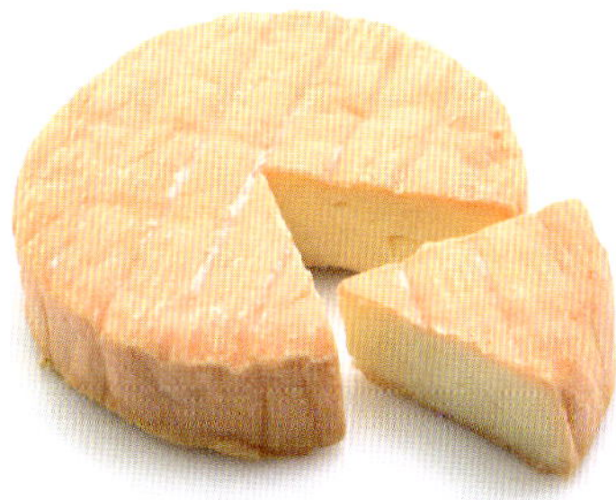

Weinkäse

Frischkäse

Frischkäse sind alle Käse, die keine Reifung brauchen. Sie haben keinen schnittfesten, plastischen Teig. Die mit Milchsäurebakterien und Lab dickgelegte Milch wird in Zentrifugen oder Presswannen von der Molke getrennt.

Dazu gehören:

- Speisequark
  Speisequark wird aus pasteurisierter Magermilch hergestellt. Er wird als Magerquark, Halbfettstufe und Fettstufe mit Fettgehalten von 2 bis 40 % Fett i. Tr. angeboten. Der unterschiedliche Fettgehalt wird durch Zugabe von Sahne erreicht. Quark wird pur oder verfeinert mit Früchten, Kräutern, Gewürzen, Nüssen, Sahne u. a. verzehrt.
  Teig: glatt und streichfähig
  Geschmack: neutral mild, erst die Zusätze bestimmen den jeweiligen Geschmack

Speisequark

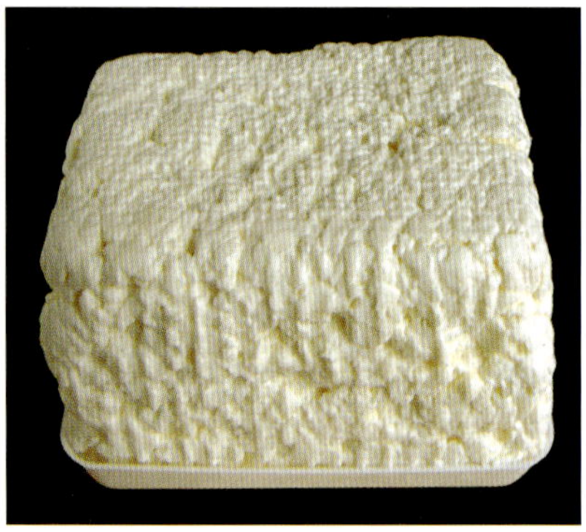

- Körniger Frischkäse
  Man bezeichnet ihn auch als Hüttenkäse oder Cottage Cheese. Magermilchquark wird geschnitten und nochmals leicht erwärmt, dadurch entsteht die körnige Struktur. Zur Verfeinerung wird Sahne zugesetzt.

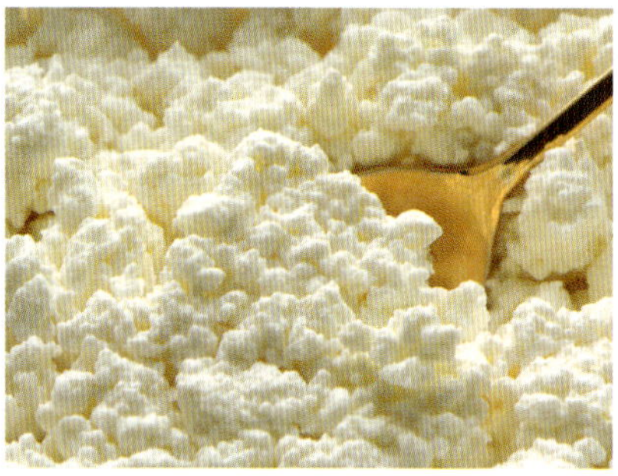

Körniger Frischkäse

  Form: in Bechern
  Teig: körniger Teig, glänzend und je nach Sahnezugabe weiß bis rahmgelb
  Geschmack: mild säuerlich, aromatisch

- Rahm- und Doppelrahmfrischkäse

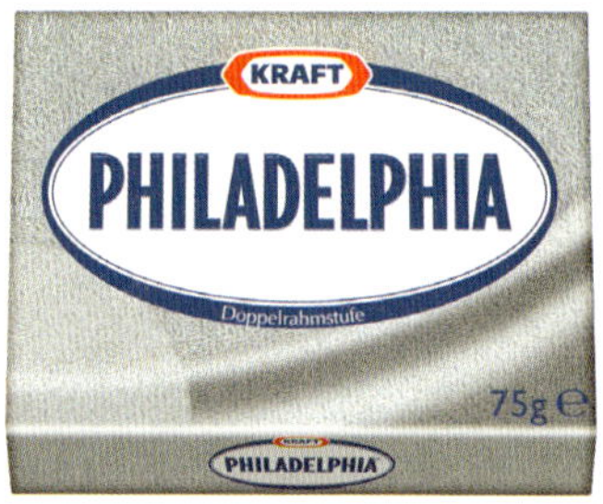

Doppelrahmfrischkäse

Aus fetthaltiger Milch hergestellt, ist Rahmfrischkäse fester als Quark und weist einen Fettgehalt zwischen 50 und 60 bis 85 % Fett i. Tr. bei doppelrahmigem Frischkäse auf. Wie Quark wird er in vielen Variationen, z. B. mit Kräutern und Knoblauch verfeinert, angeboten. Man spricht dann von Frischkäsezubereitungen. Der Anteil beigegebener Lebensmittel darf max. 30 % betragen.
Teig: weiß bis rahmgelb je nach Fettgehalt, streichfähig
Geschmack: sahnig mild, etwas säuerlich

- Schichtkäse
  Ausgangsprodukt ist pasteurisierte, im Fettgehalt eingestellte Milch.
  Die dickgelegte Milch wird nicht glatt gerührt, sondern geschnitten und schichtweise in Formen gelegt. Die drei Schichten entstehen durch die Verwendung von Milch unterschiedlicher Fettgehalte.
  Teig: zart-geschmeidig und formfest mit milchig-weißer bis zartgelber Farbe
  Geschmack: milchsauer bis sahnig

Schichtkäse

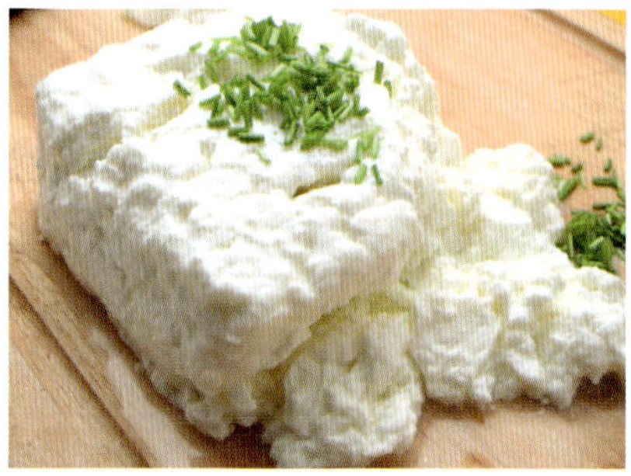

Kochkäse

Kochkäse wird aus gereiftem Sauermilchquark hergestellt. Sobald der Quark leicht glasig ist, werden ihm je nach gewünschtem Fettgehalt Butter, Butterschmalz oder Sahne zugefügt, weiterhin Gewürze und Koch- oder Schmelzsalze. Der so verfeinerte Quark wird erhitzt (geschmolzen) und wieder abgekühlt. Er gelangt in Bechern in den Handel.
Teig: streichfähig, weißlich-gelb, auch mit Kümmel
Geschmack: mild aromatisch

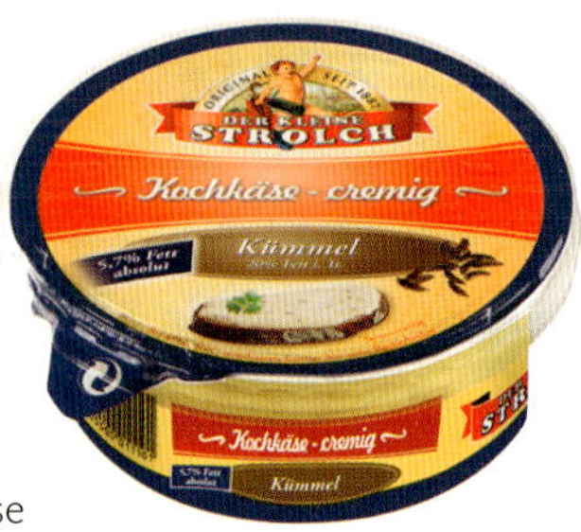

Kochkäse

Sauermilchkäse

Die deutschen Sauermilchkäse werden aus Sauermilchquark der Magerstufe hergestellt, ihr Fettgehalt beträgt weniger als 1 % Fett i. Tr. Die gesäuerte Quarkmasse wird mit Salz und evtl. Gewürzen wie Kümmel versetzt, geformt und gereift. Je nach Käseart werden sie mit Rotschmiere oder Gelbschmierekulturen behandelt oder mit Camembertschimmel besprüht.

Dazu gehören:

- Olmützer Quargel
  Der Olmützer Quargel ist ein Sauermilchkäse mit Rotschmiere. Die erste kommerzielle Herstellung wurde 1770 in Olmütz (Tschechische Republik) begonnen, heute wird er auch noch in Österreich hergestellt.
  Rinde: glatt mit goldbräunlicher Schmiere
  Teig: hellgelb und geschmeidig
  Geschmack: leicht säuerlich, pikant bis kräftig

- Harzer Roller

Harzer Roller

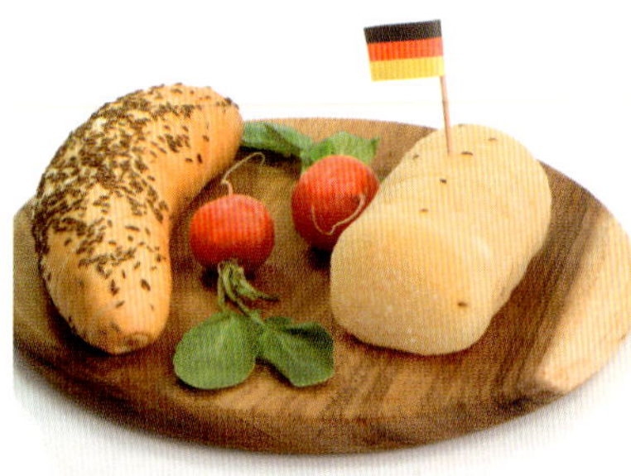

Ursprünglich stammt er aus dem Harzvorland und wird meist in Rollenform verkauft, daher sein Name. Das typische Gewürz für den Harzer Roller ist der Kümmel.
Rinde: dünne, gelblich-bräunliche Edelschmierrinde
Teig: kompakt, gelblich-braun, glasig wirkend, im Kern heller
Geschmack: mild pikant bis pikant

- **Mainzer Käse**
  Dieser Käse wurde 1820 von einer Bäuerin in Groß-Gerau erfunden und auf dem Wochenmarkt zu Mainz verkauft. Der Mainzer gehört zu den Gelbkäsen.
  Rinde: wie beim Harzer, oft mit Kümmel bestreut
  Teig: geschmeidig, fest, gelblich-braun
  Geschmack: mild pikant bis pikant
- **Korbkäse**
  Sauermilchkäse, die sich nur durch Form und Größe unterscheiden. Zum Teil sind sie mit weißem Edelschimmel überzogen. Der Teig hat in der Mitte oft einen weißen Schimmelquerstrich. Ursprünglich wurden Korbkäse in kleinen Körbchen gereift und in diesen zum Markt getragen, so entstand ihr Name.
  Rinde: gelblich-braun, mitunter mit dünner Edelschimmelschicht überzogen
  Teig: je nach Reifegrad von weißbröckelig bis bräunlich, gallertartig
  Geschmack: mild aromatisch bis leicht pikant
- **Bauernhandkäse**
  Ein Sauermilchkäse mit Edelschimmel, der nach der Reife mit Kümmel bestreut wird, um seinen herzhaften Geschmack zu unterstützen.
  Rinde: trockene, gelbliche Schmierrinde mit leichtem, weißem Edelschimmel besetzt

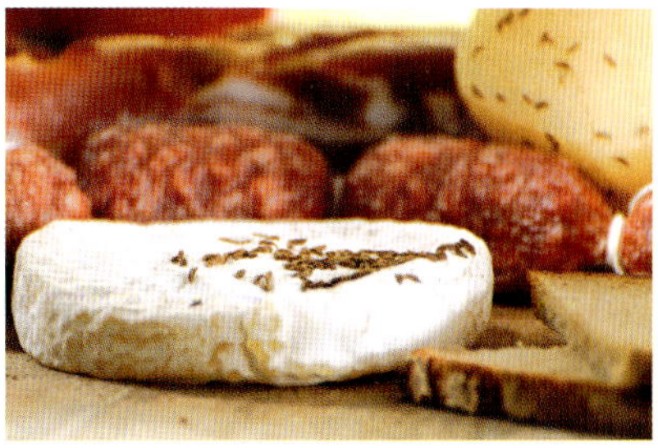

Handkäse

Teig: gelblich, glasig, geschmeidig und fest
Geschmack: mild aromatisch bis leicht pikant

Schmelzkäse

Schmelzkäse ist die Erfindung der Schweizer Käsehersteller. 1911 gelang es ihnen zum ersten Mal, Schmelzkäse auf den Markt zu bringen.

Prinzip der Schmelzkäseherstellung

Fein vermahlene Käsemasse wird mit Wasser, Schmelzsalzen und evtl. Butter und Sahne versetzt. Diese Masse wird langsam erhitzt, bis sie geschmolzen ist und in heißem Zustand in Folien abgefüllt. Je nach Dauer des Erhitzungsprozesses entsteht ein streichfähiges oder schnittfähiges Produkt. Die Schmelzsalze erhalten die Konsistenz des Käses. Zur Käsemasse werden z. B. Käselaibe und -stangen verarbeitet, die kleine Mängel aufweisen (Risse, Fehllochungen).

Durch geschmacksbildende Zutaten (Gewürze, Schinken, Kräuter) kann Schmelzkäse in unzähligen Varianten angeboten werden, man spricht dann von Schmelzkäsezubereitungen. Erzeugnisse, die aus mehreren Sorten Käse, Schmelzkäse, Käsezubereitungen etc. bestehen, heißen Käsekompositionen.

Schmelzkäsesorten

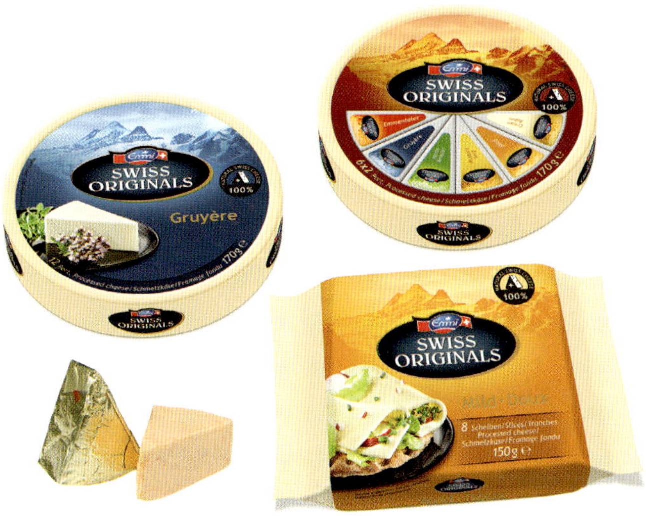

Ausländische Käsespezialitäten

Käse aus Dänemark

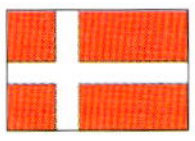

- **Esrom (Schnittkäse)**
  Rinde: dünn mit fettiger Tendenz, gelb- bis rotbraun, mit oder ohne Paraffinschicht
  Teig: rein gelblich bis weiß, mit unregelmäßiger kleiner Reiskorn-Lochung, weich, aber schnittfest
  Geschmack: mild, pikant, leicht-aromatisch
- **Colby (Schnittkäse)**
  Rechteckige Blockform, rindenlos
  Teig: kompakt, viele kleine, unregelmäßige Löcher, weiß bis orange
  Geschmack: leicht säuerlich
- **Grana (Hartkäse)**
  Zylindrische Form
  Rinde: hart, graugelb oder schwarz
  Teig: dicht, trocken, hart, gelblich
  Geschmack: süßlich, pikant
- **Danablu (Weichkäse)**
  Flache, zylindrische Form
  Rinde: weiß bis weiß-gelblich mit fettiger Tendenz
  Teig: weiß mit blaugrünem Schimmel im Inneren des Käsekörpers, streichbar und schneidbar

Käse aus Frankreich

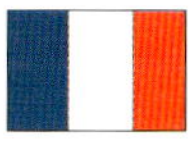

Die Franzosen sind Käsespezialisten. Jede Region, beinahe jede Gemeinde hat ihren „eigenen" Käse. Berühmt sind die Franzosen auch wegen ihrer Schmelzkäsezubereitungen:

Schmelzkäse werden mit Nüssen, Mandeln, Pfefferkörnern verschiedener Farben, Kräutern, Weintraubenkernen, Weinblättern und vielem mehr in den Handel gebracht (z. B. „Rambol").

- **Brie (Weichkäse)**

  Rinde: geschlossener, opalweißer Schimmelrasen, eventuell mit Rotschmiere

  Teig: cremeweiß bis goldgelb, geschmeidig und elastisch

  Geschmack: von mild-aromatisch bis vollmundig-rahmig, champignonartiger Duft

  Lagerung: 12 bis 16 °C

  Verwendung: Dessertkäse

- **Chaumes (Weichkäse)**

  Seine Heimat ist das Perigord im Südwesten Frankreichs.

  Rinde: orange-rote bis kupferfarbene Haut

  Teig: creme-weiß und sehr weich

  Geschmack: milder Geschmack, aber würziger Duft

- **Roquefort (halbfester Schnittkäse)**

  Roquefort ist ein Schafkäse mit graugrünem Edelpilzadern. Er wird in zylindrischen Laiben, etwa 2,7 kg schwer, hergestellt. Er reift in einem Höhlensystem des französischen Zentralmassivs. Dort wächst auch der besondere Schimmelpilz.

  Teig: weich bis speckig mit zahlreichen blauen, blaugrünen und graugrünen Edelpilzadern

  Geschmack: würzig-aromatisch und pikant

- **Comté (Hartkäse)**

  Verwandt mit dem schweizerischen Greyerzer, daher auch oft als „Gruyère de Comte" bezeichnet. Mindestlagerzeit ist sechs Monate. Stammt aus den frz. Alpen.

  Teig: hell- bis dunkelgelb, kleine, haselnussgroße Lochung

  Geschmack: pikant, zugleich milder Buttergeschmack

- **Bleu de Bresse (Weichkäse)**

  Unter der Bezeichnung „Bleu" werden alle französischen Blauschimmelkäse zusammengefasst. Der Bleu de Bresse ist ein Blauschimmelkäse aus der französischen Gegend Bresse (nordöstlich von Lyon). Die noch ungereiften Käse werden mit Schimmelpilzkulturen beimpft, sodass sich während der Reife die blaue Marmorstruktur entwickeln kann.

  Rinde: weißer, unregelmäßiger Weißschimmelrasen

  Teig: cremefarben, weich

  Geschmack: kräftig-aromatisch, milder als Roquefort

- **Pyrenäenkäse (Schnittkäse)**

  Zylindrischer Käse mit abgerundeten Kanten.

  Rinde: typisch schwarz, wenn aus Schafmilch hergestellt: rotbraun

  Teig: fest, geschmeidig, weiß bis gelblich, keine oder nur vereinzelte Lochung

  Geschmack: mild

Käse aus Griechenland

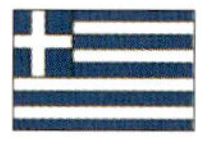

- **Fetakäse (halbfester Schnittkäse)**

  „Feta" ist die geschützte Bezeichnung für Salzlakenkäse, der in alter Tradition aus Schafmilch bzw. Schaf- und Ziegenmilch hergestellt wird. Nur aus Griechenland und von der Insel Lesbos stammender Fetakäse darf de Bezeichnung „Feta" führen. Ähnliche im Handel erhältliche Käse werden als Hirtenkäse oder Salatkäse nach griechischer Art bezeichnet.

  Rinde: keine, matt-weiße Oberfläche

  Teig: weiß, bröckelig, mürb, leichte Bruchlochung

  Geschmack: rustikal, leicht säuerlich, pikant, individuell

  Lagerung: im Kühlregal oder in der Salzlake (feucht halten)

  Verwendung: für griechischen Bauernsalat, mit Oregano und Olivenöl, schwarzen Oliven, Fleischtomaten und Paprika

Käse aus Großbritannien

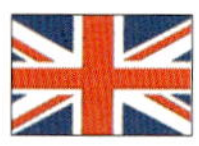

- **Cheddar (Hartkäse)**

  Früher aus Schaf- und Ziegenmilch hergestellt, heute aus Kuhmilch bestimmter Rassen. Im Prinzip wie jeder Hartkäse hergestellt. Man lässt den zusammengewachsenen Bruch vor dem Pressen säubern und schnitzelt ihn. Das Schnitzeln bezeichnen die Briten als „cheddaring".

  Teig: weiß bis leicht gelblich, die Engländer färben ihn

  Geschmack: würzig-pikant, säuerlich

- **Stilton (Hartkäse)**

  Rinde: hart, schmierig

  Teig: gelber, harter, brüchiger Teig mit blaugrünen Edelpilzadern

  Geschmack: milder als andere Blauschimmelkäse

Käse aus Italien

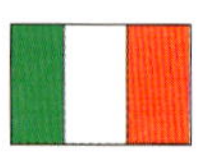

- **Parmesan (Hartkäse)**

  Rinde: glatt, hellbraun, geschlossen

  Teig: altgelb, von kompakter Mürbe

  Geschmack: kräftig, herzhaft, gediegene Reife, Trockenmasse je nach Alter zwischen 68 und 82 %

  Lagerung: im Geschäft kühl, in gelochter Alufolie – zu Hause im Gemüsefach des Kühlschranks. Parmesan gewinnt an Qualität, wenn er frisch vom Stück gerieben wird. Er eignet sich neben seiner Funktion als Veredler diverser Speisen auch als Begleiter zu Obst oder edlem Rotwein.

- **Bel Paese (Schnittkäse)**

  „Bel Paese" (bedeutet „schönes Land") ist eine Gruppe von milden, halbfesten Schnittkäsen.

  Rinde: keine, meist paraffiniert

  Teig: hellgelb, cremig-elastisch, ohne Lochung

  Geschmack: mild bis kräftig, lässt andere Zutaten zur Geltung kommen

- **Gorgonzola (Weichkäse)**

  Heute wird Gorgonzola in exakt begrenzten Gebieten Piemonts und der Lombardei produziert.

  Rinde: runzelig, mit rötlicher Kruste und Stichkanälen

  Teig: weich, elastisch, strohgelb bis weiß, geschmeidig

  Geschmack: kräftig, würzig, pikant, vollreif

  Lagerung: in der Folie kühl lagern

  Verwendung: zu frischem Obst, Trauben und Nüssen, vom Stück gerieben für Pasta-Soßen und Füllungen

- **Mascarpone (Frischkäse)**

  Wird aus Rahm der Kuhmilch durch Erhitzen und Säurezusatz hergestellt.

  Rinde: keine

  Teig: cremig, glatt, streichfähig wie Butter

  Geschmack: süßlich, sahnig, frisch, zart

  Fett: 80 % Fett i. Tr., absolut 45 bis 55 %

  Lagerung: im Kühlregal bei 4 °C

  Verwendung: für die Zubereitung von Desserts (Tiramisu), in der Küche ähnlich wie bei Crème fraîche verwendbar, nach dem Öffnen rasch verwenden.

- **Mascarpone al Gorgonzola**

  Frischkäsezubereitung: Mascarpone und Gorgonzola werden abwechselnd in Schichten gelegt und zu einer Stange geformt.

- **Mozzarella (Brühkäse)**

  Mozzarella ist ein Brühkäse. Zerkleinerte Bruchmasse wird mit heißem Wasser übergossen und geknetet. Der Teig lässt sich zu beliebigen Formen modellieren. Mozzarella wird vorwiegend aus Kuhmilch erzeugt, die aus Geschmacksgründen mit Büffelmilch vermischt sein kann.

  Rinde: glatt, hauchdünn, durchsichtig

  Teig: schnittfest, elastisch, porzellanfarben

  Geschmack: säuerlich-frisch, lebhaft, jung

  Lagerung: originalverpackt im Kühlschrank

Verwendung: mit Tomaten, Oregano und Olivenöl, für Pizzas, zum Überbacken geeignet. Möglichst frisch, nach Öffnen sofort verwenden.

Käse aus den Niederlanden

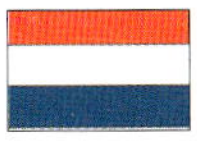

- **Gouda (Schnittkäse)**
  Der Käse wird aus pasteurisierter Milch hergestellt und reift mehrere Wochen in kühlen Kellern.
  Rinde: dunkelgelb, trocken, glatt, nicht essbar
  Teig: hell- bis buttergelb, gleichmäßige erbsengroße Lochung
  Geschmack: sahnig-mild, rund, butterartig
  Lagerung: bei ungefähr 12 °C
  Verwendung: Frühstückskäse und für Zwischenmahlzeiten, zum Gratinieren, Fondue

- **Edamer (Schnittkäse)**
  Die Urform des Edamers ist die Kugel mit der traditionellen roten Wachsschicht. Eine Orginal-Edamerkugel ist 1,7 bis 2,5 kg schwer und benannt nach der Stadt Edam.
  Rinde: rote oder gelbe Paraffinschicht
  Teig: gut schnittfest mit kleiner Lochung
  Geschmack: zart-mild (junger Käse) bis pikant (älterer Edamer)

Käse aus Österreich

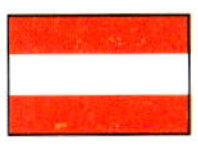

- **Alpkäse**
  Wird in den Alpen- und Berg-Bundesländern Vorarlberg, Tirol und Salzburg produziert. Er wird ähnlich dem Emmentaler hergestellt und muss mindestens drei bis sechs Monate reifen.
  Rinde: teils trockene, teils geschmierte bräunliche, natürliche Rinde
  Teig: mattgelb, geringe erbsen- bis kirschkerngroße Lochung
  Geschmack: pikant, würzig, nussartig, etwas säuerlich

- **Mondseer**
  Eine oberösterreichische Schnittkäsespezialität aus dem Salzkammergut. Die Oberfläche bekommt nach einigen Wochen der Reife eine gelbe bis rotbraune Schmiere.
  Rinde: gelborange bis rotbraune, essbare Naturrinde
  Teig: weich geschmeidig
  Geschmack: würzig-kräftig, pikant

- **Schlosskäse**
  Weichkäse mit Rotschmiere, der in kleinen runden Laibchen nach alten Klosterrezepten hergestellt wird.
  Rinde: keine, gelbe bis rötliche Schmieroberfläche
  Teig: weich, schnittfest bis streichfähig
  Geschmack: mild-aromatisch bis herzhaft-deftig

- **Graukäse**
  Eine Tiroler Spezialität, die zu den Sauermilchkäsen gehört. Der gereifte Quark ist mit graugrünen Schimmelpilzen durchzogen und wird in Stangen- oder Laibchenform angeboten. Gegessen wird er mit Essig, Öl und Zwiebeln.
  Rinde: keine
  Teig: topfig, marmoriert, mit weißem Kern
  Geschmack: säuerlich bis scharf

Käse aus der Schweiz

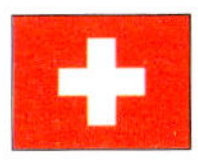

- **Emmentaler (Hartkäse)**
  Für die Herstellung eines 80-kg-Laibes werden 1000 l süße frische Rohmilch benötigt. Die Milch von silagegefütterten Tieren darf nicht verwendet werden.
  Rinde: natürlich, hellbraun, nicht essbar
  Teig: geschmeidig, elastisch, mit schönem Schmelz und kirschgroßer Lochung
  Geschmack: mild-würzig bis altersscharf
  Trockenmasse: 62 bis 65 %
  Lagerung: an wärmerer Stelle in der Käsetheke (vorne, 10 bis 12 °C)
  Verwendung: sehr vielseitig verwendbar, als Dessertkäse, mit Obst, Nüssen, Trauben, als Brotbelag, zum Toasten, Schmelzen, Gratinieren, für das Käsefondue

- **Greyerzer (auch Gruyère, Hartkäse)**
  Rinde: hart, rötlich braun, feucht, nicht essbar
  Teig: elfenbeinweiß, mit leichtem Gelbton, elastisch und schnittfest mit erbsengroßer Lochung
  Geschmack: je nach Alter zwischen mild und fein nussartig und ausdrucksvoll aromatisch
  Trockenmasse: 62 %
  Lagerung: (bei 10 bis 14 °C) in täglich zu wechselnder Folie oder in feuchtem Tuch; nicht länger als 3 Wochen
  Verwendung: als Tafel- und Dessertkäse, mit Trauben und Nüssen, Fonduekäse

- **Sbrinz (Hartkäse)**
  Besonders harter Reib- oder Hobelkäse aus verschiedenen Kantonen (Uri, Schwyz, Unterwalden, Luzern). Der Sbrinz reift zwei bis drei Jahre.

- **Raclette (Schnittkäse)**
  Schnittfester Bergkäse aus dem Kanton Wallis.
  Der angeschnittene Käselaib wird an eine Feuerstelle gehalten und der geschmolzene Käse mit einem Holzspachtel abgeschabt (franz. „racler“ = abschaben). Zum geschmolzenen Raclettekäse reicht man Brot oder heiße Kartoffeln.

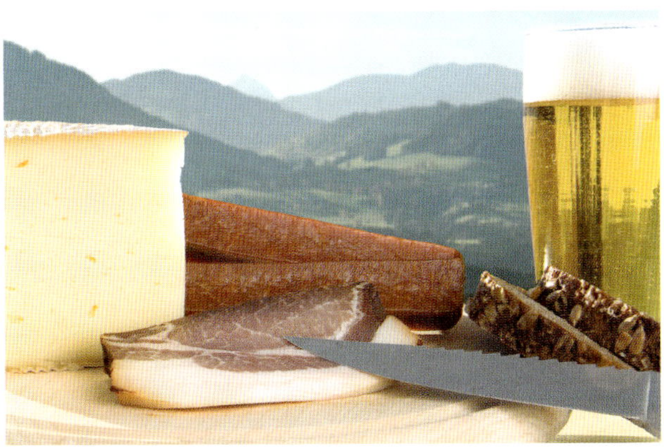

Zünftige Brotzeit mit Käse und Schinken

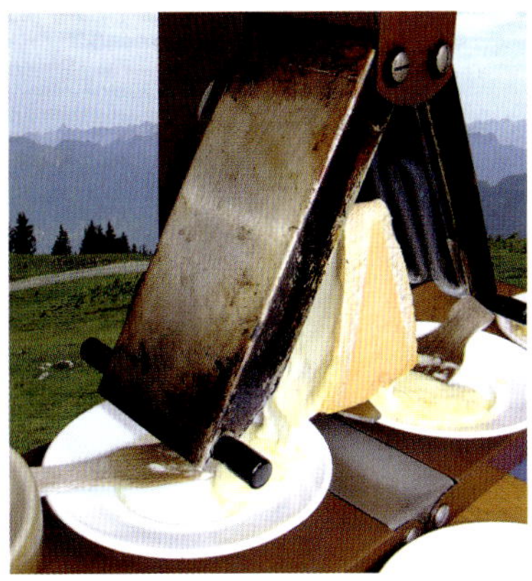

Traditionelles Raclette

Verbraucherinformation

Käse ist ein heikles Nahrungsmittel. Die Qualität und Frische von Käse sollen auch im Haushalt durch die richtige Lagerung erhalten werden:

- Die ideale Lagertemperatur für Käse ist 12 °C. Kühlschranklagerung ist Gift für Käse! Es sei denn, man lagert Käse in Frischhaltefolie im Gemüsefach des Kühlschranks.
- Mindestens eine Stunde vor Genuss soll man Käse aus dem Kühlschrank herausgeben, damit er das volle Aroma entfalten kann. Schmelzkäse kann gekühlt serviert werden.
- Der beste Aufbewahrungsort für Käse ist die Käseglocke an einem kühlen, gut durchlüfteten Platz. Damit Käse zum vollen Aroma gelangt, braucht er viel Feuchtigkeit. Die Feuchtigkeit unter der Käseglocke kann stets durch eine halbe Tomate, ein Stück Gurke oder ein Gläschen Wasser auf dem richtigen Stand gehalten werden.
- Die alte Frage: „Kann man Käse einfrieren?" Antwort: „Eigentlich nicht!" Einfrieren sollte wirklich eine Notmaßnahme bleiben. Weiche Käsesorten überstehen das Einfrieren gut. Hartkäse wird bröckelig. Geschmackseinbußen sind immer gegeben.

Käsemenge pro Person

Käse als Hauptspeise – 200 bis 250 g
Käse als Dessert – 100 bis 150 g

2 bis 9 Personen – 5 Sorten
10 bis 19 Personen – 8 Sorten
20 bis 99 Personen – 10 bis 15 Sorten
Ab 100 Personen – 20 Sorten und mehr

Käse richtig schneiden

Neben dem Fachwissen sind die verwendeten Werkzeuge ein sichtbares Kennzeichen für Professionalität.

- Käsemesser, Käsespaten oder Käsehobel: Für das Zerteilen von Schnitt- und Hartkäsen.
- Parmesanstecher wird nur bei Parmesanlaibchen benötigt, um Stücke aus dem Käse zu brechen.
- Käseraspel: Geeignet, um Käse in Flocken zu raspeln.
- Käseharfe: Ideal zum Zerteilen von Weichkäse oder Frischkäse.

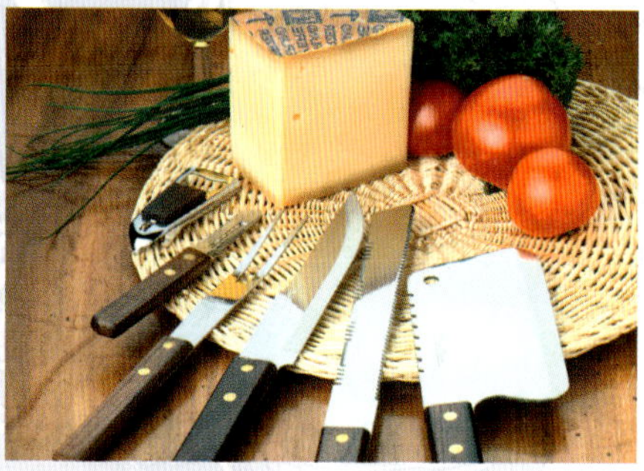

Käsewerkzeuge

Beachten Sie, dass Sie zum Zerteilen verschiedener Sorten nie dasselbe Werkzeug verwenden, ohne es dazwischen zu reinigen. So verhindern Sie die Übertragung spezieller Bakterienkulturen auf andere Käsesorten.

Für das Anrichten von Käse auf Tellern als Menügang oder auf Käseplatten am Büfett sind folgende Schnittformen geeignet:

Laibform

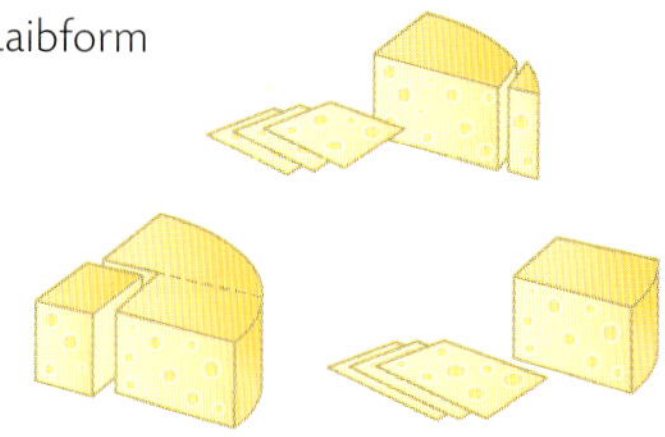

Stangen- oder Brotform

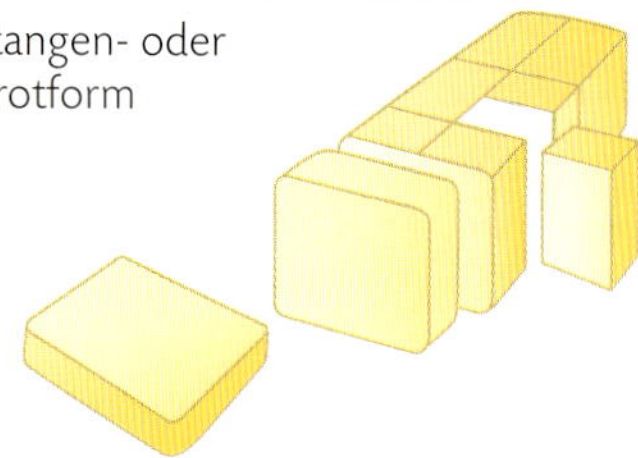

Edelpilzkäselaib

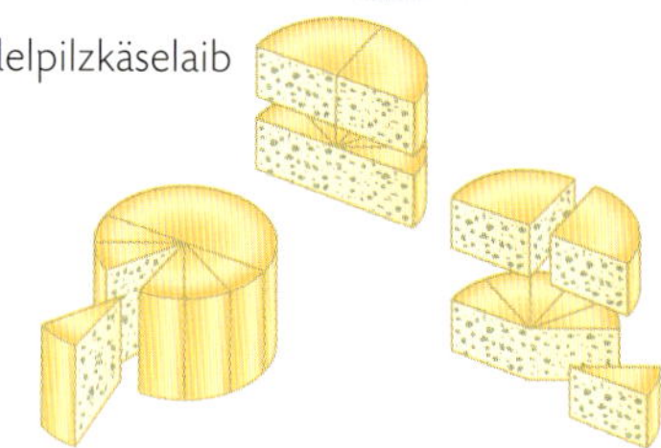

Küchenpraxis

Käse in der Küche

- Käse gibt Suppen eine cremige Bindung und pikante Würze. Verwenden Sie dazu geriebene Hart- und Schnittkäse oder in Stücke geschnittene Schmelzkäse. Schlagen Sie die Suppe gut auf, damit sich Käse und Zutaten verbinden.
- Die Verbindung von Käse und Nudeln ist klassisch. Veredeln Sie ein Nudelgericht mit fein geriebenem Hartkäse oder kleinen Weichkäsestücken oder probieren Sie feine Edelpilzkäse-Soßen zu Pasta. Wichtig ist, dass mit Käse zubereitete Soßen nicht noch einmal aufkochen.
- Aufläufe können Sie mit den unterschiedlichsten Käsen zubereiten, vom kräftigen Allgäuer Bergkäse, über cremige Schmelzkäse bis zu einem pikanten Limburger. Legen Sie immer ein paar Butterflocken auf die oberste Käseschicht, so wird die Kruste schön knusprig. Wenn die Kruste zu dunkel wird, decken Sie den Auflauf vor Ende der Garzeit mit Alufolie ab.
- Soufflés sind Mischungen aus Käse, süßen oder herzhaften Zutaten und geschlagenem Eischnee. Füllen Sie die Souffléform nur zu 2/3, so hat während der Garzeit die Masse Platz zum Aufgehen und bildet eine schöne, luftige Krone. Öffnen Sie nie vorzeitig die Backofentür.
- Neben der klassischen Käsevariation als krönendem Abschluss des Menüs haben Sie noch viele weitere Möglichkeiten, Käse zu verwenden: Käsecremes zu kleinen Pralinen geformt, knusprige Käsecracker, Käsetoast und Käsecrêpes, Käsestangen, Käsespieße ... Verwenden Sie diese Käsevariationen auf dem Büfett, als Auftakt oder Abschluss eines Essens, als kleine Häppchen zu Wein und Bier oder als Willkommensgruß für Ihre Gäste.

Küchenpraxis

Wein und Käse

Tipp: Je feiner der Käse, umso neutraler der Wein. Je ausdrucksvoller der Käse, desto gehaltvoller darf der Rebensaft sein.

- Milde Hartkäse, wie Chester oder Allgäuer Emmentaler
  Trockene, herzhafte, kernige Weißweine, Roséweine und leichte Rotweine
- Würzige Hartkäse, z. B. Allgäuer Bergkäse
  Reife, fruchtige Weißweine mit edler Säure und ausdrucksvolle, kräftige Rotweine
- Pikante Edelpilzkäse und Weichkäse mit Blauschimmel
  Aromatische, liebliche Weißweine und würzige, füllige Rotweine
- Milde Weißschimmelkäse wie z. B. Camembert und Brie
  Fruchtige, zarte, nicht zu junge Weißweine und milde, reife Rotweine
- Rotschmierkäse wie Romadur, Limburger, Münsterkäse
  Gehaltvolle, kräftige Weißweine und kräftige Rotweine
- Aromatische Schnittkäse wie Gouda, Tilsiter und Trappistenkäse
  Gehaltvolle, körperreiche, trockene Weißweine und vollmundige, samtige Rotweine
- Frischkäse
  Halbtrockene, fruchtige Weißweine mit feiner Säure, Roséweine, Sekt und Champagner
- Schmelzkäse
  Halbtrockene, milde, leichte Weißweine und Weißherbst
- Sauermilchkäse wie Harzer, Mainzer oder Korbkäse
  Unkomplizierte Weißweine, Most und Bier

Arbeitsaufgaben

1. Stellen Sie eine Übersicht mit Käseempfehlungen und allgemeinen Richtlinien zu folgenden Mahlzeiten bzw. Zubereitungen zusammen: Käseteller nach dem Hauptgang serviert, Rustikale Käseplatte zum Bier, Käsefondue, Frühstück, Kanapees, Gratin, Gebackener Käse, Nachspeise.
2. Sie sollen eine Käseverkostung vorbereiten und die Servicekraft darüber informieren, in welcher Reihenfolge der Käse vorgelegt und verkostet werden soll. Finden Sie allgemeine Richtlinien und ergänzen Sie Ihre Aufzeichnungen zum Thema.

   Nutzen Sie die im Buch vorliegenden Informationen, Erfahrungen Ihrer Ausbilder und weitere Literatur.

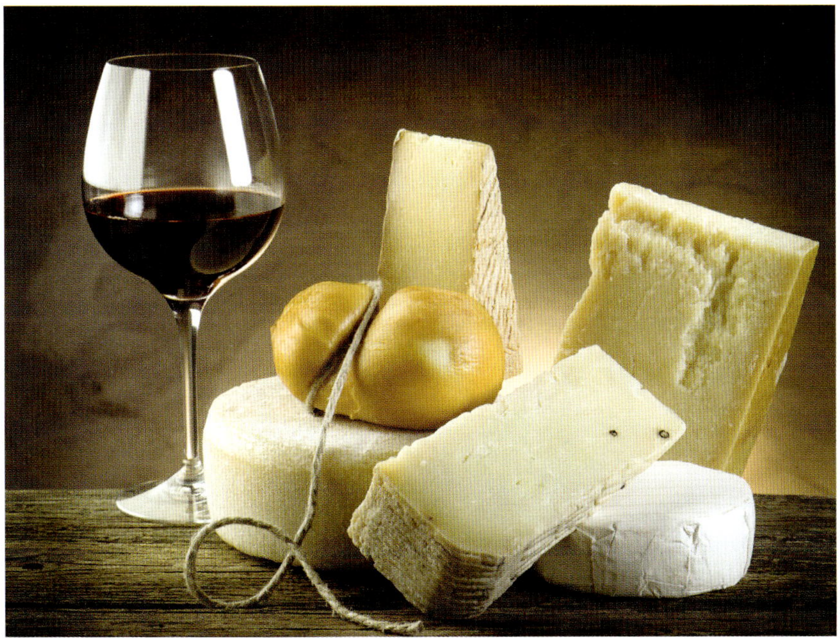

Wein und Käse – ein perfekter Genuss

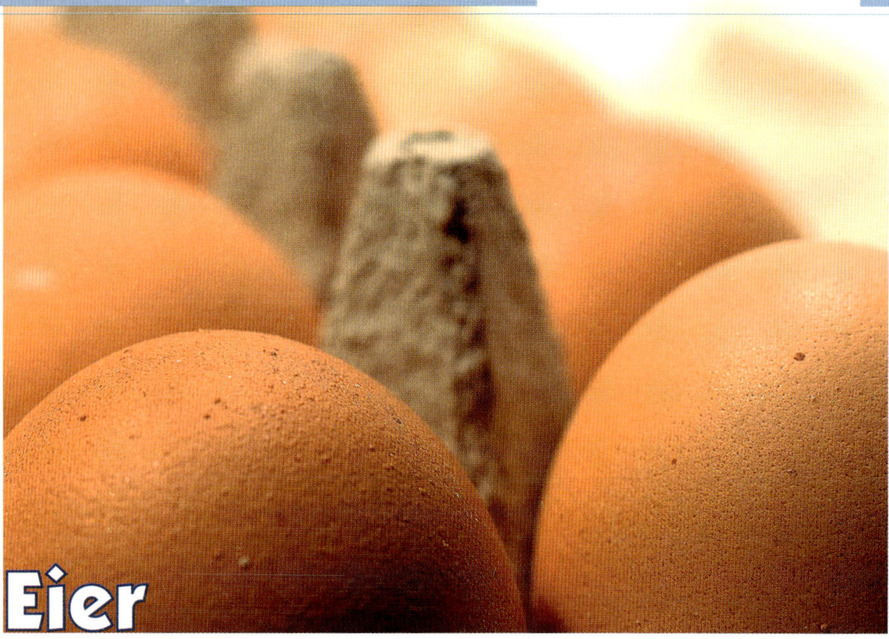

Eier

Das Ei ist bei den meisten Tieren eine in den weiblichen Geschlechtsorganen, z. B. dem Eierstock, abgesonderte Zelle (Eizelle). Das Ei enthält die wesentlichen Anlagen für die Entwicklung eines Organismus. Als Lebensmittel steht der Begriff Ei ausschließlich für Hühnereier.

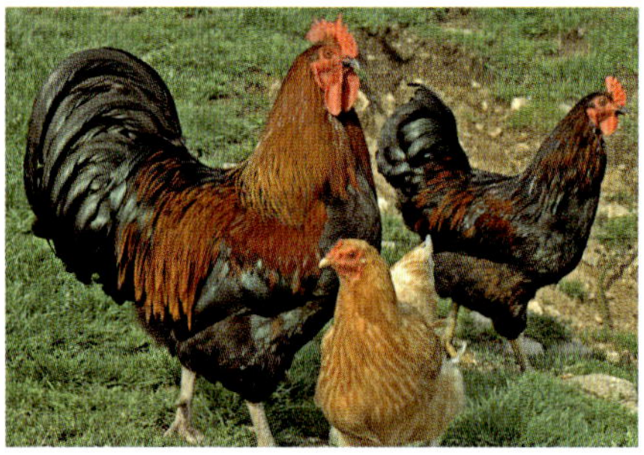

Freilaufende Hühner

Als Lebensmittel dienen die Eier des

- Hausgeflügels (Huhn, Ente, Gans, Pute),
- des Wildgeflügels und der
- Wildvögel (Möwe, Schnepfe, Wachtel, Taube) sowie der
- Fische (Rogen bzw. „Kaviar").

In Deutschland sind vorwiegend Hühnereier im Handel. Gänse- und Enteneier sind auch für den Genuss geeignet, aber nicht oder nur selten im Handel. Die Bezeichnung „Ei" ist in Deutschland auch nur für Hühnereier zulässig, andere Eier müssen immer unter der Bezeichnung der Vogelart, von der sie stammen, angeboten werden.

Zusammensetzung und Bedeutung für die Ernährung

Zwei Drittel des Eiinhalts bildet das Eiklar, ein Drittel der Eidotter.

Die Eiweißstoffe des Hühnereies sind ernährungsphysiologisch sehr hochwertig. Eiklar enthält hauptsächlich Albumine und etwas Globuline. Eidotter enthält reichlich Fett, Cholesterin und Lecithin. Außerdem ist er reich an Vitaminen und Mineralstoffen. Rohe und hart gekochte Eier sind schwerer verdaulich als weich gekochte.

Wussten Sie, dass

- eine Henne jährlich im Durchschnitt 240 Eier legt?
- der Mensch die Nährstoffe des Eies fast zu 100 % im Körper verwerten kann?
- der Pro-Kopf-Verbrauch in Deutschland derzeit bei ca. 210 Stück Hühnereiern liegt?
- die Inlandsproduktion etwa 10 Mrd. Stück beträgt?

Ei: Aufbau

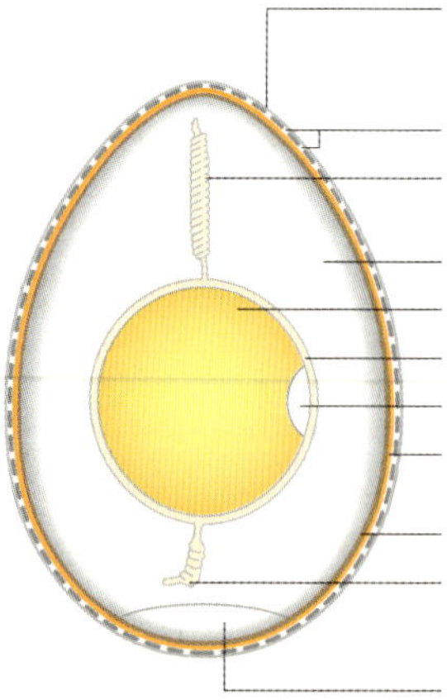

	Eiklar	Eidotter
Wasser	87 %	50 %
Eiweiß	11 %	16 %
Mineralstoffe	0,7 %	1,7 %
Kohlenhydrate	0,7 %	0,3 %
Fett	–	32 %

Das Hühnerei enthält etwa

- 13 % Eiweiß,
- 11 % Fett,
- 1 % Kohlenhydrate,
- 1 % Mineralstoffe (Calcium, Eisen, Phosphor) und
- die Vitamine A, D sowie Vitamine der B-Gruppe.

Die Größe der Luftkammer lässt eine sichere Bestimmung des Alters von Eiern zu. Während der Lagerung wird die Luftkammer größer, da einerseits allmählich Luft durch die Eischale eindringt und andererseits Wasser durch die Eischale nach außen verdunstet.

Vital-Eier

Das sind Hühnereier mit einem erhöhten Gehalt an Omega-3-Fettsäuren. Die Fütterung der Hühner erfolgt mit Beimischungen von Algenpulver.

Gesetzliche Grundlagen

Eierkennzeichnung

Die Kennzeichnung von losen und verpackten Eiern ist EU-weit einheitlich in der europäischen Eier-Vermarktungs-Verordnung und für Deutschland in den entsprechenden nationalen Durchführungsverordnungen geregelt. Danach werden sowohl die Eier selbst mit einem Erzeugercode gestempelt (ausgenommen die Eier, die direkt ab Hof an den Endverbraucher verkauft werden), als auch die Verpackungen für den Verbraucher eindeutig gekennzeichnet. In Deutschland übernehmen 3 100 zugelassene Packstellen die Kontrolle, die Sortierung der Eier in Gewichts- und Güteklassen, die Verpackung und Kennzeichnung der Eier und deren Verpackungen.

Im Handel werden nur Eier der Güteklasse „A" bzw. „frisch" angeboten. Eine zusätzliche Kennzeichnung „Extra bis ... (Datum)" oder „Extra frisch bis ... (Datum)" ist durch eine Banderole bei besonders frischen Eiern mit einer max. 4 mm hohen Luftkammer möglich. Sie gilt bis zum 7. Tag nach der Verpackung bzw. 9. Tag nach dem Legen. Ist das entsprechende Datum erreicht, muss diese entfernt werden.

Eier der **Klasse A** müssen folgende **Mindestmerkmale** aufweisen:

- Schale und Kutikula: normal, sauber, unverletzt
- Luftkammer: Höhe nicht über 6 mm, unbeweglich; bei Sorte „Extra" nicht über 4 mm
- Eiklar: klar, durchsichtig, von gallertartiger Konsistenz, frei von fremden Einlagerungen jeder Art
- Dotter: beim Durchleuchten nur schattenhaft, ohne deutliche Umrisslinie sichtbar, beim Drehen des Eies nicht wesentlich von der zentralen Lage abweichend, frei von fremden Ein- oder Auflagerungen jeder Art
- Keim: nicht sichtbar entwickelt
- Geruch: frei von Fremdgeruch

Eier der Sorte A dürfen vor der Sortierung weder gewaschen noch anderweitig gereinigt werden. Gewaschene Eier müssen als solche bezeichnet werden. Sie dürfen nicht als Klasse A vermarktet werden. Das Gleiche gilt für gekühlte Eier.

Eier, die nicht der Güteklasse „A" zugeordnet werden können, weil z. B. ihre Luftkammer zu groß ist oder die Eier verschmutzt sind, werden in der „Güteklasse B" nur für die Verarbeitung in Lebensmittel verarbeitenden Betrieben oder zur technischen Verwendung abgegeben.

Gewichtsklassen

- XL sehr groß — 73 g und darüber
- L groß — 63 bis unter 73 g
- M mittel — 53 bis unter 63 g
- S klein — unter 53 g

Kennzeichnungselemente bei Eiern

- Güteklasse
- Gewichtsklasse
- Haltungsart (Eier aus Freilandhaltung, aus Bodenhaltung, aus Käfighaltung)
- Mindesthaltbarkeitsdatum (Bei Klasse A höchstens 28 Tage nach Legedatum)
- Verkaufsdatum
- Regionale Herkunft (Ursprung)
- Eventuell Biokontrollnummer
- Name, Anschrift und Kennnummer der Packstelle
- Anzahl der verpackten Eier
- „Verbraucherhinweis: Bei Kühlschranktemperatur aufbewahren – nach Ablauf des MHD durcherhitzen"

Auf den Eiern selbst müssen folgende Angaben gestempelt sein

- Haltungsart (z. B. 0 = ökologische Erzeugung, 1 = Freilandhaltung, 2 = Bodenhaltung, 3 = Käfighaltung/Kleingruppenhaltung)
- Registrierungscode des Mitgliedsstaats (DE = Deutschland, AT = Österreich, NL = Niederlande)
- Siebenstelliger Zahlencode, z. B. „4456789", der das jeweilige Bundesland und die entsprechende Betriebs- und Stallnummer angibt.
- Mindesthaltbarkeitsdatum MHD (freiwillige Angabe)

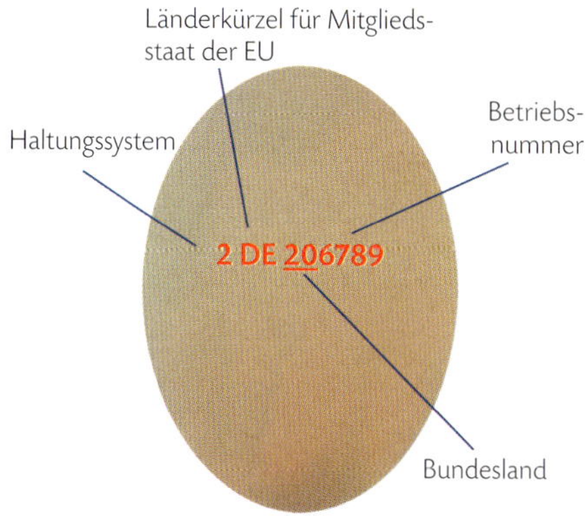

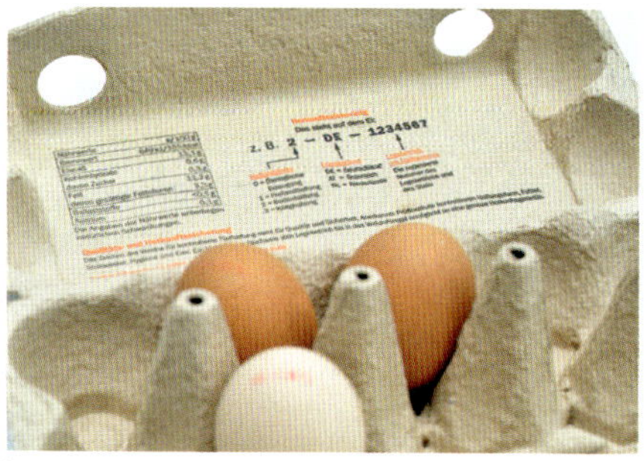

Eier in Kleinverpackungen müssen so gekennzeichnet sein.

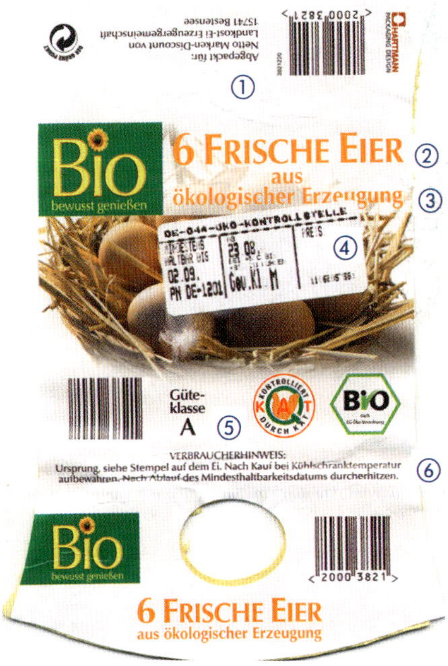

① Abgepackt bei: Landkost-Ei-Erzeugergemeinschaft 15741 Bestensee

② Anzahl der verpackten Eier

③ Haltungssystem

④

DE–044–Öko–Kontrollstelle		
Mindestens Haltbar bis 02.09.	ab 23.08. bei +5 °C bis +8 °C kühlen	PREIS
PN DE-1201	Gew. Kl. M	05103851585

⑤ Güteklasse

⑥ Verbraucherhinweis

Die Lagerung und die Haltbarkeit von Eiern

Früher wurden Eier in **Kalklösungen**, in **Wasserglas** oder in **„Garantol"** zur Haltbarmachung eingelegt. Die Poren der Kalkschale wurden dabei geschlossen, sodass ein Eindringen von Mikroorganismen nicht möglich war. Heute werden Eier in Hühner-Großbetrieben in so großen Mengen „erzeugt", dass stets frische Ware auf den Markt kommt. Die Haltbarmachung für den Haushalt hat an Bedeutung verloren. Für Großbäckereien, große Gastronomiebetriebe und Einrichtungen in der Gemeinschaftsverpflegung sowie Industriebetriebe werden jedoch Eiprodukte hergestellt:

- tiefgekühltes Vollei oder Eigelb,
- sprühgetrocknetes Vollei oder Eigelb,
- chemisch konserviertes Vollei oder Eigelb,

ferner auch Eiweißprodukte, Eilecithin, Eieröl.

Entenei

Das Entenei ist etwas größer als das Hühnerei. Die Schale ist glatt, die Farbe der Schale weiß bis grünlich. Enteneier haben einen kräftigen Geschmack. Dieser ist sehr von der Fütterung abhängig. Das Entenei ist gesondert zu deklarieren. Die Kochzeit muss mindestens 10 Minuten betragen, um alle eventuellen vorhandenen Keime abzutöten. (Die Kochzeit muss auch deklariert werden.)

Gänseei

Gänseeier sind bereits an ihrer auffälligen Größe zu erkennen. Der Geschmack ist dem des Enteneies ähnlich.

Durch den hohen Fettgehalt des Dotters schmecken Gänseeier noch voller und sind nicht sehr lange haltbar. Auch sie müssen besonders deklariert werden.

Wachtelei

Wachteleier sind klein (höchstens bis 3 cm groß) und werden als Delikatesse angeboten. Auch die dekorative Schale wird in ausgekochter Form manchmal den Speisen beigelegt.

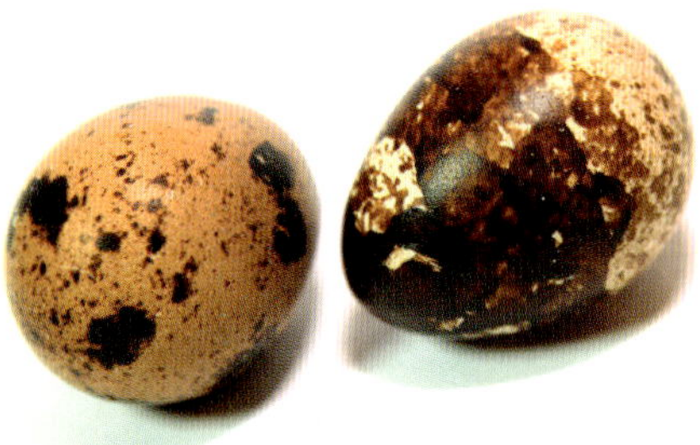

Wachteleier

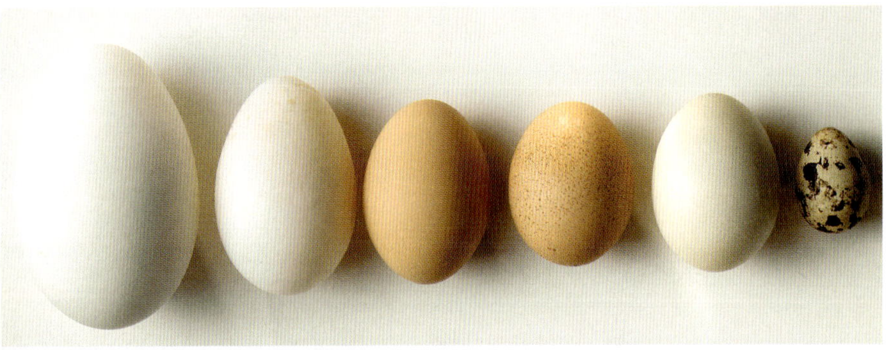

Gänseei, Entenei, verschiedene Hühnereier, Wachtelei

Küchenpraxis

Das Ei als Helfer in der Küche

- Als Lockerungsmittel wird Eiklar bei Raumtemperatur zu Eischnee aufgeschlagen und unter Teige und Massen gehoben. Auch Eigelb, über heißem Wasserbad „schaumig" geschlagen, bindet Luft und sorgt so für die lockere Konsistenz von süßen Cremes.
- Durch die Gerinnung der Eiweißstoffe beim Erhitzen von Ei bindet es Teige und Massen.
- Ei oder Eidotter und Sahne verquirlt, macht Suppen und Soßen schön sämig, diesen Vorgang nennt man Legieren.
- Das Eigelb enthält Lezithin, einen Fettbegleitstoff, der als Emulgator wirkt. So sorgt das Ei für die geichmäßige Verteilung der Zutaten in Soßen, die mit Fett und Flüssigkeit hergestellt werden, wie Mayonnaise oder Sauce Hollandaise.
- Bei Wärmeeinwirkung erhält das Eiweiß die Fähigkeit, Schwebeteilchen anzulagern. Steigt die Temperatur, gerinnt das Eiweiß, bindet die Schwebeteilchen fest an sich, steigt an die Oberfläche und setzt sich als Schaum ab. Diesen Effekt nutzt man beim Klären von Brühen und Gelees.
- Außerdem kann das Ei färben, glasieren und kleben.

Verbraucherinformation

Allgemeines

- Die Eifarbe – ob weiß oder braun – ist von der Hühnerrasse abhängig.
- Die Eigröße ist nicht immer gleich. Am Beginn der Legeperiode sind die gelegten Eier kleiner als am Ende der Legeperiode.
- Gefärbte Eier, wie sie heutzutage vor Ostern angeboten werden, sind länger haltbar als normal gekochte Eier, weil sie durch die Farbschicht einen zusätzlichen Schutz erhalten.

Lagerung und Umgang mit Eiern

- Eier verfügen über einen natürlichen Selbstschutz, der die Vermehrung von Verderbnis- und Krankheitserregern verhindert. Dies funktioniert jedoch nur bei ungewaschenen Eiern. Der Selbstschutz geht auch bei häufigen und extremen Temperaturschwankungen verloren.
- Ab dem 18. Tag nach dem Legen müssen Eier bei Kühlschranktemperatur von ca. 5–8 °C aufbewahrt werden
  - Haltbarkeit roher Eier im Kühlschrank ca. drei Wochen
  - Haltbarkeit gekochter Eier im Kühlschrank ca. zwei Wochen
- Durch ihre poröse Schale ziehen Eier Gerüche ins Eiinnere, deshalb Eier getrennt von stark riechenden Lebensmitteln aufbewahren.
- Nach Ablauf des MHD sind Eier noch nicht verdorben, sie müssen aber durcherhitzt werden.
- Für gastronomische Betriebe gelten besondere Vorschriften beim Umgang mit Eiern, die zum Schutz der Gäste unbedingt einzuhalten sind:
  - Warme Eispeisen dürfen nur bis zu zwei Stunden nach ihrer Herstellung abgegeben werden.
  - Kalte Eispeisen müssen innerhalb von zwei Stunden nach der Herstellung auf unter 7 °C heruntergekühlt werden und sind innerhalb der nächsten 24 Stunden zu verzehren.
  - Von roheihaltigen Produkten (wie z. B. Tiramisu), die nicht erhitzt wurden und die eine Menge von 30 Portionen übersteigen, sind Rückstellproben zu nehmen. Sie sind bei 4 °C für 96 Stunden aufzubewahren und auf Verlangen Mitarbeitern der Lebensmittelüberwachung auszuhändigen.
- In Einrichtungen zur Verpflegung von alten und kranken Menschen oder Kindern dürfen keine Roheispeisen abgegeben werden. Eispeisen sind hier generell auf mindestens 70 °C zu erhitzen.

Wie erkennt man frische Eier?

- **Schwimmprobe:** Frische Eier sinken zu Boden, verdorbene und sehr alte Eier schwimmen oben, ältere Eier (ca. drei Wochen) sinken mit der Eispitze ein.
- **Schüttelprobe:** Das Schwappen des Eiinhaltes verrät ein altes Ei; kann durch abgerissene Hagelschnüre oder dünnflüssiges Eiklar hervorgerufen werden.

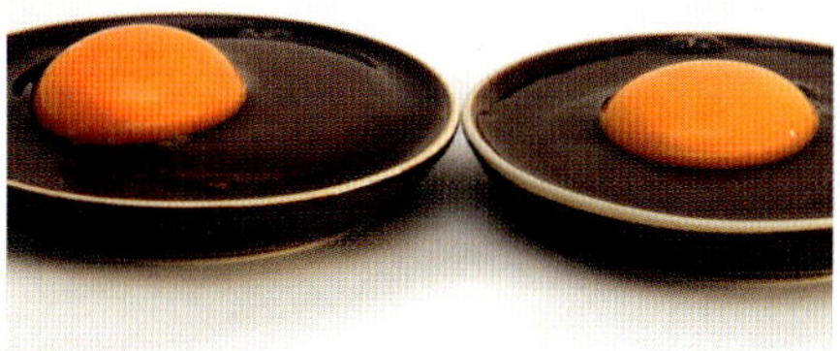

links das frischere Ei

Frische Eier haben einen runden Dotter mit einer festen Dotterhaut. Das Eiklar ist fest; zwei Phasen lassen sich deutlich unterscheiden.

Ältere Eier haben einen flachen Dotter mit einer Dotterhaut, die leicht platzt. Das Eiklar läuft weit auseinander.

Angaben über die Art der Hühnerhaltung

- **Käfighaltung/Kleingruppenhaltung:** Die klassische Käfighaltung wurde in Deutschland seit 2010 von der Kleingruppenhaltung in Käfigen abgelöst, europaweit ist die ursprüngliche Käfighaltung seit 2012 verboten. Heute haben die Tiere in der Kleingruppenhaltung eine größere Bewegungsfreiheit in einem Käfig mit mindestens 800 cm² Raum, früher waren es nur 550 cm². Außerdem sind Sitzstangen und Einstreubereiche vorgeschrieben. Vorgänge wie Fütterung, Eiersammlung, Kotentsorgung laufen nach wie vor automatisch ab.

  Mit der Kleingruppenhaltung wird der Forderung nach einer artgerechteren Tierhaltung entgegengekommen, ohne Wirtschaftlichkeit und hohen Hygienestandard der Käfighaltung aufgeben zu müssen. Ein Kompromiss zuungunsten der Tiere bleibt es nach wie vor.
- **Bodenhaltung:** Die Bodenhaltung stellt die wirtschaftliche Alternative zur Käfighaltung dar. Die Hühner leben nicht in Käfigen, sondern im geschlossenen Stall, aber es dürfen neun Hennen/m² Fläche gehalten werden. Mindestens ein Drittel der Fläche muss mit Einstreu versehen sein, so können sich die Tiere artgerechter verhalten und freier bewegen.
- **Volierenhaltung:** Ist eine Art der Bodenhaltung auf mehreren Ebenen. 18 Hennen dürfen hier pro m² gehalten werden.
- **Freilandhaltung:** Bei der Freilandhaltung haben die Hühner neben ihrem Stall einen Mindestfreilauf von 4 m² überwiegend begrüntem Freiland/Huhn. Die Tiere können hier ihre typischen Verhaltensweisen leben.
- **Ökologische Haltung:** Im Unterschied zur Freilandhaltung muss mit ökologisch erzeugtem Futter gefüttert werden. Sonst leben die Hühner wie bei der Freilandhaltung. Allerdings dürfen nur sechs Hennen/m² Stallfläche und insgesamt nicht mehr als 3 000 Tiere gehalten werden.

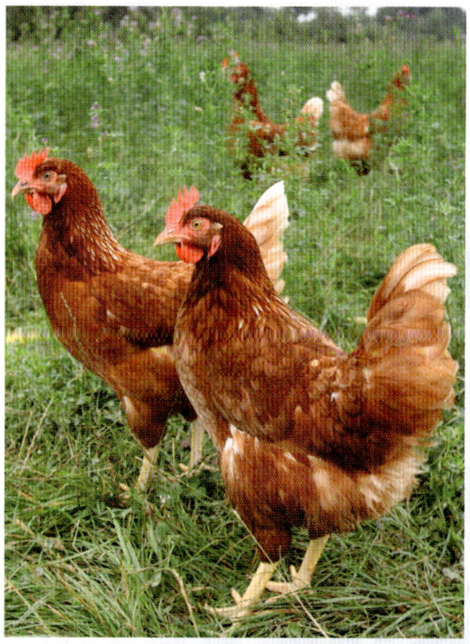

Ökologische Freilandhaltung mit viel Platz und Grünfutter

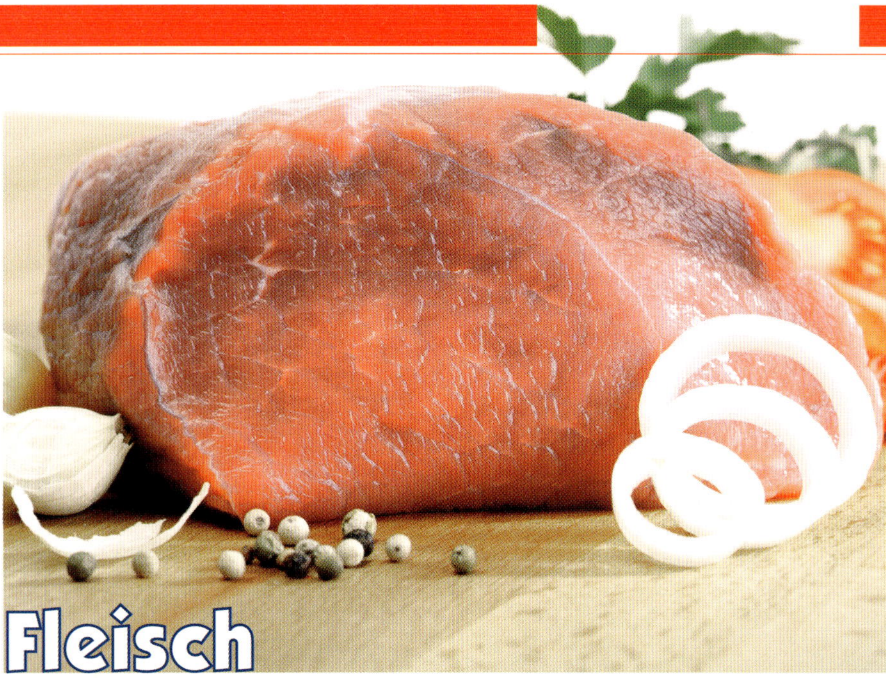

Fleisch

Fleisch als Lebensmittel sind alle für den menschlichen Genuss verwendbaren Teile von schlachtbaren und jagdbaren Tieren (Muskelgewebe und Innereien).

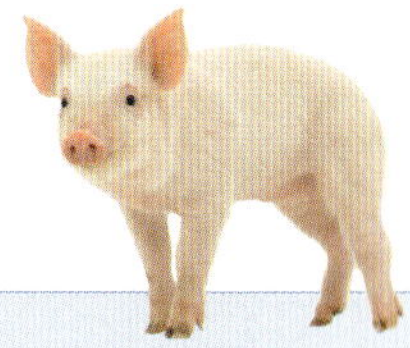

Wussten Sie, dass

- in Deutschland pro Kopf jährlich etwa 60 kg Fleisch verzehrt wird?
- in deutschen Haushalten etwa 24 % der Lebensmittelkosten für Fleisch aufgewendet werden?
- jeder Deutsche allein etwa 39 kg Schweinefleisch, rund 8,5 kg Rindfleisch und ca. 11 kg Geflügelfleisch pro Jahr zu sich nimmt?
- trotz hoher heimischer Erzeugung etwa 1/4 des Fleischbedarfs importiert wird?
- in Gastronomie und Gemeinschaftsverpflegung etwa 1/2 Mio. t Fleisch verarbeitet wird?

Zusammensetzung und Bedeutung für die Ernährung

Fleisch setzt sich aus Muskelfasern, Bindegewebe und Fettgewebe zusammen. Das in den Muskelfasern enthaltene biologisch hochwertige Eiweiß begründet den Wert von Fleisch in einer ausgewogenen Ernährung. Die deutsche Gesellschaft für Ernährung (DGE) empfiehlt für den gesunden Erwachsenen wöchentlich 300 bis 600 g Fleisch und Fleischerzeugnisse, wobei fettarme Produkte bevorzugt werden sollten. Der Fettgehalt des Muskelfleischs ist abhängig von der Fleischsorte, dem Fleischteilstück und dem Alter des geschlachteten Tieres. Neben den beiden Hauptnährstoffen Eiweiß und Fett liefert Fleisch wichtige Mineralstoffe, vor allem das Mineral Eisen und Vitamine der B-Gruppe. In Innereien findet sich sehr viel Vitamin A.

Fleischarten

Im Einzel- und Großhandel werden Rindfleisch, Schweinefleisch, Kalbfleisch, Lammfleisch, Pferdefleisch, Ziegenfleisch, Kaninchenfleisch, Geflügelfleisch und Wildfleisch angeboten.

Gesetzliche Grundlagen

Nach den europaweit geltenden Normen des EU-Hygienepakets, speziell der **EG-Verordnungen** 853/2004 und 854/2004, muss Schlachtvieh vor und nach der Schlachtung amtlich untersucht werden. Der Amtstierarzt hat entsprechend Proben zu ziehen und einer genauen Untersuchung zuzuführen. Vom Fleisch kranker Tiere können Krankheiten und Seuchen auf den Menschen übertragen werden. Dies ist natürlich nach Möglichkeit zu verhindern. Die EG-Verordnungen enthalten die detaillierten Vorschriften unter anderem auch für die Zulassung und Ausstattung der Schlachthöfe.

Die **Lebensmittelkennzeichnungsverordnung** und darauf beruhende produktspezifische Verordnungen (z. B. Verordnung über Fleisch- und Fleischerzeugnisse) schreiben für Fleisch- und Fleischerzeugnisse folgende Kennzeichnungselemente vor: Verkehrsbezeichnung, Name und Anschrift des Herstellers, Verpackers oder Verkäufers, Teilnehmernummer des Herstellers bei einem neutralen Prüfinstitut und dessen Zulassungsnummer, Herkunftskennzeichnung (Genusstauglichkeits- bzw. Identfikationskennzeichen bei Fleisch aus EG-zugelassenen Betrieben), Mindesthaltbarkeits- bzw. Verbrauchsdatum und Hinweis auf die Lagertemperatur bei Hackfleisch und Frischgeflügel, Füllmenge nach Gewicht, Handelsklasse bei Geflügel, Los- oder Chargennummer, Zutatenverzeichnis bei mehr als einer Zutat, QS-Prüfzeichen (freiwillig).

Im Zuge des BSE-Skandals wurde mit EU-Verordnung (EG Nr. 1769/2000) die obligatorische Rindfleischetikettierung eingeführt. Diese sieht folgende Elemente vor:

- Referenznummer (Chargennummer) eines Einzeltiers oder einer Gruppe von Tieren, von denen das Fleisch stammt,
- Zulassungsnummer des Schlachthofs und der Staat, in dem der Schlachthof liegt,
- Zulassungsnummer des Zerlegungsbetriebs und der Staat, in dem der Betrieb liegt,
- Staat, in dem das Tier geboren wurde,
- Staat, in dem das Tier gemästet wurde.

Daraus ergeben sich z. B. folgende Angaben: Oberschale vom Jungbullen, geboren und gemästet in Deutschland, geschlachtet in Deutschland, Zulassungsnummer Schlachtbetrieb, zerlegt in Deutschland, Zulassungsnummer Zerlegebetrieb, Chargennummer für Deutschland (z. B. DE-12345678).

Amtlich untersuchtes Fleisch wird gestempelt

Die amtliche Überwachung und die Schlachttier- und Fleischuntersuchung sorgen für saubere und kontrollierte Abläufe vom Transport der Tiere bis zur Schlachtung. Über alle Vorgänge im Schlachthof wachen die Amtstierärzte und sorgen so für gesprüftes Fleisch.
Die Schlachttieruntersuchung ist die Untersuchung des lebenden Tieres. Die Fleischuntersuchung beginnt nach der Schlachtung. Hier wird sowohl sensorisch als auch labortechnisch untersucht, ob am Fleisch Veränderungen zu finden sind, die seine Genusstauglichkeit einschränken. Die Untersuchung ist erst beendet und das Fleisch wird erst zur Weiterverarbeitung freigegeben, wenn keine Mängel festgestellt wurden und der Amtstierarzt das Fleisch für genusstauglich erklärt.

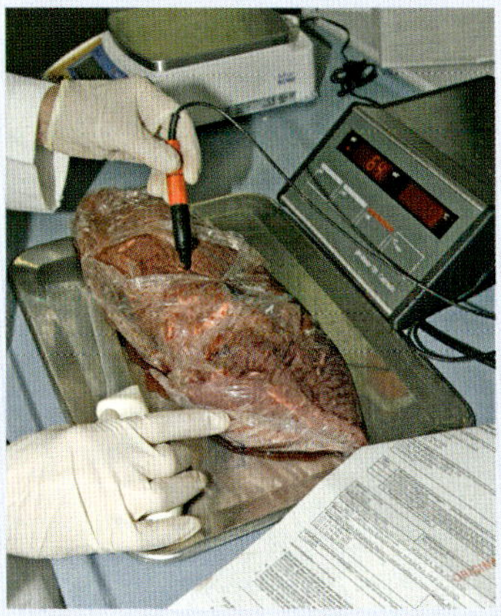

Fleischuntersuchung im Labor

Die Kennzeichnung der Genusstauglichkeit ist mit dem harmonisierten Fleischhygienerecht für alle Schlacht- und Zerlegebetriebe in der Europäischen Union einheitlich geregelt. Wichtigste gesetzliche Grundlage hierfür ist die schon erwähnte Verordnung (EG) Nr. 854/2004 mit besonderen Verfahrensvorschriften für die amtliche Überwachung von zum menschlichen Verzehr bestimmten Erzeugnissen tierischen Ursprungs.
Die Kennzeichnung erfolgt mithilfe des sogenannten Genusstauglichkeitskennzeichens, ein ovaler schwarz-weißer Stempel mit einem dreiteiligen Code:

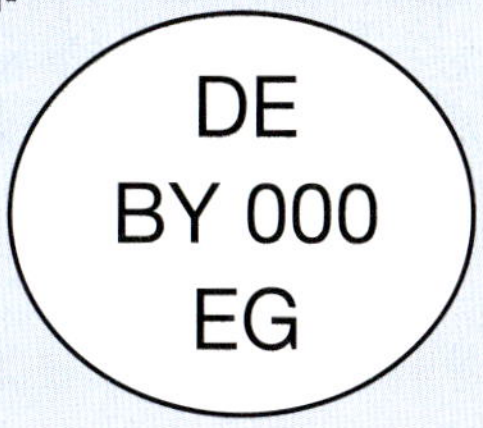

1. Die Abkürzung für das Erzeugerland (DE für Deutschland).
2. Die Zulassungsnummer des Betriebs oder die Veterinärkontrollnummer des Schlachthofs. Sie besteht aus der Abkürzung des Bundeslands (hier BY für Bayern), in dem sich der Betrieb oder Schlachthof befindet, und einer Zahlenfolge.
3. Die landesspezifische Abkürzung für die Europäische Wirtschaftsgemeinschaft, in Deutschland EG.

Dieses Zeichen findet sich in gleicher Form auf allen Lebensmitteln tierischen Ursprungs. Das auf der Verpackung dieser Produkte aufzubringende Zeichen ist das Identifikationskennzeichen. Das Genusstauglichkeitskennzeichen wird direkt auf dem geschlachteten Tier aufgebracht.

Das Deutsche Lebensmittelbuch

Im deutschen Lebensmittelbuch werden in den Leitsätzen für Fleisch und Fleischerzeugnisse das klassische Fleisch- und Wurstwarensortiment beschrieben und Mindestanforderungen an die Erzeugnisse festgelegt. Diese umfassen das Ausgangsmaterial, besondere Merkmale und analytische Qualitätsparameter sowie Richtwerte der jeweiligen Produkte. Die **Verordnung über Fleisch und Fleischerzeugnisse** legt zusätzlich fest, welche Zutaten für Fleisch- und Wurstwaren erlaubt sind.

Grundsätze des HACCP (Leitlinien für eine gute Hygienepraxis)

Zum 01. Januar 2006 trat in der EU eine neue, in allen Mitgliedsstaaten geltende Verordnung über Lebensmittelhygiene in Kraft (EG Nr. 852/2004). Sie schreibt Maßnahmen der Basishygiene vor und verpflichtet zur Umsetzung des HACCP-Konzepts mit entsprechender Dokumentation in allen Lebensmittel herstellenden und verarbeitenden Betrieben. Die Mitgliedsstaaten erarbeiten zur Umsetzung dieser Verordnung Hygieneleitlinien für die Lebensmittelunternehmen der betreffenden Branchen.
In Deutschland wurde die Ausarbeitung dieser Leitlinien für Lebensmittelbetriebe in Handwerk, Industrie, Handel und Gastronomie dem deutschen Institut für Normung und den jeweiligen Verbänden übertragen. Die für die Gastronomie geltende Leitlinie für eine gute Hygienepraxis hat der Deutsche Hotel- und Gaststättenverband (DEHOGA) erarbeitet.

Die Leitlinie für eine gute Hygienepraxis in der Gastronomie umfasst unter anderem:
- Anforderungen an die Basishygiene in Räumen, Einrichtungen und Geräten,
- Grundsätze und Richtlinien zur Lagerung und Beseitigung von Lebensmittelabfällen,
- Empfehlungen zum Umgang mit besonderen Produktgruppen wie Geflügel, Fleisch und Hackfleisch,
- Hinweise zur Lagerung von Lebensmitteln,
- Anforderungen an die Be- und Verarbeitung von leicht verderblichen Lebensmitteln,
- Maßnahmen für betriebliche Eigenkontrollkonzepte.

Die Leitlinie und eine Sammlung von Mustervordrucken und Gesetzestexten ist z. B. über DEHOGA Bonn kostenpflichtig zu beziehen.
Neben den genannten rechtlichen Vorschriften regelt eine weitere Vielzahl von Gesetzen und Verordnungen die Erzeugung, Verarbeitung und den Umgang mit dem Lebensmittel Fleisch.
Dazu gehören u. a.: Tierschutzgesetz, Rindfleischetikettierungsverordnung, Fleischgesetz, Tierische Lebensmittelhygiene-Verordnung, Verordnung über gesetzliche Handelsklassen für Rindfleisch, Verordnung über gesetzliche Handelsklassen für Schweinehälften, Verordnung über Vermarktungsnormen für Geflügelfleisch.

Preisregelung

Durch Erhebung von Mengen und gezahlten Preisen für die verschiedenen Qualitätsstufen von Fleisch erfolgt regelmäßig eine amtliche Preisfeststellung. Diese dient der Markttransparenz und erleichtert die Preisfindung zwischen den Marktbeteiligten. Die ermittelten Preise werden von Fachverbänden und Medien veröffentlicht.

Rindfleisch

Das Fleisch kann von Bulle, Kuh, Kalb, Ochse (Mastochse) stammen.

Handelsklassen

Die Kategorien

Zur Gliederung nach Geschlecht und Alter sind folgende Kategorien vorgesehen:

- KA: Kalbfleisch von jungen Tieren
- JR: Jungrindfleisch von nicht ausgewachsenen männlichen oder weiblichen Tieren
- A: Jungbullenfleisch von männlichen, nicht kastrierten Tieren von weniger als zwei Jahren und einem Lebendgewicht von mehr als 300 kg
- B: Bullenfleisch von männlichen, nicht kastrierten Tieren ab zwei Jahren
- C: Ochsenfleisch von ausgewachsenen männlichen kastrierten Tieren
- D: Kuhfleisch von ausgewachsenen weiblichen Tieren, die bereits gekalbt haben
- E: Färsenfleisch von ausgewachsenen weiblichen Tieren, die noch kein Kalb geboren haben

Die Fleischigkeitsklassen

Die Fleischigkeit wird nach dem EUROP-System in Klassen eingeteilt, für die es eine genaue Beschreibung des Erscheinungsbildes gibt. Folgende Klassen sind definiert:

- E: vorzügliche Fleischigkeit
- U: sehr gute Fleischigkeit
- R: gute Fleischigkeit
- O: mittlere Fleischigkeit
- P: geringe Fleischigkeit

Die Fettgewebeklassen

Auch die Ausprägung des Fettgewebes wird in Klassen eingeteilt, für die es ebenfalls eine genaue Beschreibung des Erscheinungsbildes gibt. Folgende Klassen sind definiert:

- 1: sehr geringe Dicke der Fettabdeckung
- 2: geringe Dicke der Fettabdeckung
- 3: mittlere Dicke der Fettabdeckung
- 4: starke Dicke der Fettabdeckung
- 5: sehr starke Dicke der Fettabdeckung

QS-Prüfsystem

Die verschiedenen gesetzlichen Regelungen auf EU- und nationaler Ebene sollen die Qualität von Fleisch und Fleischerzeugnissen sichern. Das Rindfleischetikettierungssystem macht darüber hinaus die Rückverfolgbarkeit von Rindfleisch möglich. Die verpflichtende Herkunftskennzeichnung beschränkt sich bisher allerdings auf unbehandeltes und zerkleinertes Rindfleisch.

Deshalb gibt es verschiedene Qualitätssicherungsprogramme, an denen fleischerzeugende und -verarbeitende Betriebe freiwillig teilnehmen können. Das QS-Prüfsystem (siehe S. 8) ist ein solches anerkanntes Programm, das das Vertrauen der Verbraucher in sensible Produkte wie Rindfleisch festigen soll. Rindfleisch und daraus hergestellte Fleischwaren mit dem QS-Prüfzeichen haben einen durchgängig kontrollierten und dokumentierten Lebenslauf – vom Stall bis zur Ladentheke.

QS – Ihr Prüfsystem
für Lebensmittel

Fleischqualität

Die Qualität des Fleisches, d.h. der Fleisch- und Fettanteil, die Fleischbeschaffenheit und die Verarbeitungseigenschaften des Fleisches, werden von verschiedenen Faktoren beeinflusst. Das sind zum einen die Haltung und Fütterung der Tiere, ihr Geschlecht und Alter sowie die Rasse. Einen großen Einfluss hat die sachgerechte Behandlung des Tieres bzw. die des Fleisches vor und nach dem Schlachten. Darüber hinaus weisen die einzelnen Fleischteilstücke eine unterschiedliche Fleischqualität auf.

Qualitätsmerkmale

- **Die Fleischstruktur**

Hochwertige Fleischstücke sind leicht marmoriert, also mit feinen Fettadern durchzogen und sehnenarm (bindegewebsarm). Sie sind saftig, zart und wohlschmeckend. Auch Fleisch von sehr jungen Tieren hat eine hohe Qualität, ist ebenso sehr zart, da sich das Bindegewebe erst mit zunehmendem Alter verfestigt. Allerdings ist es selten marmoriert und damit ausgesprochen mager. Von mittlerer Qualität spricht man bei Fleischstücken, die grobfaserig, fettreicher und durchwachsen sind.

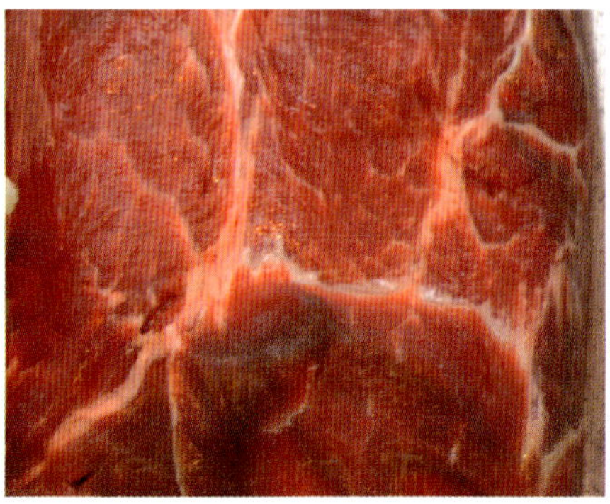

Marmorierung

- **Fleischfarbe**
  An der Fleischfarbe erkennt man das Alter des Tieres, aber auch Fleischmängel wie DCB-Fleisch (s.u.). Das Fleisch von Kälbern ist rosa bis hellrot, Jungbullenfleisch hell- bis mittelrot und das von Färsen und Ochsen bis kräftig rot.

- **Das Safthaltevermögen**
  Das Safthaltevermögen beschreibt die Fähigkeit des Fleisches, beim Garen den Fleischsaft zu halten und saftig zu bleiben. Vor dem Garen kann man dies am trockenen Anschnitt des Fleisches erkennen. Bildet das Fleisch Wasserpfützen bzw. liegt es im eigenen Saft, wird es bei der Zubereitung trocken, zäh und schrumpft. Beeinflusst wird das Safthaltevermögen von der Tierhaltung und der Behandlung des Fleisches nach der Schlachtung.

- **Die Zartheit**

  Die Zartheit beschreibt den Widerstand, den ein Stück Fleisch beim Kauen leistet. Sie wird von der Tierhaltung und dem Alter des Tieres sowie von der Behandlung des Fleisches nach dem Schlachten beeinflusst.

  Sehr wichtig ist eine ausreichende Fleischreifung nach der Schlachtung, man spricht auch vom „Abhängen" des Fleisches. Hierbei läuft im Fleisch ein biochemischer Prozess ab, bei dem Muskeleiweiß abgebaut wird. Das Fleisch wird dadurch locker und zart, Aromen werden gebildet. Je nach Verwendungszweck und Temperatur bei der Reifung beträgt die Reifedauer bei Rindfleisch im Mittel 14 Tage.

Qualitätsmängel

- DCB-Fleisch = „Dark Cutting Beef" (auch als DFD bekannt)
  Dieser Qualitätsmangel entsteht durch Belastungen der Tiere bei unsachgemäßem Transport und Fehlern bei der Schlachtung. Stresshormone und körperliche Belastung führen bei den Tieren zu einem Abbau von Muskeleiweiß, was später die Fleischreifung negativ beeinflusst. Das Fleisch ist ungewöhnlich dunkel (dark), fest (firm), trocken (dry) und leicht klebrig. Außerdem verdirbt dieses Fleisch schneller und hat einen faden Geschmack.

- „Cold Shortening Effect"
  (Kältekontraktion des Muskels)
  Wird nach dem Schlachten zu schnell abgekühlt, verkürzen sich die Muskeln extrem. Dadurch wird das Fleisch zäh, was sich auch durch die Reifung nicht wesentlich verbessern lässt.

- Unterbrechung der Kühlkette
  Als Kühlkette bezeichnet man die durchgängige Einhaltung der vorgeschriebenen Kühltemperatur beim Transport von Frischfleisch vom Hersteller über den Händler bis zum Verbraucher. Sie darf bei Frischfleisch max. 4 °C betragen. Wird sie an irgendeiner Stelle unterbrochen, kann das Fleisch verderben. Dies ist am Geruch erkennbar.

- Gefrierbrand
  Er entsteht durch Temperaturschwankungen und undichte Verpackungen bei gefrorenem Fleisch. Stellen, die der Frischluft ausgesetzt sind, trocknen aus, was sich an weißen bis graubraunen Verfärbungen erkennen lässt. Das Fleisch ist nicht verdorben und gesundheitsschädlich. Jedoch sehen die Stellen sehr unappetitlich aus und können bei der Zubereitung zäh werden.

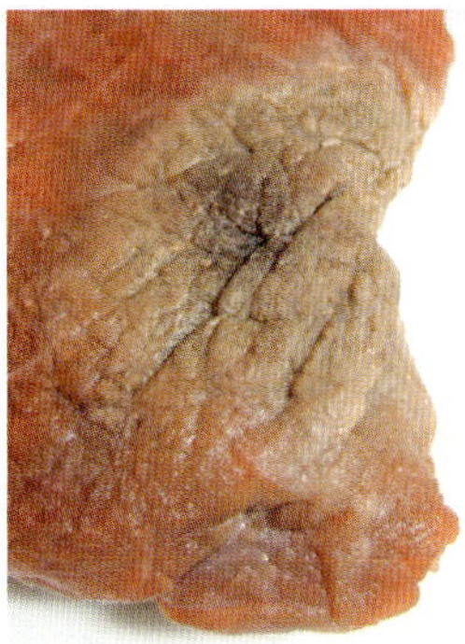

Fleisch mit Gefrierbrand

Verkehrsbezeichnungen des Rindfleischs

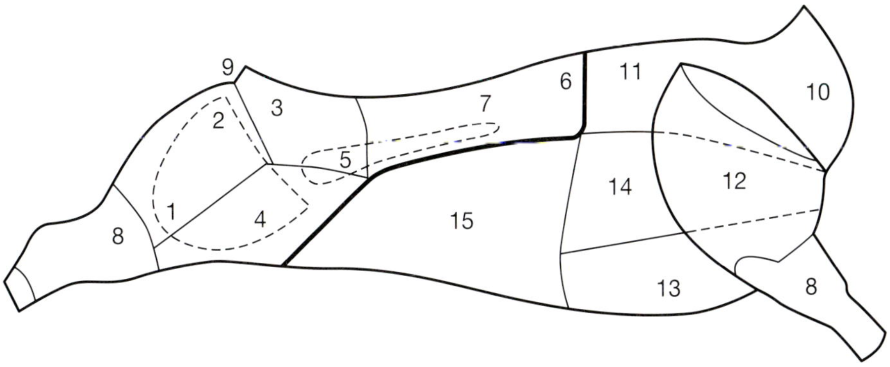

Schlachttierkörperhälften vom Rind werden in Deutschland in Vorder- und Hinterviertel zerlegt. Zum Hinterviertel gehört die Keule mit Hinterhesse (Haxe), das Roastbeef mit Hochrippe und Filet sowie der Schwanz, zum Vorderviertel der Bug mit Vorderhesse (Haxe), Kamm, Spannrippe, Fehlrippe und Brust.

Die Keule

Die Keule ist das fleischreichste Stück. Sie wird vom Knochen befreit in weitere Teile zerlegt:

① Oberschale
Aus dem zarten Fleisch der Oberschale, die sich an der Innenseite der Keule befindet, werden Rouladen geschnitten. Man verwendet dieses Teilstück auch gern für Braten, für mageres Tatar, Beefsteaks und Fonduefleisch.

② Unterschale
Die Unterschale von der Außenseite der Keule erkennt man an ihrer dünnen Fettschicht auf einer Seite. Sie eignet sich am besten zum Schmoren und Braten im Ganzen, der typische Sauerbraten wird aus diesem Teilstück gemacht.
Ein besonderes Kochfleischstück, der Tafelspitz, wird aus der Spitze der in die Hüfte ragenden Unterschale geschnitten, daher auch der Name.

③ Hüfte/Blume
Die Hüfte ist ein fein mamoriertes Bratenstück. Es eignet sich sowohl zum Schmoren und Braten als auch zum Kurzbraten und Grillen. Aus dem breiten Stück der Hüfte werden die qualitativ hochwertigsten Rouladen geschnitten.

④ Kugel/Nuss
Dieses magere, zarte Fleisch wird sowohl als Braten oder Gulasch, aber auch für Steaks und Rouladen verwendet.

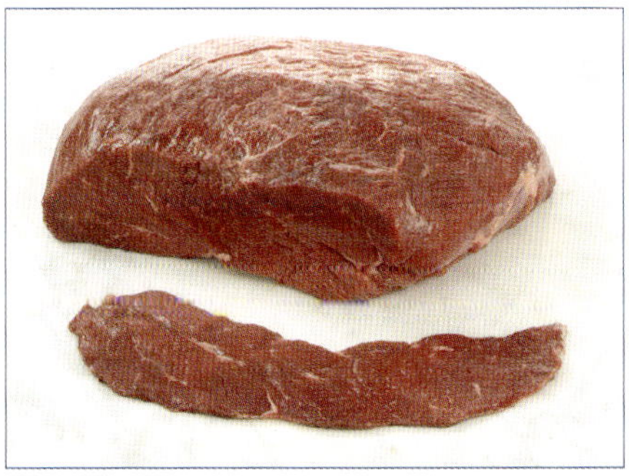

Oberschale

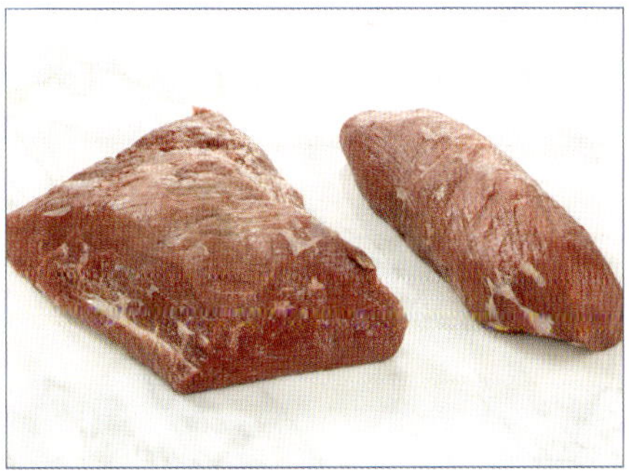

Unterschale

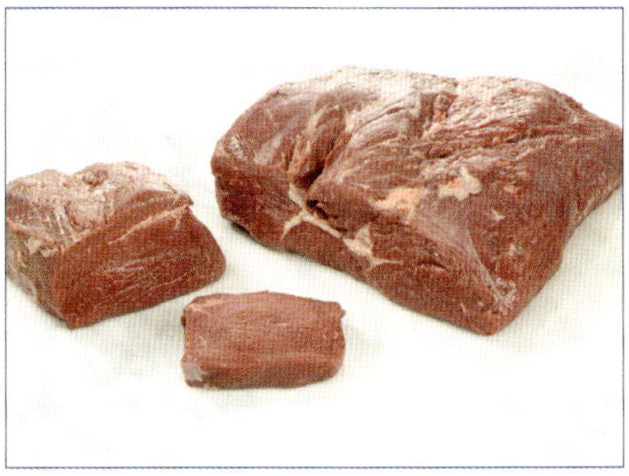

Hüfte

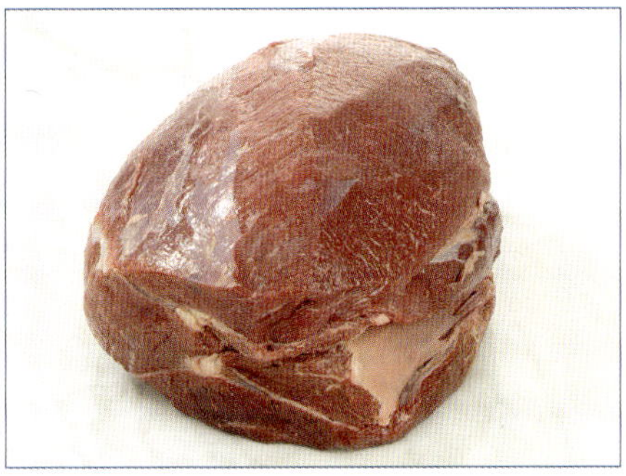

Kugel

Roastbeef

Das Roastbeef wird zur Verwendung in der Küche weiter geteilt in:

⑤ Filet

Das Filet liegt an der Innenseite des Roastbeefs. Es ist das wertvollste und teuerste Stück vom Rind. Seine feine Faserstruktur bestimmt den hohen Genusswert. Es wird im ganzen Stück kurzgebraten oder geschnitten für Spezialitäten wie Beefsteak, Tournedos, Chateaubriand, Medaillons (Filet-Steak) oder Bœuf Stroganoff verwendet

⑥ Hochrippe

Die Hochrippe schließt sich an das eigentliche Roastbeef an und stammt aus dem vorderen Rücken. Ihr Fleisch ist fein marmoriert und saftig. Ausgelöst wird sie für Rostbraten verwendet. Aus der Hochrippe von jungen Tieren wird z. B. das Rib-Eye-Steak geschnitten.

⑦ Roastbeef

Das Roastbeef hat einen mageren Fleischkern. Das umgebende Fleisch ist gut marmoriert. Das saftige und aromatische Fleisch des Roastbeefs eignet sich zum Kurzbraten und Braten.

Für die verschiedenen Steaks aus dem Rinderrücken sind andere Zuschnitte und viele Bezeichnungen gebräuchlich:

- Rumpsteak wiegt etwa 200 g, es wird aus der Hüfte und dem hinteren Teil des Roastbeefs geschnitten und ohne Knochen gebraten. In Deutschland bezeichnet man auch ausgelöstes Roastbeef als Rumpsteak.
- Sirloin-Steaks stammen ebenso aus Hüfte und Roastbeef, wiegen jedoch doppelt so viel wie das Rumpsteak.
- Porterhouse-Steaks und das etwas kleinere T-Bone-Steak aus dem mittleren Teil des Roastbeefs werden im Handel kaum mehr angeboten. Grund ist der Wirbelknochenanteil der anhaftenden Knochen. Wirbelknochen zählen zu den BSE-Risikomaterialien.
- Entrecôte wird auch als Zwischenrippenstück bezeichnet und ist aus dem vorderen Teil des Roastbeefs. Es wird mit und ohne Knochen angeboten.
- Club-Steak ist aus dem Roastbeef geschnitten, das Filet wird abgetrennt, daher ist der Knochen am Rand.

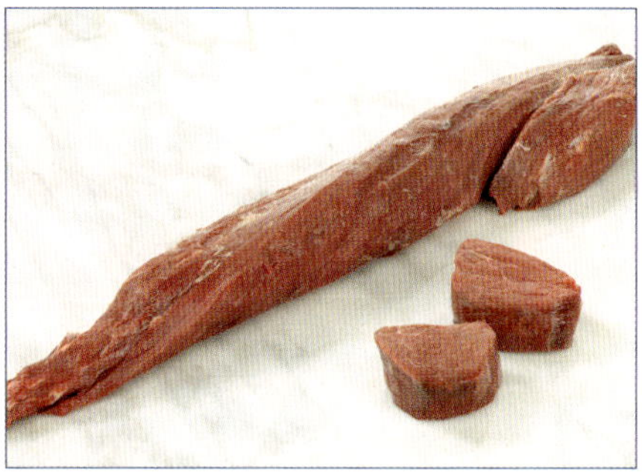

Filet

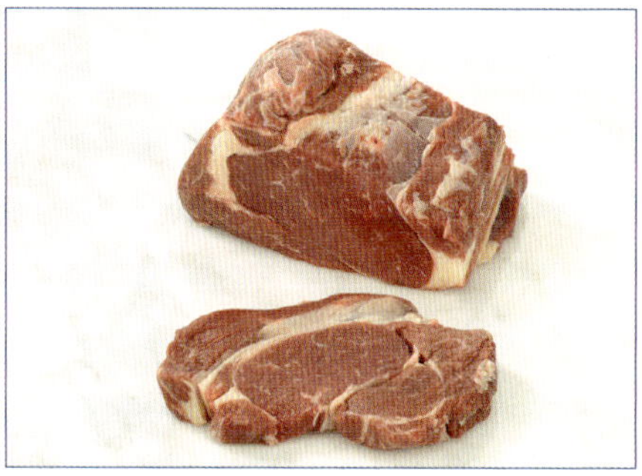

Hochrippe

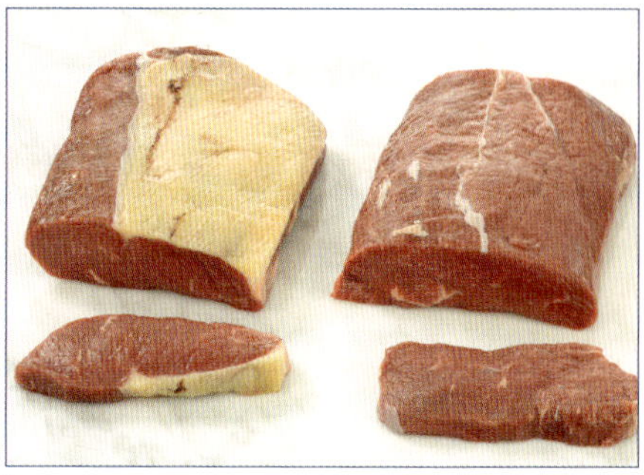

Roastbeef

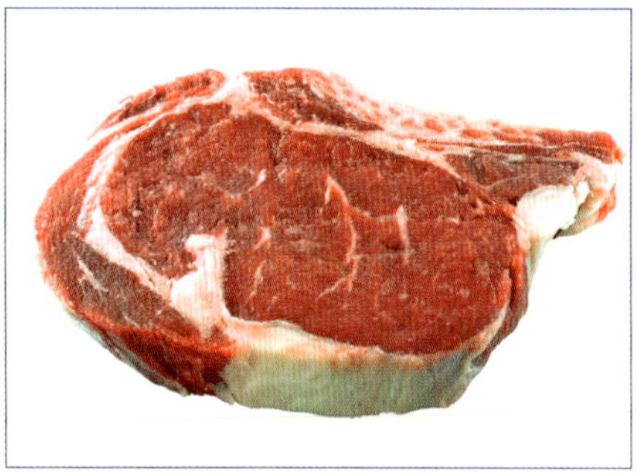

Sirloin-Steak

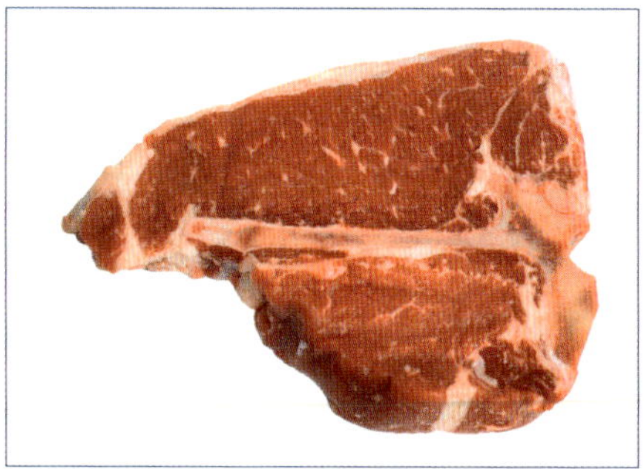

T-Bone-Steak

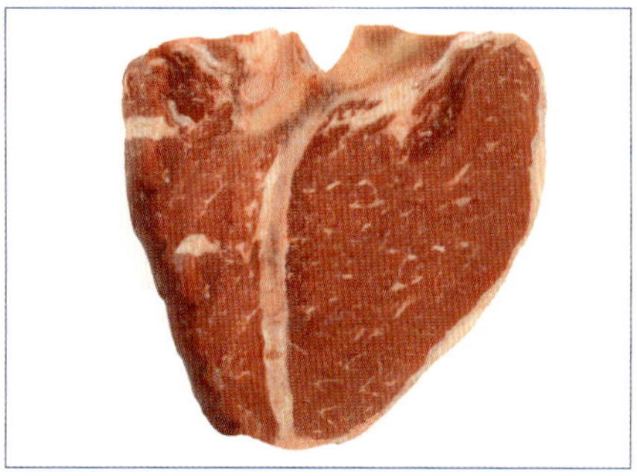

Porterhouse-Steak

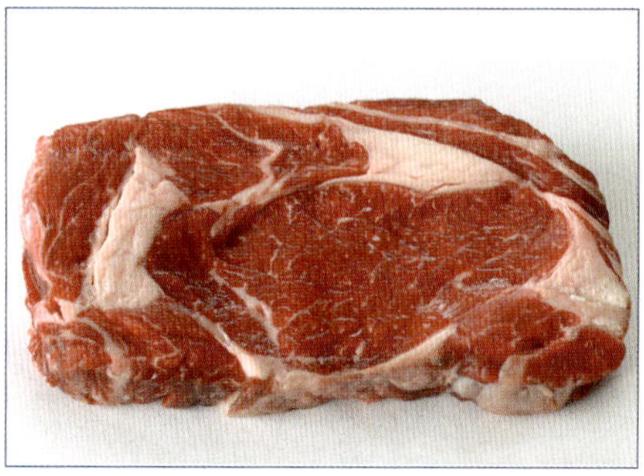

Entrecote

⑧ Vorder- und Hinterhesse

Die Hessen oder auch Haxen sind die Unterschenkelstücke am Vorder- und Hinterviertel, die einen hohen Knochen- und Sehnenanteil aufweisen. Als Beinscheiben und Suppenfleisch verwendet, liefern sie kräftige Soßen und Brühen. Von den Sehnen und Knochen befreit, kann auch Gulasch aus den Hessen geschnitten werden.

⑨ Schwanz

Das Schwanzstück männlicher und weiblicher Rinder wird üblicherweise als Ochsenschwanz bezeichnet. Er wird zu Ragout und als Suppenfleisch verarbeitet. Eine besondere Zubereitungsart ist der gefüllte Ochsenschwanz. Die Fleischpartien der größeren Stücke werden von den Wirbeln gelöst, gefüllt und gerollt.

⑩ Kamm

Der Kamm wird auch als Hals oder Nacken bezeichnet. Es ist ein fleischreiches und stark mit Sehnen durchzogenes Teilstück des Vorderviertels. Es eignet sich ausgelöst und entsehnt zum Braten und Schmoren, wird jedoch überwiegend zur Weiterverarbeitung verwendet.

⑪ Fehlrippe

Dieser Teil der Rückenmuskulatur liegt im Vorderviertel der Schlachthälfte. Er ähnelt in der Zusammensetzung dem Roastbeef,

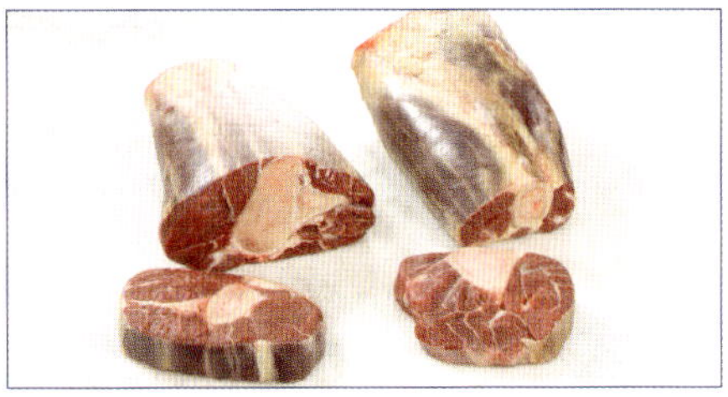

Vorder- und Hinterhesse

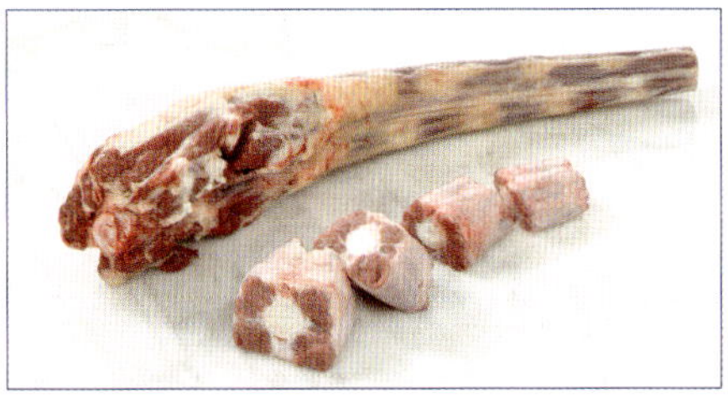

Schwanz

ist jedoch etwas heller. Die Fehlrippe wird vor allem für Sauerbraten verwendet, ausgelöst auch zum Kurzbraten.

⑫ Bug/Schulter

Der Bug, auch Schulter genannt, ist das größte Stück vom Vorderviertel. Es wird in weitere Teilstücke zerlegt:

- Dickes Bugstück
  Es ist das wertvollste, feinfaserige Teilstück vom Bug. Hieraus werden Bratenstücke und Rouladen gewonnen.
- Schaufelstück
  Zum Kochen
- Falsches Filet
  Seinen Namen bekommt es aufgrund der dem Filet ähnlichen Form. Es ist kleiner und sehnenreicher als dieses und wird als Bratenfleisch oder in Scheiben geschnitten für Steaks verwendet.
- Restbug
  Der Restbug wird hauptsächlich zur Verarbeitung zu Hackfleisch und Geschnetzeltem verwendet. Entsehnt liefert es aber auch Gulasch und Rollbraten.

⑬ Brust

Die Brust liefert ein festes, mit Fleischfett überzogenes Fleisch. Es eignet sich hervorragend zum Kochen und wird deshalb für kräftige Eintöpfe genutzt.

⑭ Spannrippe/Querrippe

Die Spannrippe liegt oberhalb der Brust und ist ein Teilstück mit hohem Fettgewebe- und Knochenanteil. Sie eignet sich wie die Brust als Suppenfleisch

⑮ Knochen- und Fleischdünnung

Knochendünnung mit hohem Knochenanteil und Fleischdünnung mit einem hohen Fettgewebsanteil gehören zum Hinterviertel. Beide Teilstücke finden in der Küche meist nur als Koch- bzw. Suppenfleisch Verwendung, überwiegend werden sie als Verarbeitungsfleisch genutzt.

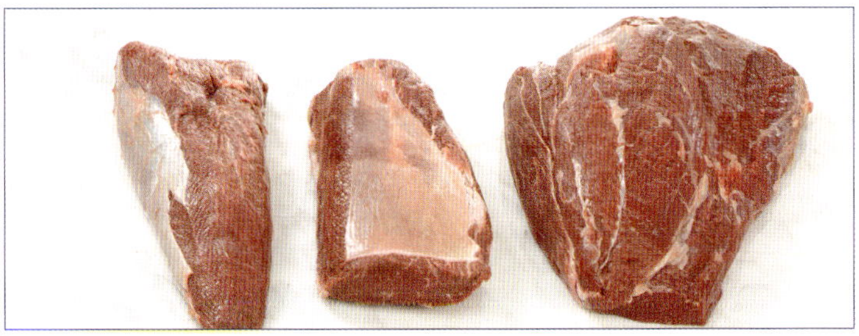

Falsches Filet, Bug, Schaufel

Verbraucherinformation und Küchenpraxis

Vorbereitung des Fleisches zum Kurzbraten und Grillen:

- Fleisch nicht waschen, sondern mit Küchenkrepp abtupfen.
- Fettränder nicht wegschneiden. Sie verfeinern das Aroma des Gerichts.
- Fettränder im Abstand von 3 cm einschneiden, damit sich das Fleisch beim Kurzbraten nicht aufrollt.
- Steaks nicht klopfen (außer Rostbratenfleisch), sondern nur mit der Hand etwas auseinanderdrücken.
- Fleischstücke nach dem Würzen mit Öl beträufeln und mindestens eine Stunde bei Zimmertemperatur stehen lassen. Würzöl – mit Knoblauch, Kräutern und Gewürzen – ist ideal.
- Kurz vor dem Grillen salzen.
- Eingeölte Steaks können maximal zwei Tage im Kühlschrank aufbewahrt werden.
- Steaks werden mit einer Öl-Zitrone-Beize besonders mürb.
- Werden Steaks gebraten, müssen die Pfanne und das Fett sehr heiß sein, damit sich die Poren rasch schließen und der Fleischsaft nicht austritt.
- Fleisch beim Wenden nicht mit der Gabel anstechen, sondern mit der Zange wenden. Der Fleischsaft soll im Steak bleiben.
- Besonders magere Fleischstücke werden sehr saftig, wenn man sie vor dem Kurzbraten mit einem fetten frischen Speck umwickelt, den man mit Küchengarn festbindet (= bardieren).

Verbraucherinformation und Küchenpraxis

Die Steak-Garungsstufen:

- **blau** (bleu, rare): innen roh, nur scharf angebraten.
- **blutig** (saignant, englisch, medium rare): innen rot, Fleischsaft rötlich.
- **halbdurch** (point, halbenglisch, medium): zart rosa, nicht mehr blutig. Die beliebteste Art, Steaks zu genießen.
- **durchgebraten** (bien cuit, well done): darf nicht mehr rosa sein.

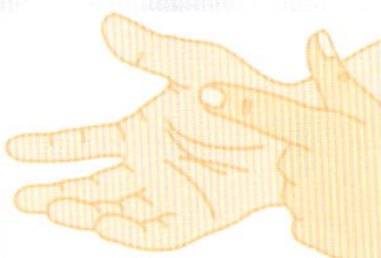
blau

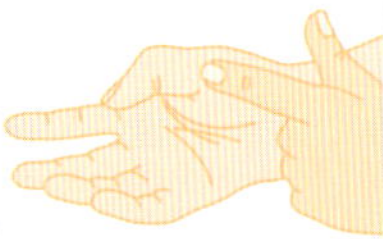
blutig

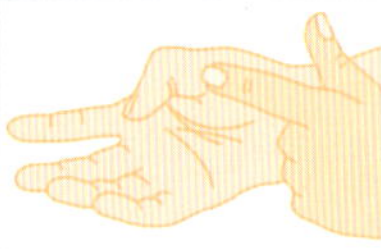

halbdurch

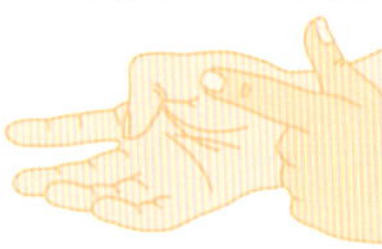

durchgebraten

Drücken Sie mit dem Finger von oben auf das Steak. Gibt das Fleisch nach und fühlt es sich schwammig an, ist es innen noch blutig; regular ist es elastisch (zarter Gegendruck spürbar), so ist es innen gerade richtig rosa.

Um hier einen Vergleich für die diversen Garstufen zu haben, können Sie – wie wir an den Zeichnungen zeigen – Ihren Daumenballen zu Hilfe nehmen. Je nach Daumenhaltung greift er sich ganz unterschiedlich an – eben wie ein Steak von „blau" bis „durchgebraten".

Aufbewahren von Fleisch – insbesondere Rindfleisch

Grundsätzlich ist fettes Fleisch tiefgekühlt weniger lang haltbar als mageres.

Fleischart	maximal empfohlene Lagerdauer in Monaten	Tiefkühl-Eignung
Rindfleisch	8–12	sehr gut
Schweinefleisch mager	6	gut
Schweinefleisch fett	4	mittelmäßig
Kalbfleisch	8	gut
Hackfleisch	3	gut
Geflügel	6	sehr gut
Knochen	6	gut
Lamm mäßig fett	9	gut
Lamm fett	4	mittelmäßig
Fertiggerichte	3	gut

- Vor dem Einfrieren sollte das Fleisch küchenfertig vorbereitet werden.
- Rindfleisch kann bis zu drei Tage im Kühlschrank bei höchstens 4 °C aufbewahrt werden, ohne dass es zu Qualitätseinbußen kommt.
- Werden größere Fleischstücke eingefroren, sollten diese höchstens 2,5 bis 3 kg wiegen.
- Fleisch erst im halbgefrorenen Zustand für Geschnetzeltes oder Gulasch zerkleinern. Es kann einfacher und exakter geschnitten werden.

Auftauregeln für Fleisch

Tiefgekühltes Fleisch am besten im Kühlschrank auftauen – dadurch läuft weniger Saft aus. Dabei soll vermieden werden, dass Fleischsaft auf andere Lebensmittel tropft. Zu schnell aufgetautes Fleisch wird beim Garen trocken und strohig. Keinesfalls im warmen Wasser auftauen.

Kleine Stücke unaufgetaut grillen und dünsten. Auch Kochfleischstücke kommen unaufgetaut in den Kochtopf.

Tiefgefrorene Fleisch-Fertiggerichte werden unaufgetaut langsam erhitzt.

Schweinefleisch

Qualitätsbestimmende Faktoren

Handelsklassenschema für Schweinefleisch

Handelsklasse	Anforderungen (Muskelfleischanteil in %)
E	55 und mehr
U	50 und mehr, jedoch weniger als 55
R	45 und mehr, jedoch weniger als 50
O	40 und mehr, jedoch weniger als 45
P	weniger als 40
M1	Schlachtkörper von vollfleischigen Sauen
M2	Schlachtkörper von anderen Sauen
V	Schlachtkörper von Ebern und Altschneidern

- **Geschlecht**

  Das Geschlecht der Tiere hat nicht diesen Einfluss auf die Qualität wie beim Rindfleisch.

- **Alter**

  Schweinefleisch für den Handel wird ausschließlich von jungen, 7 bis 8 Monate alten Tieren angeboten. Sie werden mit einem Mastendgewicht von 90 bis 120 kg geschlachtet.

  Noch säugende Jungschweine werden als Spanferkel bereits mit 3 bis 6 Wochen frühzeitig geschlachtet. Sie gelangen mit einem Gewicht von 12 bis 20 kg in den Handel. Ihr Fleisch ist sehr zart, hell und mild.

- **Fettanteil**

  Der Fettanteil (Speckdicke) spielt in der Qualitätsbeurteilung heute eine große Rolle. Mageres Fleisch wird qualitativ höher eingeschätzt als fettes Fleisch. Ein gewisser Fettanteil ist jedoch bei vielen Fleischprodukten eine Notwendigkeit, weil sonst die Qualität der Speisen leidet.

- **Tierhaltung**

  Die Fütterung und die artgerechte Haltung spielen eine große Rolle bei der Fleischbeurteilung. So bringt zum Beispiel der Mais als Zusatzfutter einen weichen Speck, hingegen Gerste als Zusatzfutter einen kernigen, festen Speck.

- **Zustand vor der Schlachtung**

  Unnötiger Stress beim Transport und vor der Schlachtung führt zu einer Qualitätsverminderung des Fleisches. Durch eine damit zusammenhängende Fehlregulation des Stoffwechsels sinkt der pH-Wert des Fleisches nach dem Schlachten zu rasch ab. Die Folge ist „PSE-Fleisch" (*pale*: blass, *soft*: weich, *exudativ*: wässrig), mit einem schlechten Safthaltevermögen, geringerer Zartheit und Saftigkeit und wenig Fleischaroma.

- **Frische**

  Die Reifezeit des Schweinefleischs ist im Gegensatz zu anderen Fleischarten kurz, es ist bereits nach 2 bis 3 Tagen genussreif. Es bedarf keiner besonderen Abhängefrist.

Verkehrsbezeichnungen des Schweinefleischs

1 Schinken
2 Kamm/Nacken
3 Kotelett
4 Filet
5 Schulter/Bug
6 Rücken- bzw. Nackenspeck
7 Bauch
8 Dicke Rippe/Brustspitze
9 Vorder-/Hinterbein (Haxen)
10 Backe

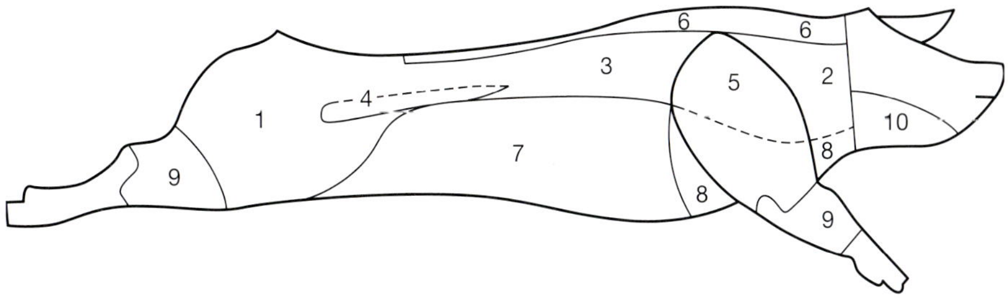

① Schinken

Der Schinken ist das größte und wertvollste Stück vom Schwein. Aus ihm werden die besten Schnitzel geschnitten, wobei deren Saftigkeit und Zartheit vom Teilstück, aus dem sie stammen, abhängig ist. Der Schinken wird nach Auslösen der Knochen in die folgenden Stücke zerlegt:

Oberschale

Die Oberschale ist das klassische Stück für Schnitzel. Das kurzfaserige Muskelfleisch hat einen Fettgehalt von nur 3 %. Man verwendet es auch für magere Braten und Schmorgerichte. Außerdem werden aus ihr Kochschinken und roher Schinken hergestellt.

Unterschale

Auch aus der Unterschale werden Schnitzel geschnitten, aber auch für knusprige Schweinebraten eignet sie sich hervorragend. Im Unterschied zur Oberschale trägt sie auf einer Seite eine Fettauflage, da sie an der Außenseite des Schinkens liegt, ihr Fleisch ist zart marmoriert.

Nuss

Die Nuss, manchmal auch als Maus bezeichnet, ist sehr zart. Sie ergibt ein mageres Schnitzelfleisch, Schmorbraten und ausgezeichnetes Fonduefleisch. Gepökelt und geräuchert wird sie als Nussschinken verkauft.

Hüfte

Das Fleisch aus der Hüfte ist sehr saftig und hat einen relativ geringen Fettgehalt. Es wird für Schweine- und Schinkenbraten, als Gulasch- und Fonduefleisch, für Geschnetzeltes und Schaschlik verwendet. Mit Schwarte und Fettauflage wird es als Schinkenspeck, geräuchert als Schinken angeboten.

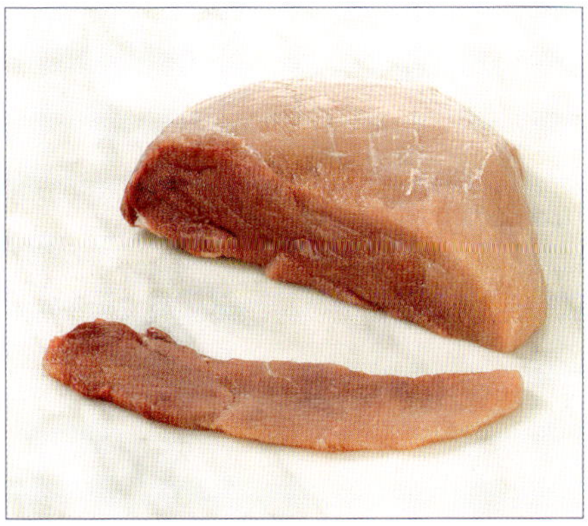
Oberschale

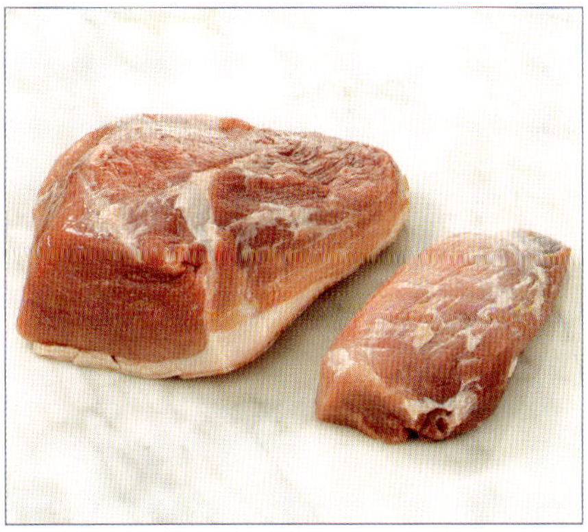
Unterschale

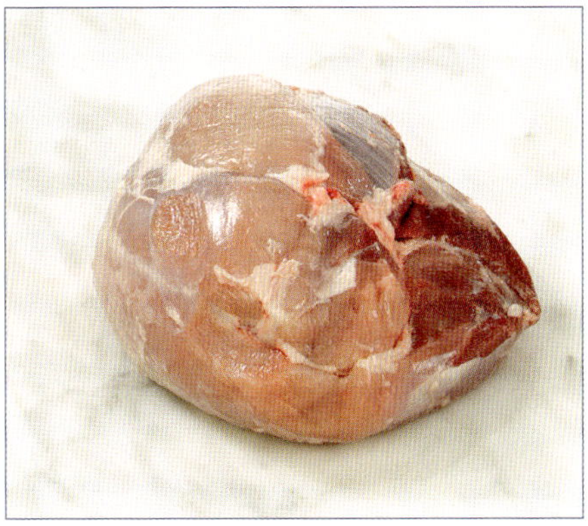
Nuss/Kugel)

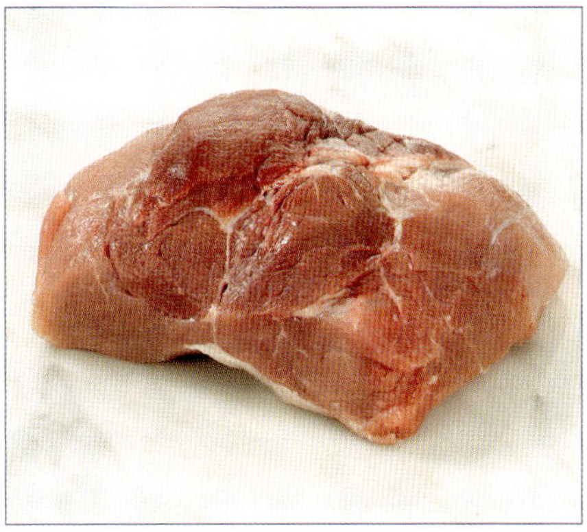
Hüfte

② Kamm/Nacken

Der Kamm oder Nacken ist durchwachsen, saftig und sehr aromatisch. Mit Knochen wird er als Kotelett angeboten oder gepökelt und geräuchert als Kasselerkamm verkauft. Ohne Knochen und im Stück verwendet man ihn als Schmorbraten, Rollbraten oder für Gulasch, aber auch für die typischen Grillsteaks.

③ Kotelett

Aus dem Kotelettstrang werden, befreit vom Rückenspeck, die klassischen Koteletts geschnitten. Aus dem hinteren Teil des Kotelettstrangs werden die sehr mageren Filet- oder die Lendenkoteletts (ohne Filet) geschnitten, aus dem vorderen Teil die Rippenkoteletts. Vom Stielkotelett spricht man, wenn ein Teil der Rippen am Fleischstück verbleibt. Vom Knochen gelöst wird das Fleisch als Braten oder Steak angeboten. Gepökelt und geräuchert ergibt es Kasselerbraten oder Kasselerkoteletts. Ebenfalls aus dem Kotelett stammt der Lachsschinken. Dazu wird das Fleisch vom Knochen gelöst, gepökelt, geräuchert und mit Speck umwickelt.

④ Filet

Das Filet ist das beste Stück vom Schwein und mit einem Fettgehalt von 2 % sehr mager und zart. Man verwendet es zum Kurzbraten, Grillen und Schmoren, für Medaillons, Nüsschen, Geschnetzeltes und Fonduefleisch.

⑤ Schulter/Bug

Die Schulter, auch als Bug, Blatt oder Schaufel bezeichnet, wird mit Knochen, natürlichem Fettbesatz und Schwarte, oder ausgelöst und entschwartet angeboten. Dann ergibt sie den typischen, recht mageren und saftigen Schweinebraten, kann zu Rollbraten oder Gulasch verwendet werden. Gekocht und gepökelt finden wir sie als Vorderschinken im Handel.

Kamm

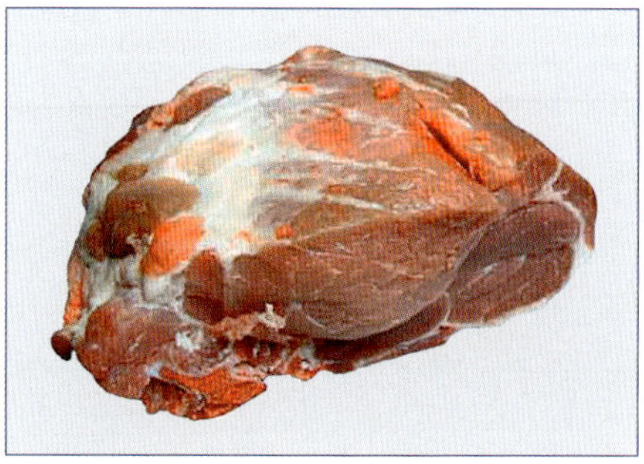

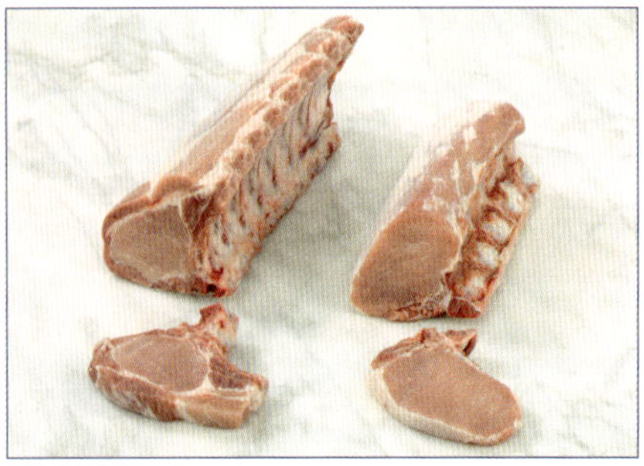

Kotelett

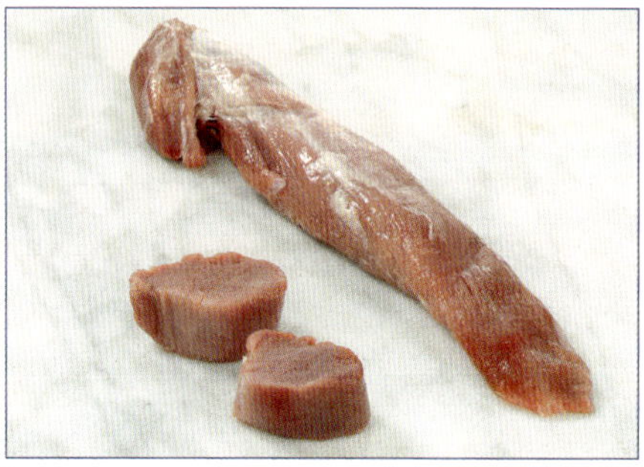

Filet

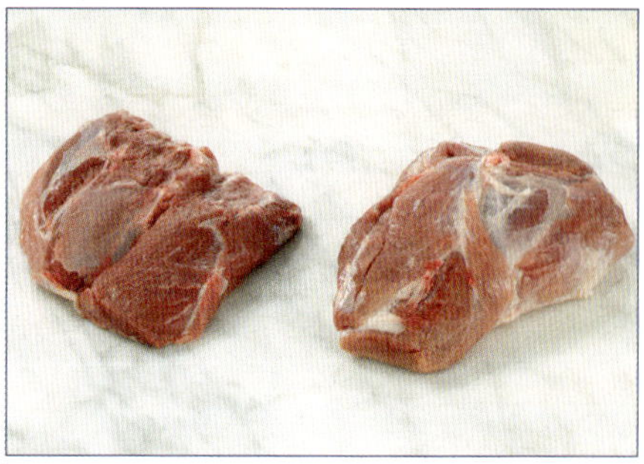

Schulter

⑥ Rücken- bzw. Nackenspeck

Der Speck vom Rücken wird als Geschmacksträger und zum Feuchthalten von sehr magerem Fleisch wie Wild und Kaninchen zum Spicken und Bardieren verwendet. Geräuchert und gepökelt gehört er zu deftigen Suppen und Eintöpfen und als Umhüllung hält er Pasteten in Form. Der Rückenspeck wird außerdem für die Wurstherstellung, vor allem der Salami, verwendet.

⑦ Bauch

Der Bauch hat einen relativ hohen Fett- und Knochenanteil und wird daher meist zum Kochen verwendet. Aus ihm stammen auch die sogenannten falschen Koteletts. Meist jedoch werden Schweinebäuche zu Speck und Wurstwaren verarbeitet, der klassische Frühstücksspeck stammt aus diesem Teilstück.

⑧ Dicke Rippe/Brustspitze

Aus der dicken Rippe gewinnt man Koch-, Braten- und Schmorfleisch. Das fleischige, nicht sehr fette Stück wird mit oder ohne Rippenknochen und Schwarte angeboten. Am beliebtesten sind die nicht nur zur Grillsaison angebotenen Rippchen.

⑨ Vorder-/Hinterbein (Haxen)

Die als Eisbein bekannten Teilstücke der vorderen und hinteren Schlachthälfte haben einen hohen Knochen- und Sehnenanteil und eignen sich deshalb am besten zum Kochen. Das hintere Eisbein ist kräftiger und fleischiger als das vordere Eisbein. Frisch oder gepökelt wird es klassisch mit Sauerkraut serviert, aber ebenso gebraten, geschmort oder gegrillt.

⑩ Backe

Das Fleisch der Schweinebacke ist unter der Fettschicht mager, saftig und zart. Es findet für Sülzen und als Suppenfleisch Verwendung. Die Schweinebacke wird jedoch auch gebraten, mild gepökelt oder geräuchert und gesalzen, kalt aufgeschnitten verzehrt.

Dicke Rippe

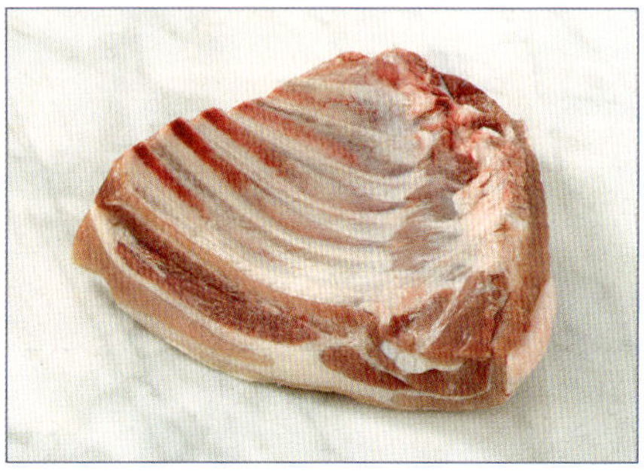

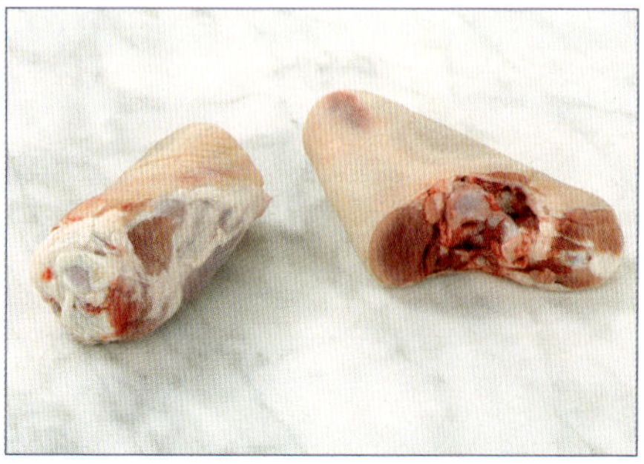

Vorder- und Hinterhaxe

Kalbfleisch

Qualitätsbestimmende Faktoren

- Frische
  Frisches Kalbfleisch muss an der Schnittfläche feucht sein. Flüssigkeit darf aber nicht austreten. Das Fleisch ist fest, mit einem Fettrand umrandet und saftig.
- Farbe
  Das Fleisch soll rosa sein.
- Fettanteil
  Koteletts von jungen gemästeten Kälbern sind relativ fettarm.
- Größe der Teilstücke
  An der Größe der Teilstücke erkennt man, ob es sich um ein gemästetes oder ungemästetes Kalb handelt. Koteletts von Mastkälbern sind größer als die vom Schwein, die von ungemästeten sind meist kleiner.

Verkehrsbezeichnungen des Kalbfleisches

1 Keule
2 Rücken
3 Filet
4 Hals/Nacken
5 Schulter/Bug
6 Brust
7 Dünnung
8 Vorder- bzw. Hinterhaxe

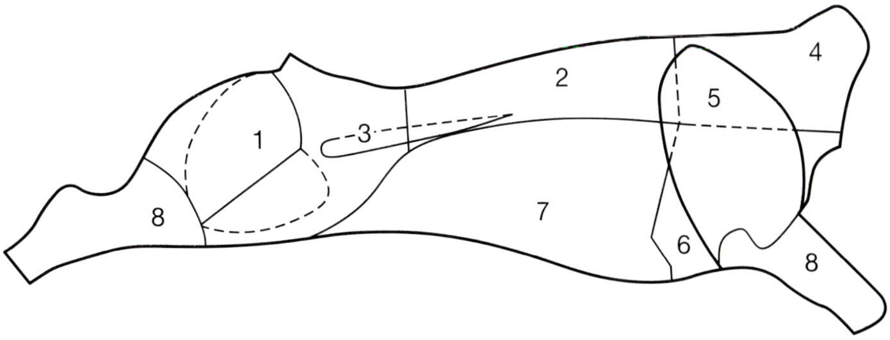

① Keule

Wie beim Rind ist die Keule das größte und wertvollste Stück und wird nach Auslösen der Knochen in folgende Teile zerlegt:

- Oberschale
  Die Oberschale hat ein sehr mageres, zartes Fleisch. Aus ihr werden Rouladen und die Schnitzel geschnitten, die original als „Wiener Schnitzel" angeboten werden dürfen.
- Unterschale
  Die Unterschale ergibt ein etwas weniger zartes Stück, das unter dem Fachbegriff Frikandeau bekannt ist und als Schmorbraten und Rouladenfleisch verwendet wird. Das zweite Teilstück, die sogenannte Frikandeaurolle, ist ein sehr zartes Stück, das als Schnitzel, Steak und Geschnetzeltes kurzgebraten werden sollte.
- Hüfte
  Auch das Fleisch aus der Hüfte wird für Rouladen und Geschnetzeltes verwendet. Außerdem ist die Kalbshüfte ein gutes Stück für die Zubereitung von Braten.
- Kugel (Nuss)
  Die Kalbsnuss ergibt Gulasch, Geschnetzeltes und vorzügliche Braten. Sie ist sehr mager, deshalb sollte man einen Kalbsbraten mit Speckscheiben belegen oder während des Bratens mit Butter bestreichen, damit er schön saftig wird.

② Rücken

Der Kalbsrücken liefert ein sehr zartes Stück Fleisch. Mit Knochen werden aus ihm Kalbskoteletts geschnitten. Ausgelöst ergibt das Fleisch einen hervorragenden Kalbsbraten. Als Rollbraten mit Niere und Filet wird die Spezialität Kalbsnierenbraten hergerichtet. In dünne Scheiben geschnitten wird das ausgelöste Fleisch als Schnitzel angeboten, dickere Scheiben sind die Kalbsrückensteaks.

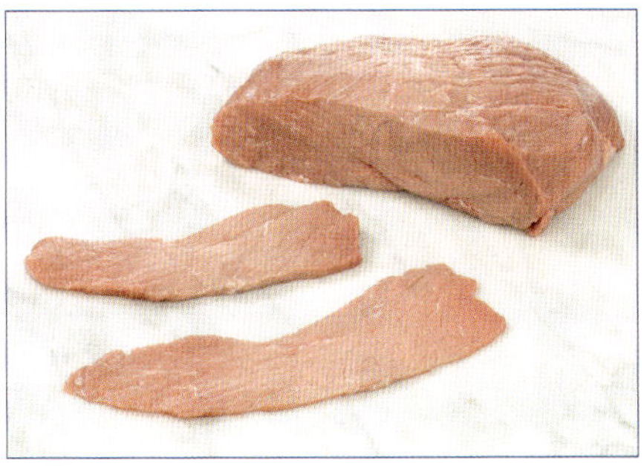

Oberschale

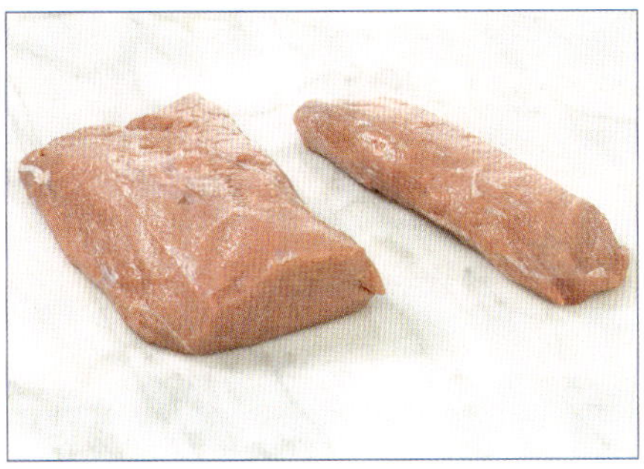

Unterschale

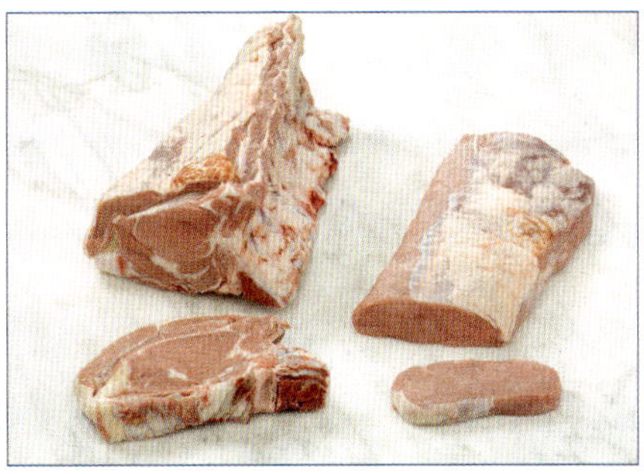

Rücken/Lummerbraten

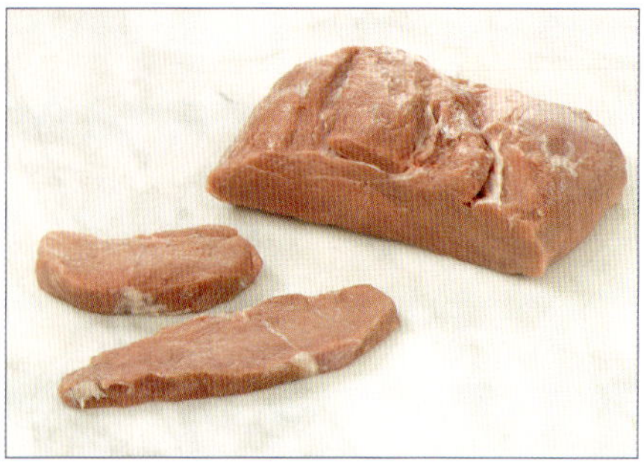

Hüfte

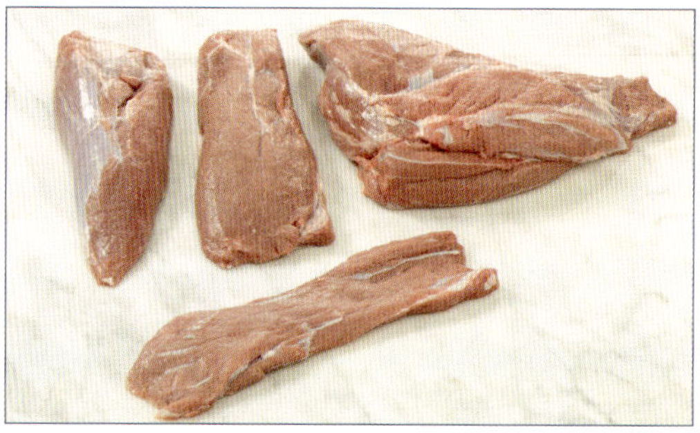

Falsches Filet, Schaufel, Bug, Schnitzel

③ Filet

Das Kalbsfilet, auch als Lungenbraten bekannt, ist sehr mager und feinfaserig und eines der teuersten Fleischstücke überhaupt. Es eignet sich zum Braten am Stück oder in Scheiben gebraten als Medaillons und Nüsschen. Man sollte es leicht rosa zubereiten, damit es saftig bleibt.

④ Hals/Nacken

Der Nacken liefert ein gut marmoriertes Fleisch, aus dem saftige Braten zubereitet werden können. Es eignet sich aber genauso gut für Gulasch und Ragout. Aus dem unausgebeinten Kalbsnacken werden auch Koteletts geschnitten.

⑤ Schulter/Bug

Die Schulter oder auch der Bug besteht aus vier Teilen:
Das dicke Bugstück liefert ein relativ sehnenarmes Fleisch, das sich für geschmorte Kalbsbraten eignet.
Das falsche Filet ist ebenfalls mit relativ wenigen Sehnen durchzogen und wird für Kalbsrollbraten verwendet sowie zusammen mit dem Schaufelstück und dem Schaufeldeckel, die sehnenreicher sind, für Ragout, Gulasch und Frikassee.

⑥ Brust

Das Brustfleisch wird meist als Ragout oder Gulasch zugeschnitten angeboten. Man kann aus der Brust jedoch auch Kurzbratenstücke gewinnen. Eine Spezialität sind Kalbs-Trendons, dünne Fleischscheiben, die um einen losen Rippenbogen gelegt und mit Bindfaden zusammengehalten werden.

⑦ Dünnung

Die Kalbsdünnung wird auch als Flanke bezeichnet und hat einen relativ hohen Bindegewebsanteil. Aus ihr können Ragouts, Gulasch und Rollbraten zubereitet werden, meist wird sie jedoch zu Wurst weiterverarbeitet.

⑧ Vorder- bzw. Hinterhaxe

Die Vorder- und Hinterhaxen vom Kalb liefern ein kräftiges, mageres Muskelfleisch, wobei das der Hinterhaxe etwas zarter ist. Haxen werden im Ganzen oder als Scheiben angeboten. Sie eignen sich zum Schmoren, Braten und Grillen.

Filet

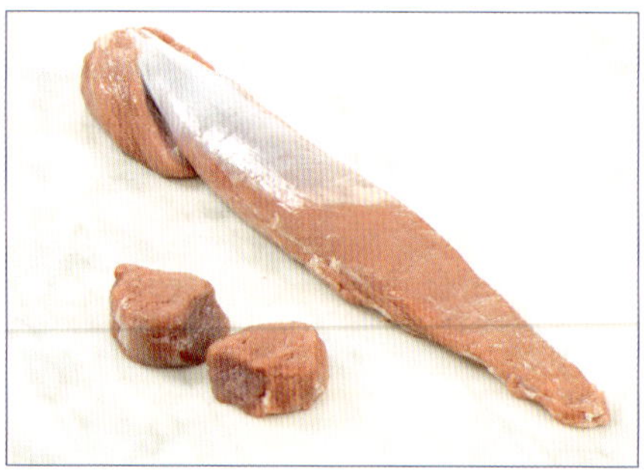

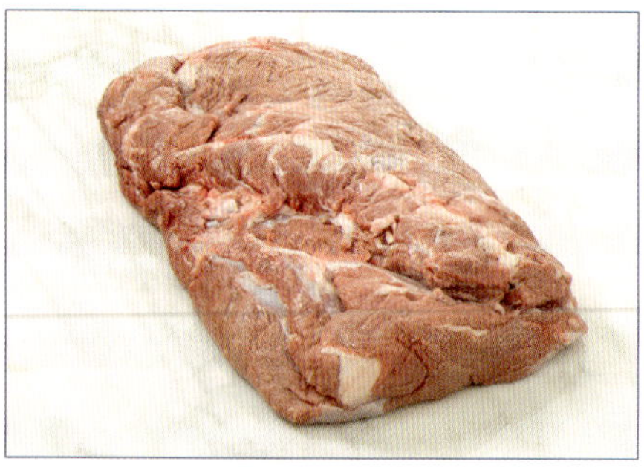

Nacken

Brust

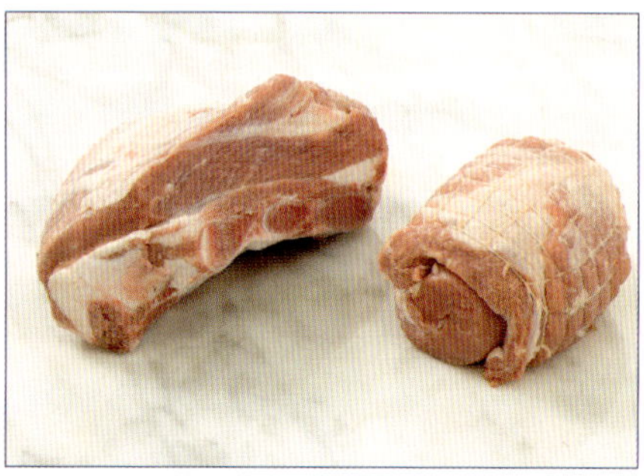

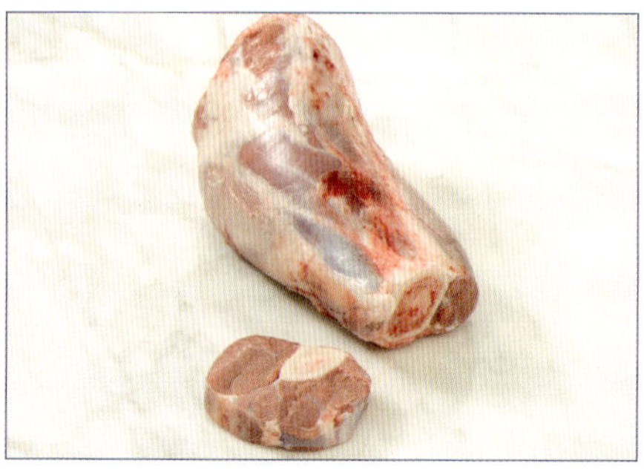

Haxe

Lammfleisch

Lammfleisch ist sehr würzig und aromatisch, rot bis dunkelrot. Frisches Lammfleisch soll fest und hellrot sein, der angewachsene Fettrand soll weißlich-gelb und kernig sein.

Man unterscheidet

- Milchlammfleisch

  Es stammt von Lämmern, die bis zur Schlachtung gesäugt wurden (keine Grünfütterung).

- Lammfleisch

  Dieses wird in Deutschland am häufigsten angeboten; es stammt von Lämmern, die im Alter zwischen 4 und 6 Monaten geschlachtet werden. Lämmer dürfen nicht älter als 12 Monate sein.

- Schaffleisch

  Es stammt von weiblichen und männlichen, kastrierten Tieren, die älter als zwei Jahre sind.

Verkehrsbezeichnungen des Lammfleischs

1 Keule
2 Rücken
3 Filet
4 Hals/Nacken
5 Schulter/Bug
6 Brust
7 Dünnung
8 Voder- und Hinterhaxe

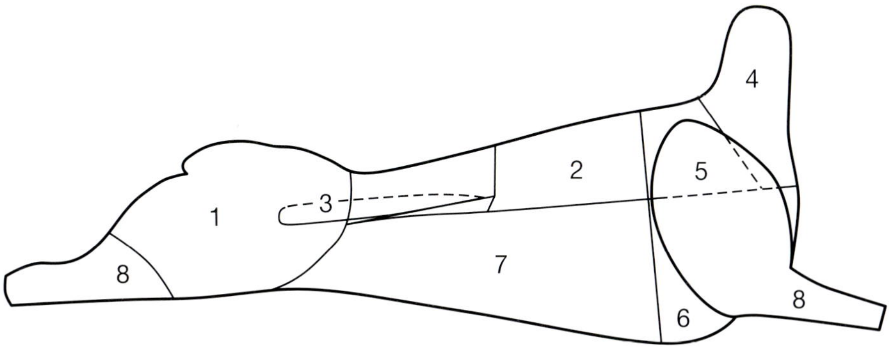

① Keule

Die Keule wird im Ganzen oder ausgelöst angeboten. In Teilstücke zerlegt ergibt sie genauso wie bei Rind, Kalb und Schweineschinken die Oberschale, Unterschale, Nuss und die Hüfte. Das ausgesprochen mürbe Fleisch der Keule mit seinem arteigenen Geschmack eignet sich zum Braten und in Scheiben geschnitten für Lammsteaks zum Kurzbraten und Grillen. Gewürfelt wird das ausgelöste Fleisch der Keule für Lammspieße und Fondues verwendet.

② Rücken

Aus dem Rücken werden die typischen kleinen Lammkoteletts geschnitten, ausgelöst werden sie als Lammchops verkauft. Das vom Knochen gelöste Rückenfleisch wird mit Filet als Lammrollbraten angeboten.

③ Filet

Das Filet ist das zarteste Fleischstück vom Lamm. Da das Lammfilet sehr klein ist, wird es meist am Lammkotelett belassen. In der kalten Küche werden die Filets als Füllungen von Pastetchen und Terrinen verwendet.

④ Hals/Nacken

Das Fleisch vom Nacken ist kräftig marmoriert und hat einen relativ hohen Fettgehalt. Es eignet sich besonders für herzhafte Gulasch, Ragouts und deftige Eintöpfe. Entsehnt wird es auch als Lammrollbraten geschmort.

⑤ Schulter/Bug

Wird der äußere Fettbesatz abgetrennt, kann man die Schulter mit oder ohne Knochen für Braten und für Eintöpfe verwenden. In Würfel geschnitten wird das Fleisch als Gulasch oder Ragout zubereitet.

⑥ Brust

Dieses Teilstück hat einen hohen Knochen- und Fettanteil, deshalb wird es gern als Suppenfleisch, z. B. für den klassischen Irish Stew, verwendet. Von den Fettpartien befreit kann es jedoch auch als Rollbraten zubereitet werden. Die Rippchen von jungen Tieren werden gegrillt und gebraten genutzt.

Küchenpraxis

- „Lammfleisch hat einen sehr arteigenen und kräftigen Geschmack."

  Entkräften Sie den Einwand fachgerecht: „Sie haben recht, Lammfleisch ist sehr würzig!

  Es gibt sehr viele Variationen der Zubereitung, die den würzigen und aromatischen Geschmack abschwächen. Zum Beispiel durch die Zubereitung in Kohlblättern oder in Blätterteig oder zum Beizen in Buttermilch oder Wein, durch Spicken mit Knoblauch und die Zubereitung mit Wurzelwerk."
- Wie viel Lammfleisch soll man zum Kochen kaufen? Pro Portion rechnet man 150 g Lammfleisch ohne Knochen.
- Beim Braten oder Dünsten soll der Fettrand nicht entfernt werden, denn er ist für den würzigen Geschmack verantwortlich. Beim Essen selbst kann man den Fettrand wegschneiden.
- Lammfleich soll möglichst heiß serviert werden, sonst schmeckt es talgig.

⑦ Dünnung

Die Lammdünnung hat einen recht hohen Bindegewebs- und Fettanteil und benötigt deshalb eine längere Garzeit. Sie wird zu Rollbraten, Gulasch und Ragout verarbeitet.

⑧ Vorder- und Hinterhaxe

Die Lammhaxe hat einen hohen Bindegewebsanteil, ist aber sehr mager. Gebraten oder geschmort reicht sie im Ganzen zubereitet gut für eine Person. Außerdem wird dieses Stück des Lamms gern für kräftige Fonds und Soßen verwendet.

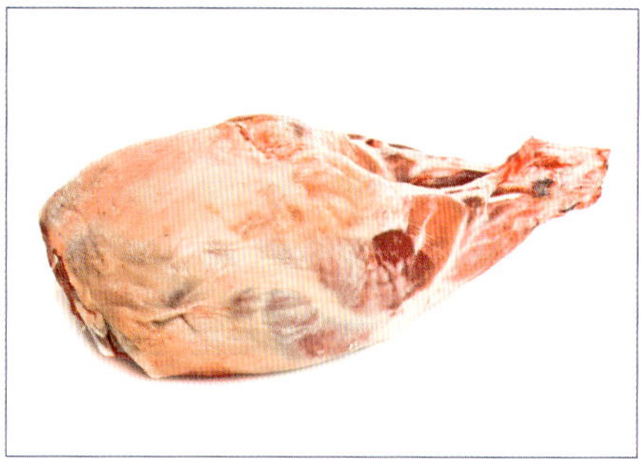

Lammkeule

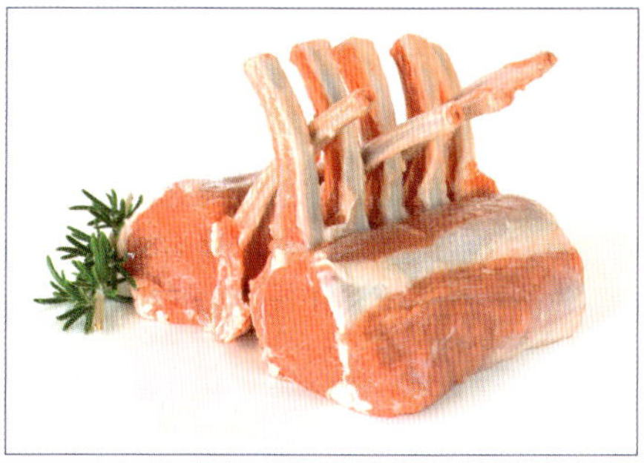

Lammkoteletts (Karree)

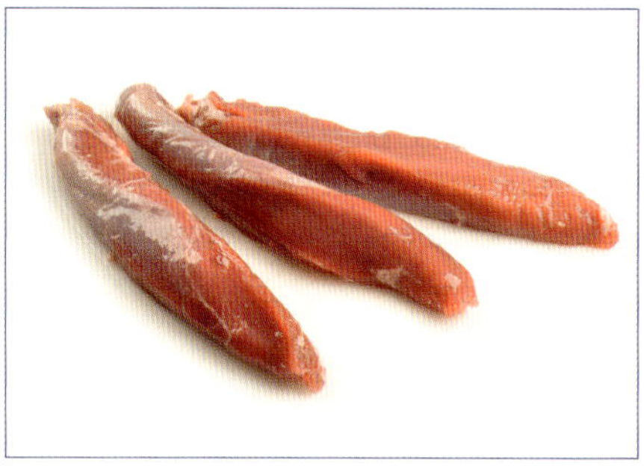

Lammfilets

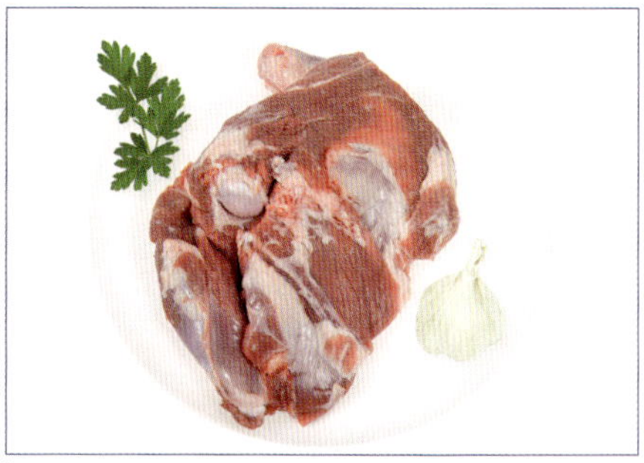

Lammschulter

Innereien

Zu den Innereien, die für den menschlichen Genuss geeignet und im Handel erhältlich sind, zählen: Leber, Zunge, Lunge, Hirn, Herz, Kalbsbries, Nieren, Milz, Kutteln, Schweinsnetz, Euter.

Innereien sind mineralstoff-, vitamin-, eiweißreich und außerdem preisgünstig. Je frischer die Innereien sind, desto qualitativ wertvoller sind sie.

- **Leber**
  - Kalbsleber:
    Von der Farbe her heller als Rinds- und Schweinsleber. Sie ist zart und weich, hat einen milden Geschmack und ist teurer als andere Leberarten.
  - Schweineleber:
    Schweineleber ist an der strukturierten Oberfläche und an der körnigen, fein porösen Schnittfläche erkennbar. Ihre Qualität hängt von der Mürbheit ab.
  - Rindsleber:
    Die Leber von jungen Rindern ist größer als Kalbsleber und hat braunrötliche Farbe. Zum Backen und Rösten eigentlich nicht mehr geeignet. Rindsleber dient zusammen mit Milz zur Herstellung von Leberknödeln. Zarte, junge Rindsleber eignet sich aber auch zum Rösten. Sie verliert ihren leicht bitteren Geschmack, wenn man sie vor der Zubereitung in gewässerte Milch einlegt. Leber (von Kalb, Schwein, Rind) soll immer erst nach dem Braten gesalzen und gewürzt werden. Dadurch bleibt sie weich.

- **Zunge**
  - Rindszunge:
    Sie darf nur von jungen Tieren stammen.
    Sie wird meist gepökelt und oft auch geräuchert angeboten.
  - Kalbszunge:
    Kalbszunge wird wie Schweinszunge oft „grün" – das heißt „roh" – verkauft oder sie wird geräuchert angeboten.
  - Schweinszunge:
    Sie kann mit oder ohne Wurzelwerk und Meerrettich gekocht werden.

  Zungen können auch kleingeschnitten mit diversen Gemüsen im gekochten Zustand serviert werden. Vielfach werden sie zu Brotaufstrichen (Zungenaufstrich, Zungenpastete) verarbeitet.

- **Lunge**
  In Deutschland kommt Lunge fast ausschließlich vom Kalb in den Handel. Hier wird sie vor allem in der Regionalküche als Beuscherl (Lunge sauer) verwendet. Da die Lunge eine schwammige Konsistenz hat, wird sie vor der Weiterverarbeitung erst gewässert und dann gekocht.

- **Hirn**
  Rinds-, Schweins- oder Kalbshirn unterscheiden sich hauptsächlich in der Größe. Hirn ist besonders empfindlich und daher nur kurz haltbar. Wegen der lockeren Konsistenz ist Hirn leicht verdaulich. Hirn muss in lauwarmem Wasser von den kleinen Adern und den noch anhaftenden Häutchen befreit werden.
  Rindshirn ist in Deutschland seit 2000 wegen der Gefahr von BSE-Infektionen bei der Lebensmittelherstellung verboten und muss nach dem Schlachten direkt entsorgt werden.

- **Herz**
  Das Herz – egal von welchem Tier – ist in der Faserstruktur zartem Fleisch ähnlich. Das Rindsherz kann durch Spicken einen besonders guten Geschmack bekommen. Das Kalbsherz wird in Scheiben geschnitten zum Kurzbraten verwendet.

Kalbsbries

Beim Kalbsbries handelt es sich um die Wachstumsdrüse des Tieres. Sie bildet sich später zurück. Kalbsbries ist äußerlich dem Hirn ähnlich, es ist fester, aber ebenso weiß.

Kalbsbries wird wie Hirn verarbeitet: kurz überbrüht, in Scheiben geschnitten und gebacken.

Nieren

Nieren werden von Schwein, Kalb und Rind angeboten. Sie sollten sorgfältig gewässert werden, damit der Harngeschmack verschwindet. Die Schweineniere muss außerdem von den Harnwegen und den zähen weißen Häuten befreit werden. Von den Schweinenieren werden die typischen sauren Nieren in der Küche hergestellt. Die Kalbsnieren werden im Handel meist im fertigen Kalbsnierenbraten angeboten.

Milz

Die Milz von Kalb, Rind und Schwein wird geschabt für Suppeneinlagen (Milzschnitten) verwendet.

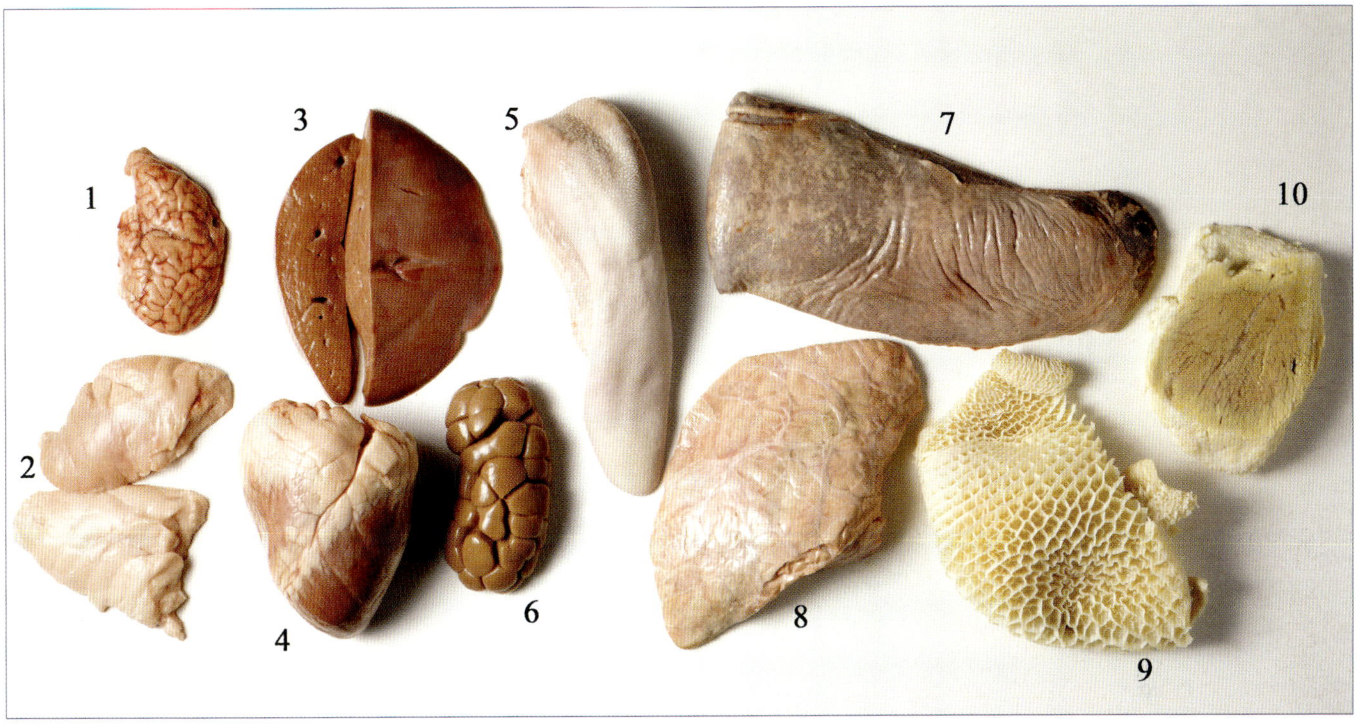

1 Kalbshirn 2 Kalbsbries 3 Kalbsleber 4 Herz 5 Zunge 6 Kalbsnieren 7 Milz 8 Lunge 9 Kutteln 10 Euter

Kutteln

Kutteln – auch als Flecke oder Kaldaunen bezeichnet – sind ein Sammelbegriff für die Mägen und Därme von Wiederkäuern. Sie zählen ebenso zu den Innereien. Hergestellt werden Kutteln meistens aus in Streifen geschnittenem Netzmagen und Pansen von Rindern, wobei die Kalbskutteln, im Süden Deutschlands Gekröse genannt, am zartesten sind. Man verwendet Kutteln für Ragouts, Eintöpfe und Suppen.

Euter

Auch das Euter – die Milchdrüse von Kühen – gehort zu den Innereien. Es ist ein zartes Fleisch, das küchenfertig vorbereitet der Zunge ähnelt. Eine früher bekannte Zubereitung ist das „Berliner Schnitzel“: das vorbereitete Euter wird zuerst gut gewässert und gekocht, in Scheiben geschnitten und wie ein Schnitzel paniert und gebraten. Heute sind Euter im Handel kaum mehr erhältlich, sondern werden haupt- sächlich zur Verarbeitung in Fleischerzeugnissen genutzt.

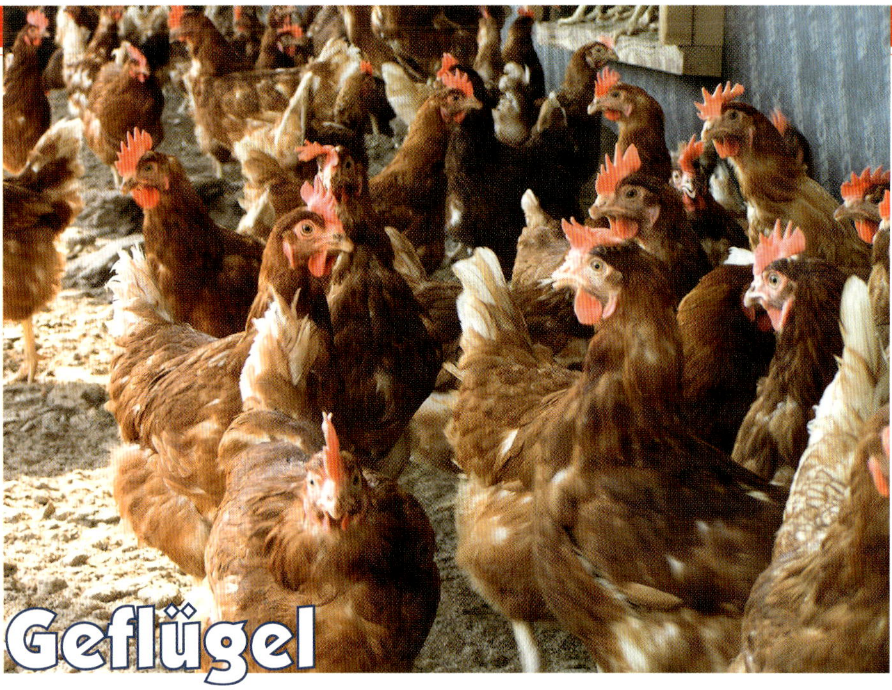

Geflügel

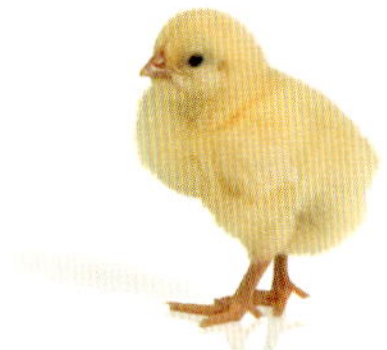

Geflügel sind alle Vogelarten, die zum Zwecke der Eier- und Fleischgewinnung gehalten werden.

Wussten Sie, dass

- das Hühner schon seit 4000 Jahren als Haustier gehalten werden?
- Deutschland jährlich etwa 1 Mio. t Geflügelfleisch erzeugt?
- der Anteil an Biogeflügelfleisch bei nur etwa 0,6 % der gesamten Geflügelfleischerzeugung in Deutschland liegt?
- ein deutscher Haushalt an frischem Geflügelfleisch etwa 1,7 kg Hähnchenschenkel, 1,6 kg Putenschnitzel und 1,5 kg Hähnchenschnitzel jährlich einkauft?

Zusammensetzung und Bedeutung für die Ernährung

Hähnchen- sowie Truthahnfleisch enthält etwa 21 % Eiweiß und 6 % Fett, wobei das reine Muskelfleisch einen Fettanteil von weniger als 1 % hat, der Rest des Geflügelfetts sitzt in der Bauchhöhle und unter der Haut.

Hinsichtlich des Fett- und Eiweißgehalts sind diese Fleischsorten mit magerem Schweine- bzw. Rindfleisch vergleichbar. Das Fleisch der Suppenhühner enthält etwa 16 % Fett (vergleichbar mit fettem Rindfleisch), jenes der Gänse etwa 31 % (vergleichbar mit fettem Schweinefleisch).

Geflügelfleisch ist feinfaserig, zart und leicht verdaulich.

Es enthält Vitamine der B-Gruppe, Vitamin A und K sowie Eisen und Phosphor als Spurenelemente.
Kurz gesagt, Geflügelfleisch ist

- eiweißreich,
- fettarm,
- leicht verdaulich und noch dazu
- vielfach zubereitbar, geschmackvoll und preiswert.

Gesetzliche Grundlagen

Im Rahmen der nationalen Verordnung zur Durchführung von Bestimmungen des gemeinschaftlichen Lebensmittelrechts vom August 2007 ist auch die Geflügelfleischhygiene neu strukturiert und den europäischen Rechtsvorschriften angepasst worden. Es gelten die Bestimmungen der nationalen Verordnungen für tierische Lebensmittel auf der Grundlage der EG-Verordnungen 853/2004 und 854/2004. Die Geflügelfleischhygiene-Verordnung ist aufgehoben.

- Wasser, das zur Schlachtung verwendet wird, muss Trinkwasserqualität aufweisen.
- Ungerupftes Geflügel darf nicht zusammen mit anderem Fleisch gelagert bzw. transportiert werden. Die Bearbeitung muss in eigenen Räumen erfolgen.
- Unverpacktes, frisches Geflügel darf nur so in Verkehr gebracht werden, dass es nicht mit anderem Fleisch in Berührung kommt.
- Nicht über 4 °C lagern (ideal 0 bis 2 °C); mindestens bei -18 °C lagern.
- Händewaschen nach Berühren von Frischware.

Die Vermarktungsnormen für Geflügelfleisch sind ebenso EU-einheitlich geregelt, insbesondere in der Durchführungsverordnung EG Nr. 543/2008. Sie beinhaltet u. a. die Klassifizierungs- und Kennzeichnungsvorschriften für die Vermarktung von Geflügelfleisch und legt Verkehrsbezeichnungen für Geflügelarten und -teile fest.

Für verpacktes Geflügel bzw. Geflügelerzeugnisse gelten auf Grundlage der EU-Vermarktungsnormen und der nationalen Lebensmittelkennzeichnungsverordnung folgende Kennzeichnungselemente: Handelsklasse, Verkehrsbezeichnung der Geflügelart, Bezeichnung des Teilstücks in Verbindung mit der Geflügelart, Angebotszustand (frisch, gefroren, tiefgefroren), Herrichtungsform (bratfertig, grillfertig), Name und Anschrift des Herstellers, Verpackers oder Verkäufers, Gewicht und Kilopreis bzw. Füllgewicht und Mindesthaltbarkeitsdatum, Zutatenverzeichnis bei mehr als einer Zutat. Bei Frischwaren ist das Verbrauchsdatum und die Veterinär-Kontrollnummer in Verbindung mit dem Herkunftskennzeichen anzugeben. Freiwillig sind Angaben zum angewandten Kühlverfahren und zur Fütterung und Haltung der Tiere.

Geflügelarten und deren Verkehrsbezeichnungen

Hühner

- **Hähnchen oder Broiler**
  sind männliche oder weibliche Tiere, die vor der Geschlechtsreife geschlachtet werden. Sie sind 5 bis 6 Wochen alt, etwa 800 bis 1 200 g schwer und eignen sich zum Braten, Grillen und Backen.
- **Poularde**
  ist die Bezeichnung von Junghühnern bzw. Fleischhähnchen, die 7 bis 8 Wochen gemästet werden und zwischen 1,2 und 1,5 kg wiegen. Sie werden wie Hähnchen zubereitet.
- **Suppenhühner**
  sind Legehennen, die nach 12 bis 15 Monaten geschlachtet werden. Ihr Fleisch ist grobfaseriger, deshalb werden sie zur Herstellung von Suppen und Saucen verwendet.
- **Stubenküken**
  sind bis zum 28. Tag geschlachtete Hähnchen mit einem Gewicht von 650 bis 750 g. Man verwendet sie im Ganzen zum Braten, Backen und Grillen.
- **Kapaun oder junger Hahn**
  ist ein vor der Geschlechtsreife kastrierter junger Hahn. Er wird im Alter von 8 bis 9 Wochen geschlachtet und kommt mit einem Gewicht von etwa 2,5 kg in den Handel. Aus biologischer Erzeugung muss er wenigstens 21 Wochen alt sein. Der Kapaun wird wie Hähnchen zubereitet, er ist jedoch fetter und bedarf aufgrund der Größe und des festeren Fleisches einer längeren Garzeit.

Puten

Pute und Truthuhn sind die Bezeichnungen für männliche und weibliche Tiere derselben Geflügelart. Der Begriff Pute ist am geläufigsten. Als Truthuhn wird dieses Hausgeflügel oft in Süddeutschland bezeichnet.

- **Pute**
  Fleisch männlicher Tiere mit bis zu 20 kg Schlachtgewicht und Fleisch weiblicher Tiere mit etwa 12 kg Schlachtgewicht.

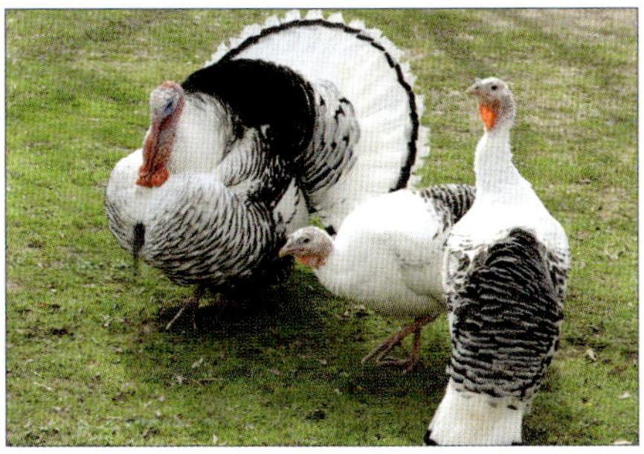

Pute: Hahn und Hennen

Geschlachtet werden die Tiere in einem Alter von 9 und 22 Wochen.
Das Brustfleisch der Pute ist heller und zarter als die Keulen, die einen kräftigeren, fast wildähnlichen Geschmack aufweisen. Putenfleisch ist ausgesprochen fettarm und wird deshalb bei der Zubereitung schnell trocken. Es eignet sich zum Braten, Schmoren und Kurzbraten.

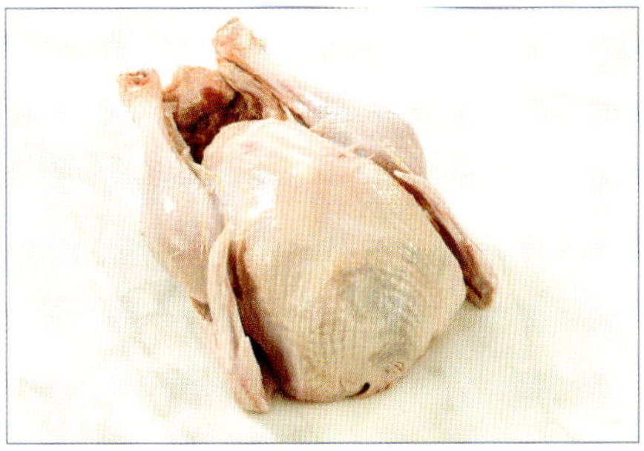

Küchenfertige Pute

- **Baby-Pute**
  So nennt man junge Puten, die nach einer Mastzeit von 12 Wochen ein Schlachtgewicht von nur 3 bis 5 kg auf die Waage bringen. Die ganzen Schlachtkörper werden gern als Weihnachtsbraten verwendet. Das Fleisch ist sehr mager und zart, wird jedoch schnell trocken.

Enten

- **Junge Ente**
  Sie wird auch als Pekingente bezeichnet, da die meisten zur Mast verwendeten Hausenten Züchtungen dieser Entenrasse sind. Ihren Namen verdankt sie der ursprünglichen Herkunft aus Südostasien, hier steht die Bezeichnung Pekingente auch für eine spezielle Zubereitungsart. Die jungen Enten werden nach spätestens 42 Tagen geschlachtet und kommen mit einem Gewicht von 1,5 bis 2 kg in den Handel.
- **Ente**
  Mit der Verkehrsbezeichnung Ente oder ebenfalls Pekingente werden Enten mit einem Schlachtgewicht von 2 bis 3 kg versehen. Sie werden in einem Alter von ca. 12 Wochen geschlachtet. Sie haben einen hohen Fettanteil unter der Haut.
- **Barbarie-Ente**
  Die Barbarie-Ente gehört zur Gattung der Flugente. Als Bezeichnungen sind auch Moschus- oder Warzenente geläufig. Sie hat einen geringeren Fettansatz als die Pekingente und einen höheren Brustfleischanteil. Nach 15 bis 17 Wochen Mastzeit werden Barbarie-Enten geschlachtet. Die weiblichen Tier bringen dann ca. 2 kg, die männlichen 3 bis 4 kg auf die Waage.

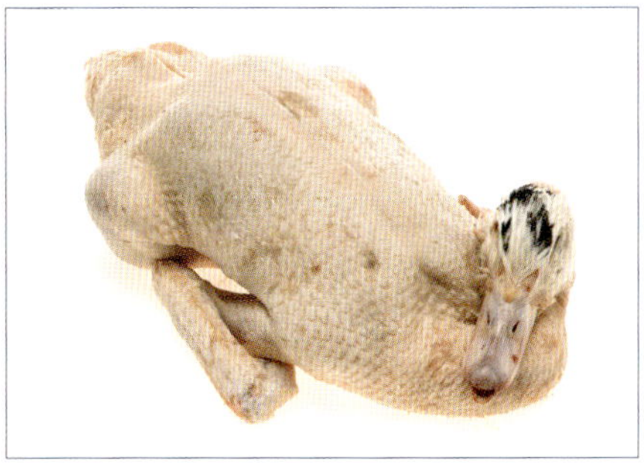

Barbarie-Ente

- **Mulard-Ente**
  Die Mulard-Ente ist eine Kreuzung zwischen Flugente und Pekingente. Sie haben ein Bratgewicht von etwa 2,8 kg, wenn sie nach 8 bis 9 Wochen geschlachtet werden. Sie sind von hoher Fleischqualität, fettarm und zart.

Gänse

Die Gans ist wie die Ente aus küchenpraktischer Sicht ein Fettgeflügel. Ihr Fett- und damit Energiegehalt ist von allen Geflügelarten am höchsten. Das Fleisch ist rosafarben bis hellrot und arttypisch im Geschmack, ein wenig erinnert es an Wild.

Als ganzer Schlachtkörper verkauft, ist die Gans in Deutschland der klassische Festtagsbraten zu Weihnachten.

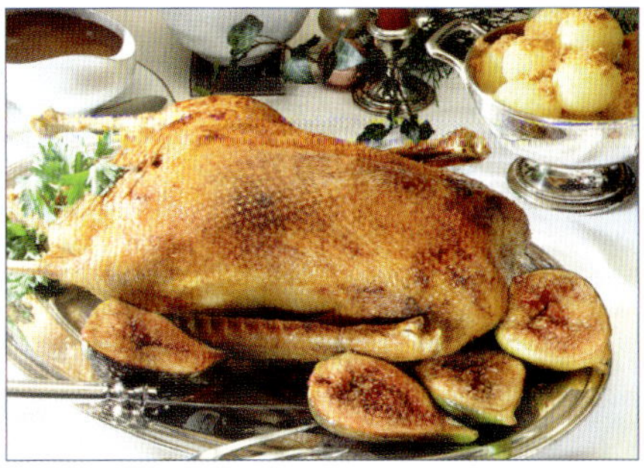

Festlicher Gänsebraten

- **Frühmastgänse**
  Sie werden vor der ersten Federreife im Alter von 10 bis 12 Wochen geschlachtet und wiegen dann von 2,0 bis 3,4 kg.
- **Junge Gänse**
  Sie werden max. bis zu 9 Monate alt und sind die klassischen Weihnachtsgänse. Ihr Gewicht beträgt etwa 4 bis 6 kg.

- **Gans**
  Diese Verkehrsbezeichnung steht für Tiere, die mehr als 1 Jahr alt sind, bis sie geschlachtet werden. Sie erreichen ein Gewicht von über 6 kg. Die Fleischqualität lässt ab einer Mastzeit von über 1 Jahr jedoch merklich nach.
- **Hafermastgans**
  Hafermastgänse müssen ein Alter von mindestens 3 Monaten erreichen. In den letzten 3 Wochen vor der Schlachtung werden sie täglich mit 500 g Hafer gemästet. Der Einsatz von Hafer in der Endmastzeit begünstigt einen hellen, festen Fettansatz und beeinflusst die geschmackliche Qualität des Fettes positiv.

Perlhuhn und Fasan

Perlhuhn

Ihren Namen verdanken die Perlhühner den kleinen weißen Tupfen auf dem Gefieder. Es ist das Hausgeflügel mit dem geringsten Fettgehalt und einem sehr hohen Eiweißanteil. Das Fleisch ist dunkel, sehr saftig und zart.

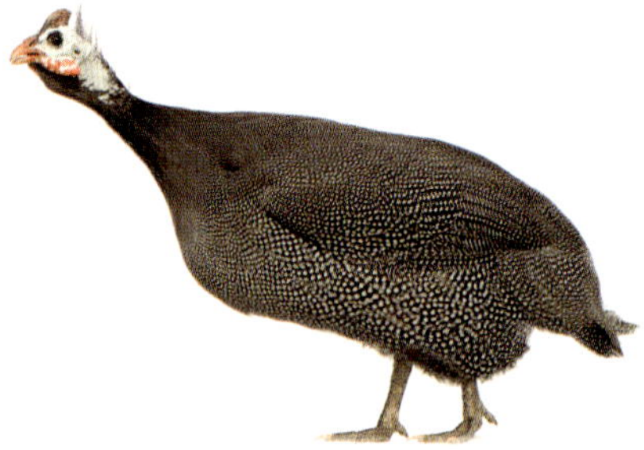

Perlhuhn

Angeboten werden junge Perlhühner und Perlhühner mit einem Gewicht von 1,0 bis 1,3 kg. Sie werden im Ganzen oder in Teilstücken gebraten und geschmort und reichen für zwei bis drei Portionen.

Fasan

Der Fasan ist ein Wildhuhn, wird heute jedoch meist von Zuchtbetrieben angeboten. Er gelangt als Jungtier mit einem Gewicht von 800 bis 1 300 g in den Handel. Ältere Tiere haben ein Gewicht von 1,0 bis 1,5 kg. Ein Fasan reicht für zwei bis drei Portionen aus.

Das Fleisch des Fasans ist saftig, zart und sehr wohlschmeckend. Fasanenhähne sind schmackhafter, das Fleisch der Hennen ist zarter.

Junge Tiere können gebraten werden, das Fleisch älterer Fasane eignet sich zum Schmoren und Kochen, für Farcen (Füllungen) und Pasteten. Beim Braten muss man vor allem die sehr magere Brust mit Speck abdecken, damit sie nicht austrocknet.

Wachteln und Masttauben

Wachtel

Die Wachtel ist der kleinste Vogel, der in der Küche verarbeitet wird. Wachteln stammen heute ausschließlich aus Zuchtbetrieben und werden als Masttiere mit einem Bratgewicht von 70 bis 130 g angeboten. Für eine Portion braucht man zwei Wachteln.

Das Fleisch der Wachtel ist sehr zart. Es eignet sich hervorragend zum Braten. Damit die empfindliche Haut nicht am Pfannenboden anbrennt, wird sie in eingefettete Aluminiumfolie gesetzt. Das Fleisch schützt man vor dem Austrocknen am besten durch ständiges Übergießen mit dem Bratenfond.

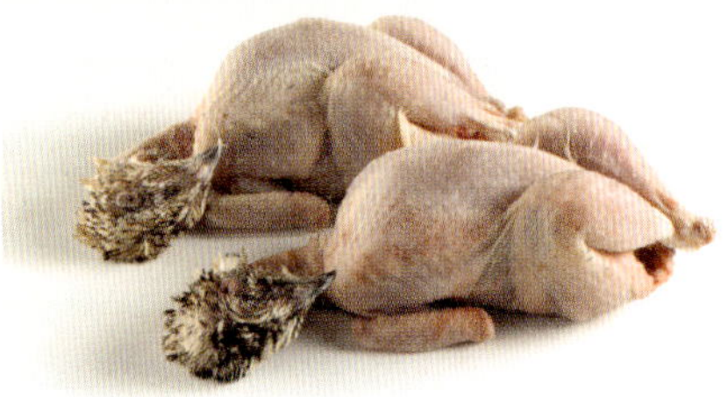

Wachteln

Masttaube

Masttauben erreichen ein Gewicht von bis zu 900 g. Ihr Fleisch ist leicht rötlich gefärbt, zart und kräftig im Aroma. Man kann sie braten oder wie Frikassee zubereiten, wenn sie noch jung sind, also bis zu einem Schlachtalter von 28 Tagen. Später eignen sie sich nur noch zum Kochen und Schmoren, meist werden sie für Farcen (Füllungen) und Suppen verwendet.

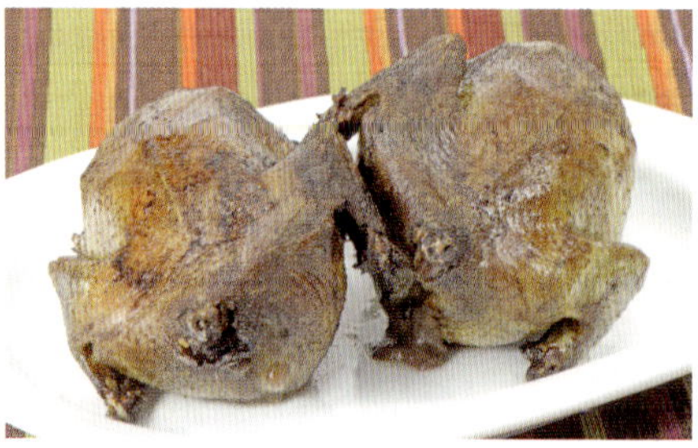

Masttauben

Strauß

Der Strauß gehört aus lebensmittelrechtlicher Sicht nicht zum Geflügel und unterliegt den Hygienerichtlinien für Fleisch. Er ist ein sogenannter Laufvogel. Das Fleisch ist dunkelrot, zart und erinnert im Geschmack eher an Wild.

Angebotsformen von Geflügelfleisch

Geflügel wird in Angebotszuständen verkauft: frisch oder gekühlt, gefroren und tiefgefroren.

Neben dem Verkauf von ganzen ausgenommenen Schlachtkörpern gelangen vornehmlich große Geflügelarten, wie Puten, Gänse, Hähnchen und Enten, in Teilstücke zerlegt und in küchenfertiger Herrichtung in den Handel.

Beispiele für Teilstücke von Geflügel

- **Geflügelhälfte:** bratfertige halbierte Schlachtkörper
- **Geflügelviertel:** Vorder- und Hinterviertel einer Geflügelhälfte
- **Brust:** Brustbein und Rippen mit Haut und Muskelfleisch
- **Brustfilet:** ganze oder halbe Brust ohne Knochen
- **Schenkel:** Oberschenkel und/oder Unterschenkelknochen mit Muskelfleisch und Haut, bei Schenkeln mit Rückenstück darf dieses nur 25 % des Gesamtgewichts vom Teilstück betragen
- **Flügel:** einzelne Flügel mit Oberarm, Speiche und Elle oder beide Flügel durch das Rückenteil verbunden
- **Geflügelklein:** zwei Flügel, ein Herz, ein Magen und ein Hals einer Geflügelart

Beispiele für küchenfertige Geflügelzubereitungen

- **Schnitzel:** ist eine Scheibe, die aus der natürlich gewachsenen Muskulatur des Tieres in einem Stück geschnitten wird
- **Schnitte:** im Gegensatz zum Schnitzel ist diese ein sogenanntes Formfleisch, das aus kleineren Muskelstücken zusammengesetzt wird
- **Steak:** dicke Fleischscheibe aus einem Stück sehnenarmem Fleisch
- **Geschnetzeltes:** feine Fleischstreifen vom Brustfleisch von Hähnchen oder Pute

Verbraucherinformation

Allgemeine Informationen

- Hühner gehören zu den günstigeren Fleischsorten.
- Enten schmecken vorzüglich mit Edelkastanien, Sauerkraut, Äpfeln, Rotkraut und anderen Gemüsen.
- Putenfleisch wird wegen seines hohen Eiweißgehalts und seines niedrigen Fettgehalts sehr geschätzt.

Ideale Lagerung erhält die Qualität!

- Frischware darf 4 °C nicht übersteigen. Bei 0 bis -1 °C ist sie 11 Tage, bei +2 °C 6 Tage, bei +4 °C 3 Tage und bei + 8 °C ist sie 1 Tag haltbar.
- Tiefkühlware
  Beachten Sie wie bei allen Tiefkühlwaren das FIFO-Lagerungsprinzip. Unterbrechen Sie nie die Tiefkühlkette.
- Die Haltbarkeit von verpacktem Frischgeflügel in Dehnfolie (getwistete Ware) liegt bei 3 bis 5 Tagen. Verpacktes Tiefkühlgeflügel ist 10 bis 12 Monate haltbar.

Die Frischequalität erkennt man

- an der Hautfarbe:
  Durch die niedrige Brühtemperatur von 51 °C bleibt die oberste Hautschicht, in der die Farbpigmente enthalten sind, erhalten. Appetitlich gelbe Farbe ist ideal, extrem gelbe Farbe deutet auf zu fette Ware hin.
- an der Hautbeschaffenheit:
  Die Haut muss gespannt, trocken und elastisch sein. Alte Hühner sind schrumpelig, angetrocknet und fleckig.
- am Geruch:
  Leicht säuerlicher Geruch in der Bauchhöhle und unter den Flügeln zeigt beginnenden Verderb.

Bei Tiefkühlware ist die „Frische" erkennbar

- an der Hautfarbe:
  Weiße Hautfarbe, denn die Pigmente werden durch höhere Brühtemperatur zerstört.
- an der Hautbeschaffenheit:
  Wird die Tiefkühlkette unterbrochen oder ist die Ware zu stark überlagert, zeigt die Ware Frost- oder Gefrierbrand.
- am Geruch:
  Die Geruchsprobe kann nur im aufgetauten Zustand erfolgen. Schlechte Ware erkennt man wie bei Frischware am leicht säuerlichen Geruch.
- am Geschmack:
  Frostbrandige Ware bzw. alte Ware schmeckt im zubereiteten Zustand tranig und leicht nach Fisch.

Küchen- und Servicepraxis

Wie wird tranchiert?

Tranchieren beschreibt das portionsgerechte Zerschneiden von Fleisch und Geflügel. Der Begriff leitet sich vom französischen *„trancher"* = „schneiden" ab.

Zum Tranchieren von Geflügel im privaten Haushalt kann man ein scharfes Messer und eine Geflügelschere benutzen. Beim fachgerechten Service am Tisch des Gastes wird ein Tranchierbesteck verwendet und eine grundsätzliche Arbeitsweise eingehalten.

Zum servicegerechten Tranchieren eines Brathähnchens benötigt man außer dem Tranchierbesteck ein Tranchierbrett, Vorleger und Ablageteller, die Speiseteller und Plattenrechauds.

Arbeitsausführung:

1. Das Hähnchen wird dem Gast präsentiert und warmgestellt.
2. Bevor es tranchiert wird, wird es so angehoben, dass der Bratensaft ausfließen kann. An dessen Farbe kann man gleichzeitig prüfen, ob die richtige Garstufe erreicht ist – der ausfließende Saft muss klar sein.
3. Das Hähnchen mit der Brust zum Gast auf das Tranchierbrett legen und mit der Tranchiergabel den Schenkel leicht anheben. Die Haut zwischen Schenkel und Brust sorgfältig durchschneiden und die Keule vom Geflügelkörper abdrehen. Die andere Keule auf gleiche Weise abtrennen. Beide Keulen in ihren Gelenken durchschneiden und warmstellen.
4. Das Hähnchen wieder auf den Rücken stellen und jeweils an der Stelle, an der sich die Keule befand, mit der Tranchiergabel fixieren. Die Flügel an den Gelenken durchtrennen und mit einem Stück Brustfleisch herausschneiden. Beide Flügel ebenfalls warmstellen.
5. Nun werden beide Brusthälften am Brustbein entlang von der Karkasse abgetrennt und jeweils in zwei (bei Poularden drei bis vier) Tranchen geteilt. Die in den Rückenblättern befindlichen „Nüsschen" oder Filets werden herausgelöst und alle Teile auf einer Platte angerichtet.

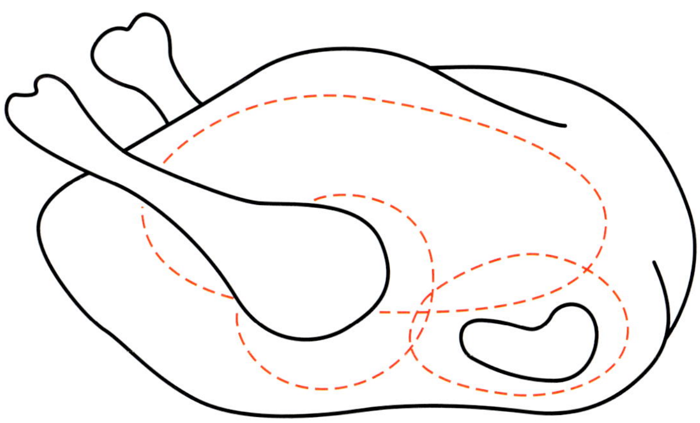

Hackfleisch

Hackfleisch ist stark zerkleinertes Fleisch, meist von Rindern und Schweinen. Durch die Zerkleinerung wird die Fleischfaserstruktur so aufgelockert, dass das Fleisch roh verzehrt bzw. sehr schnell gegart werden kann. Durch die Zerkleinerung und damit Oberflächenvergrößerung bietet das Fleisch Mikroorganismen ideale Vermehrungsbedingungen und unterliegt deshalb strengen hygienischen Auflagen bei seiner Herstellung und Weiterverarbeitung.

Zu Hackfleisch gehört:

- Schabefleisch

  auch Tatar genannt, wird ausschließlich aus fettarmem Muskelfleisch von Rindern ohne jeden Zusatz hergestellt. Es hat einen Fettgehalt von max. 6 %.
- Rinderhackfleisch

  besteht aus grob entsehntem Rindfleisch ohne weitere Zutaten mit einem Fettgehalt von höchstens 20 %.
- Schweinehackfleisch

  wird auch als Schweinemett oder Schweinegewiegtes bezeichnet. Es wird aus grob entfettetem Schweinefleisch ohne weitere Zutaten hergestellt und darf nicht mehr als 35 % Fett aufweisen.
- Gemischtes Hackfleisch

  wird zur Hälfte aus Schweinefleisch und zur anderen Hälfte aus Rindfleisch gemacht. Der Fettgehalt von Hackfleisch halb und halb liegt bei 30 %.
- Hackepeter

  ist ein zubereitetes, d. h. gewürztes Hackfleisch vom Schwein. Als würzende Zutaten werden Salz, Zwiebeln und Gewürze, wie z. B. Kümmel, Pfeffer oder Majoran, verwendet.
- EU-Hackfleisch

  wird in Betrieben mit gesonderter Zulassung unter strengen hygienischen Bedingungen hergestellt. Es wird unter Schutzatmosphäre mit einem Gasgemisch, bei dem Sauerstoff durch Kohlendioxid oder Stickstoff ersetzt wird, verpackt. Das frische Hackfleisch erhält dadurch eine Haltbarkeit von ca. einer Woche, wenn man es ohne Unterbrechung der Kühlkette bei höchstens 2 °C lagert.
- Hackfleisch aus anderen Tierarten
  - Lammhackfleisch aus grob entsehntem Muskelfleisch von Lämmern ohne Zusätze,
  - Wildhackfleisch aus grob entsehntem Fleisch kleinerer Fleischteile von Hase, Reh, Hirsch oder Wildgeflügel ohne Zusätze,
  - Geflügelhackfleisch aus Fleischteilen von Pute oder Huhn, entsehnt und enthäutet. Geflügelhackfleisch sollte wegen des Risikos einer Salmonelleninfektion vor dem Verzehr prinzipiell durchgegart werden!

Hygienerichtlinien bei der Herstellung und beim Umgang mit Hackfleisch

Für den Umgang mit Hackfleisch sollte man insbesondere die EU-Verordnung für Lebensmittel tierischen Ursprungs und die nationale Durchführungsverordnung für tierische Lebensmittel berücksichtigen. Ein hohes Maß an Eigenverantwortung beim Umgang mit Risikolebensmitteln, zu denen stark zerkleinertes Fleisch wie Hackfleisch gehört, ist nach den neuen Bestimmungen des gemeinschaftlichen Lebensmittelrechts von jedem Lebensmittelunternehmen gefordert. Im Gastgewerbe sind die Leitlinien für eine gute Hygienepraxis in der Gastronomie zu berücksichtigen.

Eckpunkte für die Hygienepraxis:

- Für die Herstellung von Hackfleisch darf nur frisches Fleisch verwendet werden, das eine Temperatur von 4 °C (Geflügel) bzw. 7 °C nicht überschreitet.
- Hackfleisch, das nicht an Ort und Stelle an den Verbraucher abgegeben wird, muss unmittelbar nach der Herstellung verpackt werden und auf eine Kerntemperatur von nicht mehr als 2 °C gekühlt oder auf -18 °C gefroren werden.
- Die Anlieferungstemperatur von Hackfleisch/Hackfleischerzeugnissen darf max. +4 °C betragen.
- Die Lagertemperatur sollte bei 2 °C liegen. Achten Sie auf die Angaben auf der Verpackung. Durchbrechen Sie die Kühlkette nicht.
- Fertig verpacktes Hackfleisch mit dem Warnhinweis „Vor dem Verzehr durcherhitzen" nicht als Rohware verwenden.
- Frisches Hackfleisch, das ein Verbrauchsdatum trägt, darf nur am Tag der Herstellung in den Verkehr gebracht bzw. zubereitet werden (Ausnahmen: tiefgefrorenes Hackfleisch und EU-Hackfleisch).
- Hackfleisch prinzipiell zügig verarbeiten, da sich bei Raumtemperatur die Mikroorganismen schnell vermehren.
- Rohes, nicht verbrauchtes Hackfleisch innerhalb der Arbeitsschicht, spätestens aber bei Betriebsschluss durchgaren.
- Nicht durchgegartes Hackfleisch darf nach Abschluss dieser Zeit weder tiefgefroren noch verwendet werden.
- Eine Zwischenlagerung darf bis max. 4 °C erfolgen, sollte jedoch vermieden werden.
- Zur alsbaldigen Abgabe von rohem zubereiteten Hackfleisch sollten 7 °C nicht überschritten werden.
- Beim Braten und Grillen ist auf eine Kerntemperatur von 80 °C für mindestens 3 Min. oder 70 °C für mindestens 10 Min. zu achten.
- Ein erfahrener Koch kann den Durchgarungsprozess auch durch „Inaugenscheinnahme" überwachen.
- Nach dem Bearbeiten von Hackfleisch die Hände gründlich reinigen und ggf. desinfizieren.
- Verwendete Zerkleinerungsvorrichtungen und sonstige Geräte und Arbeitsmittel nach jeder Betriebszeit gründlich mit heißem Wasser (Temperaturbereich mind. 80 °C) und Desinfektionsmittel reinigen (Nach Einwirkzeit mit Trinkwasser abspülen!).
- In Großküchen Anwendung der Eigenkontrolle und Dokumentation nach HACCP beim Umgang mit Hackfleisch.
- Prinzipiell gilt natürlich die Einhaltung der Grundprinzipien im Bereich der Personal-, Lebensmittel- und Küchenhygiene.

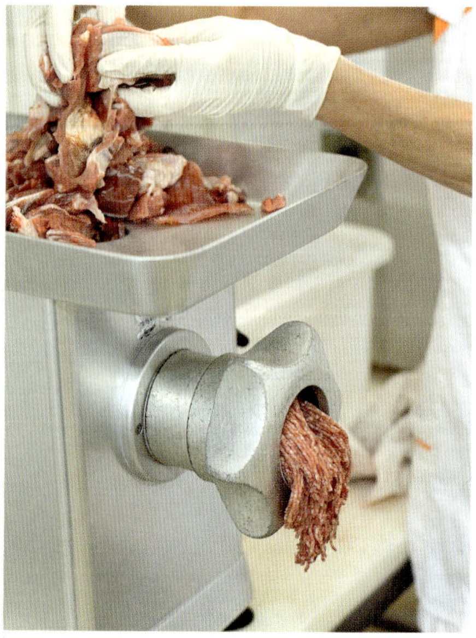

Herstellung von Hackfleisch

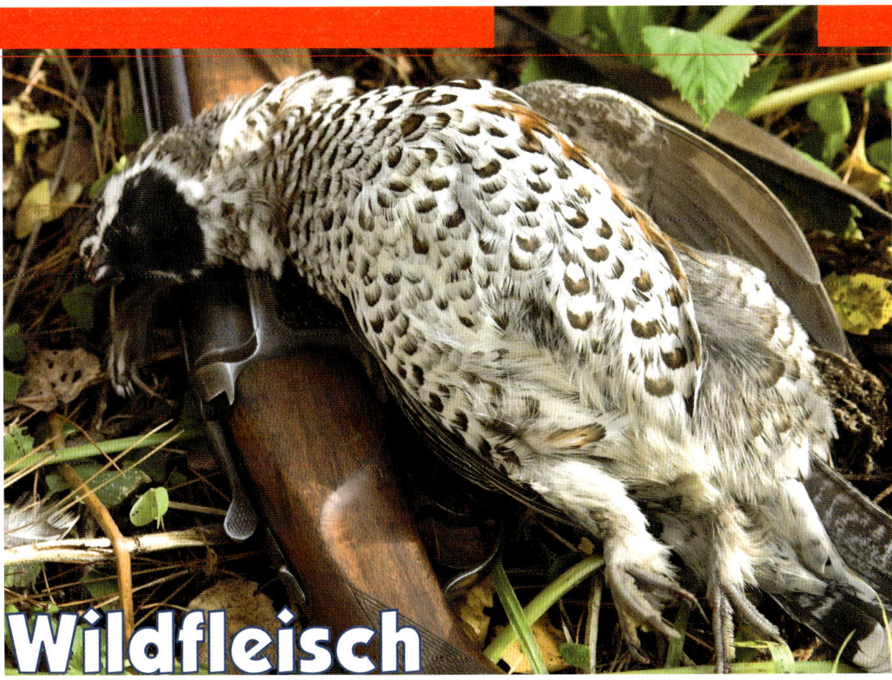

Wildfleisch

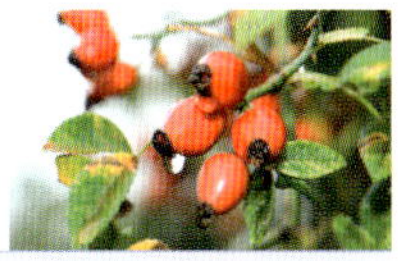

Wussten Sie, dass

- der Deutsche durchschnittlich pro Jahr nur 500 g Wildfleisch isst?
- Wild wegen der starken körperlichen Bewegung der Tiere wenig Fett aufweist?

Unter Wild versteht man das essbare Fleisch jagdbarer und jagdmäßig erlegter Tiere.

Gesetzliche Grundlagen

Entsprechend der Bundesjagd- und -schonzeitverordnung, länderspezifischer Bestimmungen und der von der EU vorgegebenen Schonzeiten darf Wild nur zu festgelegten Zeiten erlegt werden. Wildfleisch, welches nicht amtstierärztlich untersucht wurde, darf nicht für die Herstellung von Fleischwaren und Würsten verwendet werden. Die amtliche Untersuchung von Wildbret erfolgt in den Wildverarbeitungsbetrieben. Die EG-Verordnung 853/2004 („Spezifische Hygienevorschriften für Lebensmittel tierischen Ursprungs") und ergänzende nationale Verordnungen (LMHV, Tier-LMHV und Tier-LMÜV) entahlten genaue Vorschriften hinsichtlich der Hygiene beim Verarbeiten von Wildbret.

Die Lebensmittelkennzeichnungsverordnung fordert für verpacktes Wildfleisch und für Erzeugnisse aus oder mit Wildfleisch die Anbringung der gleichen Kennzeichnungselemente wie für Fleisch und Fleischwaren.

Zusammensetzung und Bedeutung für die Ernährung

Wildfleisch enthält etwa

- 70–75 % Wasser,
- 18–22 % Eiweiß,
- 1–3 % Fett,
- 1–2 % Mineralstoffe (Natrium, Kalium, Eisen, Phosphat), Spuren von Kohlenhydraten sowie Vitamine der B-Gruppe.

Wegen des geringeren Fettgehalts ist Wildfleisch leicht verdaulich und je nach Zubereitungsart gut bekömmlich.
Vor der Zubereitung muss es jedoch gut abgelegen sein. Ernährungsphysiologisch ist es dem Rindfleisch ähnlich.

Innereien von Wild, vor allem die Leber von Hase, Reh und Wildschwein, gelten als Delikatesse. Allerdings sollte man eher darauf verzichten, denn vor allem Leber und Niere weisen eine relativ hohe Schadstoffbelastung auf und Lunge und Leber sind häufig mit Parasiten befallen.

Eigenschaften des Wildes

Wildfleisch hat festere Konsistenz als andere Fleischarten, dunkelrote bis rotbraune Farbe; Geruch und Geschmack sind jeder Wildart eigentümlich.
Die Qualität des Wildes ist abhängig von

- der Art des Wildes,
- der Nahrung,
- dem Alter des Wildes (junges Wild ist zart) und
- dem Geschlechtszyklus.

Allesfresser (Wildschweine) weisen hohe Qualität und guten Geschmack auf. Fleisch- und Fischfresser (z. B. Fuchs, Otter) werden selten oder gar nicht verzehrt, da sie einen eigentümlichen tranigen Geruch haben.

Wildarten

Haarwild

- **Rotwild:** Größte Hirschart, das Schlachtgewicht der Kälber beträgt etwa 35 kg, ältere Hirsche können bis zu 200 kg Fleisch liefern. Es ist dunkelbraun und eignet sich zum Braten und Grillen, wenn es von jüngeren Tieren stammt, das Fleisch älterer Tiere sollte man schmoren.
- **Damwild:** Diese kleinere Hirschart liefert ein zarteres und saftiges Fleisch. Es wird häufig aus Gatternhaltung angeboten.
- **Rehwild:** Es ist die kleinste unserer heimischen Hirscharten. Das Fleisch junger Tiere ist rotbraun, zart und saftig.

Zum Haarwild gehören auch Elchwild, Muffelwild, Gamswild, Bison, Antilopen und Gazellen, man findet sie relativ selten im Handel.

Verwendung: Das in den Handel gelangende Wildbret wird in Hals, Brust (Bauch), Rücken, Keulen (Schenkel der Hinterläufe) und Blätter (Schenkel der Vorderläufe) zerlegt. Hals und Bauch verwendet man zum Kochen. Rücken, Blätter und Keulen werden als Bratenfleisch angeboten.

Schwarzwild (Wildschwein)

Schwarzwild hat wohlschmeckendes, dunkelrotes Fleisch. Das zarteste und wertvollste Fleisch liefern die weiblichen Jungtiere.

Schwarzwild ist das ganze Jahr über frisch erhältlich, weil es keiner Schonzeit unterliegt. Besonders delikat ist Wildschweinschinken bzw. Wildschweinspeck geräuchert.

Hase (Feldhase)

Er liefert je nach Alter und Lebensraum sehr unterschiedliche Fleischqualitäten. Besonders zart und wohlschmeckend ist das Fleisch von jungen Hasen bis acht Monaten. Junge Hasen haben einen leicht einreißbaren Löffelrand, die Rippen brechen fast lautlos.

Das Fleisch ist braunrot und angenehm im Geschmack. Das Fett (wachsfarben bis braungelb) entwickelt bei der Lagerung über 15 °C einen ranzigen Geruch.

Hasen werden in **Rücken, Schlegel** (Keulen) und Kochstücke zerlegt und frisch oder tiefgekühlt in den Handel gebracht.

Wildkaninchen

Das Wildkaninchen ist kleiner als der Feldhase und ist durch seine kurzen Löffel zu erkennen.

Das Fleisch des Wildkaninchens ist meist weiß, mitunter grau bis rötlich und weist einen süßlichen Geschmack auf. Durch Einlegen in Beizen kann dieser Geschmack gemildert werden. Das Fett des Wildkaninchens ist grauweiß bis graugelblich, körnig und ohne besonderen Geschmack.

Federwild (Flugwild)

- **Rebhuhn**
  Taubengroß und erdfarben. Das Fleisch des Rebhuhns wird wegen seines aromatischen Geschmacks und seiner Zartheit sehr geschätzt. Besonders Jungtiere haben einen vorzüglichen Geschmack.
- **Fasan**
  Saftiges, zartes und wohlschmeckendes Fleisch; kommt als gefrorene Ware oder jagdfrisch mit Federkleid in den Handel. Bratfertig ist der Fasan etwa hühnergroß.
- **Wildenten**
  Die meisten im Handel angebotenen Wildenten sind die Stockenten. Ihr Fleisch ist dunkelrot und kerniger als das unserer Hausenten.
- **Perlhuhn**
  Aus Afrika stammendes Wildhuhn. Dunkleres Fleisch, im Geschmack ähnlich dem Fasan. Heute stammen im Handel angebotene Perlhühner hauptsächlich aus Zuchtbetrieben.
- **Auerwild, Birkwild, Wildputen, Schnepfen, Wildtauben und Wildgänse**
  sind weitere Federwildarten, die jedoch nur selten auf den Markt kommen.

Angebotsformen von Wildfleisch

Wild kann man inzwischen tiefgefroren ganzjährig beziehen. Es wird roh oder als fertige Zubereitung angeboten, je nach Wildart im Ganzen oder in Teilstücken hergerichtet.

- **Rotwild-, Damwild- und Rehrücken**
- **Blätter und Keulen**
  mit und ohne Knochen, bratfertig und gespickt.
- **Hirschgulasch; Hirschsteaks**
  Fertig abgepackt.
- **Hirschkeulen**
  Geräuchert, bratfertig und gespickt.
- **Rehragout**
- **Hasenrücken und -keulen**
  Ebenfalls bratfertig und gespickt.

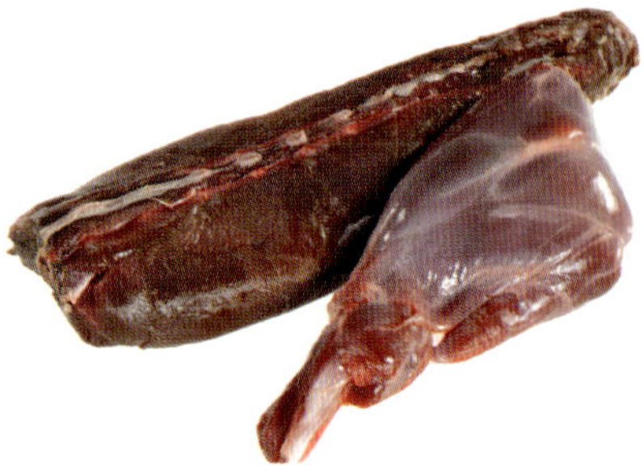

Hasenteile, küchenfertig

Küchenpraxis

Wie bleibt Wildfleisch bei der Zubereitung zart und saftig?

- Das Einlegen in Beizen oder Marinaden aus Buttermilch, Rotwein oder Essig macht Wildfleisch mürber und zarter. Bei größeren Wildteilen wie einer Keule oder einem Rücken wird diese Wirkung allerdings nicht mehr erzielt, da die Beize nicht so tief ins Fleisch eindringen kann. Will man den ganz typischen Eigengeschmack des Wildfleisches erhalten, sollte man auf das Beizen verzichten.
- Besser ist das Einlegen des Fleisches in leicht gesalzene Wildknochenbrühe über Nacht an einem kühlen Ort. Das Fleisch nimmt die Flüssigkeit auf und gibt sie beim Braten statt eigenem Fleischsaft ab, so bleibt es zarter.
- Auch das Spicken oder Bardieren mit Speck lässt das Fleisch beim Verzehr saftiger erscheinen. Beim Bardieren wird die Oberfläche des Fleisches nicht so krustig. Das Spicken bringt den Vorteil, dass man mit in Gewürzen gewälzten Speckstreifen ein entsprechendes Aroma ins Innere des Fleisches bringt. Allerdings sollte man dabei auf die Spicknadel verzichten und das Spickloch besser mit einem Messer schneiden, der aromatisierende Effekt ist dann größer.
- Fettsparender ist es, wenn das Fleisch nach dem Braten aufgeschnitten und für einige Minuten in die Soße gelegt wird. So zieht die Flüssigkeit ein und das Fleisch ist saftiger.

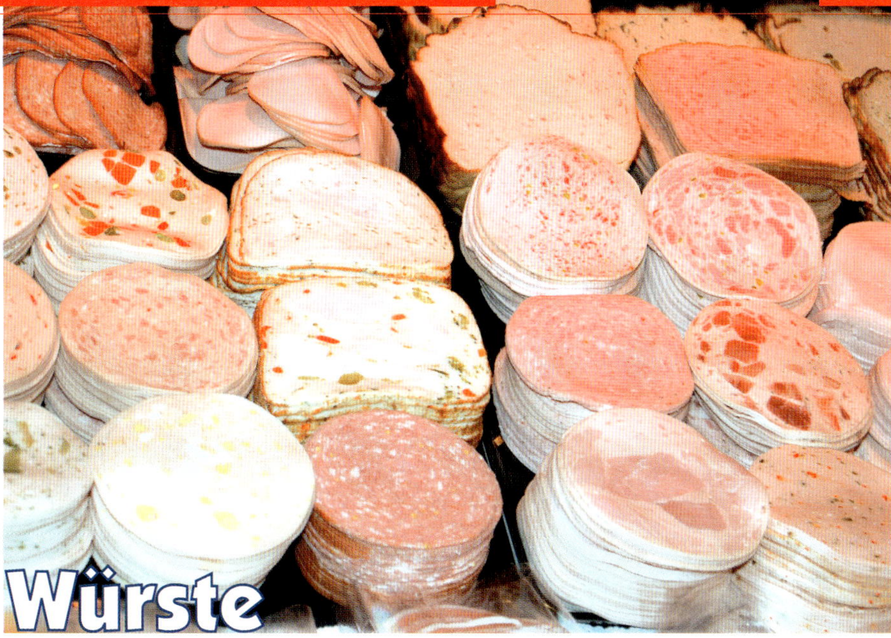

Würste

Würste sind Fleischwaren, die aus zerkleinertem Muskelfleisch und Fettgewebe (meistens Speck) unter Zusatz von Wasser oder Eis und gewissen Gewürzen und Zusatzstoffen hergestellt und in natürliche bzw. künstliche Wursthüllen (Därme und Ähnliches) abgefüllt werden.

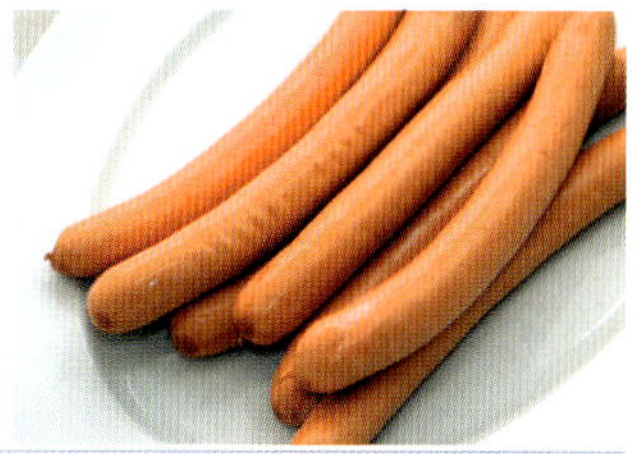

Wussten Sie, dass

- Wurstwaren etwa 42 % des Fleischkonsums ausmachen?
- der Deutsche jährlich über 30 kg Wurst isst?
- und jeder Bundesbürger über 60 Würstchen oder Bratwürste im Jahr verspeist?
- nur noch weniger als 30 % der Fleischerzeugnisse über die Frischfleischtheke verkauft werden?
- man in Deutschland unter mehr als 1000 verschiedenen Wurstsorten wählen kann?

Gesetzliche Grundlagen

Die Zusammensetzung von Fleisch- und Wursterzeugnissen, Regelungen für ihre Herstellung und Merkmale einzelner Wurstsorten sind im Deutschen Lebensmittelbuch in den Leitsätzen für Fleisch und Fleischerzeugnisse festgeschrieben. Ebenso sind hier die Mindest-BEFFE-Werte für jede Wurst zu finden. Der BEFFE-Wert ist ein wichtiges Qualitätsmerkmal und beschreibt den Anteil an Muskeleiweiß, also dem Magerfleischanteil in der Wurst. Entsprechend diesem, dem Bindegewebsanteil des verwendeten Fleisches und sonstigen Rohstoffen wird Wurst in die Qualitätsstufen Spitzenqualität, Mittlere Qualität und Einfache Qualität eingeteilt.

Welche weiteren Zutaten in die Wurst hineindürfen, regelt die Verordnung über Fleisch- und Fleischerzeugnisse. Auch der Einsatz von Zusatzstoffen in der Wurst ist in der Fleischverordnung sowie der Zusatzstoff-Zulassungsverordnung genauestens reglementiert.

Die Kennzeichnung von Fleischerzeugnissen und Wurstwaren erfolgt entsprechend der Lebensmittelkennzeichnungsverordnung, wie auf S. 132 aufgeführt.

Rohstoffe für die Wurstherstellung

- **Fleisch**
  Vorwiegend wird Schweinefleisch und Rindfleisch verwendet. Aber auch Kalb-, Lamm- und Geflügelfleisch wird in besonderen Wurstspezialitäten verarbeitet. Das Eiweiß des Fleisches muss ein gewisses Wasserbindungsvermögen haben.
  Ausschlaggebend für das Wasserbindungsvermögen vom Fleisch sowie weiterer Qualitätsmerkmale wie Geschmack, Farbe, Zartheit und Haltbarkeit ist der pH-Wert des Fleisches. Er gibt das Säure-Basen-Verhältnis und damit den Fleischreifegrad an. Bei Fleisch für die Wurst- und Schinkenherstellung sollte er zwischen 5,4 und 7 liegen.

Fleisch für die	pH-Wert
Brühwurstherstellung	6,4 – 6,9
Rohwurstfleisch	5,4 – 5,8
Kochschinken	5,8 – 6,3
Rohschinken	5,3 – 5,9

- **Speck**
  Auch der Speckanteil ist – neben dem Bindegewebsanteil – qualitätsbestimmend. Der Speckanteil ist je nach Sortenklassifikation unterschiedlich.
- **Wasser oder Eis**
  Der Fachmann bezeichnet diesen Bestandteil auch als „Schüttung" (Verhältnis von Eis zu Magerfleisch). Eis wird fein vermahlen (Flockenform) zugesetzt. Die Schüttung ist verantwortlich für den Qualitätserhalt während des Arbeitsprozesses und für die leichtere Befüllbarkeit des Darms.
- **Salz**
  Ausschlaggebend für die Würzung und die Haltbarkeit.
- **Pökelsalz**
  Pökelsalz wird zur Umrötung eingesetzt. Unter Umrötung versteht man die Erhaltung des natürlichen roten Blutfarbstoffes Myoglobin im Muskelfleisch. Sauerstoff oder Hitze zerstören diesen Farbstoff. Pökelsalz – eine Mischung von Kochsalz mit Natriumnitrit – verhindert diesen Verlust.
- **Separatorenfleisch**
  aus Sehnen, Fett und Fleisch bestehende Kleinstabschnitte, die maschinell vom Knochen gelöst werden (deshalb auch als Knochenputz bezeichnet) und für Einfachqualitäten von Brüh- und Kochwürsten genutzt werden. In Europa ist die Gewinnung von Separatorenfleisch von Rindern verboten. In Deutschland verzichten die fleischverarbeitenden Betriebe freiwillig auf den Einsatz von Separatorenfleisch aller Tierarten. Wird es jedoch bei der Wurstherstellung verwendet, muss dies im Zutatenverzeichnis eindeutig aufgeführt werden.
- **Gewürze**
  Die Gewürzzusammensetzung ist meist Betriebsgeheimnis der Wursthersteller und der Gewürzfirmen. Die wichtigsten Wurstgewürze sind jedoch Paprika, Pfeffer, Kümmel und Koriander.
- **Geschmacks- und sortenbestimmende Zusätze**
  Käsewürfel (meist Emmentaler), Champignons, Pistazien, Getreide, Erbsen, Paprikaflocken usw.
- **Darm bzw. Haut**
  In der Wurstherstellung werden Kunst- und Naturdarm verwendet. Naturdärme vom Rind, Schwein oder Schafen (bereits sehr häufig) werden in Salzlösung eingelegt. Sie müssen vor dem Gebrauch gewässert werden.
- **Erlaubte Zusatzstoffe (Auswahl)**
  Sie sind durch die Zusatzstoff-Zulassungsverordnung geregelt. Alle Zusatzstoffe müssen den Anforderungen des europäischen Codex entsprechen.
  - **Ascorbinsäure** als Umrötehilfsmittel bzw. Umrötebeschleuniger.
  - **Glutamat** (aus pflanzlichem und tierischem Eiweiß) als Geschmacksverstärker. Es besitzt keinen Eigengeschmack, verstärkt jedoch den Geschmack der Wurstwaren.
  - **Kartoffelstärke** als Bindemittel; kann auch durch Weizenmehl ersetzt werden.
  - **Phosphate** bei der Brätherstellung als Emulgierhilfsmittel, Höchstmenge 0,5 % des Fleischanteils.
  - **Speisegelatine** (Trockenaspik): Hergestellt aus tierischer Haut, Bindegewebe und Knochen, verwendet für Aspikware.
  - **Zucker** zur Förderung der Aktivität von Reifebakterien.

Einteilung der Wurstwaren

Durch die Art der Herstellung unterscheidet man:

- Rohwürste,
- Brühwürste,
- Kochwürste.

Rohwürste

Rohwürste, auch als Dauerwürste bekannt, werden aus mehr oder weniger fein zerkleinertem Rind- oder Schweinefleisch, aber auch Kalbs- und Geflügelfleisch, kernigem Speck, Salz und Gewürzen hergestellt. Die Rohstoffe werden nicht erhitzt, sondern werden durch Reifung und Trocknung haltbar gemacht. Manche Würste erhalten durch zusätzliches Räuchern eine besondere Geschmacksnote.

Rohwürste werden nach ihrer Konsistenz unterteilt in:

- schnittfeste Rohwürste,
- streichfähige Rohwürste.

Schnittfeste Rohwürste

Schnittfeste Rohwürste werden in unterschiedlichem Zerkleinerungsgrad, grob-, mittel- und feinkörnig angeboten. Es gibt luftgereifte und geräucherte Rohwurste. Luftgereifte und schwach geräucherte Rohwürste weisen einen natürlichen Reifebelag (Edelschimmelbelag) auf. Bei manchen Rohwurstsorten wird dieser Belag durch eine weiße Tauchmasse oder weiß pigmentierte Wursthüllen erzeugt. Schnittfeste Rohwürste sind unangeschnitten ohne Kühlung mehrere Monate lagerfähig.

- **Plockwurst**

Eine meist grobkörnige, schnittfeste, geräucherte oder nur luftgetrocknete Rohwurst aus Rind-, Schweinefleisch und Speck. Sie wird in den Qualitäten Schinkenplockwurst, Plockwurst und Plockwurst einfach angeboten. In der Gastronomie wird sie oft als Pizzabelag verwendet, da sie preisgünstiger als Salami ist.

- **Salami**

Salami hat eine mittlere Körnung und wird nur als Mittel- und Spitzenqualität angeboten. Für ihre Herstellung wird mageres Rindfleisch und Schweinefleisch, bei Rindersalami nur Rindfleisch sowie Speck ohne Schwarte verwendet. Als Gewürze werden neben Salz und Pfeffer auch oft Knoblauch und Paprika eingesetzt. Salamisorten erster Qualitätsstufe weisen einen natürlichen Reifebelag auf und sind voll im Aroma. Durch ihre sehr feste Konsistenz las-

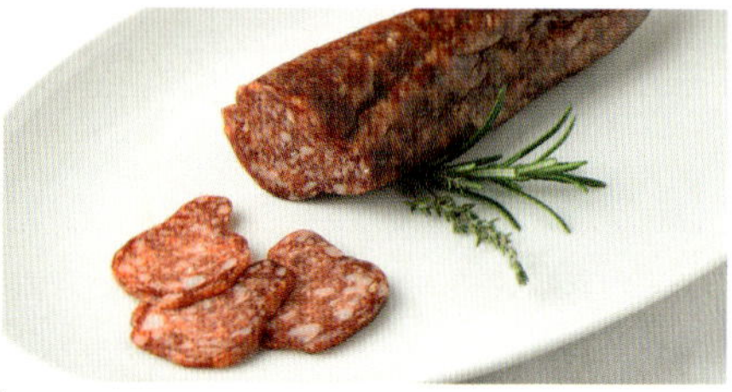

Haussalami

sen sie sich perfekt hauchdünn aufschneiden.

Die Schwierigkeit bei der Salamireifung liegt im Zusammenstimmen von Temperatur, Feuchtigkeit, Luftumwälzgeschwindigkeit und dem Gehalt an Hefen und Schimmelpilzen. Die Luftfeuchtigkeit soll im Laufe der Reifedauer von 95 % auf 75 % gesenkt und die Temperatur soll zwischen 20 und 14 °C liegen.

Eine Salami mit Reifebelag hat eine sehr lange Reifezeit. Sie beträgt bis zu 100 Tage. Gleichzeitig müssen die Rohwürste in einem Reifeturm bzw. in einer Reifekammer (Klimakammer) ständig umgelagert werden. Je weiter nach oben umgelagert wird, desto mehr nimmt die Luftfeuchtigkeit ab und die Temperatur zu. Der grauweiße Edelschimmelbelag setzt nach ca. 30 Tagen ein.

Salamispezialitäten

- Italienische Salami

  Italien gilt als Ursprungsland der Salami. In Italien wird sie „Salame" genannt und je nach Herkunft und Rohstoffzusammensetzung bezeichnet man sie als

  - Mailänder Salami,
  - Veroneser Salami,
  - Cacciatore,
  - Salametti.

- Ungarische Salami

  Sie wird mit einer besonderen Würzkombination versehen; ein Schuss Tokaier rundet den Geschmack ab.

- Cervelatwurst

  Die Cervelatwurst ist sehr viel feinkörniger als Salami und Plockwurst. Ihr Name stammt vom lateinischen *cerebellum*, was „Hirn" bedeutet. Heute wird jedoch kein Hirn mehr zu ihrer Herstelllung verwendet, sondern wie bei den anderen Rohwürsten Schweinefleisch, Rindfleisch und Speck. Die Cervelatwurst ist sehr lange haltbar und weist eine kräftig rote Farbe auf. Als typisches Gewürz findet Wacholder Verwendung. Sie wird als Spitzenklasse oft im Leinenbeutel angeboten.

- Cabanossi, Landjäger

  Die Landjäger und Cabanossi sind unterschiedlich körnig und werden meist aus magerem Rindfleisch und weißem Speck hergestellt. Typisch ist für sie die flache, rechteckige Form und Gewürze wie Koriander, Kümmel und Knoblauch. Sie werden im Naturfaserdarm geräuchert und getrocknet und meist paarweise angeboten. Man bezeichnet diese Würste auch als „Rucksackwurst", denn sie sind sehr haltbar und werden oft als Brotzeit auf Wanderungen mitgenommen.

Streichfähige Rohwürste

Streichfähige Rohwürste werden aus nicht erhitztem Schweinefleisch und Speck hergestellt. Ist Rindfleisch enthalten, sorgt es für eine besonders rote Farbe. Die Ausgangsstoffe werden grobkörnig oder fein zerkleinert. Je nach Sorte werden die Würste gereift, umge-

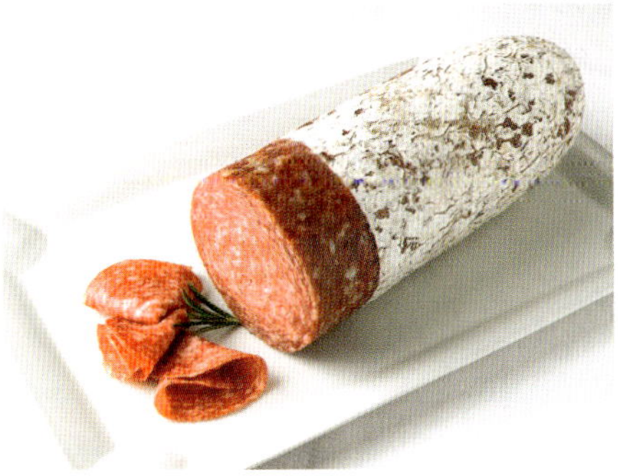

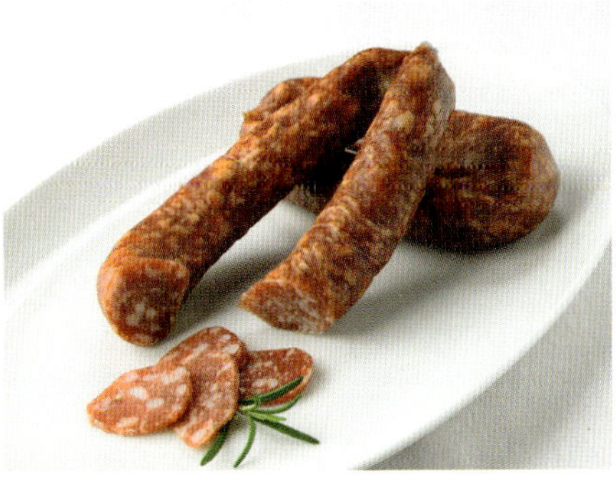

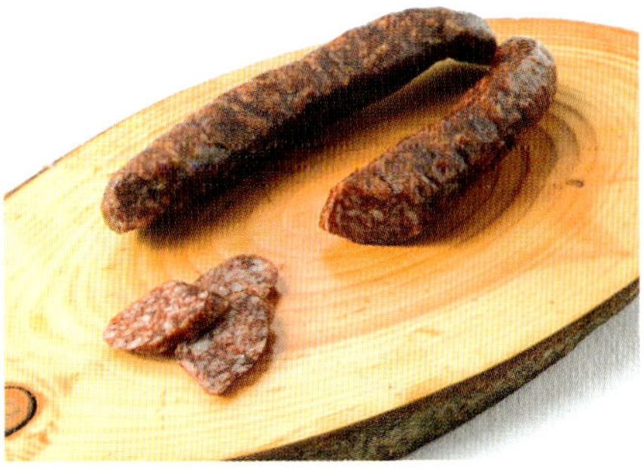

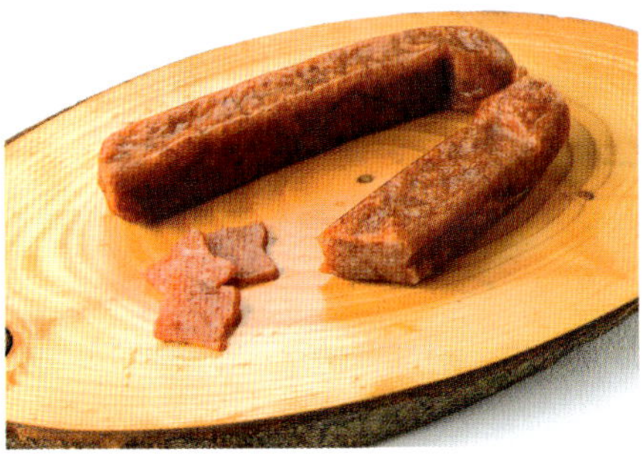

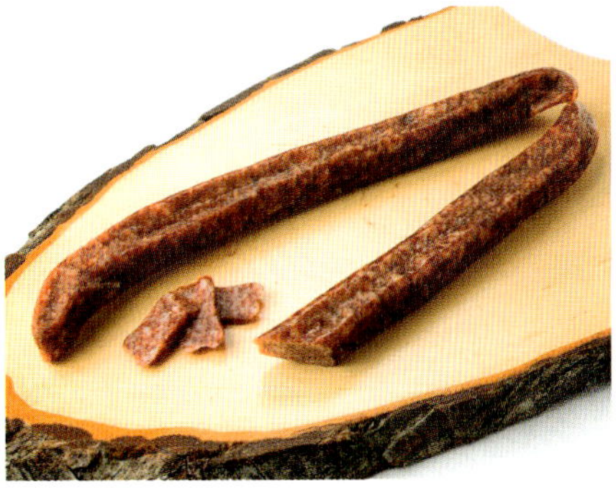

Brühwürste

Bei Brühwürsten werden die Ausgangsrohstoffe, meist Schweine- und Rindfleisch sowie Speck, fein zerkleinert und unter Zufügen von Salz und zerstoßenem Eis zu einem homogenen Fleischteig verarbeitet (gekuttert), dem Brät. Je nachdem, wie fein das Brät gekuttert wird und ob Fleischstücke beigemengt werden, wie beim Bierschinken, unterscheidet man die einzelnen Brühwurstsorten. Ihre unterschiedliche Färbung entsteht durch den Zusatz von Pökelsalz (rote Brühwurstsorten) oder die Herstellung erfolgt mit Kochsalz, wie bei Weiß- und Bratwürsten. Die Wurstmasse wird in Därme abgefüllt und bei mind. 70 °C gebrüht und mitunter geräuchert. Durch das Brühen verfestigt sich die Masse, die Wurst wird so schnittfest. Diesen Zustand erhält sie auch beim Wiedererwärmen. Brühwürste sollte man im Kühlschrank lagern.

Brühwürste werden unterteilt in:

- Brühwürstchen

  Sie werden aus fein zerkleinerter Brätmasse hergestellt und sind meist für den Warmverzehr bestimmt. Zu ihnen zählen z. B. Würstchen nach Frankfurter Art, Wiener, Bockwurst, Brühpolnische, Weißwurst, Nürnberger und Thüringer Rostbratwurst.

- Grobe Brühwurst

  In die fein zerkleinerte Grundmasse aus grob entsehntem Rindfleisch, grob entfettetem Schweinefleisch sowie Speck werden erbsen- bis kirschgroße Fleischstücke eingearbeitet. Zu den groben Brühwürsten zählen Bierwurst, Kochsalami, Jagdwurst, Römerbraten und Krakauer.

- Brühwürste, fein zerkleinert

  Als Ausgangsmaterial dienen grob entsehntes Rindfleisch, grob entfettetes Schweinefleisch, fettgewebereiches Schweinefleisch und Speck. Je nach Sorte werden weitere Zutaten beigegeben, wie z. B. Leber bei Leberkäse. Die Würste werden in Hüllen gefüllt, wie beim Fleischkäse gebacken oder in Formen gebrüht. Zu den fein zerkleinerten Brühwürsten zählen außer den genannten z. B. Lyoner, Mortadella, Fleischwurst.

- Brühwürste mit Einlage

  In die fein zerkleinerte Grundmasse aus sehnen- und fettgewebsarmem sowie grob entsehntem Rindfleisch, fettgewebs- und sehnenarmem Schweinefleisch sowie Speck, bei Geflügelwurst auch sehnen- und fettgewebsarmem Geflügelfleisch, werden würfelförmige Einlagen aus mageren Fleischstücken eingearbeitet. Mitunter werden als raffinierte Ergänzung zum Wurstgeschmack auch Nüsse, Pistazien, Champignons und andere Gemüse verwendet.

  Der Bierschinken, der zu diesen Brühwürsten gehört, ist die wohl beliebteste Wurstsorte der Deutschen. Der Anteil der Einlage mit mageren Fleischstücken muss über die Hälfte ausmachen. Gewürzt wird er mit Pfeffer und Ingwer. Eingearbeitete Pistazienkerne können das feine Aroma noch unterstreichen.

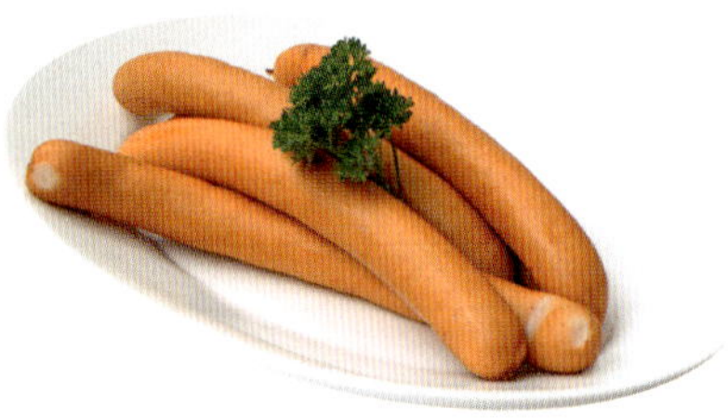

Wiener

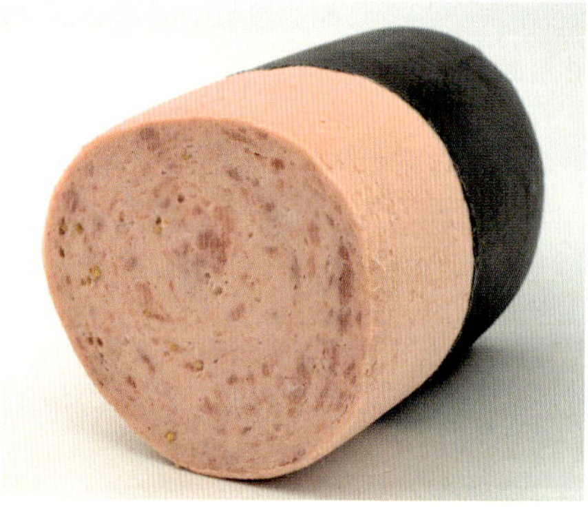

Jagdwurst

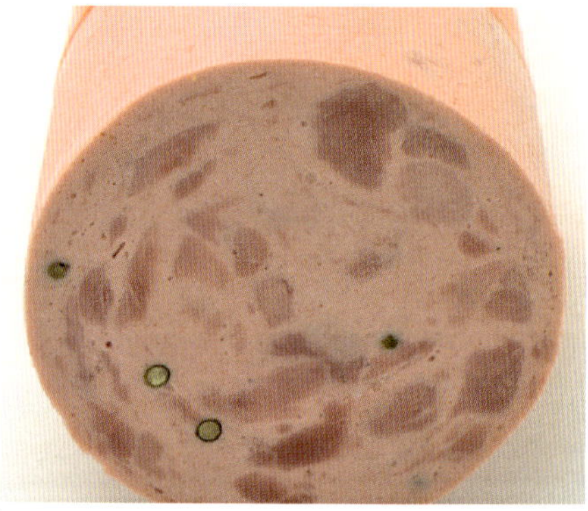

Bierschinken

Kochwürste

Unter Kochwürsten versteht man Würste, deren Material zur Gänze oder zum Teil vorgekocht oder vorgebrüht (blanchiert) wird. Ausgangsmaterialien sind Fleisch, Speck, Schwarten, Blut und Innereien, wobei die beiden Letzteren immer roh bleiben.

Man unterscheidet

- Kochstreichwürste,
- Blutwürste,
- Sülzwürste.

Kochstreichwürste

sind, wie ihr Name sagt, streichfähig und haben einen hohen Fettgehalt. Man unterscheidet Kochmettwürste aus Fleisch und Fettgewebe, Leberwürste, die darüber hinaus aus Leber und anderen Innereien bestehen, und Pasteten.

In der Regel beträgt der Leberanteil in Leberwürsten und Leberpasteten zwischen 10 und 30 %.

In Delikatessleberwurst, Feiner Leberwurst, Kalbsleberwurst und Sahneleberwurst darf der Magerfleischanteil (BEFFE-Gehalt) nicht unter 10 % liegen. Kalbsleberwurst wird aus Kalbfleisch, Schweinefleisch, Schweineleber und bestimmten Gewürzen hergestellt und geräuchert. Sie hat eine feincremige Konsistenz. Kalbsleber muss nicht enthalten sein.

Pasteten sind grob oder fein zerkleinerte Fleischfarcen aus hochwertigem Ausgangsmaterial, die mit oder ohne Teigmantel in Formen gegart werden. In die Farce werden mitunter stückige Zutaten wie Nüsse, Gemüse oder Fleischstücke eingearbeitet. Beispiele sind Leberpastete, Zungenpastete und Geflügelpastete.

Blutwürste

Blutwürste werden aus Blut, das Farbe und Geschmack verleiht, Schwarte, Schweinefleisch, Speck und Innereien hergestellt. Bei einfachen Qualitäten, wie der Speckwurst, wird als Einlage Speck verwendet. In die Thüringer Rotwurst z. B. werden gepökelte Zungenstücke eingearbeitet. Um die Wurst schnittfähig zu machen, fügt man Gallertenmasse hinzu, die im erkalteten Zustand erstarrt. Erwärmt man die Wurst, wird sie wieder weich.

In Deutschland wird Blutwurst meist kalt als Aufschnitt verzehrt. Heiß gekocht oder gebraten kennt man sie als Grützwurst.

Sülzwürste

Bei den Sülzwürsten unterscheidet man Sülzen, Corned Meat und Presswurst. Auch die Sülzwürste werden durch erstarrte Gallertenmasse, die die unterschiedlichen Zutaten umhüllt, schnittfest. Gallertenmasse wird aus Schwarten gewonnen. Wenn Gelantine verwendert wird, spricht man von Aspik.

Für Sülzen werden mageres Fleisch, in Würfel, Scheiben oder Streifen geschnitten, Speck, Schwarten und mitunter Gemüse verwendet. Der Fleischanteil muss mindestens 51 % betragen. Außerdem dürfen in Sülzen der Spitzenqualität keine Innereien enthalten sein. Sülzen, in denen anderes Fleisch als Schweinefleisch verarbeitet wird, müssen im Namen die entsprechende Tierart enthalten, z. B. Rindfleischsülze.

Am bekanntesten für Corned Meat ist das Corned Beef, gepökeltes, zerkleinertes und gekochtes Rindfleisch, durch erstarrte Gallertenmasse gebunden. Der Name leitet sich vom englischen *corn* = „Salzkorn" ab.

Bei Presswürsten wird mageres, gepökeltes Kopffleisch von Schwein und Kalb verarbeitet und mit Aspik oder Gallertenmasse gebunden.

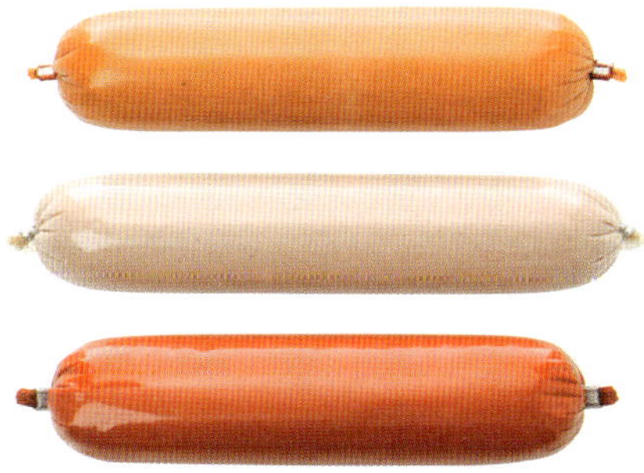

Streichwurst

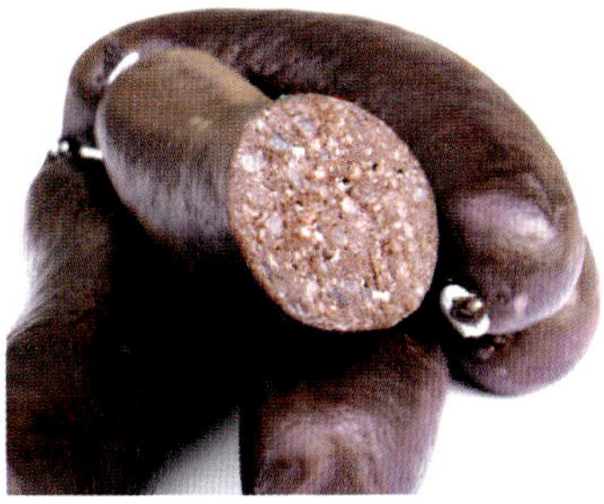

Blutwurst

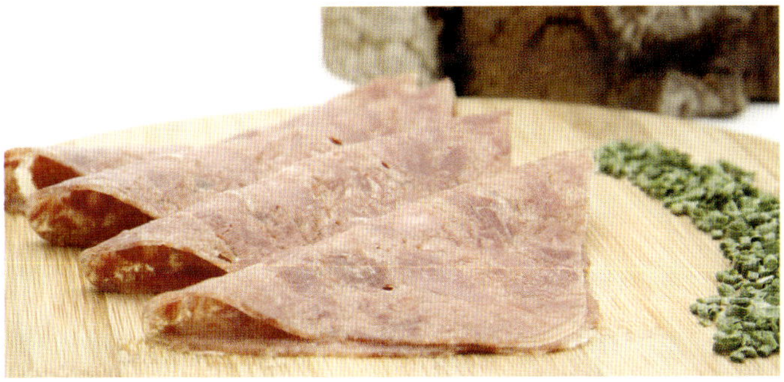

Corned Meet

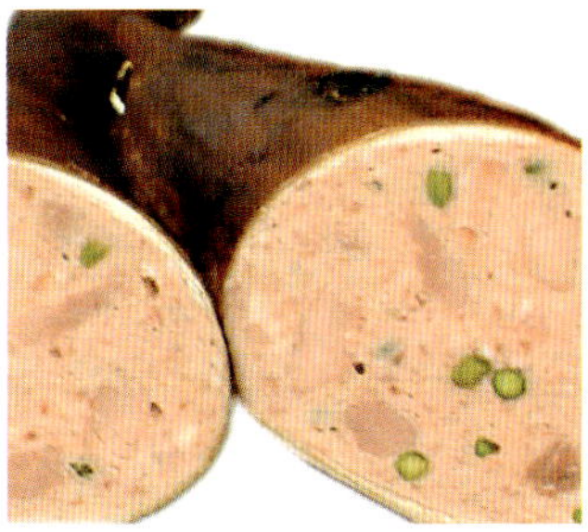

Presswurst

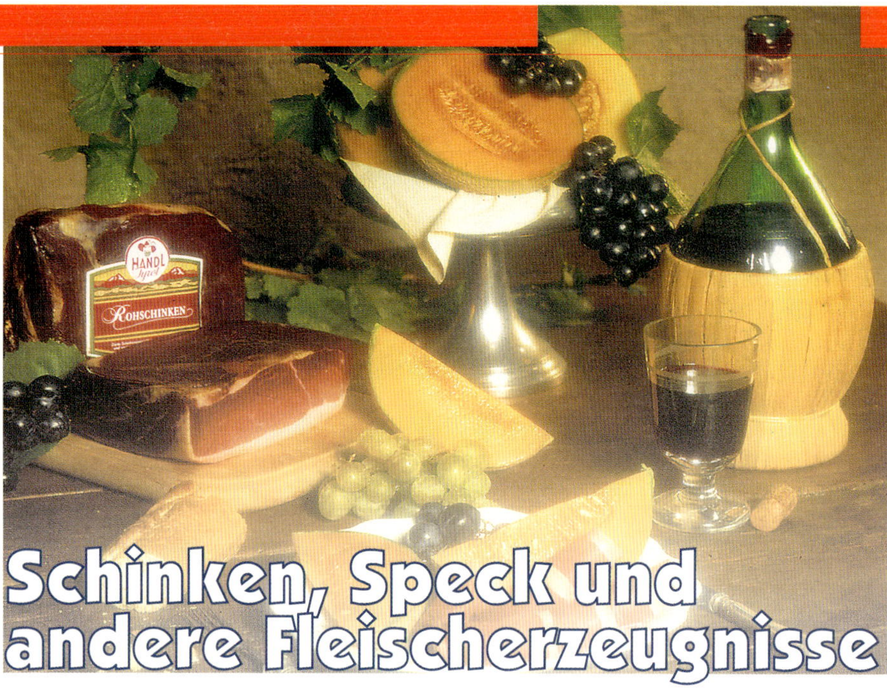

Schinken, Speck und andere Fleischerzeugnisse

Schinken und Speck sind gepökelte Teilstücke von Schwein, Rind, Geflügel und Wild. Neben Schinken, Speck und den Wurstwaren gehören kalte Braten und Erzeugnisse aus zerkleinertem und gestückeltem Fleisch zu den Fleischerzeugnissen.

Schinken

Zur Herstellung von Schinken aller Art wird erstklassiges Fleisch – in der Regel die Hinterkeule des Schweines (Schlegel) – verwendet. Alle anderen sogenannten Schinkenarten haben nicht die Berechtigung, als „Schinken" bezeichnet zu werden.

Schinken kann als **Rohfleisch**, in den Leitsätzen werden sie als Rohpökelware bezeichnet, oder in **gekochter und geräucherter Form**, als sogenannte Kochpökelware, in den Handel kommen.

Schinkenherstellung und Schinkenbehandlungen

- Pökeln
  Behandeln des Fleisches mit Salz bzw. Pökelsalz vor dem Kochen und Räuchern. Das Pökeln dient dem Geschmack und der Haltbarmachung.
  - **Pökelsalz** ist eine Mischung von Kochsalz (99,5 bis 99,6 %) mit Nitrit (0,4 bis 0,5 % Natriumnitrit) = Nitritpökelsalz. Das Nitrit bewirkt die Umrötung: Dabei wird der Muskelfleischfarbstoff Myoglobin in das hitze- und lagerungsbeständige „Pökelrot" (Nitrosylmyoglobin) umgewandelt. Der Zusatz von Phosphaten ist laut Codex mit 0,3 Gewichtsprozent des Fleischstücks begrenzt. Sie binden das Wasser im Schinken, das sonst beim Kochen oder Räuchern verloren gehen würde. Der Schinken bleibt saftig. Der Zusatz von Ascorbinsäure soll die Nitrosaminbildung im Körper reduzieren bzw. verhindern.
  - **Pökellake** ist die in Wasser aufgelöste Mischung aus Natriumnitrit, Kochsalz und dem Geschmacksverstärker Glutamat. Aus Zeitgründen wird bei vielen Handelsprodukten die Pökellake mit Injektionsnadeln eingespritzt. Die Flüssigkeit verteilt sich so schneller als beim Einlegen in Pökellake.

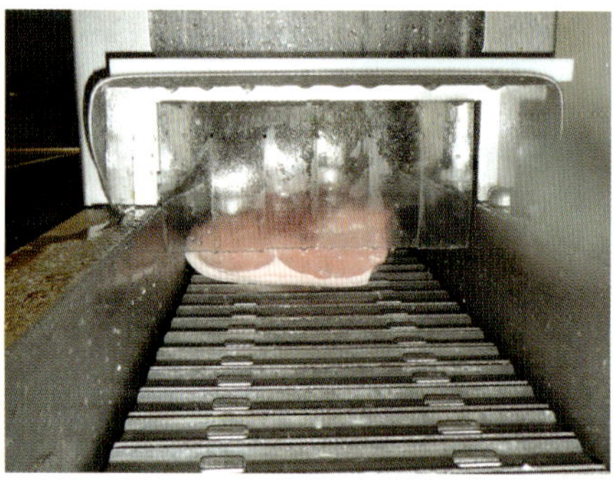

Pökomat

- Poltern
  Nach dem Entfernen des Fettgewebes wird speziell bei gespritzten Fleischteilen die Pökellake in Massiertrommeln – einer Mischmaschine vergleichbar – „gepoltert". Das Poltern bewirkt auch einen besseren Eiweißaufschluss, sodass Schinken im fertigen Zustand nicht auseinanderfällt. Beim Einlegen in Pressformen oder Folien muss darauf geachtet werden, dass Magerfleischteile auf Magerfleischteile gelegt werden, damit eine optimale Bindung erreicht wird.
- Garen
  Kochschinken wird im Gegensatz zum Rohschinken nach dem Pökeln in Form gebracht und gegart. Das Garen des Schinkens erfolgt bei einer konstanten Temperatur von 70 bis 72 °C, und zwar so lange, bis auch die Kerntemperatur von 70 °C erreicht ist. Mitunter wird der Schinken vor dem Garprozess oder danach heiß geräuchert. Kochschinken sind milder im Geschmack als Rohschinken.
- Räuchern und/oder Lufttrocknen
  Durch das Räuchern – in der Regel mit Buchenholz – und das Trocknen wird das Fleisch **konserviert**, die Fleischstruktur aufgelockert (das Fleisch wird mürbe), die **Farbe verändert** und **der typische Geschmack geprägt**. Früher stand die konservierende Wirkung des Räucherns im Vordergrund, heute sind es Geschmack und Aussehen, die beim Kunden ankommen.
  - Kalträuchern
    Je nach Ware – Schinken, Speck, Rippenfleisch, Rauchfleisch, Koch- oder Rohwürste – dauert das Kalträuchern bei 22 °C zwischen einigen Tagen und mehreren Wochen.
  - Warmräuchern
    Diese Art des Räucherns soll die rohe Eigenschaft des Räucherguts nicht verändern. Es geschieht bei ca. 50 °C.
  - Heißräuchern
    Bei einer Temperatur von 80 °C wird in kürzester Zeit die gewünschte Kerntemperatur erreicht. Angewendet bei Brühwürsten.

Auswahl an Schinken

Rohschinken

Die meisten Rohschinken werden aus der Oberschale, Unterschale, der Nuss oder Hüfte vom Schwein gewonnen. Sie werden am Knochen bearbeitet oder ausgelöst.

Sortenauswahl:

- **Westfälischer Knochenschinken** wird bis zu sechs Wochen am Knochen gepökelt und anschließend mindestens 6 Monate gereift. Er besitzt eine dunkelrote Farbe. Das Fleisch hat einen herzhaft-würzigen Geschmack.
- **Ammerländer Knochenschinken** stammt aus Niedersachsen. Die Besonderheit ist der Einsatz von braunem Zucker beim Pökeln. Er hat eine relativ helle Rauchfarbe und einen kräftig-würzigen Geschmack.
- **Holsteiner Katenschinken** wird über Buchenholz geräuchert, vier Monate gereift und besitzt das für ihn typische Buchenraucharoma.
- **Parmaschinken** ist eine norditalienische Spezialität, der mindestens zwölf Monate reifen muss. Er wird mit wenig Salz, im Besonderen Meersalz gepökelt, dadurch hat er ein mildes Aroma. Man schneidet ihn sehr dünn auf.
- **Serranoschinken** ist ein luftgetrockneter Schinken aus Spanien mit einem herzhaften Geschmack. Seine Herstellung dauert mindestens neun Monate, die Fleischteile werden gesalzen und in Klimakammern getrocknet. Es ist der meistgekaufte Schinken der Welt.

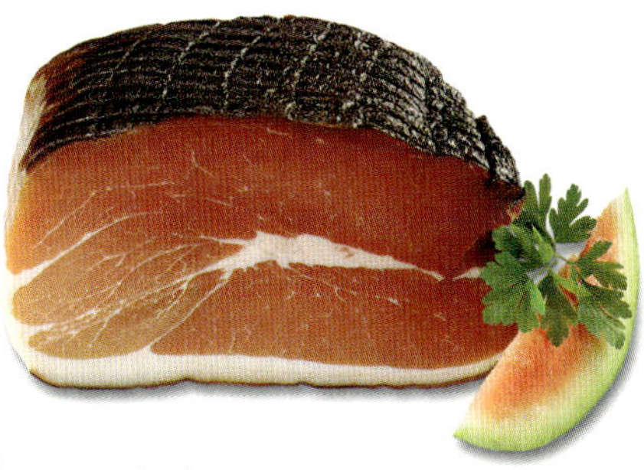

Seranoschinken

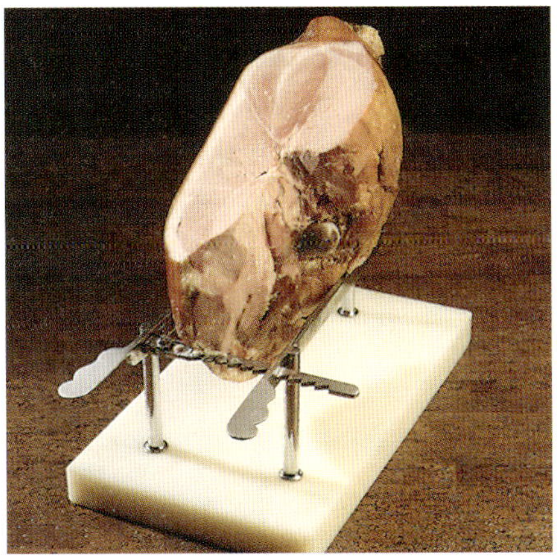

Parmaschinken auf Schinkenbock

- **Schwarzwälder Schinken** wird über Tannenreisig aus dem Schwarzwald kaltgeräuchert. Typisch sind die dunkelrote Farbe und ein intensiver Rauchgeschmack.
- **Nussschinken** wird aus dem magersten Stück der Keule, der Nuss, geschnitten. Er ist besonders mild, fettarm und saftig.
- **Rollschinken** wird aus der Hinterkeule hergestellt. Er erhält seine Form durch Rollen und Binden. Erst nach der Formgebung wird er geräuchert.

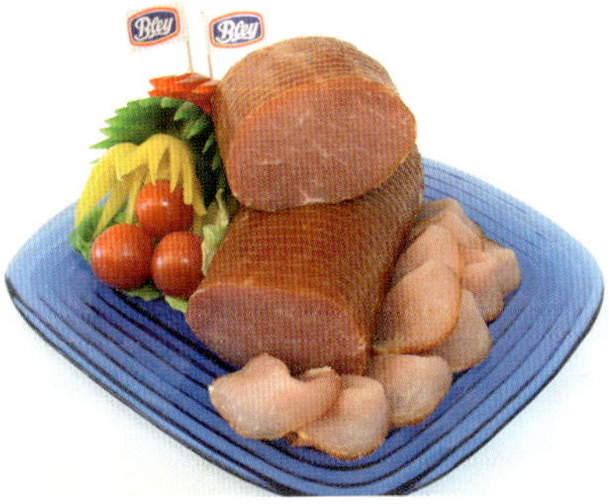

Rollschinken

- **Lachsschinken** stammt aus den Kotelettsträngen vom Schwein und ist sehr mager. Die Lachsstränge werden nach dem Pökeln und Trocknen gerollt und leicht geräuchert. So erhält man den würzigen Geschmack und eine lachsrosa Farbe.
- **Wildschinken** werden aus Wildschwein und Schalenwild, wie Reh, Hirsch, Elch oder Mufflon, hergestellt. Wildschinken sind extrem mager und haben ein besonders delikates und spezielles Aroma.
- **Bündnerfleisch** ist eine Spezialität aus mageren Teilen der Rinderkeule. Die Fleischstücke werden gepökelt und vier Monate luftgetrocknet, dabei verliert das Fleisch 50 % seines Gewichts. Die Laibe werden während der Trocknungsphase in rechteckige Formen gepresst. Das Fleisch entfaltet sein feines, typisches Aroma erst beim hauchdünnen Aufschneiden.

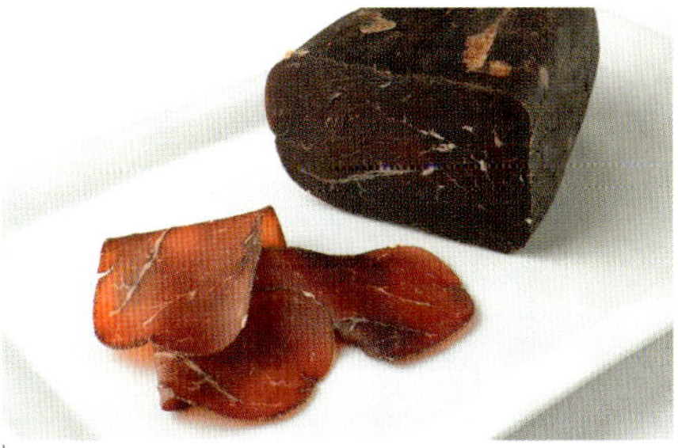

Bündner Fleisch „Arlberger Luftikus"

Kochschinken

Die rund geformten Kochschinken werden aus der Ober- und Unterschale der Hinterkeule vom Schwein hergestellt. Verbleibt auch die Nuss am Teilstück, wird der Schinken in Quaderform gepresst. Das Fleisch wird gepökelt, kurz geräuchert und in Formen oder Folie gegart.

Sortenauswahl:

- **Gewürzschinken**
  Es gibt sie z.B. als Koriander-, Spargel- oder Honigschinken. Die Pökellake wird entsprechend gewürzt oder die Schinken erhalten eine Kruste.
- **Burgunderschinken**
  Hier wird das besondere Aroma durch die Zugabe von Rotwein in die Pökellake erreicht.
- **Hamburger Kochschinken**
  Er wird mit Knochen hergestellt und gelangt so auch in den Handel. Erst zum Verkauf wird er in großen dünnen Scheiben vom Knochen geschnitten.
- **Prager Schinken**
  Dieser Schinken wird am Knochen gepökelt und anschließend über Buche geräuchert. Er ist sehr zart, saftig und aromatisch.

Ebenfalls zu den Kochschinken gehören die:

- **Vorderschinken**
  So werden die Kochschinken bezeichnet, die aus der Schweineschulter stammen. Sie haben einen höheren Fettanteil als die Hinterschinken.

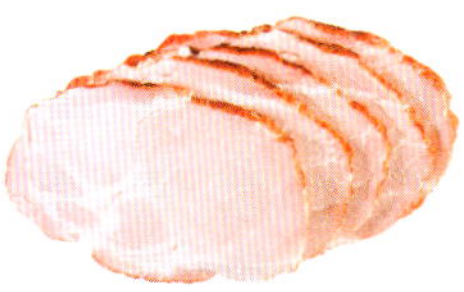

Vorderschinken

- **Formschinken**
  Sie werden aus kleineren Muskelfleischstücken, die beim Zuschneiden von Vorder- und Hinterschinken anfallen, zusam-

mengefügt. Zusätzlich werden sie durch mechanische Behandlung aufgelockert. Durch dieses sogenannte Tumbeln tritt Fleischeiweiß aus, das später beim Garen erstarrt und die einzelnen Fleischstücke miteinander verbindet.

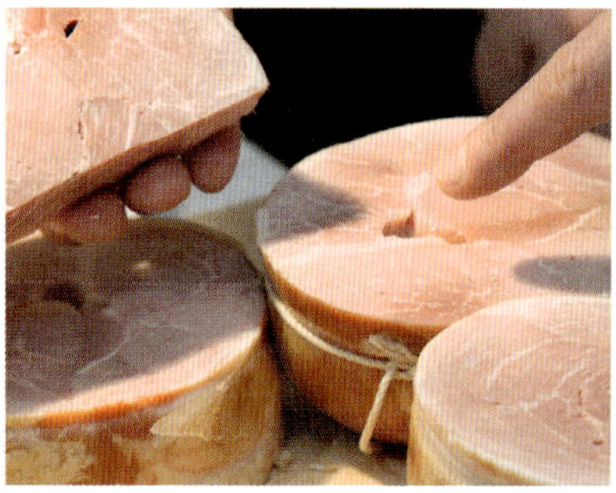

Formschinken

Speck

Speck gehört wie Rohschinken zur Rohpökelware. Es sind die fetten Teile des Schweins, üblicherweise das Fettgewebe unter der Haut.

Sortenauswahl:

- **Fetter Speck** ist reines Fettgewebe aus dem Schweinerücken.
- **Bauchspeck** oder durchwachsener Speck ist ein mit Muskelfleisch durchsetztes Stück aus dem Bauch.
- **Schinkenspeck** wird auch als magerer Speck bezeichnet und stammt aus dem Hüftstück der Schweinekeule.

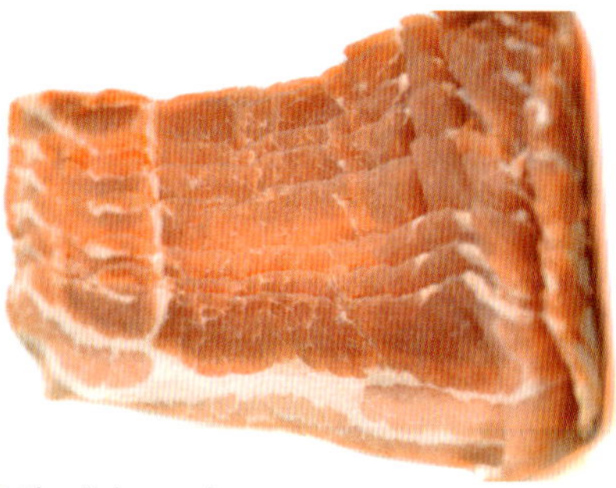

Frühstücksspeck

- **Frühstücksspeck** wird aus Kotelettsträngen oder mageren Schweinebäuchen hergestellt. Der Speck wird gepökelt, geräuchert und in Scheiben geschnitten im Handel angeboten.
- **Südtiroler Speck** ist eine Spezialität, die unter Zugabe einer speziellen Würzmischung zum Salz gepökelt wird. Beim Räuchern wird Wacholder zum Holz gegeben. Während der Reifezeit bildet sich ein weißer Schimmel, der den nussigen Geschmack des Specks begründet. Er wird später abgewaschen.

- **Osso Collo** ist ein traditionelles italienisches Produkt aus Schweinekamm. Es ist ein mit Fett durchwachsenes Teilstück, das gepökelt, geräuchert und getrocknet wird und in seiner Form dem Bündnerfleisch ähnelt.

Weitere Rohpökelwaren

- **Geräucherte Rinderbrust** wird aus den Brustmuskeln vom Rind hergestellt. Sie wird gepökelt und anschließend roh kalt geräuchert.
- **Rinderrauchfleisch**
  Rinderrauchfleisch ist ein Rohpökelerzeugnis aus der Oberschale oder der Kugel. Es hat eine dunkelrote Farbe, ist mild und saftig.

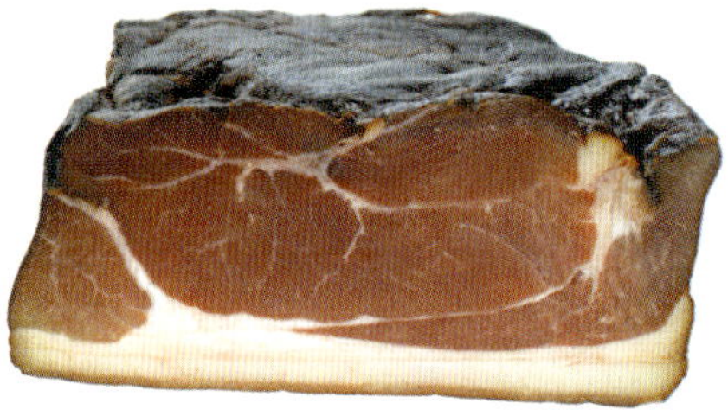

Rinderrauchfleisch

- **Pökelzunge** gibt es als Roh-, aber auch als Kochpökelerzeugnis. Als Rohpökelware wird es nach dem Pökeln mäßig kalt geräuchert.

Kochpökelware

Außer Kochschinken gehört zu den Kochpökelwaren z.B.:

Kasseler

- Kasseler wird aus dem Kotelettstrang des Schweinerückens hergestellt. Nach dem Pökeln wird es leicht geräuchert und dann gegart. Man bekommt es jedoch auch ungegart als Rohpökelware.
- Als Filet- oder Lummerkasseler bezeichnet man das aus dem Lendenstück des Kotelettstrangs mit Filet hergestellte Kasseler.
- Kaiserfleisch ist eine österreichische Spezialität, die ähnlich wie Kasseler hergestellt wird.

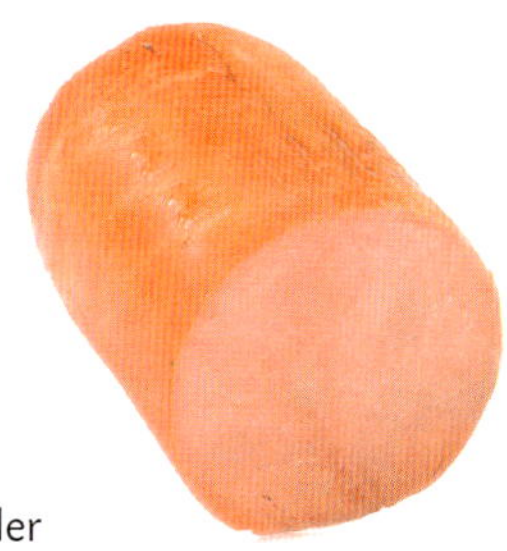

Kasseler

Geflügelschinken

Die Herstellung entspricht der von Kochschinken. Meist wird das zarte Brustfleisch von Gänsen, Puten oder Hühnern, aber auch die Putenkeule für diese Schinken verwendet. Sie sind besonders zart und mager.

Rindersaftschinken

Diese Schinken werden aus der Oberschale der Rinderkeule gewonnen. Sie werden in einer gewürzten Salzlake gepökelt und im Anschluss schonend gegart. Sie sind zart und saftig, mit einem mild-aromatischen Rindfleischgeschmack.

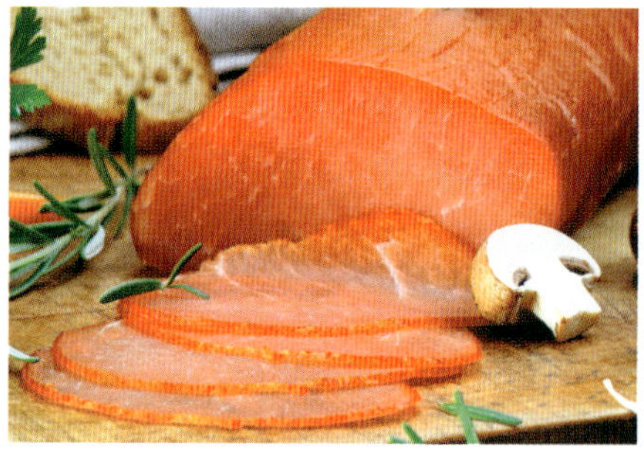

Rindersaftschinken

Bratenerzeugnisse

Bratenerzeugnisse sind Fleischerzeugnisse, die nicht gepökelt, sondern lediglich durch Garen hergestellt und verzehrfertig im Handel angeboten werden.

Auswahl an Bratenerzeugnissen:

- Roastbeef
  Das Roastbeef wird aus der äußeren Lendenmuskulatur vom vorderen Teil des Rinderrückens hergestellt. Es ist ein besonders zartes Stück, saftig und sehr aromatisch. Es wird im Ganzen gebraten und in dünne Scheiben geschnitten. Im Kern soll es eine rosa Färbung aufweisen.

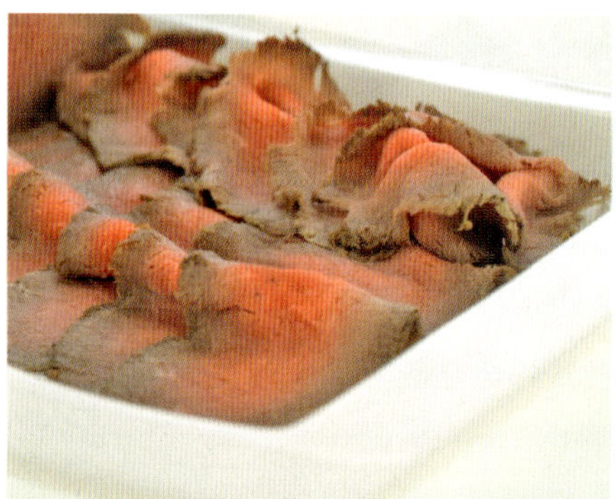

Aufgeschnittenes Roastbeef

- Bratenaufschnitt
  Hierzu gehören Bratenerzeugnisse aus Rindfleisch, wie Burgunder- oder Rostbraten, Schinkenbraten aus der Schweinekeule oder gebratene Schweinelende. Die Fleischstücke werden in Formen gebraten und in dünnen Scheiben als kalter Brotaufschnitt angeboten.

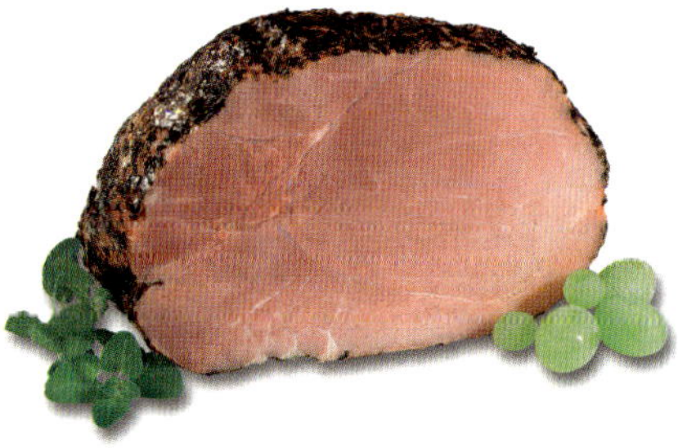

Bratenaufschnitt

- Hähnchen- und Putenbrust
  Das Muskelfleisch wird vom Brustbein ausgelöst und ohne Haut gebraten. In hauchdünne Scheiben geschnitten ist es ein ausgesprochen magerer Brotbelag.

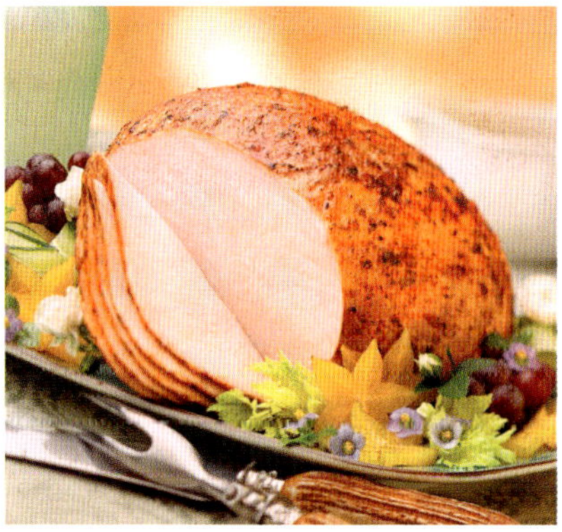

Putenbrust

Verbraucherinformation

Lagerbedingungen und Tipps für die Behandlung für Wurst und Schinken

- Sollte bei **Rohschinken** Schimmel auftreten (Ware gilt als verdorben), so ist dies ein Hinweis auf zu feuchte Lagerung. Ist eine längere Lagerung vorgesehen, sollte am besten vakuumverpackte Ware bestellt werden.
- Rohpökelwaren (Rohschinken, Osso Collo, Bergschinken usw.) sind bei trockener und kühler Lagerung (+8 bis +15 °C) bis zu vier Wochen haltbar. Um die optimale Qualität zu erhalten und um Gewichtsverluste zu vermeiden, werden Rohpökelwaren meist vakuumverpackt geliefert.
- Rohpökelwaren erreichen ihr volles Aroma bei einer Temperatur von +15 °C. Dünn aufgeschnitten angeboten, werden Qualität und Geschmack verfeinert.
- Aufgeschnittener Schinken soll nicht länger als drei bis fünf Tage im Kühlschrank aufbewahrt werden.
- Pasteten im Speckmantel sollten von Hand mit einem scharfen Messer nicht zu dünn – ca. 5 mm – geschnitten werden. Der Pastetenabschnitt ist immer mit Frischhaltefolie (Cellophan) abzudecken. Alle anderen Pasteten und Rouladen lassen sich dünn mit der Aufschnittmaschine schneiden.
- Frischwürste sind begrenzt haltbar. Die Hersteller empfehlen auch hier eine Lagertemperatur von +2 bis +4 °C. Frischwürste in Naturdärmen sind besonders lichtempfindlich, daher vor unnötiger Lichteinwirkung zu schützen.

Wie viel Aufschnitt pro Person?

Beim Herstellen von kalten Büfettplatten gelten folgende Richtlinien als Maß:

- Aufschnittplatten: ca. 150 bis 200 g Wurst, Schinken und Fleisch pro Person.
- Aufschnittplatten kombiniert mit Käse: etwa 120 bis 150 g Wurst, Schinken und Fleisch; dazu etwa 80 bis 100 g Käse pro Person.
- Bei kalten Büfetts, kombiniert mit Salaten, braucht es nur noch etwa 100 g Wurst, Schinken und Fleisch pro Person.

Arbeitsaufgaben

1. Erstellen Sie mithilfe der Informationen des Buches zusammenfassend eine Übersicht zu „Fleischerzeugnissen". Finden Sie eine geeignete Gliederung und ergänzen Sie diese durch entsprechende Produktbeispiele.
2. Erläutern Sie den Begriff „Pökeln". Nennen Sie die Ziele, die mit diesem Verfahren verfolgt werden. Warum sollte man gepökelte Ware nicht grillen? Nutzen Sie für Ihre Recherche das Informationsportal des aid inofdienst Ernährung, Landwirtschaft und Verbraucherschutz e. V.: http://www.aid.de/ernaehrung/haltbarmachen_salzen.php

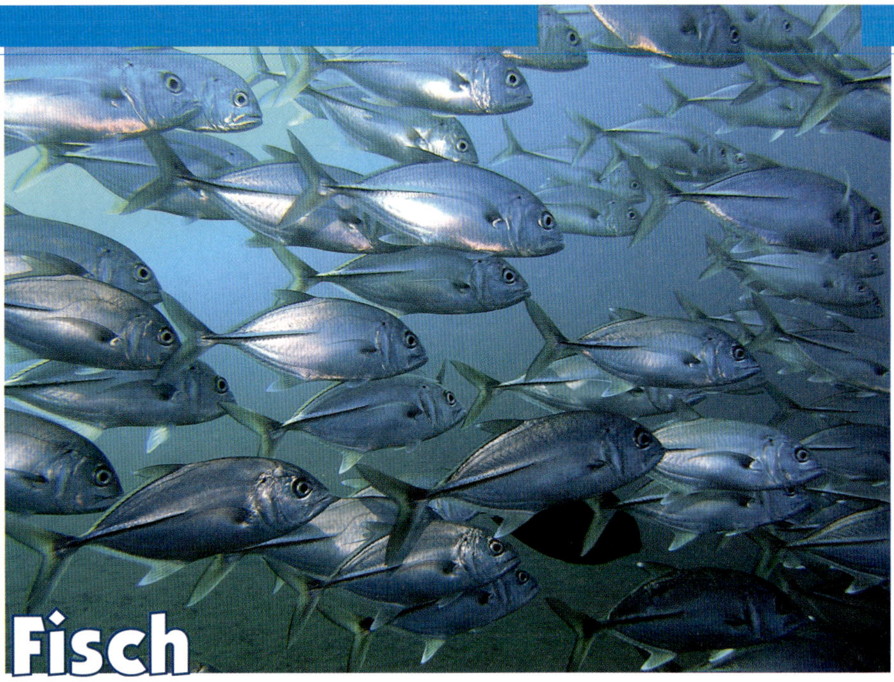

Fisch

Fische sind die im Wasser lebenden wechselwarmen Wirbeltiere.
Wechselwarm heißt, dass sie ihre Körpertemperatur dem Wasser anpassen.

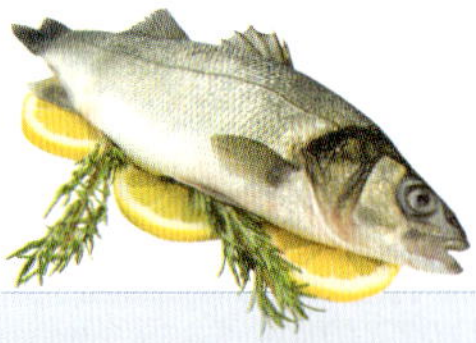

Zusammensetzung und Bedeutung

Fischfleisch enthält etwa 15 bis 20 % hochwertiges Eiweiß. Kohlenhydrate sind im Fischfleisch praktisch nicht enthalten. Fischfleisch ist reich an Mineralstoffen (Jod, Phosphat, Calcium) und Vitaminen der B-Gruppe.

Fettfische enthalten auch die Vitamine A und D. Fischfleisch hat eine lockere Struktur, es enthält wenig Bindegewebe und mehr Wasser als das Fleisch der Schlachttiere und ist daher leichter verdaulich als dieses. Aus der leichteren Verdaulichkeit ergibt sich ein geringerer Sättigungswert des Fischfleischs. Frisches Fischfleisch verdirbt sehr schnell. Es ist immer gut gekühlt aufzubewahren.

Fische haben je nach Sorte und Fettgehalt einen relativ hohen Anteil an lebensnotwendigen, mehrfach ungesättigten Fettsäuren.

Von besonderer Bedeutung sind die Omega-3-Fettsäuren, die vor allem in Seefischen vorkommen. Im menschlichen Körper werden daraus Gewebshormone gebildet, die z. B. einen günstigen Einfluss auf den Blutfettspiegel und den Blutdruck ausüben; sie verbessern die Fließeigenschaft des Blutes, beugen Ablagerungen in den Blutgefäßen vor und tragen so zur Verringerung des Arterioskleroserisikos bei.

Wussten Sie, dass

- es 20 000 verschiedene Fischarten gibt?
- weltweit pro Jahr 70 Mio. t Fische und „Meeresfrüchte" an Land gezogen werden?
- die vier wichtigsten Fischarten der Kabeljau (Dorsch), der Rotbarsch, der Seelachs und der Hering sind?
- ein Hochseefangschiff bis zu 950 t Fisch sofort nach dem Fang an Bord einfrieren kann?
- in einem 24-stündigen Einsatz bis zu 60 t Fisch an Bord verarbeitet werden können?
- der Bundesbürger durchschnittlich 15,5 kg Fisch und Meeresfrüchte (Fanggewicht) pro Kopf und Jahr isst?
- Fisch bis Mitte des 19. Jahrhunderts noch ein „Arme-Leute-Essen" war?
- rund 80 % der Dosen-Fischkonserven aus Heringserzeugnissen (Heringe, Sprotten, Sardinen) bestehen?
- Fische deswegen zu den Fastenspeisen gehören, weil sie Kaltblüter sind?
- ein ausgewachsener Stör bis zu 50 kg Kaviar im Bauch mit sich trägt?
- Kaviar vom türkischen Wort *khavyah* = „Rogen" (Fischeier) kommt?
- viele Fische vom Aussterben bedroht sind, weil die Fanggebiete ständig „überfischt" werden?

Gesetzliche Grundlagen

Für Fisch- und Fischerzeugnisse gelten die allgemeinen Kennzeichnungsvorschriften. Darüber hinaus legt das Nationale Fischetikettierungsgesetz auf Grundlage der EU-Verordnung 2065/2001 zusätzliche Kennzeichnungsvorschriften, vor allem für frische, geräucherte und tiefgefrorene Produkte fest. Folgende **Kennzeichnungselemente** müssen bei diesen zu finden sein:

- Handelsbezeichnung der Fischart,
- Produktionsmethode,
- Fang- oder Erzeugergebiet,
- Menge des Inhalts nach Gewicht und Volumen,
- Gewichtsangabe des Fischanteils bei zusammengesetzten Lebensmitteln,
- Name oder Firma und Anschrift des Herstellers, Verpackers oder eines europäischen Verkäufers,
- Aufzählung der Zutaten und der kennzeichnungspflichtigen Zusatzstoffe,
- Mindesthaltbarkeitsdatum oder Verbrauchsdatum (bei leicht verderblicher Frischware),
- Los-/Chargennummer sowie Identifikationskennzeichen.

Das Deutsche Lebensmittelbuch behandelt in den entsprechenden Leitsätzen Fische, Krebse und Weichtiere und daraus hergestellte Erzeugnisse sowie deren Beschaffenheit und Herstellung.

Fang Verarbeitung von Konsumfisch

Bei der Hochseefischerei werden die Gebiete um Island, Norwegen, Grönland, Labrador und Neufundland befahren.

Die Kutterfischerei bringt Fische der Nord- und Ostsee an Land.

Die Fischschwärme werden elektronisch durch Radar- oder Schallortung aufgesucht. Computer errechnen aufgrund der Erfahrungswerte der Seeleute und der wetterkundlichen Beobachtungen die Fanggebiete, die Fangzeiten und die wahrscheinlichen Fangaussichten (Fangmengen).

Der Fang erfolgt mit Kiemennetz (stationär) oder Schleppnetz. Die Fangboote ziehen die gefüllten Netze über eine Heckklappe an Bord; man nennt sie daher auch Hecktrawler.

Die Seefische werden an Bord noch verarbeitet (entgrätet und filetiert), tiefgekühlt oder in Salz eingelegt.

Abfälle werden sofort zu Fischmehl vermahlen. In den angelaufenen Häfen wird der Fisch auf Seefischmarkten an die fischverarbeitenden Firmen in frischem Zustand verkauft.

Um den steigenden Bedarf an Fisch und Meeresfrüchten zu decken, ist ein weiterer Zweig der Fischwirtschaft heute die sogenannte Aquakultur. Aquakultur heißt kontrollierte Aufzucht von Fischen, Algen, Muscheln und Krebsen. Bereits jeder 3. Fisch kommt heute aus dieser Haltungsform. Dazu gehören vor allem Fische wie Pangasius, Tilapia, Heilbutt oder Dorade und Lachs.

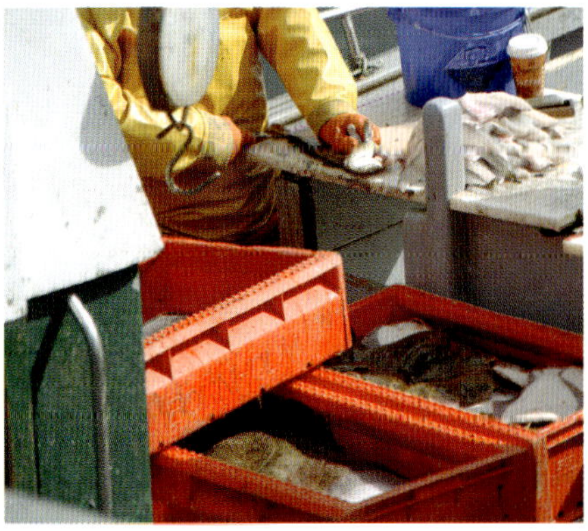

Seefische werden direkt an Bord verarbeitet

Die traditionelle Teichwirtschaft in Deutschland gehört ebenso zur Aquakultur.

Einteilung der Fische

Nach dem Fettgehalt

- **Fettfische (über 10 % Fett)**
  Hering, Makrele, Sprotte, Aal, Heilbutt, Wels usw.
- **Mittelfette Fische (zwischen 1 und 10 % Fett)**
  Lachs, Thunfisch, Sardine, Karpfen, Pangasius, Rotbarsch, Seezunge, Forelle usw.
- **Magerfische (unter 1 % Fett)**
  Dorsch, Schellfisch, Seelachs, Flunder, Scholle, Hecht, Zander, Merlan

Nach dem Vorkommen

- **Salzwasserfische (Seefische)**
  Dorsch, Seelachs, Hering, Sardine, Sardelle, Thunfisch, Dornhai, Seeteufel usw.
- **Wanderfische**
  Lachs, Aal, Stör
- **Süßwasserfische**
  Forelle, Karpfen, Hecht, Barsch, Victoriabarsch, Pangasius usw.

Nach der Fang- und Gebrauchsmenge

- **Konsum- oder Massenfische**
  Übliche Fanghöhe, mit Schleppnetzen in großen Mengen gefangen oder in Mengen aus Aquakultur: Dorsch, Makrele, Sprotte, Seehecht, Seelachs, Scholle, Dornhai, Rotbarsch, Pangasius
- **Fein- oder Edelfische**
  Einzeln oder in kleinen Mengen in tieferen Gewässern gefangen: Seezunge, Lachs, Thunfisch, Aal, Stör, Seeteufel, Forelle, Zander

Nach dem Aussehen

- **Rundfische**
  Dorsch, Makrele, Rotbarsch, Hering, Karpfen, Forelle, Lachs, Goldbrasse, Pangasius, Wolfsbarsch
- **Plattfische**
  Scholle, Seezunge, Steinbutt, Heilbutt

Seefische

Kabeljau oder Dorsch

Kabeljau ist der größte Konsumfisch, er wird 1,5 m lang und bis zu 20 kg schwer. Junger Kabeljau wird als Dorsch bezeichnet. Er gehört zu den Magerfischen, sein Fett speichert er in der Leber, die als besonderes Produkt („Dorschleber in Öl") verkauft oder zur Lebertrangewinnung herangezogen wird. Sein Rogen wird zum „Skandinavischen Kaviar" gewürzt und gesalzen.

Handelsformen: Frisch oder tiefgekühlt im Ganzen als entgrätetes Filet, bratfertig paniert.

Seelachs oder Köhler

hat nichts mit dem „echten Lachs" zu tun, sondern ist mit dem Dorsch verwandt; er ist schwarzgrau mit silberheller Seitenlinie. Er zählt mit 0,8 % Fett zu den magersten Fischen. Als Filet gehört er zu den preiswertesten Fischen. Geräucherte, mit Carotin gefärbte Seelachsscheiben in Öl werden als „Lachsersatz" angeboten.

Wolfsbarsch oder Loup de Mer

An den Küsten Skandinaviens und des Mittelmeers gefangen. Dunkelsilbrige Rücken- und hellsilbrige Bauchseite.

Handelsformen: Als Frischfisch und als tiefgefrorenes Filet im Handel. Für alle Zubereitungsarten geeignet.

Rotbarsch oder Goldbarsch

Er wird in bis zu 1000 m tiefen Gewässern gefangen und hat rosaweißes, festes Fleisch; 40 bis 80 cm lang, roter Fischkörper.

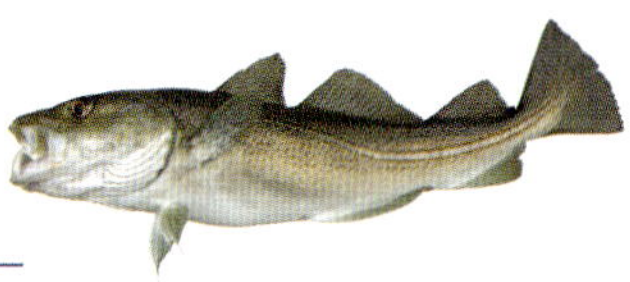

Dorsch

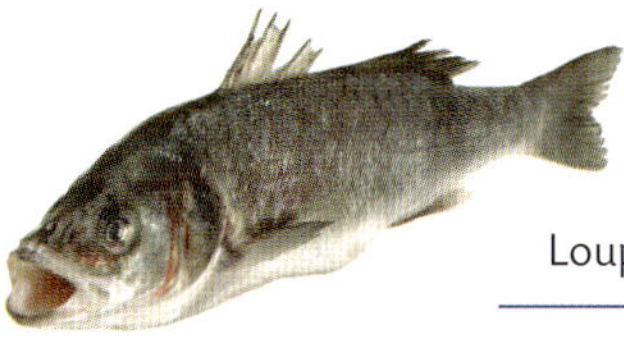

Loup de Mer

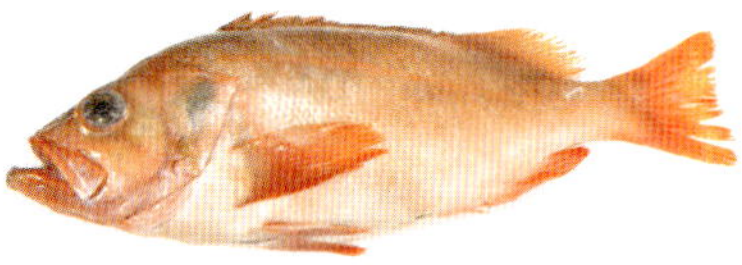

Rotbarsch

Handelsformen: Frisch oder tiefgekühlt in Filets oder im ganzen Stück zum Braten und Kochen; geräuchert in Stücken.

Schellfisch

Ein dem Dorsch ähnlicher Fisch, heute schon seltener im Handel.

Dornhai oder Seeaal

Haifischart mit Dornen am Beginn der Rückenflosse.

Handelsformen: Teile des Fisches kommen als „geräucherter Seeaal" und als „Seeaal in Aspik" in den Handel. Die hellen Bauchlappen werden geräuchert als „Locken" oder „Schillerlocken" gehandelt.

Heringshai

Rötliches Fleisch, nach der Zubereitung beinahe wie Kalbfleisch. Er kommt auch als „Karbonadenfisch", „Kalbfisch" oder „Seestör" in den Handel.

Handelsformen: Als „Schnitzel", große Stücke zum Dünsten und Braten. Von ihm stammen auch die Haisteaks.

Katfisch

Heißt auch „Seewolf" oder „Steinbeißer" wegen seines Gebisses (zum Aufbeißen der Muscheln).

Handelsformen: Fischscheiben (Karbonaden) zum Braten und Räuchern; da der Katfisch fast nur in Form von Karbonaden in den Handel kommt, bezeichnet man ihn oft auch als Karbonadenfisch.

Knurrhahn

Er kommt im Nordostatlantik, in Nord- und Ostsee, aber auch im Mittelmeer und Schwarzem Meer ins Netz. Sein Name rührt von dem knurrenden Geräusch her, das seine Schwimmblase erzeugt. Das wertvolle Fleisch ist weiß, fest und mager. Er wird meist frisch im Ganzen angeboten.

Makrele

Dunkelblau-grünlich gefärbter Rücken mit schwarzen Streifen („Zebra des Meeres"). Die Makrele ist ca. 30 cm lang und hat saftiges, aromatisches Fleisch.

Handelsformen: Geräuchert und als Vollkonserve, tiefgefroren und frisch im Ganzen

Seehase

Das Fleisch spielt im Handel kaum eine Rolle.

Handelsformen: Der Rogen (= Fischeier) wird als „Nordischer Kaviar" in den Handel gebracht und ist schwarz gefärbt.

Hering

Der Hering ist der bekannteste aller Seefische und lebt in großen Schwärmen im Nordatlantik einschließlich Nord- und Ostsee und Nordpazifik. Die Laichzeit verbringt er im Küstengebiet, sonst lebt er im offenen Meer. Er ist silbergrau, wird bis zu 35 cm lang und 300 g schwer. Frischemerkmal sind die grünlichen Kiemen. Im Frühling hat der Hering fetteres Fleisch, im Herbst mageres, besonders wohlschmeckendes.

Handelsformen:

- Grüner Hering: frisch gefangen, zum Grillen und Braten
- Wichtigste Rohware für die mittel- und nordeuropäische Fischindustrie.

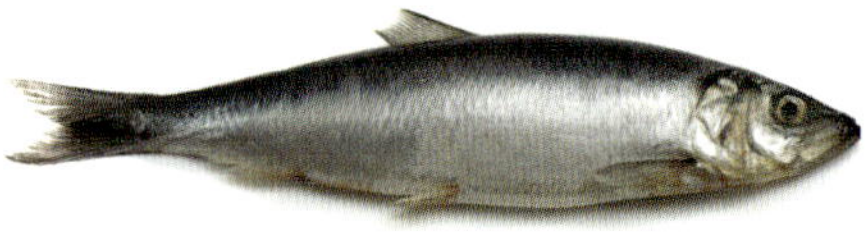

Hering

Sardine

Die Sardine ist ein heringähnlicher Fisch, der an den Küsten Italiens, Spaniens, Portugals und Frankreichs gefangen wird. Er wird bis zu einer Größe von 15 cm in Öl oder Gemüsemarinade eingelegt. Auch zum Braten und Grillen wird er als Frischfisch gerne gekauft. Größere Sardinen werden auch als „Heringfisch" oder „Pilchard" bezeichnet.

Sardelle

Bis zu 15 cm langer, heringähnlicher Fisch, der zu gesalzenen Fischwaren (Sardellenfilets, Sardellenringe mit Kapern und Sardellenpaste) verarbeitet wird.

Sprotte

Hauptfangplätze sind die Nord- und Ostsee, der Nordatlantik und das Mittelmeer. Besondere Angebotsformen siehe Fischerzeugnisse.

Thunfisch

Fanggebiete für diesen schmackhaften Fisch sind Nord- und Südatlantik, Südpazifik und das Mittelmeer. Der Thunfisch wird bis zu 3 m lang und zwischen 300 und 400 kg schwer. Er wird auch als „Truthahn des Meeres" bezeichnet, weil er verschiedene Farben und Konsistenzen von Fischfleisch bietet: dunkelrotes Rückenfleisch, hellrosa bis weißes Bauchfleisch. Er zählt mit 15 % Fett zu den Fettfischen. Die qualitativ wertvollsten Thunfischarten heißen Albacore (Yellowfin oder White Tuna) und Skipjack.

Handelsformen: Frisch oder tiefgekühlt im ganzen Stück; Teile geräuchert, als Vollkonserve in Öl, Salzlake oder Gemüsemarinade.

Witting (Merlan)

Er gehört zu den kleineren dorschartigen Fischen. In England ist er Grundlage für „Fish and Chips".

Handelsformen: Als ganzer Fisch zum Braten oder geräuchert.

Goldbrasse (Dorade royale)

„Der" typische Mittelmeerfisch, bis zu 2,5 kg schwer. Lässt sich in Aquakulturen bestens züchten. Der Name kommt vom goldenen Fleck auf den Wangen. Helles, kompaktes Fleisch. Als ganzer Fisch und Filets im Handel. Eine weitere Brasse-Art ist die Meerbrasse (Dorade). Für alle Zubereitungsarten.

Schnapper (Red Snapper)

Raubfisch, der seine Nahrung durch plötzliches Zuschnappen fängt. Wird eher in tieferen Gewässern gefangen. Festes, trockenes, weißes Fleisch mit nur wenigen, großen Gräten. Beliebter, universell brauchbarer Fisch des Atlantiks und des Mittelmeers. Eignet sich auch vortrefflich zum Räuchern und Grillen.

Petersfisch (St. Pierre, Sankt Petersfisch)

Köstlicher Fisch des Atlantiks und des Mittelmeers. Weißes, festes Fleisch, sehr wohlschmeckend. Geringer Fleischanteil (40 %). Frisch als ganzer Fisch und als Filet tiefgefroren im Handel. Eignet sich zum Dünsten, Garen in Folie, Braten und Grillen.

Seehecht

Am spitzen Kopf leicht erkennbar, 50 bis 80 cm lang. Frisch oder tiefgekühlt als Filet oder am Stück im Handel.

Plattfische

- Scholle wird auch als „Goldbutt" bezeichnet, bräunliche Oberfläche mit roten Punkten, weiße Unterseite; frisch und tiefgekühlt als ganzer Fisch oder als Filet.
- Heilbutt: Der größte Plattfisch mit dunkler Oberfläche und weißer Bauchseite; kleiner und mittlerer Heilbutt als ganzer Fisch, Heilbuttschnitten von größeren Fischen; frisch oder tiefgekühlt.
- Seezunge: Qualitätsplattfisch; längere Körperform, delikates, weißes Fleisch.
- Flunder wird auch als „Scholle der Ostsee" bezeichnet; hat eine rauere Oberfläche als die Scholle; als Filet oder als Räucherfisch im Handel.

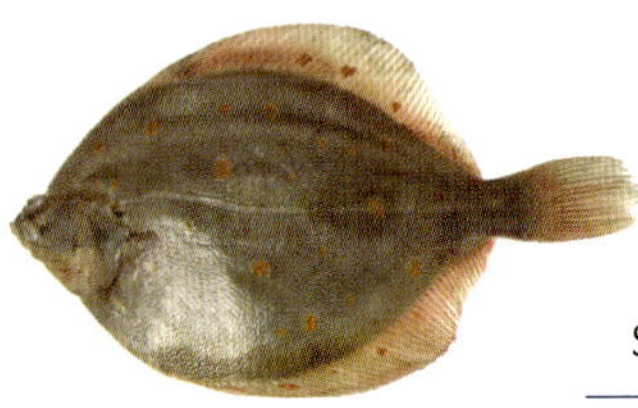

Scholle

Seeteufel

Sein Äußeres wirkt unansehlich. Er bietet jedoch ein vorzügliches, schmackhaftes Fleisch.

Wanderfische

Lachs oder Salm

wird bis zu 1,5 m lang und 30 kg schwer. Der Lachs schlüpft in den Wintermonaten, hält sich als junger Fisch in den Flüssen auf, wandert aber ab seinem 4. Lebensjahr in die Küstengewässer ab. Mit Laichreife – im 7. Lebensjahr – kommt er wieder ins Süßwasser. Das ist die berühmte Lachswanderung flussaufwärts. Lachse aus Lachszuchten in Skandinavien unterscheiden sich im Geschmack deutlich von den üblichen Lachsen.

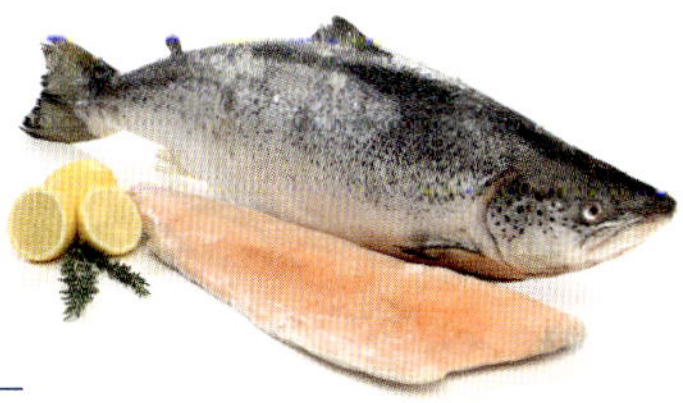

Lachs

Handelsformen

- Grönland-, norwegischer oder kanadischer Frischlachs: Geköpfte und ausgenommene Ware im Ganzen, als Seiten, Karbonaden und Filets auf Flockeneis angeboten.
- Echtlachsware
  - Ostseelachs
    Zartrosa Farbe, begehrte Qualität, geringe Salzung, schwache Räucherung. Lachsgeschmack ist voll erhalten.
  - Norwegischer Lachs
    Meist vorgeschnittene Ware.
  - Nordischer Lachs
    Norwegische Rohware, leicht gesalzen, mild geräuchert und vakuumverpackt.
  - Gravad Lachs
    Nordische Lachszubereitung mit Dill und Gewürzen nach traditioneller Art gebeizt, in ganzen Seiten angeboten.
  - Kanadischer Lachs
    Dunkleres Fleisch, muskulösere Konsistenz, länger gebeizt und geräuchert, daher höherer Salzgehalt und intensiverer Rauchgeschmack.
- Lachsersatz
  Als Lachsersatz werden Fischscheiben vom Dorsch oder Seelachs angeboten. Sie dürfen mit Carotin gefärbt sein.

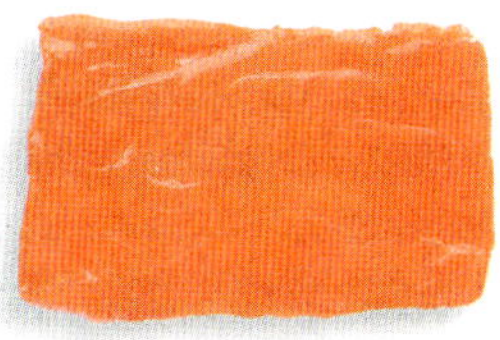

Lachsersatz

Aal

Der Aal gehört zu den Fettfischen. Er lebt in allen Flüssen, die Verbindung mit dem Atlantik und dem Mittelmeer haben. Zur Laichzeit wandert er ins Salzwasser ab. Nach dem Laichen stirbt der Aal.

Die Brut, Glasaale (durchsichtige kleine Fische) genannt wächst heran und kehrt nach ca. 8 Jahren wieder ins Süßwasser zurück.

Aale können bis zu 1,5 m lang werden und ein Gewicht von bis zu 5 kg erreichen. Spitzenqualität hat der Aal mit ca. 75 cm.

Der Aal wird an den Flussmündungen gefangen. Die im Winter abwandernden Tiere haben beste Qualität. Diese werden wegen ihrer Silberfärbung auch Blankaale genannt.

Handelsformen

- Grüner Aal
  Bezeichnung für frisch gefangene Aale.
- Räucheraal
  80 % der Fänge werden zu dieser Delikatesse verarbeitet. Nach einer Sortierung und Säuberung werden sie gepökelt und zwei bis drei Stunden heißgeräuchert. Zur Räucherung wird nur Laubholz verwendet.

Süßwasserfische

Karpfen

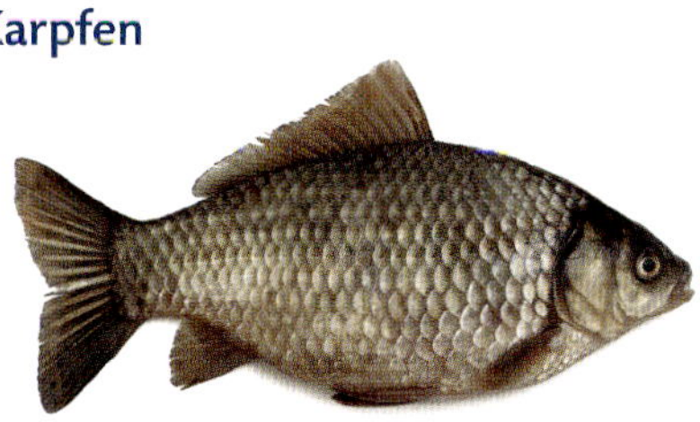

Schuppenkarpfen

Sie kommen kaum mehr aus natürlichen Gewässern auf den Markt, sondern aus Zuchtteichen. Die Aufzucht dauert 3 Jahre. Die beste Qualität haben Karpfen zwischen 2 und 4 kg und mit hoher Rückenwölbung.

Handelsformen: Als Lebend- oder Frischware

- Schuppenkarpfen: Viele Schuppen
- Spiegelkarpfen: Wenige, aber große Schuppen
- Lederkarpfen: Keine Schuppen

Forellen

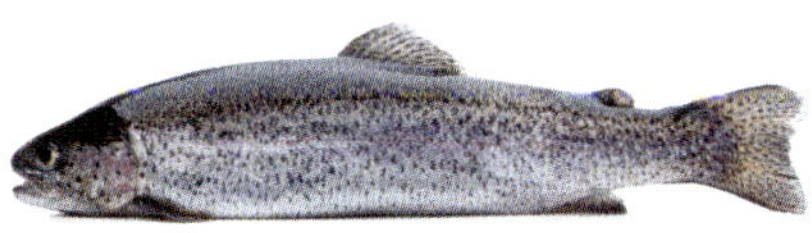

Regenbogenforelle

Die Forellen gehören zur Familie der Lachse und zählen zu den populärsten Spiegelfischen. Im Geschmack sind sich die Forellen ziemlich ähnlich. Sie haben zartes Fleisch ohne allzu viel Gräten. Sie kommen in den heimischen Gewässern in folgenden Arten vor:

- Bachforelle: Aus fließenden Gewässern gefangene kleine Forelle
- Regenbogenforelle: Kleinere Forelle mit bunter Punktfärbung an der Seite
- Bachsaibling: Auch Rotforelle genannt
- Seeforelle: Aus der Bachforelle entwickelt, helles Fleisch
- Meerforelle: Sowohl im Salzwasser als auch im Süßwasser lebensfähig. Sie ist vom Aussehen her kaum vom Lachs zu unterscheiden.
- Lachsforelle: Großwüchsige Regenbogenforelle. Carotinangereichertes Futter ergibt lachsrote Fleischfarbe. Muss ein Mindestfanggewicht von 600 g aufweisen.
- Alpenlachs: Bis zu 70 cm großer Lachsfisch aus Aquakulturen und Teichen des Ausseerlands (geschütztes österreichisches Regionalprodukt – ggA), hoher Gehalt an Omega-3-Fettsäuren.

Pangasius

Weißfleischiger Speisefisch aus der Gruppe des Welse, nahezu grätenfrei. Sehr schmackhafter Speisefisch, dessen Filets in Haushalt und Gastronomie geschätzt werden.

Schleie

Karpfenähnlicher Fisch mit kleinen Schuppen; als Frischfisch im Handel.

Schleie

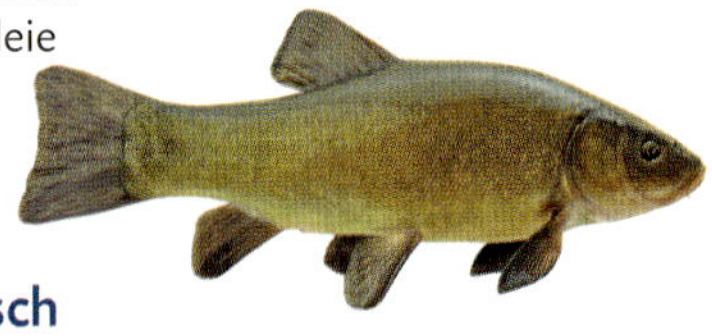

Barsch

Weißes, festes, leicht verdauliches Fleisch. Bis 40 cm lang, bis 1 kg schwer, zum Braten und Grillen.

Zander

Den Zander findet man nicht nur in heimischen stehenden Gewässern, sondern auch im Küstenbereich der Ostsee. Er ist mit seinem weißen, zarten und saftigen Frischfleisch einer der edelsten Süßwasserfische; kommt meist als Frischfisch in den Handel.

Zander

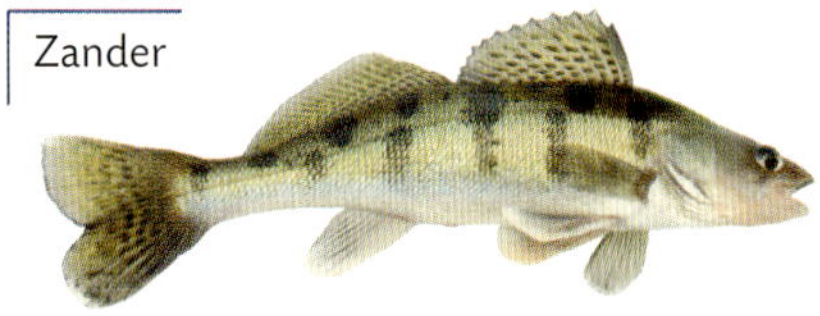

Hecht

Lang gestreckter Kopf, schlanker Körper; erreicht in den Monaten August bis Oktober die beste Qualität.

Weißfische

sind aufgrund ihrer vielen Gräten als Handelsfisch weniger gefragt. In der Gastronomie kommen sie auch unter den Bezeichnungen Plötze, Rotfeder, Brachse und Brasse auf Speisekarte und Tisch.

Fische im Handel

Angebotsformen von Seefischen

Seefische werden als ganze Fische, aber auch in Fischteilen angeboten.

- Fischseiten
  in der Längsrichtung zerteilte, von der Mittelgräte befreite Fische ohne Kopf
- Fischfilets
  Fischteile ohne Bauchlappen, der Länge nach parallel zur Rückengräte geteilt, enthäutet und entgrätet
- Karbonaden (auch Fischkoteletts)
  vertikal zur Wirbelsäule in gleichmäßige Scheiben geschnittene Fischstücke
- Happen, Bissen
  mundgerechte Teile von Filets
- Scheiben, Schnitten
  scheibenförmig zerteilte Filets ohne Haut
- Schnitzel
  kleinstückig zerteiltes Fischfleisch (Lachsersatz, Vollkonserven)

Frischer Fisch

- Lebende Ware in sauberen Becken mit bestimmten Temperaturen der Art entsprechend
- Frische, ausgenommene Ware im Ganzen oder in Teilen auf Flockeneis

Als Frischfisch werden Dorsch (Kabeljau), Lachs, Seelachs, Seehecht, Seeteufel, Goldbarsch, Wittling, Katfisch, Forelle, Karpfen, Hecht, Zander, Scholle, Seezunge, Heilbutt und viele andere angeboten.

Tiefgekühlter Fisch

Bei -30 bis -40 °C schockgefrostet und bei mindestens -18 °C in der Tiefkühlkette aufbewahrt.

- Auf See gefrostete Ware
  wird in Blöcken an Land mithilfe von Bandsägen zu „Filets" – in diesem Fall zu rechteckigen, gleich dicken Stücken – oder „Stäbchen" zerteilt. Auf See werden vorwiegend Konsumfische verarbeitet und gefrostet.
- An Land gefrostete Ware
  Feinfische, Weich- und Krustentiere werden einzeln tiefgekühlt.

Aufgetaute Ware darf nicht als „Frischware" bezeichnet werden.

Typische Tiefkühlfische: Dorsch, Seehecht, Seelachs, Scholle, Seezunge, Forelle, Heilbutt

Geräucherter Fisch

Fisch wird vor der Räucherung in einer Salz-Zucker-Mischung zwei Tage gereift und erst dann geräuchert.

- Heißgeräucherte Handelsware
  Konserviert durch Rauch aus Laubhölzern über 60 °C (zwischen 1 und 2 Stunden).
  - Bückling (geräucherter Hering)
  - Geräucherte Sprotten
    Ostseesprotten werden als „Kieler Sprotten", Nordseesprotten als „Echte Sprotten" bezeichnet.
  - Bauchlappen vom Dornhai = Schillerlocken
  - Geräucherte Makrele, Räucheraal
- Kaltgeräucherte Handelsware
  Rauch aus Laubhölzern unter 30 °C (bis zu 12 Stunden) wirkt schwach konservierend. Die kaltgeräucherten Fischprodukte schmecken durchwegs stark salzig. Beispiel: „Geräucherter Salzhering"

Gesalzener Fisch (fermentiert)

Der meistverkaufte gesalzene Fisch ist der Hering.

- Matjeshering
  Vor der Laichreife gefangen, bevor sich Rogen und Milch bilden. Wichtigste Angebotszeit ist von Mai bis Juni.
  - Klassischer Matjes: wird im Mai/Juni gefangen. Beim Ausnehmen wird die Bauchspeicheldrüse erhalten. Die Fermente helfen bei der Reifung. In Fässern wird der Matjes gesalzen und an der Gräte zur Reife geführt.
  - Nordischer Matjes: Ohne Gräten gereiftes Filet des jungen Herings. Zählt zu den Anchosen (siehe S. 167).
  - Holländischer Matjes: Holland ist das Mutterland des Matjes. Kurz gereift und sehr fett.
  - „Hering nach Matjes-Art": Heringe werden mit Salz und einem Enzym aus der Papaya und Wasser gereift.
- Vollheringe oder Salzheringe
  Sie sind „voll" Milch oder Rogen, meist hart gesalzen.
- Ihlenheringe
  abgelaichte, fettarme Heringe, hart gesalzen, verwendet für Heringssalate.

  Zum Salzen verwendet man grob kristallines Salz, damit es nicht zu rasch in die Fischmuskulatur eindringt.

Getrockneter Fisch

An der Sonne getrockneter, ausgenommener Fisch. Muss vor Gebrauch 2 bis 5 Tage in Wasser eingeweicht werden. Die Methode des Fischtrocknens ist älter als 4000 Jahre.

In Italien wird Trockenfisch „Stoccafisso" genannt; eine Trockenfisch-Zubereitung ist z. B. „Baccalá". In Spanien bezeichnet man ein Gericht aus getrocknetem Fisch „Bacalao".

„Stockfisch" ist die Bezeichnung für getrockneten Fisch im Norden Europas. Getrockneter Kabeljau wird als Klippfisch bezeichnet.

Fischerzeugnisse

Es handelt sich dabei um Lebensmittel aus Fischen oder Fischteilen, die durch geeignete Verfahren, auch unter Anwendung von Zutaten, hergestellt und zum Verkauf angeboten werden.

- **Marinaden**

  Fischerzeugnisse, die ohne Wärmeeinwirkung durch Behandlung mit Essig, Genusssäuren und Salz hergestellt werden.
  - **Bismarckhering:** Hering ohne Einlage
  - **Rollmops:** Eingelegter Hering mit Füllung aus Zwiebel, Kraut und Gewürzen. **Teufelsroller** sind zusätzlich in einer Paprika-Chili-Sauce eingelegt.

    Gabelrollmops: Kleinerer Rollmops
  - **Russen:** Nicht gerollte Heringsfilets in Salz-Zwiebelsud eingelegt und gereift.
  - **Eingelegte Heringe:** In Heringmilchsoße
  - **Kronsild:** Marinadenware aus kleinen, ausgenommenen, aber nicht entgräteten Heringen.
  - **Heringssalat**
  - **Matjessalat:** Mindestens 50 % Matjesanteil sind vorgeschrieben.

- **Anchosen**

  Erzeugnisse, die unter Verwendung von Salz, Zucker und Gewürzen enzymatisch reifen und vorwiegend aus Hering, Sardinen und Sprotten hergestellt sind.

  Zu diesen Anchosen gehören
  - **Anchovis:** Kräutersprotten
  - **Appetitsild:** Anchovis ohne Haut und Gräten
  - **Kräuterheringe**
  - **Matjesfilet nach schwedischer Art**

- **Bratfischware**

  Erzeugnisse, die mit oder ohne Panierung durch Braten gegart werden.

  Bratheringe, Bratheringsfilets, Bratrollmops usw.

- **Kochfischware oder Geleeware**

  Fischerzeugnisse, die durch Kochen oder Dämpfen unter Mitverwendung von Salz und Essig zubereitet werden. Sie können mit Gelee und Gemüsebeigaben versetzt werden: Hering in Gelee, Rollmops in Gelee, Seeaal in Gelee (Aspik).

- **Fischdauerkonserven**

  Durch Hitzebehandlung über 100 °C haltbar gemacht. Aufgrund der Hitzebehandlung sind keine Konservierungsstoffe zugelassen: Ölsardinen, Hering in verschiedenen Soßen, Lachsdauerkonserven usw.

- **Salzfischerzeugnisse**
  - Salzheringe
  - Produkte aus Sardellen, wie Sardellenfilets, Sardellenringe (mit Kapern), Sardellenpaste aus Salzsardellen und Fett, Anchovispaste aus Kräutersardellen oder -sprotten.

- **Kaviar**

  Kaviar ist der Rogen von Fischen. Die bekanntesten Kaviarfische sind
  - der Hausen (Beluga),
  - der Stör (Osietra),
  - der Schörg (Sevruga).

  Diese Fische liefern den berühmten **„Russischen Kaviar"**. Die Störe werden in den Zuflüssen des Kaspischen Meeres, im Schwarzen Meer, im Asowschen Meer und in der Gironde-Mündung (Frankreich) gefangen.

  Der Rogen jedes einzelnen Fisches wird von Sehnen und Fett befreit, mit Wasser durchspült, durch Siebe gerüttelt, mit wenig Salz versehen – „Malossol" bedeutet wenig gesalzen – und eingedost.
  - **Beluga-Kaviar**

    Großes, hellgraues bis dunkelstahlgraues Korn
  - **Sevruga-Kaviar**

    Kleinkörniger als Beluga-Kaviar, zartschalig, feiner Geschmack, dunkelgraue Farbe
  - **Osietra-Kaviar**

    Mittelkörniger bis kleinkörniger Kaviar in verschiedenen Grautönen mit braunen bis gelblichen Schattierungen
  - **Nordischer Kaviar**

    stammt vom Seehasen, der auch Lumpfisch genannt wird. Seine Fanggebiete liegen vor den Küsten Skandinaviens und Islands. Die Rohware ist rötlich blass und wenig appetitlich, daher wird sie schwarz gefärbt.
  - **Deutscher Kaviar**

    stammt vom Kabeljau, ist kleinkörnig, zartschalig und wie der nordische Kaviar schwarz gefärbt.

  Zu den besten Kaviarsorten zählt auch der **„Keta-Kaviar"**. Er ist der Rogen des echten Lachses, hat naturbelassene, leuchtendrote Farbe, ist großkörnig und besitzt spezifischen Lachsgeschmack.

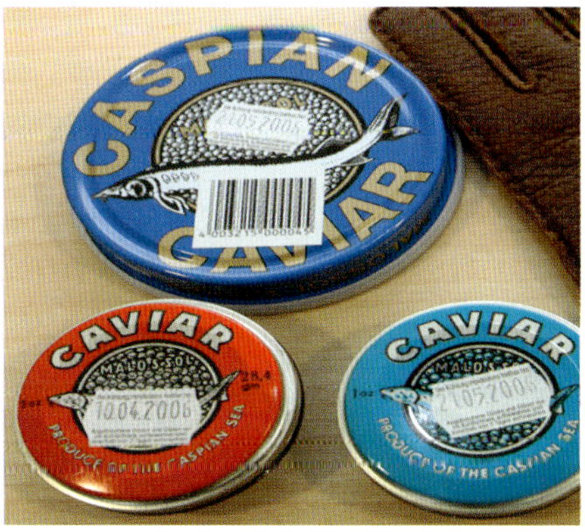

Kaviardosen

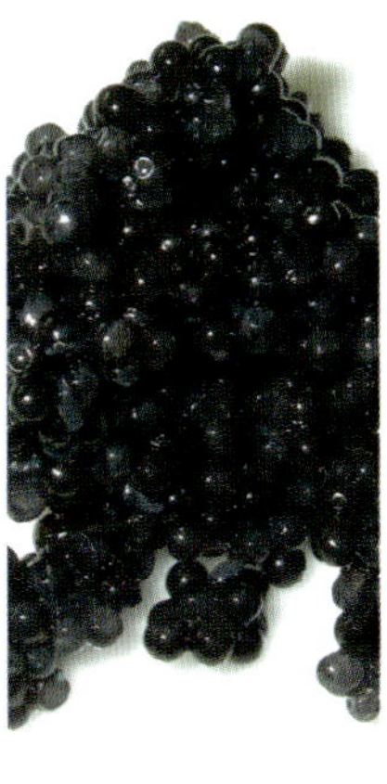

Deutscher Kaviar

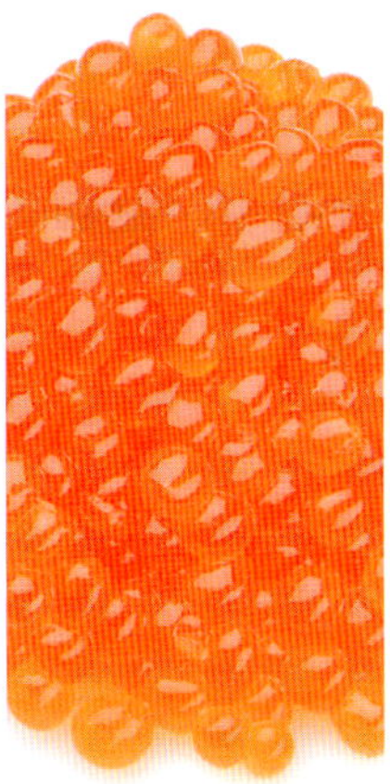

Keta-Kaviar

- **Surimi**

  Surimi kommt aus dem Japanischen und heißt soviel wie „Gehackter Fisch". Es ist ein auf der Basis von Fischeiweiß hergestelltes Erzeugnis, das nach Zugabe weiterer bindender und geschmacksbildender Zutaten und Zusatzstoffe zu Produkten geformt und verarbeitet wird, die Fisch- bzw. Krebsfleischerzeugnisse in Aussehen und Geschmack imitieren.

- **Sushi und Sashimi**

  Aus der Japanischen Küche stammende Erzeugnisse aus hauchdünn geschnittenem rohen Fisch (Sashimi) oder dekorativ hergerichteten Päckchen mit rohem Fisch bzw. Meeresfrüchten, Reis und anderen Zutaten (Sushi). Grundlage sind z. B. Lachs, Thunfisch, Dorade, Petersfisch oder Jakobsmuschel.

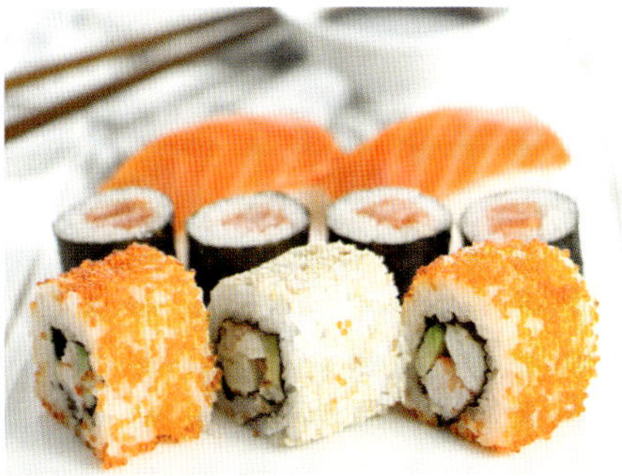

Sushi

Küchenpraxis

Merkmale von frischem Fisch

Beim Kauf sollte man darauf achten, dass man frische Ware erhält.
Aber wie findet man heraus, welcher Fisch frisch ist?

Es gibt verschiedene Kriterien, nach denen man die Frische eines Fisches beurteilen kann. Hier eine kleine Auswahl, wie man auf Nummer Sicher geht:

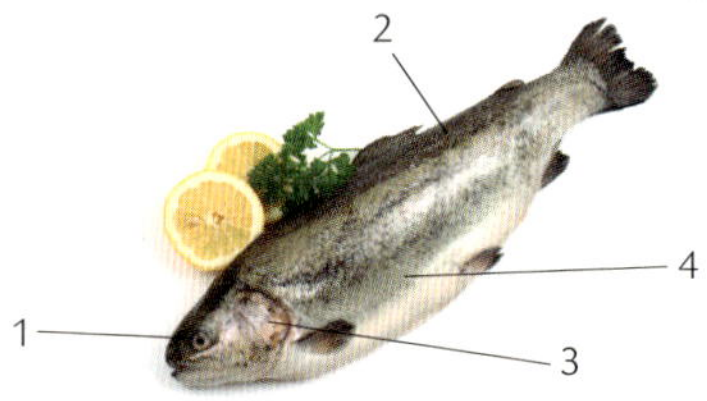

- Die Augen sind klar und glänzend, sie stehen leicht nach außen gewölbt hervor. (1)
- Die Schuppen sind festanliegend und glatt. (2)
- Die Kiemen sind glänzend und von hellroter oder dunkelroter Farbe. Die einzelnen Kiemenblätter sind klar zu erkennen. (3)
- Frisches Fischfleisch ist fest und elastisch, ein Fingerdruck hinterlässt im Fischkörper keine „Delle". (4)

Generell gilt: Einfach mal schnuppern! Frischer Fisch sollte nie richtig fischig oder gar beißend riechen. Er riecht recht neutral und etwas nach Meerwasser.

Filets

Die Hautseite der Filets prüfen! Sie sollte glänzen und natürliche Farben aufweisen. Ist die Hautseite stumpf und blass, ist das Filet überlagert.
Die Innenseite des Filets anschauen! Sie sollte eine einheitlich natürliche Farbe haben. Gelbliche Verfärbungen deuten auf Verderb hin.

Tipps für den Fischeinkauf

- **Fische mit festem Fleisch:**
  Kabeljau, Heilbutt, Knurrhahn, Red Snapper, Seelachs, Seeteufel, Waller, St. Petersfisch, Thunfisch, Schwertfisch, Hai
  Festes Fleisch zerfällt beim Kochen nicht so schnell und hält die Form
- **Fische mit zartem Fleisch:**
  Scholle, Seehecht, Wolfsbarsch, gereifter Kabeljau
- **Fische mit hellem Fleisch** weisen im Durchschnitt milderen Geschmack auf, speichern ihr Fett in der Leber (z. B. Dorsch) und zählen daher zu den Magerfischen.
- **Fische mit vielen Gräten:**
  Barsch, Hecht, Karpfen, Weißfische
- **Fische mit wenigen bzw. harmlosen Gräten:**
  Gold- und Meerbrasse (Dorade), Forelle, Kabeljau, Lachs, Makrele, Saibling, Sardine, Seehecht, Zander
- **Fische ohne Gräten:** Aal, Hai, Heilbutt, Pangasius, Waller, Rotbarsch, Scholle, Seeteufel, Thunfisch, Seelachs

Herkunftangabe und Fischhaltung

Nicht nur das Lieferland, die Angabe der großen ozeanischen Fanggebiete, sondern die Art der Aufzucht und die Haltung der Fische bis zum Fang sind für die Qualitätsbewertung aufschlussreich:

- **Wildfisch:** in freier Natur gefangen
- **Fisch aus Aquakulturen:** ein Drittel aller Seefische können inzwischen von Aquakulturen (Fischfarmen) kommen. Sie kommen aus angelegten Teichen bzw. großen Gitter- und Netzkäfigen im Meer.
- **Fische aus nachhaltiger Fischereiwirtschft** werden zum einen umweltverträglich gefangen bzw. gezüchtet, zudem werden bei einer nachhaltigen Fischerei nur so viele Fische gefangen, wie natürlich nachwachsen können.
  Im Handel erkennt man Fische und Fischerzeugnisse aus nachhaltiger und umweltverträglicher Fischereiwirtschaft am blauen Siegel des MSC (Marine Stewardship Council).

Tipps für die Fischzubereitung

- Fischfleisch sollte vor dem Braten oder Dünsten mit etwas Essig oder Zitronensaft beträufelt werden. Das Fischfleisch zerfällt dadurch nicht so leicht.
- Tiefgefrorenes Fischfilet soll vor der Zubereitung nie ganz aufgetaut werden, damit das Filet nicht austrocknet und es zu keinem Mineralstoffverlust kommt.
- Beachten Sie bei der Zubereitung von frisch gefangenem Fisch die **3-S-Regel**:
  - **Säubern**
    Fisch unter fließendem Wasser innen und außen abspülen. Nach dem Waschen gut abtropfen lassen, eventuell trocken tupfen (nicht bei Fischen, die „blau" gekocht werden).
  - **Säuern**
    Mit ein paar Tropfen Zitronensaft oder Essig beträufeln und 15 Minuten zugedeckt stehen lassen. „Blau gekochte" Fische werden in einer Zitronen- oder Essigwasserlösung gegart.
  - **Salzen**
    Erst unmittelbar vor dem Kochen oder Braten salzen, weil sonst dem Fisch der Saft entzogen wird. Wird der Fisch in einem salzigen Sud gekocht, braucht er nicht gesalzen zu werden.
- Jedes Fischfilet eignet sich zum Braten, Backen und Dünsten.
- Frieren Sie bereits angetauten Fisch nicht mehr ein.
- Fisch sollte am Einkaufstag noch weiterverarbeitet werden.
- Um die wichtigen Nährstoffe des Fisches zu erhalten, können Sie Fisch auch in Alufolie zubereiten.
- Fisch schmeckt besonders fein, wenn Sie beim Panieren statt Semmelbröseln blättrig geschnittene Mandeln verwenden oder den Bröseln geriebenen Käse beimengen.
- Fischgeruch lässt sich vermeiden! – Es ist wichtig, dass alle Küchengeräte (Bretter, Geschirr, Messer) und die Hände vor der Fischbearbeitung mit kaltem Essig- oder Zitronenwasser abgespült werden. Essig oder Zitrone binden Fischgeruch.

  Fischgeruch im Kühlschrank wird vermieden, wenn man Fisch mit einem Tuch, das in Essigwasser getaucht wurde, zudeckt und darüber eine Folie legt.

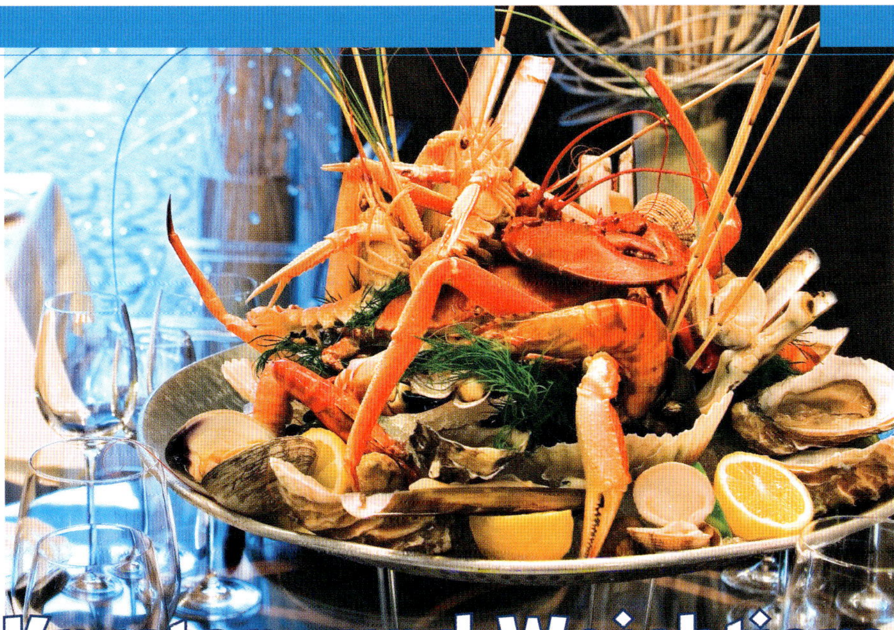

Krusten- und Weichtiere

Krustentiere ist eine Sammelbezeichnung für Schalentiere, zu denen Garnelen, Hummer, Langusten, Krabben und Krebse gehören.

Weichtiere ist eine Sammelbezeichnung für skelettlose, genießbare Tiere, die sowohl an Land (Schnecken, Frösche) als auch im Wasser (Tintenfische, Muscheln) leben.

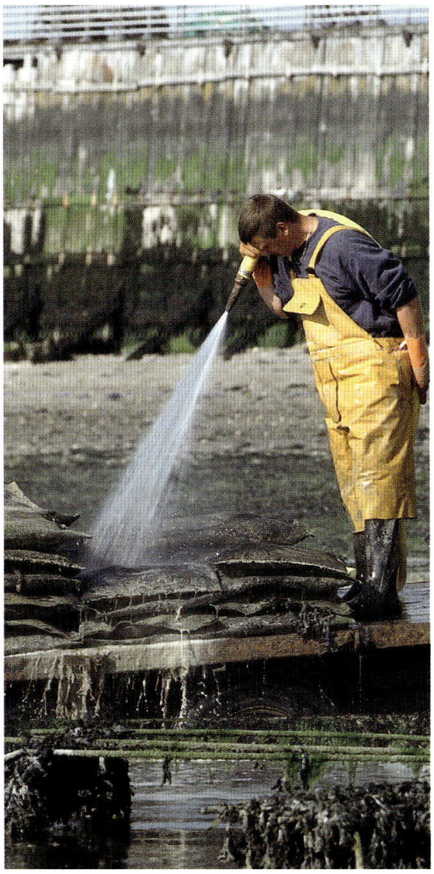

Arbeit in den Austerbänken bei Niedrigwasser, Bretagne, Frankreich

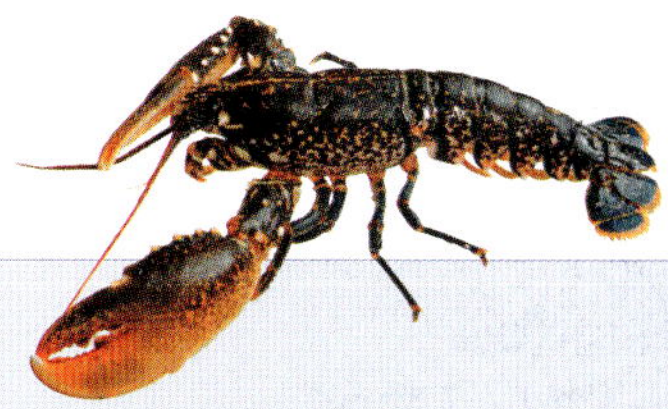

Wussten Sie, dass

- Krustentiere in Tiefen bis zu 800 m gefangen werden?
- die Fleischausbeute beim Hummer nur 20 % beträgt?
- Hummer bis zu 50 Jahre alt werden?
- alleine in Frankreich jährlich ca. 95 000 t Austern gezüchtet werden?
- Miesmuscheln die am meisten gegessene Muschelart ist?
- 300 000 t Miesmuscheln jährlich auf den Weltmarkt kommen? Davon essen alleine die Franzosen 80 000 t.
- die Einwohner und Gäste von Paris allein jährlich 80 bis 100 Mio. Stück Weinbergschnecken verzehren?

Gesetzliche Grundlagen

Die Anforderungen an die Lebensmittelkennzeichnung wurden beim Kapitel „Fische und Fischwaren" behandelt. Nicht verkauft werden dürfen Muscheln (Austern, Miesmuscheln etc.) mit klaffender (offener) Schale, abgestorbene sowie nach dem Absterben gekochte Krebse und Hummer.

In den Leitsätzen des deutschen Lebensmittelbuchs „Fische, Krebs- und Weichtiere und Erzeugnisse daraus", werden die Beschaffenheitsmerkmale, Verkehrsbezeichnungen und Herstellungsarten der Krusten- und Weichtiere beschrieben. Die Hygiene bei der Verarbeitung und beim Fangen wird in der EG-Verordnung 853/2004 festgelegt.

Zusammensetzung und Bedeutung für die Ernährung

Krusten- und Weichtiere werden als Delikatessen gehandelt. In Deutschland kommen diese frisch, tiefgefroren und als Konservenware in den Handel. Das Fleisch der Krusten- und Weichtiere ist ähnlich zusammengesetzt wie das der Fische. Es ist fettarm, eiweißreich, reich an Mineralstoffen und wegen seiner lockeren Struktur leicht verdaulich.

Krustentiere

Garnelen

Garnelen werden als „Schwimmkrebse" bezeichnet. Es gibt davon ca. 2 000 Arten. Sie haben einen schmalen, nach innen eingebogenen Körper. Der Hinterleib trägt Schwimmfüße, der Chitinpanzer ist nur schwach verkalkt, daher mäßig hart. Am Kopf sind Fühler.

Garnelen werden sowohl im Meer als auch in den Küstengewässern gefangen. Je tiefer das Fanggebiet, desto besser die Qualität.

Die Bezeichnung der Garnelen ist länderspezifisch und oft etwas verwirrend. In England heißen sie Shrimps bzw. Prawns (größere Arten), spanisch Gambas und in Frankreich Crevetten. In Deutschland bezeichnet man größere Arten fälschlicherweise auch als Scampis.

Nordseegarnele

Sie wird als Nordseekrabbe (auch Granat) gehandelt, was zwar fachlich nicht korrekt, aber im Handel zulässig ist. Wie der Name sagt, lebt sie u. a. entlang der Nordseeküste. Die kleinen Nordseegarnelen, die durchschnittlich 65 mm groß sind, werden direkt an Bord gekocht, wobei ihre Farbe von Grau nach Rotbraun wechselt, gekühlt und (heute übrigens in Schälzentren in Marokko und Polen) von Hand gepult. Nordseekrabben haben einen leicht süßlichen und nussigen Geschmack. Sie werden als Vorspeise (Shrimps-Cocktail), in Salaten oder als gebackene oder frittierte Snacks serviert. An der Nordseeküste gehört das Krabbenrührei zum klassischen Nordsee-Frühstück.

Tiefseegarnelen

leben im Atlantik und in der Nordsee in einer Tiefe von 200 bis 700 m. In Deutschland finden wir sie auch unter der Bezeichnung Grönland- oder Kaltwassergarnelen. Sie sind bis zu 17 cm lang und werden nach dem Kochen rot, die Schwänze werden weiß. Mit ihrem relativ neutralen Geschmack eignen sie sich am besten für die verschiedensten Salatkreationen.

Garnelen ausgelöst, angebraten

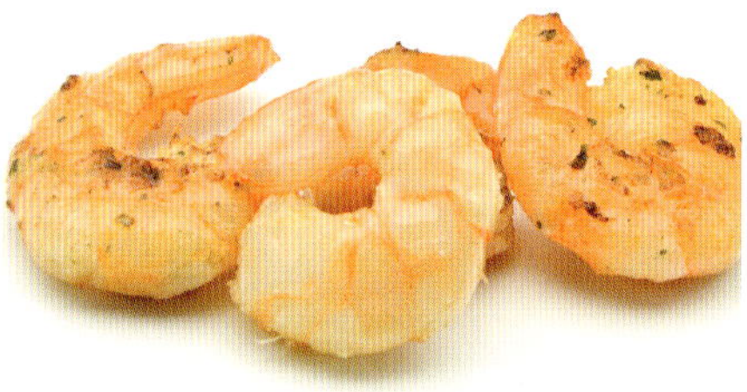

Geißelgarnelen

Zu den Geißel- oder auch Felsengarnelen gehören sehr viele Unterarten. Am bekanntesten ist wohl die Black Tiger Garnele. Die bis zu 20 cm großen Tiere werden in fast allen wärmeren Meeren gefangen und als Salzwassergarnelen angeboten oder kommen als Zuchtware vor allem aus Teichanlagen in Asien als Süßwassergarnelen in den Handel. Die Salzwassergarnelen sind intensiver im Geschmack. Garnelen werden im Ganzen, ohne Kopf oder als ausgepulte Garnelenschwänze, roh, gekocht oder tiefgefroren verkauft. Man kann sie gegrillt oder gebraten verzehren, wobei man darauf achten sollte, sie nicht zu lange zu garen, da sie sonst zäh werden.

Geißelgarnelen, ganz

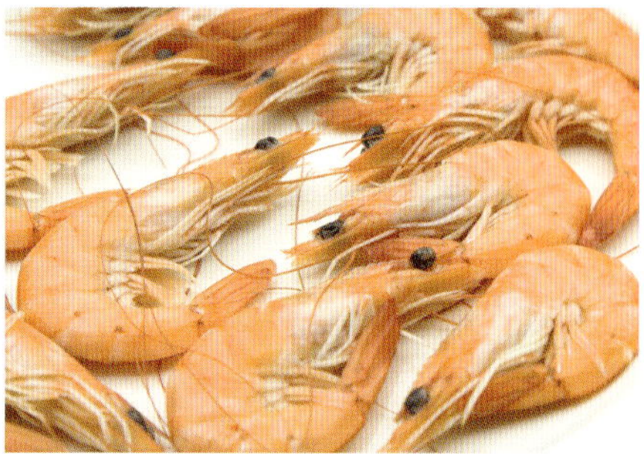

Hummer

Der Hummer (Lobster) zählt zu den „kriechenden" Panzerkrebsen. Er ist blau, schwarzviolett, dunkelgrün bis rotbraun gefärbt, lebt in felsiger Umgebung und in bis zu 75 m Tiefe. Die beiden Scheren werden zum Nahrungsfang und zur Abwehr eingesetzt. Die stärker ausgebildete Schere dient zum Knacken und Zerteilen der Beute, die schwächere zum Festhalten. Einmal jährlich wechselt der Hummer (er ist davor und danach am vollfleischigsten) seinen Panzer. Er wird 50 cm lang und bis 1,5 kg schwer. Der Fang erfolgt im Sommer mit Hummerkörben oder mit Netz. Er wird lebend gehandelt, die Scheren sind dabei mit starken Gummiringen zusammengehalten. Durch Eintauchen in siedendes Wasser wird der Hummer getötet. Hier bekommt er auch seine bekannte rote Farbe.

Handelsformen: Lebend in Frischwasserbecken, tiefgekühlt oder ausgelöstes Schwanz- und Scherenfleisch in der Dose als „Kronenhummer".

Languste

Wie der Hummer ein kriechender Panzerkrebs, hat aber keine Scheren, sondern überlange Fühler. Er wird bis zu 2 kg schwer. Nur der Hinterleib des Tieres ist fleischhaltig.

Handelsformen: Wie beim Hummer.

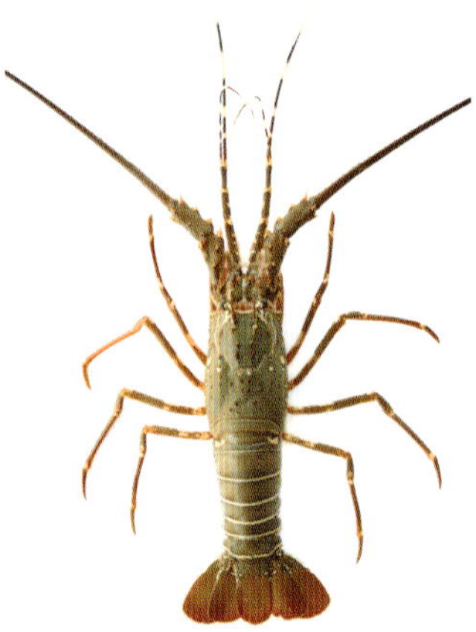

Languste

Kaisergranat

Dieser Tiefseekrebs ist ein Verwandter des Hummers. Er wird nur 25 cm lang und ist im Mittelmeer und vor den Küsten Norwegens beheimatet. Er wird auch als „Scampo" (Mehrzahl „Scampi") bezeichnet. Scampi sind orangerot bis lachsrosa und haben schmale Scheren. Das Fleisch sitzt im Hinterleib.

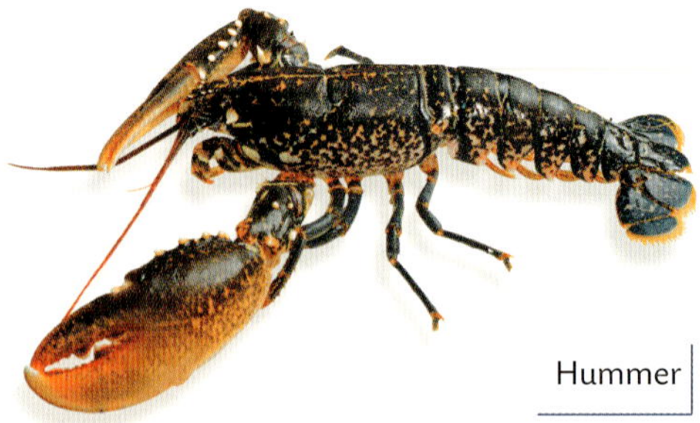

Hummer

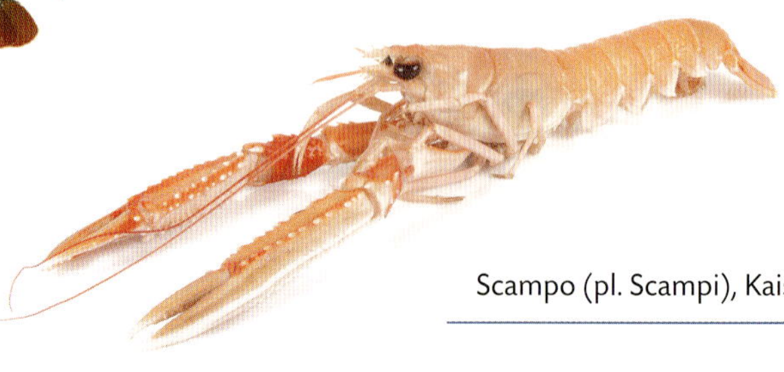

Scampo (pl. Scampi), Kaisergranat

Flusskrebs

Er wird auch Edelkrebs genannt. In Deutschland ist der Flusskrebs sehr selten geworden und wird daher aus der Türkei und Osteuropa importiert. Der Flusskrebs wird ca. 80 g schwer und besitzt ein sehr aromatisches Fleisch.

Königskrabbe

Die Königskrabbe aus japanischen Gewässern, aus dem Beringmeer und vor Alaska kann bis zu 3 kg schwer werden. Kommt tiefgefroren oder eingedost als „Crabmeat" in den Handel.

Taschenkrebs

Er ist vor der europäischen Atlantik- und Mittelmeerküste beheimatet, 5 bis 20 cm lang. Das wohlschmeckende Fleisch stammt vorwiegend von den ausgeprägten Scheren.

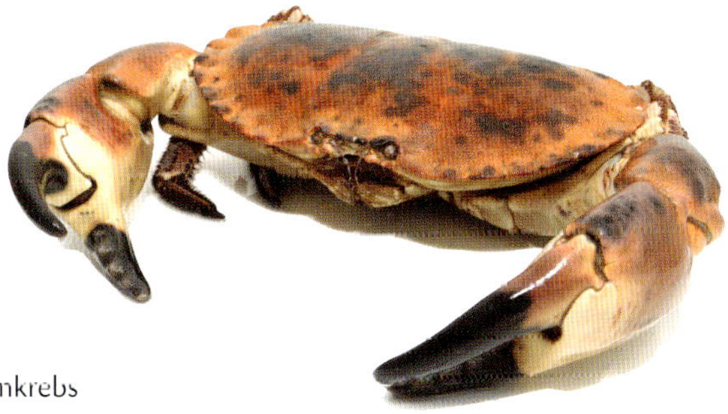

Taschenkrebs

Weichtiere

Schnecken

- Strandschnecken
  Die im Küstenbereich des Ostatlantiks und der Nordsee beheimateten Meeresschnecken werden 2 bis 3 cm groß. Die „Wellhornschnecke", die bis zu 12 cm groß wird, ist die schmackhafteste und fleischigste Strandschneckenart.

- Landschnecken
  Landschnecken ernähren sich von Gräsern und Kräutern. Mit 3 bis 4 Jahren haben sie die von Gourmets geschätzte Größe erreicht. Sie werden frei gesammelt oder in Schneckengärten gezogen.

  Man isst ausschließlich das sauber geputzte Schneckenfleisch. Dieses wird mit einer Reihe erlesener Gewürze in einem Weinfond durch einen lang andauernden Kochprozess veredelt. Wenn das Fleisch zart ist, wird es – nach Größen sortiert – in Dosen zu 24 bis 26 Stück (200-g-Dose) oder 96 bis 104 Stück (850-g-Dose) eingelegt und durch Sterilisation haltbar gemacht. Für 1 kg genießbares Schneckenfleisch benötigt man 4 kg Lebendschnecken.

- **Weinbergschnecken:** Schnecken mit hellem Fleisch, meist aus Frankreich. Mönche aus dem Elsass haben sich um die Schneckenzucht sehr verdient gemacht (Fastenspeise). Auch heute kommen beste Qualitäten aus diesem französischen Gebiet um Straßburg.

- **Achatschnecken** werden als Weinbergschneckenersatz aus den fernöstlichen Teilen Asiens importiert. Wohlschmeckende, dunkelfleischige Schneckensorte. Preisgünstiger als Weinbergschnecken.

Handelsformen: Tiefgefroren mit Kräuterbutter, als Halbkonserve mit Kräuterbutter oder bereits kochfertig in Alu-Töpfchen. Fertig zubereitet mit Sud in Dosen eingelegt, zusammen mit den Schneckenhäuschen geliefert.

Zubereitung: Schnecken werden im gegarten Zustand mit dem Sud ins Schneckenhaus gegeben und mit Kräuterbutter zugestrichen. Zeitsparender ist das Zubereiten und Servieren in der Schneckenpfanne.

Schnecken mit Kräuterbutter

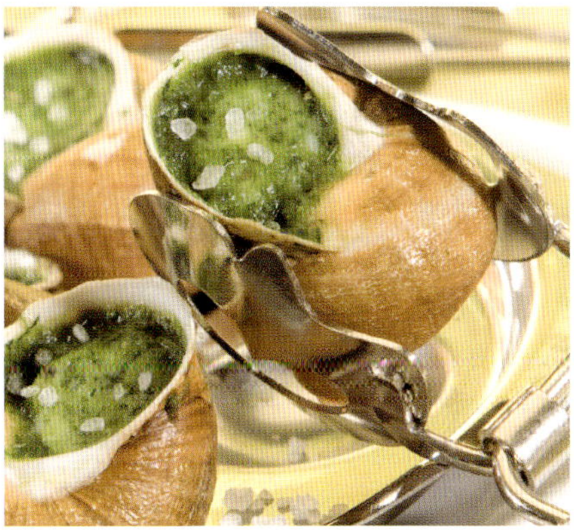

Tintenfische

Die Sepia (große Tiere) und Kalamare (kleine Tintenfische) kommen aus Spanien, Italien, Griechenland und der Türkei.

Haut, Saugnäpfe und Innereien werden entfernt und das Fleisch der Arme – bei kleinen Tieren auch das Fleisch des Kopfes – wird in Streifen oder Ringe geschnitten.

Handelsformen: Als Frischware auf Eisflocken, tiefgekühlt, eingesalzen oder als Vollkonserve im Handel. Auch vorpanierte oder in Backteig vorbereitete Ware – für die bekannten „Calamari fritti" – werden angeboten.

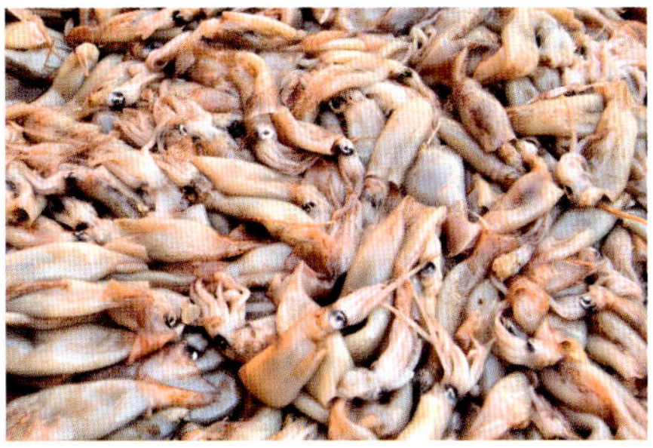

Tintenfische

Frösche

Die muskulösen Hinterbeine – Froschschenkel verschiedener Froschsorten werden aus Japan, Indien und China eingeführt. Dort gedeihen die fleischigsten Arten (z. B. Ochsenfrosch). Das Froschschenkelfleisch ähnelt in Farbe und Konsistenz dem Hühnerfleisch.

Frösche sind laut Washingtoner Artenschutzabkommen eine gefährdete Tierart und sollten daher nicht mehr verzehrt werden. In Deutschland sind sämtliche europäischen Amphibien in der Bundesartenschutz-Verordnung geschützt und damit generell vom Handel ausgeschlossen.

Handelsformen: Paarweise tiefgekühlt oder eingedost im Handel.

Muscheln

Frische Muscheln soll man nur in Monaten mit einem R essen; sie filtern in den Sommermonaten aus dem Wasser giftige Algen, die Rückstände in Spuren hinterlassen.

- **Austern**

  Die Auster ist die bekannteste unter den essbaren Muscheltieren. Die wild lebenden Austern wachsen in Küstengebieten auf felsigem, hartem Untergrund in einer Tiefe bis 20 m. Als die natürlichen Austernbänke für den Konsum nicht mehr reichten, wurde Mitte des 19. Jahrhunderts in Westeuropa, in England und in Japan mit der Austernzucht begonnen. Austern werden in Meeresbuchten und Flüssen gezüchtet. 3- bis 5-jährige Austern sind qualitativ am besten. Austern haben eine grauweiße bis graugrünlich geschuppte Schale. Die größten werden mit der Bezeichnung „6/0", die kleinsten mit „1/0" versehen.

  Austernsorten:

  - **Flache Auster:** Mild im Geschmack
  - **Tiefe Auster:** Kräftig im Geschmack

  Handelsformen: Austern werden lebend in Holzkisten mit Seetang angeliefert und als lebende Austern verkauft. Tiefgefrorene, ausgelöste Ware und eingedoste Ware ist ebenfalls im Handel.

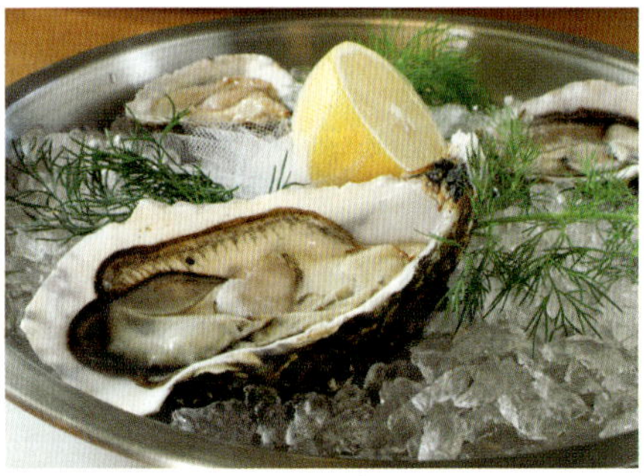

Austern

- **Sankt-Jakobs-Muschel (Shell-Muschel)**

  Von der Qualität her die beste Muschel. Sie erreicht einen Durchmesser von 14 cm und enthält weißes Muschelfleisch.

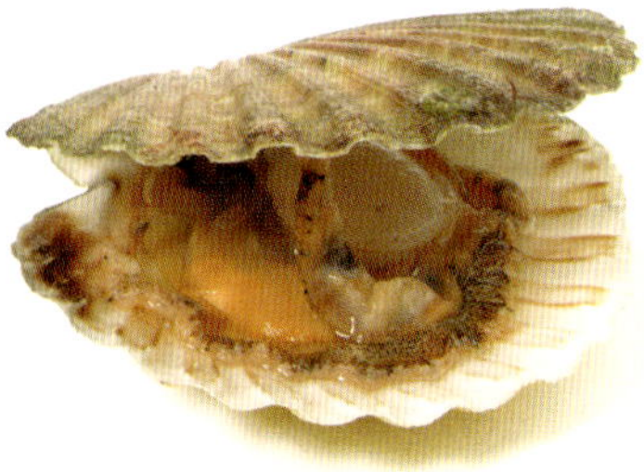

St. Jakobs-Muschel

- **Mies- oder Pfahlmuschel**

  Sie ist die meistgekaufte und vom Preis her günstigste Muschelart. Miesmuscheln sind schwarzbraun bis schwarzgrün und werden auf verankerten Tauen und Pfählen gezüchtet. Alle Muschelhandelsprodukte in der Dose – angeboten in verschiedensten Soßen – sind Miesmuscheln.

- **Venusmuschel**

  In allen Meeren auf Sandböden in zahlreichen Arten vertreten. Die Schalen sind dreieckig-oval bis kreisrund, oft konzentrisch gestreift.

  Tiefgefroren in der Schale oder als fertig zubereitetes Muschelfleisch in der Dose im Handel.

Miesmuscheln in der Dose

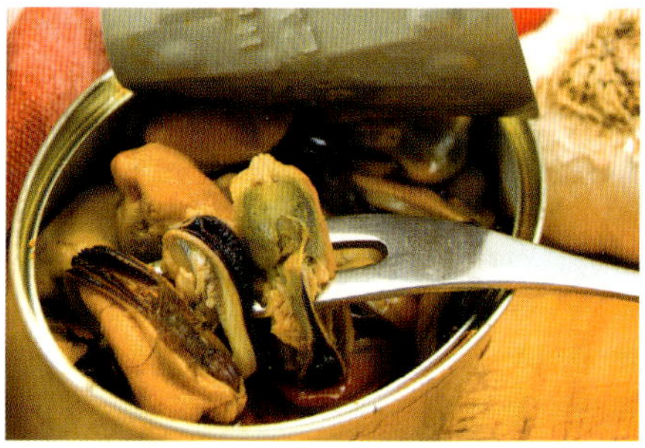

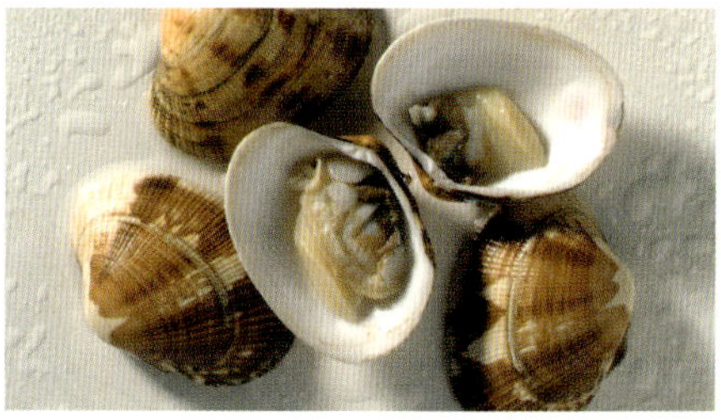

Venusmuscheln

Verbraucherinformation

Frischemerkmale bei Krustentieren

- Keine Verfärbungen der Schwänze und Gelenke.
- Körperteile sind nicht beschädigt.
- Körper enthalten kein Wasser.

Frischemerkmale bei Mollusken
(wirbellose Tiere in Schale und Panzer):

- Schalen sind fest verschlossen.
- Festes Fleisch mit appetitlichem Glanz.
- Bei Kopffüßern (Tintenfisch) ist das Fleisch fest und elastisch.
- Kopf, Fangarme und Körper hängen fest zusammen.

Arbeitsaufgaben

Die folgenden Bilder gehören zu Spezial- und Hilfsbestecken, die man beim Verzehr von Fischen, Fischerzeugnissen, Krusten- und Weichtieren verwendet.

1. Für welche Spezialgedecke benötigt man die folgenden Bestecke?
2. Ordnen Sie die Bezeichnungen richtig zu.

①
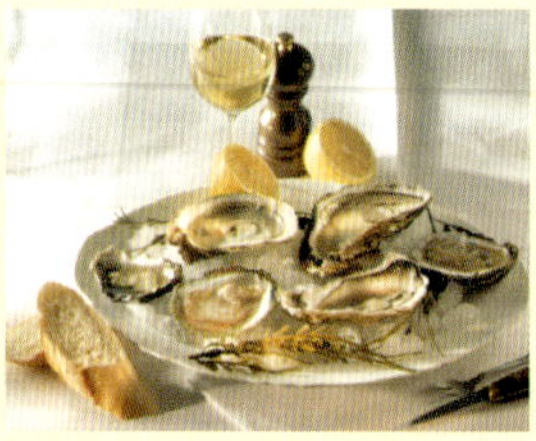

②
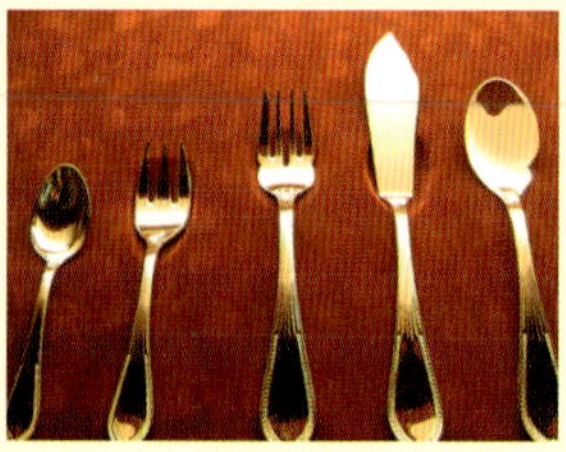

④
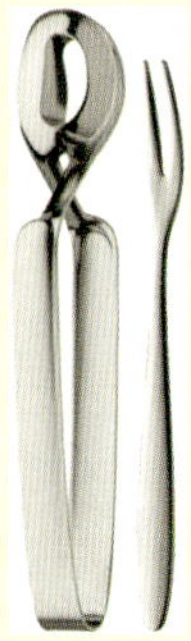

③
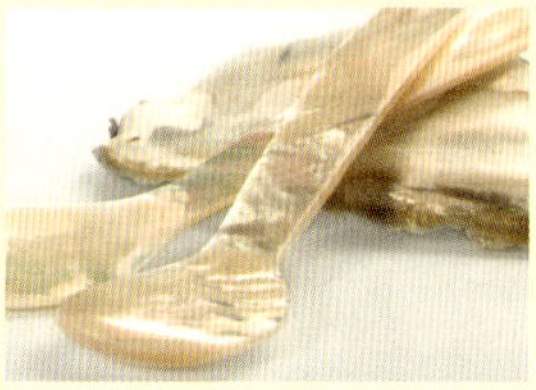

⑤
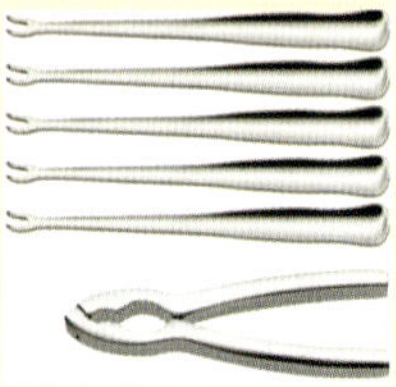

(Austerngabel und Austernbrecher, Fischgabel und Fischmesser, Schneckenzange und Schneckengabel, Kaviarlöffel und Kaviarmesser, Krebsgabel und Krebsmesser, Hummerzange und Hummergabel)

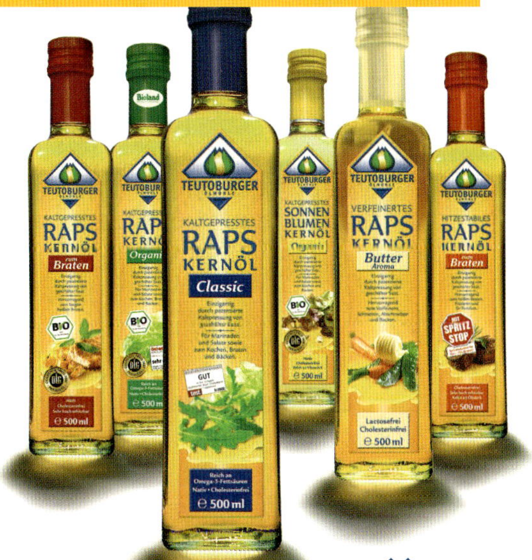

Fette und Öle

Speisefette und -öle stammen aus fettreichen Früchten und Samen von Pflanzen, aus dem Fettgewebe verschiedener Tiere und aus Milch. Als Lebensmittel werden sie als Streich- und Zubereitungsfette genutzt.

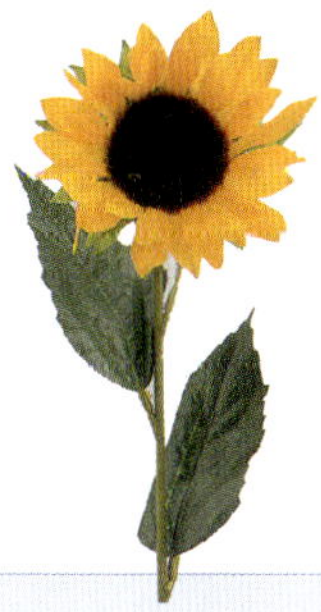

Wussten Sie, dass

- jeder Deutsche täglich bis über 100 g Fett isst?
- die von Ernährungsexperten empfohlenen Menge jedoch bei 60 bis 70 g liegt?
- von den ca. 29 kg Fett, die jeder Deutsche jährlich zu sich nimmt, über die Hälfte aus versteckten Fetten stammt?
- fettfreie Abmagerungskuren auch zu Vitaminmangelkrankheiten führen können?
- sich Fett durch chemische Prozesse und Bakterieneinwirkung „spalten" kann (ranzig werden)?

Gesetzliche Grundlagen

Für Streichfette wie Butter, Margarine und andere regelt die EG-Verordnung 2991/1994 mit ihren Normen die Verkehrsbezeichnungen, Zusammensetzung und Kennzeichnung, die durch entsprechende nationale Vorschriften ergänzt werden. Neben der üblichen Kennzeichnung nach der Lebensmittelkennzeichnungsverordnung sind danach folgende besondere Kennzeichnungselemente verpflichtend:

- Gesamtfettgehalt in Prozent
  für Margarine gilt z. B.: Margarine 80 bis 90 %
  Dreiviertelfettmargarine 60 bis 62 %
  Halbfettmargarine 39 bis 41 %
- Gehalt an Pflanzenfett, Mischfett oder sonstigem tierischen Fett bei Mischfetten
- Salzanteil in Prozent

Ergänzende Bezeichnungen:

- Fettreduziert für einen Fettgehalt von 41 bis 62 %
- Fettarm oder light für einen Fettgehalt von max. 41 %

Bei Speiseölen gibt es für Olivenöl, mit der größten wirtschaftlichen Bedeutung, spezielle europäische und darauf beruhende nationale Vermarktungsvorschriften. Danach werden vor allem die Bezeichnungen geregelt. Olivenöl wird demnach in acht Kategorien eingeteilt, von denen jedoch nur vier im Lebensmittelhandel erhältlich sind.

Alle Fette und Öle, auch die, die nicht von den EG-Verordnungen erfasst werden, finden sich in ihrer Zusammensetzung und Herstellung außerdem in den Leitsätzen für Speisefette und Speiseöle im deutschen Lebensmittelbuch.

Sonnenblumen im Feldanbau

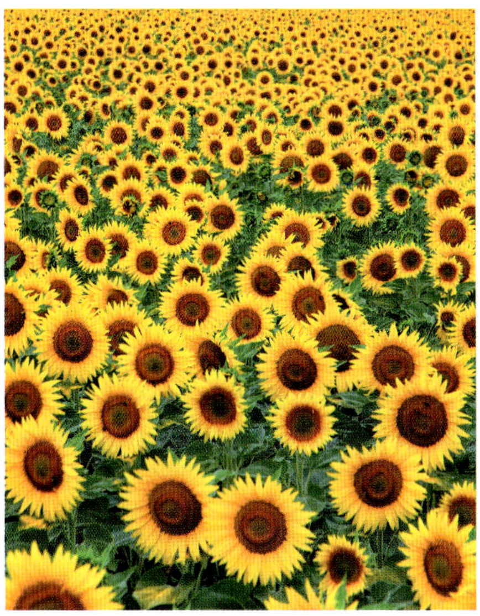

Bedeutung für die Ernährung

Fette und Öle sind wichtige Energielieferanten für den Körper. Sie enthalten doppelt so viel Energie in Joule (bzw. Kalorien) wie die Kohlenhydrate. Sie sind Träger der fettlöslichen Vitamine A, D, E und K sowie des Carotins (Provitamin A). Diese Vitamine können nur dann vom Körper aufgenommen werden, wenn gleichzeitig mit der Nahrung Fett angeboten wird.

Zusammensetzung

Fette und Öle sind aus Glycerin und Fettsäuren zusammengesetzt.

Man unterscheidet:

- Gesättigte Fettsäuren
  - Buttersäure
  - Palmitinsäure
  - Stearinsäure
  - Laurinsäure

  kommen in großer Menge in Butter, Talg, Schmalz, Kokosfett, Palmkernfett vor.
- Einfach ungesättigte Fettsäuren
  Z. B. Ölsäure

  Zu ca. 70 % in Olivenöl, zu je 50 % im Schweineschmalz und im Erdnussöl.
- Mehrfach ungesättigte Fettsäuren
  Zu diesen zählen die essenziellen Fettsäuren Linol- und Linolensäure.

  Der Körper kann diese nicht selbst bilden und sie müssen daher mit der Nahrung zugeführt werden.

  Reich an mehrfach ungesättigten Fettsäuren sind vor allem die Pflanzenöle, wie z. B.
  - Sojaöl
  - Sonnenblumenöl
  - Erdnussöl
  - Getreidekeimöl
  - Distelöl und Leinöl

In unraffinierten Ölen und Fetten finden sich auch fettähnliche Stoffe, wie z. B. Stearine (Cholesterin), Lecithin und zwar in größerer Menge als in raffinierten.

Gewinnung und Behandlung von Fetten und Ölen

Tierische Fette

Tierische Fette werden gewonnen durch

- Ausschmelzen
  Schweineschmalz, Talg
- Pressen
  Fischöle, Tran
- Kneten und Rühren
  Butter wird durch Kneten und Rühren von Süß- oder Sauerrahm hergestellt.

Pflanzliche Fette

① Zerkleinern der Ölfrüchte

Die einzelnen Ölfrüchte werden mithilfe von Zackenbrechern, Riffelwalzen oder Glattwalzen zerkleinert, um die ölführenden Zellen aufzubrechen. Bei Oliven kann bereits Öl ohne Pressung abgezogen werden.

② Erwärmen (Rösten)

Die Erwärmung der zerkleinerten Saat macht das Öl dünnflüssiger; störendes Wasser verdampft (Konditionierung des Pressguts = Schrot).

③ Pressen

Das konditionierte Pressgut wird oft in Schneckenpressen gepresst.

Dabei ist immer mehr oder weniger Wärme notwendig (auch beim Pressvorgang entsteht durch Reibung Wärme!), um eine möglichst große Ölausbeute zu erreichen.

Abhängig von der bei der Pressung angewendeten Temperatur unterscheidet man:

- Kaltgepresstes Öl
  Temperatur unter 60 °C

  Die sogenannte Kaltpressung ist nicht bei allen Ölsaaten anwendbar. Hauptsächlich wird sie bei Olivenöl verwendet. Sie liefert Öle mit sehr guter Qualität (milder Geschmack).
- Warmgepresstes Öl
  Temperatur über 60 °C

  Liefert Öl mittlerer Qualität.

④ Extraktion

Der Presskuchen enthält noch bis zu 10 % Öl. Dieses wird durch Lösungsmittel herausgelöst.

Dieses Lösungsmittel wird im Kreislauf verwendet, d. h. nach der letzten Extraktion abdestilliert und wieder verwendet. Die Pressrückstände und der Extraktionsschrot sind wegen ihres hohen Nährwerts begehrte Eiweißfuttermittel.

⑤ Raffination

Ziel der Raffination (Reinigung) ist es, ein neutrales und damit haltbares Fett bzw. Öl zu erhalten.

Vier-Stufen-Reinigung

- Entschleimung
  Lecithin wird ausgefällt
- Neutralisation
  Entfernung freier Fettsäuren und restlicher unerwünschter Begleitstoffe
- Entfärbung (Bleichung)
  Entfernung von Farbstoffen
- Desodorierung
  Abtrennung der flüchtigen Geruchs- und Geschmackstoffe

⑥ Hydrierung

Hydrierung bedeutet Härtung. Bei Bedarf werden aus Ölen feste oder streichfähige Fette erzeugt. Dies geschieht durch Behandlung der Öle mit Wasserstoff (ungesättigte Fettsäuren werden teilweise in gesättigte Fettsäuren umgewandelt).

⑦ Abfüllung bzw. Abpacken

Arten der tierischen Fette

Butter

Siehe Molkereiprodukte.

Rindertalg

ist weiß bis schwach gelb. Das Fett wird ausgeschmolzen. Minderwertige Rindertalge werden für technische Zwecke verwendet (Seifenherstellung).

Schweinefett, Schweineschmalz

Das gereinigte und zerkleinerte Fettgewebe des Schweines wird geschmolzen. Rückstand sind die Grammeln oder Grieben.

Seetieröle (Fischfette)

Öllieferanten sind die industriell gefangenen Fische, hauptsächlich Heringe, Menhadenarten und Sardinen.

Seetiere wie Wale und Robben haben entgegen der allgemeinen Meinung heute keine wirtschaftliche Bedeutung mehr (Walfangabkommen!).

Wegen des hohen Gehalts an ungesättigten Fettsäuren verderben Fischöle relativ rasch. Sie werden daher fast immer nach der Raffination gehärtet.

Gehärtete Fischöle werden in großer Menge bei der Margarinefabrikation eingesetzt.

Die Leberöle der Fische (Dorsch, Schellfisch, Heilbutt u. a.) enthalten sehr viel Vitamin A und D (Lebertran-Ölkapseln).

Arten der pflanzlichen Fette und Öle

Pflanzliche Fette sind in Früchten, Samen und Keimlingen, vereinzelt auch in unterirdischen Wurzelorganen gespeichert. Sie zeichnen sich meist (Ausnahme: Kokosöl, Palmkernfett) durch einen hohen Anteil an mehrfach ungesättigten Fettsäuren aus und können mithelfen, den Cholesterinspiegel des Menschen zu senken. Pflanzenöle sind meist auch etwas leichter verdaulich.

Kokosfett

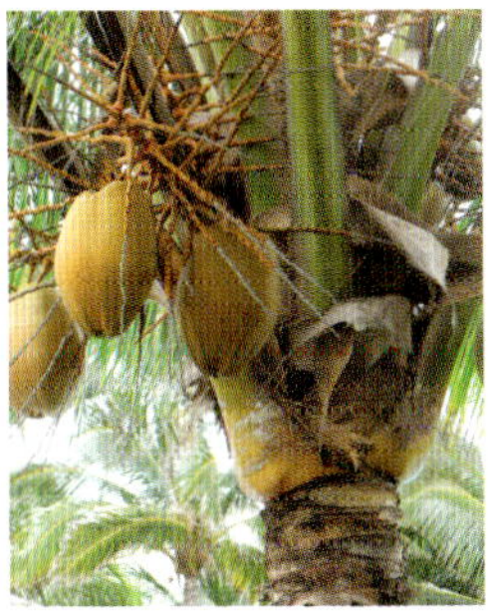

Kokosnüsse am Baum

Als Rohstoff dient das weiße Fruchtfleisch des Kokosnusskerns.

Dieses Fruchtfleisch wird an der Sonne getrocknet (= Kopra) und anschließend ausgepresst. Das gewonnene Kokosöl ist aufgrund des niedrigen Schmelzpunkts (22 bis 24 °C) in den tropischen Gebieten flüssig, bei uns jedoch fest. Kokosfett hat einen sehr hohen Anteil an gesättigten Fettsäuren.

Handelsnamen: Palmin usw.

Herkunft: Philippinen, Indonesien, Ostindien, Sri Lanka, Afrika.

Verwendung: Zum Schwimmendausbacken, für Kokosfettglasuren (Eiskonfekt), für Crememargarinen.

Palmöl

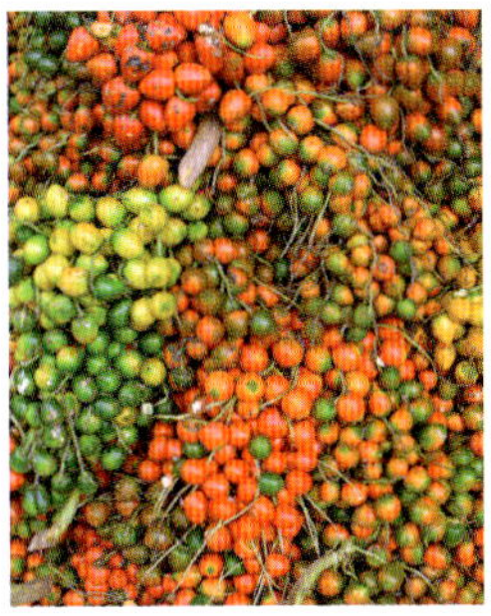

Früchte der Ölpalme

Aus dem Fruchtfleisch der Ölpalmenfrucht; rohes Palmöl ist wegen des Anteils an Carotin orangerot.

Die Kerne haben bis zu 50 % Ölanteil, das Palmfruchtfleisch sogar 65 bis 72 %.

Herkunft: Afrika, Malaysia, Indonesien.

Verwendung: Palmöl ist ein sehr gutes Frittierfett, Rohstoff für die Margarinefabrikation.

Palmkernfett

wird aus den Samenkernen der Ölpalme gewonnen.

Ist dem Kokosfett sehr ähnlich. Wird für Fettglasuren verwendet.

Sojaöl

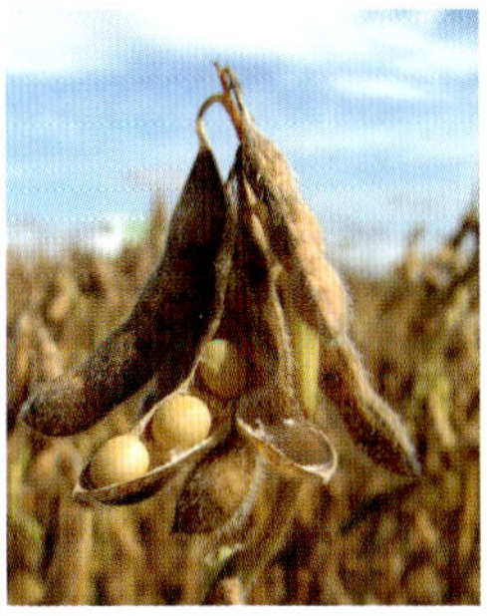

Reife Sojabohnen in Schote

Mengenmäßig das wichtigste Pflanzenöl.

Rohstoff ist die Sojabohne, die den Buschbohnen ähnelt. Der Ölgehalt liegt bei 20 %.

Das Sojaöl wird durch Pressen und Extraktion gewonnen und hat einen hohen Gehalt an mehrfach ungesättigten Fettsäuren.

Herkunft: USA, Brasilien, China, Indien und Nachfolgestaaten der UdSSR.

Verwendung: Margarinerohstoff, Tafelölbestandteil.

Der Pressrückstand (Sojaschrot) dient aufgrund seines hohen Eiweißgehalts als Futtermittel und als Rohstoff für die Herstellung flüssiger Würzen.

Erdnussöl

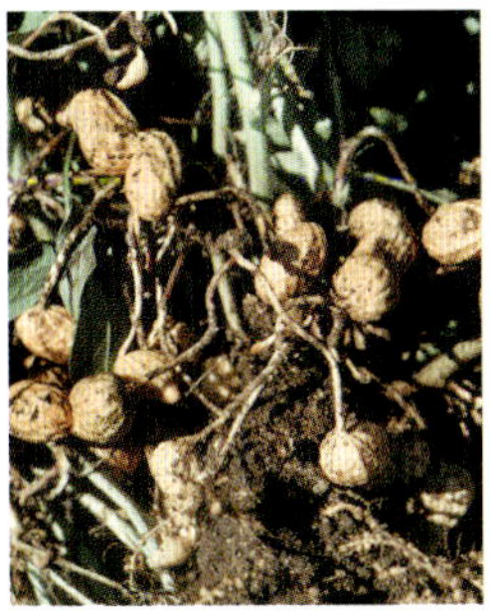

Erdnüsse

Rohstoff ist die Erdnuss – übrigens eine Hülsenfrucht. Sie enthält 40 bis 50 % Öl. Erdnussöl ist ein schwach gelbes Öl mit mildem Geschmack.

Herkunft: Nord- und Südamerika, Indien, China, Ostafrika, Gambia, Senegal, Nigeria.

Verwendung: Als Tafelöl, in der Backwarenindustrie, gehärtetes Erdnussöl ist ein sehr hitzebeständiges Fett – Frittierfett.

Baumwollsaatöl

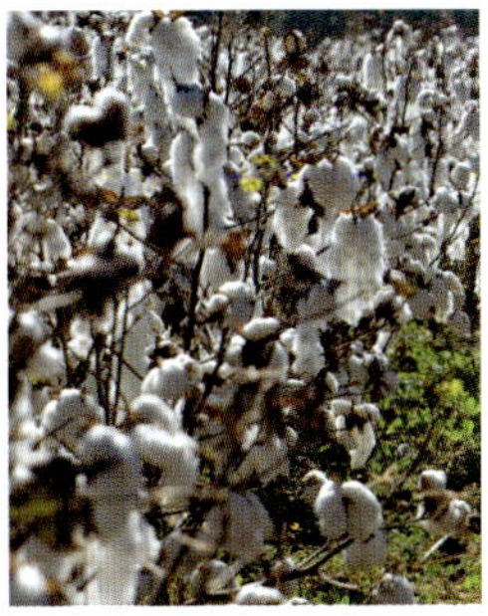

Baumwollfeld

Öl aus den Samenkernen der Baumwollkapsel. Der Ölgehalt liegt zwischen 18 und 25 %. Baumwollsaatöl ist ein dunkelrotes bis braunschwarzes Öl (Cotton-Öl), das für den Speisengebrauch raffiniert werden muss.

Herkunft: USA, Nachfolgestaaten der UdSSR, Ägypten, Sudan, Ost- und Westafrika, Indien, Pakistan.

Verwendung: In Deutschland hat es wenig Bedeutung.

Rapsöl

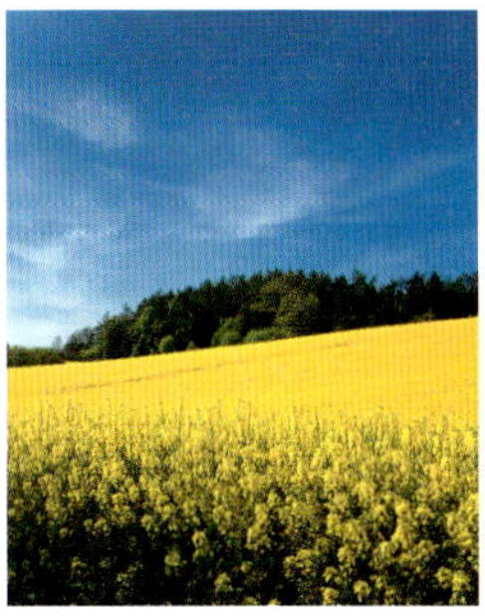

Blühendes Rapsfeld

Auch Rüböl genannt; Öl aus den gereinigten Samen (40 % Ölgehalt) leuchtend blühender Rapspflanzen. Rapsöl ist tiefgelb bis braun und wird raffiniert zu hellgelbem, geschmacklich neutralem Öl.

Herkunft: Kanada, Indien, China, Polen, Deutschland, Österreich.

Verwendung: Rohstoff für Speiseöl und Margarine.

Buchecköl

Die geschälten Samen (Nüsschen der Rotbuche) enthalten ca. 32 % Öl. Kaltgepresstes Öl hat eine hellgelbe Farbe und einen milden, nussähnlichen Geschmack. Ähnelt dem Sesamöl.

Verwendung: Kurz nach dem 2. Weltkrieg als Notbehelf, heute eine Spezialität für Salate und Süßspeisen.

Distelöl

hat den höchsten Gehalt an ungesättigten Fettsäuren und wird aus den Samen der Färberdistel gepresst.

Verwendung: Hochwertiges Salatöl

Haselnussöl

Haselnüsse enthalten 60 % Fett. Das Öl hat angenehmen Geruch und Geschmack und enthält zu 80 % die einfach ungesättigte Ölsäure.

Herkunft: Türkei, Griechenland.

Verwendung: Salatöl.

Kürbiskernöl

Kürbiskerne/ Kürbiskernöl

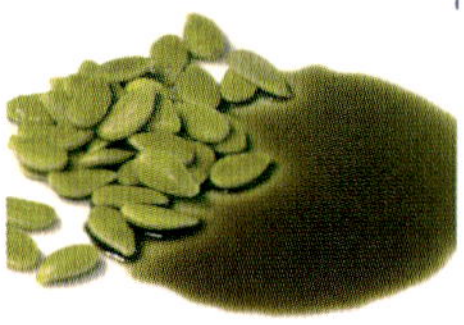

Öl aus den Samen des Ölkürbisses (30 bis 35 % Ölgehalt). Hat einen angenehmen, nussartigen Geschmack und eine grüne Farbe. In Österreich besonders in der Steiermark und in Kärnten hergestellt und verwendet. Kürbiskerne aus Niederösterreich und dem Burgenland werden auch in Oberösterreich gepresst.

Verwendung: Kräftiges Salatöl.

Leinöl

Leinpflanze

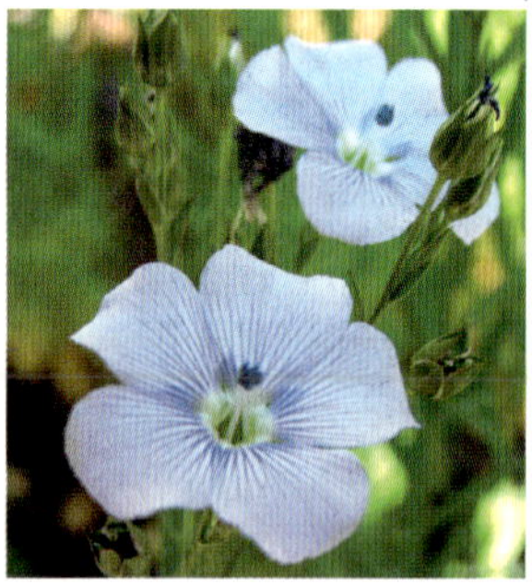

Das Öl wird aus den Leinsamen gepresst (Ölgehalt 40 %). Hellgelbe bis hellbraune Farbe und hoher Gehalt an mehrfach ungesättigten Fettsäuren. In Deutschland wird es vor allem als „Original Lausitzer Leinöl" rund um den Spreewald hergestellt.

Herkunft: Deutschland, Belgien, Holland, Polen, Österreich.

Verwendung: Salatöl, Beimengung für Quarkaufstriche und Kartoffelgerichte („Leinölerdäpfel"). Das Öl selbst darf nicht erhitzt, sondern nur auf warme Speisen gegossen werden, sonst wird es bitter. Ausgangsbasis für Leinölfirnis.

Maiskeimöl

Öl aus den Keimlingen der Maiskörner. Leuchtend gelbes Öl, neutral schmeckend, hoher Gehalt an Vitamin E und hoher Gehalt an mehrfach ungesättigten Fettsäuren.

Herkunft: Balkanländer, USA, Österreich.

Verwendung: Salatöl, Diätkochöl.

Mandelöl

Öl aus den bitteren und süßen Samen der Steinfrüchte des Mandelbaums. Der Ölgehalt der Mandeln liegt bei 40 bis 60 %.

Herkunft: Mittelmeerländer.

Verwendung: Salat- und Backwarenbereich; pharmazeutische und kosmetische Verwendung.

Mohnöl

wird aus den Samen des Mohns gewonnen. Es wird als teures Nischenprodukt in relativ geringen Mengen vor allem in Österreich hergestellt.

Olivenöl

Die reifen Oliven geben ein grünliches, süßes Öl mit einem hohen Anteil an einfach ungesättigten Fettsäuren. Das Öl ist hitzestabil und hat einen ausgeprägten Geschmack.

Verkehrsbezeichnungen für Olivenöl

Natives Olivenöl

Durch Pressen oder Zentrifugieren bei niederen Temperaturen gewonnen (kaltgepresst). Nach dem Gehalt an freien Fettsäuren, die sich auf Geschmack und Haltbarkeit negativ auswirken, werden unterschieden:

- natives Olivenöl extra
  max. 0,8 g freie Fettsäure je 100 g
- natives Olivenöl
  max. 2 g freie Fettsäuren je 100 g

Als **„Olivenöl"** werden Verschnitte von nativem und raffiniertem Olivenöl bezeichnet. Außerdem ist **Oliventresteröl** im Handel, ein Öl, das aus der Behandlung von Rückständen der Olivenölgewinnung hergestellt wird.

Herkunft: Italien, Spanien, Griechenland, Serbien und Herzegowina, Portugal.

Verwendung: Vorwiegend als Salatöl, aber auch in der warmen Küche zum Braten und Dünsten geeignet. Es ist das für die Mittelmeerküche typische Öl.

Sesamöl

Öl aus den Samen des Sesamstrauchs mit hohem Anteil an Ölsäure und Linolsäure. Der Ölgehalt der Samen beträgt 45 bis 55 %. Dank des hohen Gehalts an natürlichen Antioxidanzien ist dieses Öl sehr lange haltbar. Werden die Samen vor der Pressung geröstet, erhält man ein dunkles, hocharomatisches Öl.

Herkunft: Mittelmeerländer.

Verwendung: Salatöl.

Sonnenblumenkernöl

Wird auch in Deutschland hergestellt und ist wegen seines hohen Gehalts an Linolsäure (60 bis 65 %) ein ernährungsphysiologisch wichtiges Öl.

Herkunft: Deutschland, USA, Frankreich, Nachfolgestaaten der UdSSR, Ungarn, Rumänien, Südamerika.

Verwendung: Speiseöl (Salatöl), Sonnenblumenmargarine, leicht gehärtet auch als Frittierfett.

Walnussöl

Hellgelbes, klares Öl aus Walnusskernen, das durch Kaltpressung gewonnen wird. 72-%iger Linolsäuregehalt. Oxidiert sehr rasch, daher nur in kleinen Abfüllungen im Handel.

Herkunft: Deutschland, Österreich, Frankreich.

Verwendung: Salatöl.

Weintraubenkernöl

Spezialität aus Frankreich. Die getrockneten Weintraubenkerne enthalten nur 6 bis 20 % Fett. Ähnelt im Geschmack dem Olivenöl, ist jedoch milder und leicht süßlich.

Verwendung: Speise- und Salatöl.

Weizenkeimöl

Öl, das aus den Weizenkeimen gewonnen wird. Enthält hohen Anteil an Vitamin E.

Verwendung: Salatöl.

Weizenkeime

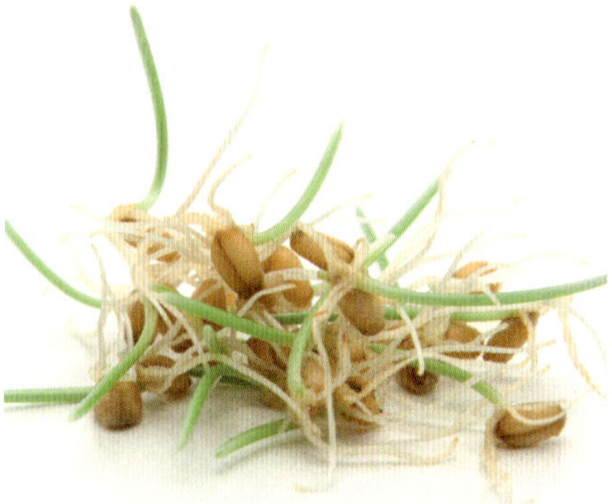

Weitere Angebotsformen von Speisefetten

- Mischfette
  sind Erzeugnisse aus pflanzlichen und tierischen Fetten. Ihr Milchfettanteil liegt zwischen 10 und 80 %. Verkehrsbezeichnungen für diese Erzeugnisse sind Mischfett, Dreiviertelmischfett, Halbmischfett und Mischstreichfett.
- Plattenfette
  sind feste Fette, die zu Platten ausgegossen und nach dem Erstarren auch so verpackt werden. Sie enthalten vorwiegend gesättigte Fettsäuren und eignen sich zum Frittieren, Kochen und Backen. Sie werden hauptsächlich im gewerblichen Bereich vor allem in Bäckereien und Konditoreien, aber auch in der Gastronomie eingesetzt.
- Frittierfette
  sind besonders hitzebeständige Fette, die wasser- und eiweißfrei sind.
- MCT Fette
  sind Fette mit vorwiegend mittelkettigen Fettsäuren, die bei Fettverdauungsstörungen verwendet werden.

Kennzeichnung

Wird ein Speiseöl als reines Pflanzenöl bezeichnet, dürfen nur pflanzliche Rohstoffe verwendet werden. Es können jedoch verschiedene Öle, je nach Weltmarktvorkommen und Preis, gemischt werden. Hierfür finden sich dann auch die Bezeichnungen Tafel- oder Speiseöl.

Wird der Name einer Pflanze genannt – z. B. Sonnenblumenkernöl –, darf das Speiseöl nur von diesen Ölfrüchten stammen.

Verbraucherinformation

Einsatz von Olivenöl

- Olivenöl ist bis zu 18 Monate haltbar, vorausgesetzt, es wird immer gut verschlossen, an einem dunklen Ort und bei einer Temperatur zwischen 10 und 16 °C gelagert.
- Olivenöl kann sehr hoch erhitzt werden. Wegen seiner idealen Fettzusammensetzung kann „natives Olivenöl extra" und „natives Olivenöl" bis max. 160 °C, die Qualität „Olivenöl" nicht über 180 °C erhitzt werden, damit es seine wertvollen Eigenschaften nicht verliert.
- Olivenöl gibt der kalten und warmen Küche die mediterrane Note. Gerichte von einfach bis raffiniert bekommen südliches Flair – den Duft und Geschmack von Sonne (und Urlaubsstimmung). Frische Salate schmecken mit Olivenöl noch besser (Tipp: Öl immer als letzte Zutat in den Salat geben, damit sich die Gewürze vorher mit dem Salat verbinden können).
  Ein paar Tropfen Olivenöl runden das Aroma von Soßen und gedünsteten Gemüsen ab. Eingelegte Gemüse und Pilze bekommen erst durch Olivenöl ihren typischen Charakter. Außerdem: Gemüse trocknet mit Olivenöl in der Mikrowelle weniger aus.
- Rindersteaks, Lamm- und Schweinekoteletts werden besonders zart, wenn sie einige Stunden vor dem Braten in Olivenöl, Thymian, Pfeffer und Knoblauch mariniert werden.
- Zum Frittieren verwendetes Olivenöl sollte anschließend gefiltert werden. So kann es bis zu zehnmal verwendet werden.

Rapsöl und Salat

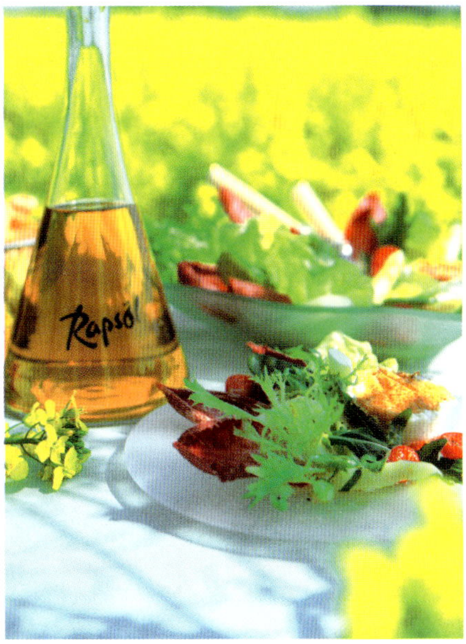

Küchenpraxis

Das richtige Fett für den richtigen Zweck

- **Brotaufstrich**: Als Aufstrich eignen sich Butter, Margarine, Schmalz. Damit nicht zu viel Fett verzehrt wird, sind Quark oder Frischkäse gut schmeckende und weniger fettige Alternativen.
- **Kochen und Backen**: Hierfür eignen sich eigentlich alle Fette und Öle, wenn man sie nicht über 100 °C erhitzt, eine Ausnahme bilden die Halbfettmargarinen und Milchhalbfette, die einen zu hohen Wassergehalt haben. Welches Fett oder Öl man verwendet, kommt dabei immer auf die Speise selbst an.
- **Braten**: Hier braucht man Fette, die auf 130 bis 180 °C erhitzbar sind. Das heiße Fett sorgt für ein rasches Schließen der Fleischporen und eine schöne braune Oberfläche. Zum Braten eignen sich vor allem Speisefette, aber auch Öle wie Oliven-, Raps- und raffiniertes Sonnenblumenöl.
- **Frittieren**: Hier werden die Speisen bei sehr hohen Temperaturen von bis zu 180 °C schwimmend gegart. Es müssen spezielle Brat- und Frittierfette mit einem hohen Rauchpunkt eingesetzt werden. Man kann diese Fette mehrfach benutzen. Wird jedoch der Geruch unangenehm und das Fett sehr dunkel, sollte man es auswechseln.
- **Salate und Mayonnaisen**: Hier sind am besten pflanzliche Öle geeignet, die je nach ihrem spezifischen Aroma der Salatsoße oder Salatcreme einen besonderen Geschmack verleihen.

Margarine

Margarine ist ein Gemenge (Emulsion) von Wasser und Fett. Margarine enthält:

- **Pflanzenöle** und/oder Fischfett,
- **entrahmte Milch** und/oder Wasser,
- **Trockensubstanz**
  Kochsalz, Milcheiweiß, Milchzucker, Lecithin, Salze, Vitamine und Stärke.

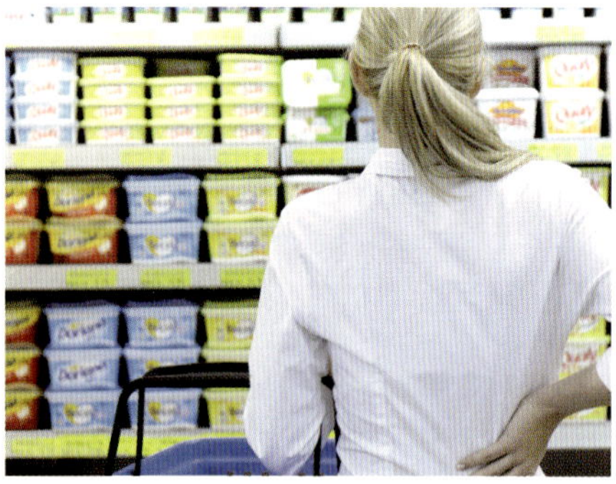

Margarinesorten im Kühlregal

Margarine im Handel

- **Standardmargarine**
  Sie muss mindestens 50% Pflanzenfett enthalten, der Rest können unveränderte tierische Fette sein. Standardmargarine wird als Haushaltmargarine, meist in Würfelform, angeboten und als Bratfett benutzt.
- **Pflanzenmargarine**
  Der Pflanzenfettanteil muss 98% betragen. Die Art des Pflanzenfetts braucht nicht angegeben zu werden. Grundlage ist jedoch meist Rapsöl. Mindestens 50% des Fettes dürfen keiner Fetthärtung unterzogen sein. Wird sie als „linolreich" deklariert, soll sie einen Gehalt von 30% Linolsäure aufweisen. Pflanzenmargarinen sind preisgünstige Brotaufstriche.
- **Sonnenblumenmargarine**
  Eine Pflanzenmargarine, die als pflanzliches Fett ausschließlich Sonnenblumenöl enthält. Sie ist mit ihrem hohen Vitamin-E-Gehalt und einer günstigen Fettsäurenzusammensetzung aus gesundheitlicher Sicht sehr empfehlenswert.
- **Fettreduzierte Margarinen**
  Fettreduzierte Margarinen weisen einen Fettgehalt von 41 bis 62% und einen entsprechenden Anteil an Molke oder Wasser auf. Dadurch eignen sie sich nicht zum Braten oder Backen. Mit der Bezeichnung „fettarm", „light" oder „leicht" versehen, darf ihr Fettgehalt 41% nicht überschreiten.

Herstellung von Margarine

- **Pflanzenfette und -öle**
  Kokosfett, Palmkernfett, Palmöl, Baumwollsaatöl, Sojaöl, Erdnussöl, Sonnenblumenöl
- **Emulgatoren**
  Pflanzenlecithin
- **Glyceride**
  verhindern Spritzen aus der Pfanne
- **Carotin**
- **Vitaminzusatz**
  A, D; Vitamin E schützt vor Verderb
- **Aromastoffe**
  z.B. butterähnliche
- **Zusatzstoffe**
  z.B. Sorbinsäure (kennzeichnungspflichtig)

80 % der Masse

- **Pasteurisierte Magermilch**
- **Milchsäurekulturen**
  zugleich Aromabildner
- **Wasser**
- **Lösung**
  aus Salz, Stärke und Zitronensäure

20 % der Masse

① Mischen bei 35 °C

② Rühren und Kneten der Mischung in Kälte

③ Erstarren nach kurzer Zeit ergibt Margarine

④ Abpacken in Würfel oder Becher

Die verwendeten Öle müssen zum Teil gehärtet werden, damit sie bei Raumtemperatur halbfest oder fest sind. Meist erfolgt dies durch Hydrierung, d. h. die Struktur der Fettsäuren wird durch Zufuhr von Wasserstoffatomen verändert. Ungesättigte Fettsäuren gehen dabei verloren. Die Fetthärtung muss kenntlich gemacht werden.

- **Erlaubte Zusätze** für Streichfette mit verringertem Fettgehalt:
  - Lebensmittel: Gelatine, Voll- und Magermilchpulver, bis 2% Kochsalz;
  - Zusatzstoffe: Milchsäure, Zitronensäure, Aromen, Vitamine, Emulgatoren, Farbstoff β-Carotin, Sorbinsäure.

- **Diätmargarine**
  Diätmargarinen unterliegen der Verordnung über diätetische Lebensmittel. Sie haben einen hohen Anteil an mehrfach ungesättigten Fettsäuren, d.h. sie müssen mindestens 50% Linolsäure enthalten. Zur Fetthärtung kommt nicht die Hydrierung, sondern ein enzymatisches Verfahren, die Umesterung, zum Einsatz. Hierbei bleiben die ungesättigten Fettsäuren in ihrem ursprünglichen Zustand erhalten. Sind sie als kochsalzarme oder streng kochsalzarme Margarinen deklariert, dürfen sie bestimmte Natriumgehalte nicht überschreiten.
- **Margarinen mit Pflanzensterinen**
  Als solche werden Margarinen bezeichnet, die Sterine, sekundäre Pflanzenstoffe, enthalten, die die Aufnahme von Cholesterin aus dem Darm ins Blut hemmen.
- **Margarinen zur gewerblichen Verarbeitung**
  Ihre Fettzusammensetzung ist auf bestimmte küchentechnische Anforderungen abgestimmt. Zu ihnen gehören Back- und Ziehmargarinen, die einen geringen Ölanteil enthalten, sie werden in der Backwarenherstellung verwendet. Cremargarinen haben einen hohen Anteil an Kokosfett und sind zum Backen, Braten und Kochen geeignet.

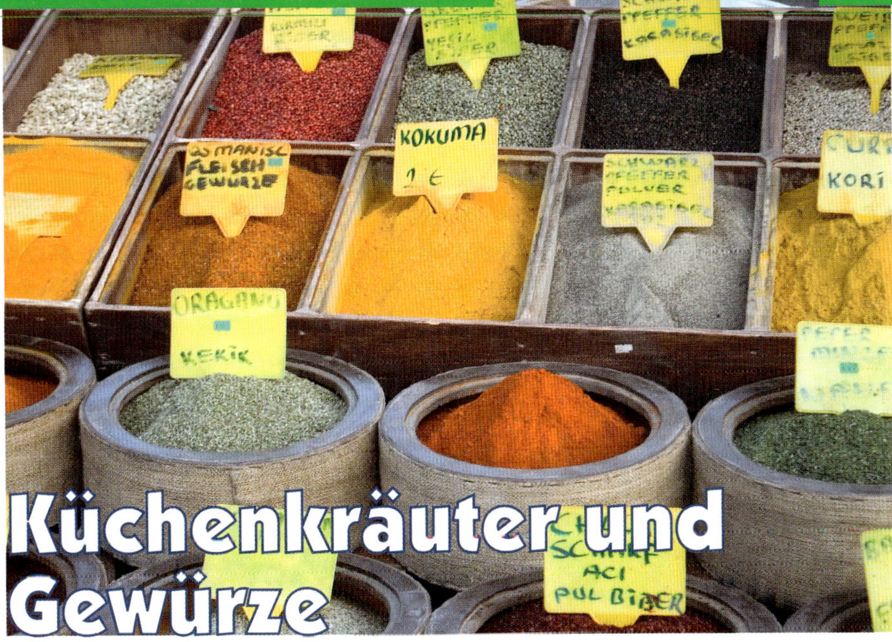

Küchenkräuter und Gewürze

Kräuter und Gewürze sind naturbelassene Teile von Pflanzen (Samen, Blüten, Blätter, Rinden und Wurzeln), die frisch, getrocknet oder mechanisch bearbeitet werden. Sie werden wegen ihres Gehalts an charakteristischen Geschmacks- und Geruchsstoffen Speisen zugesetzt, um diese wohlschmeckender zu machen.

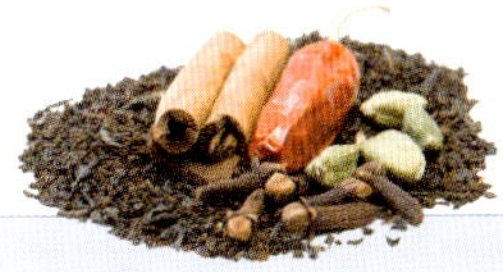

Wussten Sie, dass

- Gewürze jahrtausendelang eine so bedeutende Rolle in Wirtschaft und Politik spielten wie heute das Erdöl?
- der Ausdruck „gepfefferte Preise" von den einstmals nicht erschwinglichen Gewürzen stammt?
- Kümmel, Kardamom, Safran, Thymian und Koriander zu den ältesten Gewürzen zählen?
- Zimt bereits 2700 v. Chr. den Chinesen in der Medizin diente?
- in der Zeit Ludwigs XIV. die Gewürze der Palastküche von einer Garde bewacht wurden?
- ganz vorn im Verbrauch an frischen Kräutern in Deutschland Petersilie und Basilikum stehen und bei den Trockenprodukten Pfeffer und Paprika die Spitzenreiter in deutschen Küchen sind?
- so manch hoher Gewürzpreis früherer Zeiten durch die sprichwörtlichen arabischen Märchen entstanden ist? Denken Sie an „märchenhafte Preise"!

Bedeutung für die Ernährung

Aufgrund des Gehalts an ätherischen (flüchtigen) Ölen oder bestimmten Geruchs- und Geschmacksstoffen wirken die Gewürze appetitanregend. Sie können die Ausschüttung von Verdauungssäften anregen und dadurch die Verdauung fördern.

Außerdem werden einzelnen Gewürzen auch andere Wirkungen auf den Menschen und seine Organe nachgesagt.

- Anis- und Fenchelsamen helfen gegen Blähungen.
- Kurkuma unterstützt die Gallenblase.
- Safran macht Speisen leichter verdaulich.
- Zimt verbessert den Kreislauf.
- Pfefferminze regt die Leber an.
- Paprika und Chilipulver fördern die Durchblutung.
- Knoblauch senkt den Blutdruck.

Gesetzliche Grundlagen

Auch für verpackte Kräuter und Gewürze sind laut Lebensmittelkennzeichnungsverordnung folgende Angaben bindend:

- Verkehrsbezeichnung und ggf. Verarbeitungszustand (z. B. Bohnenkraut gerebelt),
- Name und Anschrift des Herstellers, Verpackers oder Verkäufers,
- Ursprungsland,
- Zutatenverzeichnis bei mehr als einer Zutat,
- Mindesthaltbarkeitsdatum,
- Füllmenge nach Gewicht, ggf. Stückzahl,
- Los- bzw. Chargennummer.

Bestrahlte Kräuter müssen in Deutschland zusätzlich die Angabe „bestrahlt" oder „mit ionisierenden Strahlen behandelt" tragen.

Die Verkehrsbezeichnungen und wesentlichen Beschaffenheitsmerkmale von Gewürzen und Würzmitteln sind in den Leitsätzen für Gewürze und andere würzende Zutaten des deutschen Lebensmittelbuchs festgeschrieben.

Die Qualität der Gewürze

Qualität ist die Summe aller wertbestimmenden Bestandteile.

- **Optische Qualität**
  Aussehen, Farbe, Form
- **Sensorische Qualität**
  Geruch, Geschmack, Konsistenz
- **Ernährungsphysiologische Qualität**
  Qualität der Inhaltsstoffe, Nährwert, Wertigkeit, Schadstoffe, essenzielle Stoffe, Ballaststoffe

Besondere Inhaltsstoffe der Gewürze

- **Ätherische Öle**
  Sie sind leichtflüchtige, geschmacksbestimmende und wertbestimmende Bestandteile der Gewürze, z. B. Thymol im Thymian, Nelkenöl in der Gewürznelke usw.
- **Scharfstoffe**
  Sie verursachen den brennenden Geschmack und stechenden Geruch. Piperin im Pfeffer, Capsaicin im Paprika, Pimentöl im Piment (Scharfstoffe können natürliche ätherische Öle sein) usw.
- **Alkaloide**
  Alkaloide sind Naturstoffe – chemisch gesehen stickstoffhaltige Verbindungen – mit physiologisch-pharmakologischer Wirkung auf menschliche Organe.
  Capsaicin ist durchblutungsfördernd, Muskarin in der Muskatnuss wirkt beruhigend usw.
- **Farbstoffe**
  Kurkumin in der Kurkuma (Gelbwurzel), Paprikarot usw.
- **Harze**
  Bitter oder süß schmeckende Geschmacksstoffe in verschiedenen Gewürzen verleihen den Gerichten ein leicht herbes oder süßes Aroma. Wacholderbeere, Rosmarin, Lavendel, Zimt usw.

Wacholderbeeren und Rosmarin

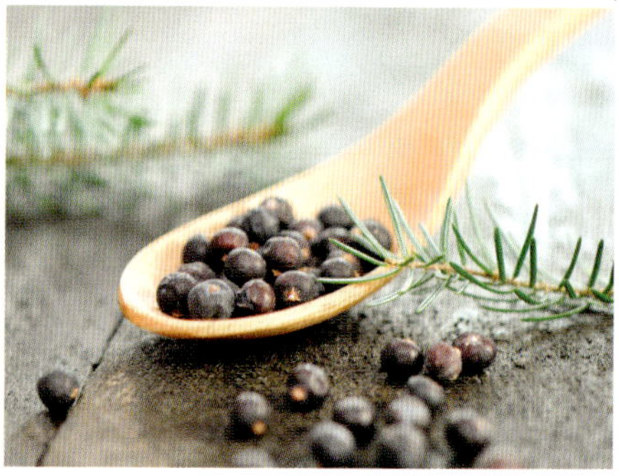

Gewürzeinkauf, Transport und Lagerung

95 % aller Gewürze werden über Warenbörsen gehandelt. Die wichtigsten Gewürzbörsen sind in Hamburg und Rotterdam.

Die Gewürze werden in den jeweiligen Anbauländern **getrocknet, aufbereitet** und **fermentiert.** Sie sind somit transport- und lagerfähig. Unter **Fermentation** verstehen wir einen Umwandlungs- oder Gärprozess durch fruchteigene Enzyme unter Mithilfe der Klimafaktoren (Sonne, Wärme, Luftfeuchtigkeit), bei dem die für jedes Gewürz typischen Aromastoffe, Farbstoffe, Alkaloide aktiviert werden und die unerwünschten Bestandteile großteils abgebaut werden. Der Grad der Fermentation bestimmt auch die Qualität der Gewürze.

Durch einen weiteren Trocknungsprozess werden die entstandenen wertbestimmenden Stoffe an das Gewürz gebunden. Die aufbereiteten Gewürze werden in Jutesäcke gefüllt und mit dem Schiff in die europäischen Häfen gebracht. Von dort kommen die Gewürzladungen per Bahn oder Lkw in die deutschen Gewürzmühlen. In den Gewürzmühlen werden die Gewürze im Labor auf ihre Reinheit und Qualität überprüft, richtig gelagert, zu den bekannten Handelsformen verarbeitet und abgefüllt.

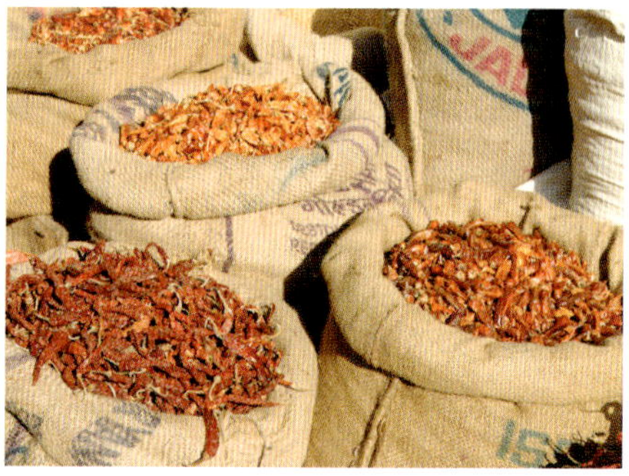

Gewürze in Jutesäcken

Gewürzverarbeitung

Trocknung

Kräuter an der Luft zu trocknen, ist das älteste Verfahren und hat auch heute noch seine Bedeutung.

- Durch **Lufttrocknung** werden die Kräuter schnell und schonend getrocknet. Das Ausbleichen der Kräuter wird in Grenzen gehalten.
- Durch die **Gefriertrocknung** bei -50 °C bleiben Farbe und Aromastoffe der Kräuter und Blattgewürze fast zur Gänze erhalten. Gefriergetrocknete Produkte können mehr als 96 % des entzogenen Wassers wieder aufnehmen und können fast „frisch" wiederverwendet werden. Kräuter werden schockgefroren und unter Vakuum aufgetaut. Dabei verdunstet das Wasser schlagartig, ohne die Zellstruktur zu zerstören.

Mahlverfahren

- Das althergebrachte **Mahlen zwischen Mühlsteinen** ist noch immer gebräuchlich. Verluste von Aromastoffen (ätherische Öle) durch die Reibungswärme sind dabei unvermeidlich. Durch Luftkühlen der Mühlen wird der Verlust vermindert.
- Beim **Kaltmahlverfahren** wird den Gewürzen flüssiger Stickstoff mit einer Temperatur von -196 °C zugemischt.
  Nach kurzer Einwirkungszeit können die Gewürze praktisch ohne Verlust der geschmacksgebenden Substanzen (ätherische Öle) gemahlen werden. Dieses Mahlverfahren ist mit hohen Kosten verbunden. Für 1 kg Gewürz wird 1/2 kg flüssiger Stickstoff verbraucht.

Die Gewürze werden aromageschützt oder aromadicht in beschichtete Papierbriefe, Klotzbeutel, Gläser oder beschichtete Papp- oder Kunststoffbehälter gefüllt und vermarktet.

Unternehmen mit Testlabor und Testküche bringen – um den Gebrauch und gleichbleibendes Gelingen im Haushalt zu garantieren – immer mehr Gewürzmischungen, Gewürzsalze und Gewürzzubereitungen auf den Markt.

Einteilung der Kräuter und Gewürze

Die Einteilung der Kräuter und Gewürze erfolgt anhand der Pflanzenteile, aus denen sie bestehen. Die Abgrenzung zwischen den Begriffen Kräuter und Gewürze ist dabei uneindeutig. Gewürze werden fast ausschließlich im getrockneten Zustand verwendet und in geringeren Mengen als Küchenkräuter, die frisch und getrocknet verwendet werden können und immer oberirdische Pflanzenteile sind.

- Frucht- und Samengewürze
  Paprika, Pfeffer, Muskat, Senf, Koriander, Piment, Kümmel, Anis, Fenchel, Vanille, Sternanis usw.
- Blütengewürze
  Nelken, Safran, Kapern
- Rindengewürze
  Zimt
- Wurzelgewürze
  Ingwer, Kurkuma, Baldrian
- Kräuter
  Frische oder getrocknete Blätter, Blüten und Pflanzensprosse wie Petersilie, Majoran, Thymian, Bohnenkraut
- Laucharten
  Schwer zuzuordnen sind die Laucharten bzw. Lauchgemüse, die ebenfalls würzenden Charakter haben, wie Zwiebel, Knoblauch, Schnittlauch.

Außerdem werden zum Würzen verwendet

- Gewürzmischungen
  Sie bestehen aus verschiedenen Gewürzen; sie werden nach ihrem Verwendungszweck benannt.
- Gewürzsalze
  Mischungen aus Speisesalz mit Gewürzen, Gewürzzubereitungen, Würzen.
- Gewürzzubereitungen oder Gewürzpräparate
  Hier werden ein der mehrere Gewürze mit anderen geschmackgebenden Zutaten gemischt.
- Küchenhilfen bzw. Kochhilfen
  Es handelt sich hier um keine Gewürze, sondern um Hilfsstoffe, wie Geschmacksverstärker, Verdickungsmittel, Geliermittel, Säuerungsmittel und ähnliche Produkte.

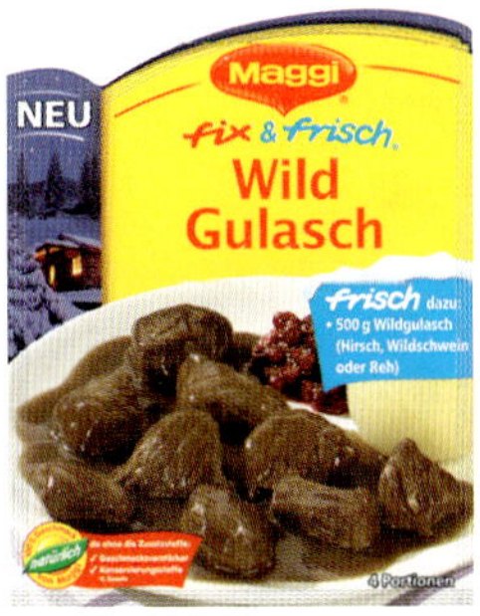

Würzmischung für Gulasch

Frucht- und Samengewürze

Pfeffer

Der Pfefferstrauch ist eine Kletterpflanze, deren traubenförmige Früchte in verschiedenen Stadien der Reife und Farbe als Gewürz verwendet werden.

Durch den Gehalt an Piperin, ätherischen Ölen und Harzen beißend-scharfer bis mildwürziger Geschmack. Pfeffer kommt aus Indonesien, Malaysia, Indien, Brasilien.

Pfeffersorten des Handels

- Schwarzer Pfeffer
  Halbreife, grüne Beeren werden geerntet, nach der Ernte fermentiert und getrocknet, daher die schwarzbraune Farbe und die runzelige Oberfläche. Wird schwarzer Pfeffer gemahlen, enthält er die schwarzen Teile der Hülle und die weißen des Kerns. Schwarzer Pfeffer ist scharf.
- Grüner Pfeffer
  Wie schwarzer Pfeffer wird er halbreif geerntet, jedoch ohne Fermentation schonend getrocknet. Die Beeren sind ebenfalls geschrumpft, werden aber nicht schwarz. Grüner Pfeffer kommt auch gefriergetrocknet oder in Salzlake eingelegt in den Handel. Gefriergetrocknete Beeren müssen vor Gebrauch in Wasser gelegt werden.
- Roter Pfeffer
  Vollreife, rote Pfefferkörner werden schnell getrocknet. Als Sologewürz kaum auf dem Markt. In Pfeffermischungen enthalten.
- Weißer Pfeffer
  Von ausgereiften Beeren wird die Fruchtschale entfernt; der weiße Innenkern des Pfefferkorns ist glatt, mild-scharf und aromatisch. Zum Würzen von hellen Suppen, Fisch, Geflügel.
- „Rosa Pfeffer" oder Peruanischer Pfeffer ist kein echter Pfeffer. Er stammt vom peruanischen Pfefferstrauch und wird auch als „Rote Beeren" bezeichnet.

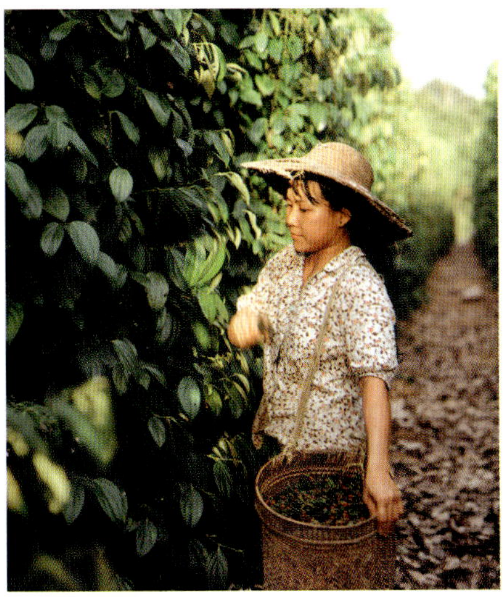

Pfefferpflückerin

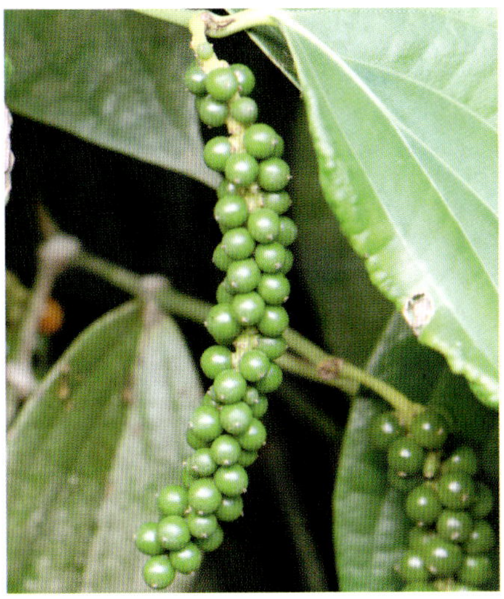

Grüner Pfeffer

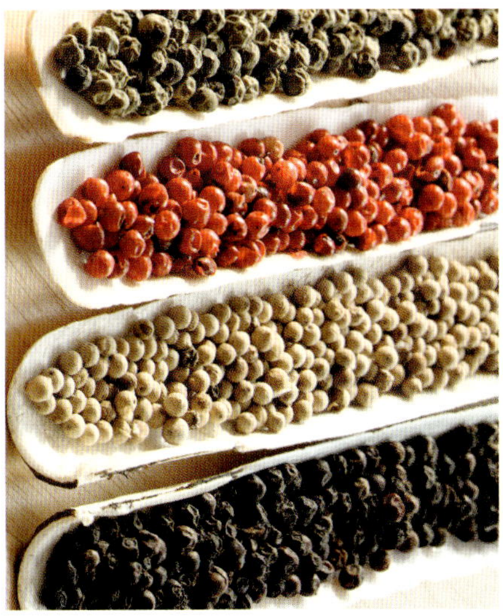

Verschiedene Pfeffersorten

Paprika

Die Paprikapflanze gelangte durch Columbus aus Süd- bzw. Zentralamerika nach Spanien und von dort in das übrige Europa. Spanien ist auch heute noch der größte Paprikaproduzent. Andere wichtige Lieferländer sind Ungarn (Gebiet um Szeged), Serbien und Herzegowina, Rumänien, Türkei, Brasilien.

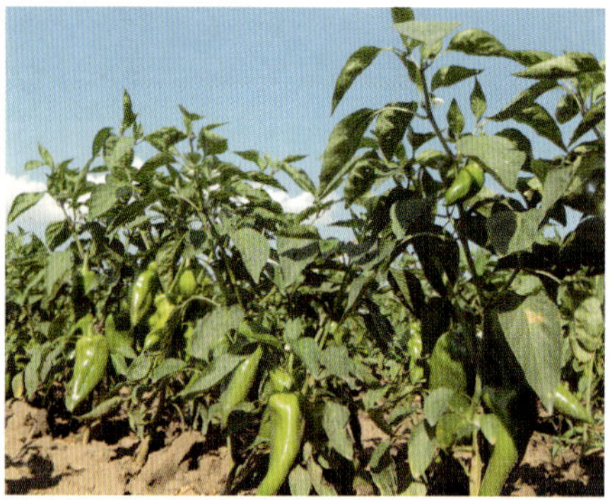

Paprikaanbau

Für die Gewürzpaprika wird in erster Linie die kegelförmige, längliche Paprikaschote in den Sorten süß und scharf kultiviert.

Die Paprikaschoten werden in rotem, reifem Zustand geerntet, gewaschen, geschnitten und dabei von Stängel und einem Teil des Samens befreit, anschließend getrocknet und als Paprikaschnitzel in die Gewürzmühlen transportiert. Die Schärfe des Gewürzpaprikas kann durch die Zugabe oder Wegnahme von Samenkörnern und Scheidewänden gesteuert werden. In den linsenförmigen Samenkernen ist Capsaicin (Schärfestoff) enthalten und im Fruchtfleisch der Farbstoff Capsanthin.

Handelssorten

- **Paprika delikatess edelsüß:** Aus vollreifen, fehlerlosen Früchten ohne Samenanteil; gibt ein fruchtiges Paprikaaroma und intensiv rote Farbe für die Speisen.
- **Paprika edelsüß:** Mit geringem Samenanteil; hat fruchtiges Paprikaaroma und verleiht den Gerichten gute Farbe.
- **Halbsüß-** oder **Rosenpaprika:** Höherer Samenanteil wird mitvermahlen. Etwas extremere Schärfe. Die Bezeichnung „Rosenpaprika" war früher eine jugoslawische Handelsgepflogenheit. Je mehr Rosen auf einem Paprikasack aufgemalt waren, desto besser war die Qualität.
- **Scharfer Paprika** wird aus den ganzen Früchten, jedoch ohne Fruchtstiel und Kelch hergestellt. Der brennende Geschmack wird durch das Capsaicin, das hauptsächlich in den Samenträgern und Samen enthalten ist, hervorgerufen.

Anwendung: Paprika soll niemals in siedendes Fett gegeben werden. Zucker fällt aus und die Paprikamasse wird bitter. Paprika ist höchstens ein Jahr haltbar. Für Suppen, Soßen, verschiedene Fleischspeisen (Gulasch, Paprikaspeck, Paprikaschnitzel, Ragout), Geflügel, Wild, Fisch u. a. m.

Besonderheit: Die Paprikafrucht hat einen enorm hohen Vitamin-C-Gehalt, der um ein Vielfaches über dem der Zitrone liegt.

Cayenne-Pfeffer

Auch Chilipfeffer oder Chili Powder genannt. Die schärfste Paprikasorte – 20- bis 40-facher Capsaicingehalt – hat mit Pfeffer nichts zu tun. Wird aus fein vermahlenen Chilischoten gewonnen.

Chilischoten können auch vor der Trocknung in Salzlake oder Essiglösung eingelegt werden.

Verwendung: Zur Würzung von extrem scharfen Gerichten wie Gulasch, Chili con Carne, Eintöpfen usw.

Chili-Soßen: „Sambal Oelek" (indonesisch), „Tabasco".

Herkunft: Mexiko, Südstaaten der USA, Indonesien.

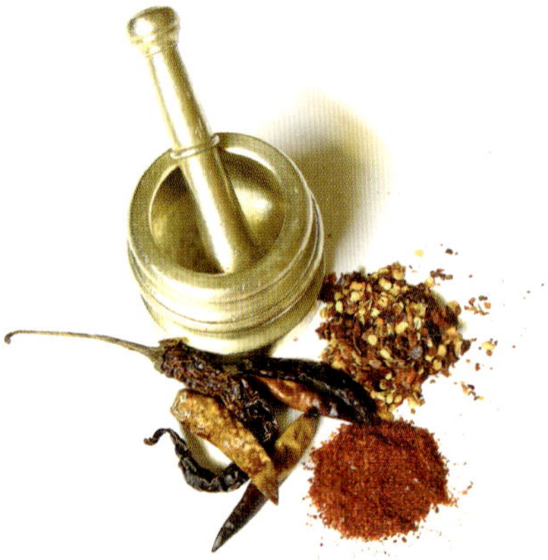

Chilis getrocknet, grob gemörsert, Chilipulver

Kardamomen oder Kardamom

Kardamomen sind die Früchte bzw. enthülsten Samen der Kardamompflanze; die eckigen, braunen Samen zählen zu den teuersten Gewürzen.

Verwendung: Weniger als Einzelgewürz in Verwendung, sondern vielmehr in Gewürzmischungen für Lebkuchen, Spekulatiusgewürz und für Wurstgewürzmischungen zu finden.

Kardamom ist in der Lage, das Kaffeearoma zu steigern und wird daher in Kaffee selbst und in Kaffeecremes eingesetzt.

Kardamomgroßabnehmer sind Schweden (25 % des indischen Kardamoms) und Saudi-Arabien (Kaffeegewürz). Der Anteil an ätherischen Ölen ist mit 4 bis 8 % relativ hoch.

Herkunft: Indien, Indonesien, Sri Lanka und Guatemala; teilweise wird Kardamom auch in afrikanischen Staaten angebaut.

Koriander

Pfefferkorngroße, gelbbraune Früchte eines Doldengewächses. Die getrockneten Gewürzkörner haben einen angenehmen, milden und aromatisch-würzigen Geschmack. Der Name stammt vom Wort „Koris" („Wanze"). Die Samen haben wegen des Duftstoffs Linalvol einen etwas abgestandenen Geschmack .

Herkunft: Rumänien, Ungarn, Marokko, Deutschland.

Verwendung: Wichtiges Brot- und Wurstgewürz, Bestandteil des Lebkuchengewürzes, insbesondere für Printen.

Kümmel

Kümmel ist das älteste Gewürz Europas.

Kugelige Kümmelfrüchte zerfallen in die kleinen sichelförmigen Körnchen. Wirksamer Bestandteil ist das ätherische Kümmelöl (3 bis 7 %). Kümmel riecht angenehm süßlich und gibt den Speisen einen derbwürzigen Geschmack.

Verwendung: Brotgewürz für Hausbrot und Kleingebäck, Schweinebratengewürz, für Kartoffeln, Käse, Quark, Sauerkraut, Kohl; wichtig für die Kümmelspirituosen (Allasch, Aquavit, Kräuter- und Bitterliköre).

Herkunft: Kümmel wird in Deutschland und den Niederlanden angebaut.

Kreuzkümmel

Kümmel aus Ostasien und dem Mittelmeerraum. Ähnliches Aussehen wie handelsüblicher Kümmel, im Geschmack jedoch deutlich anders; riecht stark aromatisch, schmeckt scharf bitter.

Verwendung: Currybestandteil, Wurstwaren, Gewürzliköre.

Anis

Anis wird auch „süßer Kümmel" oder „Brotsamen" genannt. Anis ist wie Kümmel eine Spaltfrucht. Anis enthält das charakteristische Anisöl, das einen süßlich-herben, würzig-aromatischen Geschmack aufweist. Das Anisöl ist krampf- und schleimlösend.

Herkunft: Mittelmeerraum, insbesondere Spanien, Türkei, Ägypten.

Verwendung: Gebäck und Brot, Pudding, Kompott, Kohl, in der Spirituosenbranche zur Aromatisierung von „Pernod" (franz. Anisschnaps) und „Ouzo" (griech. Anisschnaps).

Fenchel

Kümmelähnliche Spaltfrucht mit hohem Anteil an ätherischem Öl. Fenchel wird als Gewürz ähnlich wie Anis verwendet. Außerdem ist der aus Fenchelsamen hergestellte Tee ein altes Hausmittel gegen Magenverstimmungen und Blähungen. Bei kleinen Kindern wird Fencheltee oder Fenchelöl zur Beruhigung gegeben.

Muskatnuss

Muskat kommt von „Moschus", da man den Geruch als moschusartig empfand. Die Muskatnuss ist der Samen des Muskatbaums. Der Ertrag eines Baumes (drei Ernten jährlich) liegt zwischen 1 500 und 2 000 Nüssen.

Der Samenkern ist in einer aprikosenähnlichen Frucht enthalten. Die Frucht wird geteilt und der Innenkern mit der Samenschale (Macis) herausgenommen.

Die Samenschale wird entfernt und die Kerne werden an der Sonne getrocknet. Die Steinschalen der Kerne lassen sich anschließend aufschlagen und die „Nüsse" – eigentlich Innenkerne – können gesammelt werden. Oft werden die Muskatnüsse gekalkt, um sie vor Schädlingen zu schützen bzw. die Nuss am Keimen zu hindern.

Die Muskatnüsse werden nach Qualität und Größe gehandelt. Kleinere Nüsse sind die besten, weil sie das würzigste Aroma haben. Das „englische Pfund" (lb. = *pound*) ist die Grundlage der Qualitätsbezeichnung. Muskatnüsse werden z. B. als „80er Nüsse" oder als „110er Nüsse" gehandelt, d. h. 80 Stück pro lb. bzw. 110 Stück pro lb. 110er Nüsse sind wertvoller, daher auch teurer.

Herkunft: Molukken (Indonesien).

Verwendung: Suppen, Soßen, Fisch, Geflügel, Suppeneinlagen (Grießklößchen), in kleinen Mengen für Backwerk, als besondere Note in Kartoffelpüree und speziellen Gemüsen, wie Spinat und Rotkohl.

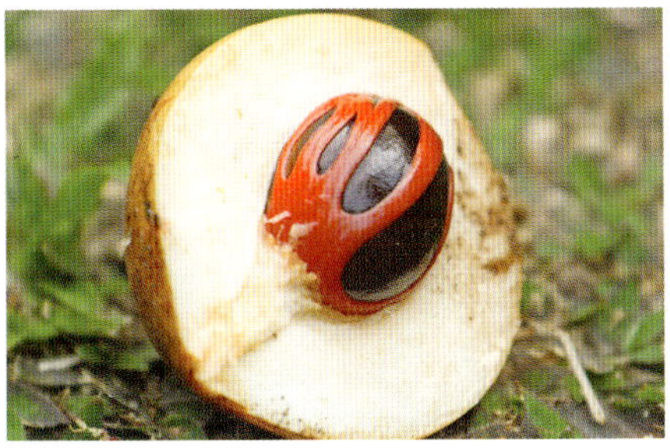

Muskatnussfrucht mit innerer Samenschale und Macis

Muskatblüte oder Macis

Die Muskatblüte ist der rote Samenmantel der Muskatnuss, der bei der Trocknung gelborange wird. Sie schmeckt angenehm aromatisch, ganz leicht bitter, aber zarter als die Muskatnuss selbst. Das enthaltene Muskatblütenöl spendet den charakteristischen Geschmack.

Verwendung: Überall dort, wo feines Muskataroma erwünscht wird und in der kosmetischen und pharmazeutischen Industrie.

Senfkörner

Die kugeligen Senfkörner reifen in den Schoten der Senfpflanze. Sie haben leicht brennenden rettichscharfen Geschmack. Die Schärfe ist vom Gehalt an Allylsenöl abhängig.

Man unterscheidet:

- **Gelbe Senfsaat,** auch als **„Weiße Senfsaat"** bezeichnet: Eher mild-aromatisch, für helle Senfsorten.
- **Braune Senfsaat:** Scharf-würzig, für bayrische Senfsorten oder den österreichischen Kremsersenf.

Verwendung: Senfherstellung – Senf wird auch als Mostrich bezeichnet, weil früher anstatt Essig Most zum Senfmehl gemischt wurde. Auch verwendet man Senfkörner als Einlegegewürz für Sauergemüse (Essig- oder Gewürzgurken, Russenkraut usw.).

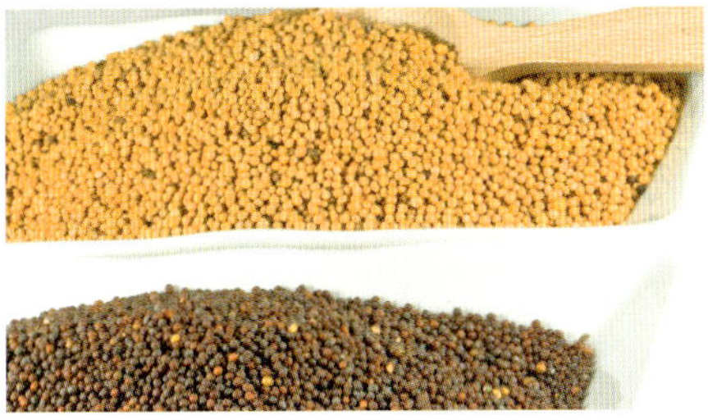

Senfkörner

Piment

Früchte des Nelkenpfefferbaums. Der Name stammt von spanischen Wort *pimienta* und bedeutet „Pfeffer".

Piment ist das Gewürz mit den meisten Namen:

- **Neugewürz**, weil es als das letzte gefundene Gewürz gilt;
- **Nelkenpfeffer**, weil der Geschmack zwischen Pfeffer und Gewürznelken liegt. Piment hat etwas Scharfes und etwas Süßes an sich;
- **Jamaika-Pfeffer**, um an das Entdeckungsland zu erinnern;
- **Gewürzallerlei**, weil es neben Nelken und Pfeffer auch an Muskat, Zimt, Ingwer und Kardamomen erinnert;
- **Allspice** oder **Englischgewürz**, weil es für die Briten ein Allroundgewürz darstellt und überall verwendet wird.

Pimentfrüchte sind vergleichbar mit kleinen Mohnkapseln, dunkelbraun und duftig.

Herkunft: Jamaika, Mexiko, Guatemala, Honduras.

Verwendung: Suppen, Soßen, Backwaren, Wurstwaren, als Bestandteil des Lebkuchengewürzes (Lebkuchen werden daher auch als „Pfefferkuchen" oder „Pfeffernüsse" bezeichnet).

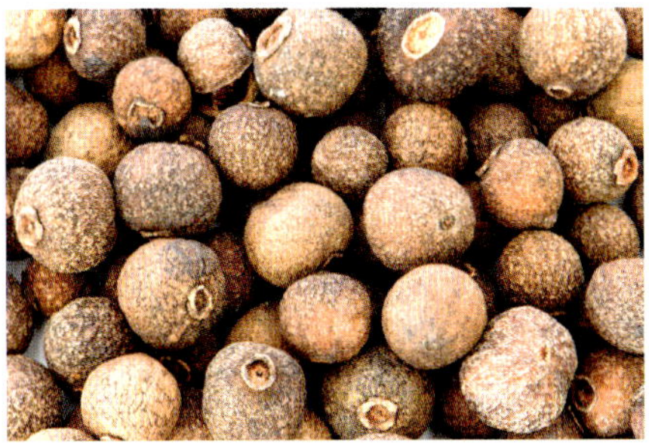

Piment

Wacholderbeeren

Der Wacholderstrauch wird auch als „Kranawitt" bezeichnet. Die Franzosen nennen ihn „Genévrière": Die Beeren des Wacholderstrauchs sind schwarz, blau-bereift und schmecken harzig, bitterwürzig und leicht süß. Dieser Geschmack ist auf den reichen Gehalt an ätherischen Ölen, Harzen, Bitter- und Gerbstoffen sowie Zucker zurückzuführen.

Herkunft: Wacholder wächst überall in Europa, auf Steppenheiden und auch im Gebirge.

Verwendung: Sauerkraut, Fischmarinaden und Fischsud, Wildgerichtbeize, Schweine- und Sauerbraten. Wacholderbeeren werden auch für Branntweine (Steinhäger, Gin, Genever oder „Kronawittschnaps") verwendet.

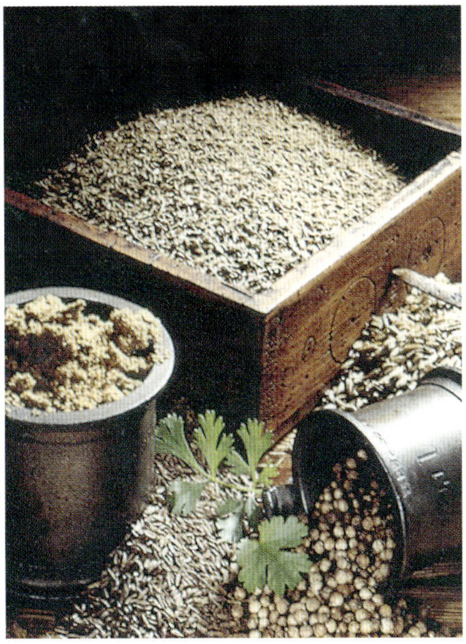

Wacholderbeeren

Sternanis

Sternanis ist die Frucht eines Magnolienbaums. Die Früchte sind bräunliche, rosettenartige Sterne. In den Sternstrahlen befinden sich glänzende, rotbraune, linsenförmige Samen, die das ätherische Öl enthalten (Anethol). Sternanis duftet wie Anis, hat aber einen volleren, feurigen Geschmack.

Verwendung: Zum Würzen von Flüssigkeiten und Getränken (Liköre, Glühwein, Glühmost), in der Zuckerwarenindustrie.

Vanille

Vanilleschoten sind die schwarzbraunen, ca. 20 cm langen, biegsamen Früchte einer Kletterpflanze.

Die bei der Ernte noch unreifen Fruchtkapseln sind gelbgrün und ähneln grünen Gartenbohnen. Sie werden vor der Vollreife gepflückt. Zur eigentlichen Vanilleschote werden sie durch eine Fermentation. Sie werden in kochendes Wasser getaucht, in Tücher geschlagen, an der Tropensonne zum Schwitzen gebracht und getrocknet. Durch diese Fermentation entwickeln sich die Duft- und Geschmacksstoffe sowie die schwarzbraune Farbe. Beliebteste Sorte ist die Bourbonvanille (Die Insel Réunion hieß früher Bourbon).

Hauptträger des Geschmacks ist das Vanillin. Es schmeckt süßlich-würzig und kann auch künstlich hergestellt werden.

Herkunft: Madagaskar, Mexiko, Polynesien, Antillen.

Verwendung: Vanille verbessert den Geschmack aller gezuckerten Speisen. Das zarte Vanille-Aroma kommt erst mit Zucker richtig zur Geltung. Ideal für Kompotte, Süßspeisen, zur Aromatisierung von Schokoloade.

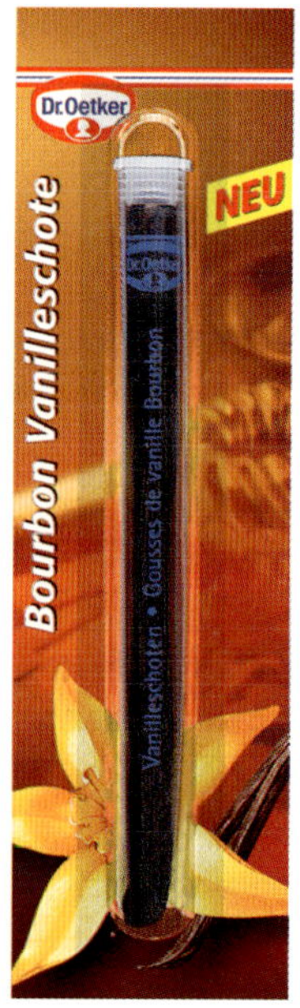

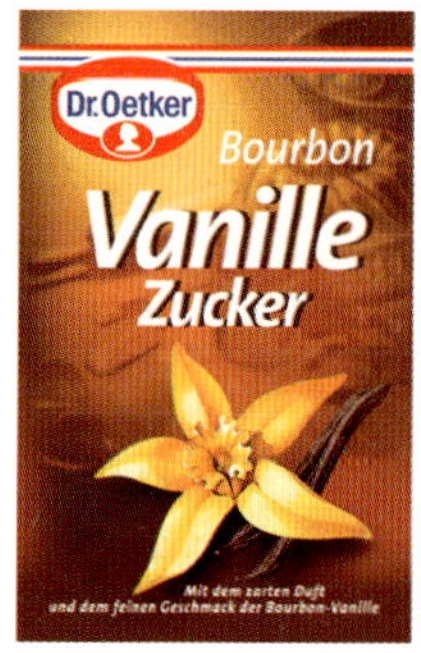

Ganze Vanilleschote im Glasröhrchen und Vanillezucker im Aromaschutztütchen

Blütengewürze

Gewürznelken

Gewürznelken sind die Blüten des Gewürznelkenbaums. Der Name hat sich aus der Bezeichnung „Nägelein" entwickelt. Die Blütenknospen sind ursprünglich gelbgrün und wachsartig und färben sich bei der Fermentation und Trocknung rotbraun. Sie sind reich an ätherischem Öl (höchster Gehalt mit 12 bis 22 %; Inhaltsstoff Eugenol). 1000 kg frisch gepflückte Nelken ergeben 240 kg Gewürznelken. Die Frische der Nelken kann durch Eindrücken des Köpfchens mit dem Fingernagel festgestellt werden. Frische Gewürznelken enthalten einen Tropfen Öl.

Herkunft: Madagaskar, Tansania, Sri Lanka, Sumatra, Sulawesi.

Verwendung: Reisaromatisierung, Süßspeisen, Kompotte, Lebkuchengewürz; in den Anbauländern wichtiges Zigarettenaromatisierungsmittel; zur Aromatisierung von Gewürz-, Kräuter- und Bitterlikören.

Safran

Safran nennt man die Narbenfäden der Safranblüte – eine Krokusart – mit starker gelber Farbkraft und würzigem, leicht bitterem Geschmack. Um 1 kg gebrauchsfertigen Safran zu bekommen, benötigt man 80 000 bis 100 000 Blütennarben. Es ist das teuerste Gewürz der Erde (1 kg kostet derzeit ca. 1 500,00 EUR)

Herkunft: Spanien, Frankreich, Iran, Indien, Türkei.

Verwendung: Safran muss vor dem Färben in Wasser aufgelöst werden. Zum Färben von Rindersuppe, Mehlspeisen, Spirituosen und Käse.

Kapern

Kapern sind unreife, noch geschlossene Blütenknospen des Kapernstrauchs. Die Blütenknospen werden getrocknet, leicht gewelkt und in Öl oder Salzwasser, in Essig oder in ein Gemisch aus Essig und Salz eingelegt.

Die graugrünen Kapern haben einen scharf-beißenden, aber aromatischen Geruch und einen herbwürzigen, leicht scharfen Geschmack.

Herkunft: Mittelmeerländer, insbesondere Italien, Spanien, Frankreich, Griechenland.

Verwendung: Fischzubereitungen, Soßengewürz, in Frankreich zum Einlegen von Sauergemüse.

Lavendel

Getrocknete, gerebelte Blüten des Lavendelstrauchs. Intensiv-blumig duftendes Aroma.

Herkunft: Frankreich.

Verwendung: Für stark riechende Fleischsorten wie Lamm, Schaf, Fisch, Wild; eines der Hauptgewürze der „Kräuter der Provence" (Herbes de Provence).

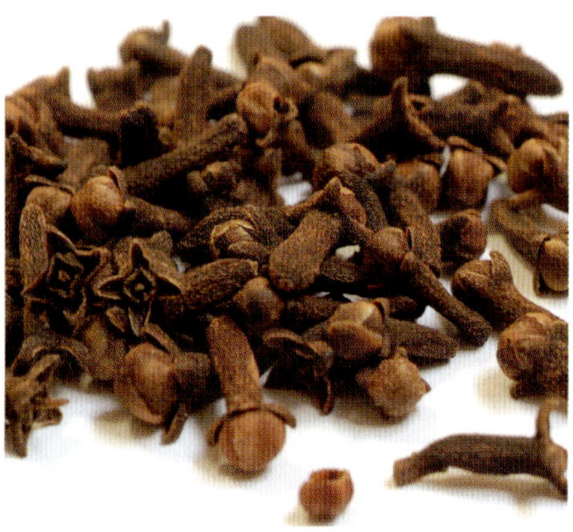

Getrocknete Gewürznelken

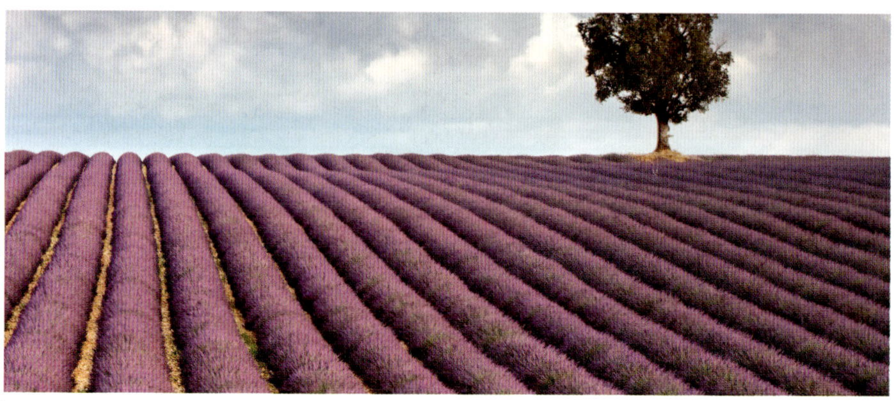

Lavendelfeld

Rindengewürze

Zimt

Der im Handel befindliche Zimt wird von der Rinde sechs- bis zehnjähriger Zweige und älterer Stämme des Zimtbaumes gewonnen. Die Rinde wird vor der Gewinnung von der Bastschicht befreit.

Es gibt Stangenzimt und gemahlenen Zimt im Handel. Beide Produkte unterscheiden sich vor allem in Aussehen und Geschmack, da sie von verschiedenen Arten des Zimtbaums stammen:

- **Cahnel oder Ceylon-Cahnel**
  Dünn und hellbraun, schonend getrocknet; die dünnen Zimtschalen werden in mehrere Schichten ineinandergesteckt, so sind sie fester und besser haltbar. Ceylon-Cahnel ist die bessere Qualität, sehr aromatisch und süßlich-würzig.

- **Kassiazimt**
  Aus älteren, chinesischen Zimtbäumen. Diese Zimtrinde ist dicker, nach dem Mahlvorgang rotbraun bis dunkelbraun und hat einen derberen Geschmack.

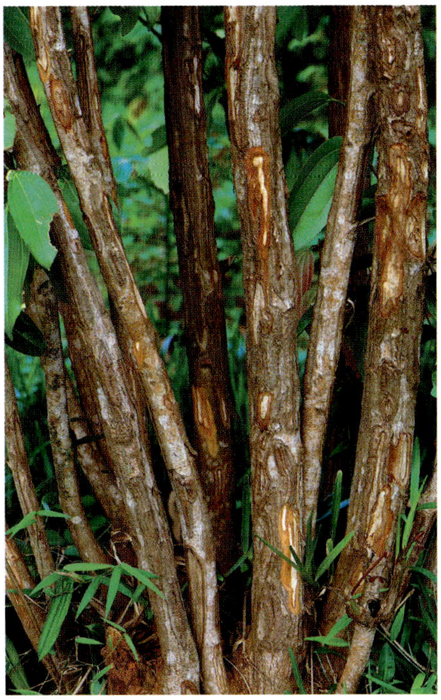

Zimtbaum

Herkunft: Sri Lanka (Ceylon), Indien, Indonesien, China, Madagaskar, Brasilien, Tansania.

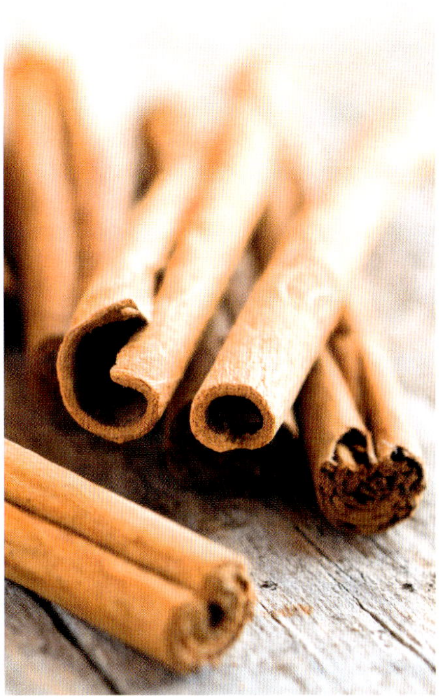

Stangenzimt

Verwendung: Kompotte, Glühweingewürz, Mehl- und Milchspeisen, Lebkuchengewürz und Kleingebäckgewürz.

Wurzelgewürze

Ingwer

Ingwer wird aus der Wurzel und Seitenknollen einer schilfartigen Staude mit orchideenartigen Blüten gewonnen, die anschließend getrocknet und geschält wird.

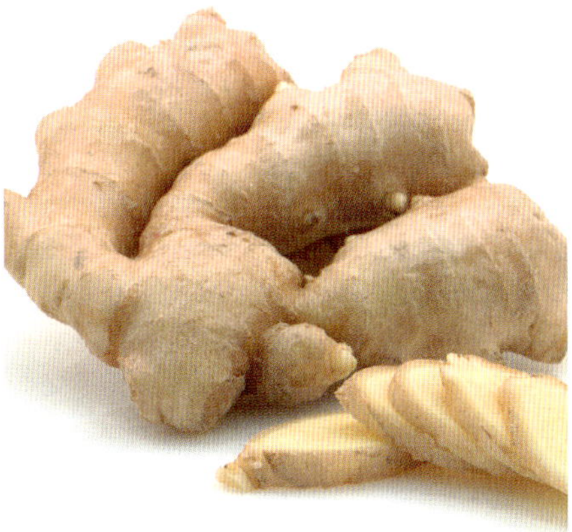

Ingwerknollen

Ingwer ist gelblich und verdankt sein Aroma zwei Stoffen:

- einem wohlriechenden, brennend schmeckenden Harz und
- dem ätherischen Öl „Gingerol".

Herkunft: Indien, China, Jamaika, Nigeria, Taiwan.

Verwendung: Im Curry, für Braten, feine Backwaren (Ingwergebäck), Ingwerkonfekt, zur Aromatisierung von Likören und Magenbitter, Ingwerlimonade (USA), englisches Ingwerbier (Ginger Ale).

Kurkuma

Kurkuma ist der getrocknete Wurzelstock einer ingwerähnlichen Pflanze. Der Geruch erinnert an Ingwer, der Geschmack ist leicht bitter. Die Farbe kann hellgelb bis gelbbraun sein (Inhaltsstoff Curcumin).

Herkunft: Indien, China.

Verwendung: Kurkuma ist ein Hauptbestandteil des Currypulvers.

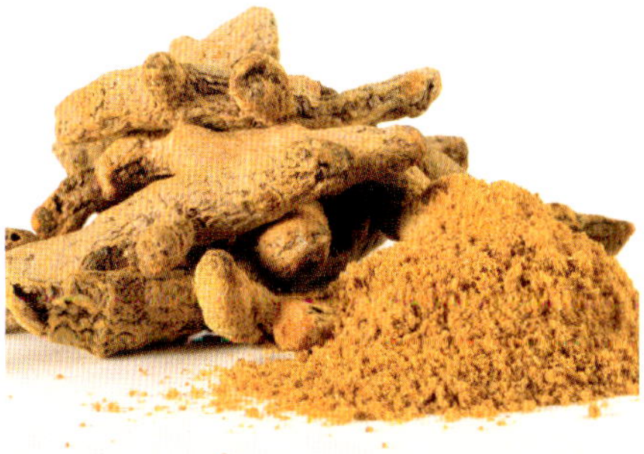

Kurkumawurzel und Kurkuma gemahlen

Galgant

Chinesischer Wurzelstock mit scharf brennendem Würzstoff.

Verwendung: Wird bei alkoholischen Getränken und Bittergetränken eingesetzt.

Kräuter

Majoran ⑪

Die Majoranpflanze ist buschig und hat verästelte, filzig behaarte Stängel und kleine graugrüne ovale Blätter.

Sie können frisch und getrocknet verwendet werden. Majoranblätter schmecken stark würzig und aromatisch. In der Behaarung befinden sich unter anderem auch die großen Öldrüsen mit den zarten Sekretzellen. Geruch und Geschmack sind angenehm, stark würzig und beinahe kampferartig.

Herkunft: Mittelmeerländer.

Verwendung: Blut- und Leberwürste, Kartoffelgerichte, Gehacktes, Leberknödel, Geflügelbraten und in der Wurstherstellung.

Oregano

Wird auch „Dost" oder „wilder Majoran" genannt.

Auch die Schreibweisen „Origanum" oder „Origano" sind gebräuchlich und zulässig. Er ähnelt fast mehr dem Thymian.

Die Blattspitzen duften angenehm würzig, scharf bis leicht bitter aufgrund des hohen Gehalts an Gerb- und Bitterstoffen.

Herkunft: Mittelmeerländer, insbesondere Italien.

Verwendung: Typisches Pizzagewürz und für italienische Tomatengerichte, ideal zu fettem Schweinefleisch.

In Südamerika wird Oregano zusammen mit Chili zu „Chili Powder" verarbeitet.

Thymian ⑨

Thymian ist ein Strauchgewächs, dessen graugrüne, kleine Blätter im getrockneten Zustand als Gewürz dienen. Unter südlicher Sonne entwickelt er ein kräftiges Aroma.

Thymian riecht stark würzig und schmeckt herb-aromatisch mit einer milden pfeffrigen Schärfe. Thymian kommt gerebelt oder fein vermahlen in den Handel.

Herkunft: Wächst in vielen europäischen Ländern und in den USA.

Verwendung: Fleischgewürz, Geflügel, Leberwurst, Hülsenfruchtgerichte, Mayonnaise usw.

Kräuter- und Bitterliköre, z. B. der Chartreuse, Stonsdorfer, Kloster- und Alpenkräuter enthalten Thymian in bedeutenden Mengen. In Frankreich gehört Thymian zu den „Fines Herbes".

Lorbeerblätter

Siegreiche Politiker, Sportler und Feldherren, aber auch Dichter und Künstler ließen sich gerne mit Lorbeer bekränzen; daher die Redewendung – „Lorbeeren ernten". Römische Soldaten putzten nach dem Kampf ihr Schwert mit Lorbeerlaub, warfen es zu Boden und ruhten sich darauf aus. „Sich auf den Lorbeeren ausruhen" erinnert an diese Zeit.

Die Blätter werden kulinarisch und medizinisch genutzt. Sie stammen vom immergrünen Lorbeerbaum, der im gesamten Mittelmeerraum wächst. Die länglichen Blätter werden nach der Ernte getrocknet. Die eigentlichen Früchte – die Lorbeeren – sind als Gewürz ungeeignet, weil sie zu bitter sind.

Gute Qualität erkennt man an stiellosen grünen und heilen Blättern. Lorbeerblätter schmecken zart-bitter und stark aromatisch aufgrund ihres ätherischen Öles und der Gerbstoffe.

Herkunft: Italien, Türkei, Griechenland, Serbien und Herzegowina.

Verwendung: Einlegegewürz für Gemüsefrüchte, Beizen von Wild und Rindfleisch, Suppengewürz, Gulasch, Ragout und verschiedene Soßen.

Bohnenkraut ①

Bohnenkrautblätter dienen als Gewürz für kräftige Gerichte, weil sie einen pfeffrigen, nachhaltigen Geschmack abgeben. Sie wirken appetitanregend und sind verdauungsfördernd.

Verwendung: Für fettes Fleisch, Suppen und Eintöpfe aus Bohnen und Linsen, Sauerkraut, eingelegte Gurken und Pilze.

Basilikum („Königskraut") ④

Basilikumblätter schmecken leicht kühlend und aromatisch-würzig. Basilikum wird im frischen Zustand und auch getrocknet und gerebelt in den Handel gebracht.

Verwendung: Tomatensoßen, für Salate mit frischen Tomaten, Erbsen- und Bohnensuppen, Fleischgerichte (Hammel- und Schweinefleisch), Likörherstellung.

Dill ⑥ („Gurkenkraut")

Fiederartige Blätter des Dillkrauts. Es hat angenehmen, kräftig ausgeprägten, süßlich-würzhaften Geschmack und Geruch.

Herkunft: Wächst überall in Europa.

Verwendung: Dillsoßen, Dillsalat, Gurkensalat, Einlegegewürz; Dill verliert während des Kochens stark an Würzkraft, daher erst kurz vor dem Servieren zugeben.

Estragon ⑩

Die länglichen, lanzettenförmigen Blätter werden getrocknet und geben den Speisen einen aromatischen, leicht bitteren Geschmack.

Verwendung: Teil der „Fines Herbes", Senfherstellung, Essigwürze.

Petersilie ⑫

Petersilie ist das meistverwendete Küchenkraut. Der Kräutergeruch und -geschmack ist frisch und aromatisch. Verschiedene Teile der Petersilie finden Verwendung:

- Petersilienwurzel als Suppengemüse.
- Blattpetersilie soll nie mitgekocht werden, da die Aromastoffe in den Petersilienblättern keine Hitze vertragen und sich sonst verflüchtigen würden. Frische Petersilie wird erst nach dem Kochen zugefügt, getrocknete Petersilie kann kurz vor Ende der Garzeit mit aufgekocht werden. Fein gehackt verbessern Petersilienblätter den Geschmack von Suppen, Salaten und Gemüsen.
- Krause Petersilie bevorzugt man zum Garnieren von Fleisch- und Fischgerichten sowie für kalte Platten.

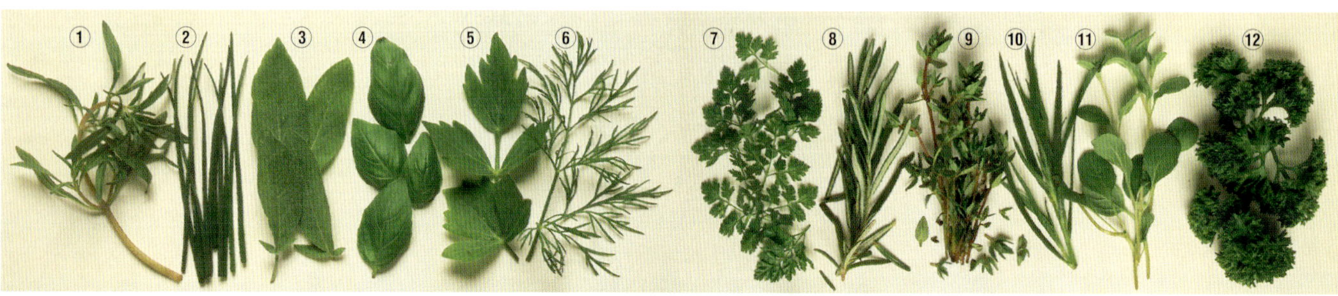

Kerbel ⑦

Kerbel ist zart im Geschmack und wird wie Petersilie verwendet.

Verwendung: Für Kräutersoßen, Kräutersuppen, Kräuterbutter, Fischgerichte.

Liebstöckl („Maggikraut") ⑤

Der Geschmack erinnert an flüssige Suppenwürze, daher auch der Name. Sehr aromatisch, passt gut zu Majoran, Schnittlauch, Zwiebel und Knoblauch. Ideales Suppenkraut zum Mitkochen.

Rosmarin ⑧

Nach dem Trocknen sehen die jungen Triebspitzen wie Tannennadeln aus. Rosmarin riecht leicht kampferartig und schmeckt etwas scharf-würzig und ganz leicht bitter.

Herkunft: Ursprungsland Libanon; Handelsware kommt vorwiegend aus Italien, Serbien und Herzegowina.

Verwendung: Hammel-, Lamm-, Kalbs- und Schweinebraten, Geflügelgerichte, Wildgerichte, Suppen und Soßen. In Italien wird ein Rosmarinzweig im Geflügelkörper mitgegrillt oder mitgebraten und ist ein typisches Minestronegewürz.

Salbei ③

Das grobstrukturierte, behaarte Salbeiblatt wird vorwiegend in der Küche der Mittelmeerstaaten verwendet. Salbei hat intensiven Geruch, würzigen, etwas bitteren Geschmack, sparsam verwenden.

Verwendung: Lebergerichte, Fisch, Steaks, Quark, italienische Kalbsschnitzel „Saltimbocca".

Ysop

Blattgewürz für Bohnengerichte, Tomaten- und Fleischragout.

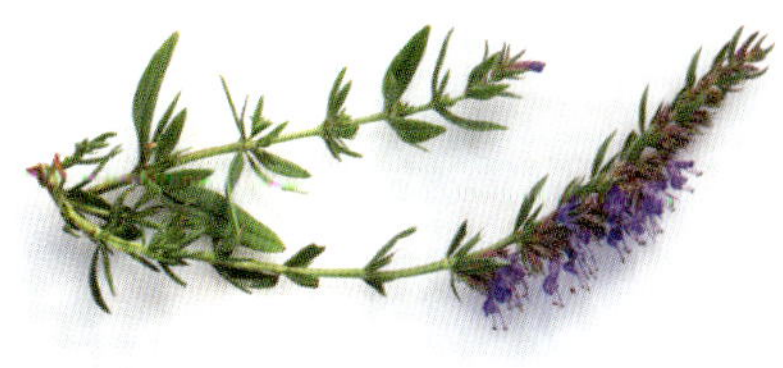

Frische Ysoppflanze

Zitronenmelisse

Brennnesselartiges, kleines Blatt mit intensivem Zitronenaroma.

Herkunft: Wächst in jedem Kräutergarten.

Verwendung: Salatmarinade, Tees, Kräutertees, für Kräuterbutter und Fisch.

Lauchgewürze

Die Laucharten sind warenkundlich sehr schwer einzuordnen. Man könnte sie genauso den Gewürzgemüsen zuteilen. Aufgrund des intensiven Geruchs und Geschmacks werden sie auch bei den Gewürzen behandelt.

Schnittlauch ②

Schnittlauch ist eines der bekanntesten Küchengewürzkräuter; lange, saftig grüne Röhrchen mit mild lauchartigem Geruch und Geschmack; enthält viel Vitamin C und viel Eisen.

Im Handel als getrocknetes oder gefriergetrocknetes Küchenkraut im Beutel, in der Dose oder tiefgefroren im Paket, frisch im Bund oder im Topf.

Zwiebel

Verwendet werden die unterirdischen Sprossen, die aus einzelnen verdickten Schalen aufgebaut sind.

Die Zwiebel hat einen scharf aromatischen, leicht schwefelartigen Geruch und Geschmack (ätherisches Öl). Sie enthält sehr viel Vitamin C.

Herkunft: Mittelmeerraum, Deutschland.

Verwendung: Wichtiges Gewürzgemüse für Salatsoßen, Fleischgerichte wie Ragout, Braten, Gulasch, zur Farbgebung und Würze von Suppen und Soßen. Auch zur Herstellung von getrockneten Zwiebelflocken, Röstzwiebeln und Zwiebelsalzen.

Knoblauch

Knoblauch ist das schärfste unter den Lauchgewürzen. Knoblauch gehört zu den Zwiebelgewächsen, enthält sehr viel Vitamin A, B und C und besteht aus mehreren zusammengesetzten einzelnen Zehen.

Knoblauch riecht durchdringend scharf, leicht schwefelartig und leicht brennend.

Verwendung: Für fettes Schweinefleisch und Lammfleisch, Tomatengerichte, für Kartoffelgerichte, Quarkzubereitungen, Knoblauch- und Kräuterbutter, Pestos u. v. m.

Knoblauch ist im frischen Zustand in Zöpfen, in einzelnen Knollen, als Knoblauchgranulat und Knoblauchpulver im Handel.

Gewürzmischungen

Gewürzmischungen bestehen aus Teilen verschiedener Gewürzpflanzen. Sie kommen getrocknet und fein vermahlen in den Handel und stellen eine wertvolle Ergänzung des Gewürzregals dar.

Curry

Die bekannteste Gewürzmischung ist Curry. Der Name kommt vom Ursprungsland Indien: *keri* = „Gewürz".

Curry besteht aus Kurkuma, Ingwer, Kardamom, Koriander, Kümmel, Muskat, Nelken, Pfeffer, Zimt und anderen Gewürzen. Die gelbe Farbe bekommt Curry vom Kurkuma.

Gebrauchsfertige Gewürzmischungen

- Salatkräutermischung
- Grillgewürz („Barbecuegewürz")
- Steakgewürz
- Bratengewürz
- Pizzagewürz auf Oreganobasis
- Peppermix
- Einlegegewürz für Sauergemüse
- Kräuterbuttermischung
- Glühweingewürz
- Lebkuchengewürz

Kräutermischungen

- Salatkräuter
- Französische Würzkräutermischungen:
  „Herbes de Provence"
  „Fines Herbes"

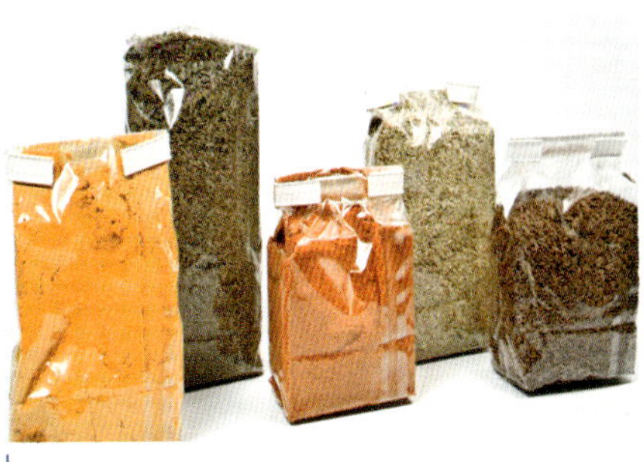

Gebrauchsfertige Gewürzmischungen

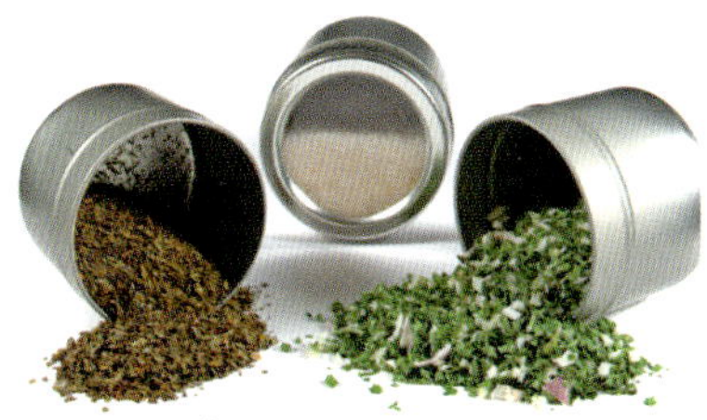

Kräutermischungen

Gewürzsalze

- **Gewürzsalze** sind Speisesalze gemischt mit anderen Kräutern und Gewürzen. Sie sollten mehr als 40% Salz enthalten und kein Nachsalzen nötig machen sowie mindestens 15% Kräuter oder Gewürze enthalten. Gewürzsalze werden entweder nach dem enthaltenen Gewürz oder nach dem Verwendungszweck bezeichnet, z. B. Selleriesalz, Kräutersalz, Brathähnchensalz.
- **Gewürzaromasalze** enthalten mehr als 40% Salz und natürliche Aromen.

Gewürzzubereitungen

Gewürzzubereitungen bestehen aus Gewürzen und geschmacksgebenden Zutaten und werden nach den enthaltenen Gewürzen oder ihrem Verwendungszweck benannt. Sie müssen mindestens zu 60% aus Gewürzen bestehen. Sind mehr als 5 % Salz enthalten, muss dies kenntlich gemacht werden. Gewürzzubereitungen wie z. B. Zwiebel-Pfeffer-Gewürzzubereitung dürfen auch technologisch nötige Zutaten enthalten, das können Stärke, Zucker oder Geschmacksverstärker wie Glutamat sein.

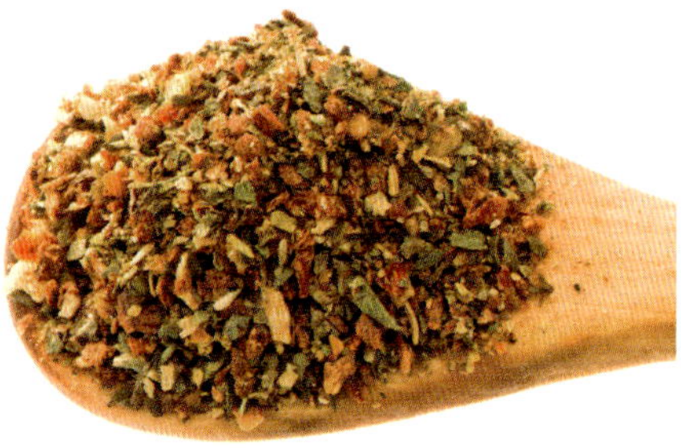

Gewürzzubereitung

Verbraucherinformation

Aufbewahrung von Kräutern und Gewürzen

Für die verschiedenen Gewürze sind bestimmte Umgebungseinflüsse schädlich. Ihre Qualität und die Haltbarkeit leiden darunter.

Hitze hat auf die wertbestimmenden Inhaltsstoffe der meisten Gewürze und Kräuter einen negativen Einfluss, deshalb:

- nicht direkt über den Herd oder die Heizung stellen.
- nicht ins volle Sonnenlicht stellen.

Licht

Vor allem die UV-Strahlen des Tageslichts schaden Kräutern und Gewürzen. Sie bleichen aus und verlieren Aroma und Farbkraft, deshalb:

- verschlossene und dunkle Gefäße benutzen.

Feuchtigkeit bedeutet für getrocknete Gewürze und Kräuter während ihrer Aufbewahrung Aromaverlust und ein Verklumpen, frische Kräuter jedoch benötigen sie, deshalb:

- frische Kräuter in ein feuchtes Tuch wickeln oder nass in einen Plastikbeutel geben;
- ein ganzes Bund an Kräutern wie Schnittblumen in ein Glas Wasser stellen.

Richtig Würzen:

- Große und derbe Kräuter, wie z. B. Rosmarin oder Lorbeer, sollten von Anfang an mitkochen.
- Zarte und empfindliche Kräuter, wie Petersilie oder Kerbel, erst zum Ende der Garzeit zum Gericht geben.
- Paprika und Curry nicht zu stark erhitzen, sie schmecken sonst bitter.
- Frische Kräuter erst kurz vor ihrer Verwendung auf Glas- oder Keramikunterlagen schneiden. Holzbrettchen vorher anfeuchten, damit der Kräutersaft nicht einzieht.
- Tiefgefrorene Kräuter können gleich gefroren ins fertige Gericht gegeben werden.
- Gewürze nicht direkt aus der Packung in den dampfenden Kochtopf geben, sie verklumpen sonst und lassen sich nicht mehr fein dosieren.
- Überwürzen Sie eine Speise nicht, haben Sie aber auch keine Angst vor Experimenten!

Was Kräuter und Gewürze alles können

Sie sind:

- **Würzmittel**
  Sie runden den Geschmack der Speisen ab oder unterstreichen ihre geschmackliche Eigenart. Sie können aber auch unerwünschte Aromen verdecken oder andere Würzmittel, wie Salz oder Pfeffer, ersetzen.
- **Appetitanreger**
  Sie verbessern Geruch und auch Aussehen eines Gerichts, können die Nahrung schmackhafter und bekömmlicher machen oder durch Bitterstoffe den Appetit anregen.
- **Konservierungsmittel**
  Durch ihre bakterizide Wirkung können z. B. Rosmarin oder Chili die Haltbarkeit von gewürzten Lebensmitteln verlängern. Gewürze wie Piment, Nelken, Oregano, Zimt und Bohnenkraut hemmen das Wachstum von Schimmelpilzen.
- **Gesundheitsförderer**
  Sie regen die Verdauung an, helfen bei Darmkrämpfen und verhindern Blähungen, wie Fenchel und Anis, wirken bakterizid und antioxidativ, senken Blutdruck und Cholesterinspiegel, haben vielfach heilende Wirkung, fördern die Durchblutung und beeinflussen die Herztätigkeit.

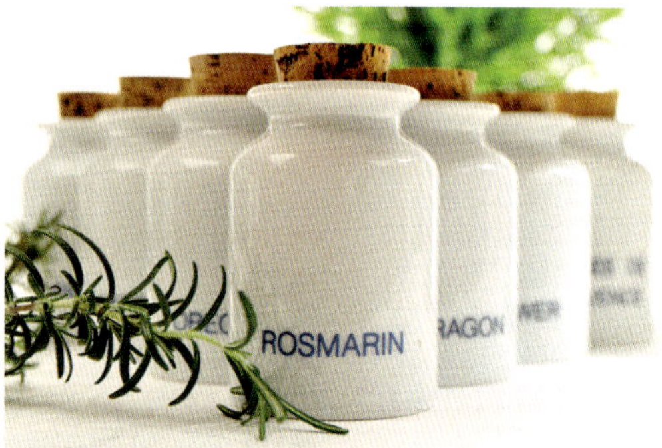

Aufbewahrung von Gewürzen in lichtgeschützen, luftdichten Gefäßen

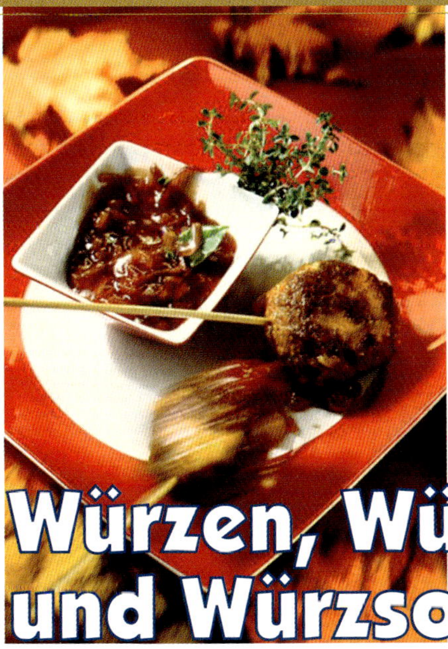

Würzen, Würzmittel und Würzsoßen

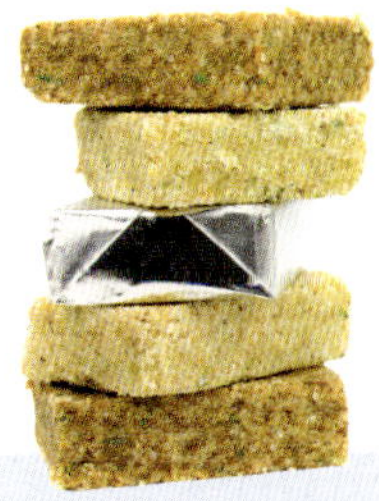

Flüssige, pastenförmige und getrocknete Erzeugnisse, die mit ihren würzenden Eigenschaften bei der Speisenbereitung eingesetzt werden.

Gesetzliche Grundlagen

Für Würzmittel gelten umfangreiche europäische und entsprechende nationale lebensmittelrechtliche Vorschriften, u. a. die Kennzeichnungsverordnung und die Zusatzstoff-Zulassungsverordnung.

Die wichtigsten Würzen, Würzsoßen und Würzmischungen sind in den Leitsätzen des Deutschen Lebensmittelbuchs für Gewürze und andere würzende Zutaten beschrieben. Darüber hinaus sind für einige Würzsoßen die Qualitätsanforderungen in den Leitsätzen für Feinkosterzeugnisse des Bundesverbands der deutschen Feinkostindustrie zu finden. Weitere sind in den Europäischen Beurteilungsmerkmalen, dem Code of Practica, festgelegt.

Für Speisesalz gelten die internationalen Lebensmittelstandards. So ist im europäischen Codex Alimentarius u. a. der Mindestanteil von Natriumchlorid im Speisesalz von 97 % festgelegt.

Würzen

Flüssige Würzen

Ausgangsmaterial sind

- **Soja- und Erdnussextraktionsschrote**, die bei der Ölgewinnung anfallen,
- **Reis-, Mais- und Weizenkleber sowie Keimlinge** (von den einzelnen Stärkefabriken),
- **Casein, Fleisch- und Fischmehl.**

Herstellung

① Die Rohstoffe werden mithilfe von Salzsäure verkocht und dadurch aufgeschlossen, das heißt, die enthaltenen Eiweiße werden in Eiweißbruchstücke und einzelne Aminosäuren zerlegt. Dieser Vorgang ähnelt der Verdauung von Eiweiß in unserem Körper.

② Das entstandene flüssige Produkt (Hydrolysat) wird neutralisiert und filtriert.

③ Die geklärte Rohwürze wird gelagert, wobei sich das intensive Aroma bildet.

④ Nach nochmaliger Filtration wird das klare Produkt abgefüllt und als Flüssigwürze, oft mit Zuckercouleur eingefärbt, in den Handel gebracht oder weiterverarbeitet.

Eingedickte Würzen (Brühpasten)

Flüssige Würze wird bis zur honigartigen Konsistenz eingedickt. Nach dem Erkalten ist sie fest.

Streuwürzen

Streufähige Würzen mit verschiedenen Gewürzen, Salz, Aromaverstärkern, Hefe, Gemüse und Pilzen sowie Fettstabilisierungsmitteln.

Gekörnte Brühe

Streufähige Würzen werden mit Salz, Glutamat oder Hefeextrakt, Fett und Gewürzen vermischt, getrocknet und granuliert. Gekörnte Brühe dient nicht nur zur Herstellung von klaren Suppen, sondern auch zur Verfeinerung von Suppen und Soßen sowie Fleischspeisen.

Brühwürfel

Wie gekörnte Brühe, nur zusätzlich mit Fett verkittet und in Würfelform gepresst.

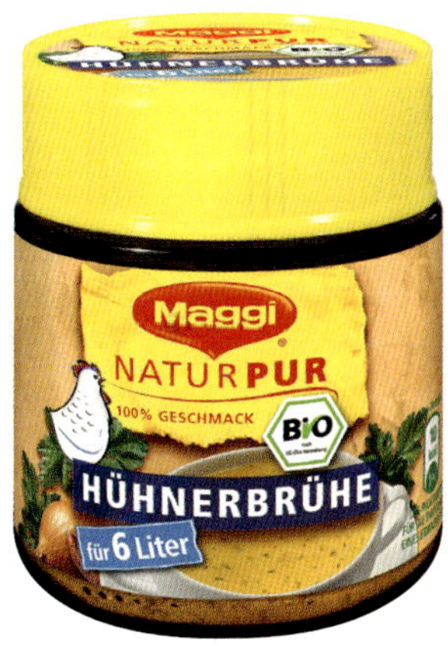

Salatwürzen

- **Flüssige Würzsoßen oder Dressings:** Aus Wasser, Essig, Senf, Kochsalz, Würze, Bindemitteln, Knoblauch, Gewürzen usw.
- **Getrocknete Salatwürzen:** Aus Zwiebeln, Rindersuppe, Salz, Stärke, Milchzucker, Zucker, Gewürzen usw. Sie werden vor ihrer Verwendung in Wasser und Essig aufgelöst und dann dem Salat zugesetzt.

Salz

Kochsalz ist nicht nur als Würzmittel wichtig, sondern spielt auch in der Ernährung eine wichtige Rolle: Salz ist Mineralstofflieferant und unterstützt den Stoffwechsel im Körper. Der Mensch benötigt täglich 3 bis 7 g Salz.

Steinsalz

Steinsalzvorkommen finden sich in ganz Deutschland. In diesen Salzlagerstätten wird das Salz in fester Form abgebaut, zerkleinert und gereinigt. Steinsalz wird meist industriell genutzt. Fein vermahlen darf es nur als Speisesalz in den Handel gelangen, wenn es den lebensmittelrechtlichen Bestimmungen entspricht.

Siede- oder Solesalz

Wird das in den Steinsalzlagern vorkommende Salz durch Wasser gelöst, entstehen sogenannte Solen. Diese können natürlich entstehen oder künstlich erzeugt werden. Dabei wird das salzhaltige Gestein mit Wasser unter hohem Druck ausgelaugt. Die entstehende Sole wird durch Soleleitungen in die Salinen befördert und dort verarbeitet.

Die Sole wird eingedampft, wobei das Salz auskristallisiert. Anschließend wird es in Trockenkammern durch Zentrifugieren oder in Heiztrommeln getrocknet, verschieden fein vermahlen, verpackt und gelangt so als Speisesalz in den Handel.

Handelssorten

- **Jodiertes Speisesalz**
  Jodsalz enthält 15 bis 25 mg Jod pro Kilogramm Salz. Es wird als Unterstützung zur Versorgung mit dem Mineralstoff Jod angeboten, das eine wichtige Rolle bei der Funktion der Schilddrüse spielt. Die Bundesrepublik Deutschland zählt zu den Jodmangelgebieten, das heißt, die Jodversorgung über Lebensmittel reicht meist nicht aus. Eine tägliche Zufuhr von 0,15 bis 0,2 mg Jod wird empfohlen, um Mangelkrankheiten vorzubeugen.

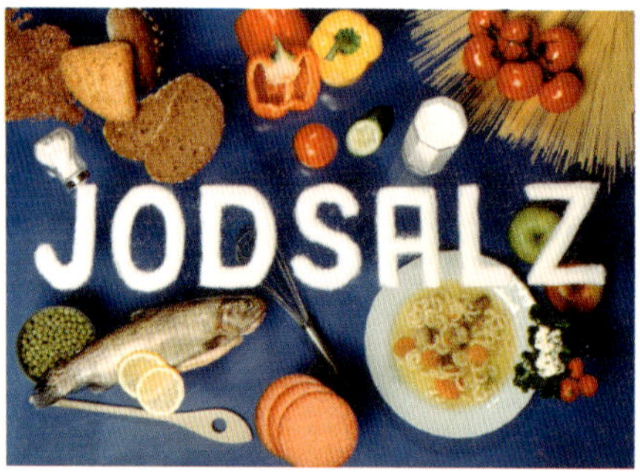

- **Jod-Fluor-Salz**
  Fluoridiertes Speisesalz enthält zusätzlich zu Jod 250 mg Fluor pro Kilogramm Salz. Fluorid fördert die Mineraleinlagerung in den Zähnen, festigt den Zahnschmelz und beugt so Karies vor.
- **Gewürz- und Kräutersalze**
  Kochsalz mit Gewürzkräutern, siehe auch S. 188
- **Kochsalzersatz**
  Kochsalzersatzmittel werden auch als Diätsalze bezeichnet. Bei ihnen wird Natrium durch Kalium, Magnesium oder Calcium ersetzt. Sie werden bei natriumarmen Diäten eingesetzt. Sie haben oft einen leicht metallischen Geschmack.
- **Pökelsalz**
  ist eine Mischung aus 99,5 % Kochsalz und 0,5 % Natriumnitrit. Es wird hauptsächlich bei der Fleisch- und Wurstherstellung verwendet. Die Behandlung mit Pökelsalz bewirkt eine Verlängerung der Haltbarkeit der Erzeugnisse, eine kräftigere rote Fleischfarbe, die Intensivierung von Fleischaromas und zarteres, saftigeres Fleisch.

Meersalz

Meersalz enthält neben Kochsalz auch noch andere Salze, die bei der Gewinnung abgeschieden werden müssen.

Das Meerwasser wird in großen, seichten Becken an der Küste gesammelt (Salzgärten). Das verschmutzte Salz kristallisiert aus und kommt in die Verarbeitungsbetriebe, die den Reinigungsvorgang durchführen.

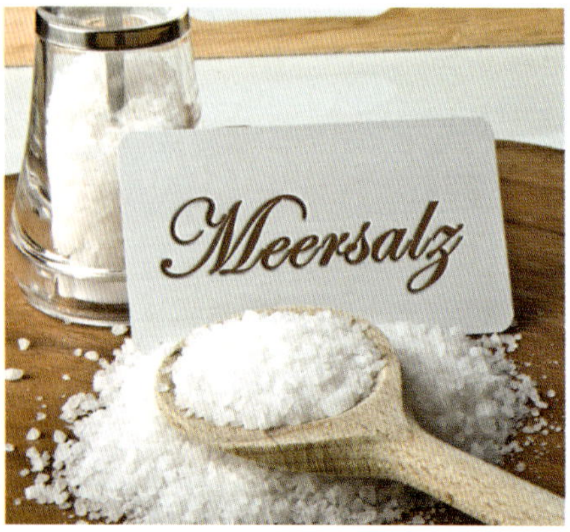

Im Handel erhältliches Meersalz besteht zu über 98 % aus Natriumchlorid. Mit seinem geringen natürlichen Jodgehalt ersetzt es jedoch kein jodiertes Speisesalz.

Fleur de Sel („Salzblume")

Ist das teuerste Meersalz, entsteht nur an heißen, windigen Tagen als hauchdünne Schicht an der Wasseroberfläche und wird in Handarbeit abgeschöpft. Zeichnet sich durch besonderen Geschmack aus.

Verbraucherinformation

Salz oder Natrium-Chlorid (NaCl) ist von existenzieller Bedeutung. Ohne Salz vertrocknet der Körper, da er Wasser nur mit Natrium binden kann. Auch würde der Stoffwechsel (chemische Umsetzung von Bau- und Energiestoffen etc.) zusammenbrechen. Für den osmotischen Druck des Blutes (das Gleichgewicht der Körperflüssigkeit außer- und innerhalb der Zellen) sorgen die Mineralien Natrium und Chlorid ebenso wie für Knochenaufbau, Muskulatur und die Nervenimpulse.

Allerdings liegt der Salzkonsum der Deutschen mit täglich 10 bis 15 g über der von der DGE empfohlenen täglichen Kochsalzaufnahme von 6 g. Eine vernünftige Dosierung von Kochsalz ist also sinnvoll.

Hier helfen Salzmengen in Haushaltsmaßen zur leichteren Orientierung weiter:

- 1 Prise Salz = 0,1 g
- 1 Messerspitze Salz = 0,25 g
- 1 Teelöffel Salz = 6 – 10 g
- 1 gestrichener Kaffeelöffel = 5 g
- 1 gestrichener Esslöffel Salz = 15 g

Essig

gehört zu den ältesten Kulturgütern, war früher Erfrischungsgetränk, Arznei, Konservierungsmittel, Riechmittel der feinen Gesellschaft und natürlich immer kulinarischer Geschmacksgeber.
Grundlage der meisten Essige ist der sogenannte Gärungsessig. Einfachere Erzeugnisse sind verdünnte Essigessenz oder Gemische aus Gärungsessig und Essigessenz. Essig enthält mindestens 5 bis maximal 15,5 % Essigsäure.

Gärungsessig

Alkoholische Flüssigkeiten werden einer Essigsäuregärung unterworfen, die durch Essigsäurebakterien hervorgerufen wird.
Der Alkoholgehalt wird aus steuertechnischen Gründen mit Essig auf 40 % herabgesetzt und mit Wasser auf 12,5 % verdünnt. Diese Lösung wird der „Essigsäuregärung" unterworfen. Die Essigsäurebakterien wandeln den Alkohol mithilfe des Luftsauerstoffs in Essigsäure um. Der fertig gegorene Essig wird vor der Abfüllung drei bis vier Tage geklärt. Als alkoholische Flüssigkeiten werden Weißwein, Rotwein, Obstwein (Most), Branntwein, Monopolsprit (Primasprit) usw. verwendet.

Säureessig oder Essenzessig

Essenzessig ist verdünnte, künstlich hergestellte Essigsäure, die z.B. bei der Holzverkohlung entsteht. Der rohe Holzessig enthält neben der gewünschten Essigsäure auch Methylalkohol, Ameisensäure, Aceton, Ammoniak und andere unerwünschte Stoffe. Durch Neutralisation und nochmalige Destillation werden die Verunreinigungen entfernt. Die Roh-Essigsäure wird nochmals destilliert. Die gewonnene synthetische Säure wird mit Wasser auf 5 % Säure herabgesetzt und mit Zuckercouleur gefärbt. Die Essenz enthält zwischen 15,5 und 25 % Essigsäure und darf unverdünnt nicht verwendet werden.

Grundsorten (des Gärungsessigs)

- Branntweinessig
  Wird auch als Tafel- oder Speiseessig bezeichnet. Er wird aus vergorener Zuckerrübenmelasse hergestellt und ist nicht sehr ausgeprägt im Geschmack. Wird als preiswerter Essig gern in der Gastronomie verwendet.
- Weinessig
  Weinessig wird aus Weiß- und Rotweinen hergestellt und muss mindestens 6 % Essigsäuregehalt aufweisen. Die Qualität der Weine bestimmt die Geschmacksintensität der Essige. Für einfache Qualitäten werden Weine mit ungenügenden Mostgewichten verwendet.
- Obstessig: Er wird ausschließlich aus vergorenem Obst, z. B. Äpfeln oder Zitronen, hergestellt. Durch die im Most enthaltenen Fruchtsäuren haben Obstessige einen fruchtigen Geschmack. Industriell hergestellt werden meistens rückverdünnte Konzentrate genutzt.
- Aromatisierte Essige: Grundlage sind Wein- oder Branntweinessige, denen Kräuter, Gewürze oder andere Würzmittel zugesetzt werden.

Essigspezialitäten

- Edle Weinessige: Aus alten Weinen und rebsortenreinen Weinen bereitete Essige, die den Namen der Rebsorte tragen, auch Champagneressige und karamellfarbene Sherryessige gehören dazu. Die Essige reifen in Holzfässern, haben einen vollmundigen Geschmack und sind mitunter sehr teuer.
- Balsamessig: Dieser Weinessig stammt ursprünglich aus dem norditalienischen Modena. Der Name bezieht sich auf den schweren, süßen Geschmack und die samtige Konsistenz dieser Essigspezialität. Er wird aus unvergorenem Traubensaft hergestellt und reift sehr lange in speziellen Holzfässern. Roter Balsamessig hat meist einen etwas höheren Säuregehalt als weißer Balsamico. Den weißen Balsamico kennzeichnet seine leichte Zitrusnote.
- Creme-Essig. Weiter eingedickte Balsamessige zur Dekoration und Verfeinerung von Speisen.
- Tresteressig: Trester sind die Reste der Weinherstellung, Traubenschalen, Stängel und Kerne. Der aus dem Trester destillierte Brand wird weiter zu Essig fermentiert und man erhält einen herben, kernigen Essig mit ausgeprägter Säure.
- Apfelessig:
  Meist werden alte, traditionelle Apfelsorten für Apfelessige vermostet. Der essigvergorene frische Most liefert intensiv fruchtige Essige. Als besondere Spezialität erhält man den Cidreessig, dessen Äpfel aus der Normandie stammen.
- Fruchtessige: Wein- oder Branntweinessige, die mit Fruchtkonzentraten oder Früchten der namensgebenden Früchte hergestellt werden, z.B. Erdbeeren, Himbeeren oder Holunder, Pfirsich, Kirschen und Feigen.
- Malzessig: Ein Essig, der aus gemalztem Getreide hergestellt und meist als Einmachessig für Gemüse genutzt wird. Für Salatsoßen ist er zu kräftig.
- Bieressig: Wird meist aus frischem Bockbier vergoren. Ein ausgeprägt malziges Bieraroma kennzeichnet diese Essige. Sie werden vor allem für herzhafte Salate wie Wurstsalat verwendet.
- Honigessig: Naturvergorener Essig aus Honigwein mit einer milden Säure und einem vom Honig dominierten süßen Geschmack.
- Reisessig: Dieser aus Reiswein gewonnene Essig stammt ursprünglich aus Ostasien. Er ist sehr mild und hat einen Säuregehalt von nur 3 bis 4 %. Er wird meist für asiatische Spezialitäten verwendet, z.B. zum Würzen von Sushireis und zum Marinieren von Fisch und Fleisch.

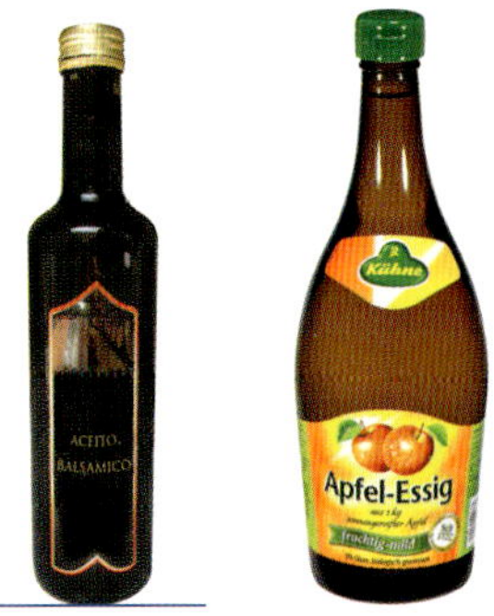

Essigsorten

Verbraucherinformation

Was ist Aceto Balsamico?
Der originale Aceto Balsamico (Balsamessig) stammt aus Modena, wird aus Trebbiano-Trauben gewonnen und in Holzfässern gelagert. Das Original erkennt man an der API-Nummer am Etikett, die mit MO (= Modena) endet. Balsamessige kommen auch aus Deutschland.

Aceto Balsamico Tradizionale: (geschützte Herkunftsbezeichnung) wird zwölf Jahre oder länger in Holzfässern gelagert. Er ist so edel, dass man zum Beträufeln eine Pipette verwendet.

Säuregehalt: Weinessig bzw. Aceto Balsamico hat mindestens 6 % Essigsäure.
Die zusätzliche **Bezeichnung „extra vecchio"** steht für eine besonders lange Lagerung des Essigs von 25 Jahren.
Aceto Balsamico Tradizionale gibt es in drei verschiedenen Qualitäten. Äußerlich erkennt man diese an der Farbe des Etiketts. Das rote Etikett erhalten Balsamicos, die über zwölf Jahre alt sind, die über 18 Jahre alten erhalten ein silbernes und die über 25 Jahre alten tragen ein goldenes Etikett.

Senf

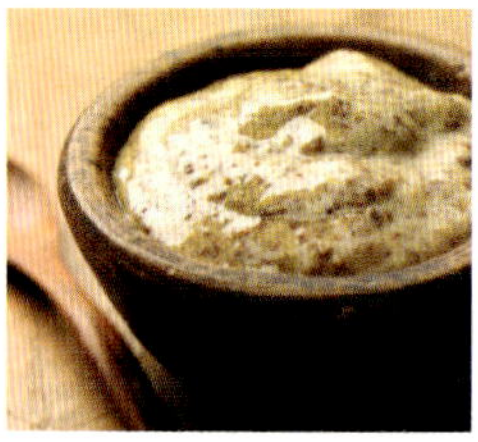

Creolischer Senf

Wussten Sie, dass

- vor rund 2000 Jahren ein Römer das erste Senfrezept überlieferte: Gemahlene Senfsaat mischte er mit Honig, Olivenöl und Essig.
- die burgundische Stadt Dijon als Metropole der Senfherstellung gilt?
- Ägypter und Griechen Senf bereits zur Haltbarmachung von Fleisch verwendeten?

Rohstoffe der Senferzeugung

- Die Senfsaat

  Die gelb blühende Senfpflanze liefert die ölhaltigen Senfsamen, die Senfkörner wachsen in Schoten heran. Die Samen enthalten als Geschmacksstoff des Allylsenföl (für die Schärfe verantwortlich).

  - Braunsenfsaat

    Auch als grüner oder holländischer Senf bekannt. Meist kugelig, kleinkörnig, dunkel und scharf.

  - Gelbsenfsaat

    Auch als weißer, gelber oder englischer Senf bekannt. Kugelig, größer körnig, hell.

  Die Auswahl der bestimmten Senfsamen und die gute Abstimmung verschiedener Sorten ermöglicht es, den Senf in den unterschiedlichsten Geschmacksrichtungen zu „komponieren".

  Man unterscheidet grundsätzlich zwischen Senf aus Samen mit Schale und Senf aus geschälter Senfsaat. Durch mehr oder weniger starke Aussiebung der Schalenteile wird ein Konzentrationseffekt erzielt. Wird nur Braunsenfsaat eingesetzt, erhält man einen extrascharfen Senf. Zusätze von Gelbsenfsaat mindern die Schärfe. Es entsteht normal scharfer Senf.

- Essig

  Die Art des Essigs und die Essigsäurekonzentration ist ausschlaggebend für den Geschmack und die Haltbarkeit des Senfs.

- Kochsalz und Gewürze

  Gewürze wie Pfeffer, Paprika, Koriander, usw. runden den Geschmack des Senfs ab und geben ihm den charakteristischen Duft.

- Weitere Zutaten

  Erlaubt sind weitere Zutaten wie Meerrettich, Tomaten, Sardellen, Wein, verschiedene Zuckerarten und Aromen.

Herstellung von Senf

Die Senfsaat wird gereinigt, vorvermahlen und entölt (Pressverfahren). Dabei entsteht das Senfmehl. Das Senfmehl wird mit Essig, Kochsalz und Gewürzen „eingemaischt", wobei sich das typische Senfaroma entwickelt. Diese Masse wird in den Senfmühlen zwischen schweren Granit- oder Sandsteinen feinst vermahlen. Der dabei entstehende Senf muss bis zur Abfüllung gelagert werden. In dieser Zeit vollziehen sich die Geschmacksabrundung und die Fermentation.

Handelssorten

- Milder Senf

  Auch Delikatess- oder Tafelsenf genannt; er wird meist aus Gelbsenfsaat hergestellt und ist feinwürzig, aber nicht zu scharf. Die milden Senfsorten eignen sich am besten für Senfsoßen zu Eiern, Braten oder Fisch.

- Mittelscharfer Senf

  ist die häufigste Sorte. Der milden gelben Senfsaat wird braune Senfsaat beigemischt, sodass eine entsprechende Schärfe erreicht wird. Diese Senfsorten sind würziger als die milden.

- Extrascharfer und scharfer Senf

  bekommt seinen Scharfgeschmack von Allylsenföl, das sich beim Maischprozess aus den Schalen der Braunsenfsaat löst. Ein Vertreter der Scharfsenffamilie ist z. B. der „Düsseldorfer Löwensenf". Von scharfem Senf spricht man, wenn durch den Zusatz von Gelbsenfsaaten die Schärfe gemildert wird.

- Süßer Senf

  Auch als Weißwurstsenf bezeichnet. Die gelbe und braune Senfsaat wird nur grob vermahlen, oft geröstet, was einen karamellartigen Geschmack ergibt, und mit Zucker oder Süßstoff zusätzlich gesüßt.

Senfspezialitäten

- Dijon-Senf

  Geschützte französische Herkunftsbezeichnung für extrascharfen Senf. Bestimmte traditionelle Rezeptvorschriften müssen eingehalten werden. Es wird ausschließlich braune und schwarze Senfsaat verwendet, die durch Mahlen und Absieben von den Schalen befreit wird.

- Grillsenf

  Aus Gelb- und Braunsenfsaat mit Paprika usw.

- Kräutersenf

- Rotisseur-Senf

  Mittelscharfer Senf, der zusätzlich ganze Senfkörner enthält. Er erhält dadurch auch beim Erhitzen sein Aroma.

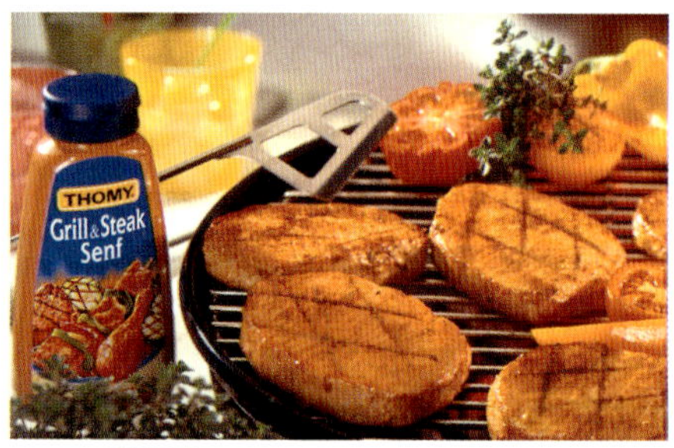

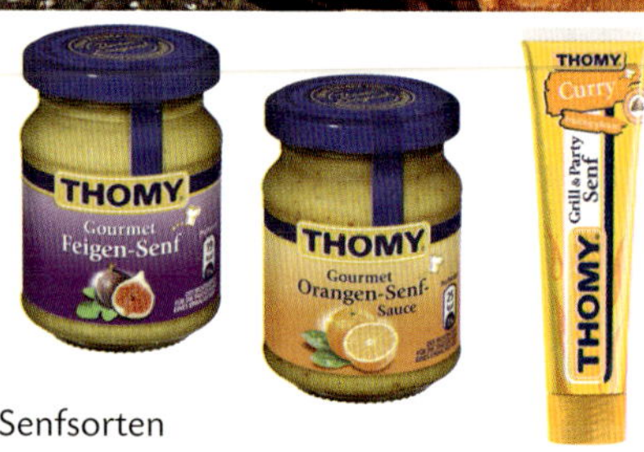

Senfsorten

Verbraucherinformation

Senf sollte stets kühl und möglichst bei gleichbleibender Temperatur (ideal +15 °C) gelagert werden. Bei entsprechender Lagerung ist Senf, je nach Verpackung, 8 – 10 Monate haltbar.

Senf bewirkt eine verstärkte Sekretbildung in den Speicheldrüsen und in den Magen- und Darmschleimhäuten, wodurch besonders fette oder schwer verdauliche Speisen bekömmlicher werden.

Sonstige Würzsoßen

- Ketchup
  - **Tomatenketchup** darf ausschließlich aus Tomaten, Essig, Kochsalz und Gewürzen hergestellt sein. Der Anteil an Tomaten ist auf mindestens 6 % Tomatentrockenmasse festgelegt. Zugelassene Zusatzstoffe wie Konservierungsmittel sind erlaubt und müssen entsprechend gekennzeichnet sein.
  - **Curry-Ketchup** enthält zusätzlich Currymischungen und andere Würzmittel.
  - **Gewürz-Ketchup** darf auch Zwiebeln, Paprika, Gurken u. a. Gemüse sowie wasserbindende Zutaten wie Stärke enthalten.

- Mayonnaise
  Die Hauptbestandteile von Mayonnaise sind Pflanzenöl und Eigelb. Darüber hinaus darf sie Salz, Zucker, Gewürze, Essig und andere Geschmacksgeber enthalten. Sie hat einen Fettgehalt von mindestens 70 % und einen Eigelbanteil von mindestens 5 % (nach den europäischen Beurteilungsmerkmalen).
  - Von Salatmayonnaise spricht man, wenn der Mindestfettgehalt bei 50 % liegt. Sie darf Eiklar, Milch- und Pflanzeneiweiß, Salz, Zucker, Würzmittel, Essig, Genusssäuren und Verdickungsmittel enthalten.
  - Salatcreme ist eine Salatmayonnaise mit einem Fettgehalt von 35 bis max. 50 %, leichte Salatcremes haben einen Fettgehalt zwischen 1 und 35 %.
  - Remoulade ist eine Mayonnaise oder Salatmayonnaise, die mit Kräutern oder anderen würzenden Pflanzen wie Kapern oder Gurken verfeinert wird.

- Fruchtige Würzsoßen
  Würzsoßen auf der Basis von Früchten. Am bekanntesten ist die Cumberland-Soße aus Johannisbeergelee mit Wein und feinen Gewürzen.

- Worcester-Soße
  Sie stammt aus der englischen Stadt Worcester und heißt eigentlich Worcestershiresoße. Sie hat ein pikantes Aroma und wird als Würze für ganz spezielle Gerichte eingesetzt, klassisch z. B. für Ragout fin. Sie wird aus Malzessig, Soja, Ingwer, Tamarinden, Anchovis, Curry und anderen würzenden Zutaten hergestellt und muss eine gewisse Zeit reifen. Die klassische englische Rezeptur ist nach wie vor ein Geheimnis.

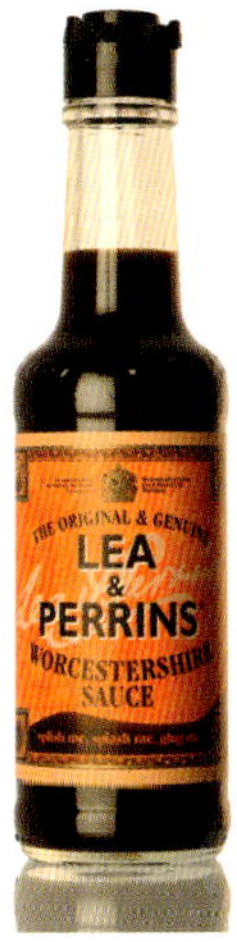

Worcester-Soße

- Chutney
  Es gibt eine Vielzahl von Chutneys, wie z. B. Apfel-, Ingwer-Chutney, Chutney mit getrockneten Früchten.
  Chutney ist eine indische Gewürzspezialität, die immer aus pürierten Früchten mit unterschiedlichen Gewürzen zusammengesetzt ist.

- Relish
  Relishes sind englische Würzsoßen. Sie sind breiige Soßen aus fein gehackten, leicht gebundenen, gekochten Gemüsen und Früchten, z. B. Ungarisches Relish, Paprika-Relish. Relishes gibt es in verschiedenen Varianten fertig im Handel.

- Meerrettich
  Die fleischige Wurzel der Meerrettichpflanze hat einen scharfen, beißenden Geschmack und ist eine beliebte Fleischwürze. Man kann die Wurzel frisch über die Speisen reiben, meist wird sie jedoch zu Würzsoße verarbeitet.

Handelssorten:

- Gemüsemeerrettich
  Der Anteil an Meerrettich muss mindestens 17 % Trockensubstanz betragen. Der Anteil an Pflanzenöl darf 8 % nicht überschreiten, Salz, schweflige Säure oder Gärungsessig sind weitere zugelassene Zutaten.

- Tafelmeerrettich
  Hier müssen mindestens 14 % aus dem Meerrettich stammende Trockensubstanz enthalten sein.
  Tafelmeerrettich enthält neben Gärungsessig, Zucker und Salz weitere Zutaten wie z. B. Mayonnaise oder Sahne.

- Meerrettich-Spezialitäten
  Die aus dem Meerrettich stammende Trockensubstanz muss mindestens 3,5 % betragen. Zu Meerrettichspezialitäten gehört der Apfel-Meerrettich, der durch den Zusatz geriebener Äpfel etwas milder ist, oder der Preiselbeer-Meerrettich. Als Sahnemeerrettich dürfen Erzeugnisse bezeichnet werden, die mindestens 2 % Sahne oder Schlagsahne enthalten.
  Wasabi ist eine extrem scharfe Würzpaste aus dem japanischen Meerrettich.

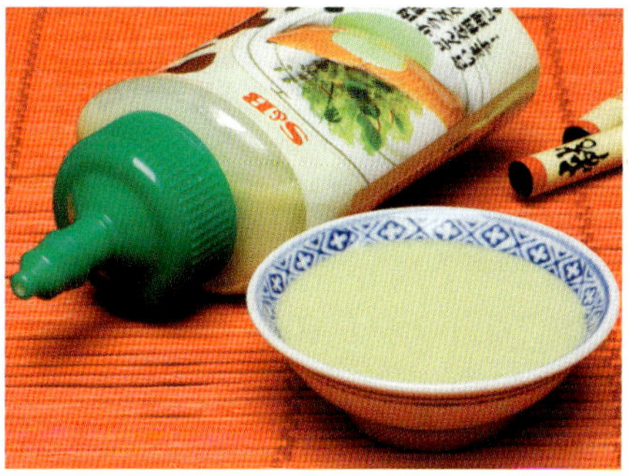

Asiatische Meerrettich-Spezialität: Wasabi

Exotische Würzmittel und -soßen

- **Sambal Oelek** (sprich: Sambal Ulek)
  Chinesische Würzsoße aus Chilis und Salz, sehr scharf.
- **Sambal Manis**
  Chinesische Würzsoße aus Chilis, Knoblauch, Zwiebeln, Zucker (Manis), milde Schärfe.
- **Salsa**
  Mexikanische Würzsoße aus Chilis (span. Pfeffer, grüne Schoten), Zwiebeln und Knoblauch.
- **Tabasco**
  USA-Würzsoße (Louisiana) aus reifen roten Chilis, die drei Jahre in Eichenfässern reifen. Tabasco kommt aus dem Indianischen und heißt „Land, in dem die Erde feucht ist".
- **Sojasoße** (Tamari)
  Würzsoße aus Ostasien. Hergestellt aus natürlicher Fermentation einer Soja-Getreide-Maische.
  Nach einer Milchsäuregärung wird die Sojasoße mit Meersalz versetzt und zwischen zwölf und 24 Monaten in Holzfässern gereift, anschließend geklärt und abgefüllt.
- **Sojapaste** (Miso)
  Sojagärungssprodukt in fester Form.
- **Gomasio**
  Sesamsalz-Würzmittel aus gerösteten, gemahlenen Sesamsamen und hohem Meersalzanteil. Zum Würzen von Kanapees, Getreide-, Gemüse- und Hülsenfruchtbratlingen.
- **„Hoi-Sin"-Soße**
  Würzige chinesische Soße auf Sojabasis zur geschmacklichen Abrundung von chinesischen „Wok-Gerichten".

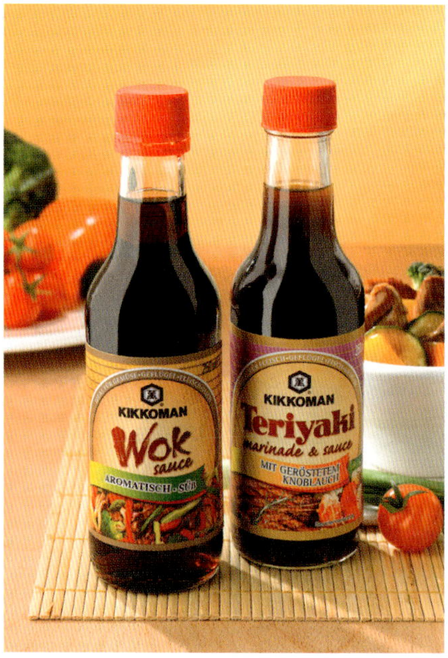

Exotische Würzsoßen

Verbraucherinformation

Unterschiede von gebrauter und nicht gebrauter Sojasoße

Natürlich gebraute Sojasoße

- Die Spaltung des Soja-Eiweißes erfolgt ausschließlich natürlich.
- Es werden ausschließlich die Zutaten Wasser, Sojabohnen, Weizen, Salz und ausgewählte spezifische Mikroorganismen verwendet.
- Farbe, Geschmack und Aroma entwickeln sich von allein durch die monatelange Reifung im natürlichen Brauprozess.
- Die Produktionszeit beträgt etwa 6 Monate.

Nicht gebraute Sojasoße

- Das Soja-Eiweiß wird chemisch durch Salzsäure gespalten.
- Farbe, Geschmack und Aroma werden in Form von Maissirup, Salz und Farbstoff zugefügt.
- Enthält meistens keinen Weizen in den Zutaten.
- Die Produktionszeit beträgt nur wenige Wochen.

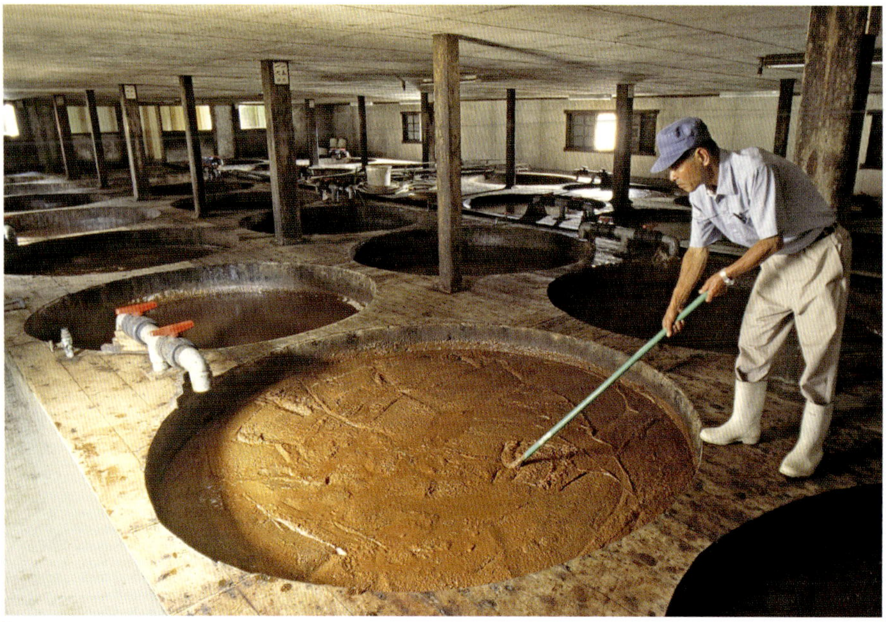

Fermentierungsfässer zur Herstellung von Sojasauce, Japan

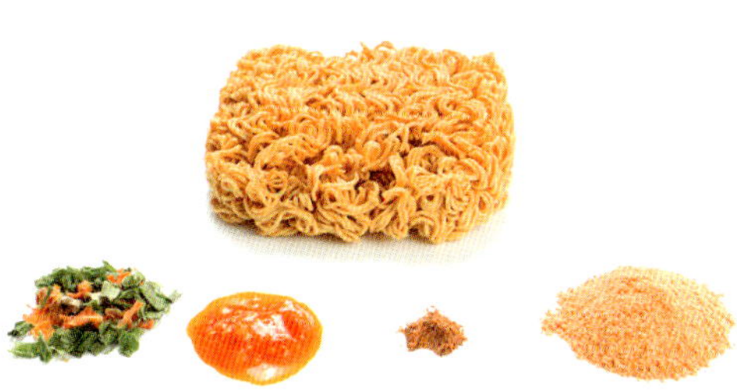

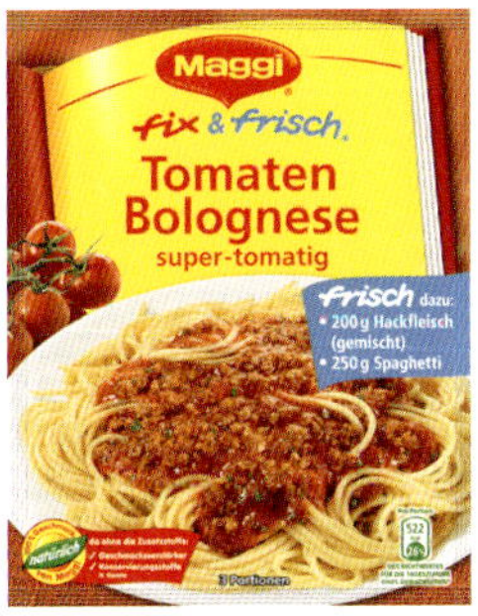

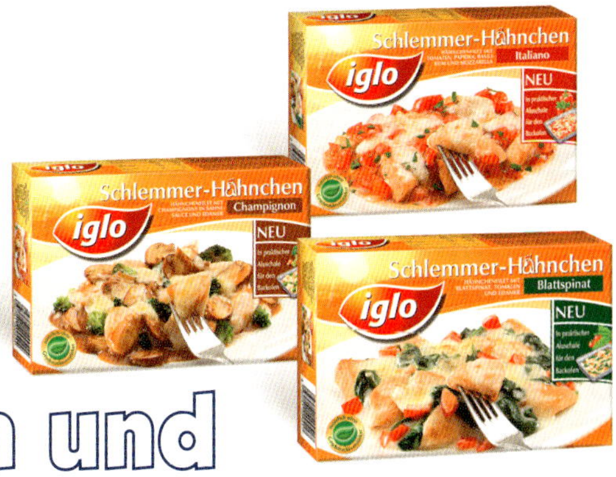

Fertigsuppen, -soßen und -gerichte – „Convenience-Produkte"

Convenience-Produkte sind industriell vorgefertigte Lebensmittel, die einen höheren Bearbeitungsgrad als Rohware aufweisen und dem Koch handwerkliche Arbeiten abnehmen.

Convenience-Produkte

Convenience-Produkte sind vorgefertigte Lebensmittel, die einen höheren Bearbeitungsgrad als ihre Ausgangsrohware aufweisen. Je mehr Bearbeitungsschritte ein Lebensmittel durchlaufen hat, desto höher ist die Fertigungsstufe:

- Grundstufe: unbehandelte Ware (z.B. ungeschälte Kartoffeln),
- küchenfertig: Lebensmittel, die vor dem Garen noch vorbereitet werden müssen (geputztes Gemüse),
- garfertig: das Lebensmittel kann ohne weitere Vorbereitung gegart werden (Teigwaren),
- aufbereitfertig: mithilfe verschiedener Aufbereitungsverfahren, wie Mischen, Anrühren oder Würzen, wird aus dem vorgefertigten Lebensmittel eine verzehrbereite Speise (z.B. Kartoffelpüree),
- regenerierfertig: die fertige Speise braucht lediglich erwärmt zu werden (z.B. Fertiggerichte),
- verzehr- bzw. tischfertig: das Produkt ist ohne weitere Behandlung verzehrbereit (z.B. Kompott).

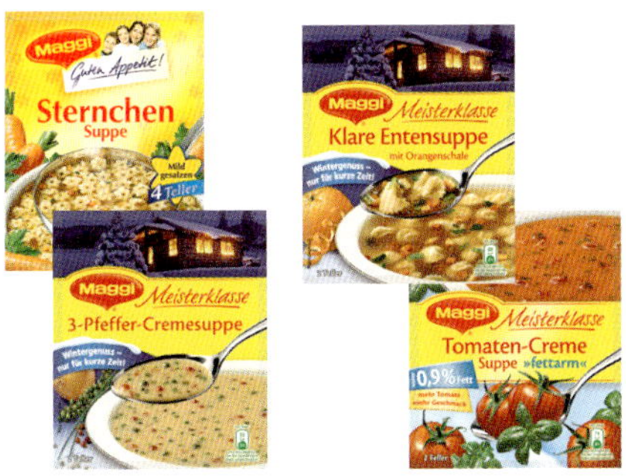

Tütensuppen

Wussten Sie, dass

- es bereits 1883 die ersten kochfertigen Suppen (Julius Maggi, Schweiz) gab?
- man für 1 kg Fleischextrakt 30 kg Muskelfleisch benötigt?
- bereits Justus von Liebig 1845 durch Eindicken von Fleischsaft Fleischextrakt gewonnen hat?

Gesetzliche Grundlagen

Fertig- und Halbfertigerzeugnisse unterliegen denselben lebensmittelrechtlichen produktspezifischen und produktübergreifenden Vorschriften wie die Rohstoffe, aus denen sie hergestellt sind.

Der weitaus größere Teil unserer Lebensmittel sind also heute Convenience-Produkte.

Im Folgenden finden Sie eine Auswahl an Halbfertigerzeugnissen der Conveniencestufe III – aufbereitfertig – und Fertigerzeugnissen der Stufe IV – regenerierfertig –, die in Gastronomie und Haushalt häufig Verwendung finden.

Fertigsuppen

Rohstoffe

Die Fertigsuppen aus dem Flachbeutel gehören zu den trockenen Fertigerzeugnissen. Sie bestehen je nach Sorte aus folgenden Rohstoffen:

- Gekörnte Würze
  Flüssige Würze wird eingedickt, getrocknet und körnig gemahlen.
- Fleischextrakt
  Eingedickter Fleischsaft, der aus Rindermuskelfleisch herausgepresst wird
- Hühnerfleisch, Hühnerfett
- Vegetabile Öle und Fette
- Glutamat
  wird aus ähnlichen Stoffen gewonnen wie die flüssige Würze. Glutamat ist das Salz einer Aminosäure ohne Eigengeschmack, das jedoch das Aroma der Produkte verstärkt.
- Hefeextrakt
  Aromaträger bzw. Aromaspender
- Gewürze
- Speck, Fleisch, Rauchfleisch, Gemüse, Teigwaren, Getreideprodukte.
- Weizen-, Reismehl, Erbsen- oder Bohnenmehl für gebundene Suppen.
- Trockengemüse (Dehydro- oder auch Quellgemüse genannt), wie Karotten, Zwiebeln, Tomaten, Spargelspitzen, Spargelmehl, Steinpilze, Champignons, Lauch, Karfiol, Sellerie. Nähere Informationen über diese Produktgruppe finden Sie im Kapitel „Physikalische Konservierung".

Herstellung von Fertigsuppen im Beutel

Vorbereiten der Rohstoffe

- Mahlen
- Dämpfen (Aufschließen)
- Abwägen
- Fettschmelzen

Mischen der Rohstoffe

Die Rohstoffe werden nach Rezepten gemischt und im Suppenzwischenlager bis zur Verpackung qualitätserhaltend gelagert. Für den Verkauf werden die Rohstoffe in Flachbeutel gefüllt.

Fertigsoßen

Klare Bratensoßen bzw. Bratensaft enthalten Bratenfett, Bratenfleisch, Fleischextrakt, geröstete Zwiebeln, Hefeextrakt, Glutamat und andere Gewürze.

Gebundene Soßen werden wie die Suppen hergestellt und in Flachbeutel abgefüllt.

Tubensoßen: pastenförmige Bratensäfte und Soßenstreckmittel.

Brotbackmischungen

enthalten alle Grundstoffe des Brotes (Roggen-, Dinkel- und Weizenmehle, Teiglockerungsmittel) und Geschmackszusätze, um schmackhaftes Brot selbst zubereiten zu können. Als Zusätze werden Leinsamen, Sojaschrot, Dinkelflocken, Sonnenblumenkerne, Kürbiskerne usw. beigemengt. Zur Teigbereitung ist nur noch Wasser oder/und Milch notwendig.

Fertigteige

Um die Herstellung von Süßspeisen bzw. Speisen in Teighüllen mit geringem Arbeitsaufwand zu ermöglichen, wird die Produktgruppe der Fertigteige angeboten.

- **Strudelteig:** Teig aus Mehl, Wasser, etwas Öl, Salz und eventuell Ei. Grundmasse für diverse süße Fruchtstrudel.
- **Blätterteig:** Teig aus Mehl (Weißmehl oder Vollkornmehl), Salz und Wasser, in dem durch mehrmaliges Ausrollen und Zusammenlegen Fettschichten (Butter, Margarine) eingearbeitet werden (Tourieren). Eier verfeinern den Teig und verbessern den Geschmack. Beim Backen geht der Teig blättrig auf.
- **Mürbeteig:** Fetter, kurz zusammengemengter Teig. Grundrezept: 1 Teil Zucker, 2 Teile Fett und 3 Teile Mehl; Ei und Nüsse je nach Rezept; für Vanillekipferl, mürbe Apfelschnitten, Mürbteigtaschen.
- **Germteig.** Grundteig aus Mehl, Fett, Zucker, Ei, Salz und Milch. Hefe wird in warmer Milch angesetzt und dem Grundteig beigefügt. In der Ruhezeit (Teigruhe) geht der Teig auf. Für Germknödel und Buchteln.
- **Plunderteig, Pizzateig** u. a. runden das Angebot ab.

Teiglinge

Geformtes, frisches oder tiefgekühltes Kleingebäck zum Fertigbacken im Haushalt und in der Gastronomie.

Kartoffelfertigprodukte – Speisenbeilagen

Das Sortiment an Kartoffel-Fertigprodukten für Haushalt und Großküche reicht von Pommes frites, Rösti, Kartoffelpuffern bis zu den aus Kartoffelflocken bestehenden Kroketten (herkömmliche Zylinderkroketten und Zapfenkroketten).

Die meisten Produkte dieser Palette sind bereits industriell vorfrittiert. Sie werden im Haushalt oder in der Großküche im Frittierölbad oder im Backofen essfertig gemacht.

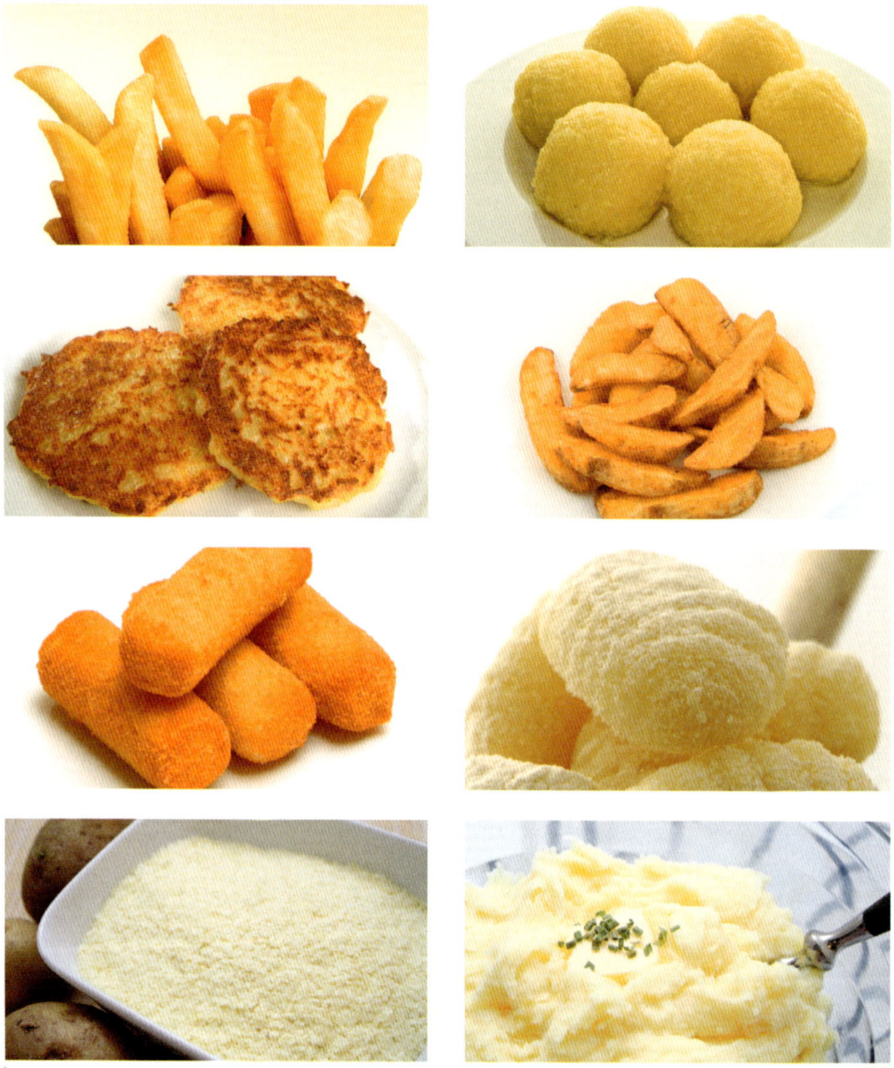

Kartoffelfertigprodukte

Arbeitsaufgaben

1. Was bedeutet der Begriff „Convenience"? Versuchen Sie, den Begriff umfassend zu erklären.
2. Stellen Sie die Vor- und Nachteile von Convenience-Produkten und deren Einsatz zusammen.
3. Welche Zusatzstoffe befinden sich im Allgemeinen in Convenience-Produkten? Lesen Sie die Inhaltsstoffangaben von derartigen Waren und berichten Sie über Art und Wirkung dieser Inhaltsstoffe.
4. Warum brauchen gerade Convenience-Produkte diese Zusatzstoffe?
5. Zu welchen besonderen Zeiten des Jahres können Sie Angebotsschwerpunkte mit Convenience-Produkten setzen?
6. Convenience-Produkte gibt es schon seit mehr als 100 Jahren. Welche neuen Produkte kennen Sie?
7. Nutzen Sie für Ihre Recherche das aid-Informationsportal www.aid.de unter der Rubrik „Außer-Haus-Verpflegung".

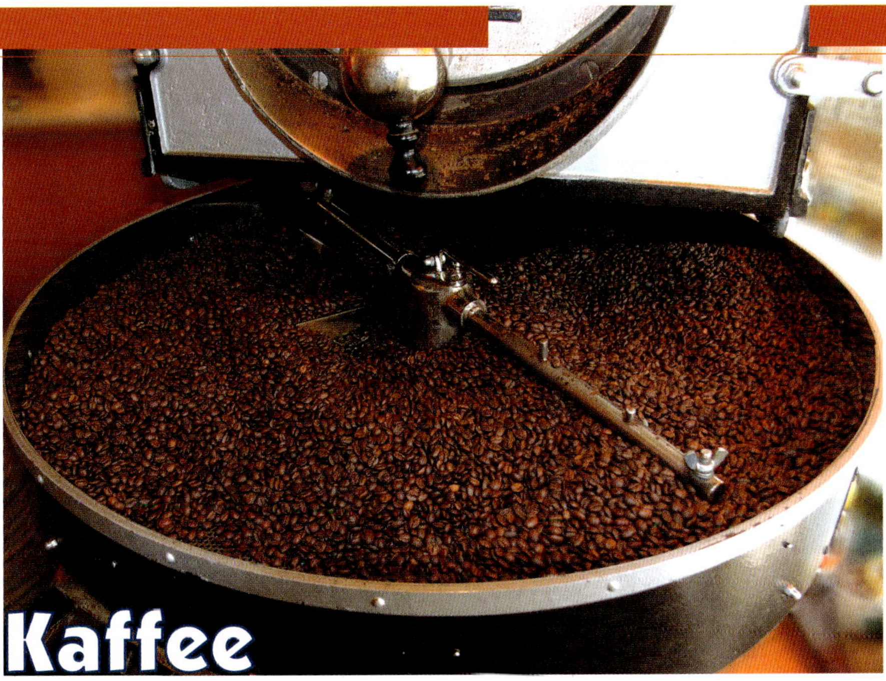

Kaffee

Kaffee sind die Samenkerne verschiedener Arten des Kaffeebaums, die nach Entfernung von Fruchtfleisch und Samenschalen geröstet werden und entweder ganz oder gemahlen im Handel zum Verkauf angeboten werden.

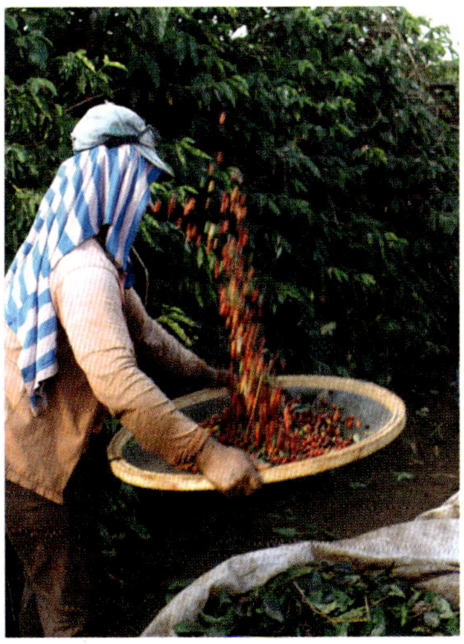

Reinigen der Kaffeebohnen durch Sieben

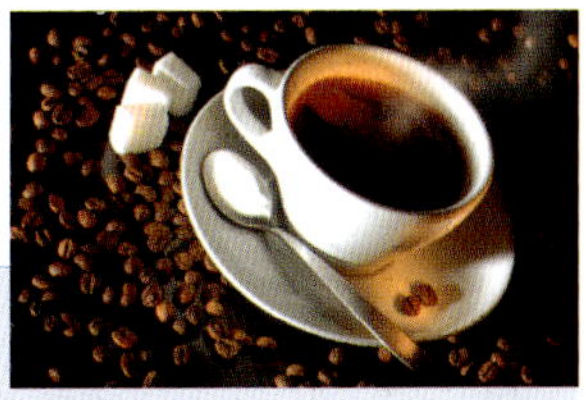

Wussten Sie, dass

- der erste Kaffee in Deutschland 1673 in Bremen ausgeschenkt wurde?
- Kaffee bereits 900 v. Chr. erstmals erwähnt wurde?
- das Wort „Kaffee" vom arabischen Wort *kaweh* abgeleitet werden kann? Es bedeutet „Stärke" und „Lebenskraft"!
- die Bezeichnung Kaffee auch vom Hochland „Kaffa" im ehemaligen Äthiopien (heute Eritrea) stammen kann?
- von ca. einem Drittel der Menschheit täglich rund 140 Mio. Tassen Kaffee getrunken werden?
- Kaffee nach Erdöl das zweitwichtigste Welthandelsprodukt ist?
- Anbau, Fertigung und Handel von Kaffee mehr als 20 Mio. Menschen auf der Welt Arbeit geben?
- 87 % aller Bundesbürger ab 15 Jahre Kaffee trinken, bei den 35- bis 54-Jährigen sogar 92 %?
- der Pro-Kopf-Verbrauch mit 6,4 kg bzw. 150 l Kaffee im Jahr den der Spanier, Franzosen und Italiener übertrifft?
- in Deutschland jeder Kaffeetrinker täglich 3 1/2 Tassen konsumiert?

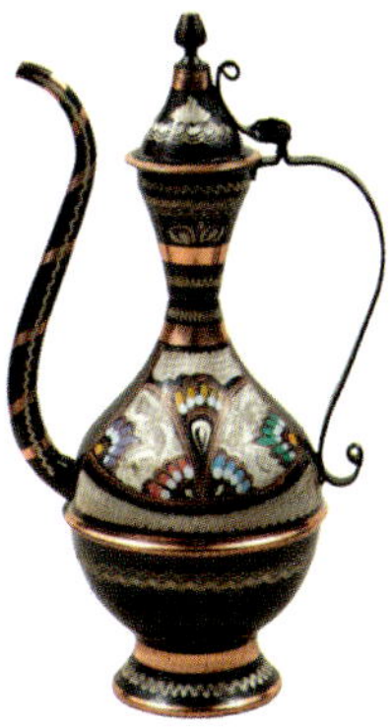

Orientalische Kaffeekanne

Gesetzliche Grundlagen

Für Kaffee gelten die grundsätzlichen Kennzeichnungselemente der Lebensmittel-Kennzeichnungsverordnung. Sie enthalten:

- Verkehrsbezeichnung,
- Name und Anschrift des Herstellers, Verkäufers oder Verpackers,
- Füllmenge,
- Mindesthaltbarkeitsdatum,
- Zutatenliste.

Die Verordnung über Kaffee, Kaffee- und Zichorienextrakte beinhaltet neben den Verkehrsverboten und den Verkehrsbezeichnungen von Kaffee und Kaffeeextrakten auch die Zusatzbezeichnungen. So darf z. B. nur Kaffee mit einem Koffeingehalt von höchstens 1 g/kg Kaffeetrockenmasse den Schriftzug „entkoffeiniert" auf dem Etikett tragen.

Bedeutung für die Ernährung

Der wichtigste Inhaltsstoff des Kaffees ist das Alkaloid Koffein. Koffein regt das Zentralnervensystem an, es steigert die Herztätigkeit und erhöht den Blutdruck und die Nierenfunktion.

Koffein ist imstande, die körperliche und geistige Leistungsfähigkeit kurzfristig zu steigern. Röstkaffee enthält ca. 0,8 bis 2 % Koffein.

Weiterhin enthält gerösteter Kaffee:

- 37 % Kohlenhydrate (29 % Stärke),
- 13 % Fett (Dies ist der Grund, warum Kaffee ranzig werden kann.),
- 13 % Eiweiß,
- 20 % Rohfaser (= Gerüstsubstanz),
- Mineralstoffe, organische Säuren (hauptsächlich Chlorogensäure) und Wasser (ca. 2 %).

Von diesen Inhaltsstoffen ist nur ein Teil wasserlöslich und daher im fertigen Kaffeegetränk enthalten. Der Anteil der wasserlöslichen Substanzen muss mindestens 25 % betragen. Ohne Zusatz von Milch oder Zucker ist das Kaffeegetränk praktisch joulefrei, d. h. ohne Nährwert. Das Aroma spielt für den Kaffeegenuss eine wichtige Rolle. Es wird erst durch die Röstung des Rohkaffees erzeugt.

Der Kaffeebaum

Kaffeebäume wachsen zwischen dem 30. Breitengrad nördlich und dem 30. Breitengrad südlich des Äquators und erreichen wild wachsend eine Höhe von 2 bis 10 m. In den Plantagen wird der Wuchs jedoch auf 1 bis 3 m begrenzt, um eine leichtere Ernte zu ermöglichen. Der Kaffeebaum braucht ein heißes, feuchtes Klima. Es gibt über 60 Arten von Kaffeebäumen, aber nur zwei Sorten haben wirtschaftliche Bedeutung:

- Arabica-Kaffee

  ist die am weitesten verbreitete Kaffeesorte (69 % der Produktion an Kaffeebohnen weltweit). Die Arabica-Bohne ist die teuere und hinsichtlich der Anbaubedingungen empfindlichere Kaffeesorte. Sie zeichnet sich durch ihre hohe Qualität, ihren aromatisch-milden Geschmack und ihren feinen Säuregehalt aus. Der Koffeingehalt beträgt 0,8 bis 1,3 %.

- Robusta-Kaffee

  macht ca. 30 % der weltweiten Kaffeeproduktion aus.

  Diese Sorte kann auch in tieferen Lagen angebaut werden. Sie ist widerstandsfähiger und ertragreicher als Arabica und hat einen kräftigeren, eher harten Geschmack und geringere Qualität. Deshalb wird sie meistens mit Arabica-Bohnen gemischt.

  Im Vergleich zu Arabica-Kaffee weist Robusta mit 2 bis 2,5 % einen deutlich höheren Koffeingehalt auf.

Der Kaffeebaum ist eine sehr nützliche Pflanze. Verwertbar sind die Bohnen, das Holz (Tischlerei), die Blätter (Tee), das Fruchtfleisch (Likörherstellung, Düngemittel), der letzte Rest als Brennmaterial.

Die Kaffeefrucht – die „Kaffeekirsche"

Die Kaffeefrucht ist eine Beere, die acht bis zwölf Monate für ihr Wachstum braucht. Sie hat einen Durchmesser von ca. 10 bis 15 mm. Zuerst ist sie dunkelgrün, dann grünlich gelb und rot.

Die Kaffeefrucht besteht aus

- der roten Außenhaut,
- dem Fruchtfleisch,
- der Pergamenthülse,
- dem Silberhäutchen,
- den zwei Samenkernen (Bohnen).

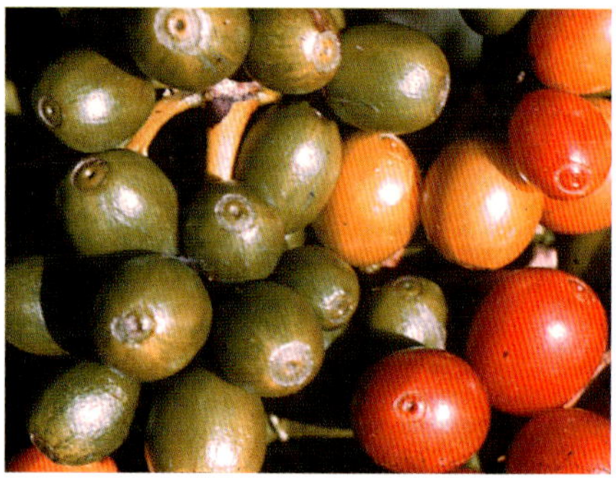

Wegen ihrer roten Farbe wird die Kaffeefrucht als Kaffeekirsche bezeichnet

Die Kaffeeanbaugebiete und Kaffeelieferländer

Nicht nur das Anbaugebiet und das dort vorherrschende Klima sind für die spätere Qualität des Kaffees ausschlaggebend, sondern auch die Höhenlage der Anbaugebiete spielt für die Kaffeequalität eine bedeutende Rolle.

- **Tieflandkaffee** (Brasilien) weist große Bohnen auf; bitterer, herber Geschmack.
- **Hochlandkaffee** (Kolumbien, Guatemala, Costa Rica ...): Die kleineren Bohnen können in bis zu 2000 m Höhe ihre Säuren und Inhaltsstoffe langsam und kontinuierlich entfalten.

  Hochlandkaffee hat durch die besonderen Anbaubedingungen einen ausgezeichneten Geschmack und eine besonders feine Säure.

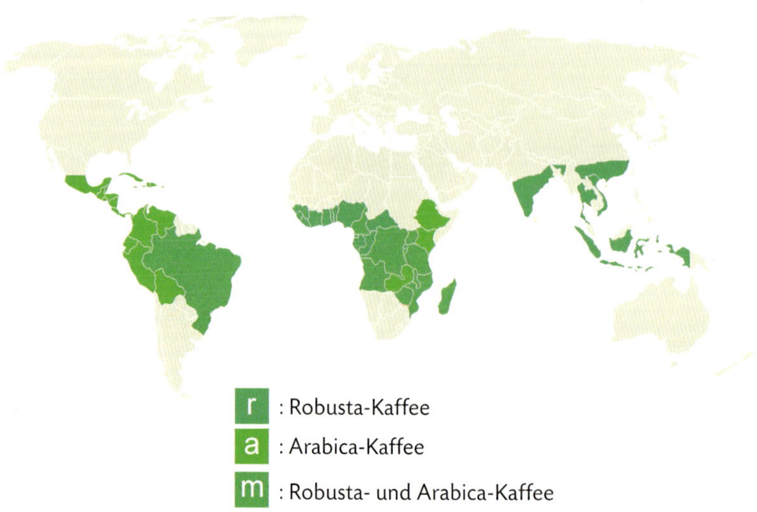

Der Werdegang des Kaffees – „von der Pflanze in die Tasse"

① Ernte

Die Ernte findet acht bis zehn Monate nach der Blüte statt. Sie dauert zwei bis vier Monate. Die Handlese kann auf zwei Arten durchgeführt werden:

- Gleichzeitiges Sortieren nach guten und unbrauchbaren Kirschen – hier werden Spitzenqualitäten bei Kaffee erreicht.
- Alle Kirschen, ob reif, grün, ausgetrocknet usw., werden geerntet und anschließend mithilfe von großen Sieben von Fremdkörpern befreit.

  Der Ernteertrag ist sehr unterschiedlich: zwischen 250 und 1000 kg/ha je nach Pflege der Plantage. (In Versuchsplantagen: bis 3 t/ha)

② Reinigen

Die gesammelten Kaffeekirschen werden mithilfe von Wasser von Staub, Ungeziefer, Unkraut usw. befreit.

Kaffeeblüte

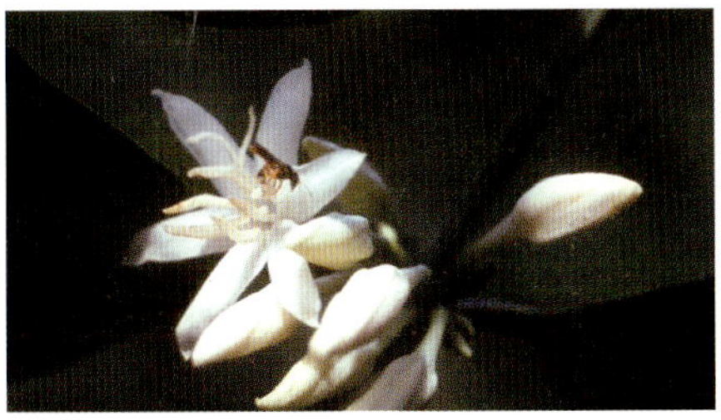

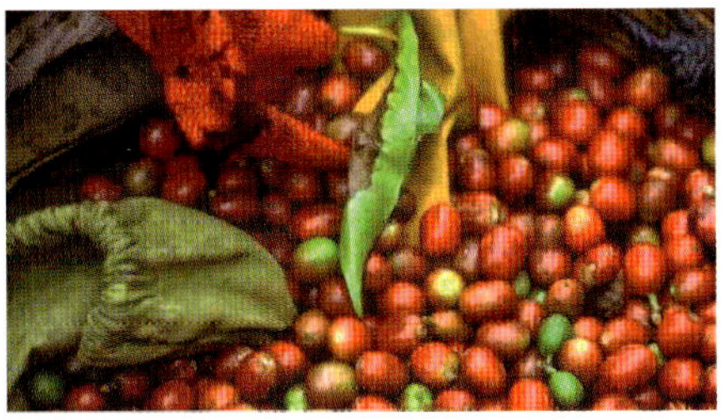

Frisch geerntete Kaffeekirschen

③ Aufbereitung

Die Aufbereitung der Kaffeekirsche erfolgt entweder trocken (ostindisches Verfahren) oder nass (westindisches Verfahren). Nass aufbereiteter Kaffee wird manchmal als gewaschener Kaffee bezeichnet. Mittels dieser Verfahren wird die Kaffeekirsche von Fruchtfleisch und Pergamentschale befreit.

④ Sortieren und Klassifizieren

Sortiert wird mithilfe von Sieben oder Gebläsen, die gleichzeitig die letzte Reinigung durchführen. Klassifiziert wird nach dem Durchmesser (zur Erreichung einheitlicher Größenklassen).

⑤ Handel des Rohkaffees

Der „grüne Kaffee" (= Rohkaffee) wird je nach Produktionsland in Sisal- und Jutesäcke abgefüllt. Der internationale Handel wird meist von spezialisierten Importeuren durchgeführt. Die zwei wichtigsten Kaffeebörsen sind in New York und in London. Weitere wichtige Handelszentren sind Antwerpen, Amsterdam, Rotterdam, Le Havre, Hamburg, Triest, Hongkong, Santos, Medellin. Von den Handelszentren gelangt der Rohkaffee in die inländischen Röstereien.

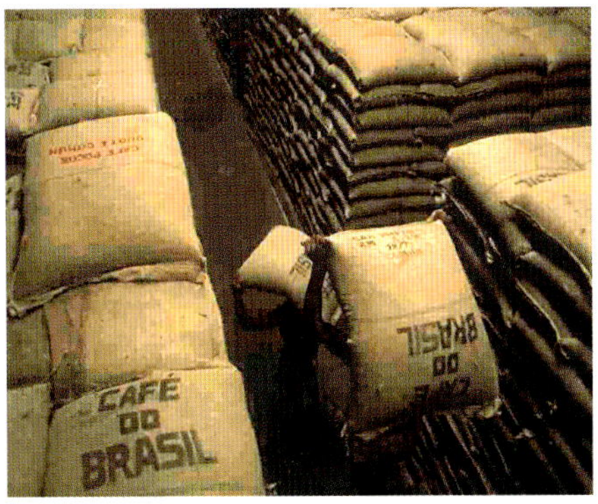

Lager mit Kaffeesäcken

⑥ Besondere Behandlungen

Sollte der Rohkaffee dazu bestimmt sein, koffeinfreier, koffeinarmer oder veredelter Kaffee zu werden, wird er an dieser Stelle als Rohkaffee behandelt.

⑦ Mischen

Nach zahlreichen Proberöstungen stellt der Kaffeetester die verschiedenen Mischungen (das sind sechs bis zwölf Sorten) zusammen, die dem Kaffee nach der Röstung diverse Eigenschaften verleihen sollen, z.B. Stärke, Körper, feines Aroma, feine Säure usw.

⑧ Röstung

Der gemischte „grüne" Kaffee erreicht bei diesem Vorgang

- die schöne braune Farbe,
- den Geschmack,
- das Aroma,
- die Bohnengröße (Bohnen schwellen),
- Gewichtsverlust (Wasser verdunstet).

Der Röstvorgang wird in besonders konstruierten Röstmaschinen durchgeführt.

Die übliche Methode ist bereits das Heißluftverfahren. Elektronische Kontrollinstrumente sorgen für die ständige Überwachung von Temperatur, Feuchtigkeit, Farbe usw.

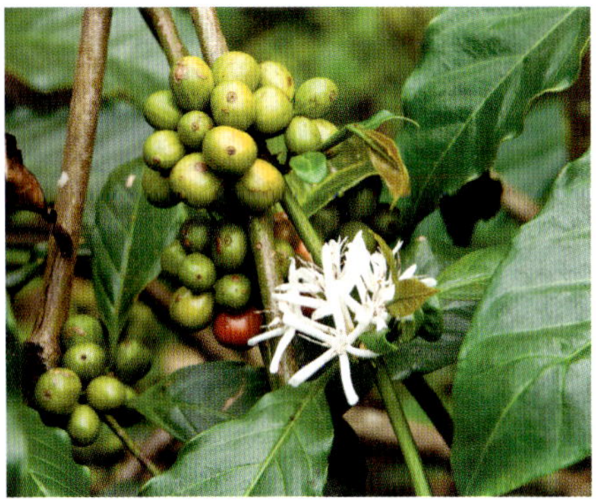

Kaffeestrauch mit Blüten und Früchten

- 100 °C: Kaffeebohnen werden gelb.
- 150 °C: Die Kaffeebohnen werden hellbraun, Bohnen schwellen an und verbreiten bereits Kaffeegeruch.
- 200–230 °C: Endgültige Röstgrade sind erreicht (Karamellisation des Zuckers); die Bohnen erreichen fast doppeltes Volumen und verbreiten charakteristischen Geruch.

Die Rösttemperaturen und der Röstverkauf variieren nach Firmen und Kaffeesorten. Für die Qualität ist auch der Röstgrad wichtig. Er wird in Deutschland in fünf Farbwerten angegeben: helle, mittlere, starke, doppelte und italienische oder Espressoröstung.

⑨ Kühlen

Nach Erreichung der Rösteigenschaften wird der Kaffee in Siebe oder Kühltrommeln geschüttet und rasch abgekühlt (Aromabindung).

⑩ Verpackung, Handel

Kaffee wird zu handelsüblichen Mengen verpackt und über ein Verteilernetz dem Handel zugeführt. Das Kaffeearoma wird besonders nach der Röstung unter Sauerstoffeinfluss stark abgebaut und muss daher zum Verbrauch konserviert werden. (Nach drei Wochen ohne Aromakonservierung wäre der Kaffee ungenießbar und ranzig.)

Die beste Abfüllung und Konservierung ist die Vakuumverpackung. Diese ist wegen des hohen Kohlensäuregehalts der Kaffeebohne nur für gemahlenen Kaffee anwendbar.

Daher: Vakuum in Blechdosen – haltbar bis zu einem Jahr, spätere Aromaveränderungen möglich – oder Verpacken vermahlenen Kaffees in Beutel.

Angebotsformen von Kaffee

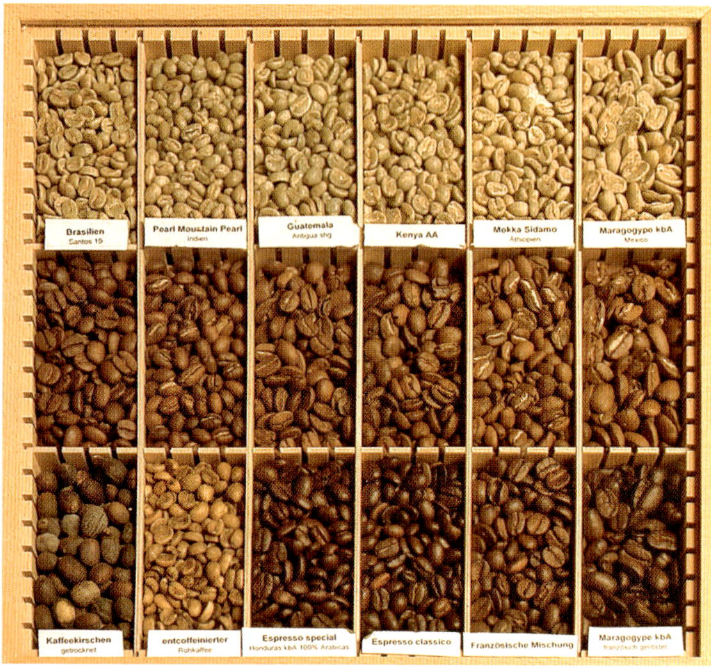

Kaffeesorten und Röstgrade

Koffeinhaltiger Röstkaffee

Unbehandelter Röstkaffee, gemahlen oder als ganze Bohne, ist der klassische Bohnenkaffee, der meist aus einer Mischung verschiedener Kaffeebohnensorten hergestellt wird. Der Koffeingehalt beträgt je nach Sorte zwischen 0,8 bis 2,0 %. Je nach Mischungsverhältnis der Sorten entsteht naturmilder oder kräftiger Kaffee, wie z.B. Espressokaffee.

Entkoffeinierter Kaffee

Während Bohnenkaffee etwa 1 bis 2 g Koffein in 100 g enthält, darf entkoffeinierter Kaffee nur maximal 0,1 g Koffein enthalten.

Entkoffeinierter Kaffee hat den normalen Geschmack, er übt jedoch kaum eine anregende Wirkung auf den Körper aus.

Das **Entkoffeinierungsverfahren** ist ein Extraktionsverfahren:

Rohkaffee wird mit Wasserdampf behandelt. Der Wassergehalt der Bohne wird um 10 bis 30 % erhöht. Mit Wasser, organischen Lösungsmitteln oder mit Kohlensäure wird das Koffein aus dem Rohkaffee entfernt. Dieser wird dann wie normaler Kaffee geröstet.

Reizstoffarmer Kaffee

Manche Konsumenten reagieren empfindlich auf den Säuregehalt und einige Röststoffe. Für diese wurden röststoff- und säurearme Kaffeemischungen entwickelt. Diese sogenannten Schonkaffees gibt es sowohl mit Koffein, als auch entkoffeiniert.

Löslicher Kaffee (Kaffee-Extrakt)

Aus gemahlenem Röstkaffee und Wasser wird wie bei der Filtermaschine industriell Kaffee aufgegossen. In Spezialverfahren wird diesem das Wasser entzogen und übrig bleibt löslicher Bohnenkaffee.

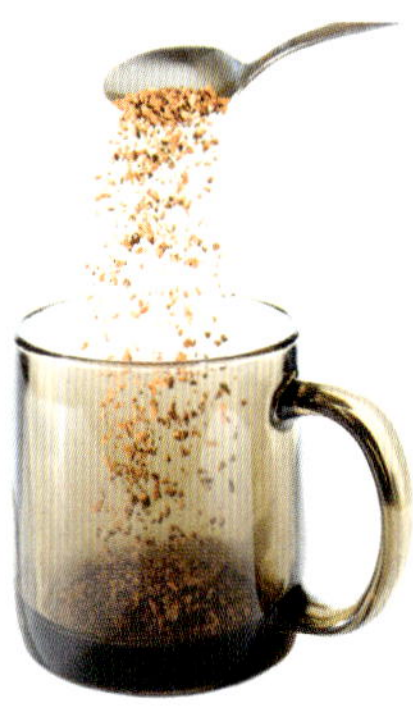

Löslicher Kaffee ist schnell zubereitet

Das Wasser kann auf zwei Arten entzogen werden:

- Sprühtrocknung
  Bei der Sprühtrocknung wird der flüssige Kaffee in einen Sprühturm geleitet und aus einer Düse in der Turmspitze unter hohem Druck in den Turm gesprüht. Dabei bringt Heißluft den Wasseranteil des Kaffee-Extrakts zum Verdunsten.
  Das am Fuß des Sprühturms aufgefangene trockene Pulver ist der fertige, sofort lösliche Kaffee.
- Gefriertrocknung
  Zur Herstellung von gefriergetrocknetem Kaffee wird der flüssige Kaffee in Kältekammern geleitet. Hier erstarrt er bei −40 °C in Sekundenschnelle zu einer Eisplatte und diese wird wiederum zu Kaffeeeisstücken gemahlen.
  Anschließend verdampft in einer Vakuumkammer das als Eis ausgefrorene Wasser. In den goldbraunen Körnchen des fertig löslichen Spitzenkaffees sind Aroma und Geschmack eingeschlossen wie in einem Minitresor – bis sie mit heißem Wasser zu einer Tasse Kaffee aufgegossen werden.

Löslicher Bohnenkaffee bietet somit neben dem guten Geschmack folgende Vorteile:

- Schnelle, einfache und individuelle Zubereitung.
- Jede Tasse ist frisch.
- Große Sortenvielfalt.
- Kein Abfall wie Filtertüten, Kaffeesud.
- Bietet durch die große Sortenvielfalt für jeden Geschmack etwas.

Löslichen Kaffee gibt es koffeinhaltig und entkoffeiniert.

Instant-Kaffeespezialitäten

Lösliche Kaffeespezialitäten sind Produktkompositionen aus löslichem Bohnenkaffee und Milchpulver.

Durch Zusatz von heißem, nicht kochendem Wasser bei Cappuccino oder kalter Milch bei Frappé können rasch Kaffee- bzw. Eiskaffeespezialitäten zubereitet werden. Exotisches Aroma wird durch Beigabe natürlicher und naturidentischer Aromastoffe erreicht.

Ein breites Sortiment, vom Cappuccino bis zum Café Vanille, von Café Banane bis Café Amaretto (Mandel), bietet für jeden Geschmack etwas Passendes.

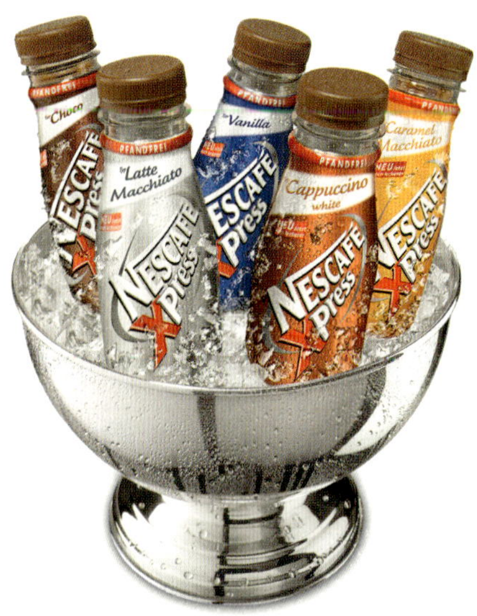

Instant-Kaffeespezialitäten trinkfertig

Verbraucherinformation

Tipps für die Kaffeezubereitung

Die Qualität des Kaffees hängt ab von:

- Mahlgrad
  - grob bis mittelgrob: für direktes Aufbrühen (türkisch),
  - fein bis mittelfein: für Kaffeeautomaten und Espressomaschinen,
  - feinst gemahlen: für Filterkaffee.
- Menge
  Eine Tasse mit 125 ml Wasser braucht ca. 6 bis 8 g (= 1 Messlöffel).
  Für löslichen Kaffee rechnet man ungefähr 1,8 g (= 1 Kaffeelöffel).
- **Wasser:** Nur frisches Wasser verwenden und kalt aufsetzen. Je weicher das Wasser ist, desto besser entfaltet sich das Aroma. In Gebieten mit hartem Wasser wird am besten Mineralwasser verwendet.
- **Aufguss:** Beim Handfilter- oder Kannenaufguss muss das Wasser sprudelnd kochen. Für löslichen Kaffee soll heißes, aber nicht sprudelnd heißes Wasser benutzt werden.
- **Kanne:** Am besten Gefäße aus Glas, Porzellan oder Keramik verwenden.
- **Warmhalten:** Wichtig ist vor allem die richtige Temperatur. Besonders geeignet sind Thermoskannen. Gut ist auch das Wasserbad, eine mäßig warme Herdplatte oder ein elektrischer Rechaud. Weniger geeignet sind Kerzenwarmhalter oder zum Warmhalten kleiner Mengen die Heizplatten mancher Kaffeeautomaten, da diese den Kaffee zu stark erwärmen.

Unter Einhaltung dieser Zubereitungsrichtlinien wird man sicherlich einen wunderbar schmeckenden Kaffee servieren.

Kaffee-Zubereitungen

Neben den Kaffeespezialitäten aus löslichem Kaffee gibt es eine Vielzahl von Kaffee-Zubereitungen aus Bohnenkaffee und Espressokaffee, die sich neben den aromatisierten Spezialitäten großer Beliebtheit erfreuen. Dazu gehören z. B.:

- Espresso

  Der „normale" Espresso wird aus fein gemahlenem Espressokaffee gemacht und in einer kleinen Tasse aus dickem Porzellan oder Glas serviert. Etwa 50 bis 60 ml heißes Wasser werden unter hohem Druck durch 7 g Kaffee gepresst. Perfekt serviert hat er eine goldfarbene, feinmelierte Crema. Als Variationen gibt es u. a. Espresso coretto mit einem Schuss Grappa, Espresso macchiato mit einer Haube heißer aufgeschäumter Milch oder Espresso con panna mit geschlagener Sahne verfeinert.
- Cappuccino

  Der echte Cappuccino wird aus Espresso, heißer Milch und Milchschaum hergestellt. Die aufgeschäumte Milch wird mit etwas Kakaopulver verziert.

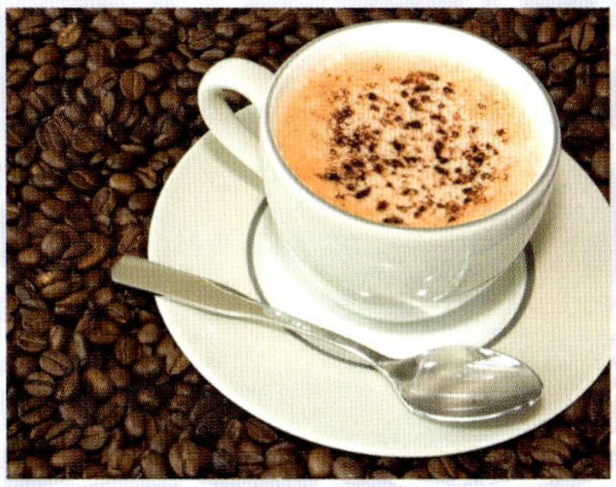

Cappuccino

- Latte macchiato

  Bei diesem ausgesprochen beliebten Heißgetränk wird eine größere Menge heißer Milch in einen hohen Glastumbler (Becher) gegossen und mit einem Espresso aufgefüllt. Mit einem kleinen Schuss Sirup kann der Latte macchiato in unterschiedlichsten Geschmacksrichtungen serviert werden.
- Irish Coffee

  Für den Irish Coffee werden drei bis vier Esslöffel Irish Whiskey mit etwas braunem Zucker in einem speziellen feuerfesten Glas erhitzt und mit Kaffee aufgefüllt. Serviert wird er mit einer großen Portion halbsteif geschlagener Sahne.
- Rüdesheimer Kaffee

  Der Kaffee wird mit Weinbrand flambiert, mit Schlagsahne, Vanillezucker und Schokoladenstreuseln in einer hohen Tasse oder einem feuerfesten Glas angerichtet.
- Pharisäer

  Ein schwarzer Kaffee mit Rum, der mit Zucker und reichlich geschlagener Sahne getrunken wird.
- Mokka

  Der Mokka wird auch als türkischer Kaffee bezeichnet. Es ist ein starker, sehr süßer Kaffee, der im Kännchen mit Kaffeesatz serviert und ohne Milch oder Sahne genossen wird.

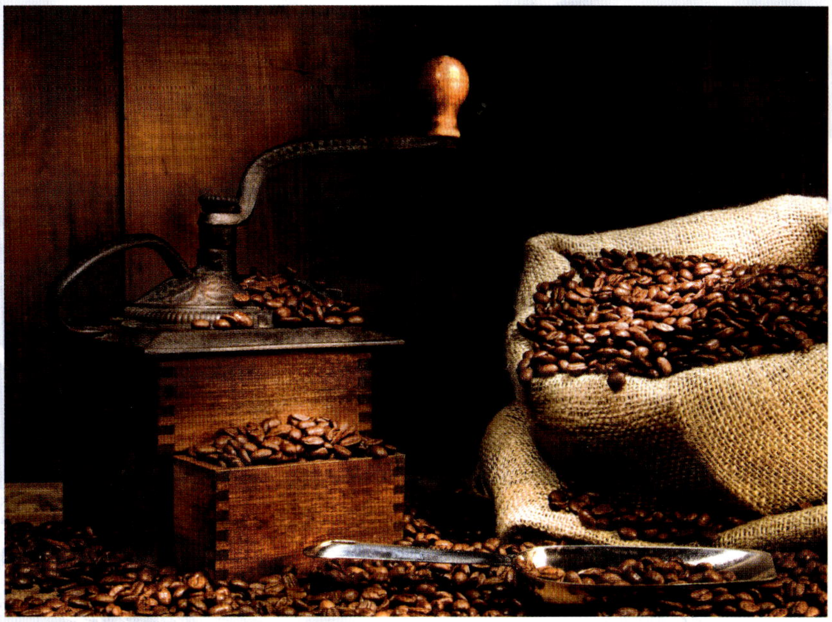

Stillleben mit Handmühle und Kaffeebohnen

Kaffee-Ersatz

Kaffee-Ersatz sind Röstprodukte aus stärke- und zuckerhaltigen Früchten, sie werden auch als Kaffeesurrogate bezeichnet (z. B. Feigen, Getreide, Zichorien).

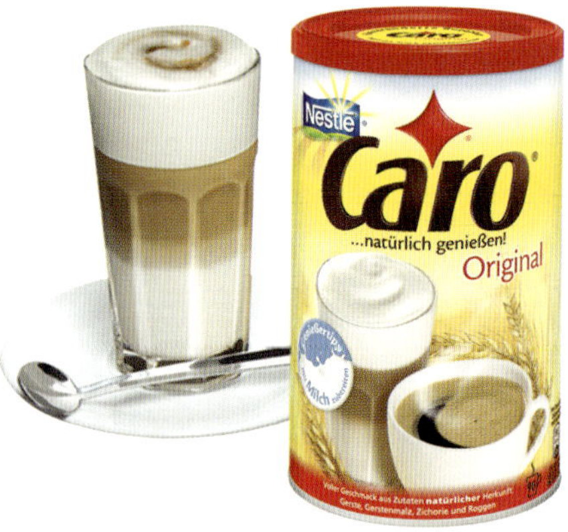

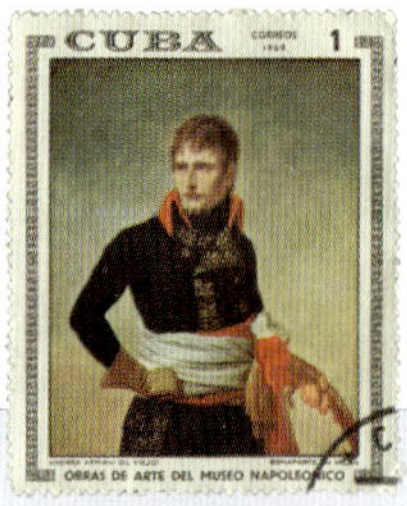

Wussten Sie, dass

- Kaffee-Ersatzprodukte vor mehr als 200 Jahren eingeführt wurden?
- ein Gesetz von 1780 in Preußen den Genuss von Bohnenkaffee untersagte und so notgedrungen die Kaffee-Ersatzprodukte geschaffen wurden?
- Napoleon der I. 1806 die Kontinentalsperre – einen Einfuhrstopp für Waren aus den Kolonien und somit auch für Kaffee – aussprach und so der Zichorienkaffee salonfähig wurde?

Kaffee-Ersatz auf Basis eines Rohprodukts

- Malzkaffee

  wird in der Regel aus Gerstenmalz, aber auch aus Roggen- und Weizenmalz gewonnen. Hierfür wird hochwertige Gerste mit hoher Keimfähigkeit verwendet. Die Gerste wird 24 bis 48 Stunden eingeweicht und anschließend zum Keimen gebracht. Die Stärke wandelt sich dabei in Malzzucker und andere Zuckerarten um. Wenn mindestens 70 % der Körner Keime von bestimmter Länge angesetzt haben, wird der Keimprozess durch Darren (Trocknen) unterbrochen und das gedarrte Malz in Rösttrommeln geröstet, wobei die Keime abgeschlagen und abgesaugt werden. Bei diesem Vorgang entsteht aus Malzzucker brauner Röstmalzzucker. Er verleiht dem Getränk ein röstbitteres Aroma und einen kräftigen, kaffeeähnlichen Geschmack.

  Die wohltuende Wirkung des Malzkaffees wird durch den Gehalt an Geschmacks- und Geruchsstoffen bewirkt. Da Malzkaffee kein Koffein enthält, ist er auch für Schwangere gut verträglich. Die Produkte sind außerdem in gemahlener und löslicher Form erhältlich.

- Zichorienkaffee

  Die Zichorie wird aus den Wurzeln einer Wegwartensorte hergestellt. Die bis zu 1 kg schweren Wurzeln werden geschnitzelt und gedarrt. Der Wassergehalt wird dabei auf ca. 12 % herabgesetzt, weil sie sonst leicht verderben.

  Beim Rösten bilden sich aus verschiedenen in der Zichorie enthaltenen Stoffen, wie Zucker, Inulin und Bitterstoffen, bittere Röstprodukte mit kräftigem Geruch. Nach dem Rösten werden die Zichorienschnitzel gemahlen und gedampft.

  Zichorienkaffee unterstreicht das Kaffeearoma und macht den Kaffee voller im Geschmack.

- Gersten- und Roggenkaffee

  Gersten- und Roggenkörner – in letzter Zeit auch Dinkelweizen – werden ungemälzt geröstet. Der Absatz erfolgt eher in Reformhäusern und Drogerien.

- Feigenkaffee

  Die reifen, geernteten Feigen, die einen sehr hohen Zuckergehalt aufweisen, werden getrocknet und einem schonenden Röstverfahren unterworfen. Es entstehen braune Röstbitterstoffe.

- Eichelkaffee

  Von der Schale befreite Eicheln werden zerkleinert und geröstet. Eichelkaffee ist stark bitter. Er wird eher als Zusatz verwendet.

Kaffee-Ersatzmischungen

Kaffee-Ersatzmischungen sind Mischungen aus den einzelnen Kaffee-Ersatzmitteln (Malz, Gerste, Zichorie, eventuell auch Roggen). Die einzelnen Bestandteile werden getrennt geröstet, zerkleinert und in einem bestimmten Mischungsverhältnis zusammengeführt.

Sie können pur getrunken oder mit Bohnenkaffee gemischt werden. Sie enthalten kein Koffein und sind daher ein ideales Getränk für die ganze Familie.

Kaffee-Ersatzextrakte

sind Kaffee-Ersatzprodukte auf löslicher Basis, wie z. B. Caro-Kaffee. Kaffee-Ersatz als Instantprodukt ist derzeit am verbreitetsten. Als lösliches Angebot gibt es auch Mischungen aus Kaffee und Kaffee-Ersatz.

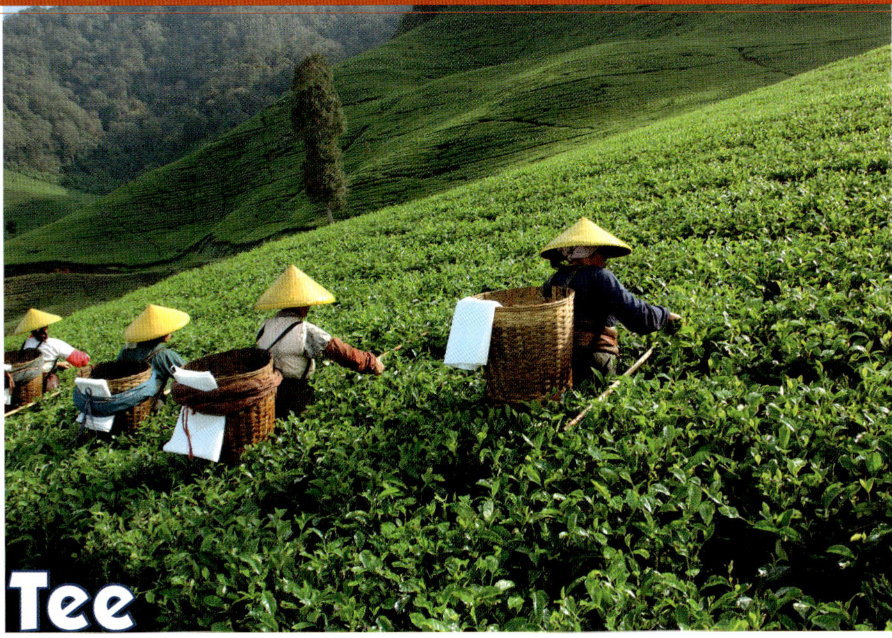

Tee

Tee sind die aufbereiteten Blätter des Teestrauchs, aus denen ein bekömmliches und aromatisches Aufgussgetränk hergestellt werden kann.

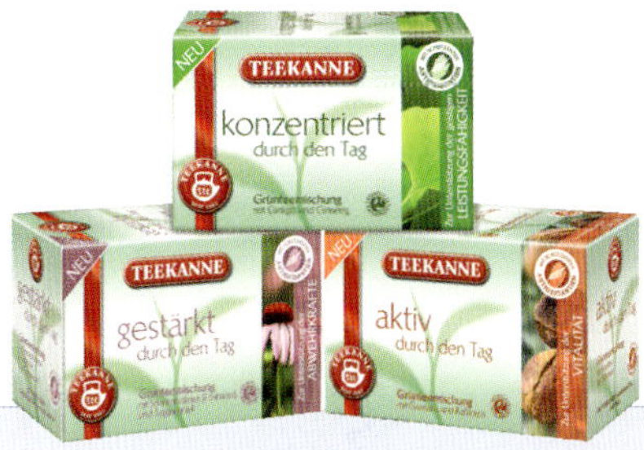

Zusammensetzung und Bedeutung für die Ernährung

Als wichtigste Bestandteile sind im Tee Koffein (Tein) und Gerbstoffe (Tannine) enthalten. Der Gehalt an Koffein beträgt 1 bis 4,5 %, der an Gerbstoffen über 7 %. Tee enthält mehr Koffein als Kaffee. Die Wirkung des Koffeins im Tee ist jedoch anders als jene im Kaffee, da das Koffein des Tees teilweise an Gerbsäure gebunden ist. Kurz gebrühter Tee wirkt anregend (Koffein ist leicht wasserlöslich), länger gebrühter Tee wirkt aufgrund der nun gelösten Gerbstoffe beruhigend.

Inhaltsstoffe von Tee

- Flavonolglykoside
  Es gibt Hinweise, dass die Substanzen vor Herzinfarkt und Schlaganfall schützen sollen.
- Katechine
  Hochwirksame Antioxidanzien, die im Organismus als Radikalefänger dienen.
- Koffein
  Eine Tasse Tee (etwa 200 ml) enthält durchschnittlich 40 mg Koffein. Zum Vergleich: In einer gleich großen Tasse Kaffee sind je nach Zubereitung 64 mg bis 150 mg des Stoffes enthalten.
- Thearubigine
  Komplexe Flavonoide, die sich während der Fermentation entwickeln.
- Theaflavine
  Auch sie entstehen während der Fermentation, sind also nur in schwarzem Tee vorhanden.
- Tannin
  Ein Flavonoid, das neben seiner antioxidativen Wirkung auch für das typische Aroma des Tees sorgt.

Wussten Sie, dass

- die jährliche Weltproduktion von Tee über 2,5 Mio. t beträgt (pro Tasse benötigt man 2 g Tee)?
- Tee erstmals um 1600 per Schiff von China nach Europa gebracht wurde?
- allein Indien jährlich 200 000 t Tee exportiert?
- eine Teepflückerin bis zu 24 kg grüne Teeblätter pro Tag erntet? Das entspricht 6 kg fertigem schwarzem Tee.
- der Pro-Kopf-Verbrauch von schwarzem Tee in Deutschland bei 25 l liegt?
- die Ostfriesen mit 290 l jährlich weit über dem bundesdeutschen Durchschnitt liegen und damit weltweit Platz 4 beim Teekonsum einnehmen?
- die Bundesbürger neben schwarzem Tee jährlich über 12,5 Mrd. Tassen Kräuter- und Früchtetee trinken?

Gesetzliche Grundlagen

Die Lebensmittelkennzeichnungsverordnung schreibt die Angaben folgender **Kennzeichnungselemente** vor:

- Verkehrsbezeichnung,
- ggf. Hinweise zu Aromatisierung, Geschmacksrichtung, u. a. Besonderheiten bei der Herstellung,
- Füllmenge nach Gewicht oder in Stückzahl bei Aufgussbeuteln,
- Mindesthaltbarkeitsdatum,
- Name oder Firma und Anschrift des Herstellers, Verpackers oder Verkäufers,
- Zutatenverzeichnis bei mehr als einer Zutat,
- Los- bzw. Chargennummer.

Die Bezeichnungen sowie Grundsätze der Herstellung und Qualität von Tee und teeähnlichen Erzeugnissen sind in den Leitsätzen für Tee, teeähnliche Erzeugnisse, deren Extrakte und Zubereitungen des Deutschen Lebensmittelbuchs festgehalten. Danach ist u.a. die Verwendung von Zusatzstoffen in Tee und teeähnlichen Getränken nicht gestattet, der Koffeingehalt von Tee soll mindestens 1,5 % in der Trockenmasse betragen.

Die Teepflanze

Tee gedeiht auf einer baumähnlichen Pflanze, die wild wachsend eine Höhe von bis zu 15 m erreicht. Um die Ernte zu erleichtern, wird die Pflanze durch ständiges Beschneiden in den Plantagen auf ca. 1,2 m gehalten.

Arten des Teestrauchs

- Thea assamica (Assam-Teestrauch)
  bringt hocharomatische, zarte Tees hervor, gedeiht nur in bestimmten Gegenden mit besonderen Klimafaktoren.
- Thea sinensis (China-Teestrauch)
  Diese Pflanze bleibt auch ohne Beschneiden niedrig bzw. strauchartig. Nicht so empfindlich wie der Assamteestrauch.
- Assam-Hybride
  Kreuzung zwischen Assam- und China-Teestrauch, widerstandfähige Sorte.

Der Teestrauch gedeiht zwischen 40. Grad nördlicher und 30. Grad südlicher Breite. Bei tropischem Klima findet er in bis zu 2400 m Seehöhe noch günstige Wachstumsbedingungen.

Das Teeblatt

Die Teeblätter, aus denen der Tee gewonnen wird, sind hell- bis dunkelgrün, gezahnt und lederartig. Tee wird auf verschiedenen Ebenen angebaut; Hochlandtee hat die beste Qualität. Die Blattgröße ist je nach Art des Teestrauchs unterschiedlich.

- China-Teestrauch
  kleines, längliches Blatt
- Assam-Teestrauch
  größeres, breiteres Blatt

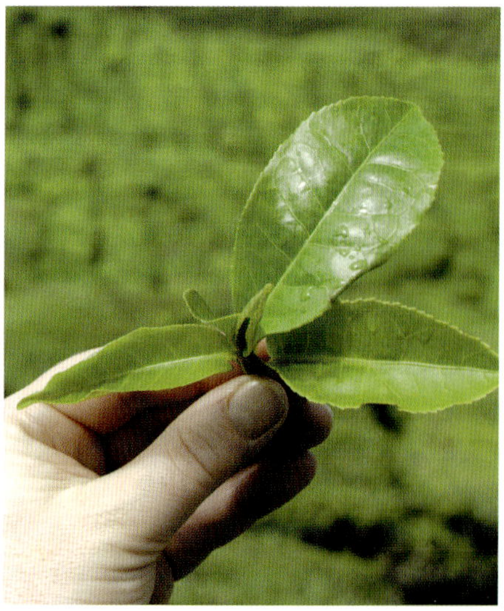

Assam-Teeblatt

Die Teeanbaugebiete

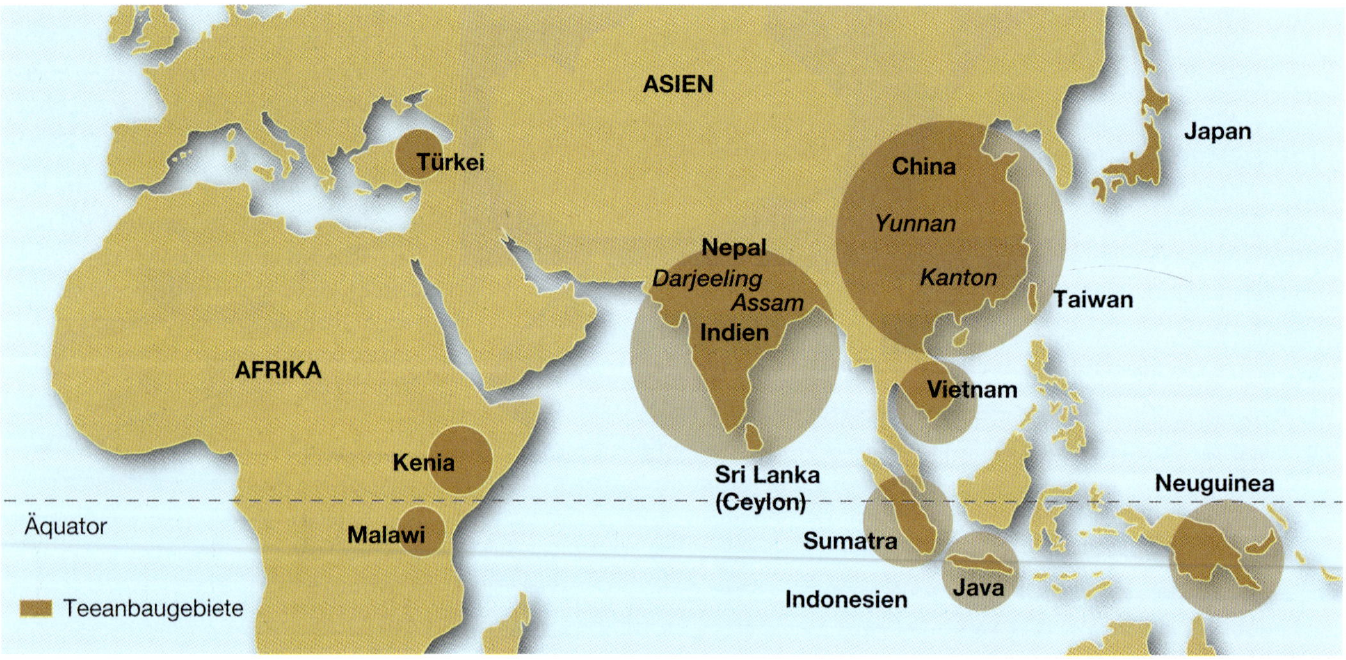

- Indien
  Assam, Darjeeling, Kangra-Valley, Dehra Dun, Nilgiri, Travancore
- Sri Lanka (Ceylon)
  Nuwara Eliya, Dimbulla, Uva
- China: Yunnan, Kanton
- Indonesien: Sumatra, Java
- Kenia und Tansania

Weitere Teeanbaugebiete
Türkei, Südafrika, Bangladesch, Malaysia, Iran, Argentinien, Brasilien, Peru, Venezuela, Japan, Taiwan, Vietnam

Die Bezeichnung „Russischer Tee" kommt vom früheren Tee-Kontinentalweg von Indien über Russland nach Europa.

Nicht nur das Anbaugebiet, sondern auch die Höhenlage des Anbaugebiets sind für die Teequalität ausschlaggebend.

- Hochlandtee stellt die beste und ausgewogenste Qualität dar. Das Teeblatt kann sich langsam und kontinuierlich entwickeln und bildet feine Säuren und Aromastoffe.
- Mittellandtee ist qualitativ ausreichend.
- Tieflandtee wächst rasch heran, die Ernteerträge sind groß, die Qualität lässt jedoch vielfach zu wünschen übrig.

Vom Teestrauch in die Teeschale – die Teeproduktion

Grundsätzlich wird der geerntete Tee in sechs Phasen verarbeitet:

- Welken,
- Rollen,
- Fermentieren,
- Trocknen,
- Sortieren,
- Verpacken.

Teefabriken stehen inmitten der Anbaugebiete, denn es ist wichtig, dass der Tee sofort verarbeitet wird. Jede Verzögerung bedeutet eine Qualitätsminderung.

Tee-Ernte

Tee wird überwiegend mit der Hand gepflückt. Für Qualitätstees eignen sich nur die Knospen und die ganz jungen Blätter. Wenn „auf Quantität" gepflückt wird, werden auch ältere Blätter mitgepflückt oder es wird maschinell geerntet.

- Erntebefehl **„fein"**
  Zwei junge Blätter und die Knospe; der Anteil an „tips" (= helle Teile des Tees, die von den Blattspitzen stammen) ist groß.
- Erntebefehl **„mittel"**
  Trieb mit zwei weiteren Blättern.
- Erntebefehl **„grob"**
  Alle Pflanzenteile bis zum fünften Blatt.

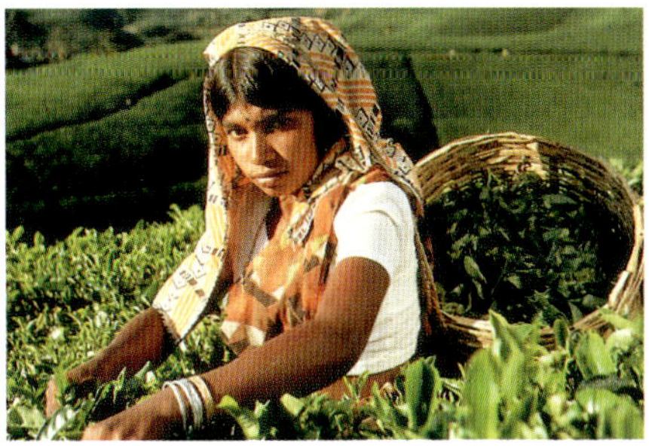

Teepflückerin bei der Ernte

Die Tee-Aufbereitung

① Welken

Durch das Welken wird den frischen Teeblättern bis zu 30 % Feuchtigkeit entzogen. Bei zu hoher Luftfeuchtigkeit helfen Ventilatoren.

Der „Teamaker" überwacht diesen Vorgang: Das Blatt darf nicht austrocknen.

② Rollen

Früher wurde handgerollt. Mittlerweile übernehmen diesen Arbeitsschritt Maschinen. Der Vorgang ist mit einem rollenden Verreiben von Blättern zwischen den Handflächen vergleichbar.

Dabei werden die Zellwände aufgebrochen und der Zellsaft kann austreten – die Fermentation kann hier schon beginnen.

Drei Methoden sind für diesen Arbeitsvorgang bekannt:

- **Die orthodoxe Methode**
  Es können Tees mit verschiedenen Blattgrößen (Graduierungen) erzeugt werden. Die Rollmaschinen bestehen aus einer starren Unterlage mit scharfkantigen Wulsten und einem darüber kreisenden Zylinder.
- **Die CTC-Methode**
  CTC heißt *Crushing* = „Zermahlen", *Tearing* = „Zerreißen", *Curling* = „Rollen".
  Eine Mischmethode zwischen Rollen und Zerreißen in Maschinen, die mit dornenbesetzten Walzen bestückt sind. Stängel und Rippen werden weitgehend ausgeschieden und nur das zerkleinerte Blattfleisch wird verarbeitet.

  Die CTC-Methode geht rascher vor sich, man erhält kleine, ergiebige Blattteilchen.
- **Die LTP-Methode**
  Nach ihrem Erfinder Lawrie benannt. Die Blätter werden von gegeneinanderlaufenden Messern zerschnitten und zerkleinert. Gleichzeitig wird Kaltluft eingeblasen. Mit dieser Methode werden Fanningsgrade produziert.

③ Fermentation

Die Fermentation ist ein Oxidations- und Gärungsprozess des Zellsafts. Sie bewirkt eine Veränderung der Blattfarbe und die Aromabildung.

Die Fermentation erfordert eine Temperatur von 40 °C. Der „Teamaker" bestimmt das Ende und somit den Grad der Fermentation.

④ Trocknen

Durch das Trocknen wird die Fermentation abgebrochen. Das Blatt bekommt seine schwarze Farbe und die entstandenen Aroma- und Wirkstoffe werden an das Teeblatt gebunden.

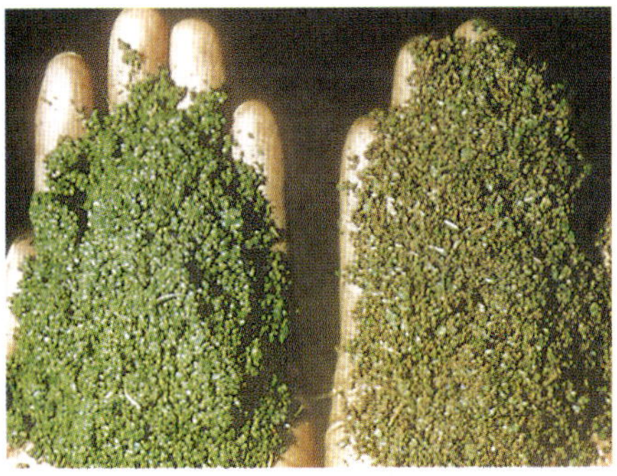

Teeblätter vor- und nach dem Fermentieren

Getrocknet wird bei ca. 85 °C etwa 20 Minuten lang.

Nach diesem Schritt bezeichnet man den Tee als Rohtee, der noch nach Blattteilchengröße sortiert werden muss.

⑤ Sortieren

Neben dem Sortieren wird der Tee gleichzeitig gereinigt. Mithilfe von Stufensieben (Rüttelsiebmaschinen) werden die einzelnen Blattteilchengrößen voneinander getrennt.

Man erhält

- **Blatt-Tees**
  Größere Blattteile, ca. 10 % der Produktion.
- **Kleinblättrige Tees**
  Kleinere Blattteilchen, ca. 90 %. Sie werden Broken Teas genannt: Je nach Blattteilchengröße unterscheidet der Fachmann zwischen Fannings und Dusts; Fluff (unverwertbarer Teestaub) wird ausgeschieden.

Die Größenordnung ist kein Hinweis auf Qualität.

⑥ Verpacken

Der gereinigte, sortierte und somit versandfertige Tee wird in Kisten gefüllt. Die Teekisten sind gewöhnlich aus Sperrholz, mit alubeschichtetem Papier ausgelegt und bieten Schutz gegen Witterungseinflüsse.

Eine Kiste enthält durchschnittlich 50 kg Tee. Per Schiff gelangt der Tee in die Teehandelshäuser.

Teehandel

Jedes Anbauland hat seinen dominierenden Handelsplatz:

- Colombo für Ceylontee,
- Kalkutta für Tee aus Indien,
- Mombasa für Kenia- und Tansaniatee.

Dort werden die Preise gebildet und die Tee-Ernten vergeben.

Bevor jedoch Tee endgültig gekauft wird, werden in den Teehandelshäusern Proben getestet und verkostet. Der Tea Taster – eine Person mit ausgezeichneten Geruchs- und Geschmacksnerven –, der auch für die späteren Mischungen (genannt „Blendings") verantwortlich ist, bestimmt die Tees und die Teemengen, die eingekauft werden sollen.

Mischen des Tees

Der Tee kommt hauptsächlich in Mischungen – „Blends" oder „Blendings" – in den Handel. Dabei handelt es sich um keine Verfälschung oder Qualitätsverminderung, sondern um qualitätserhöhende Maßnahmen.

Hier die vier wichtigsten Gründe für Teemischungen:

- gleichbleibender Geschmack das ganze Jahr hindurch,
- Ausgleich von Preisschwankungen,
- Anpassen der Tees an die jeweiligen Wasserqualitäten der Verbrauchsgebiete,
- Ernteausgleich (nicht immer stehen gleiche Mengen aus bestimmten Gebieten zur Verfügung).

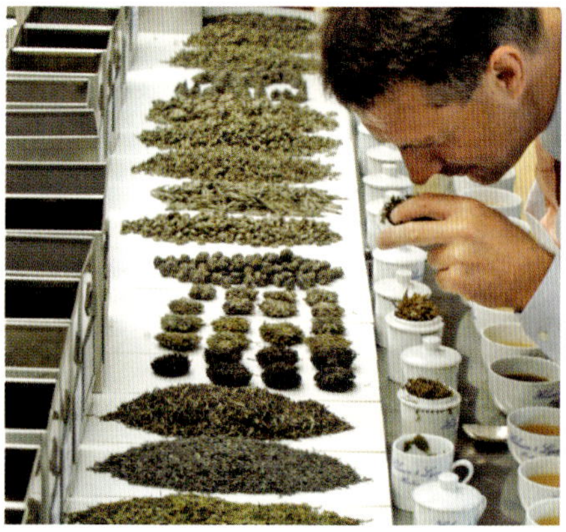

Der „Tea Taster" bestimmt den prozentuellen Anteil der einzelnen Tees für die Blends.

Die Teebezeichnungen

Die Teesorten, die im Handel zu finden sind, haben meist sehr lange und fremdländisch klingende Namen, wie etwa:

- „Darjeeling Flowery Orange Pekoe" oder
- „Ceylon Broken Orange Pekoe" oder gar
- „Golden tippy Golden Flowery Broken Orange Pekoe first flush".

Die Handelsbezeichnungen geben Auskunft über

- das Ursprungsland bzw. das Anbaugebiet,
- die Blattgröße („Blattkorn") und das Aussehen des Blattes,
- eventuell den Grad der Fermentation oder
- ob der Tee aromatisiert wurde.

Blattgröße und Aussehen des Blattes

- **Blatt-Tee**
  Nur ca. 3 % der Weltproduktion.
  - **Flowery Orange Pekoe** (FOP): Dünnes, drahtiges Blatt mit Tip. Als Tip bezeichnet man Blattspitzen junger Teeblätter. Ein Zeichen für jungen Tee.
  - **Orange Pekoe** (OP): Langes, drahtiges Blatt; größer als FOP; „Orange" kann bedeuten: chinesische Bezeichnung für Tee, „oranje" (holländisch) bedeutet „königlich"; heute nur eine Größenbezeichnung.
  - **Pekoe** (P), **Flowery Pekoe** (FP): Kürzer und gröber als OP, kann auch Blattrippen enthalten.
  - **Pekoe Souchong** (PS) und **Souchong** (S): Gröbste Blattsortierung; chinesische Bezeichnung für die gröbste im Handel befindliche Ware.

- **Kleinblättrige Tees – „Broken Teas"**
  Sie machen bereits 97 % der Weltproduktion aus. Produktionsbedingt entstehen gebrochene Blattteile. Daher kommt zu den bisherigen Blattsortierungen als Ergänzung die Bezeichnung „Broken".

  Nach der CTC-Aufbereitungsmethode können nur noch solche kleinblättrigen Teesorten hergestellt werden. „Broken Teas" haben allgemein einen kräftigeren Aufguss, da aufgrund der größeren Oberfläche mehr Geschmacks- und Aromastoffe im Teewasser gelöst werden können.
  - **Flowery Broken Orange Pekoe** (FBOP): Feines, gebrochenes Blatt mit vielen Tips bzw. Goldspitzen; delikates Aroma und kräftig im Aufguss.
  - **Broken Orange Pekoe** (BOP): Weniger aromatisch, aber kräftiger im Aufguss als FBOP.
  - **Broken Pekoe** (BP) enthält viele Blattrippen und ist daher dünner im Aufguss, wenn er nach der herkömmlichen Methode aufbereitet wird. Nach der CTC-Methode bekommt man auch von dieser Blattsortierung einen kräftigen Aufguss.
  - **Broken Pekoe Souchong** (BPS): Grob gerolltes Blatt aus nördlichen Gebieten.

- **Fannings**
  Diese Bezeichnung tragen die kleinen Aussiebungen der geschnittenen Teesorten. Sie sind feiner als „Broken Teas" und werden in Verbindung mit den bekannten Blattgrößensortierungen durch ein „F" gekennzeichnet.
  - **Broken Orange Pekoe Fannings** (BOPF)
  - **Pekoe Fannings** (PF)

  Fannings färben den Aufguss rasch und kräftig. Sie ergeben sehr aromatische Tees und werden häufig für Teeaufgussbeutel verwendet.

- **Dust**
  Dust und **Pekoe Dust** (D, PD) sind die feinsten Aussiebungen bei der Teesortierung und ergeben sehr kräftige und meist stark färbende Tees. Sie sind kein Abfall, sondern die kleinsten Aussiebungen, die für Teebeutel verwendet werden. Gerade die Teebeuteltees brauchen kleines Blattkorn, um in kürzester Zeit so viel Aroma wie möglich zu lösen.

- **Fluff**
  Fluff ist der Teestaub, der bei der Teeproduktion abgesaugt wird. Fluff gelangt nicht in den Handel.

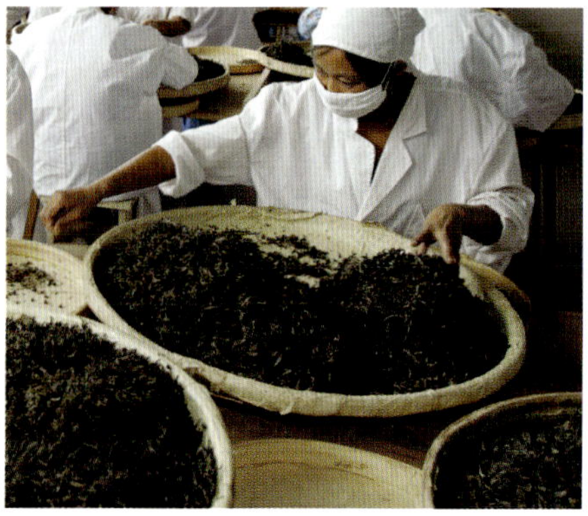

Teefabrik in China

Grad der Fermentation

- **Schwarzer Tee**

  Der schwarze Tee hat die Fermentation zur Gänze durchgemacht. Er hat nach der Fermentation rostbraune Farbe angenommen und nach der Trocknung die schwarze Farbe erreicht.

  Schwarzer Tee ergibt einen kräftig-aromatischen, goldgelben bis goldbraunen Aufguss.

- **Oolong Tee**

  Oolong-Tee ist ein halbfermentierter Tee, d. h., die Fermentation wurde unterbrochen. Er wird vorwiegend auf Formosa hergestellt und in die USA exportiert. Oolong-Tee bringt einen hellbraun-rötlichen Aufguss.

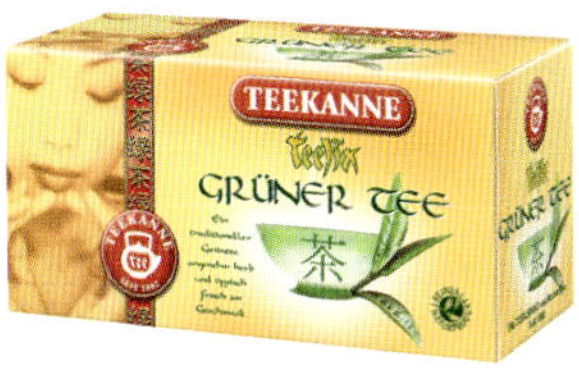

- **Grüner Tee**

  Er unterscheidet sich vom schwarzen Tee dadurch, dass er nicht fermentiert wurde. Die Blätter bleiben olivgrün, werden leicht gerollt und sofort getrocknet.

  Grüner Tee enthält noch alle Bitterstoffe, die dem schwarzen Tee bei der Fermentation mehrheitlich entzogen wurden. Er ist in der Tasse heller (zitronengelb) und hat einen herben Geschmack. Die wichtigsten und bekanntesten grünen Tees sind „Gunpowder" (kugelförmig gerollte Blätter) und „Chun Mee".

  Grüner Tee wird fast ausschließlich in China, Japan und Taiwan produziert.

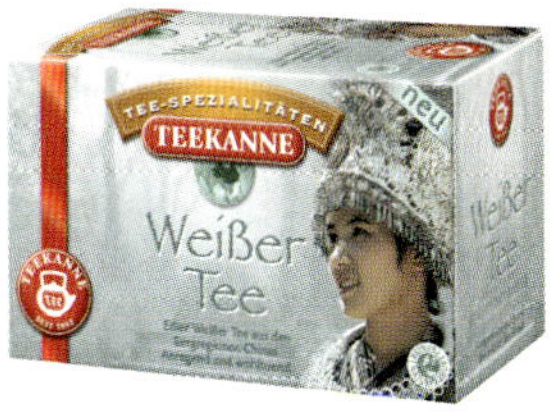

- **Weißer Tee**

  Nur die ungeöffneten Blattknospen des Teestrauchs werden geerntet. Weißer Tee wird an der Luft und bei mildem Sonnenschein getrocknet. Zum Ende des Fertigungsprozesses wird er kurz erhitzt.

  Die Bezeichnung „weißer Tee" kommt daher, weil die zarte Behaarung der Blattunterseite als silbrig-weißer Flaum erscheint.

  Weißer Tee hat zart-milden Geschmack und helle Farbe im Aufguss.

- **Aromatisierter Schwarztee**

  Schon die alten Chinesen haben begonnen, dem Tee zusätzliches Aroma zu geben. Der älteste aromatisierte Schwarztee ist der „Earl Grey" (mit Bergamotte-Öl angereicherter Tee). Er wurde schon vor 100 Jahren in Europa getrunken.

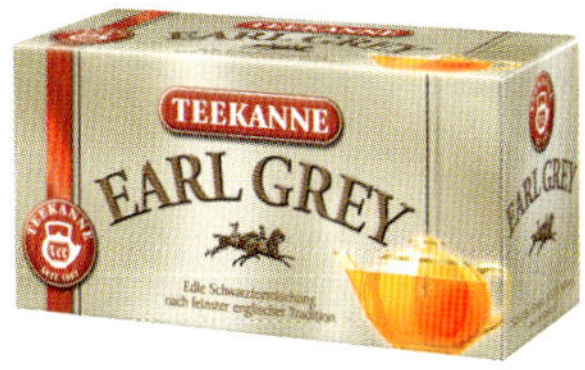

Eine wichtige Voraussetzung für guten aromatisierten Tee ist der verwendete Basistee.

Grundsätzlich gibt es drei Möglichkeiten, aromatisierten Tee herzustellen:

- **Beifügen von Blüten, Blättern, Gewürzen oder Trockenschalen:**
  Jasmin- oder Rosenblüten, Vanilleschoten, Ingwer, getrocknete Johannisbeeren, Orangenschalen usw.
- **Beifügen von natürlichen, aromatischen (meist ätherischen) Ölen:**
  Bergamotte-, Zitronen-, Orangen-, Mandarinen-, Bitterorangenöl oder auch Zitronen- oder Orangensaft.
- **Beifügen von naturidentischen** (synthetischen) **Essenzen:**
  Apfelaroma, Mango- oder Aprikosenaroma, Wildkirscharoma oder Aromen, die anderen tropischen Früchten entsprechen.

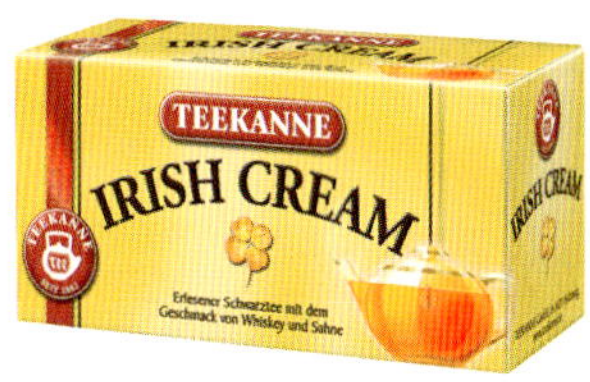

Verbraucherinformation

Das Grundrezept für die Teezubereitung

- **Kochend heißes Wasser verwenden**

  Nur sprudelnd heißes Wasser vermag alle Aroma- und Farbstoffe aus den Teeblättern zu lösen. Außerdem soll beachtet werden, dass das Wasser immer zum Tee gegeben werden soll und nicht umgekehrt. Das Teeblatt muss sprudelnd umspült werden, damit sich alle Stoffe aus dem Blatt lösen können.

- **Genügend Tee verwenden**

  Die goldene Regel der Teezubereitung lautet: Für losen Tee normaler Blattgradierung – einen Teelöffel Tee für jede Tasse und einen zusätzlichen für die Kanne („One spoon for the cup and one for the pot"). Je feiner der Blattgrad, desto ergiebiger der Tee. Für Tee im Aufgussbeutel sollen die Portionierempfehlungen der Teefirmen befolgt werden.

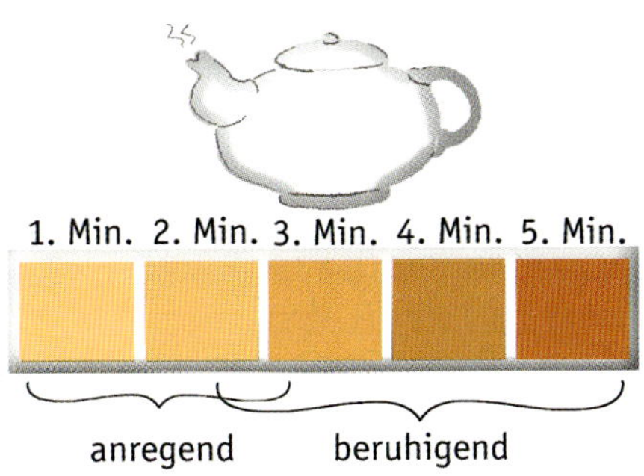

Die Teewirkung hängt von der Ziehdauer ab.

- **Zwischen 2 und 5 Minuten ziehen lassen**

  In den ersten beiden Minuten löst sich das Koffein, daher wirkt Tee mit kurzer Ziehdauer anregend.

  Ab der zweiten Minute lösen sich auch alle anderen Stoffe, auch die Tannine. Daher wirkt Tee bis zu einer Ziehdauer von bis zu 5 Minuten beruhigend.

  Tee soll nie länger als 5 Minuten ziehen, sonst wird das Getränk bitter.

- Tee soll immer in keramischen Geschirren zubereitet und serviert werden. Metall beeinflusst den Tee in seinem Geschmack und Geruch.

  Immer vorgewärmte Kannen verwenden.

Verbraucherinformation

Kleines Tee-Vokabular

Orange
Das Wort „orange" soll früher in China für Tee verwendet worden sein, der mit Orangenblüten aromatisiert war. Eine weitere Auslegung bringt den Begriff mit dem niederländischen Königshaus Oranien in Verbindung. Es bedeutet daher auch „königlich" im Sinne von „sehr guter Qualität".

Pekoe
Der Begriff bedeutet „weißer Flaum", der auf den jungen, noch zarten Blättern zu finden ist. Es bedeutet einfach: gutes Blatt.

Tip
Als „tip" bezeichnet man die hellen Teile des fertig aufbereiteten, getrockneten Schwarztees, also die Blattspitzen. Sie besitzen weniger Zellsaft und verfärben sich daher beim Fermentieren nicht dunkel.

Tippy
bezeichnet man einen Tee mit vielen „tips".

Golden
Hinweis auf goldbraune Spitzen. Einige Tees werden auch als „Goldspitzentees" bezeichnet. Diese Bezeichnung wird nur bei Darjeeling- bzw. Assam-Blatt-Tees verwendet, z. B. „Golden Flowery Orange Pekoe", oder „Golden Tippy Golden Flowery Orange Pekoe".

Flowery
Das Wort stammt aus dem Englischen und bedeutet „blumig", das heißt, der Tee hat ein besonders blumiges Aroma.

Souchong
Die chinesische Bezeichnung für die gröbsten Teehandelssorten. Dünn im Aufguss.

Fannings
Feine Blattaussiebung, die einen kräftigen, aromatischen Aufguss ergibt. In Teeaufgussbeuteln wegen ihrer Ergiebigkeit gerne verwendet.

Dust
heißt eigentlich „Staub". Es handelt sich um die feinsten, ergiebigsten Blattaussiebungen. Im Teeaufgussbeutel verwendet.

First Flush
Erste Teepflückung von Darjeeling-Tee nach der Winterpause (April). Besonders aromatische und hochwertige Teesorten.

Was ist Pu-Erh-Tee?

Der Pu-Erh-Tee stammt vom Qingmao-Teebaum aus China. Der Name stammt von der Stadt Pu-Erh in der Provinz Yunnan.
Die großen grünen Blätter werden zu einem Kuchen gepresst und so lange fermentiert, bis sie eine rotbraune Farbe angenommen haben.
Er muss einige Jahre lagern und reifen. Das daraus gebrühte Getränk ist dunkelrot bis kastanienfarben. Der Tee schmeckt mild, erdig und nussig. Pu-Erh-Tee regt den Leberstoffwechsel an.

Teegetränke

- **Eistee**
  Eine erfrischende Zubereitungs- bzw. Servierart des Schwarztees. Richtiger Eistee wird durch Übergießen von Eiswürfeln mit heißem, dreifach konzentriertem Tee hergestellt. Durch den Eisschock bleiben alle Wirkstoffe und Aromen erhalten. Durch das Auflösen der Eiswürfel ergibt sich ein Tee mit normaler Wirkstoffkonzentration.
- **Grüner Tee** als Erfrischungsgetränk
- **Kombucha**
  Gezuckerter schwarzer Tee wird mit Essigsäurebakterien und Hefepilzen versetzt, dabei entstehen durch eine Fermentation Kohlendioxid, verschiedene Säuren und Alkohol. Der Geschmack erinnert an Most, er wird als erfrischend bis säuerlich bezeichnet.
  Das Getränk zählt zu den „Wellness-Getränken" und ist in der Wirkung mit Sauermilchprodukten zu vergleichen.

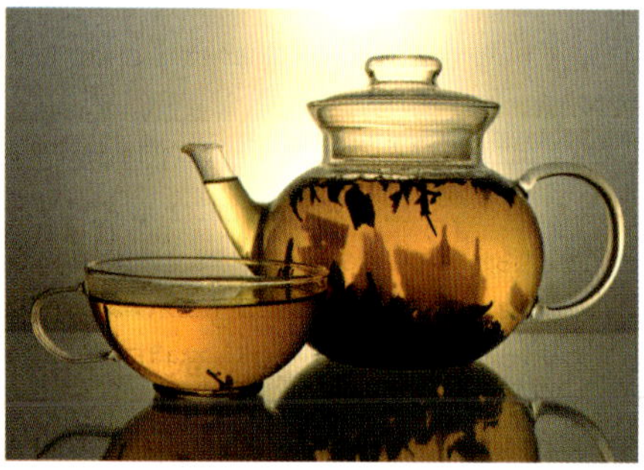

In einer Glaskanne wirkt ein Teeaufguss besonders stimmungsvoll

Arbeitsaufgaben

1. Ein Gast wünscht einen schwarzen Tee, ist aber von dem reichhaltigen Teeangebot auf Ihrer Getränkekarte überrascht und bittet um Ihre Beratung.
   Erläutern Sie ihm die Unterschiede zwischen schwarzem, grünem und Oolong-Tee.
2. Der Gast entscheidet sich schließlich für einen „Assam Broken Orange Pekoe". Geben Sie ihm eine Erklärung zur Sorte.

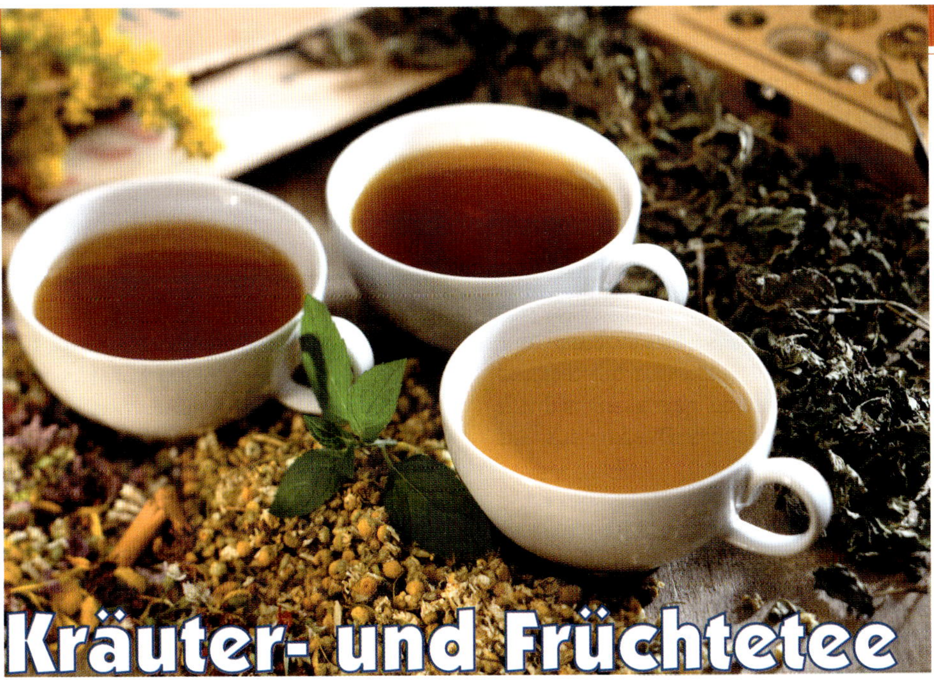

Kräuter- und Früchtetee

Die Bezeichnung „Tee“ steht eigentlich nur dem Aufgussgetränk aus den Blättern des Teestrauchs zu. „Kräuter- und Früchtetees“ sind teeähnliche Erzeugnisse. Sie bestehen aus getrockneten Pflanzen oder Pflanzenteilen, die mit Wasser aufgegossen und als Getränk konsumiert werden.

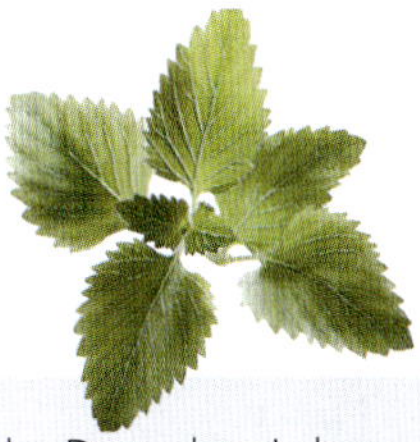

Gesetzliche Grundlagen

In den bereits bei Tee genannten entsprechenden Leitsätzen des Deutschen Lebensmittelbuchs sind auch teeähnliche Erzeugnisse beschrieben und Anforderungen niedergelegt. Hier wird genau festgelegt, welche Pflanzenteile in welcher Beschaffenheit für die Herstellung üblicherweise Verwendung finden.

Typische Beispiele für die Verwendung verschiedener Pflanzenteile

Bei den Kräutertees sind zu unterscheiden:

- Kräutertees
  des Lebensmittelhandels.
- Arzneitees
  sind Tees mit spezifischer nachgewiesener Heilwirkung und gesundheitsbezogenen Angaben. Sie werden in Apotheken angeboten und unterliegen den Anforderungen des europäischen Arzneibuchs.

- **Wurzeln:** Süßholz, Baldrian.
- **Blätter:** Pfefferminze, Melisse, Brennnesseln.
- **Rinde:** Zimt.
- **Blüten:** Kamille, Hibiscus (Blütenkelche).
- **Früchte:** Hagebutten, Fenchel, getrocknete exotische Früchte.
- **Samen:** Leinsamen.
- **Gesamtes Kraut:** Schafgarbe.

Die Pflanzen der Kräuter- und Früchtetees stammen nur noch zu einem kleinen Teil aus Wildsammlungen. Der Großteil wird aus kontrolliertem Anbau gewonnen. Die Vorteile sind

- widerstandsfähige Pflanzen,
- höchstmögliche Reinheit,
- gleichbleibende Qualität,
- gleichbleibende, ausgewogene Preise usw.

Pflanzen und Kräuter für Aufgussgetränke

Pfefferminze

Es sind viele Minze- und Pfefferminzarten in verschiedenen Qualitätsstufen auf dem Markt. Eine sehr beliebte und aromareiche Minze ist die „Mitcham-Minze“. Das ätherische Öl (Menthol) befindet sich an der Blattunterseite und ist kurz vor der Blüte am reichlichsten vorhanden. Es bewirkt den kühlenden, erfrischenden Effekt.

Arzneiwirkung: Krampflösende Wirkung bei Störungen im Magen- und Darmbereich; anregend auf die Gallenblase.

Herkunft: Bulgarien, Spanien, Griechenland, Nord- und Mittelamerika.

Kamille

Die Kamille enthält das farblose Proazulen. Bei der Kamille werden nur die Blütenköpfe geerntet und anschließend destilliert. Durch die Destillation der Blüten mit Wasserdampf gewinnt man das tiefblau färbende Chamazulen bzw. „blaue Azulen“.

Wirkung: Lindernd bei Entzündungen des Magen- und Darmtrakts, lindernde Wirkung bei Erkältung.

Herkunft: Argentinien, Ägypten, Balkanländer.

Hagebutte

Die Hagebutte ist die Scheinfrucht einer Heckenrose. Kerne und Härchen werden vor der Trocknung entfernt und die Fruchtschalen getrocknet. Die Hagebutte hat hohen Gehalt an Fruchtzucker und Fruchtsäure, (daher der säuerlich-fruchtige Geschmack) und einen hohen Vitamin-C-Gehalt. Im Hagebuttentee ist meist auch ein Teil Hibiskus enthalten, um den Geschmack abzurunden.

Herkunft: Balkanstaaten, China, Chile.

Hibiskusblüte

Die Hibiskusblüte wird auch als Nubiablüte, afrikanische Malve oder Sudanmalve bezeichnet. Eingebürgert ist der Begriff „Malvenblüte", daher wird er auch tatsächlich als „Malventee" bezeichnet. Hoher Farb- und Fruchtsäuregehalt. Die Hibiskusblüte bringt einen extrem roten Aufguss.

Herkunft: Sudan, Thailand, China, Mexiko.

Fenchel

Fenchel sind die Früchte einer Doldenpflanze. Die reifen Früchte riechen stark und würzig aufgrund des hohen Gehaltes an ätherischen Ölen.

- Fenchon – der bittere, kampferartige Teil,
- Anethol – der süße Teil des Fenchels.

Wirkung: Für Kleinkinder beruhigend, schleim- und krampflösend sowie antibakteriell. Häufiger Bestandteil in Husten- und Brusttees, Magen- und Darmtees.

Herkunft: Balkanstaaten, China, Ägypten und europäische Mittelmeerstaaten.

Melisse

Verwandt mit der Pfefferminze. Auch hier befindet sich das ätherische Öl in Drüsenköpfen auf der Blattunterseite. Der Gehalt an ätherischem Öl ist jedoch nicht so hoch. Geruch und Geschmack erinnern an Zitronen. Neben Tee dient die Melisse zur Herstellung von Badezusätzen und Melissengeist.

Wirkung: Belebend, magenstärkend, krampflösend.

Herkunft: Balkanstaaten, Spanien.

Lindenblüten

Blüten verschiedener Lindenbaumarten. Blüten und dazugehöriges Hochblatt werden zur Teegrundlage verarbeitet.

Wirkung: Schweißtreibende Wirkung bei beginnenden Erkältungskrankheiten.

Herkunft: Balkanländer und Türkei.

Verbenenkraut, „Eisenkraut"

Blätter einer nordafrikanischen Pflanze mit hohem Gehalt an ätherischem Öl, das an Zitrone erinnert. Es wird Melissentees und Kräutertees beigemischt.

Rotbusch (auch Rooibos)

Ginsterähnlicher Busch aus Südafrika, der in Kräutertees die rotbraune Farbe verursacht. Er ist würzig und enthält eine Menge lebenswichtiger Mineralien.

Der Rotbuschtee (auch als Rooibos-Tee oder Rooibusch-Tee bezeichnet) wird geschnitten und acht bis 24 Stunden fermentiert, damit er die rotbraune Farbe erhält. Er hat eine positive Wirkung auf das Zentralnervensystem und ist sehr mineralstoffreich. Unfermentiert kommt er als „Grüner Rooibos-Tee" in den Handel.

Das Flavonoid Aspalathin soll freie Radikale binden können, das Flavonoid Quercetin stärkt das Immunsystem, wirkt krampflösend und wirkt bei Niedergeschlagenheit.

Brennnessel

Die Brennnesseln für die Kräuterteeherstellung werden in Plantagen gezogen, da die Qualitäten aus dem Wildwuchs sehr unterschiedlich sind. Die sorgfältige Trocknung gewährleistet, dass die Inhaltsstoffe weitestgehend erhalten bleiben.

Mate

In Südamerika ist Mate ein Nationalgetränk. Man schätzt ihn wegen seiner belebenden Wirkung. Außerdem vermag er Hunger- und Durstgefühl optimal zu stillen. Die Blätter stammen vom Mate-Baum.

Der Mate-Baum ist eine immergrüne Urwaldpflanze, verwandt mit unserer heimischen Stechpalme. Der Geschmack von Mate ist herb, würzig und etwas rauchig.

Man unterscheidet:

- Grüner Mate-Tee
  Die Blätter sind unbehandelt, schwacher Geschmack.
- Gerösteter Mate-Tee
  Die Blätter werden nach der Trocknung geröstet, daher auch der herbwürzige, rauchige Geschmack.

Kräuter- und Früchtebeimischungen

Um den Geschmack von Kräutertees abzurunden, werden den verschiedenen Mischungen folgende Kräuter und Früchte bei Bedarf beigemischt:

Getrocknete Apfel-, Mango-, Papaya- und Maracujastücke; Orangenschalen, Orangen- und Mandarinenöl, Grapefruitöl, Holunderbeeren; Brombeerblätter; Zimt, Anis, Ingwer, Kardamomen, Vanille; Süßholz; Zitronenschalen, Zitronenöl; Zitronengras; Boysenbeere. (Die Boysenbeere ist eine Kreuzung der Loganbeere mit der Himbeere und der Brombeere. Von den Teeherstellern wegen der intensiven roten Farbe und dem prägnanten Geschmack geschätzt. Anbaugebiete: USA und Neuseeland.)

Außerdem gibt es Früchtetees mit zusätzlicher Vitaminisierung und Mineralisierung, die dem steigenden Gesundheitsbewusstsein der Bevölkerung Rechnung tragen.

Verbraucherinformation

Richtige Kräutertee-Zubereitung

- **Nehmen Sie die richtige Menge:**
  Beachten Sie die Portionsempfehlung der Hersteller. Meist reichen ein bis zwei Teelöffel oder ein Teebeutel für ein oder zwei Teetassen.
- **Wasser beeinflusst den Geschmack:**
  Weiches Wasser ist für einen guten Teegeschmack am besten. Zu lange gekochtes oder abgestandenes Wasser lässt Kräutertee fade schmecken. Nehmen Sie sprudelnd kochendes Wasser zum Aufgießen, aber lassen Sie den Tee nicht kochen. Die geschmackgebenden ätherischen Öle gehen verloren.
- **Tee nach Vorschrift ziehen lassen:**
  Je nach Sorte sollte Kräutertee fünf bis zehn Minuten ziehen. Bei zu langer Ziehdauer können Tees, wie z. B. Pfefferminze oder Salbei, bitter werden oder sich, wie z. B. Lindenblütentee, unschön verfärben. Losen Tee sollten Sie dann abseihen oder umgießen. Am bequemsten sind Teesiebe oder Aufgussbeutel.
- **Das richtige Zubehör für Stimmung und Geschmack:**
  Teekannen nur mit klarem Wasser spülen, sonst kann es zu Geschmacksverfälschungen kommen. Tee im Teefilter, rustikale Keramik oder zartes Glas, Teestövchen und Kandiszuckerstangen zum Süßen sind ein Service, über den sich jeder Teetrinker freut.

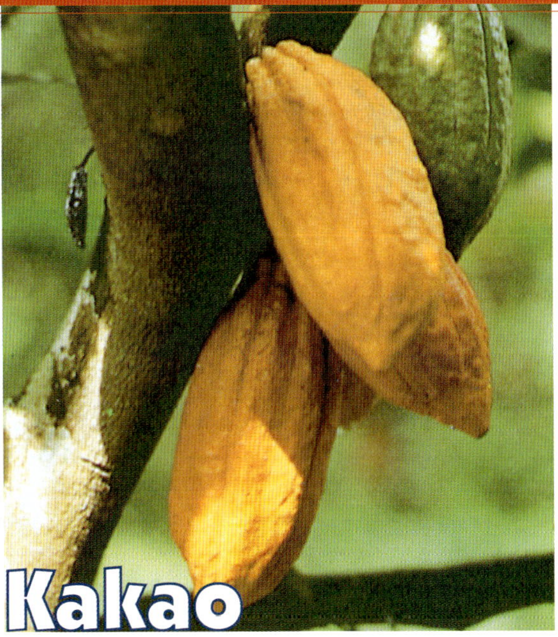

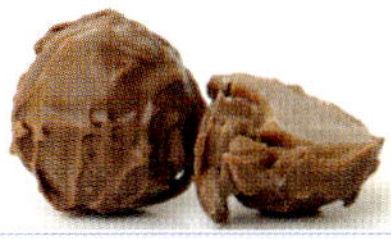

Wussten Sie, dass

- die Azteken den Kakao früher so wertvoll fanden, dass sie Kakaobohnen als Zahlungsmittel benutzten?
- es früher Kakao bei uns nur als Heil- und Stärkungsmittel in Apotheken zu kaufen gab?
- das Wort Schokolade von „Xocoatl", einem aztekischen Wort, kommt?
- der jährliche Pro-Kopf-Verbrauch in Deutschland ca. 10 kg beträgt?

Kakao ist das rötlich-braune, teilweise von Fett befreite feine Pulver, das aus den aufbereiteten Samenkernen der Kakaofrucht erzeugt wird.

Gesetzliche Grundlagen

Die Verordnung über Kakao- und Schokoladenerzeugnisse definiert auf der Grundlage der EU-Richtlinie 2000/36/EG folgende Erzeugnisse:

- **Kakaobutter** ist das aus der Kakaobohne gewonnene Fett.
- **Kakaopulver** oder **Kakao** muss mindestens 20 % Kakaobutter und darf höchstens 9 % Wasser enthalten.
- **Fettarmer** oder **magerer Kakao** (stark entöltes Kakaopulver) enthält weniger als 20 % Kakaobutter, der Gehalt ist anzugeben. Schokoladenpulver, eine Mischung aus Kakaopulver und Zucker, enthält mindestens 32 % Kakaopulver.
- **Trinkschokoladepulver, gezuckerter Kakao** ist eine Mischung aus Kakaopulver und Zucker, die mindestens 25 % Kakaopulver enthält.
- **Schokolade** enthält üblicherweise mindestens 35 % Gesamtkakaotrockenmasse, einschließlich mindestens 18 % Kakaobutter und mindestens 14 % fettfreie Kakaotrockenmasse.
- **Milchschokolade** ist ein Erzeugnis aus Kakao, Zucker und Milcherzeugnissen, das mindestens 25 % Gesamtkakaotrockenmasse, mindestens 14 % Milchtrockenmasse, mindestens 2,5 % fettfreie Kakaotrockenmasse und mindestens 3,5 % Milchfett enthält. Der Gesamtfettgehalt (Kakaobutter und Milchfett) muss mindestens 25 % betragen.
- **Haushaltsmilchschokolade** enthält mindestens 20 % Gesamtkakaotrockenmasse, mindestens 20 % Milchtrockenmasse, mindestens 2,5 % fettfreie Kakaotrockenmasse und mindestens 5 % Milchfett. Der Gesamtfettgehalt (Kakaobutter und Milchfett) beträgt mindestens 25 %.
- **Weiße Schokolade** ist ein Erzeugnis aus Kakaobutter, Milcherzeugnissen und Zucker und enthält mindestens 20 % Kakaobutter und mindestens 14 % Milchtrockenmasse einschließlich mindestens 3,5 % Milchfett.
- **Gefüllte Schokolade, Schokolade mit Füllung** ist ein gefülltes Erzeugnis, dessen Außenschicht aus Schokolade, Milchschokolade, Haushaltsmilchschokolade oder weißer Schokolade besteht.
  Schokoladen dürfen bis zu 5 % pflanzliches Fremdfett enthalten. Andere tierische Fette außer Milchfett dürfen Schokoladen nicht zugesetzt werden. Auch der Zusatz von Mehl oder Stärke ist verboten, ausgenommen bei „Chocolate a la Taza", einem mit Weizen- bzw. Maismehl hergestellten Schokoladeerzeugnis.

Die Kakaoverordnung enthält auch spezielle Kennzeichnungsvorschriften, die neben den Anforderungen der Lebensmittelkennzeichnungsverordnung gelten.

Demnach müssen folgende Kennzeichnungselemente zu finden sein:

- Verkehrsbezeichnung,
- Zutatenverzeichnis,
- Gehalt an Kakaobutter und Angabe „fettarm", „mager" oder „stark entölt" bei Kakao mit weniger als 20 % Kakaobutter,
- ggf. Fremdfettzusatz „enthält neben Kakaobutter auch andere pflanzliche Fette",
- Gesamtkakaogehalt „Kakao: ... % mindestens",
- Mindesthaltbarkeitsdatum,
- Füllmenge nach Gewicht ab 50 g,
- Name oder Firma und Anschrift des Herstellers, Verpackers oder Verkäufers.

Zusammensetzung und Bedeutung für die Ernährung

Kakaomasse, der Grundstoff für alle Kakaoerzeugnisse, enthält etwa 56 % Fett (Kakaobutter) sowie Eiweiß, Stärke, Gerbstoffe, Mineralstoffe und Theobromin. Theobromin ist ein Alkaloid, ähnlich dem Koffein. Es besitzt jedoch nicht die anregende Wirkung des Koffeins, weshalb Kakao und Schokolade für Kinder geeignet sind.

Milchschokolade enthält etwa 55 % Kohlenhydrate, 20 % Fett (davon mindestens 3,5 % Milchfett) und 9 % Eiweiß. Schokolade besitzt aufgrund des hohen Zucker- und Fettgehalts einen hohen Nährwert (ca. 2400 kJ/100 g). Kakao, vor allem Produkte mit hohem Anteil an fettfreier Kakaotrockenmasse (z. B. Magerkakao), hat eine stopfende Wirkung.

Der Kakaobaum

Der Kakaobaum erreicht bis zu 15 m Höhe, er wird jedoch für eine leichtere Ernte auf 6 m zurückgeschnitten. Er braucht gleichmäßig warme Temperaturen und viel Feuchtigkeit.

Drei wichtige Arten:

- Criollo-Baum
  Ungefähr 10 % der Ernte; Hauptanbau in Ecuador und Venezuela; geringer Ernteertrag, jedoch edle Qualität, für hochwertige Schokoladen und Mischungen.
- Forastero-Baum
  Ungefähr 90 % der Ernte; Hauptanbau in Westafrika; höherer Ertrag, etwas bitterer, herber Kakao.
- Trinitaria-Baum
  Liefert eine Kakaosorte aus dem Verschnitt von Criollo- und Forastero-Pflanzen.

Die Kakaofrucht

Sie ist eine gurken- bzw. kürbisähnliche Frucht, die bis zu 1,5 kg schwer wird. Mit großen scharfen Messern werden die Früchte vom Stamm getrennt. Dabei wird darauf geachtet, dass weder die Ansätze am Holz noch die unreifen Früchte verletzt werden. Die Frucht ist im reifen Zustand gelb bis rotbraun. In einem Fruchtmus eingebettet befinden sich 20 bis 40 mandelartige Kakaobohnen.

Criollo-Bäume liefern weißgelbliche Bohnen, Forastero-Bäume Bohnen von tiefvioletter Farbe.

Keimwurzeln und Keimblätter – Bestandteile der Bohne – sind für die spätere Verarbeitung von großer Bedeutung.

Kakaofrucht

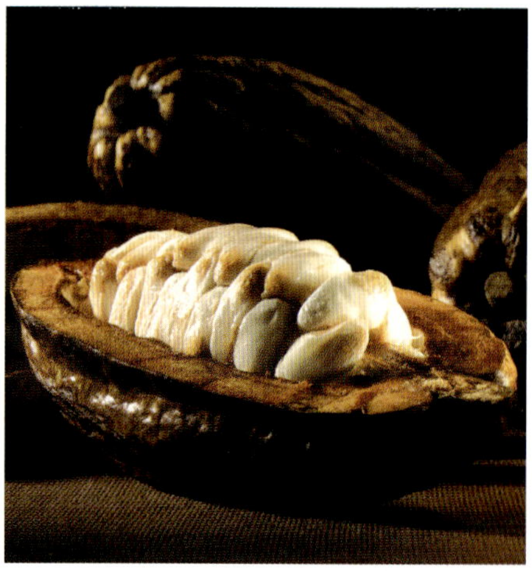

Anbauländer

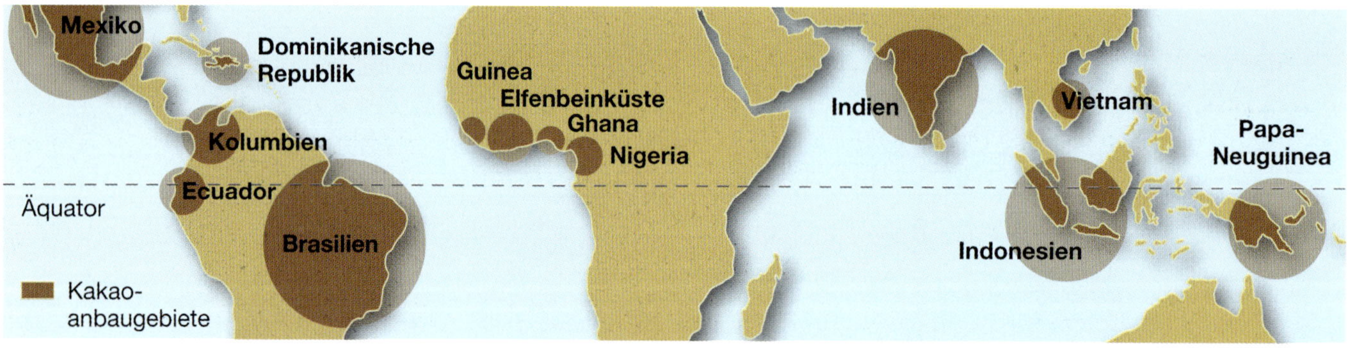

Afrika: Elfenbeinküste, Nigeria, Kamerun, Ghana, Kongo, Madagaskar, Sao Thome.

Asien: Sri Lanka (Ceylon), Java, Neuguinea.
Zentralamerika: Mexiko, Costa Rica, Haiti, Jamaica, Grenada, Trinidad.

Südamerika : Brasilien, Ecuador, Kolumbien, Venezuela.

Die Verarbeitung im Anbaugebiet

① Ernte

Zwei Haupterntezeiten: Oktober/November und Mai. Die Früchte werden mit an Stangen befestigten Messern vorsichtig abgeschnitten, danach aufgeschlagen und die Kakaobohnen auf den Fermentationsplätzen ausgebreitet.

② Fermentation

Prozess zur Gewinnung von hochwertigem Rohkakao: Der enthaltene Zucker wird zwei bis sechs Tage lang bei 45 bis 50 °C vergoren. Der Gärsaft reduziert die Bitterstoffe und trägt zur Entwicklung des Aromas bei. Die Keimblätter nehmen diesen Gärsaft auf.

③ Trocknung

Die Keimblätter färben sich gelbbraun bzw. violettbraun. Der Wassergehalt wird von 60 % auf wenige Prozente herabgesetzt und das Aroma wird stabilisiert.

④ Einsacken und Klassifizieren

Die fertigen Kakaobohnen werden für den Export in Jutesäcke gefüllt, gewogen und klassifiziert.

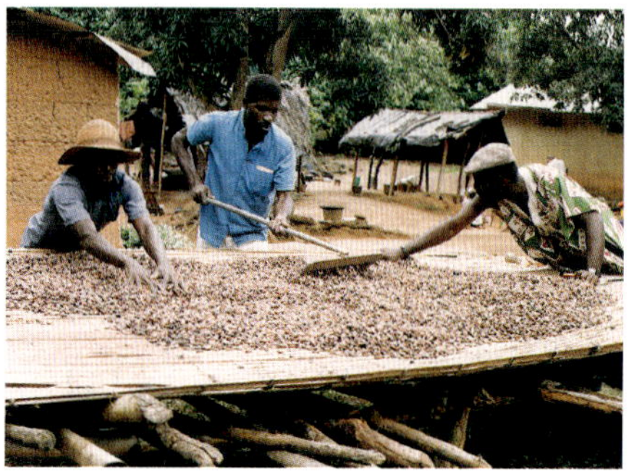

Trocknen von Kakaofrüchten

Von der Kakaobohne zum Kakaopulver

Der Import-Rohkakao wird vor der Weiterverarbeitung zunächst gelagert (Silolagerung).

① Reinigung

Vor dem eigentlichen Verarbeitungsprozess wird der Rohkakao gereinigt. Siebe, gelochte Bleche und Bürsten dienen der Reinigung. Der letzte Staub wird durch starke Luftströme entfernt.

② Röstung

Durch die Röstung wird erreicht:

- Entwicklung des Aromas und
- Ablösen der Schale vom Kakaokern.

Der Röstvorgang läuft innerhalb von 15 bis 20 Minuten vollautomatisch bei Temperaturen bis zu 130 °C ab.

③ Brechen und Schälen

Die fertig gerösteten Kakaobohnen werden zerkleinert und von den unverwertbaren Schalen und der bitter schmeckenden Keimwurzel befreit.

Die ausgeschiedenen Kakaoschalen werden der chemischen Industrie zugeführt.

④ Mischen

Durch Mischung der verschiedenen Kakaosorten werden die Qualität und der Geschmack beeinflusst.

Dieser Mischvorgang ist besonders für die Schokoladeerzeugung von großer Bedeutung.

⑤ Mahlvorgang

In speziellen Mühlen und glatten Walzen wird das noch grobe Pulver zu einer feinen Masse vermahlen.

Die Zellwände der Kerne zerreißen, und die Kakaobutter wird frei. Durch die entstandene Reibungswärme verflüssigt sich die Kakaobutter.

Es entsteht die dickflüssige Kakaorohmasse.

⑥ Pressen der Kakaomasse

Diese Kakaorohmasse wird gepresst und es entsteht:

- **Kakaopresskuchen:** Zerkleinerung, Vermahlung, Siebung, dunkles, kräftig-aromatisches Kakaopulver
- **Kakaobutter:** Weiterverwendung in der Schokoladeherstellung sowie in der Kosmetikindustrie.

Flüssige Kakaobutter fließt ab

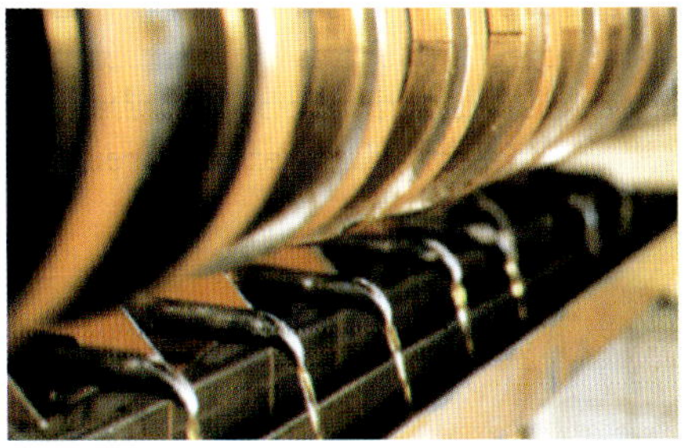

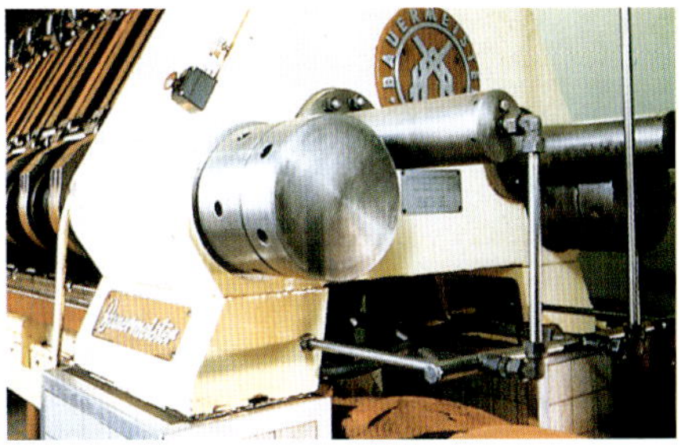

Mahlvorgang

Die Schokoladeherstellung

① Zusammenmischen der Grundstoffe

Zusammenmischen von Kakaomasse: Zusätzliche Kakaobutter, Zucker in fein vermahlener Form, eventuell Gewürze (z.B. Vanille) und Milchpulver werden nach geheimen Rezepturen zusammengemischt.

② Kneten der Mischung

Im Melangeur werden die Grundstoffe geknetet. Es entsteht eine homogene, pastenförmige Masse (Schokolademasse). Sie ist geschmacklich gut, jedoch auf der Zunge und am Gaumen sandig.

③ Walzen der Schokolademassen

Auf Walzenstühlen wird die Schokolademasse unter großem Druck in ganz kleine Teilchen zerlegt (Teilchengröße = 3/100 mm).

④ Conchieren der Schokolademasse

Erwärmen von 50 auf 90 °C

Conchen sind Tröge, in denen die Schokolademasse noch feiner gemacht wird. Unter Zusatz von Kakaobutter und Lecithin wird die Masse ständig gerührt. Dabei gelangt immer etwas Luft hinein, die die Aromastoffe der Masse erst richtig zur Geltung bringt.

Nach dem „Conchieren" wird die Schokolademasse nicht mehr als sandig empfunden, sondern sie zergeht auf der Zunge. Die Schokolade hat ihren „zarten Schmelz".

⑤ Formen der Schokolademasse

„Eintafeln" „Gießen" – „Füllen"

Zuerst wird die Masse temperiert – sie wird schrittweise auf 28 °C heruntergekühlt, um dann wieder auf 32 °C erwärmt zu werden. Das gibt ihr den Schmelz und den knackigen Bruch.

Die Schokolademasse wird anschließend in starre Formen gegossen. So entstehen die Tafeln, Riegel, Pralinenhütchen usw. Nicht benötigte Schokolademasse wird in 50-kg-Blöcken zwischengelagert und bei Bedarf wieder langsam verflüssigt.

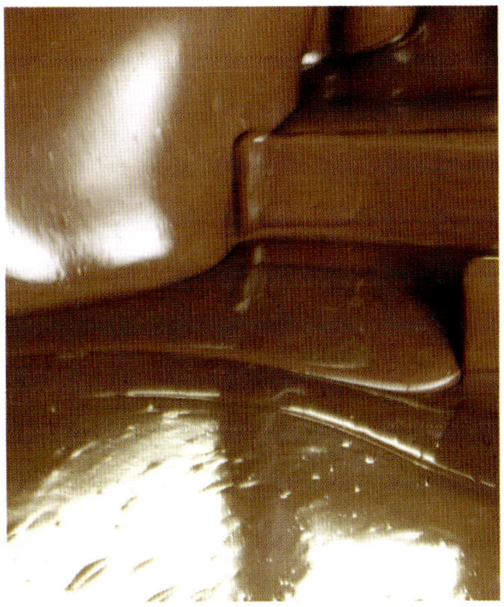

Conchieren der Schokoladenmasse

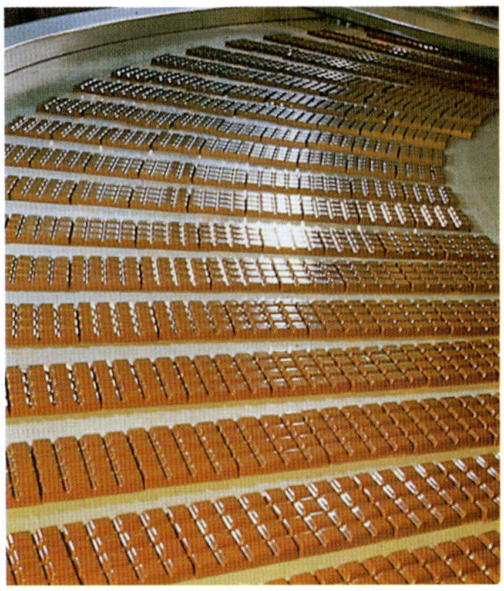

Gegossene Schokoladentafeln nach dem Lösen aus der Form

Kakaoprodukte im Handel

Kakaopulver

- Kakao
  reines Kakaopulver mit mindestens 20 % Kakaobutter. Es ist sehr dunkel und weist einen milden, vollen Geschmack auf. Reines Kakaopulver lässt sich nur in heißer Milch auflösen.
- Magerkakaopulver
  ist ein stark entöltes Kakaopulver und enthält weniger als 20 % Fett. Es ist herber als Kakao und wird zum Backen und für Desserts verwendet.
- Schokoladenpulver (gezuckerter Kakao)
  wird aus mind. 32% Kakaopulver und Zuckerarten gemischt. Im Gegensatz zu Kakao kann es auch in kalte Milch eingerührt werden. Man verwendet es für Getränke, zum Backen und für Desserts.
- Trinkschokoladenpulver
  enthalten nur noch etwa 25 bis 30% Kakaopulver, aber viel Zucker. Es gibt sie in verschiedenen Fettstufen. Man nutzt sie für leckere kalte und heiße Getränke und für die Herstellung von Gebäcken und Konfekt.

Kakaohaltige Getränkepulver

Auch als „Instant-Kakao" bezeichnet, da sie leicht in Milch löslich sind. Sie enthalten außer Magerkakao noch bis zu 80 % Zucker, Lecithin als Emulgator, Vanillin. Lebensmittelrechtlich gesehen gehören die kakaohaltigen Getränkepulver zu den Zuckerwaren.

Schokoladeprodukte

- Milchschokolade
  Kakaomasse mit Trockenmilchzusatz.
- Bitterschokolade
  Kakaomasse mit Zucker, Kakaobutter, wobei der Zuckerbestandteil unter 45 % liegt. Sie wird unterteilt in:
  - Edle bzw. Feine Schokolade mit einem Kakaotrockenmasseanteil von mindestens 43 % und mindestens 26 % Kakaobutter.
  - Zart- bzw. Halbbitterschokolade mit einem Kakaotrockenmasseanteil von mindestens 50 % und mindestens 18 % Kakaobutter.
  - Bitterschokolade mit einem Kakaotrockenmasseanteil von mindestens 60 % und mindestens 18 % Kakaobutter.
- Weiße Schokolade
  Kakaobutter, Zucker, Milchbestandteile, Zusatz von Milchfett oder Butter, keine Farbstoffe.
- Block- oder Kochschokolade
  Kakaomasse, Kakaopulver, keine oder nur wenig Kakaobutter, keine Milchbestandteile, wenig Zucker; es wird kürzer gewalzt und conchiert, daher sandiger auf der Zunge.
- Schokolade mit grobstückigen Zusätzen
  Milchschokolade mit Zusatz von ganzen oder zerkleinerten Nüssen, Mandeln, Rosinen, Früchten usw.
- Gefüllte Schokoladen
  Zuerst wird die Gießform mit flüssiger Schokolade gefüllt. Dann wird die Form gewendet, die Schokolade fließt ab und eine durch Kühlung fest gewordene Schicht bleibt zurück. Die wiederaufgerichtete Form wird mit den Füllungen versehen. Dann wird eine Schicht Schokolade darübergegossen und zum Deckel glatt gestrichen.

  Als Füllungen können verwendet werden:
  - Krokant: karamellisierter Zucker mit zerkleinerten Nüssen und Mandeln.
  - Nougat: geschlagenes Eiweiß, gekochter Zucker, Honig, Mandeln, Nüsse usw.
  - Trüffel: Mischung aus Schokolade, Kakaobutter, Zucker und Rahmpulver.
  - Gianduja: aus Nüssen oder Mandeln, Zucker und Schokolademasse.
  - Marzipan oder Fondant.

Besondere Produkte der Schokoladeindustrie

- Pralinen oder Schokoladekonfekt
  Sie sind Teile der bekannten Bonbonnieren, Confiserien und der anderen geschenkverpackten Schokoladeartikel.
  Pralinen werden im Prinzip wie gefüllte Schokoladen hergestellt.
  Nur bestimmte Spezialartikel und -formen brauchen besondere Vorbereitung und noch speziellere Verfahren.
  - **Überzugspraline:** Sie hat eine feste Füllung, die Schokolademasse wird darübergegossen.
  - **Flüssig gefüllte Praline:** In ein Stärkebett aus Maisstärke werden Formen (Vertiefungen) gedrückt. In diese Vertiefungen wird mit Zucker gesättigter Weinbrand oder anderer Branntwein gegossen und mit Stärkepulver überstreut. Der Zucker setzt sich ab und bildet einen Krustenkörper. Die Flüssigkeit ist nun eingeschlossen. Die Zuckerkrustenkörper werden wie eine Überzugspraline mit Schokolade übergossen und garniert.
  - **Formpraline:** Halbflüssige Füllungen werden in bereits vorgeformte Schokohüllen eingegossen.

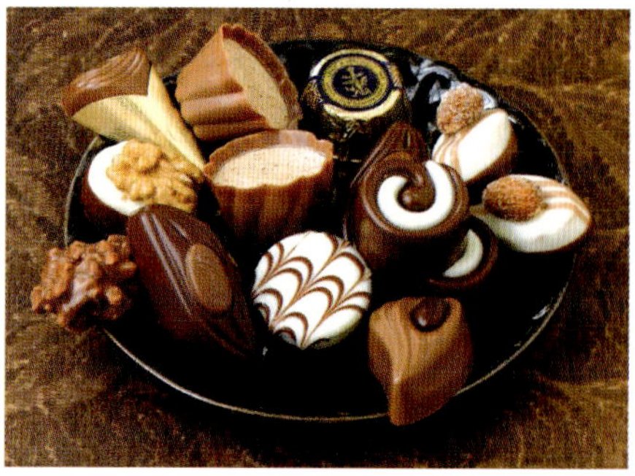

Edles Pralinensortiment

- Hohlformen und Figuren
  Osterhasen, Weihnachtsmänner, Autos usw. Figuren können auch im Schleudergussverfahren hergestellt werden.
  Schokolademasse wird in eine Form gegossen, „geschleudert" und dabei gleichmäßig auf die Wandung verteilt, abgekühlt, ausgeformt und stanniolierte.

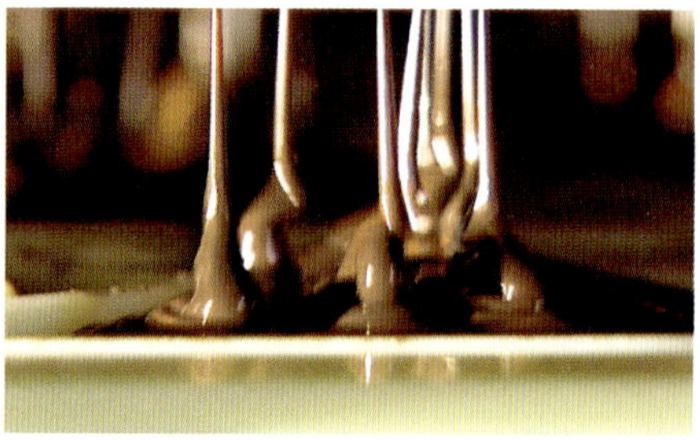

Schokolade wird in Formen gegossen

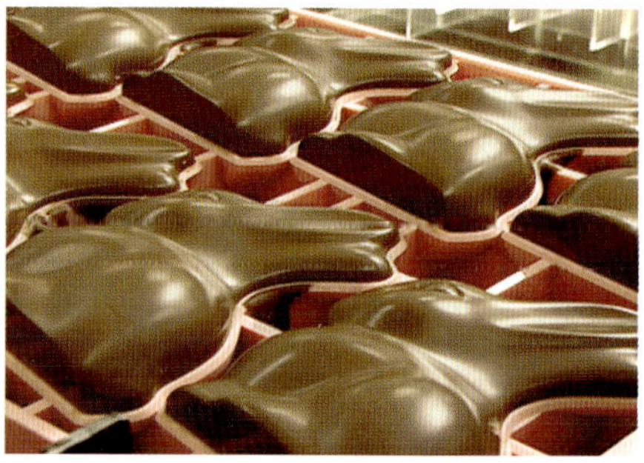

Fertig gegossene Osterhasen

- Schokoriegel
  Der Schokoriegel hat die kleinere Blockschokolade umsatzmäßig stark zurückgedrängt.

  Schokoriegel weisen mannigfache Füllungen und Zusätze auf: lockere Schaumcremes, Karamellcremes, Nusscremes, Kokos-Fettcremes usw.

- **Fettglasurmassen**
  werden aus Magerkakao, Zucker und Speisefetten hergestellt.

  Sie dürfen keinesfalls als Schokolade oder mit einem ähnlich klingenden Wortteil bezeichnet werden.

  Sie dienen hauptsächlich zum Überziehen von kurz haltbaren Konditoreierzeugnissen, z. B. Eiskonfekt (Eiswürfel, Eismaroni) und sind Fettglasurmassen, die zur Erzielung eines kühlenden Geschmackseindrucks Speisefett mit niederem Schmelzpunkt (Kokosfett) enthalten.

- **Kuvertüre, Tunkmasse, Überzugsmasse**

  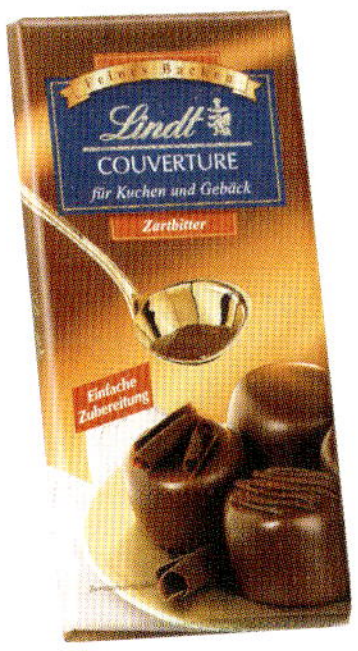

  Schokoladen eignen sich zum Überziehen schlecht, daher ist eine Kuvertüre angebracht. Eine Kuvertüre ist ein hochwertiges Überzugsmaterial mit mindestens 35 % Kakaobutter und 17,5 % fettfreier Kakaotrockenmasse. Verwendet bei Süßwaren mit hervorhebender Bezeichnung. Kuvertüreartikel und -backwaren haben gute Grifffestigkeit, zarten Schmelz und längere Haltbarkeit.

- **„Sacher"-Glasur**
  Sacher-Tortenglasur enthält Zucker und Schokolade im Verhältnis 1:0,75. Der Zusatz einer geringfügigen Menge Speiseöl zur Erzielung eines besseren Glanzes ist zulässig.

- **Kakaohaltige Überzugssoßen**
  Diese Dessertsoßen mit Kakaobestandteilen werden vor allem in der Gastronomie als Überzugssoßen für Süßspeisen wie Bananen-Split, Birne Helene oder Palatschinken mit Schokolade eingesetzt.

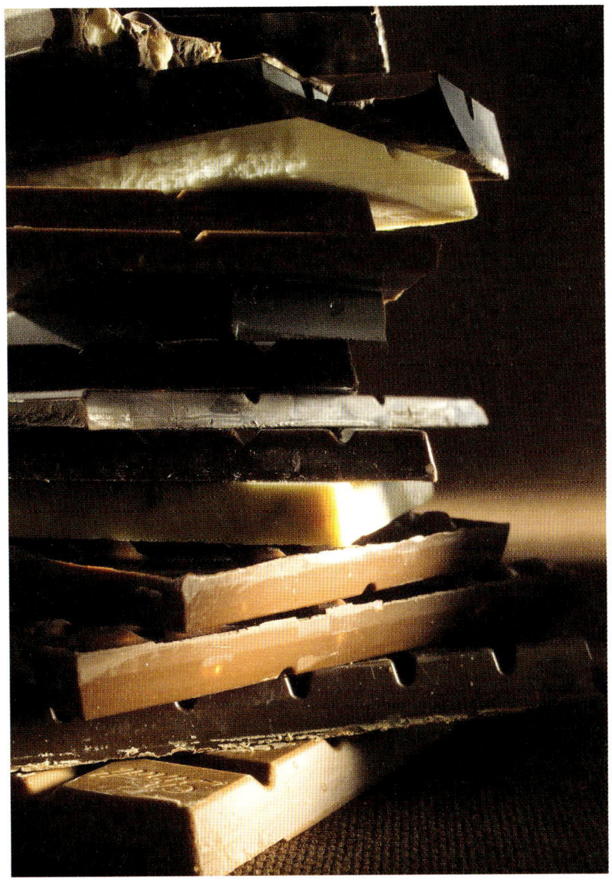

Sortiment an Tafelschokoladen

- **Kakaoersatz**
  Als Kakaoersatz wird Carob verwendet, das geröstete und fein vermahlene Fruchtmark der Schoten des Johannisbrotbaums. Carobpulver enthält weniger Fett als Kakao und kein Theobromin.

Verbraucherinformation

Haltbarkeit

Schokolade kann längere Zeit gelagert werden, wenn folgende Lagerbedingungen eingehalten werden: kühl, trocken, fern von Fremdgerüchen. Dunkle Schokoladen sind ohne Aromaverluste länger als ein Jahr haltbar. Milchschokoladen, gefüllte Schokoladen und Pralinen sollten spätestens nach einem halben Jahr verbraucht werden.

Woran erkennt man Qualitätsschokolade?

▪ Seidiger, fleckenloser Glanz ▪ Harter, knackender Bruch ▪ Glatte, saubere Bruchkanten	äußere Merkmale
▪ Butterweicher Schmelz ▪ Klebt nicht am Gaumen ▪ Fühlt sich auf der Zunge nicht sandig an	Genussmerkmale
▪ Voller, runder Duft ▪ Kein hervorstechender Kakaogeschmack	Geschmacksmerkmale

Macht Schokolade glücklich?

Die Schokoladeinhaltsstoffe Theobromin und Tryptophan sollen im Körper des Menschen die Serotoninausschüttung beschleunigen.

Serotonin ist der sogenannte „Glücks"-Botenstoff". In unserem Gehirn entsteht das Gefühl von Zufriedenheit, Ausgeglichenheit und guter Laune. Die „Gute-Laune-Wirkung" geht auf die Polyphenole zurück, die beispielsweise auch in Rotwein und grünem Tee enthalten sind.

Macht Schokolade süchtig?

Man müsste Unmengen von Schokolade (z. B. 300 Tafeln Schokolade à 100 g/Jahr) essen, um einen Suchteffekt bemerken zu können.

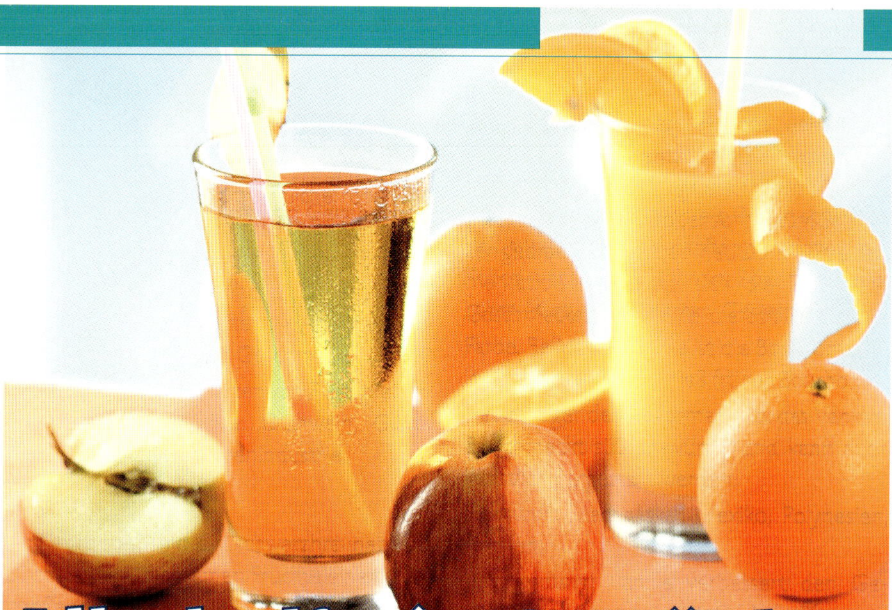

Alkoholfreie Getränke

Alkoholfreie Getränke sind zubereitete oder aufbereitete flüssige kalte oder warme Lebensmittel zum Trinken, die der Wasserversorgung des menschlichen Körpers dienen.

Zusammensetzung und Bedeutung für die Ernährung

Eiweiß ist in diesen Produkten höchstens in Spuren vorhanden, Fett fehlt vollkommen. Der Kohlenhydratgehalt hängt vom Zuckerzusatz bzw. von der verwendeten Frucht ab.

Manche Fruchtsäfte sind sehr reich an Vitamin C (schwarzer Johannisbeersaft, Orangensaft). Auf Vitamin C darf nur dann hingewiesen werden, wenn es aus den Früchten des Getränks stammt und wenn das Getränk folgende Mindestmengen enthält.

- **Reich an Vitamin C:** mindestens 300 mg/l Getränk,
- **Vitamin-C-haltig:** mindestens 200 mg/l Getränk.

Außerdem finden sich verschiedene Mineralstoffe in den unterschiedlichen Getränkegruppen.

Der wichtigste Inhaltsstoff in dieser Lebensmittelgruppe ist jedoch das Wasser. Mit Getränken versorgen wir unseren Körper mit notwendiger Flüssigkeit. Sie stellen den mengenmäßig größten Anteil an der täglichen Nahrungsaufnahme dar. Etwa 1,5 l sollte man jeden Tag trinken, die beste Wahl sind Getränke mit niedrigem Energiegehalt, z. B. Wasser oder Kräutertees.

Neben der Bedeutung als Nahrungsmittel ist Wasser natürlich eine wesentliche Komponente bei der Lebensmittelherstellung.

Wussten Sie, dass

- jeder Deutsche täglich etwa 126 l Trinkwasser verbraucht?
- Mineralwasser das beliebteste nichtalkoholische Getränk in Deutschland ist
- und jeder Deutsche jährlich etwa 132 l davon trinkt?
- es über 500 heimische Mineralwässer gibt?

Gesetzliche Grundlagen

In Deutschland gibt es zahlreiche Gesetze, Verordnungen und Richtlinien für alkoholfreie Erfrischungsgetränke. Die **Fruchtsaftverordnung** auf der Grundlage der europäischen Richtlinie 2001/112/EG legt die Rohstoffe, Zutaten, Bestimmungen zur Herstellung und Zusatzkennzeichnung zu den allgemein verpflichtenden Kennzeichnungselementen fest. Sie gilt für Fruchtsäfte, Säfte aus Konzentrat, Fruchtsaftkonzentrate, Fruchtsaftpulver und Fruchtnektar. Die **Trinkwasserverordnung**, die sich an der EG-Trinkwasserrichtlinie orientiert, regelt die Qualität von Wasser für den menschlichen Gebrauch. Rechtliche Bestimmungen für natürliches Mineralwasser, Quell- und Tafelwasser sind in der **Mineral- und Tafelwasserverordnung** zu finden. Sie enthält Vorschriften für die Herstellung, Qualität und Kennzeichnung von diesen Wassern. Danach muss z. B. Natürliches Mineralwasser wie folgt gekennzeichnet sein:

- Quellname,
- Ort der Quellnutzung,
- Verkehrsbezeichnung,
- Kohlensäuredeklaration und evtl. Behandlungsverfahren (z. B. entschwefelt),
- Deklaration der charakteristischen Bestandteile,
- Hinweis auf amtlich anerkannte Analyse,
- Füllmenge in Liter,
- Mindesthaltbarkeitsdatum,
- Name und Sitz des Quelleigentümers oder des Vertriebsunternehmens,
- Name und Anschrift des Herstellers, Abfüllers oder Verkäufers.

Heilwässer bilden eine Ausnahme unter den Wassern, sie unterliegen dem **Arzneimittelgesetz**. Darüber hinaus finden sich im **Deutschen Lebensmittelbuch** verschiedene Getränke mit ihren Verkehrsbezeichnungen und Qualitätsmerkmalen, so in den Leitsätzen für Fruchtsäfte, den Leitsätzen für Gemüsesäfte und Gemüsenektar sowie den Leitsätzen für Erfrischungsgetränke, die für Fruchtsaftgetränke, Fruchtschorlen, Limonaden und Brausen gelten.

Handelsbezeichnungen

Wasser

- Trinkwasser

Im Sinne des Lebensmittelbuchs ist Wasser, das zum Trinken, zur Zubereitung von Speisen und Getränken und zur Reinigung von Geschirren und Geräten, die mit Lebensmitteln unmittelbar in Berührung kommen, dann geeignet, wenn es sich sowohl chemisch als auch bakteriologisch als unbedenklich erweist.

Im Wasser gelöste Mineralstoffe – insbesondere Calcium und Magnesiumsulfat – bestimmen die Wasserhärte.

Die **Wasserhärte** wird in „deutschen Graden" (Abkürzung „°d") angegeben. Die Wasserhärte spielt im Lebens- und Genussmittelbereich eine sehr große Rolle: Darjeeling-Tee kann nur bei Wasserhärten bis 8 °d sein volles Aroma entfalten. Brauwasser braucht mindestens 4 °d, damit es zur Bierherstellung verwendet werden kann („Pilsner Wasser").

sehr weich	0– 4 °d
weich	4– 8 °d
mittelhart	8–12 °d
ziemlich hart	12–18 °d
hart	18–30 °d
sehr hart	über 30 °d

Aufbereitetes Wasser wird im Haushalt und in der Industrie verwendet.

- **Destilliertes Wasser** ist neutral gemachtes Wasser ohne begleitende Mineralstoffe und Spurenelemente. Verwendet für Bügelautomaten usw.
- **Permuttiertes Wasser** ist besonders aufbereitetes Wasser mit gewünschter Mineralstoffzusammensetzung und wird in der Spirituosenherstellung gebraucht, um hochprozentiges Branntweindestillat (60 bis 80 % Alkohol) auf Trinkstärke (38 bis 42 %) zu verdünnen.

- Natürliches Mineralwasser

Natürliches Mineralwasser muss vor dem Inverkehrbringen amtlich anerkannt werden. Dies regeln die Mineralwasserverordnung und die entsprechende Verwaltungsvorschrift über die Anerkennung und Nutzungsgenehmigung von natürlichen Mineralwässern. Die zuständigen Länderbehörden erteilen nach umfangreichen Untersuchungen nach festgelegten Kriterien die Anerkennung und überprüfen regelmäßig die Einhaltung der Qualitätsparameter des Wassers.

Mineralwasser ist Wasser aus einem unterirdischen, geschützten Vorkommen, das mindestens 100 mg gelöste, feste Stoffe oder mindestens 250 mg freie Kohlensäure oder bestimmte durch Gutachten nachgewiesene ernährungsphysiologische Wirkungen hat.

Unter der Erdoberfläche sammelt sich im Laufe von Jahrtausenden Wasser, das durch viele Gesteinsschichten sickert und dort lagert.

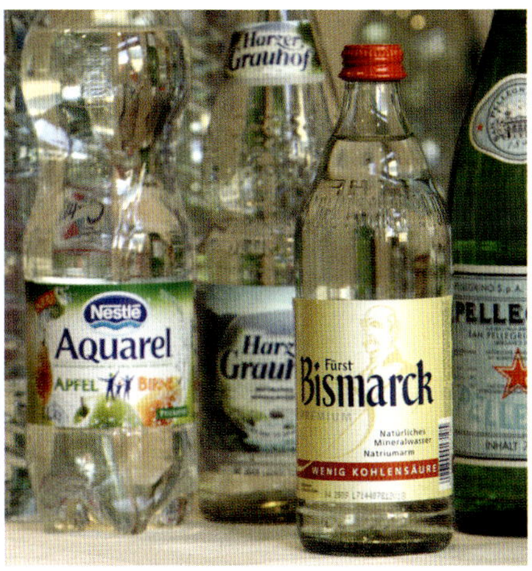

Mineralwässer im Handel

Im Kontakt mit den Gesteinsschichten wird das Wasser mit Mineralstoffen angereichert. Durch Bohrungen kann das Wasser unter hohem Druck zutage treten, gefasst und abgefüllt werden.

Jeder einzelne Mineralstoff hat seine spezifische Wirkung. Die Menge und die Ausgewogenheit der gelösten Mineralstoffe bestimmen den Geschmack.

Mineralwasser muss regelmäßig hinsichtlich seiner natürlichen Reinheit und Zusammensetzung analysiert werden.

Es muss folgenden Kriterien entsprechen:

- Es muss beim Quellaustritt und natürlich in der Flasche hygienisch einwandfrei sein.
- Es darf keine zugesetzten chemischen Stoffe enthalten, lediglich Eisen und Schwefel dürfen entfernt werden.
- Es darf nur unmittelbar am Quellort abgefüllt werden.

Mineralwasserarten

Die von der Mineral- und Tafelwasserverordnung vorgeschriebenen Bezeichnungen sind:

- **Natürliches kohlensäurehaltiges Mineralwasser** enthält den natürlichen Kohlensäuregehalt, den es bei Quellaustritt besaß (Quellkohlensäure).
- **Natürliches Mineralwasser mit quelleigener Kohlensäure** versetzt. Es enthält mehr Kohlensäure, als beim Quellaustritt.
- **Natürliches Mineralwasser mit Kohlensäure versetzt,** wurde mit fremder Kohlensäure versetzt.
- **Stille Quelle oder stilles Wasser** ist ein Mineralwasser, das ohne Entzug von Kohlensäure einen natürlichen Kohlensäuregehalt unter 5,5 g pro Liter aufweist.

Natürliches Mineralwasser kann zusätzlich als **Säuerling** bezeichnet werden, wenn es einen natürlichen Gehalt an Kohlendioxid von mehr als 250 mg pro Liter aufweist. Die Bezeichnung Sprudel kann bei Säuerlingen, die aus einer Quelle unter natürlichem Kohlensäuredruck hervorsprudeln, verwendet werden. Sprudel sind auch unter Kohlendioxidzusatz abgefüllte Mineralwässer.

Aus Geschmacksgründen wird als erlaubtes Behandlungsverfahren der Kohlensäuregehalt von Mineralwasser verändert. Die Kohlensäure verleiht dem Wasser Frische und hat einen konservierenden Effekt.

Man unterscheidet:

- kohlensäurefreie Mineralwässer
  weniger als 1 g Kohlensäure je Liter,
- kohlensäurereduzierte Mineralwässer
  4 bis 5,5 g Kohlensäure je Liter,
- klassische Mineralwässer
  etwa 7 g Kohlensäure je Liter.

Arbeitsaufgaben

1. Legen Sie eine Tabelle an mit verschiedenen Produktbeispielen von Mineralwässern, die Sie im Handel finden und Mineralstoffen, die im Wasser enthalten sind. Notieren Sie die Mineralstoffgehalte der einzelnen Wasser in Ihrer Tabelle.
2. Ergänzen Sie Ihre Tabelle um den durchschnittlichen Tagesbedarf eines Erwachsenen am jeweiligen Mineral.
3. Nennen Sie die Aufgaben der Mineralstoffe, die diese in unserem Körper übernehmen.

Mineralquellen

In Deutschland füllen etwa 250 Mineralbrunnenbetriebe aus rund 550 Quellen natürliches Mineralwasser ab.

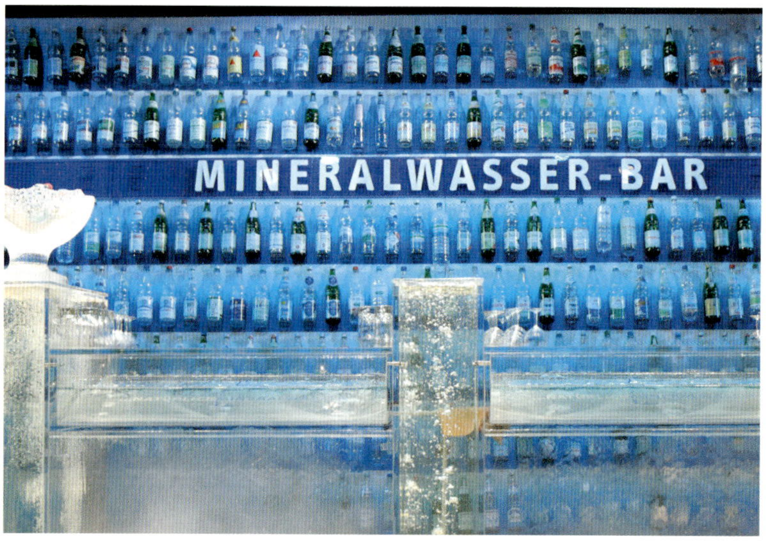

- **Aromatisierte Mineralwässer**

  Natürliche Mineralwässer kommen auch mit Aromen versetzt in den Handel. Sie enthalten natürliche Aromen in Form der ätherischen Öle reifer Früchte oder auch Kräuterauszüge.

- **Quellwasser**

  Hinsichtlich der chemischen Werte muss Quellwasser den Anforderungen des Trinkwassers entsprechen. Die Gewinnung muss wie beim natürlichen Mineralwasser aus einem unterirdischen Vorkommen erfolgen und es muss von natürlicher Reinheit sein. Es darf ebenfalls nicht aufbereitet oder desinfiziert werden.

  Im Unterschied zu natürlichem Mineralwasser muss es jedoch nicht behördlich anerkannt werden.

- **Heilwässer**

  Heilwässer stammen aus Quellen, die natürlich zutage treten und vorwiegend zu Heil- und Therapiezwecken eingesetzt werden. Die Heilwirkung muss nachgewiesen sein. Inhaltsstoffe, Spurenelemente und besonders wirksame Stoffe müssen in bestimmten Mindestmengen vorhanden sein.

  Heilwässer müssen den Anforderungen des deutschen Arzneimittelgesetzes entsprechen. Da sie als mild wirkende Naturmittel eingesetzt werden und meist auch für den dauernden Verzehr geeignet sind, brauchen sie nicht ärztlich verschrieben zu werden.

- **Soda- und Tafelwässer**

  Tafelwässer sind industriell aus Trinkwasser hergestellte Wasser oder Mischungen aus verschiedenen Wassern, meist Trink- und Mineralwasser. Tafelwasser unterliegt keinen Anforderungen hinsichtlich des Mineralstoffgehalts und des Mischungsverhältnisses. Es dürfen bestimmte Zusatzstoffe zur geschmacklichen Verbesserung und Kohlensäure zugefügt werden. Enthält ein Tafelwasser mehr als 570 mg/l Natriumhydrogencarbonat sowie Kohlensäure, wird es als Sodawasser bezeichnet.

Fruchtgetränke

- **Fruchtsäfte**

  bestehen zu 100 % aus dem Saft von Früchten einer oder mehrerer Fruchtarten ohne Zusätze. Eine Ausnahme bildet der Zusatz von Zucker zur Korrektur von saurem bzw. der Erzielung von süßem Geschmack. Der Zusatz muss kenntlich gemacht werden. Fruchtsäfte werden durch Pressen oder Entsaften gewonnen und pasteurisiert:

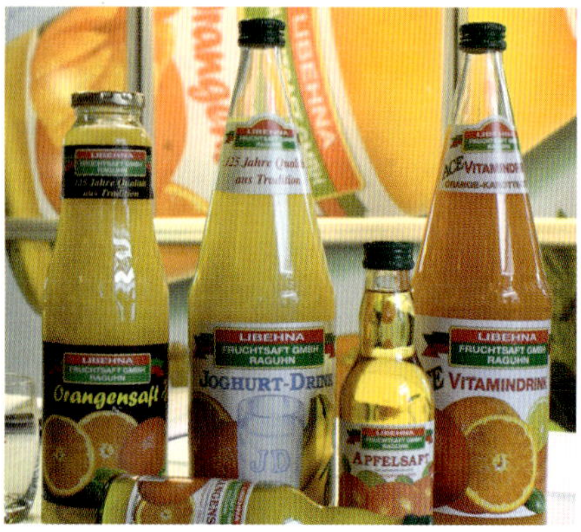

Fruchtgetränke

- **Langzeitpasteurisation:** 70 °C
- **Kurzzeitpasteurisation** mittels spezieller Plattenapparate: 20 Sekunden auf 80 bis 90 °C und anschließender rascher Abkühlung

100 %-Fruchtsäfte aus Konzentrat enthalten ebenfalls nur Fruchtsaft ohne Zusätze (auch hier bildet der Zuckerzusatz die Ausnahme). Das Konzentrat wird beim Abfüllen in die Packung wieder mit Wasser verdünnt.

Konzentrat = Trennung eines gelösten Stoffes (Zucker, Aromen, Fruchtsäuren) vom Lösungsmittel (Wasser) durch Verdampfung des Lösungsmittels. Bei der Konzentratherstellung wird im Vakuum gearbeitet. Die Kochtemperatur kann dadurch auf 30 °C herabgesetzt und die Verdampfungszeit wesentlich verkürzt werden.

Vorteile von Konzentraten:

- geringere Lagerkapazitäten,
- Erhaltung des bakteriologisch einwandfreien Zustands, kein Inhaltstoffabbau,
- Verbilligung von Transport, Lagerung,
- daher auch günstigerer Verkaufspreis.

- **Fruchtnektare**

  werden wie Fruchtsäfte hergestellt. Der Mindestgehalt an Fruchtsaft bzw. eventuellem Fruchtmark beträgt je nach Sorte 25 bis 50 %. Daneben bestehen sie aus Wasser und max. 20 % Zucker, Zuckerarten und/oder Honig.

- **Fruchtsaftgetränke**

  werden aus Fruchtanteilen (Fruchtsaft, -mark oder -saftkonzentrat) und Wasser hergestellt. Je nach Fruchtart ist der geforderte Fruchtsaftanteil verschieden hoch. Er reicht von 10 bis 30 %. Der Zusatz von Zucker, Genusssäuren und aus Früchten stammenden Aromen ist zulässig. Die chemische Haltbarmachung und Färbung sind verboten. Fruchtsaftgetränke werden sowohl mit als auch ohne Kohlensäure hergestellt.

Gemüsegetränke

Zu den Gemüsegetränken gehören Gemüsesäfte, Gemüsenektare und Gemüsecocktails. Es sind unverdünnte und verdünnte Getränke aus Gemüsen. Sie finden diese ausführlich beschrieben im Kapitel Gemüseerzeugnisse auf S. 87.

Erfrischungsgetränke

- „Near-Water"-Getränke
  Diese Mischgetränke auf Mineralwasserbasis sind eine relativ neue Produktgruppe. Zu ihnen gehören Fruchtsaftschorlen, aromatisierte Wasser und Wasser mit Geschmack, denen durch den Zusatz kleiner Mengen an Fruchtsaft, Fruchtsäuren oder Aromen eine leichte Geschmacksnote verliehen wird. Meist werden die letzteren zusätzlich mit Vitaminen oder Mineralstoffen aufgepeppt.

- Limonaden
  Limonaden bestehen aus unterschiedlichen Wässern, mit oder ohne Kohlensäure, aus natürlichen Aromen und auch Fruchtbestandteilen sowie aus mindestens 7 % Zucker, wobei dieser auch durch Süßstoffe ersetzt werden kann („Light-Getränke"). Im Gegensatz zu Fruchtsaftgetränken dürfen sie gefärbt sein und andere Zusatzstoffe enthalten. Essenzlimonaden enthalten ihrem Namen entsprechende Aromen, wie z.B. die „Limonade mit Zitronengeschmack".

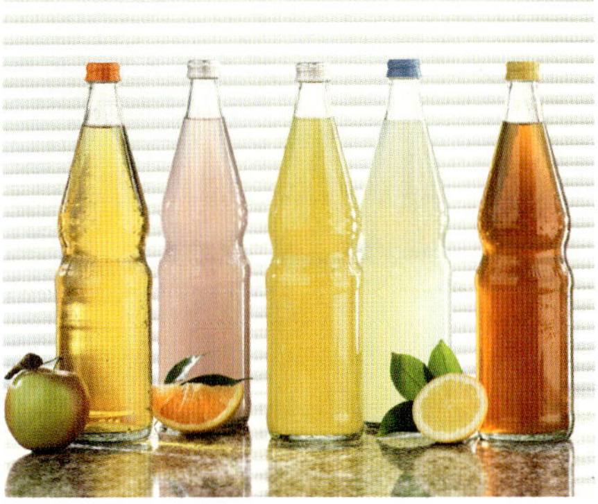

Limonaden

- Colagetränke
  Diese Getränke enthalten zwischen 65 und 250 mg Koffein pro Liter und müssen deutlich mit der Aufschrift „koffeinhaltig" gekennzeichnet sein. Das Koffein stammt aus Extrakten der Kolanuss.
  Werden Colagetränke als „koffeinfrei" bezeichnet, dürfen sie nicht mehr als 0,5 mg Koffein pro Liter enthalten.

- Brausen
  enthalten künstliche Essenzen und Geschmacksstoffe, Wasser und Zucker sowie Farbstoffe. Es sind kohlensäurehaltige Erfrischungsgetränke.

- Energiereduzierte Getränke
  Bestimmte Zuckerarten werden durch Süßstoffe oder Zuckeraustauschstoffe ersetzt. Getränke mit Zuckeraustauschstoffen sind nicht joulefrei.
  Die **Light-Limonaden** bzw. **Light-Fruchtsaftgetränke** usw. sind aufgrund der Verwendung von Süßstoffen joulearm.
  Als Süßstoffe können u.a. Aspartam („Nutra-Sweet") oder Acesulfam verwendet werden.

- Instant-Getränke
  Sie werden durch Lösen von Gemischen aus Fruchtsaftpulver, künstlichen oder natürlichen Geschmacksstoffen, Zitronensäure, Zucker und künstlichen Farbstoffen hergestellt.

- Fruchtsirupe
  Sirupe sind erst durch Wasserzusatz gebrauchsfertig gemachte Getränke.
  Sie werden meist im Verhältnis 1:6 oder 1:7 trinkfertig gemacht.
  Sirup = 1/3 Fruchtsaft + 2/3 Zucker; der hohe Zuckergehalt garantiert nicht nur süßen Geschmack, sondern auch eine lange Haltbarkeit. Mit Ausnahme von Himbeersirup sind diese Handelsprodukte nicht gefärbt.
  Sirupe können sowohl aus Fruchtsäften als auch aus Konzentraten (Orangeade, Zitronade) hergestellt werden. Das häufigste Verfahren ist das Kochverfahren. Für Sirupe, bei denen Konzentrate verwendet werden, setzt die Industrie auch Kaltlöseverfahren ein.

- Smoothie
  siehe Seite 76

- ACE-Getränke
  ACE-Drinks bestehen aus Mineralwasser, Obst- und Gemüsesäften und zugesetzten künstlichen Vitaminen. Sie enthalten außerdem Zucker oder Süßungsmittel.

- Eistee-Getränke
  Hierzu zählen verschiedene Getränke auf der Basis von schwarzem Tee oder Früchtetee (siehe auch Seite 208). Sie enthalten Zucker oder Süßungsmittel, Aromen sowie Fruchtsäfte oder Saftkonzentrate.

- Orangeaden und Zitronaden
  Sie bestehen aus Zuckersirup, Stärkezuckersirup, Genusssäuren und den natürlichen Aromastoffen der Zitrusfrüchte. Bei Orangeade ist die Verwendung von Farbstoffen zugelassen.

- Molkegetränk
  Fruchtsaftlimonaden mit höchstens 49 % Molkezusatz. Molke ist ein Nebenprodukt der Käseherstellung.

- Isotonische Getränke
  sind meist Wässer, die gelöste Minerale, lösliche Kohlenhydrate und Vitamine enthalten („isotonisch" = mit gleichem osmotischem Druck). Durch das Schwitzen verliert der Körper Kochsalz, Calcium, Magnesium und Kalium. Isotonische Getränke versuchen, die fehlenden Mineralstoffe und Spurenelemente dem Körper wiederzugeben. Sie haben die gleiche Konzentration an Mineralien wie das menschliche Blut, und so können die verloren gegangenen Stoffe von der Dünndarmwand schneller aufgenommen werden und im Körper rascher wirken. Aus diesem Grund werden diese Getränke auch als Sportgetränke bezeichnet. Während und nach extremer Aktivität vermögen sie den hohen Verlust an Flüssigkeit und Mineralien rasch auszugleichen.
  Handelsname: z. B. Isostar

- Energy-Drinks
  sollen die Leistungsfähigkeit und das Wohlbefinden des Menschen steigern. Sie enthalten neben Wasser, Zucker und anderen Pflanzenextrakten pharmakologisch wirksame Substanzen, Vitamine und körpereigene Stoffwechselprodukte (Transmitter), die anregend wirken:
  - Glucuronolacton dient zur Entgiftung der Leber von körperfremden und Stoffwechselprodukten.
  - Koffein regt das Zentralnervensystem, Herz und Kreislauf an. Energy-Drinks enthalten nicht mehr Koffein als eine normale Tasse Bohnenkaffee.
  - Taurin ist ein körpereigener Stoff, der zur Entgiftung der Leber, der Entwicklung des Nervensystems und der Herzfunktion dient.

  Handelsname: z. B. Red Bull

Alkohol

Alkohol entsteht durch die Vergärung zuckerhaltiger Rohstoffe. Alkoholhaltige Getränke dienen nicht zur Nährstoffdeckung, sondern gelten als Genussmittel.

Wussten Sie, dass

- jeder Deutsche jährlich mehr als 10 l reinen Alkohol konsumiert?
- etwa 1,5 Mio. Menschen in Deutschland alkoholabhängig sind?
- über 70 000 Todesfälle im Jahr auf das Konto von Alkoholgenuss gehen?
- übermäßiger Alkoholgenuss u. a. zu Depressionen, Demenz, Krebs, Nierenschädigungen und Herz-Kreislauf-Erkrankungen führen kann?
- Alkohol in geringen Mengen anregend und verdauungsfördernd wirkt?

Alkoholherstellung

Alkohol entsteht durch Gärung von zuckerhaltigen Rohstoffen. Vielfach ist der Ausgangsstoff die Zuckerrübenmelasse. Die **zuckerhaltigen Rohstoffe** entstehen in vielen Fällen auch erst durch den Abbau von Stärke (Getreide, Kartoffeln) oder durch den Abbau von Cellulose (Holz).

Durch die Einwirkung von **Hefepilzen** – besser gesagt: der Fermente der Hefepilze – auf den Zucker wird die Gärung hervorgerufen.

Die Gärungsprodukte sind **Alkohol und Kohlensäuregas** (CO_2).

In der Maische sind ca. 10 % Alkohol enthalten. Durch Destillation wird der Alkohol von der Maische getrennt. Der gewonnene Alkohol wird als Rohsprit bezeichnet, da er noch verschiedene Verunreinigungen enthält:

Methylalkohol, Aldehyde, Fuselöle und anderes mehr.

In einem weiteren Destillationsvorgang wird der Alkohol von den Verunreinigungen befreit.

Die Endprodukte sind

- reiner Alkohol,
  - Weingeist,
  - Primasprit,
  - Monopolalkohol,
  - Ethylalkohol,
- technischer Alkohol.

Handelsformen von Alkohol

Viele Alkoholarten sind für den menschlichen Genuss nicht geeignet. Die Alkoholherstellung ist in Deutschland monopolisiert. Sie wird durch das Branntweinmonopolgesetz in Verbindung mit der Brennereiordnung geregelt. Die Herstellung alkoholischer Getränke ist melde- und genehmigungspflichtig.

- **Ethylalkohol (= Ethanol),**
  der aus der Kartoffel und anderen zucker- und stärkehältigen Produkten gewonnen werden kann, ist die einzige genießbare Form von Alkohol.
  Die Abgabe von Alkohol ist aufzeichnungspflichtig.
- **Primasprit**
  wird zur Spirituosenerzeugung (Wodka, Weinbrandverschnitt, Liköre), in der chemischen Industrie (Lösungsmittel) und in der pharmazeutischen Industrie als Rohstoff verwendet.
- **Technischer Alkohol**
  wird aus steuertechnischen Gründen vergällt (ungenießbar gemacht) und als Brennspiritus oder Holzgeistbranntwein abgegeben.

Verbraucherinformation

Alkohol- und Energiegehalt von alkoholischen Getränken

Alkoholische Getränke	Portion	Alkoholgehalt pro Portion[1]	Energiegehalt pro Portion
Wein, Obstwein, Schaumwein	125–250 ml	11–22 g	390–780 kJ (93–185 kcal)
Bier	0,33 l	13 g	620 kJ (148 kcal)
Cognac, Weinbrand, Rum, Kornbranntwein, Whisky, Wodka, Arrak, Obstbranntwein, Slibowitz	20 ml	7 g	210 kJ (50 kcal)

[1] ungefährer Gehalt

Blutalkoholgehalt:

1/4 l Bier enthält 10 g Alkohol. 0,15–0,2 ‰ Alkohol entspricht 10 g.
0,5 ‰ Fahrverbot; 1,0 ‰ Sprechschwierigkeiten; 2,0 ‰ Torkeln; 4,0 ‰ Bewusstlosigkeit (für Fahranfänger in der Probezeit = 0 ‰)

Jugendschutzbestimmung

- Unter 16 Jahren ist der Erwerb und Konsum von Alkohol verboten.
- Branntweinhaltige Getränke wie Weinbrand, klare Schnäpse, Liköre, Magenbitter, Mixgetränke und Alcopops dürfen auch an Jugendliche zwischen 16 und 18 Jahren nicht abgegeben werden.
- Wer Alkohol an Jugendliche weitergibt, macht sich strafbar.

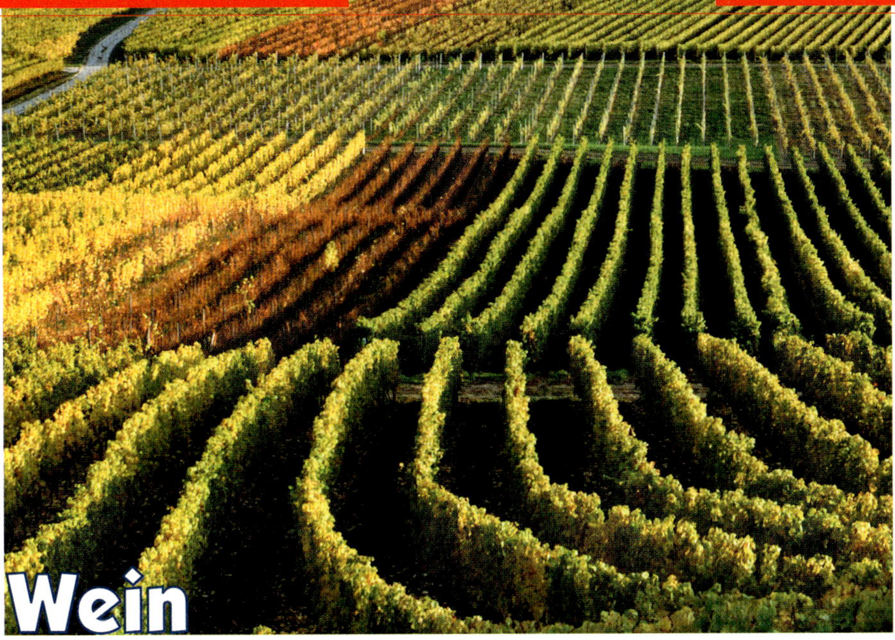

Wein

Wein ist das durch alkoholische Gärung aus dem Saft frischer und geeigneter Weintrauben hergestellte Getränk.

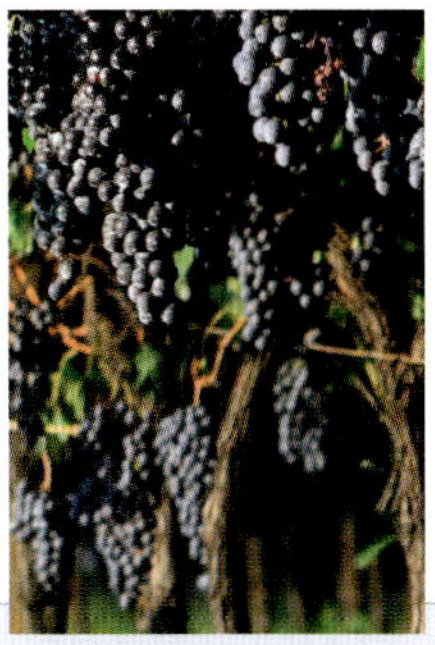

Wussten Sie, dass

- in Deutschland auf etwa 100 000 ha Rebfläche jährlich durchschnittlich 10 Mio. Hektoliter Wein erzeugt werden?
- die Deutschen pro Kopf und Jahr über 24 l Wein trinken und damit jährlich das Doppelte der im Inland erzeugten Weinmenge konsumieren?
- etwa 55 % aller Deutschen die heimischen Weine bevorzugen?
- Wein zu 80 % in den häuslichen vier Wänden und nur zu 20 % in der Gastronomie genossen wird?

Die Inhaltsstoffe des Weins

Wasser (80 – 85 %), Zucker (je nach Weintyp zwischen 1 – 25 %), Fruchtsäuren (die wichtigsten sind Weinsäure, Apfelsäure, Milchsäure, Zitronensäure) 4 – 10 %, Alkohole (Ethylalkohol, Glycerin usw.) 6 – 24 %, Gerbstoffe (Tannine), Gärungsreststoffe, Mineralstoffe, Spurenelemente, Vitamine der Gruppe B und C, Aromastoffe (1 %), Farbstoffe, Enzyme, Kohlendioxid, schwefelige Säure. Besondere Bedeutung haben sekundäre Pflanzenstoffe im Wein, die sogenannten Polyphenole. Sie sorgen dafür, dass Wein – in Maßen genossen – eine gewisse positive Wirkung auf die Gesundheit zugeschrieben wird.

Der Alkoholgehalt muss in Volumenprozent (Vol.-%) auf 0,5 % gerundet angegeben werden.

Der Restzuckergehalt muss zumindest in Worten (trocken, halbtrocken, lieblich oder süß) angegeben sein.

Gesetzliche Grundlagen

Basis für weinrechtliche Bestimmungen in Deutschland sind die Vorgaben der europäischen Verordnung über eine gemeinsame Organisation der Agrarmärkte mit Sondervorschriften für bestimmte landwirtschaftliche Erzeugnisse, so auch Wein (VO Nr. 1234/2007). Hier sind die Rahmenbedingungen für Herstellung, Bezeichnung und Vermarktung von Wein für die Mitgliedsstaaten der Europäischen Union festgelegt. Die nationalen Bestimmungen der Mitgliedsstaaten müssen somit dem Gemeinschaftsrecht angepasst sein.

In Deutschland sind dies das 2001 neu gefasste Weingesetz sowie die Weinverordnung, die den neuen europäischen Richtlinien laufend angepasst wurden. Sie regeln in der Bunderepublik die weinrelevanten Fragen. Ergänzt werden sie durch weitere Verordnungen und Vorschriften auf Bundes- und Länderebene.

Das deutsche Weingesetz und die Weinverordnung enthalten u. a.:

- Anbau-/Gebiets- und Hektarertragsregelungen,
- Bestimmungen zu Herkunftsangaben, Bezeichnung und Güteklassifizierung von Wein,
- Anforderungen an Herstellung, Behandlung und Qualität,
- Absatzforderungen für Wein- und Weinanbauerzeugnisse,
- Festlegungen zur staatlichen Qualitätskontrolle,
- Regelungen zu Auszeichnungen und zum Führen von Prüfzeichen.

Kriterien zur Herstellung, Qualität und Bezeichnung von weinähnlichen und schaumweinähnlichen Erzeugnissen finden sich in den entsprechenden Leitsätzen des Deutschen Lebensmittelbuchs sowie in der gültigen Fassung der alkoholhaltigen Getränkeverordnung.

In den folgenden Teilkapiteln sind die Bestimmungen der gesetzlichen Vorschriften berücksichtigt.

Die Qualität des Weins

ist abhängig von

- Pflanze und Rebsorte,
- Bodenbeschaffenheit und Anbaugebiet,
- Klima im Anbaugebiet,
- Erntezeit (Lesezeit) und Erntemethode (Leseart),
- Weinherstellungsmethoden,
- Behandlung des Weins beim Weinbauern,
- Behandlung des Weins im Handel (Verkäufersache),
- Behandlung des Weins beim Konsumenten (Beratungssache).

Die Weinpflanze

Die Weinpflanze ist eine Strauchart, die sich je nach Sorte in der Holzart, in der Blattform und auch in der Art der Früchte unterscheidet.

Die Weinpflanze – die Weinrebe oder der Rebstock – wurde laufend für den heutigen Bedarf, für die heute angewendeten Erntemethoden und die derzeitigen Umweltbedingungen besonders gestaltet.

Die Rebsorten

Das sind die einzelnen Traubenarten und Traubensorten (Qualitätsrebsorten), aus denen laut Weingesetz Wein hergestellt wird.

Derzeit dürfen in Deutschland ungefähr 50 Rebsorten verwendet werden. Die größte Bedeutung haben:

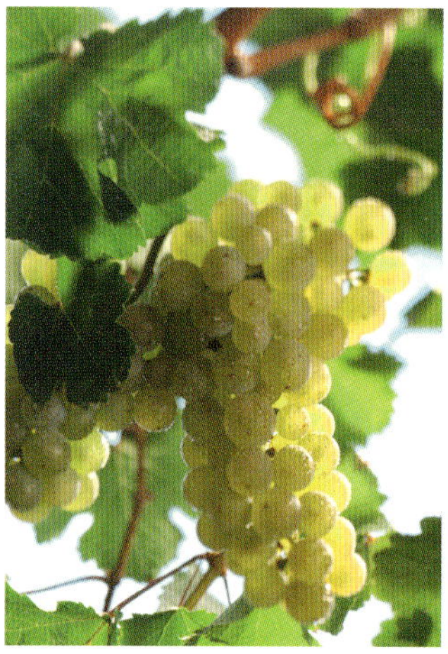

Riesling

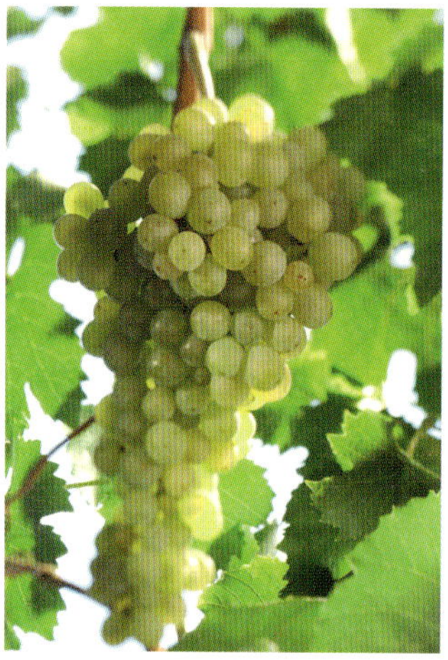

Müller-Thurgau

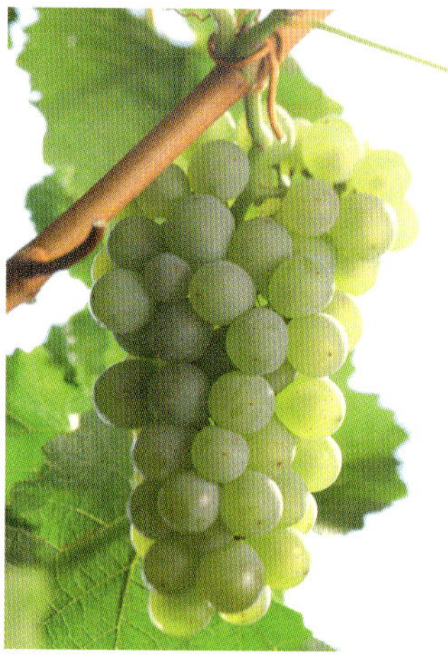

Silvaner

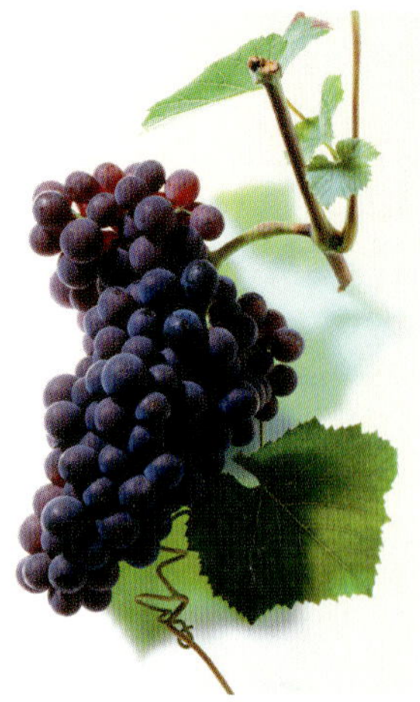

Spätburgunder

Weiße Rebsorten

- Riesling

  Er ist eine der besten weißen Rebsorten und ergibt elegante Weine mit feinem, aromatischem, fruchtigem Bukett. Typisch ist der zarte Duft von Äpfeln und Pfirsichen. Rieslingweine werden auch als „König unter den Weißweinen" bezeichnet. Sie gehören zu den lagerfähigen Weinen und gewinnen mit ansteigendem Alter an Qualität. Verbreitet ist die Rieslingrebe vor allem in Deutschland und dem Elsass, aber auch aus Nordamerika, Australien und Südafrika kommen Weine dieser Rebsorte.

- Müller-Thurgau (Rivaner)

  Er wurde nach Dr. Müller aus dem Schweizer Thurgau bezeichnet und ist auch als Rivaner bekannt. Diese Rebsorte ergibt milde (säurearme) Weine mit zartem, muskatwürzigem Bukett. Müller-Thurgau wird vorzugsweise jung getrunken. In Deutschland ist sie die zweithäufigste Sorte im Anbau.

- Silvaner

  Diese Rebsorte ergibt meist einfache, milde Weine mit einem neutralen Bukett. Sie wird hauptsächlich in Deutschland und Frankreich angebaut.

- Scheurebe

  Sie ist vor allem in Deutschland verbreitet und ergibt Weine mit einer rassigen Säure, die ein fruchtiges Bukett entwickeln, das an Johannisbeeren erinnert.

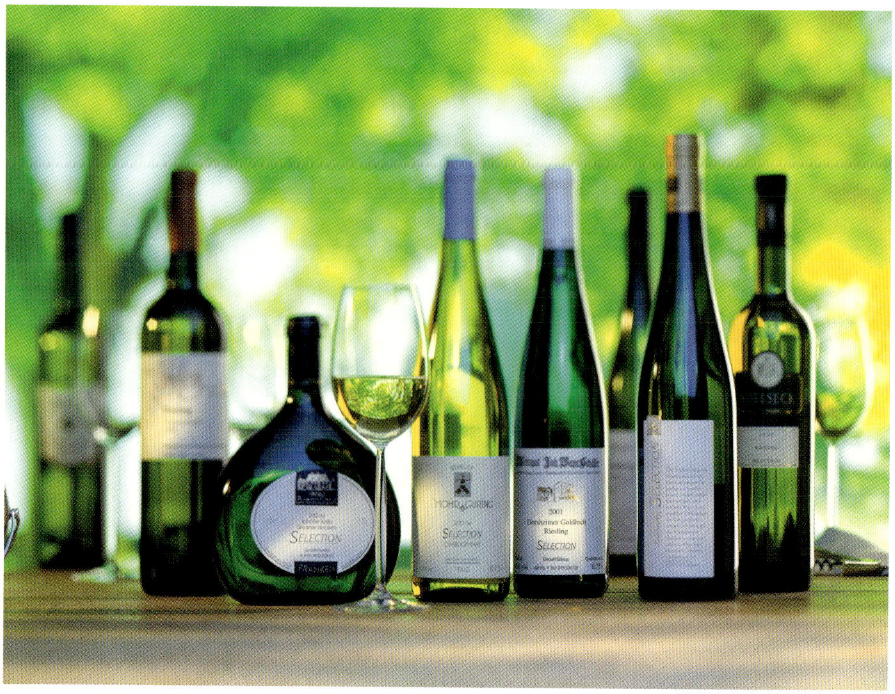

Weißweinsortiment

- **Bacchus**

  ist eine für Franken und Rheinhessen typische Rebsorte, die fruchtige Weine mit zartem Kümmel- und Kräuteraroma ergibt.

- **Grauburgunder**

  wird auch als „Pinot gris" oder „Ruländer" bezeichnet. Er ist ein fruchtiger, gelbgoldener Wein mit einem feinen Mandelaroma. In Deutschland gekeltert, aber auch in Italien, Frankreich, Ungarn und Übersee.

- **Weißburgunder**

  oder „Pinot blanc" ist ein nobler, unaufdringlicher Wein mit einer angenehmen Säure und einem feinen Apfelduft. Als älterer Wein hat er einen sortentypischen Nusston.

- **Morio-Muskat**

  Diese Rebsorte ergibt Weine mit einem würzigen Lavendelduft und einem typischen Muskatgeschmack. Sie wird in Deutschland vor allem in Franken, Baden, Rheinhessen, der Pfalz und an der Nahe angebaut, ist aber auch in Südafrika und Kanada zu finden.

- **Gewürztraminer**

  Er ist hauptsächlich im Elsass und Südtirol zu finden, in Deutschland seltener. Inzwischen wird er auch in Kalifornien und Neuseeland kultiviert. Die Weine sind sehr extraktreich, kräftig und mild in der Säure. Typisch ist ihr kräftiger Duft nach Rosen und Dörrobst.

- **Grüner Veltliner**

  ist eine österreichische Spezialität mit einer typischen „pfeffrigen" Note, angenehmer Säure und ausgeprägter Frucht.

- **Chardonnay**

  Diese weltweit gesehen wichtigste weiße Rebsorte stammt ursprünglich aus dem Burgund und ist als Chablis-Traube bekannt. In der Champagne ist sie eine der drei Champagnerrebsorten. Inzwischen kommen Chardonnay-Weine von unterschiedlichster Qualität vor allem aus Kalifornien, Südafrika und Australien. Die Weine sind jung getrunken frisch und fruchtig mit leichtem Vanilleton, mit zunehmendem Alter entwickeln sie ihr typisch rauchiges, nussiges Aroma. Sie sind gut lagerfähig und können wie Rotwein auch im Barrique ausgebaut werden.

- **Sauvignon blanc**

  Sie ist eine der wenigen Weißweinsorten, die weltweit verbreitet ist. Die größten Qualitäten kommen aus Frankreich. Sauvignon blanc liefert würzige, geschmacksintensive Weine mit Stachelbeeraroma und einem typischen mineralischen Ton.

Rote Rebsorten

- **Spätburgunder**

  oder Pinot noir sind farbintensive Weine mit einem Duft nach reifen Waldbeeren und leichtem Mandelaroma. Es ist weltweit die verbreitetste Sorte für Qualitätsrotweine.

- **Portugieser**

  ist ein Rotwein mit feinem, dezentem, fruchtigem Bukett. Es sind milde, bekömmliche Weine von hellem Farbton, die für Deutschland, Österreich, Kroatien und Frankreich bekannt sind.

- **Trollinger**

  ist ein heller, feinfruchtiger und leicht säurebetonter Wein, der in Deutschland vor allem in Württemberg angebaut wird. In Südtirol ist er als Großvernatsch bekannt. In Belgien, den Niederlanden und England wird er auch als Tafeltraube vermarktet.

- **Schwarzriesling**

  Der Schwarzriesling bringt fruchtige Weine hervor, mit einem zarten Duft nach Sauerkirschen und leichtem Bittermandelton. Er ist in Frankreich, Deutschland, Österreich und Australien verbreitet und wird auch als Pinot Meunier bezeichnet.

- **Dornfelder**

  Er ist ein dunkler, blauroter und fruchtiger Wein mit einem kräftigen Aroma von Holunder und Waldbeeren und in fast allen deutschen Anbaugebieten zu finden.

- **Lemberger**

  Dieser Wein wird vor allem in Württemberg angebaut und ist für Weinländer wie Österreich, Italien und Ungarn bekannt. Er ergibt farbintensive, samtige Weine, die in ihrem Duft an Brombeeren erinnern.

- **Blauer Zweigelt**

  Eine österreichische Züchtung, die fruchtig-würzige Weine mit betonter Säure ergibt, die im Geschmack an Kirschen erinnern und einen zarten Gerbstoffgehalt aufweisen.

- **Cabernet Sauvignon**

  wird als die edelste Rotweinsorte der Welt bezeichnet. Cabernet Sauvignon ergibt tanninreiche, tiefrote Weine mit einem charakteristischen Cassisaroma und konzentrierter Frucht.

- **Merlot**

  Merlot zählt weltweit zu den meist angebauten Rotweinsorten. Auch in Deutschland ist sie seit kurzem zu finden. Die Weine sind weich und geschmeidig, typisch ist der Geschmack nach Pflaumen.

- **Syrah**

  Der Syrah ist eine klassische französische Rebsorte, die tanninreiche Weine mit würzigem Beerenaroma ergibt. Außerhalb Frankreichs ist sie in Kalifornien, Australien, Chile und Argentinien zu Hause und heißt in diesen Ländern Shiraz.

Rotweinsortiment

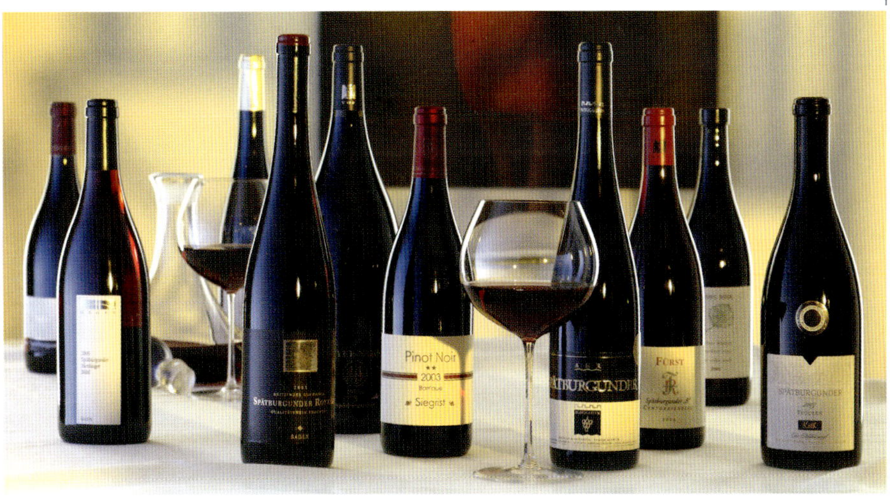

Die Bodenbeschaffenheit

Das Gedeihen des Rebstocks hängt von den physikalischen und chemischen Gegebenheiten im Boden ab. Wichtig sind die Struktur, die Wasserspeicherfähigkeit, die Durchlüftung, die Erwärmbarkeit, der Nährstoffgehalt und der Säuren-Basen-Zustand (pH-Wert). Im deutschen Weinbau sind die Böden so vielgestaltig wie die Landschaften, in denen die Reben wachsen. Man findet Böden aus Löss, Lehm, Kies, vulkanischem Gestein, Schiefer, Sandstein, Mergel und Keuper (Ton- und Kalkgesteine). Die Bodenbeschaffenheit ist verantwortlich für die Entwicklung des Rebstocks und die Eigenschaften der Rebsorten. Der Boden prägt den Charakter des Weines.

Die deutschen Anbaugebiete

Die Anfänge der Weinkultur liegen bereits 8 000 Jahre zurück, der deutsche Weinanbau selbst hat eine über 2000 Jahre alte Geschichte. Im Laufe dieser Geschichte, insbesondere seit der ersten Blütezeit des Weinbaus im frühen Mittelalter, entstanden die heutigen Weinbauregionen Deutschlands. Sie befinden sich fast ausschließlich im Südwesten der Bundesrepublik außer den beiden Anbaugebieten Sachsen und Saale-Unstrut in Mitteldeutschland.

Nach dem neuen europaweit geltenden System der Klassifizierung von Wein werden diese in Weine ohne geschützte Herkunftsangabe und solche mit geschützter Herkunftsangabe unterschieden. Auf dieser Grundlage werden die Weine in Deutschland in Deutschen Wein, Landwein (Wein mit geschützter geografischer Angabe) und Qualitätswein sowie Prädikatswein (Weine mit geschützter Ursprungsbezeichnung) eingestuft. Die frühere Kategorie „Tafelwein" ist Mitte 2009 weggefallen. Deutscher Wein muss ausschließlich aus in Deutschland geernteten und zugelassenen Weintrauben hergestellt sein. Für die deutschen Landweine sind nunmehr 26 Gebietsnamen festgelegt. Qualitätsweine werden in den 13 bestimmten Anbaugebieten (b. A.) hergestellt, die für Prädikatsweine in weitere Bereiche mit Großlagen und Einzellagen unterteilt sind.

Das größte deutsche Anbaugebiet ist Rheinhessen mit etwa 26 % der gesamten Weinanbaufläche, das kleinste ist Sachsen mit einer Rebfläche von etwa 418 Hektar. Auf etwa 64 % der deutschen Rebflächen werden weiße Rebsorten angebaut, auf 35 % der Fläche rote Keltertrauben. Durchschnittlich 90 % der deutschen Weine werden als Qualitäts- und Prädikatsweine vermarktet.

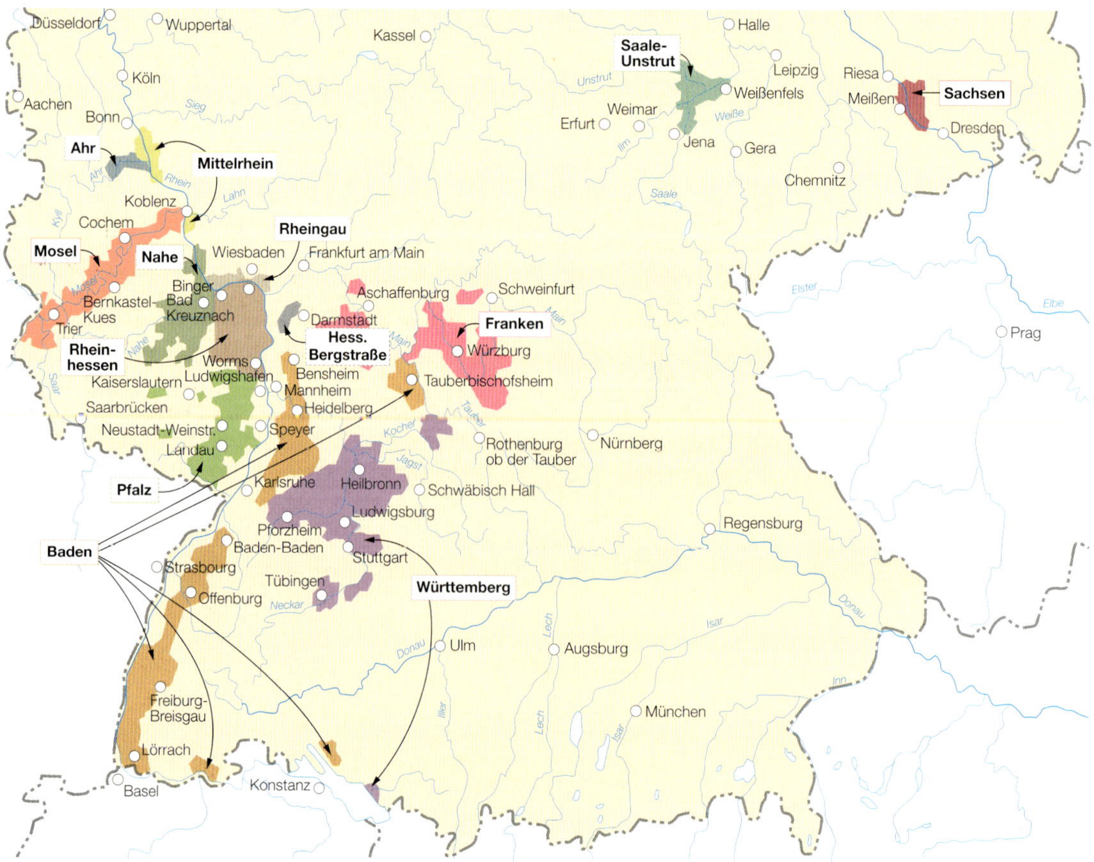

Die deutschen Weinanbaugebiete

Gebietseinteilung in Deutschland

Qualitätswein bestimmter Anbaugebiete			Landwein
Bestimmte Anbaugebiete	Flächenanteil an Gesamtrebfläche	Bereiche	Landweingebiet
Rheinhessen	25,8 %	Bingen, Nierstein, Wonnegau	Rheinischer Landwein, Landwein Rhein
Pfalz	23,0 %	Südliche Weinstraße, Mittelhaardt/Deutsche Weinstraße	Pfälzer Landwein, Landwein Rhein
Baden	15,5 %	Bodensee, Markgräflerland, Tuniberg, Kaiserstuhl, Breisgau, Ortenau, Kraichgau, Badische Bergstraße, Tauberfranken	Badischer Landwein Taubertäler Landwein, Landwein Oberrhein
Württemberg	11,3 %	Remstal-Stuttgart, Württembergisch Unterland, Kocher-Jagst-Tauber, Oberer Neckar, Württembergischer Bodensee, Bayerischer Bodensee	Schwäbischer Landwein, Bayerischer Bodensee Landwein, Landwein Neckar, Landwein Rhein-Neckar
Mosel	8,8 %	Burg Cochem, Bernkastel, Obermosel, Saar, Ruwertal, Moseltor	Landwein der Mosel, Landwein der Saar, Landwein der Ruwer Saarländischer Landwein, Landwein Rhein
Franken	5,9 %	Steigerwald, Maindreieck, Mainviereck,	Landwein Main Regensburger Landwein
Nahe	4,1 %	Nahetal	Nahegauer Landwein, Landwein Rhein
Rheingau	3,1 %	Johannisberg	Rheingauer Landwein, Landwein Rhein
Saale Unstrut	0,7 %	Schloss Neuenburg, Thüringen, Mansfelder Seen	Mitteldeutscher Landwein
Ahr	0,5 %	Walporzheim/Ahrtal	Ahrtaler Landwein, Landwein Rhein
Mittelrhein	0,5 %	Loreley, Siebengebirge	Rheinburgen-Landwein, Landwein Rhein
Hessische Bergstraße	0,4 %	Umstadt, Starkenburg	Starkenburger Landwein, Landwein Rhein
Sachsen	0,4 %	Meißen, Elstertal	Sächsischer Landwein
			Mecklenburger Landwein
			Brandenburger Landwein
			Schleswig-Holsteinischer Landwein

Das Klima des Anbaugebiets als Weinqualitätsfaktor

Die Deutschen Weinbaugebiete liegen um den 50. Breitengrad und sind damit die nördlichsten zusammenhängenden Weinbauflächen der Welt. Das durch den warmen Golfstrom des Atlantiks begünstigte Klima, eine ausreichend lange warme Vegetationszeit und relativ milde Winter lassen den Weinbau so weit im Norden zu.

Die wichtigsten Klimaelemente sind Temperatur, Windrichtung und Windstärke, Niederschläge, Luftfeuchtigkeit, Bewölkung und Sonnenscheindauer (Lokalklima).

Die sehr unterschiedlichen Klimaverhältnisse und die einzelnen Kleinklimate in verschiedenen Gebieten ergeben ausgesprochen gebietstypische Weine.

- **Sonneneinstrahlung**

  Warme, sonnige Sommer und lange, milde Herbsttage mit kühlen Nächten sind typisch für die meisten Gebiete. Sie bewirken in der Traube die Entwicklung des Zuckers.

  Daraus resultieren der ausgewogene Alkoholgehalt und die Restsüße im Wein. Die Geschmacksstoffe sind ebenfalls davon abhängig.

  Besonders in Hanglagen kann die Sonne gut genutzt werden.

- **Luftfeuchtigkeit**

  Die meisten deutschen Anbaugebiete liegen in der Nähe eines Flusses, der das Klima temperiert. Das Wasser reflektiert die Sonnenstrahlen und hilft, die Lichteinwirkung zu verstärken. Im Herbst schützen Dunst und aufsteigender Nebel die Reben vor frühem Frost und begünstigen die Entwicklung notwendiger Hefepilze, die wichtig für das Entstehen herrlicher Prädikatsweine sind.

- **Niederschläge**

  In Deutschland fallen in den niederschlagsarmen Gebieten wie Rheinhessen oder Saale-Unstrut um die 400 mm, in niederschlagsreichen Gebieten, z. B. Baden und Württemberg, bis zu 800 mm Niederschläge. Sie bewirken die Gerbstoff- und Säureentwicklung und sorgen für einen ausgewogenen Zuckergehalt.

- **Temperatur**

  Sie beeinflusst die Reifung der Traube und somit den Erntetermin.

- **Windrichtung und Windstärke**

  Sie beeinflussen die Schalenbildung der Früchte.

Die Ernte- bzw. Lesezeit

Wenn die einzelnen Rebsorten ihre Traubenreife erreicht haben, erfolgt die Traubenernte, die Weinlese. In vielen Gebieten erfolgt die Ernte noch von Hand. Die Trauben werden mit Rebscheren vom Rebstock geschnitten und ins Presshaus gebracht. Wo es die Lage und die Anordnung der Rebstöcke erlaubt, werden auch Maschinen eingesetzt.

Die Ernte der Trauben richtet sich nach ihrem Reife- und Gesundheitszustand und natürlich nach der Qualität des Weines, den der Winzer herstellen will. Der Winzer bestimmt anhand des Mostgewichts der Trauben, das eng mit ihrem Zuckergehalt zusammenhängt, den idealen Erntezeitpunkt. Ein Mindestmostgewicht für jede Qualitätsstufe, vom Landwein bis zum Eiswein, ist gesetzlich festgelegt.

Gemessen wird das Mostgewicht mit einer Mostwaage oder dem Refraktometer. Beim Refraktometer wird durch Lichtbrechung die Dichte der Beerenflüssigkeit festgestellt und an einer Skala angezeigt, bei der Mostwaage wird das spezifische Gewicht des Mostes mit dem von Wasser verglichen. Die Dichte des Traubensafts gibt Auskunft über die Konzentration seiner Inhaltsstoffe, insbesondere des Zuckers. Je höher die Dichte, desto höher der Zuckergehalt und umso höher der zu erwartende Alkoholgehalt. Angegeben wird das Mostgewicht in „Öchsle-Graden" = °Öchsle. Für Qualitätsweine müssen mindestens 50 bis 60 Öchslegrade erreicht werden.

Die Weinernte beginnt meist im September und geht bis Mitte Oktober. Trauben, die zur Herstellung von Spätlesen und Auslesen bestimmt sind, werden entsprechend später geerntet, damit sich mehr Zucker in den Trauben entwickeln kann. Für Eisweine und Trockenbeerenauslesen kann sich der Erntetermin sogar bis Dezember verschieben.

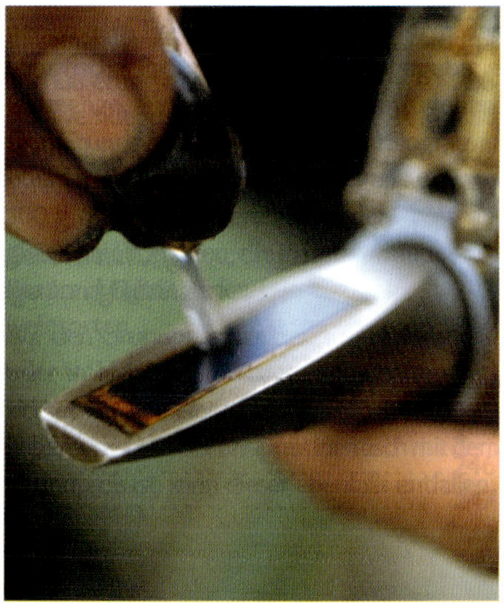

Refraktometer

Die Weinherstellung – das „Keltern“ – als Herzstück der Weinqualität

Die Erfahrung des Weinbauers, die Tradition und das „technische Know-how“ sind ausschlaggebend dafür, dass die Trauben zu qualitativ hochwertigen Produkten verarbeitet werden.

Weißwein

Die weißen Rebsorten werden gerebelt – das heißt von den Stielen und Kämmen befreit –, zerkleinert und anschließend gepresst. Der gewonnene Most wird vorgeklärt und unter Umständen mit Zucker angereichert, um später den Alkoholgehalt zu erhöhen. Diese Anreicherung darf nach deutschem Weinrecht bei Weinen ohne geografische Angabe, Land- und Qualitätsweinen b.A. ohne Prädikat erfolgen.

Mithilfe von Hefen wird der Most nun vergoren. Es entstehen Alkohol und Gärgas (Kohlendioxid). Der sich in Gärung befindliche Most wird als Federweißer, Rauscher oder Sauser bezeichnet.

Die Gärung endet, wenn der Zucker vergoren ist. Ist die natürliche Zuckerkonzentration jedoch sehr groß, wie bei Beerenauslesen und Eisweinen, stellt die Hefe bei einem Alkoholgehalt von 14 bis 15 Vol.-% ihre Aktivität ein, sodass ein Restzuckergehalt, die sogenannte natürliche Restsüße, übrig bleibt.

Ist die Gärung abgeschlossen, setzt sich die Hefe ab und der Wein klärt sich, der Winzer spricht vom Jungwein. Dieser kommt zur Weiterbehandlung in Tanks oder Fässer. Er wird gegebenenfalls entsäuert, um einen harmonischeren Geschmack zu erzielen, geschwefelt, was seine Haltbarkeit verlängert, und geschönt, das heißt von Trübteilchen und unerwünschten Inhaltsstoffen befreit. Vielfach wird der so behandelte Wein durch unterschiedliche Lagerzeit noch zu einer bestimmten Reife geführt, bevor er filtriert und in Flaschen abgefüllt wird.

Direkt vor der Abfüllung kann der Kellermeister die Geschmacksrichtung der meist trockenen, durchgegorenen Weine (außer Weine mit natürlicher Restsüße) in halbtrocken oder lieblich verändern. Dazu gibt er eine festgelegte Menge unvergorenen Traubensafts der gleichen Rebsorte und Qualitätsstufe des Weines zu (Süßreserve). Die Süßung mit Zucker ist nicht erlaubt.

Rotwein

Rote Rebsorten werden gerebelt und aufgebrochen (zerkleinert). Die so entstandene Masse wird als Maische bezeichnet und verbleibt im Gärbottich. Durch Zugabe von Hefe und meist Erhitzung der Maische auf max. 80 °C gärt diese, es entsteht Alkohol und die roten Farbstoffe werden aus der Innenseite der Schalen gelöst. Dieser Schritt – die Maischegärung – ist der wesentliche Unterschied zur Weißweinherstellung, bei der man von Mostgärung spricht. Die Rebsorte und die Dauer der Maischegärung bestimmen die Farbe der roten Weine. Die so vorgegorene Rotweinmaische wird gekeltert, das heißt, der angegorene rote Traubenmost wird abgepresst, daher die Bezeichnung Presswein. Der Presswein wird weiter vergoren und nach abgeschlossener Gärung wie weißer Jungwein behandelt und in Tanks oder Holzfässern ausgebaut. Die Holzfässer fassen bis zu 2 000 l Rotwein und werden als Barrique-Fässer bezeichnet. „Im Barrique“ ausgebaute und gereifte Rotweine haben den typischen holzigen Geschmackston und werden auch als **„Barrique-Weine“** bezeichnet. In einigen Weinländern versucht man den „Barrique“-Geschmackston durch Zusatz von „Holzchips“ (Holzschnitzel aus Eichenholz, teilweise sogar in geräucherter Form) zu erreichen.

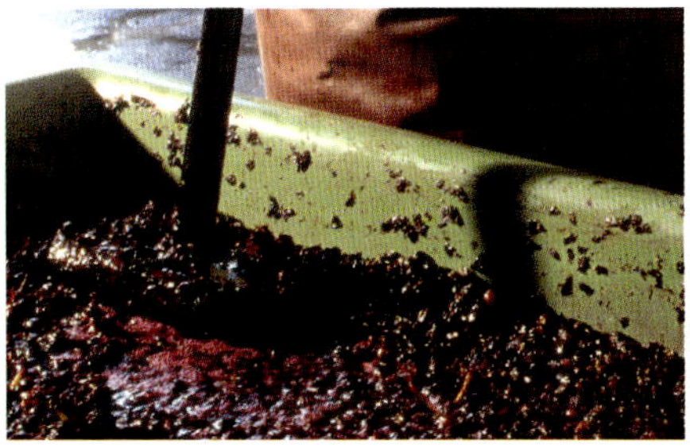

Rotweinmaische

Roséwein

Roséwein ist ein blass- bis hellroter Wein aus roten Trauben. Diese werden wie weiße Trauben behandelt, also sofort gepresst oder nur ganz kurz auf der Maische belassen und dann als hellroter Most vergoren und zu Roséwein oder Weißherbst weiterverarbeitet. Weißherbst darf nur aus einer einzigen roten Rebsorte gekeltert werden. Dazu werden meist Trollinger oder Portugieser verwendet. Außerdem muss Weißherbst immer als Qualitäts- oder Prädikatswein ausgebaut sein.

Rotling

Rotling bezeichnet in Deutschland einen hellroten Wein, der durch Mischen („Verschneiden“) von weißen und roten Trauben oder Weißwein- und Rotweinmaischen entsteht. Zu den Rotlingen gehört der „Schieler“, ein Qualitätswein des Anbaugebiets Sachsen, der „Badisch Rotgold“, ein Badischer Qualitätswein aus Grauburgunder und Spätburgunder, und der „Schillerwein“, ein Rotling aus Württemberg.

Etwa 30 000 Weinbaubetriebe – Winzergenossenschaften, Weingüter und Weinbauern – erzeugen in Deutschland Wein. Je nach Größe füllen sie ihre Weine selbst ab oder geben diese an ein auf Abfüllung spezialisiertes Unternehmen. Weine, die im selben Weinbaubetrieb abgefüllt werden, in dem sie auch erzeugt wurden, dürfen auf dem Etikett die dem Betrieb entsprechenden Bezeichnungen Weingut, Erzeugerabfüllung, Guts- oder Schlossabfüllung, Kloster, Burg, Stift, Domäne oder Schloss tragen.

Grundwein

Wird der Saft aus frisch gepressten Trauben nicht für die Weinherstellung bestimmt, kann er pasteurisiert als Traubensaft vermarktet werden. Weine, die nicht als Deutscher Wein, Land- oder Qualitätswein zugelassen werden, bezeichnet man als Grundweine. Diese werden als Brennweine oder als Ausgangsprodukt zur Herstellung von Weinessig, alkoholfreien Weinen und Perlweinen, aromatisierten Weinen u. Ä. verwendet. Nicht zur Vermarktung zugelassene Weine (Hektarertragsregelung) werden außerdem zu „technischem Alkohol“ oder „Monopolalkohol“ verarbeitet.

Lagerung in Holzfässern

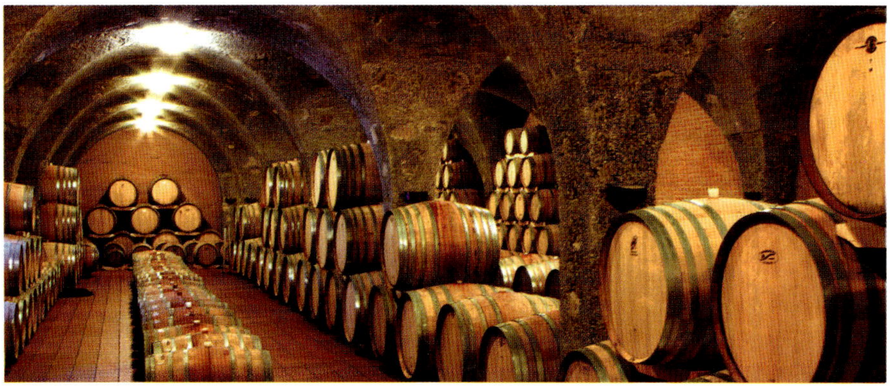

Die Entwicklung des Weines

Der junge Wein ist noch „stürmisch". Das heißt, die Gärung ist noch nicht zur Gänze abgeschlossen und es befinden sich noch Trübstoffe in der Flüssigkeit. Daher muss jeder Wein eine Entwicklung bis zur optimalen Reife durchmachen. Dabei werden die wertbestimmenden Inhaltsstoffe in die Flüssigkeit eingebunden.

In dieser Entwicklungszeit braucht der Wein viel Ruhe, ständige Pflege und Beobachtung des Winzers. Durch regelmäßiges Verkosten wird der Reifeverlauf kontrolliert. Der Winzer bestimmt dann den idealen Zeitpunkt, zu dem der Wein abgefüllt werden kann. Im Lager der Händler und im Keller des Konsumenten soll der Wein bei empfohlener Genussreife getrunken werden.

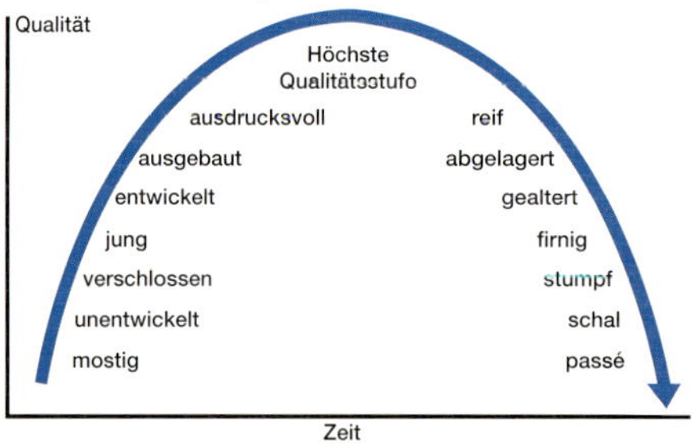

Die Entwicklung des Weins

Reifeverlauf

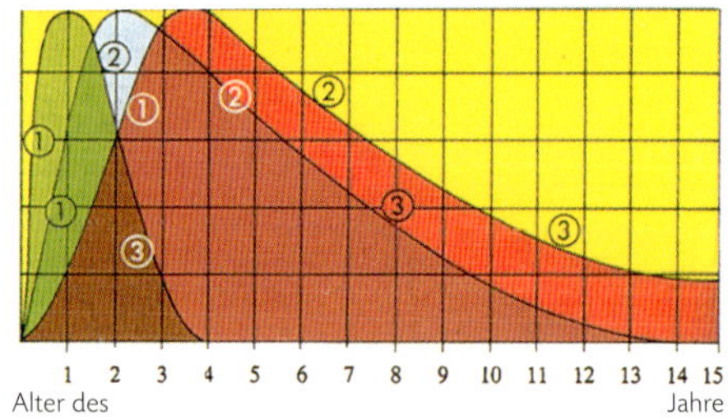

Einfache Weine, weniger haltbare Sorten
Qualitätsweine, gut haltbare Sorten
Prädikatsweine, sehr gut haltbare Sorten

① Höhepunkt der Entwicklung für Liebhaber junger Weine
② Höhepunkt der Entwicklung für Liebhaber alter Weine
③ Höhepunkt der Entwicklung für Liebhaber sehr alter Weine

Die Kennzeichnungsvorschriften für Wein

Die Bezeichnung der geografischen Herkunft

- **Deutscher Wein** bezeichnet Weine ohne geografische Herkunftsangabe. Sie müssen jedoch aus Weintrauben hergestellt sein, die in Deutschland zugelassen sind und hier geerntet wurden. Deutsche Weine können, müssen jedoch nicht Rebsorte und Jahrgang auf dem Etikett führen.

  Zu den Weinen ohne geografische Angabe gehören außerdem Weine aus der europäischen Gemeinschaft, dies sind Verschnitte von Weinen aus verschiedenen Ländern der EG.
- **Deutsche Landweine** sind Weine mit geschützter geografischer Angabe (g.g.A.). Sie tragen einen der derzeit 26 zugelassenen Gebietsnamen, z. B. Sächsischer Landwein.
- **Qualitäts- und Prädikatsweine** aus Deutschland sind nach europäischem Recht Weine mit geschützter Ursprungsbezeichnung (g.U.). Sie müssen als Herkunftskennzeichnung eines der 13 bestimmten Anbaugebiete Deutschlands aufweisen. Eine engere geografische Bezeichnung wie Gemeinde, Lage, Bereich kann zusätzlich angegeben werden, wenn 85 % des Weines aus dem entsprechenden Raum kommen und das restliche Lesegut aus dem bestimmten Anbaugebiet stammt.

Die Bezeichnung der Qualitätsstufe

Angepasst an die neue EG-Weinmarktorganisation legt das deutsche Weingesetz vier Qualitäten für deutschen Wein fest: Deutscher Wein, Landwein, Qualitätswein b.A., Prädikatswein. Die Angabe der Qualität ist verpflichtend. Die Qualitäten müssen jeweils die im Folgenden beschriebenen Voraussetzungen erfüllen.

Erläuterung zu den aufgeführten Angaben zum Alkoholgehalt:

- Der vorhandene Alkoholgehalt ist der Alkoholgehalt, der im Wein enthalten ist.
- Der potenzielle Alkoholgehalt beschreibt den Alkohol, der beim vollständigen Vergären des im Wein enthaltenen Zuckers gebildet werden kann.
- Der Gesamtalkohol ist die Summe aus potenziellem und vorhandenem Alkoholgehalt.
- Der natürliche Alkoholgehalt ist der Gesamtalkoholgehalt eines Weines vor jeglicher Anreicherung.

- Deutscher Wein
  - Die Angabe „Deutscher Wein" oder „Wein aus Deutschland" tragen Weine ohne festgelegte Herkunftsbezeichnung. Sie unterliegen nur wenigen Mindestkriterien.
  - Zur Herstellung dürfen nur zugelassene Rebsorten verwendet werden. Die Trauben dürfen nur in Deutschland geerntet sein.
  - Die Weine müssen einen „Mindestgehalt an natürlichem Alkohol" von 5 bis 6 Vol.-% aufweisen.
  - Die Trauben müssen daher eine Mindestreife (Mostgewicht) von 44 bis 50 ° Öchsle erreichen.
  - Die Weine dürfen angereichert werden und müssen mindestens 8,5 Vol.-% vorhandenen Alkoholgehalt haben, das entspricht 67 g pro Liter.
  - Der Gesamtsäurewert muss mindestens 3,5 g Weinsäure pro Liter betragen.
- Landwein
  - Landwein muss zu mind. 85 % von Trauben stammen, die in dem benannten Landweingebiet geerntet wurden.
  - Die Weine dürfen angereichert werden und müssen mind. 8,5 Vol.-% vorhandenen Alkoholgehalt aufweisen.
  - Landweine dürfen ausschließlich mit Traubenmost gesüßt werden.
  - Sie müssen „trocken" oder „halbtrocken" ausgebaut sein. Ausnahme bilden die Landweine Rhein, Oberrhein, Rhein-Neckar und Neckar. Sie dürfen auch den Geschmacksrichtungen „lieblich" oder „süß" entsprechen.
- Qualitätswein
  - Für Qualitätsweine ist eine staatliche Prüfnummer erforderlich. Alle Weine müssen dafür einer analytischen und einer Sinnprüfung unterzogen werden. Bei der Sinnprüfung werden u. a. Geruch, Geschmack und Harmonie bewertet. Für die Zulassung müssen die Weine eine bestimmte Punktzahl erreichen.
  - Der Wein darf nur aus zugelassenen Qualitätsrebsorten hergestellt werden.
  - Die Trauben dürfen nur in dem bestimmten Anbaugebiet geerntet und

verarbeitet werden, dessen Name der aus ihnen gekelterte Qualitätswein trägt.

- Der gärfähige Most muss den für Anbaugebiet und Rebsorte festgelegten natürlichen Mindestalkoholgehalt aufweisen.
- Der vorhandene Alkoholgehalt beträgt mindestens 7 Vol.-%, das entspricht 56 g pro Liter. Der Wein selbst muss einen Mindestgesamtalkoholgehalt von 9 Vol.-%, also 71 g pro Liter nachweisen.
- Der Wein darf nicht mit konzentriertem Traubenmost angereichert werden.
- Er muss fehlerfrei und rebsortentypisch sein. Wird die Rebsorte angegeben, muss der Wein zu mindestens 85 % aus dieser Traube gekeltert werden.
- Als Bezeichnungen sind erlaubt: „Qualitätswein" und „Qualitätswein b. A.".

Qualitätsweine mit Prädikat

Deutsche Qualitätsweine werden als Qualitätsweine mit Prädikat gekennzeichnet, wenn sie amtlich geprüft sind, das Prädikat zuerkannt und eine entsprechende Prüfungsnummer zugeteilt wurde. Diese Weine müssen neben den Kriterien für Qualitätsweine, ihrem Prädikat entsprechende Voraussetzungen erfüllen. Allen folgenden Qualitätsstufen gemeinsam ist:

- dass prinzipiell keine künstliche Erhöhung des Alkoholgehalts (Anreicherung) vorgenommen wird,
- dass keine geschmacklichen Veränderungen, z. B. durch den Zusatz von Eichenholzstücken bei der Reifung, vorgenommen werden,
- dass die Weine nur aus zugelassenen Rebsorten des bestimmten Anbaugebiets stammen,
- dass die verwendeten Weintrauben nur in dem Anbaugebiet zu Prädikatswein verarbeitet werden, in dem sie gelesen sind,
- dass der Wein typisch für das jeweilige Anbaugebiet und die verwendeten Rebsorten ist und
- dass der Wein keine Fehler hat und ein charakteristisches Geschmacksprofil aufweist.

- Kabinett
  - Wein, der einen bestimmten Reifegrad und damit festgesetztes Mindestmostgewicht aufweist, das je nach Rebsorte und Anbaugebiet zwischen 67° und 82° Öchsle liegt.
  - Der Wein muss einen vorhandenen Alkoholgehalt von mindestens 7 Vol.-% Alkohol haben, das entspricht 56 g pro Liter.
  - Der Gesamtalkoholgehalt soll mindestens 9 Vol.-% bzw. 71 g pro Liter betragen.
- Spätlese
  - Die Trauben für Spätlesen werden in vollreifem Zustand und in einer späten Lese geerntet.
  - Sie müssen ein Mindestmostgewicht erreichen, das zwischen 76° und 90° Öchsle je nach Anbaugebiet und Rebsorte variiert.
- Auslese
  - Für Auslesen werden die vollreifen und edelfaulen Trauben geerntet.
  - Kranke und unreife Beeren werden „ausgelesen", dürfen also nicht verwendet werden.
  - Das Mindestmostgewicht der Trauben liegt zwischen 83 und 100° Öchsle und kann bei entsprechenden Bedingungen bis zu 125° Öchsle erreichen.
- Beerenauslese
  - Für diese Weine werden die Trauben im überreifen bis edelfaulen Zustand gelesen und nicht weiter sortiert.
  - Der vorhandene Alkoholgehalt muss 5,5 Vol.-% betragen.
  - Die Trauben dürfen für Beerenauslesen nicht maschinell geerntet werden.
  - Die Edelfäule wird von dem Botrytispilz hervorgerufen. Er zerstört bei den gesunden, reifen Trauben die Beerenhaut, damit verdunstet das Wasser und die Zuckerkonzentration in der Beere steigt.
- Trockenbeerenauslese
  - Wein aus größtenteils edelfaulen oder bei bestimmten Rebsorten und besonderer Witterung auch überreifen, rosinenartig eingeschrumpften Beeren.
  - Das Mindestmostgewicht muss zwischen 150 und 154° Öchsle liegen und wird nur in ausgesprochen guten Weinjahren erreicht.
  - Der vorhandene Alkoholgehalt muss 5,5 Vol.-% betragen.
  - Auch die Trauben für Trockenbeerenauslesen dürfen nur per Hand gelesen werden.
- Eiswein
  - Der Eiswein ist das höchste Prädikat.
  - Er wird aus Trauben gewonnen, die bei der Lese und beim Keltern gefroren sind, dabei wird eine Temperatur um die -7 °C gefordert.
  - Durch das Ausfrieren des Wassers aus den Trauben erreichen diese eine hohe Zuckerkonzentration, die aus den Trauben hergestellten Weine sind süß und dick, mit einem hohen Säuregehalt.
  - Das Mindestmostgewicht der Trauben soll zwischen 110 und 128° Öchsle liegen.
  - Der vorhandene Alkoholgehalt muss 5,5 Vol.-% betragen.
  - Die klimatischen Voraussetzungen für Eisweine werden nur in wenigen Weinjahren erreicht, deshalb sind Eisweine eine Rarität unter den Prädikatsweinen.

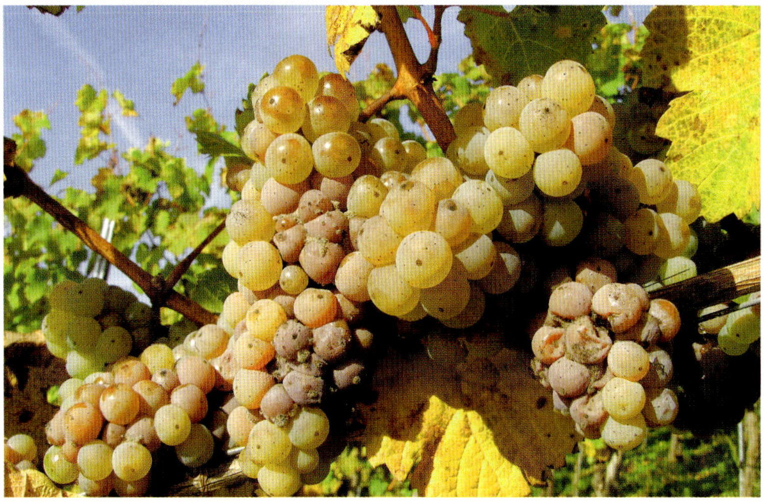

Weinrebe mit reifen und edelreifen Beeren

Geschmacksangaben

Die Bezeichnung des Restzuckergehalts

Trocken	Bis maximal 9 g Restzucker je Liter, wenn die Gesamtsäure nicht mehr als 2 g/l niedriger ist. Beispiel: Ein Wein mit 8 g/l Zucker muss mindestens 6 g/l Säure haben, um als „trocken“ deklariert werden zu dürfen.
Halbtrocken	Bis maximal 12 g Restzucker je Liter oder maximal 18 g Restzucker pro Liter, wenn die Gesamtsäure höchstens 10 g/l niedriger ist.
Lieblich	Restzucker höher als bei halbtrockenen Weinen, maximal jedoch bis 45 g Restzucker je Liter
Süß	Mindestens 45 g Restzucker je Liter

Die Bezeichnung des Alkoholgehalts

Leicht	Wenig Alkohol, 8 – 10,5 %
Gehaltvoll	Mittlerer Alkoholgehalt, 11,5 – 12,5 %
Schwer bzw. Kräftig	Hoher Alkoholgehalt, 13 % und mehr

Die Bezeichnung des Säuregehalts

Mild	Wenig Säure (säurearm)
Säurebetont	Angenehme Säure, fruchtig
Rassig	Säurereich
Herb	Gerbstoffreich (bei Rotwein)

Die Beschreibung der Weineigenschaften

Siehe Rebsortenbeschreibung und „ABC des Weins“.

Die äußeren Kennzeichen deutscher Qualitätsweine

Die staatliche Prüfnummer

Qualitätsweine und Prädikatsweine müssen eine staatliche Prüfnummer tragen. Die Prüfnummer dokumentiert:

- Der Wein hat eine strenge sensorische und analytische Untersuchung durchlaufen.
- Nur bei zufriedenstellenden Ergebnissen bekommt der Wein die Prüfnummer. Die amtlichen Qualitätsprüfungen werden von acht zuständigen Prüfungsbehörden in den jeweiligen Weinbau treibenden Bundesländern Rheinland-Pfalz, Hessen, Baden-Württemberg, Bayern, Nordrhein-Westfalen, Saarland, Sachsen und Sachsen-Anhalt durchgeführt.

Mit der amtlichen Prüfnummer ist jeder zugelassene Qualitätswein bis zu seinem Erzeuger zurückzuverfolgen. Die Prüfnummer, kurz A.P.Nr., ist eine mehrstellige Zahl, die sich aus folgenden Angaben zusammensetzt:

5	347	078	009	02
Prüfstelle	Ort des Erzeugers	Erzeugerbetrieb	geprüfte Partie	Jahr der Prüfung

Auszeichnungen

Zusätzlich zum Etikett mit seinen vom Gesetzgeber festgelegten Kennzeichnungselementen dürfen deutsche Weine mit Gütezeichen und Preisen ausgezeichnet sein, die ihnen eine besondere Qualität nach festgelegten Kriterien bescheinigen. Diese Auszeichnungen erfolgen in Form von Banderolen am Flaschenhals, als schräge Aufkleber an einer oberen Ecke des Etiketts, in Form von Reproduktionen von Medaillen oder als zusätzliche Anhänger.

DLG-Siegel

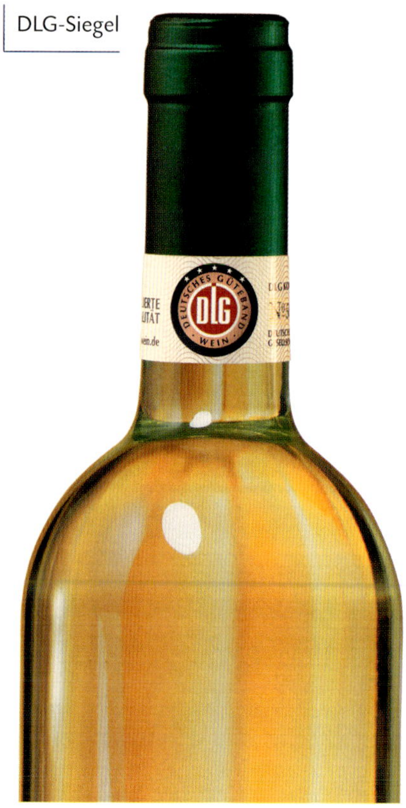

- **Gütezeichen**

Deutsches Weinsiegel
ist das von der Deutschen Landwirtschafts-Gesellschaft (DLG) vergebene überregionale Gütezeichen für deutsche Weine. Es zeichnet Weine mit hoher Qualität nach Qualitätskriterien aus, die weit über den gesetzlichen Anforderungen liegen.

Die Farbe des Siegels gibt die Geschmacksrichtung an:

Weine mit gelbem Siegel sind trocken, ohne wahrnehmbare Süße und von klassischer Art

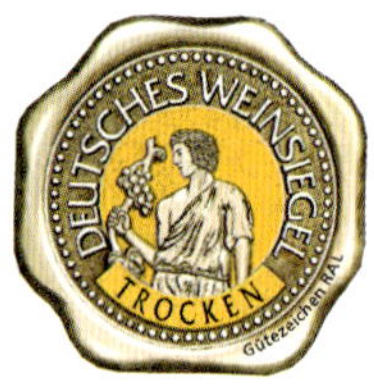

Das grüne Siegel tragen halbtrockene Weine, die sich durch eine anregende Balance von feiner Säure und wenig Süße auszeichnen.

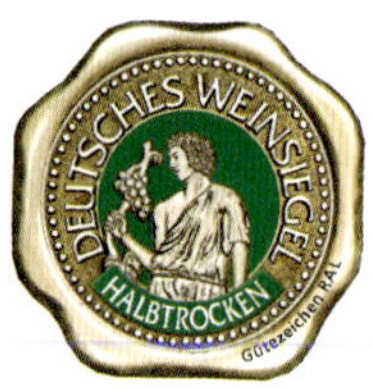

Das rote Siegel kennzeichnet liebliche Weine mit ausgeprägter Süße.

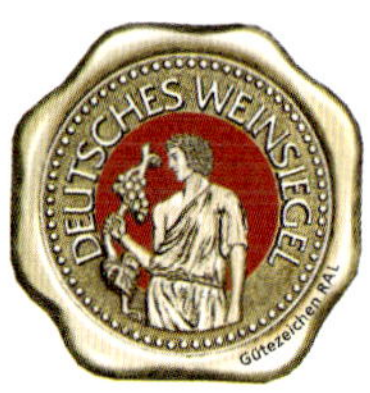

Weine, die den höchsten Qualitätsanforderungen bestimmter Weinanbaugebiete entsprechen und aus Einzellagen stammen, können mit dem Deutschen Weinsiegel „Selection“ ausgezeichnet werden.

Das deutsche Güteband Wein

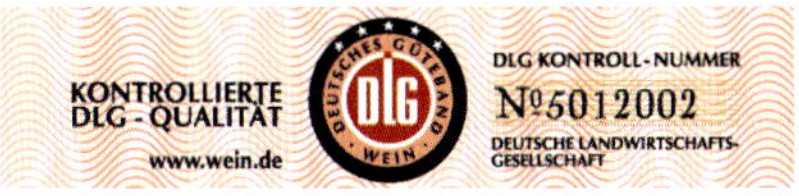
KONTROLLIERTE DLG-QUALITÄT
www.wein.de
DLG KONTROLL-NUMMER
№5012002
DEUTSCHE LANDWIRTSCHAFTS-GESELLSCHAFT

Vergeben wird das deutsche Güteband von der DLG für Weine, die unter festgelegten weinbaulichen und kellerwirtschaftlichen Bedingungen hergestellt werden. Ziel dieses speziellen Gütezeichens der DLG ist die Förderung eines umweltschonenden Weinbaus, z. B. durch die Begrenzung des Düngemittel- und Pflanzenschutzeinsatzes, eine hohe Traubenqualität durch die Beschränkung der Höchsterträgsmengen, eine gute Weinqualität durch eine sorgfältige und schonende Weinbereitung, die z. B. den Einsatz bestimmter Behandlungsstoffe ausschließt. Die Qualitätsstandards für Weine, die das Güteband tragen, gehen damit weit über die gesetzlichen Anforderungen hinaus.

Gütezeichen verschiedener Anbauverbände

- Gütezeichen des fränkischen Anbauverbands für fränkische Qualitätsweine und Prädikatsweine in Bocksbeutelflaschen.
- Gütezeichen des Badischen Anbauverbands für badische Qualitätsweine und Prädikatsweine und für ausgesuchte Weine das Gütezeichen Baden Selection.
- Gütezeichen „Erstes Gewächs" des Rheingauer Weinbauverbands, das neben hohen Qualitätsmerkmalen nur die Rebsorten Riesling und Spätburgunder von bestimmten Rebflächen auszeichnet.

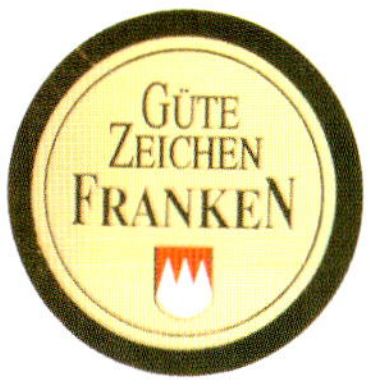
GÜTE ZEICHEN FRANKEN

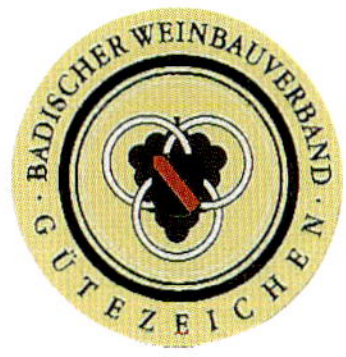
BADISCHER WEINBAUVERBAND
GÜTEZEICHEN

- Prämierungen
  Qualitäts- und Prädikatsweine werden sowohl auf regionaler Ebene als auch bundesweit prämiert. Die Bundesprämierung, die im Anschluss an Gebiets- und Landesprämierungen erfolgt, wird von der DLG vorgenommen. Sie zeichnet mit dem goldenen, silbernen und bronzenen DLG-Preis aus. Die besten Weine eines Prämierungsjahres erhalten den Goldenen DLG-Preis Extra.

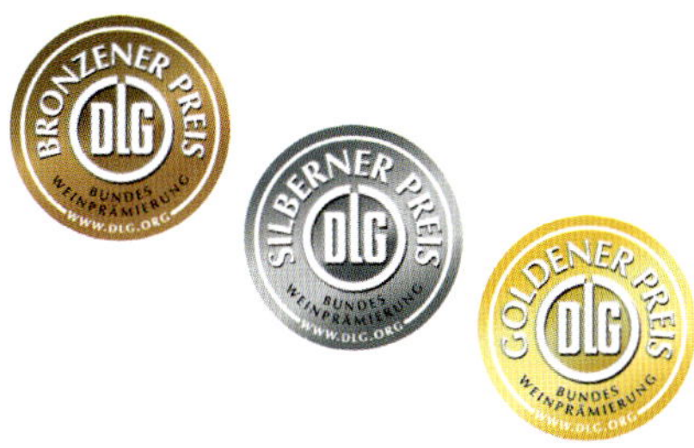
BRONZENER PREIS
SILBERNER PREIS
GOLDENER PREIS

Rückenetikett mit Weinbeschreibung und Herkunftshinweisen

Rückenetiketten enthalten für den Weinkunden oft noch wichtige Informationen und womöglich entscheidende Kaufargumente:

- Geschichte des Weins,
- Servier- und Trinkhinweise, Speisenempfehlungen,
- Geschmacksbeschreibungen,
- Lagerungshinweise, Lagerfähigkeit, optimale Lagerdauer,
- Reifeempfehlungen, Entwicklungshinweise,
- Informationsquellen.

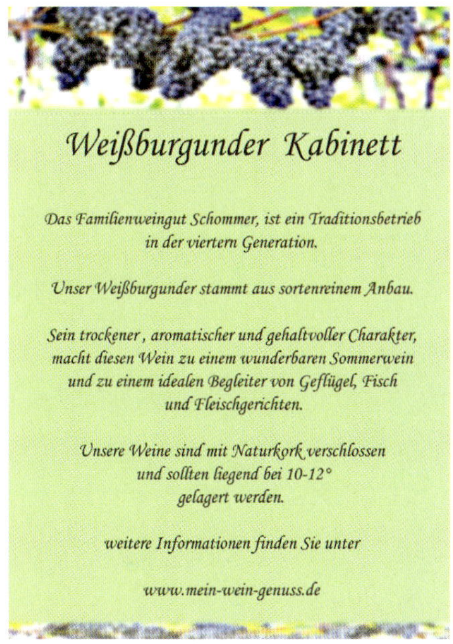
Weißburgunder Kabinett
Das Familienweingut Schommer, ist ein Traditionsbetrieb in der viertem Generation.
Unser Weißburgunder stammt aus sortenreinem Anbau.
Sein trockener, aromatischer und gehaltvoller Charakter, macht diesen Wein zu einem wunderbaren Sommerwein und zu einem idealen Begleiter von Geflügel, Fisch und Fleischgerichten.
Unsere Weine sind mit Naturkork verschlossen und sollten liegend bei 10-12° gelagert werden.
weitere Informationen finden Sie unter
www.mein-wein-genuss.de

Besonderen Weinbezeichnungen

Jungwein

Jungwein ist ein Wein, dessen alkoholische Gärung noch nicht ganz abgeschlossen ist und der noch nicht von der Hefe getrennt ist, er wird auch als „Federweißer", „Rauscher" oder „Sauser" bezeichnet.

Landwein „Der Neue"

Als „Der Neue" dürfen nur Landweine deklariert werden, die aus Trauben eines Erntejahrs hergestellt wurden. Das Erntejahr muss kenntlich gemacht werden. Der Wein darf nicht vor dem 1.11. des Erntejahrs in den Verkauf gehen.

Barrique-Weine

Weine, die die Angabe „Barrique gereift" tragen, müssen mindestens zum Teil in Barrique-Fässern von 350 l Fassungsvermögen gelagert werden. Sie müssen für ihre Zulassung bei der sensorischen Prüfung die typischen Merkmale für Barrique-Weine aufweisen.

Barrique-Fässer sind bevorzugt Fässer aus französischer, heller Limousin-Eiche, in denen vorwiegend Rotweine zur Reife geführt werden.

Eine weitere Kennzeichnung ist „im Holzfass" gereift. Hier müssen 75 % des Weines 6 Monate (Rotwein) bzw. 4 Monate (Weisswein) im Holzfass lagern.

Classic

Die Bezeichnung Classic führen Qualitätsweine aus gebietstypischen klassischen Rebsorten, deren Vergärung bei niedrigen Temperaturen vorgeschrieben ist. Sie besitzen ein harmonisches trockenes Geschmacksprofil.

Selection

ist eine Zusatzbezeichnung für trockene Qualitätsweine aus bestimmten Anbaugebieten und von höchster Qualität. Sie werden aus ausgewählten, hochwertigen Rebsorten von Einzellagen hergestellt.

Die Hektarerträge sind auf maximal 60 Hektoliter pro Hektar beschränkt und das Mindestmostgewicht muss 90° Öchsle betragen.

Hochgewächs

ist die Bezeichnung für Riesling-Qualitätsweine, die einen um mindestens 1,5 Vol.-% höheren natürlichen Alkoholgehalt aufweisen müssen als für das jeweilige Anbaugebiet vorgeschrieben.

Hock

ist ein lieblicher, weißer, deutscher Landwein, der die Gebietsbezeichnung „Landwein Rhein" trägt.

Liebfrauenmilch

ist ein lieblicher, weißer Qualitätswein aus den Anbaugebieten Nahe, Pfalz, Rheingau und Rheinhessen. Er muss zu mindestens 70 % aus den Rebsorten Riesling, Silvaner, Müller-Thurgau und Kerner hergestellt sein.

Weißherbst
sind Qualitäts- und Prädikatsweine, die aus einer einzigen roten Rebsorte und zu 95 % durch Mostgärung hergestellt sind. Die Rebsorte muss in Verbindung mit der Bezeichnung Weißherbst angegeben werden. Eine Besonderheit sind die als Blanc de noir angebotenen weiß gekelterten Weine aus der Rebsorte Spätburgunder.

Schieler
Der Schieler ist ein Rotling aus dem bestimmten Anbaugebiet Sachsen.

Schillerwein
Ebenfalls ein Qualitäts- bzw. Prädikatswein der Kategorie Rotling aus dem Anbaugebiet Württemberg.

Badisch Rotgold
Ein Qualitäts- oder Prädikatswein aus einer Mischung von Ruländer und Blauem Burgunder.

Kennzeichnungselemente am deutschen Weinetikett

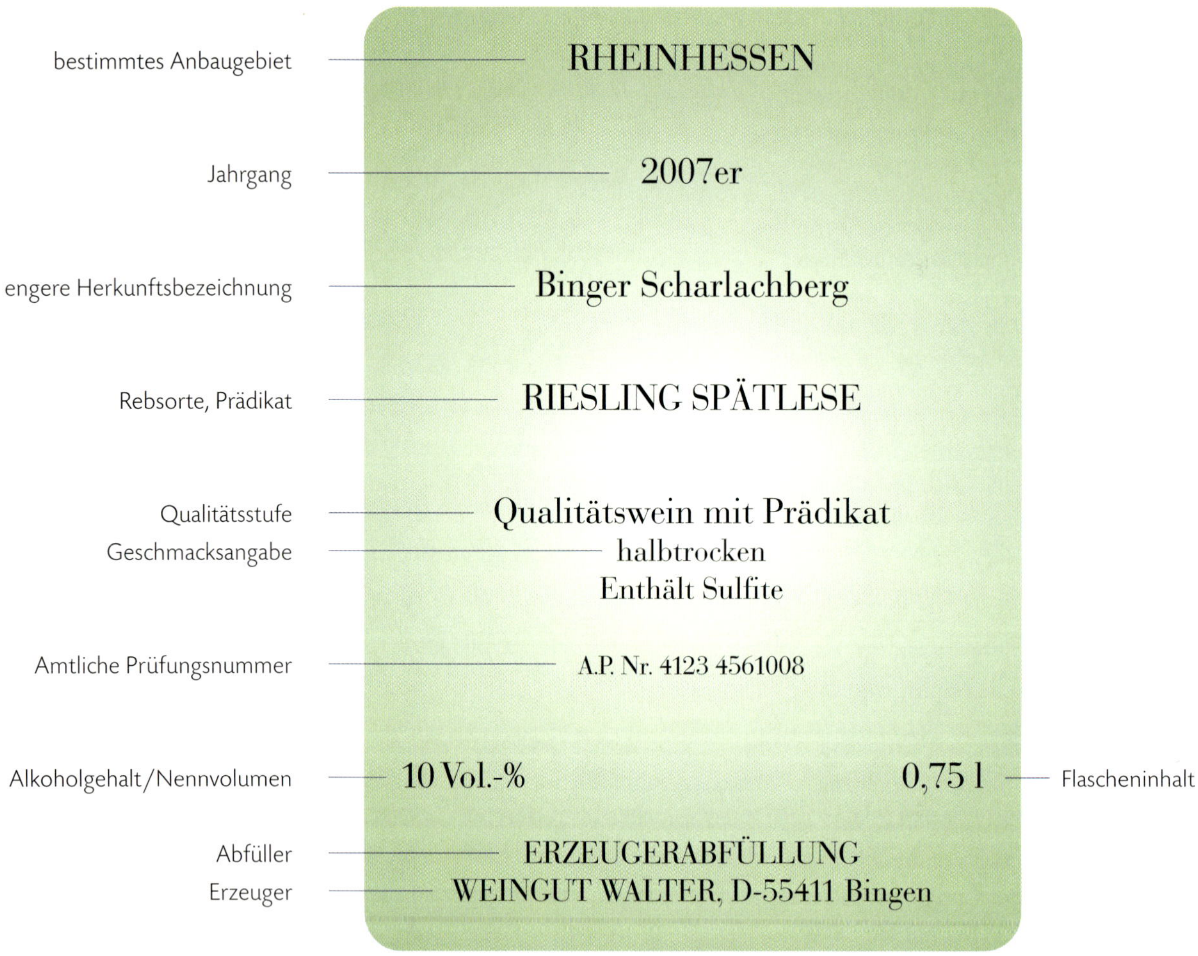

Die Angaben auf dem Weinetikett sind vom EU-Gesetzgeber vorgeschrieben und durch das deutsche Weingesetz geregelt. Es wird dabei zwischen Pflichtangaben und freiwilligen Angaben unterschieden.

Die verpflichtenden Angaben sind die Herkunftskennzeichnung (das bestimmte Anbaugebiet bei Qualitätsweinen und Landweingebiete bei Landweinen), die Qualitätsstufe, zusätzliche Weinbezeichnungen, die amtliche Prüfnummer, der Flascheninhalt und der Alkoholgehalt, der Abfüller und Erzeuger mit Adresse, Angabe zum Gehalt an Sulfit oder Schwefeldioxid, sofern mehr als 10 mg/l SO_2 vorhanden sind und die Kennzeichnung Allergie auslösender Stoffe.

Zusätzliche Angaben dürfen die engere geografische Herkunftsbezeichnung sein, die Rebsorte bzw. Rebsorten, der Jahrgang, wenn mindestens 85 % des Leseguts aus dem angegebenen Jahr stammen, die Geschmacksangabe, die Weinart, Angaben zu besonderen Verfahren der Herstellung, Auszeichnungen, Markennamen und Abfüllerangabe, Analysedaten u. a. (siehe Rückenetikett).

Kleines Wein-ABC

Abgang
Eindruck, den der Wein beim bzw. nach dem Schlucken hinterlässt.

Abgebaut
Der Wein hat den Höhepunkt seiner Entwicklung bereits überschritten, meistens alt.

Agraffe
Drahtkörbchen, das den Korken in Schaumweinflaschen festhält.

Anreicherung
Zusatz von Zucker oder Mostkonzentrat vor der Gärung zur Erhöhung des Alkoholgehalts.

Ausgebaut
Der Wein ist vollkommen entwickelt.

Ausgeglichen
Harmonischer Wein.

Autochtone Rebsorten
Trauben, die nur in einem umgrenzten Raum zu finden sind und einen besonders eigenständigen Wein ergeben.

Biologischer Säureabbau
Apfel- oder Milchsäuregärung beim Wein. Nach der alkoholischen Gärung kann der Winzer diese Gärung hervorrufen. Dabei wandeln Bakterien die sauer wirkende Apfelsäure in die mildere Milchsäure um.

Blume
Der Duft der leichtflüchtigen Bestandteile des Weins, die durch die Nase wahrgenommen werden. Je nach Sorte, Boden, Reife und Temperatur unterschiedlich. Die Blume kann zart, fein, edel, aber auch aufdringlich sein.

Brandig
Der Wein schmeckt zu sehr nach Alkohol. Der Wein ist alkohollastig. Er wird als unangenehm brennend empfunden.

Bukett
Duftinhaltsstoffe (Geschmacksstoffe) des Weins. Man unterscheidet Sorten-, Lager-, Klima- und Edelfäulebukett.

Bukettiert
Starkes, fremdes Bukett, an Zusätze erinnernd.

Charakter
Typische Art des Weins. Der Charakter des Weins hängt von Sorte, Lage, Klima, Jahrgang, aber auch von Weinbehandlung und Lagerung ab.

Cuveé
Mischen von Weinen gleicher oder unterschiedlicher Rebsorten und Jahrgänge, um einen typischen Wein herzustellen bzw. die Qualität zu verbessern. Cuvieren bedeutet keinen Qualitätsverlust.

Dezent
Fein, zart.

Duftig
Elegante, leichte Blume.

Dünn
Wenig Extrakt und Alkohol, körperarmer Wein.

Elegant
Vollkommen harmonische, meist leichtere, spritzigere und nicht zu milde Weine.

Extrakt
Mineralsalze, Glycerin, Zucker und Säuren, die im Wein gelöst sind. Je höher der Extrakt, desto vollendeter der Wein.

Feurig
Weine mit höherem Alkoholgehalt, der aber nicht zu hoch erscheint. Bei Rotweinen wird bei bestimmten Sorten die Farbe als „feurig" bezeichnet.

Fruchtig
Im Geschmack an die Rebsorte erinnernd.

Gehaltvoll
Körperreicher, voller Wein mit mittlerem Alkoholgehalt.

Harmonisch
Die Bestandteile des Weines – Extrakt, Flüssigkeit, Alkohol – stehen im richtigen Verhältnis zueinander.

Herb
Zusammenziehender Geschmack, höherer Gerbstoffgehalt; kommt meist im Rotwein oder in aus roten Rebsorten stammenden Weinen vor.

Jungfernwein
Erster Ertrag einer Neupflanzung.

Klar
Wein ohne Trübung.

Korkgeschmack
Sortenfremder, widerlicher Geruch bei Flaschenweinen, der durch Bakterien, die in Korken leben, verursacht wird. Der Wein „korkt", „stoppelt" oder „zapft".

Körper
Extraktreich, voll.

Kurz
Der Wein bleibt nicht lange haften, er hat keinen Schweif.

Lage
Als Einzellage bezeichnet man eine bestimmte Rebfläche, die Großlage sind die Zusammenfassung solcher Rebflächen, aus deren Lesegut gleichwertige Weine mit gleichartigen Geschmacksrichtungen hergestellt werden. Sie befinden sich in einer oder mehreren Gemeinden eines bestimmten Anbaugebiets.

Leer
Der Wein ist dünn, leicht, hat keinen Schweif, erinnert an Wasser, das Gegenteil ist „vollmundig".

Luftgeschmack
Oxidationsgeschmack, der entsteht, wenn der Wein längere Zeit der Luft ausgesetzt ist. „Oxidiert" ist nicht nur Wein, der in der Flasche offen stehen bleibt, sondern auch Wein, der sich durch das Luftpolster in der geschlossenen Flasche verändert.

Mild
Säurearm, für viele auch gleichbedeutend mit leichter verträglich.

Moussierend
Stark kohlensäurehaltig.

Mousseux-Punkt
Eine kleine raue Stelle am Boden des Sektkelches, um dort die Kohlensäure zu brechen. Von dort steigt die CO_2-Perlenkette auf.

Perlage
Kohlensäurebläschen bzw. -spiel in einem Schaumwein bzw. in einem Sektglas.

Pfeffrig
Eigenartiger, pfeffriger Geschmack, der oft bei hochwertigem Grünem Veltliner auftritt.

Prickelnd
Kohlensäurehaltiger Wein, der auf der Zunge spürbar prickelt.

Schwefel bzw. schwefelige Säure
Er ist der einzige Zusatzstoff, der im Wein erlaubt ist und verhindert die schnelle Oxidation sowie zu rasche, ungewollte Alterung. Muss am Etikett wegen eventueller Unverträglichkeit angegeben werden, z. B. „... enthält Sulfite".

Schweif
Der Wein hat Körper, hält lange an. Gegenteil von kurzen Weinen.

Schwer
Alkoholreicher Wein mit hohem Extraktgehalt.

Süffig
Harmonischer, leichter Wein, der zum Trinken anregt.

Trocken
Ohne Restsüße.

Verschnitten
Zwei oder mehrere Weine werden vermischt. Der Verschnitt soll die Qualität heben.

Würzig
Intensiv fruchtig, aromatisch.

Zuckerrest
Der Wein hat Restzucker

- extra trocken 0–4 g/l
- trocken* 5–9 g/l
- halbtrocken 10–12 g/l
- lieblich 13–45 g/l
- süß ab 45 g/l

* Der Säuregehalt darf nicht mehr als 2 g/l niedriger sein.

Behandlung des Weins durch den Konsumenten

Speisen und Wein

Wein kann – wenn er passt – den Geschmack der Speisen nicht nur ergänzen, sondern ihn unterstreichen.
Es gibt viele Empfehlungen, welchen Wein man zu welcher Speise reichen soll.
Gewisse Grundregeln können jedoch beachtet werden:

- Weißwein zu hellem Fleisch,
- Rotwein zu dunklem Fleisch,
- zarte, feine Weine zu mild gewürzten, kräftige, volle Weine zu schweren, intensiv gewürzten Speisen.
- Bei mehrgängigen Menüs sollte eine Steigerung der Weine möglich sein:
  - Am Beginn alkoholarme, zarte Weine,
  - zur Hauptspeise elegante, säurebetonte und fruchtige Weine,
  - zum Dessert edelsüße, volle Weine.
- Prinzipiell sollte jedoch der Wein serviert werden, der dem Gast bzw. Ihnen am besten schmeckt.

Speisearten	Gerichte	Empfohlen
Vorspeisen	warm oder kalt	leichte, trockene Weißweine
Fisch	gekochte oder gebratene Flussfische, Meeresfische	spritzige, blumige, ziemlich trockene Weißweine
	fette Fische, wie zum Beispiel Karpfen	leichte bis kräftige, feinblumige Weißweine
	geräucherte Fische und pikante Fischspezialitäten	kräftige, vollmundige Weißweine oder helle Rotweine und Roséweine
Fleisch	weißes Fleisch – gebraten oder gebacken (Schnitzel, Naturschnitzel, Cordon bleu u. dgl.) – oder eingemachtes Kalbfleisch	leichte, elegante Weißweine
	dunkles Fleisch – Steaks, Rindsbraten, Geschnetzeltes u. dgl.	kräftige, milde Weißweine oder Rotweine
	stark gewürztes Fleisch, Pasteten, Grillspieße, Gerichte mit scharfen Beilagen und Soßen	kräftige, vollmundige Weißweine oder leichte, süffige Rotweine mit etwas Säure
	gekochtes Rindfleisch (Beinfleisch)	kräftige, körperreiche Weißweine
Geflügel	gefüllte Poularde, gegrilltes Huhn u. dgl.	lieblicher, milder bis würziger Weißwein
	gebratene Gans	samtig-milder Rotwein
Wildgeflügel	Fasan, Rebhuhn	ausdrucksvoll-kräftiger Weißwein oder leicht herbe Rotweinsorten
	Hirsch, gespickter Hase, Rehrücken u. dgl.	herbe, kräftige, dunkle Rotweine sowie vollmundige Weißweine und trockene Spätlesen
Wild	Wildpasteten, Frischling	herbe, kräftige, dunkle Rotweine sowie vollmundige Weißweine und trockene Spätlesen
Kalte Platten		süffiger, spritziger, eher trockener Weißwein mit zartem bis feinwürzigem Bukett
Hausmannskost		milde oder säurebetonte, jedoch relativ trockene, zarte weiße Tafelweine
Eierspeisen	Omelettes und Soufflés	milde, kräftige und vollmundige, aber auch würzige oder liebliche Weißweine
	Käseaufläufe, stark gewürzte Salate, Currygerichte und orientalische Spezialitäten	milde, kräftige und vollmundige, aber auch würzige oder liebliche Weißweine
Käse	Käseplatten, Gorgonzola, Camembert; Frisch- und Schmelzkäse; Schnitt- bzw. Hartkäse	je schärfer der Käse, desto leichter und spritziger der Wein; auch herber Rotwein passt zu vielen Käsesorten
Dessert	Torten, Palatschinken, Aufläufe	süße Weine, wie hochfeine Spätlesen, Auslesen, Beerenauslesen. Ausbruch oder sogar Trockenbeerenauslese oder auch milde Weine mit Restsüße und einem intensiven Bukett

Wein und Glas

Junge Weine und Weißweine benötigen ein schmales, sich verjüngendes Glas, weil es die Aromastoffe besser im Glas behält.
Rotweine brauchen eine größere Oberfläche, weil sie zusammen mit der Luft die Geschmacksstoffe besser zur Geltung bringen. Daher ist ein Rotweinglas bauchiger und zumeist größer.

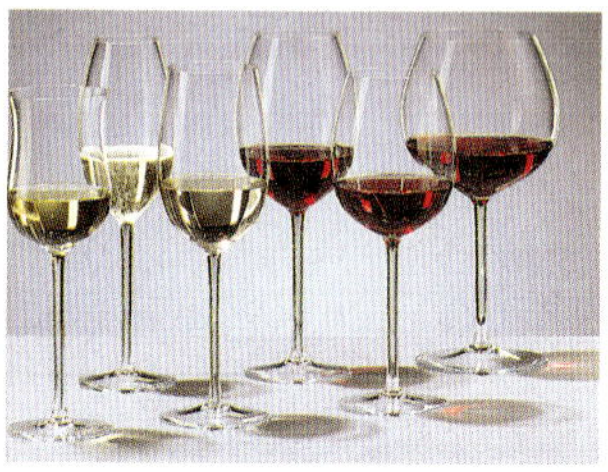

Weinglassortiment

Flaschenformen und -größen

Flaschen für Wein werden in den unterschiedlichsten Formen, Größen und mittlerweile auch Farben hergestellt. Sie variieren je nach Weinart, nach Weinanbauland, nach der Lagerdauer eines Weines, aber auch nach rein logistischen Gründen, z. B. der Stapelbarkeit. Die gängigsten Größen und EU-Norm sind die 0,75-Liter-Flasche und die 0,375-Liter-Flasche. 1-Liter-Flaschen werden meist für Ausschankweine verwendet. Darüber hinaus gibt es 1,5-Liter- und 2-Liter-Magnumflaschen, die 3- und 4-Liter-Doppelmagnumflaschen und weitere Größen bis hin zur 12-Liter-Balthazar. Folgende Grundformen werden unterschieden:

- **Bouteille:** eine schlanke Weinflasche, die nur 0,7 l fasst. Durch die EU-Normung verschwindet sie allmählich in Deutschland, in Österreich wird sie für bestimmte Weine wie den „Schilcher" (Roséwein) noch verwendet.
- **Bocksbeutel:** eine flachbauchige, kugelige Flaschenform mit einer langen Geschichte. Sie ist typisch für fränkische Weine, aber auch spezifische badische Weine werden in diesen Flaschen vermarktet.

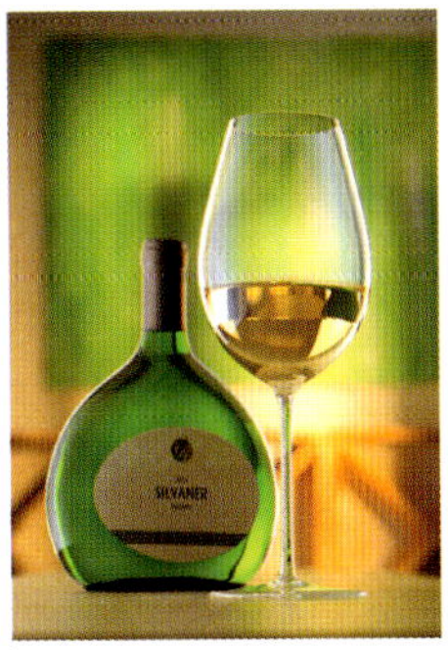

Bocksbeutelflasche

- **Bordeauxflasche:** klassische Rotweinflasche, wird aber gleichermaßen für Weißweine verwendet. Ihre Form ist walzenförmig, mit kurz abgesetztem Hals, die Farben reichen über Braun, Grün und Glasklar für weiße Weine.
- **Burgunderflasche:** bauchig, gedrungen, mit längerem Flaschenhals für Weiß- und Rotweine. In Deutschland oft für Grauburgunder und Spätburgunder verwendet.
- **Schlegelflasche:** Diese Flaschenform ist in Deutschland am verbreitetsten und hat hier auch ihren Ursprung. Sie ist schlank und hoch, mit einem langen Hals und wird vorwiegend für weiße Weine benutzt.
- **Rheingauer Flöte:** eine spezielle Flasche für Qualitätsweine, insbesondere Rieslingweine aus dem Rheingau. Es ist eine dunkle Flasche mit graziler, lang gestreckter, schlanker Form.
- **Landweinflasche:** Die Landweinflasche ist keine eigenständige Form. Es gibt sie als Burgunder- oder Bordeauxflasche, meist ab Größen von 1 l und mit praktischem Schraubverschluss für Ausschankweine.

Die Lagerfähigkeit und Lagerung des Weins

Der Wein ist ein lebendiges Produkt. Während der Lagerung muss ihm die Möglichkeit gegeben werden, sich zu entwickeln – zu reifen. Die Lagerfähigkeit von Wein ist abhängig von der

- **Rebsorte**
  Weine mit hohem Säuregehalt, hohem Extrakt- und Gerbstoffgehalt brauchen zur Reifung mehr Zeit als mildere, gerbstoffärmere Weine. Die Lagerfähigkeit der Rebsorte entnehmen Sie bitte der Rebsortenbeschreibung.
  Sehr gute Eignung:
  Chardonnay, Riesling, Traminer, Weißburgunder, Spätburgunder, Cabernet
  Gute Eignung:
  Schwarzriesling, Morio-Muskat, Grüner Veltliner, Dornfelder, Merlot
  Geringere Eignung:
  Müller-Thurgau, Sylvaner, Blauer Portugieser
- **Qualitätsstufe**
  Höhere Qualitätsstufen sind lagerfähiger als Deutsche Weine und Landweine.
  Land- und Qualitätsweine mit niedrigem Säuregehalt sollen möglichst jung – im Alter von ein bis drei Jahren getrunken werden.
  Weine mit höherem Säuregehalt erreichen ihren Höhenpunkt zwischen zwei und fünf Jahren.
  Spätlesen erreichen ihre Höchstreife zwischen drei und zehn Jahren. Auslesen, Beerenauslesen und Trockenbeerenauslesen halten sich jahrzehntelang, oft bis zu 50 Jahren und länger.
- **Jahrgang**
  Weine aus schwachen Weinjahrgängen haben eine kürzere Lagerfähigkeit als Weine aus guten Weinjahrgängen.
- **Flaschengröße**
  Ideale Lagerfähigkeit weisen Weine in Bouteillen und 1-l-Flaschen auf.
- **Lagerbedingungen**
  - Nach dem Weintransport soll der Wein zwei bis drei Wochen ruhen.
  - Der Kellerraum – möglicherweise nördlich gelegen – soll 10 bis 12 °C (höchstens jedoch 15 °C) aufweisen und eine konstante Luftfeuchtigkeit von 70 bis 80 % haben.
  - Liegende Flaschenlagerung bei Naturkorkenverschluss.
  - Weine nicht länger als zwei Tage im Kühlschrank lagern. Der Kork trocknet aus, der Wein könnte dadurch Fremdgerüche von den im Kühlschrank gelagerten Lebensmitteln aufnehmen.
  - Weine immer aus Kisten oder Schachteln ausgepacken.

Die Servier- und Trinktemperatur von Wein

Die Trinktemperatur hat großen Einfluss auf die Harmonie des Weines.

Da sich der Wein im Glas relativ rasch erwärmt, soll er immer 2 bis 3 °C kühler serviert werden, als die Trinktemperatur des Weines sein soll.

Beim Einschenken sollte man die Gläser nie vollgießen. Die Hälfte bis höchstens zwei Drittel des Glasvolumens mit Wein füllen. Der Wein soll ja vor dem Genießen leicht geschwenkt werden können, damit die Nase seinen Duft feststellen kann. Der Wein muss im Glas die „Blume" aufbauen können.

Weinsorte	Serviertemperatur °C	Trinktemperatur °C
Sekt, Schaumwein	5 – 6	6 – 8
Weiße Qualitätsweine		
Grüner Veltliner, Müller-Thurgau, Grauburgunder, Weißburgunder, Sauvignon blanc, Riesling, Traminer, Scheurebe, Chardonnay	6 – 8	9 – 10
Weiße Prädikatsweine		
Spät- und Auslesen	9 – 10	11 – 11
Beeren-, Trockenbeerenauslese, Eiswein	9 – 11	12 – 14
Roséweine und Rotling	6 – 8	9 – 11
Rote Qualitätsweine		
Portugieser, Zweigelt, Merlot, Trollinger	12 – 13	14 – 15
Schwarzriesling, Dornfelder	12 – 14	14 – 16
Spätburgunder	13 – 15	15 – 17
Cabernet, Syrah, alte Rotweine	14 – 16	16 – 18

Das Weinglas am Tisch

Das größte Glas bzw. das Glas zum Hauptgang (meist das Rotweinglas) wird über dem Tafelmesser eingesetzt. Das Weißweinglas wird im 45°-Winkel unterhalb des Rotweinglases und das Wasserglas im selben Winkel unter oder direkt über das Weißweinglas eingesetzt. Ein weiteres Glas (Sekt oder Aperitif) wird im 45°-Winkel über das Glas für den Hauptgang gestellt.

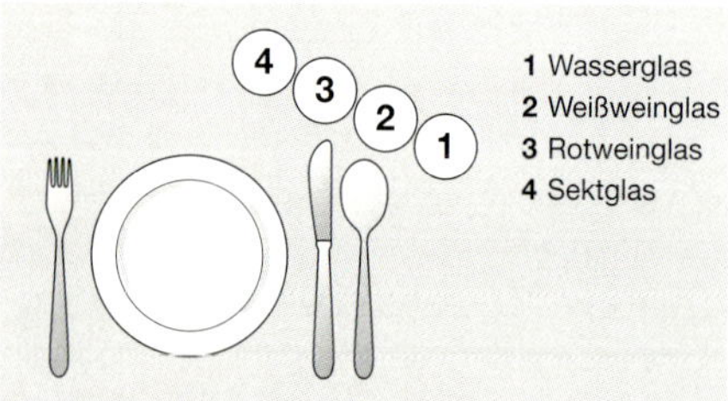

Was ist Dekantieren?

Dekantieren ist das vorsichtige Umgießen eines Weines in eine Dekantier-Karaffe, um ihn vom Gerbstoff- und Farbstoffdepot sowie Weinstein zu befreien.

Beim Umfüllen wird der Wein mit Sauerstoff angereichert und nimmt an Geschmacksstoffen zu.

Dekantieren empfiehlt sich bei älteren und extraktreichen Rotweinen.

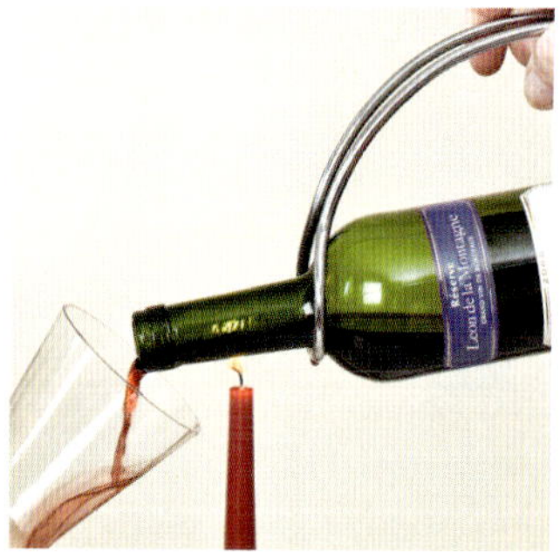

Dekantieren von Rotwein mit Depot

Der Flaschenverschluss

- **Naturkorken**
  Kurz- oder Langkorken aus Korkeichenrinden, 24 mm Durchmesser, werden in 17,5 mm Flaschenöffnungen eingedrückt. Sie sorgen dafür, dass der Wein atmen und reifen kann.
  Ab und zu führt ein Naturkorken zur Übertragung von Fremdgeruch an den Wein, wenn die Flasche nicht liegend gelagert wird. Der Naturkorken muss von innen her feucht gehalten werden.
- **Glasverschluss**
  Ästhetische Alternative zum Naturkorken
- **Schraubverschluss**
  Keine Fremdgerüche, wiederverschließbar
- **Kunststoff-„Korken"**
  Ausschluss von Fremdgerüchen, nur für junge Weine geeignet, weil sie keine Luft zum Reifen durchlassen.
- **Kronenkorken**
  Für einfache Weinqualitäten.

Das Öffnen einer Flasche

Als Kundenberater, Verkoster und Gastgeber sollen Sie die richtigen Flaschenöffnungstechnik für Weine mit dem klassischen Naturkorken kennen:

- Entfernen der Flaschenkapsel mit einem scharfen Messer unter der Flaschenhalsverdickung.
- Entfernen des Korkens mit dem richtigen Korkenzieher: Der Korkenzieher sollte eine offene Metallspirale – mit „Seele" – haben. Schraubenähnliche Spindeln, die einem Bohrer bzw. einer Schraube gleichen, sollten vermieden werden.
- Den Korken, wenn möglich, nicht durchstechen.
- Sollte der Korken brechen, wird die Spindel beim zweiten Korkenteil schräg angesetzt und gehoben.
- Flaschenrand und inneren Flaschenhals vor eventuellen Lagerungsrückständen säubern.
- Anbringen von Serviermanschetten (bei Rotweinen) oder eleganten, tropfenverhindernden Ausgießern (Drop-Stops.)

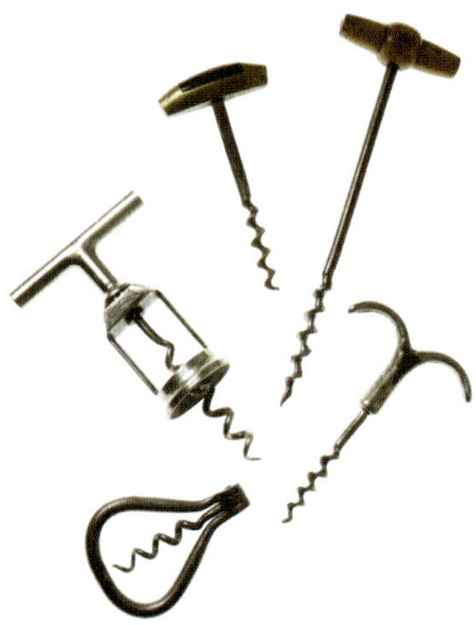

Die Weinverkostung – Weindegustation

Damit Sie die richtigen, positiven Farb-, Geruchs- und Geschmacksausdrücke im Beratungsgespräch einsetzen, sind sie hier angeführt.

Die Weinverkostung fordert nicht nur den Geschmack, sondern auch das Sehen, Riechen und Fühlen.

Beim Prüfen der Farbe, der Klarheit und des Flüssigkeitszustands halten Sie das Glas gegen einen weißen Hintergrund. Dadurch wird die Feststellung einfacher.

Durch das Schwenken des Glases können Sie an dessen Innenwand den Extraktgehalt sichtbar machen („Kirchenfenster").

Auge

Farbton
Weißwein: weißlich, hellgelb, grünlichgelb, gelb, zitronengelb, strohgelb, gold, altgold, bernsteinfarben
Rotwein: hellrosa, pink, hellrot, ziegelrot, rubinrot, granatrot, purpur, violett, bläulich, schwarz

Klarheit
Hochwertiger Wein: blank (klar) funkelnd, glanzhell
Mindere Weine: schlierig, wolkig, matt, trüb, blind

Flüssigkeitszustand
dünnflüssig, extraktreich bis ölig

Kohlensäurebild
still bis lebhaft
bis stürmisch

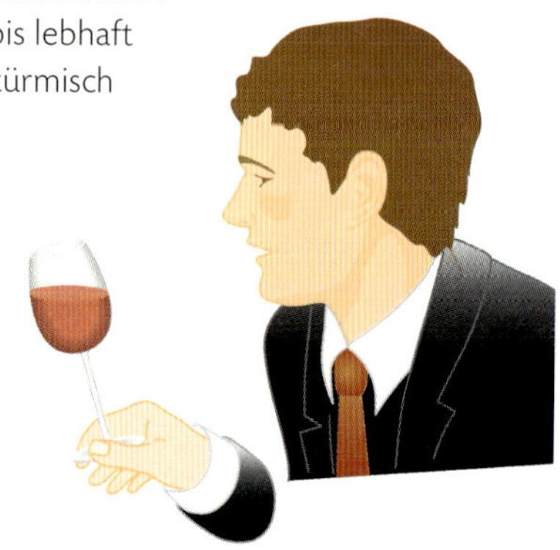

Nase

Geruch

Beim Einatmen erfährt man den Duft, beim Ausatmen das Aroma.

Duft und Aroma bilden das Bukett eines Weines.

Den Geruch und den Geschmack eines Weines zu beschreiben, bedarf es vieler Erfahrungen, großen Vorstellungsvermögens und eines reichen „Weinwortschatzes".

Durch das Schwenken des Glases setzen Sie bewusst das Aroma frei. Ein kurzes Riechen, indem Sie Ihre Nase in das Degustationsglas halten, bietet Ihnen mithilfe Ihrer Riechfelder die ersten Geruchseindrücke.

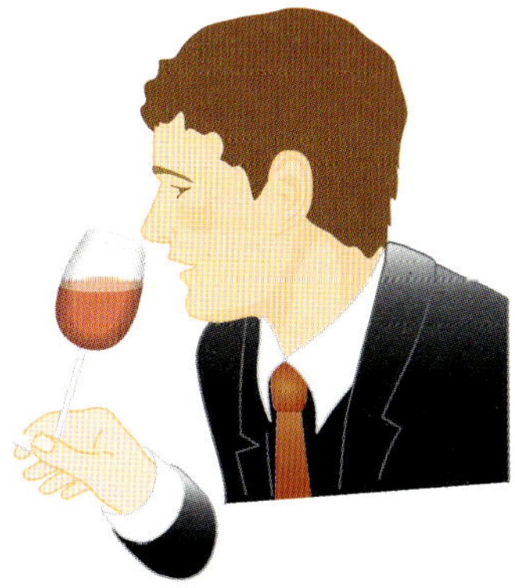

Mund

Säure
mild, frisch, säurebetont
(schal, sauer, unreif)

Süße
trocken, halbtrocken, süß
(plump, picksüß)

Bitterkeit
samtig, zartherb, herb
(adstringierend, rau, bitter)

Harmonie
markant, harmonisch, elegant
(klein, unharmonisch, derb)

Alter/Reife
jung, ausgebaut, reif, edelreif
(streng, abgebaut, passé, tot)

Körper/Extrakt
schlank, füllig, extraktreich
(leer, dünn, wässrig)

Alkohol
leicht, gehaltvoll, schwer
(mager, brandig)

Sorteneigenheiten
würzig, pfeffrig, mandelartig,
nussig, grasig, an eine bestimmte
Frucht erinnernd

Nachgeschmack/Abgang

3 – 4 Sekunden =	kurzer Abgang
8 – 10 Sekunden =	guter Abgang
12 und mehr Sekunden =	langer Abgang, „Schweif"

Nehmen Sie einen Schluck mit genügend Sauerstoff auf (Sie dürfen schlürfen).

Zunge, Gaumen, Zahnhälse, die gesamte Mundhöhe vermitteln Ihnen Geschmackseindrücke.

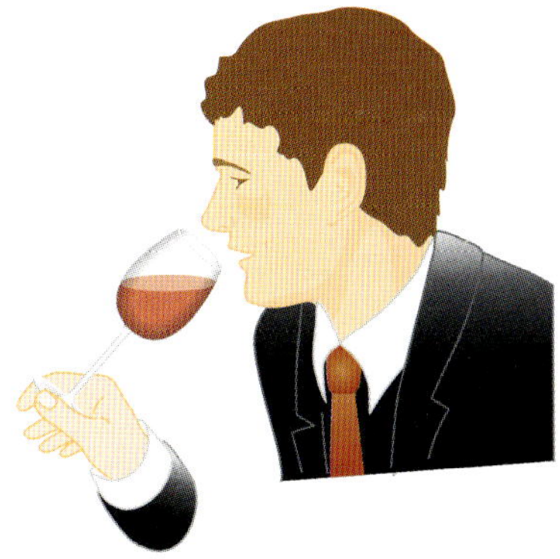

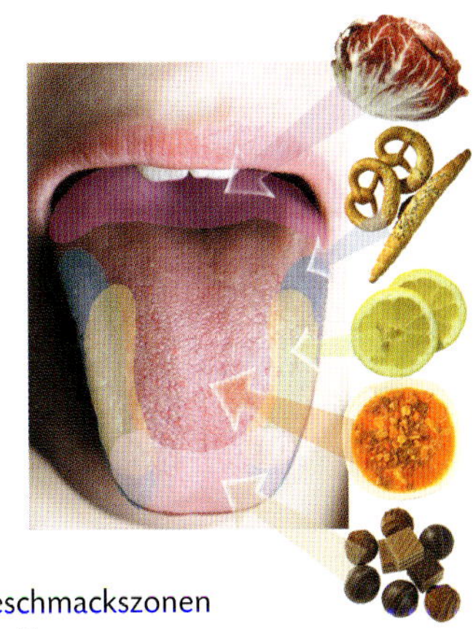

Geschmackszonen der Zunge

Gesamteindruck

Die Summe aller Sinneseindrücke durch Auge, Nase und Mund ergibt das Gesamtbild – den Gesamteindruck – des Weines. Geübte Weinliebhaber können einen Wein eher objektiv beurteilen als ungeübte.

Verbraucherinformation

Bio-Wein

Auch ökologisch erzeugter Wein unterliegt dem europäischen und nationalen Weinrecht. Darüber hinaus gelten die EG-Öko-Verordnung (834/07) und deren Durchführungsverordnung (889/08), die die Grundregeln des Ökolandbaus und Mindestkontrollanforderungen enthalten.

Bio-Anbauverbände gehen in ihren Richtlinien über die gesetzlichen Anforderungen hinaus, so auch der Verband für den Bio-Weinbau in Deutschland ECOVIN. Mehr als 200 biologisch arbeitende Winzer sind diesem Verband angeschlossen und arbeiten nach dessen Grundsätzen.

- Der Weingarten muss ganzjährig begrünt sein (Lebensraum für eine vielfältige Fauna und Flora).
- Einsatz von chemisch-synthetischen Insektiziden, Fungiziden und Herbiziden ist verboten.
- Bei der Verarbeitung der Trauben, der Most- und Weinbehandlung dürfen nur natürliche Stoffe eingesetzt werden (zur Aufbesserung des Mostes biologischer Zucker).
- Reinigung der Geräte und Keller nur mit biologisch abbaubaren Substanzen.
- Abwasser darf die Umwelt nicht belasten.
- Keine Verwendung von Kronenkorken.
- Leergutrücknahme muss möglich sein.
- Verpackungsmaterialien aus PVC und Styropor sind verboten.

Hat Wein einen hohen Kalorien-Gehalt?

Der Energiegehalt von 1 l Wein (1130 kJ/270 kcal) entspricht ungefähr:

- 0,8 kg Kartoffeln
- 1 l Vollmilch
- 10 Eiern
- 100 g Butter
- 400 g Roggenbrot
- 3 Leberkäse-Brötchen mit je 50 g Leberkäse

Der Energiegehalt von 1 l Wein deckt 1/3 bis 1/4 des Energiegehalts eines leicht arbeitenden Menschen.

Verbraucherinformation

Wein und Wasser

Regel Nr. 1 – das Wasser zum Wein reichen und nicht mischen. Das Wasser muss den Wein ergänzen und nicht verfälschen.

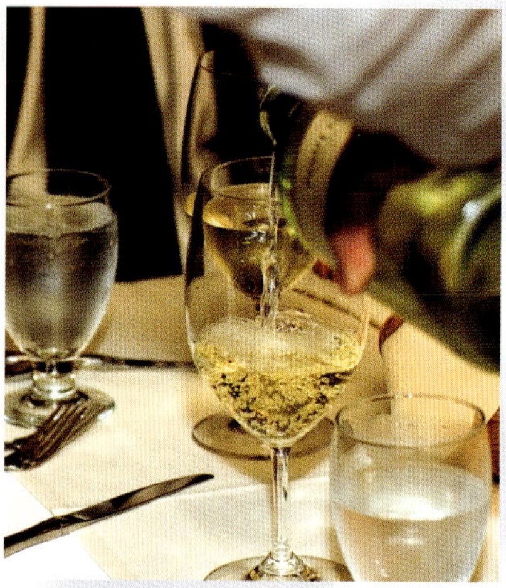

- **Prickelndes Mineralwasser:** Für leichte, junge Weine vom Veltliner, Weißburgunder, Riesling, Müller-Thurgau, Silvaner.
- **Mildes Mineralwasser:** Für Chardonnay, Sauvignon blanc, Blauer Portugieser, Spätburgunder, Prädikatsweine
- **Stilles Mineralwasser oder Trinkwasser:** Für gereifte Rieslinge, Chardonnay Barrique, Zweigelt, Cabernet Sauvignon, Merlot, Syrah, Rotwein Cuvées

Die Weinschorle

Eine besondere Tradition hat die Weinschorle, auch als **„G'spritzter"** bezeichnet: Wein und Mineralwasser im Verhältnis 1 : 1 gemischt.

- Ideale Weine zum Spritzen sind fruchtige, trockene Weißweine mit kerniger Säure und einem Alkoholgehalt bis 12 %, z. B. Grüner Veltliner, Grauburgunder.
- Frische Weine verlangen prickelndes Mineralwasser.
- Gereifte Weine vertragen nur milde oder stille Wässer – „Edel-G'spritzter".
- Wasser und Wein immer gekühlt servieren und kalt genießen (7 bis 10 °C).
- Wasser mit ausgewogener Mineralisierung und neutralem Geschmack wählen.
- Süßer G'spritzter: Wein mit Orangen- oder Kräuterlimonade

Flaschenverschlüsse – Pro und Kontra

Korken

- Für lange Lagerung wurde noch kein besseres Verschlusssystem gefunden.
- Gehört zur Weintradition und zur Weinästhetik.
- Korkfehler können auf den Wein übertragen werden und den Wein ruinieren.
- Winzer müssen durchschnittlich wegen fehlerhafter Korken Weine im Wert von 4000,00 EUR vernichten.
- Problematisch sind „kranke" Korken und Bakterien in Korken.
- Korkproduzenten kommen den Nachfragen kaum nach.
- Korken können beim Öffnen bröseln bzw. reißen.

Drehverschluss

- Nicht für alle Weine geeignet.
- Einfach und leicht zu öffnen.
- Wiederverschließbar, dann ist liegende Lagerung im Kühlschrank möglich.
- Sowohl stehende als auch liegende Lagerung möglich.
- Ideal für weiße Weine, die jung getrunken werden sollen.
- Gute Alternative zum Kork.
- Weine kommen mit wesentlich geringeren Schwefelbeigaben aus.
- Der Wein kann sich enzymatisch weiterentwickeln.
- Keine Fremdgerüche.

Glasverschluss

- Leicht zu öffnen.
- Elegant, wirkt edel.
- Gleiche Kosten wie beim Naturkorken.
- Praktisch, wiederverschließbar und dann liegende Lagerung möglich.

Kunststoffverschluss

- Für einfachere Weine jeden Alters.
- Eine Frage der Ästhetik.
- Für Weine geeignet, die nicht länger als zwei bis vier Jahre gelagert werden dürfen.
- Manchmal große Kraftanstrengung beim Öffnen notwendig bzw. dreht beim Ansetzen des Korkenziehers oft durch.
- Sehr hart, Korkenzieher werden kaputt.

Kronenverschluss

- Eindruck von Billigweinen.
- Nicht elegant.
- Absolut geschmacksneutral.
- Wein bleibt Wein.
- Eher für Schankweine und Massenware.

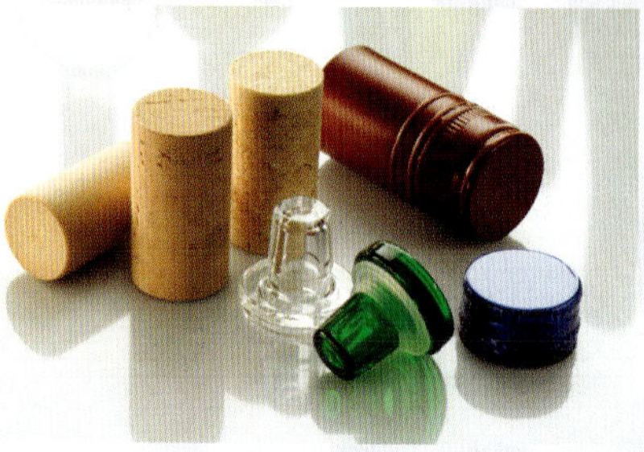

Arbeitsaufgaben

1. Die Wünsche Ihrer Gäste sind vielfältig und müssen von Ihnen fachlich richtig zugeordnet werden.

   Finden Sie zu den folgenden Gästewünschen den passenden Wein:

   ① „Bringen Sie mir zum Fisch einen milden Weißwein."

   ② „Ich hätte gern einen kräftigen Weißen."

   ③ „Würden Sie mir zum Wildbraten einen Ihrer kräftigen Rotweine bringen?"

   ④ „Wir möchten nichts essen, nur gemütlich einen Roten genießen."

2. Erstellen Sie für einen besonderen Anlass eine Menükarte mit einem festlichen Vier-Gänge-Menü.

   Ordnen Sie die korrespondierenden Weine zu. Beachten Sie beim Schreiben Ihrer Menükarte die Gestaltungsregeln.

Weinhaltige und weinähnliche Getränke

Likörweine

auch als Süßweine oder Dessertweine bezeichnet, sind Weine mit einem besonders hohen Zuckergehalt und einem Alkoholgehalt von 15 bis 22 Vol.-%. Es sind Weine oder in Gärung befindlicher Traubenmost, bei denen durch Zufügen von Alkohol, Weindestillat oder Mostkonzentrat die Gärung gestoppt und so noch enthaltener Zucker nicht weiter abgebaut wird. Man nennt diesen Vorgang auch aufspriten. Das Ergebnis ist ein süßer Wein mit hohem Alkoholgehalt.

Der Gesetzgeber unterscheidet zwischen

- Likörweinen und
- Qualitätslikörweinen b. A.

Bei den Qualitätslikörweinen b. A. müssen die zur Herstellung verwendeten Trauben aus dem bestimmten Anbaugebiet stammen, dessen Name der Likörwein trägt. Das Destillat ist nicht an das Anbaugebiet gebunden.

Auch Prädikatsweine wie Auslese, Beerenauslese, Trockenbeerenauslese und Eiswein mit einer ausgeprägten natürlichen Restsüße gelten als Dessertweine, dürfen jedoch in keiner Form angereichert oder gar aufgespritet werden.

Bekannte Likörweine bestimmter Anbaugebiete in der EU sind:

- Sherry aus dem Gebiet um die südspanische Stadt Jerez.
  Sherry gibt es in drei Qualitäten:
  - „Fino", hell, trocken,
  - „Oloroso", süß, bernsteinfarben,
  - „Amontillado", halbtrocken.
- Rote und weiße Portweine aus dem Tal des Douroflusses in Nord-Portugal.
  Qualitäten:
  - „Ruby" einfache Qualität, 2 Jahre
  - „Vintage", hochwertiger Jahrgangswein, nach zwei Jahren abgefüllt,
  - Tawny", sehr lange Holzfassreife bis 50 Jahre und länger.
- Malaga aus dem südspanischen Andalusien. Er reift mindestens zwei Jahre in Fässern, erinnert im Geschmack an Nüsse und Karamell, würzig.
- Madeira von der gleichnamigen portugiesischen Insel.
- Marsala, ein sizilianischer Likörwein.
- Tokajer, ein Dessertwein aus Ungarn.

Aromatisierte Weine

- **Wermut**
  Ursprungsort des „Vermouth" ist Turin. Wermut wird aus Grundwein, Mistella (Traubenmost mit Weindestillat), Zucker

Cidre

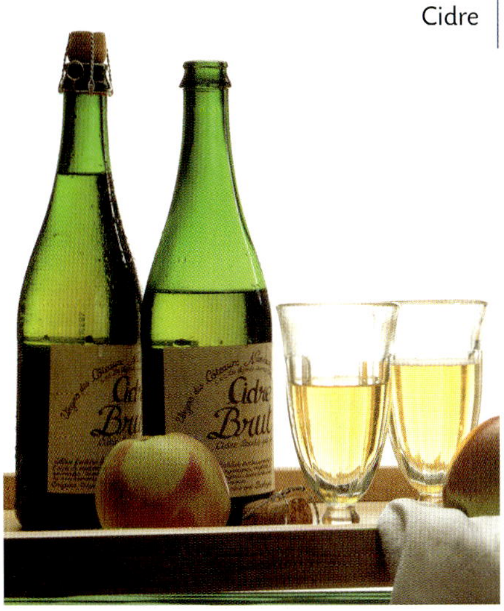

und Kräuterextrakten hergestellt. Bei der Kräutermischung überwiegt das Wermutkraut.
Die eigentlichen Kräuterzusammensetzungen werden natürlich geheim gehalten. Es werden jedoch auch Wacholder, Chinarinde, Anis und Sternanis, Majoran, Thymian, Zimt, Koriander, Muskatnuss, Kamille, Melisse, Salbei und Ysop zur Geschmacksabrundung verwendet.
Wermutsorten
  - **Secco** oder **Extra Dry** (Trocken, hellgelb)
  - **Bianco** (Gelb, leicht bitter, 14% Zucker)
  - **Rosé** (Roséfarben, halbsüß, leicht bitter)
  - **Rosso** (Rote bis rotbraune Wermutsorte, süß und leicht bitter)
  - **Amaro** (Bitterster Wermuttyp)

Wermutmarken: z. B. Martini, Cinzano

- **Glühwein**
  ist ein aromatisierter Wein, der heiß getrunken wird und in die Weihnachtszeit gehört. Meist wird er aus Rotweinen einfacher Qualitäten, typischen Gewürzen wie Zimt, Gewürznelken, Sternanis und Zitronenschale sowie reichlich Zucker hergestellt.
- **Sangria**
  Ursprünglich wird dieses spanische Getränk aus Weiß- oder Rotwein, Orangensaft, Pfirsich- oder Traubensaft, einem typischen spanischen Kräuterlikör (Licor 43) und einem Likör aus Bitterorangen (Cointreau) hergestellt. Inzwischen gibt es Sangria, die zu einem beliebten Partygetränk in Deutschland geworden ist, in verschiedenen Varianten.
- **Kalte Ente**
  Für dieses Getränk wird trockener Weißwein mit mindestens 25% Perlwein oder Schaumwein gemischt und Zitronensaft, Zitronenmelisse, Vanille und etwas Zucker dazugegeben. Die „Kalte Ente" wird mit Eiswürfeln gekühlt serviert. Man kann sie leicht selbst mischen, es gibt sie jedoch auch fertig in Flaschen abgefüllt im Handel.

Weinähnliche Getränke

- **Apfel- und Birnenwein**
  sind alkoholische Getränke, die durch das Vergären frisch gepressten Apfel- oder Birnensafts entstehen und einen Alkoholgehalt von mind. 5 Vol.-% aufweisen müssen.
- **Speierling**
  ist ein gerbstoff- und säurebetonter Apfelwein.
- **Cidre**
  ist die Bezeichnung eines französischen Apfelweins, der aus besonderen Äpfeln von Streuobstwiesen in der Normandie bereitet wird. Der Saft dieser Äpfel wird bei niedrigen Temperaturen über einen relativ langen Zeitraum vergoren, dadurch bleibt viel Kohlensäure im Cidre gelöst, was seine typische moussierende Eigenart prägt.
- **Most**
  ist ein reinsortiges, vergorenes Getränk aus Apfel- oder Birnensaft aus typischen Regionen in Württemberg und Baden.
- **Fruchtweine**
  aus Pflaumen, Kirschen, Erdbeeren, Rhabarber u. a.
- **Met**
  Met oder Honigwein wird auf der Basis von Honig, Wasser und/oder Fruchtsaft hergestellt. Das Gemisch wird wie bei der Weinbereitung mithilfe von Hefen vergoren und kann einen Alkoholgehalt von bis zu 16 Vol.-% erreichen. Met wird heiß und kalt getrunken.

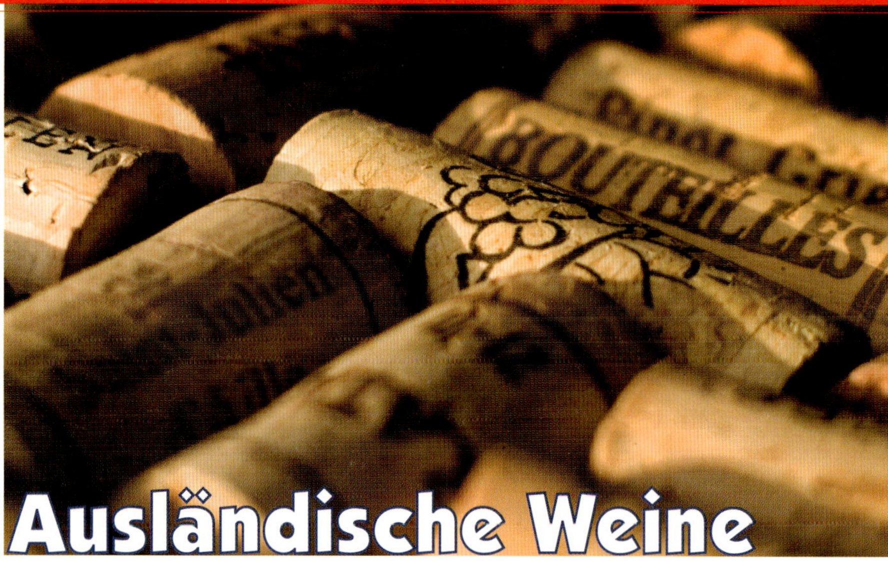

Ausländische Weine

Europa ist der traditionelle Weinbaukontinent. Inzwischen werden jedoch auch in Amerika, Afrika und Australien hochwertige Weine produziert, die neben den deutschen Weinen und den europäischen Weinen einen festen Platz im Weinkonsum einnehmen.

Die Qualität des Weins hängt bekanntlich von Bodenbeschaffenheit und Klima der einzelnen Anbaugebiete ab. Daher werden die Weine in den verschiedenen Ländern Europas, Amerikas, Asiens und die Weine Australiens immer einen etwas anderen Charakter haben als die Weine aus dem deutschen und nördlichsten Weinanbaugebiet mit seinem ganz besonderen Klima.

Französische Weinsorten

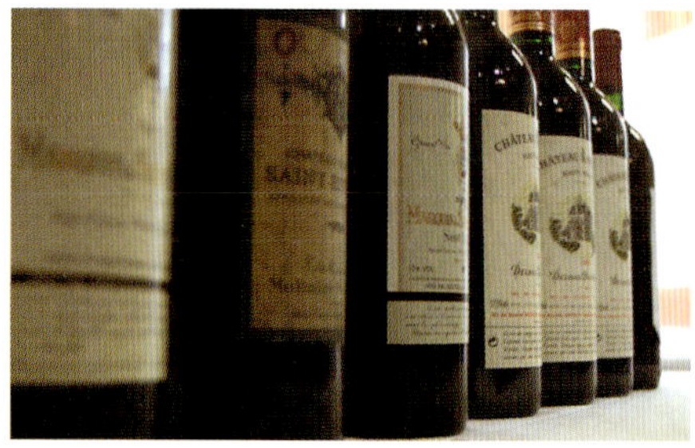

Weine aus traditionellen, europäischen Weinländern

Frankreich

Man sagt, die Franzosen „hätten ihren Wein zum Fressen gern". In Frankreich fehlt tatsächlich bei keiner Mahlzeit der Wein.

Anbaugebiete: Elsass (Alsace), Jura-Savoyen, Burgund (Bourgogne), Rhônetal, Provence, Korsika, Languedoc-Roussillon, Bordeaux, Loiretal, Champagne.

Bekannte französische Weine

- **Bordeauxweine:** Tiefe, elegante Rotweine, vorwiegend aus Cabernet Sauvignon, Cabernet Franc und Merlot und mit großem Alter stammen aus dem Bordeaux von Weingütern wie Château Lafite-Rothschild oder Château Margaux.
  Eine Besonderheit ist der Sauternes, ein großartiger weißer Dessertwein aus Sémillon, Sauvignon blanc und Muscadelle, der aus edelfaulen Trauben hergestellt wird, ähnlich unserem Eiswein.
- **Burgunder** (Bourgogne): Berühmt ist das Burgund für seinen klassischen Chardonnaywein, den Chablis, der traditionell in alten Eichenfässern ausgebaut wird und ein typisches mineralisches Feuersteinaroma aufweist. Der bekannteste rote Burgunder ist der Beaujolais, der jung und fruchtig, leicht gekühlt getrunken wird, aber auch als reifer, kräftiger Rotwein von besten Lagen erzeugt wird.
- **Rhônetal-Weine:** Die zwei berühmtesten sind wohl der Châteauneuf du Pape aus dem südlichen Rhône-Tal, ein intensiv-fruchtiger Rotwein hauptsächlich aus der Rebsorte Grenache und der Crozes-Hermitage aus dem nördlichen Rhône-Tal. Er wird hauptsächlich aus der Rebsorte Syrah gekeltert und ist ein körperreicher Rotwein mit üppigen Geschmackstönen.
- **Loire-Weine:** Hervorragende Sauvignon blanc werden hier hergestellt. Jung getrunken, wie der Sancerre, sind sie erfrischend und fruchtig, mit einem herrlichen Duft. Die gereiften Sauvignon blanc, wie der berühmte Pouilly-fumé, sind stahlige, rauchige Weine mit mineralischen Tönen.

Französische Qualitätsbezeichnungen

- **„Vin de Table":** Die frühere Bezeichnung für französische Tafelweine, die nach dem neuen EU-Klassifizierungssystem französische Weine ohne Herkunftsbezeichnung führen. Es sind einfache Qualitäten aus zugelassenen Rebsorten und einem Mindestalkoholgehalt von 9 Vol.-%.
- **„Vin de Pays":** „Landwein". Aus gesetzlich festgelegten Gebieten und zugelassenen Rebsorten.
- **„V.D.Q.S."** (= Vin Délimité de Qualité Supérieure): Weine höherer Qualität aus begrenzten Anbaugebieten und empfohlenen Rebsorten. Hektarertrag ist limitiert.
- **„A.C./A.O.C."** (= Appellation Controlée/Appellation d'Origine Contrôlée). Geschützte Ursprungsbezeichnung. Mit unserem „Qualitätswein" gleichzusetzen.

Italien

Wein kann aufgrund des Klimas und der Bodenbeschaffenheit fast überall in Italien angebaut werden.

Bekannte italienische Weine

- **Chianti:** Rotwein aus der Toscana, trocken, harmonisch, hellrubinrot bis granatrot, anfangs leicht tanninhaltig, später samtig und weich.
- **Frascati:** Strohgelber Weißwein aus einem Gebiet in der Provinz Rom.
- **Lambrusco:** Weiß- und Rotweine aus der Emilia-Romagna, chiantiähnlich, trocken bis halbsüß, stets moussierend.
- **Valpolicella:** Rotwein aus dem Gebiet um Venedig.
- **Barolo und Barbaresco:** Sortenreine Weine aus der Nebbiolotraube, für die das norditalienische Piemont bekannt ist. Der Barolo ist ein rubinroter, sehr wuchtiger Wein, sein „kleiner Bruder", der Barbaresco, ist etwas samtiger.
- **Gavi:** Ein weißer Wein aus der Rebsorte Cortese aus Norditalien, die wunderbar fruchtige, aromatische Weißweine hervorbringt.
- **Vernatsch:** Vernatsch ist eine sogenannte autochtone Rebsorte, sie wird ausschließlich in Südtirol angebaut und bringt hier Weine mit einem ausgeprägten Frucht- und Mandelaroma hervor. Bekannt sind Vernatschweine wie „Kalterer See" oder „Bozner Leiten".

Italienische Qualitätsbezeichnungen

- **„Vino da Tavola“:** Die frühere Bezeichnung für italienische Tafelweine, die nach dem neuen EU-Klassifizierungssystem italienische Weine ohne Herkunftsbezeichnung führen. Es sind einfache Qualitäten aus zugelassenen Rebsorten und einem Mindestalkoholgehalt von 9 Vol.-%.
- **„Indicazione geografica tipica“:** Landwein
- **„D.O.C.“** (= „Denominazione di orgine controllata“): Weine mit kontrollierter Herkunftsbezeichnung, vorgeschriebenen Rebsorten und Weinbereitungsverfahren.
- **„D.O.C.G.“** (= „Denominazione di origine controllata e garantita“): Italienische Weine der höchsten Qualitätsstufe; Qualitätsprüfung durch eine Verkostungskommission belegt; Banderole.

Etikettenzusätze

„Secco“ oder „Asciutto“	trocken
„Abboccato“	lieblich
„Amabile“	halbsüß
„Dolce“	süß
„Riserva“	3 Jahre gelagert
„Riserva speciale“	4 Jahre gelagert

Österreich

In insgesamt 18 Weinanbaugebieten werden in Österreich Qualitäts- und Prädikatsweine angebaut. Die traditionsreichen Weinbau-Bundesländer sind Niederösterreich, das Burgenland, Steiermark und Wien.

Neben klassischen Rebsorten wie Spätburgunder, Riesling und Weißburgunder finden sich hier einige spezifische Weine aus besonderen Trauben.

Am bekanntesten ist der **Grüne Veltliner**, eine österreichische Weißweinspezialität, dessen Charakteristikum seine „pfeffrige“ Note ist.

Aus der **„Blauen Wildbacher“** wird ein frischer, trockener und sehr säurebetonter Roséwein, der „Schilcher“, hergestellt.

Ebenso bekannt ist der aus diesem Weinbauland stammende **Zweigelt**, eine Rebsorte, die fruchtig-würzige Rotweine mit betonter Säure hervorbringt.

Portugal

Aus den Gebieten Douro und Minho kommt der bekannte Portwein. Weltweit beliebt sind auch die jungen, spritzigen Vinho Verde. Ihr Name stammt vom Anbaugebiet. Am bekanntesten sind die weißen Weine, die sehr jung getrunken werden, daher auch der Name: der „grüne“ Wein Portugals. Es gibt Vinho Verde auch als Rosé- und Rotweine.

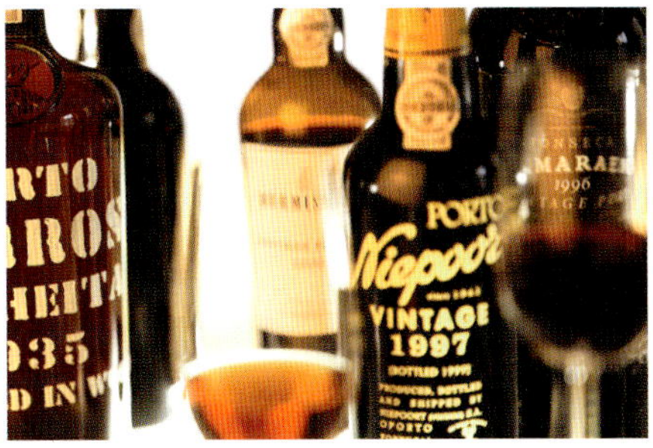

Portwein

Spanien

Anbaugebiete: La Mancha, Penedes, Valencia, Jumilla; Alicante, Navarra, Rioja; besonders bekannt ist die Stadt Jerez.

Besondere Weine

- **Rioja** (sprich: Riocha): Rioja sind Spaniens berühmteste Weine, hauptsächlich aus der Rebsorte Temperanillo. Der klassische Rioja ist geprägt von seiner Reife im alten Eichenholzfass. Er ist tanninreich, lederartig, mit dezentem Fruchtgeschmack.
- **Sherry:** Alkoholangereicherte Likörweine aus dem Gebiet rund um die Stadt Jerez (sprich: Cheres). Schwerer, kräftiger Wein in vier Farbabstufungen und Extraktgehalten – Fino, Amontillado, Oloroso, Cream.

Ungarn

Bekanntester Wein ist der **Tokajer**.

Tokajer gibt es als Likörwein, aber auch als normalen Weißwein. Für Likörwein werden die edelfaulen, eingeschrumpften Trauben geerntet, ausgepresst und vergoren. Sie werden drei Jahre in Holzfässern gereift und ergeben süße, schwere Weine mit mindestens 15 Vol.-%. Am bekanntesten sind der „Tokaji-Aszu“ (Tokajer Ausbruch) und der „Tokaji-Szamorodni“ (vollreif).

Griechenland

Anbaugebiete: Makedonien, Thessalien, Peloponnes, Kreta, Rhodos, Samos, Santorin.

Besondere Weine: **Samos** und **Patras** sind schwere, süße Weine.

Retsina ist ein geharzter Weißwein.

Weinländer Osteuropas

Weitere Weinländer Osteuropas sind die Slowakei, Slowenien, Kroatien, Bulgarien und Rumänien.

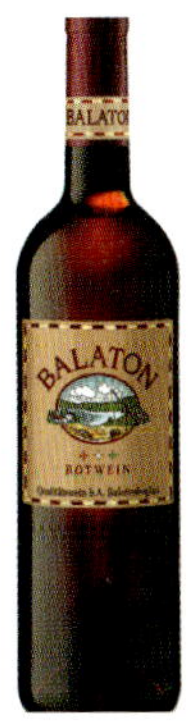

Ungarischer Balaton und griechischer Retesina

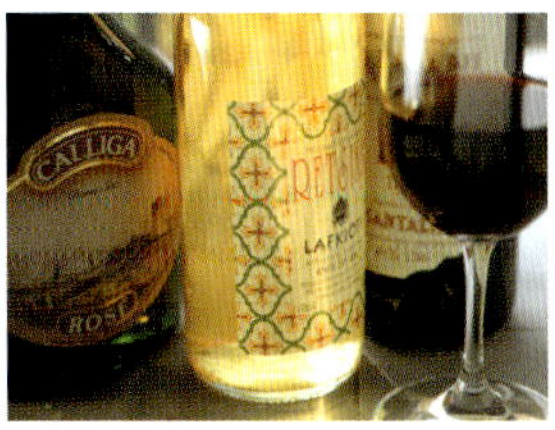

Weine der Neuen Welt

In der „Neuen Weinwelt“ sind nicht kleine Winzer, sondern große Unternehmen bestimmend.

Weinländer der Neuen Welt

USA (Kalifornien, der weinreichste US-Bundesstaat, Oregon und Washington);

Kanada	Australien
Argentinien	Neuseeland
Brasilien	Algerien
Chile	Marokko
Uruguay	Südafrika

- **Weißweinsorten der Neuen Welt**
  - Riesling: Australien ist der größte Riesling-Produzent aus Übersee
  - Chardonnay: Aus Australien und Kalifornien
  - Sauvignon blanc: Typisch für Neuseeland
  - Chenin blanc: Typisch für Südafrika

  Die Weißweine der Neuen Welt haben klimatisch bedingt zusätzliche Duftnuancen von exotischen Früchten und Gewürzen (Vanille).

- **Rotweinsorten der Neuen Welt**
  - Malbec: Argentinien u. a.
  - Spätburgunder (Pinot noir): USA
  - Cabernet Sauvignon: Australien, Chile, Kalifornien
  - Merlot: Chile
  - Syrah oder Shiraz: Kalifornien, Südamerika, Südafrika
  - Zinfandel: Kalifornien
  - Pinotage: Südafrika, USA

Die Rotweine aus der Neuen Welt haben sehr kräftige Farbe und intensives Beeren- und Pflaumenaroma.

Der Barrique-Ausbau ist in Übersee beinahe Mode.

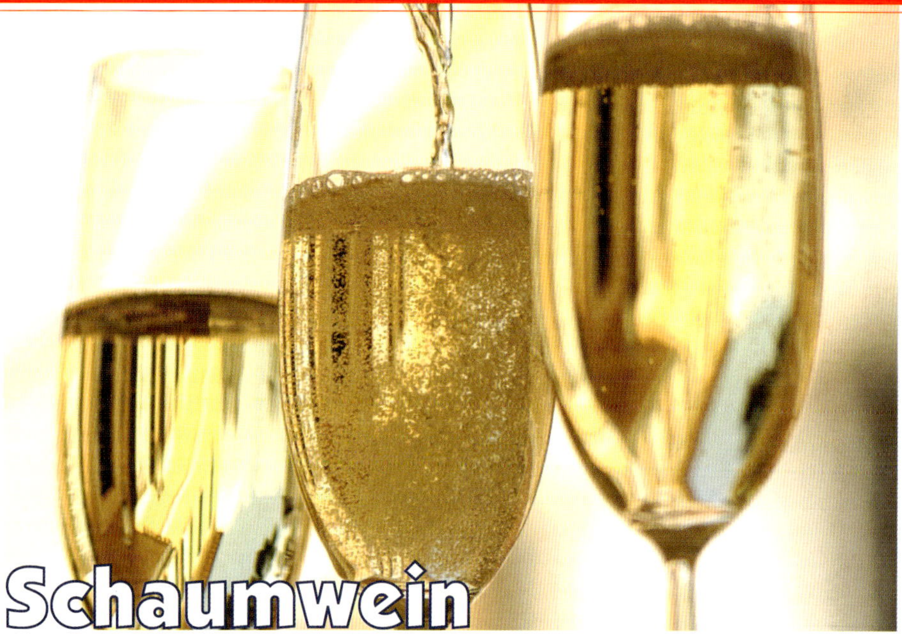

Schaumwein

Schaumwein (Sekt) ist schäumender Wein, der durch alkoholische Gärung aus Traubenmost oder die zweite alkoholische Gärung von Wein gewonnen wird und beim Öffnen des Behältnisses durch Entweichen von Kohlendioxid gekennzeichnet ist (Kohlensäureüberdruck bei 20 °C mindestens 3,0 bar).

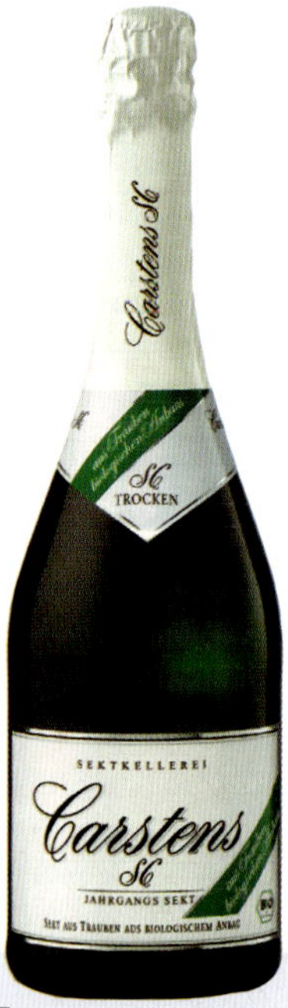

Gesetzliche Grundlagen

Auch für deutsche Schaumweine gilt das **europäische Weinrecht** und das darauf beruhende **nationale Weingesetz**. Danach werden in Deutschland **drei Qualitätsstufen** unterschieden:

- Schaumwein
  - Herstellung durch erste oder zweite Gärung
  - Mindestgehalt an vorhandenem Alkohol 9,5 Vol.-%
  - Kohlensäure kann ausschließlich aus der Gärung stammen oder zugesetzt werden.
  - Überdruck durch gelöstes Kohlendioxid von mindestens 3 bar
  - Gesamtgehalt an schwefliger Säure maximal 235 mg je Liter
- Qualitätsschaumwein (= Sekt)
  - Herstellung durch zweite Gärung
  - Mindestgehalt an vorhandenem Alkohol 10 Vol.-%
  - Überdruck durch gelöstes Kohlendioxid von mindestens 3,5 bar.
  - Es darf keine Kohlensäure zugesetzt werden.
  - Gesamtgehalt an schwefliger Säure maximal 185 mg je Liter
  - Bei Herstellung im Tankgärverfahren dürfen Herstellung und Reifung nicht weniger als sechs Monate dauern.
  - Bei Flaschengärung müssen Herstellung und Reifung mindestens neun Monate dauern.
  - „Deutscher Sekt" muss ausschließlich aus Grundweinen von in Deutschland angebauten Reben hergestellt sein.
  - Rebsorte, Jahrgang und Herkunft dürfen auf dem Etikett stehen, wenn der jeweilige Anteil mindestens 75 % beträgt.
- Qualitätsschaumwein bzw. Sekt bestimmter Anbaugebiete
  - Es gelten für Überdruck, Alkoholgehalt und Gehalt an schwefliger Säure die Anforderungen wie für Qualitätsschaumwein.
  - Sekt b. A. darf ausschließlich aus Qualitätswein des angegebenen Anbaugebiets hergestellt sein.
  - Qualitätsschaumwein b. A. wird amtlich geprüft und erhält eine amtliche Prüfnummer.

Weitere zugelassene Bezeichnungen sind:

- Perlwein und Qualitätsperlwein b. A.
  - Wird aus Wein oder Qualitätswein b. A. bzw. Erzeugnissen, die zur Gewinnung dieser Weinqualitäten geeignet sind, hergestellt.
  - Wird lediglich einer ersten Gärung unterzogen.
  - Kohlensäure kann aus der ersten Gärung stammen oder zugesetzt werden.
  - Überdruck durch gelöstes Kohlendioxid von 1 bis 2,5 bar
  - Vorhandener Alkoholgehalt mindestens 7 Vol.-% und mehr als 5 g Restzucker pro Liter.
  - Gesamtgehalt an schwefliger Säure maximal 160 mg/l für Rotwein und 210 mg/l bei Weißwein
  - Qualitätsperlwein b.A. darf nur aus Qualitätswein des entsprechenden Anbaugebiets hergestellt sein und muss eine Prüfnummer besitzen.
- Winzersekt
  - als Sekt b.A. muss er aus einem der 13 bestimmten Anbaugebiete Deutschlands stammen und die entsprechenden Qualitätskriterien erfüllen.
  - Traditionelle Flaschengärung als Herstellungsverfahren
  - Aus selbsterzeugten Grundweinen des jeweiligen Weinbaubetriebs
  - Jahrgang, Rebsorte und Erzeuger sind Pflichtangaben auf dem Etikett.

Schaumwein- oder Sektherstellung

Zusammenstellung (Komposition) der Cuvée

Die Weine werden für die Schaumweinproduktion gemischt. In Deutschland verwendet man vorwiegend die Rebsorten Riesling, aus dieser wird auch rebsortenreiner Sekt hergestellt, Weißburgunder, Grauburgunder, Scheurebe, Silvaner, Kerner und Spätburgunder.

Tiragezugabe

Die Tirage ist ein in Wein aufgelöster Zucker. Durch die Beigabe von Reinzuchthefe wird nun die zweite alkoholische Gärung eingeleitet. Diese zweite Gärung kann entweder in der Flasche, aber auch in Großraumtanks geschehen. Hier unterscheiden sich die Sektherstellungsmethoden.

Zweite alkoholische Gärung

- **Klassische Flaschengärung (Champagnermethode)**

  Die Gärung erfolgt in der Flasche. Nach erfolgter Gärung setzt sich die Hefe ab. Auf Rüttelpulten werden die Flaschen ständig gedreht und fast senkrecht aufgestellt. Die Hefe gelangt so in den Flaschenhals. Der Flaschenhals wird in eine Kältesole eingetaucht, der Hefepfropfen gefriert und der Flaschendruck wird herabgesetzt. Jetzt kann die Flasche geöffnet werden, der Hefepfropfen wird entfernt (Dégorgieren).

  Der Süßegrad des Schaumweins wird mit der Dosage – alter Wein, Likör oder Wein mit aufgelöstem Zucker – bestimmt.

  Die Flasche wird mit Naturkorken verschlossen, mit einer Agraffe (Drahtgitter) versehen, etikettiert und für den Verkauf bereitgestellt.

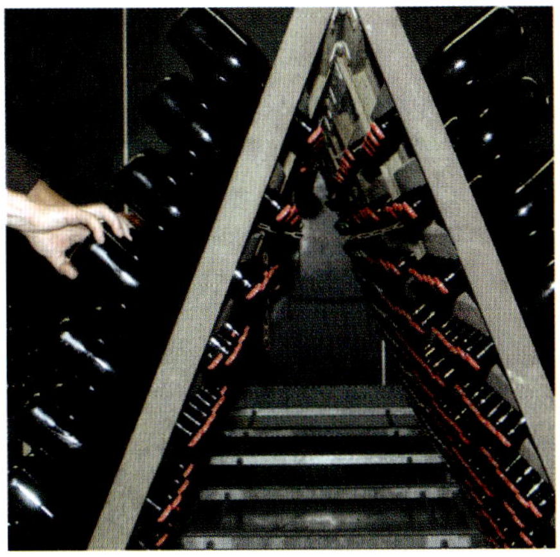

Rütteln der Flaschen per Hand

- **Transvasierverfahren**

  Auch hier handelt es sich um ein Flaschengärverfahren.

  Die Cuvée, die Tirage und die Reinzuchthefe werden in großen Behältern durchgerührt und auf die Flasche abgezogen. Nach entsprechender Reife, wenn die zweite alkoholische Gärung abgeschlossen ist, wird unter Gegendruck in große Behälter umgefüllt. Die Dosage wird beigefügt, die Trübstoffe werden gefiltert und der Schaumwein auf die Flasche abgezogen. Die Lagerzeit beträgt wie bei der Champagnermethode insgesamt neun Monate, davon mindestens zwei Monate in der Flasche.

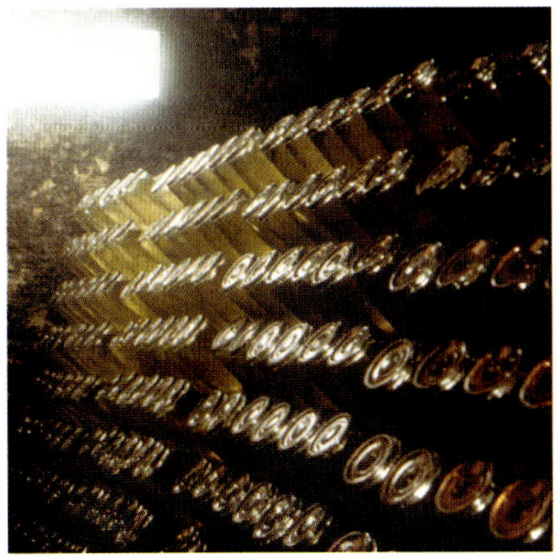

Automatisches Rüttelpult in großer Sektkellerei

- **Großraum- oder Tankgärung oder Methode Charmat**

  Große Mengen Cuvée und die Tirage werden in großen Tanks vergoren.

  Die Hefe wird ständig mit dem Wein durch Rührwerke in Kontakt gehalten.

  Nach der Reifelagerung wird die Dosage beigefügt und bei -5 °C von den Heferückständen befreit und unter Gegendruck auf die Flasche abgezogen.

- **Imprägnierverfahren**

  Dem Wein wird künstliches Kohlensäuregas beigefügt, die Dosage dazugegeben und unter Gegendruck abgefüllt.

  Das Imprägnierverfahren darf zur Herstellung von „Qualitätsschaumwein" nicht angewendet werden.

Handelsbezeichnungen und Qualität

Verantwortlich für die Qualität des Sektes sind die verwendeten Grundweine, die Cuvée. Der Süßegrad wird durch die Versanddosage beeinflusst.

Der Restzuckergehalt wird durch „Wortbezeichnungen" deklariert.

Sekt und Schaumwein

Restzucker in g/L	F	GB	I	Ö/D
unter 3, nicht dosiert	Brut nature	Brut nature	Brut nature	naturherb
unter 6	Extra brut	Extra brut	Extra brut	Extra herb
unter 12	Brut	Brut	Brut	Herb
12 – 17	Extra dry	Extra dry	Extra Secco	Extra Trocken
17 – 32	Sec	Dry	Secco (asciutto)	Trocken
32 – 50	Demi Sec	Medium Dry	Abbocato	Halbtrocken
über 50	Doux	Sweet	Dolce	Mild/Süß

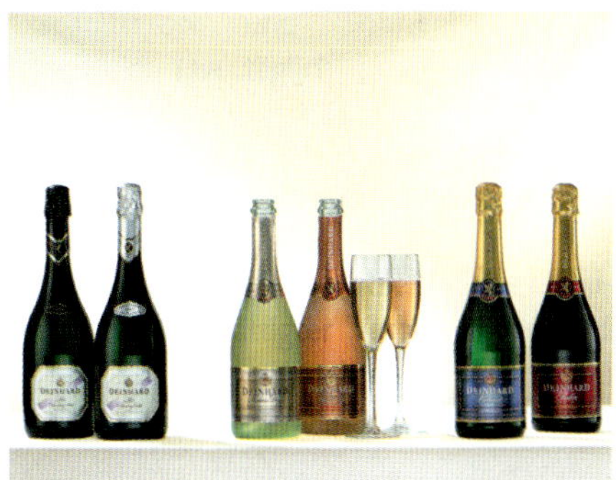

Schaumweine, die nach dem klassischen Flaschengärverfahren (Champagnermethode) hergestellt werden, sind am Flaschenboden durch eine Farbmarkierung gekennzeichnet (Zeichen für die Weiterdrehung am Rüttelpult).

Besondere Schaumweinsorten

Champagner

Champagner ist die geschützte Herkunftsbezeichnung für Qualitätsschaumwein, der aus der Champagne (besonderer Boden) kommt. Champagner darf ausschließlich aus drei Rebsorten (Chardonnay, Pinot noir, Pinot Meunier) hergestellt werden.
Champagner darf nur durch die Champagnermethode (reines Flaschengärverfahren) hergestellt werden und muss mindestens ein Jahr lagern.
Champagnermarken: Piper Heidsieck, Dom Ruinart, Möet & Chandon, Krug usw.

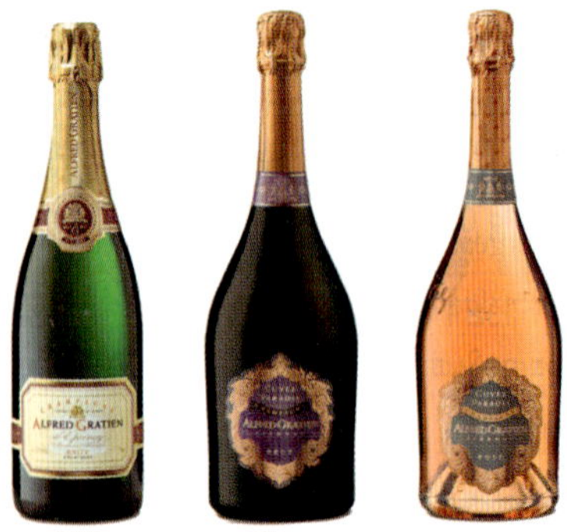

Vin Mousseux

Französische Schaumweine, die nach dem Tankgärverfahren oder Transvasierverfahren hergestellt werden und deren Rebsorten und Weine nicht aus dem abgegrenzten Gebiet der Champagne kommen müssen.

Crémant

Crémant ist ursprünglich die Bezeichnung für französische Schaumweine aus dem Elsass, die nach der Champagnermethode hergestellt werden. Da der Begriff nicht geschützt war und auch von Winzern außerhalb Frankreichs benutzt wurde, sind die Kriterien für die Crémantherstellung in einer EU-Verordnung neu definiert worden und bezeichnen heute Schaumweine mit besonderen Qualitätsvorschriften und Herstellungsverfahren.

Krimsekt

Qualitätsschaumwein, der aus Wein der Rebsorten der Halbinsel Krim am Schwarzen Meer hergestellt wird.

Spumante

Spumante bezeichnet italienische Schaumweine unterschiedlicher Qualitätsstufen und Herstellungsverfahren. Der Begriff Spumante heißt zu deutsch „schäumend". Der Alkoholgehalt der italienischen Spumante muss mindestens 11 Vol.-%, der Überdruck durch das gelöste Kohlendioxid über 2,5 bar betragen. Die meisten Spumante werden im Tankgärverfahren hergestellt. Wird Kohlensäure zugesetzt, steht auf dem Etikett „Gassificato" oder „Vino addizionato".

Die qualitativ hochwertigen Spumante, in Italien als „Talento" bezeichnet, werden in der zweiten Gärung in Flaschen vergoren (Metodo tradizionale). Die Trauben stammen aus bestimmten Anbaugebieten, die verwendeten Rebsorten sind Chardonnay, Pinot bianco und Pino nero.

- **Asti Spumante**
  Asti Spumante ist ein italienischer Schaumwein aus dem Gebiet um die Stadt Asti im Piemont. Es ist ein einfacher Schaumwein, der im Drucktank nur einmal gärt. Verwendet werden Trauben mit einem hohen Zuckergehalt, um eine Restsüße von 70 bis 90 g je Liter zu erhalten. Sobald ein Alkoholgehalt von 7 bis maximal 9,5 Vol.-% erreicht ist, wird die Gärung durch Kältezufuhr unterbrochen. Das Ergebnis ist ein süßer, schäumender Wein.
- **Prosecco Spumante**
  Prosecco Spumante bezeichnet einen frischen italienischen Schaumwein, der zu mindestens 85 % aus der Rebsorte Glera bestehen muss. Er darf nur in ganz bestimmten norditalienischen Provinzen hergestellt werden. Prosecco Spumante wird in zweiter Gärung gewonnen und besitzt eine feine Perlung, die im Glas lang anhält.
- **Frizzante**
  Der preiswertere Prosecco Frizzante ist eigentlich ein Wein aus erster Gärung, dem Kohlensäure zugesetzt wird. Heute gibt es ihn auch in zweiter Gärung hergestellt, was ihn etwas spritziger werden lässt. Er sprudelt jedoch immer etwas schwächer als der Spumante.
  Frizzante ist prinzipiell die italienische Bezeichnung für Perlweine. Das Wort *frizzante* bedeutet so viel wie „prickelnd oder perlend". Der Kohlensäuredruck liegt unter 2,5 bar, bei einem Frizzantino liegt er bei etwa 1 bis 1,5 bar.

Cava

Cava kommt hauptsächlich aus Katalonien in Spanien. Er wird nach der traditionellen Méthode champenoise hergestellt. Als Rebsorten werden außer Chardonnay klassische spanische Trauben verwendet: Xarel.lo, Macebeo und Parallada. Sie bestimmen den typischen Charakter des Cava, eine goldgelbe Farbe, die Fruchtigkeit und das leichte Apfelaroma sowie seine dezente Eleganz.

Perlwein

Der deutschen Bezeichnung Perlwein entsprechen Semi-sparkling-Weine aus England, Frizzante und Vino Frizzante sowie die französischen Vin Péttilant. In Deutschland und Österreich werden Perlweine oft unter der Bezeichnung „secco" vermarktet.
Perlweine zeichnen sich durch leichte Süße und eine Perlung aus, die im Glas nicht lange anhält. Es sind allesamt Weine mit einem Mindestalkoholgehalt zwischen 7 und 8,5 Vol.-% und einem Kohlensäureüberdruck zwischen 1 und maximal 2,5 bar. Sie können auf unterschiedliche Weise hergestellt werden:
- Zufuhr von Kohlensäure zu einem Stillwein (kennzeichnungspflichtig),
- Vergärung von Most in Drucktanks, aus denen die Kohlensäure nicht entweichen kann,
- Vergärung von Wein mit Restzuckergehalt.

Fruchtschaumweine und Fruchtperlweine

Fruchtschaumweine sind schäumende Getränke aus Früchten, Beeren oder Honig. Wie Schaumwein müssen sie einen Überdruck durch gelöstes Kohlendioxid von 3 bar aufweisen, Fruchtperlweine entsprechend weniger. Die Kohlensäure wird zugesetzt oder entsteht durch Flaschen- bzw. Tankgärung.

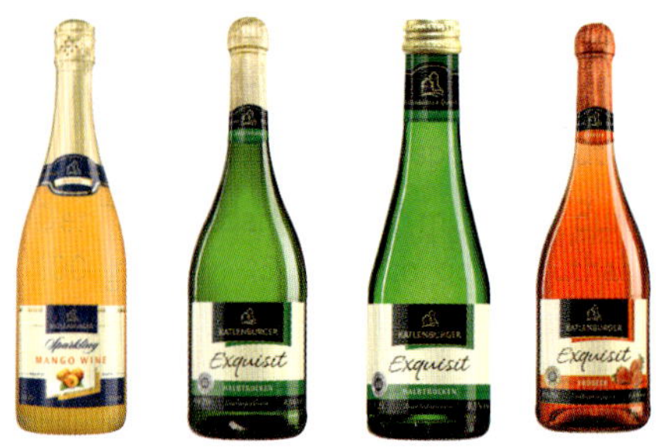

Verbraucherinformation

Flaschengrößen: Das Maß ist das Sektglas = 0,1 l

1/4-Flasche (Viertelflasche) „Baby":	für	2 Gläser	(0,2 l)
1/2-Flasche (Halbflasche) „Split":	für	4 Gläser	(0,375 l)
1/1-Flasche (Ganzflasche) „Bouteille":	für	8 Gläser	(0,75 l)
2/1-Flasche (Magnumflasche):	für	16 Gläser	(1,5 l)
Doppelmagnumflasche:	für	32 Gläser	(3,0 l)
Sechsfachflasche „Reoboam":	für	48 Gläser	(4,5 l)
Achtfachflasche „Methusalem":	für	64 Gläser	(6,0 l)
Zwölffachflasche „Salmanasar":	für	96 Gläser	(9,0 l)
Sechzehnfachflasche „Balthasar":	für	128 Gläser	(12,0 l)
Zwanzigfachflasche „Nebukadnezar":	für	160 Gläser	(15,0 l)

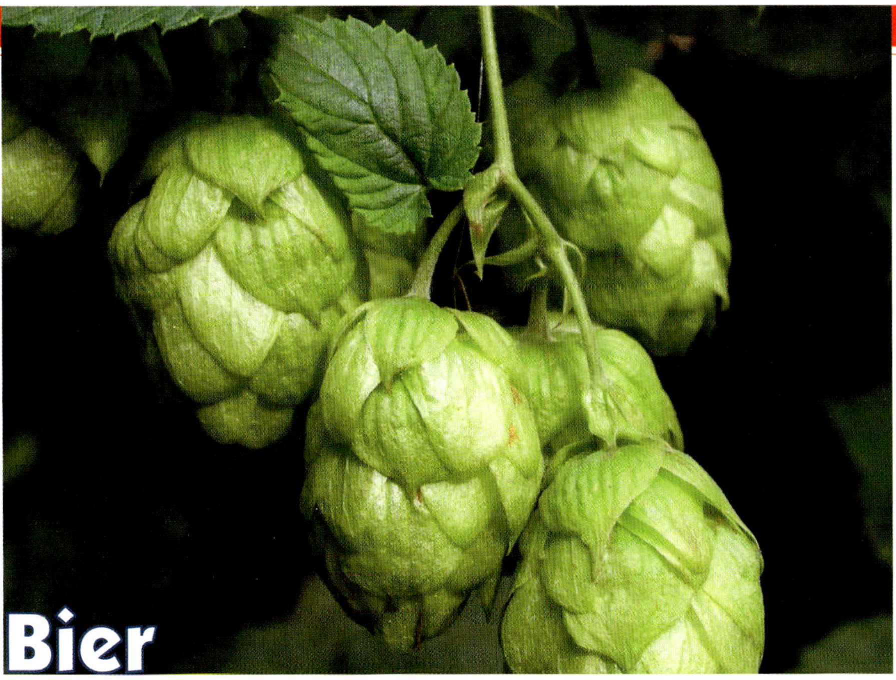

Bier

Bier ist ein aus Cerealien (gemälzte oder ungemälzte Getreide), Hopfen und Wasser durch Maischen und Kochen hergestelltes, durch Hefe vergorenes, alkohol- und kohlensäurehaltiges Getränk.

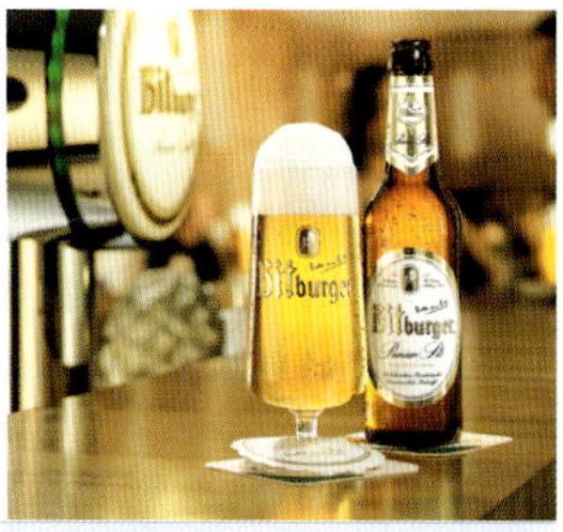

Wussten Sie, dass

- Bier bereits vor 6000 Jahren getrunken wurde?
- der Pro-Kopf-Verbrauch jährlich 102 l beträgt?
- auf modernen Flaschenfüllanlagen pro Stunde bis zu 100000 Flaschen Bier abgefüllt werden können?
- Deutschlands Brauereien jährlich 2 Mio. t Braugerste und 10000 t Hopfen benötigen?
- etwa 1300 Braustätten in der Bundesrepublik, davon übrigens mehr als 600 in Bayern, jährlich rund 100 Mio. Hektoliter Bier ausstoßen?
- allein aus Deutschlands Braulandschaft etwa 5000 Sorten Bier zur Verfügung stehen?

Hopfengarten in Süddeutschland

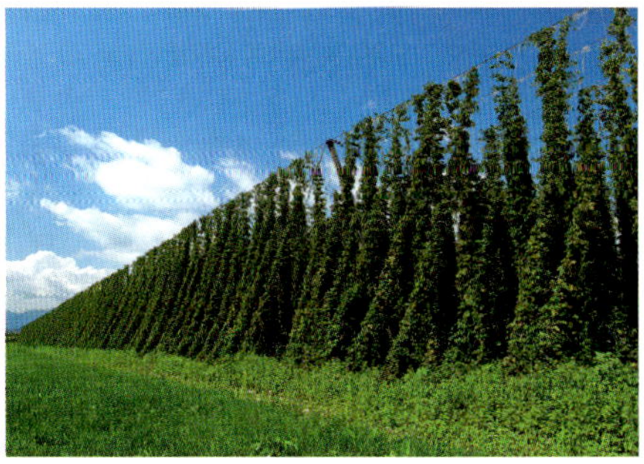

Zusammensetzung

Bier enthält neben Wasser und Kohlensäure bis zu 6% Alkohol und bis zu etwa 10% Extraktstoffe wie Dextrine, unvergorenen Zucker, Hopfenstoffe.

An Mineralstoffen sind u.a. Calcium und Kalium, an Vitaminen jene der B-Gruppe enthalten. Der Alkoholgehalt hängt von dem Gehalt an Stammwürze und dem Vergärungsgrad ab. In der Kälte auftretende Trübungen werden durch noch vorhandene geringe Eiweißmengen verursacht.

Gesetzliche Grundlagen

Im Zuge der Harmonisierung des europäischen Gemeinschaftsrechts erfahren die gesetzlichen Grundlagen für die Herstellung von Bier in Deutschland einige Veränderungen, die von Unternehmen und Mitarbeitern der Lebensmittelbranche aktuell verfolgt werden müssen.

Verbindlich geregelt ist derzeit in der deutschen **Bierverordnung** (Stand 2008) neben der Begriffsbestimmung für Bier die Kennzeichnung der drei **Biergattungen:**

- „Bier mit niedrigem Stammwürzegehalt" = Stammwürzegehalt unter 7%
- „Schankbier" = Stammwürzegehalt zwischen 7 und 11%
- „Starkbier", „Bockbier" u.a. = Stammwürzegehalt von mindestens 16%

Ebenso bindend für Bier ist die Lebensmittelkennzeichnungsverordnung. Diese schreibt folgende **Kennzeichnungselemente** vor:

- Verkehrsbezeichnung (Bier oder Biersorte),
- Angabe der Stammwürze bzw. Gattungsbezeichnung (s.o.),
- Füllmenge in Liter,
- Mindesthaltbarkeitsdatum,
- Name oder Firma des Herstellers, Abfüllers, Verkäufers oder der Brauerei mit Anschrift,
- Zutatenverzeichnis,
- Alkoholgehalt in Volumenprozent (ab 1,2 Vol.-%),
- Loskennzeichnung (entfällt bei MHD mit Angabe von Tag und Monat).

Rohstoffe

- **Malz**
  Braumalz ist ein in der Mälzerei zur Keimung gebrachtes Getreide, das dem Bier Geschmack und Farbe gibt. Hauptsächliches Malzgetreide ist Gerste. Für das Braumalz werden spezielle Braugersten verwendet. Sie haben einen besonders niedrigen Eiweißgehalt und einen hohen Stärkegehalt. Je nach der Malzbereitung unterscheidet man verschiedene Malzsorten, z. B. süßes Pilsnermalz oder Röstmalz mit einem karamellartigen Geschmack. Außer Gerste werden bei der Herstellung deutscher Biere Weizen, Roggen und auch Hafer verwendet.

- **Wasser**
  muss eine bestimmte Zusammensetzung aufweisen: Es muss einwandfrei sein und einen bestimmten Kalkgehalt aufweisen. Brauwasser kann ideal aufbereitet werden.

- **Hopfen**
  150 bis 400 g je Hektoliter sind notwendig, um dem Bier den typischen, leicht bitteren Geschmack (Bitterstoff Humulon) zu verleihen. Außerdem wirkt der Hopfenextrakt aufgrund der Gerbstoffe konservierend.

  Der Hopfen stammt aus der Familie der Doldengewächse und rankt sich auf Hopfenstangen und -drähten empor.

  Man unterscheidet zwischen Aroma- und Bitterhopfen, die gemischt zum Bier gegeben werden.

  In der Bundesrepublik gibt es fünf große Hopfenanbaugebiete, das bedeutendste ist die bayerische Hallertau, weitere finden sich am Bodensee und im Elbe-Saale-Gebiet.

- **Brauhefe**
  Es gibt zahlreiche Hefestämme mit unterschiedlichem Verhalten bzw. Aufgaben, daher unterscheidet man zwischen
  - obergäriger Hefe – steigt während und nach der Gärung wegen ihrer großen Oberfläche auf und
  - untergäriger Hefe – sinkt aufgrund der kleinen Oberfläche während und nach der Gärung zu Boden.

  Der Unterschied liegt auch in der Eigenschaft, Zucker zu vergären und Aromastoffe zu bilden.

  Obergärige Biere sind deutlich aromatischer als untergärige Biere.

Bierqualität

Sie hängt ab von

- der Qualität der Rohstoffe,
- den Erzeugungstechnologien und den technischen Einrichtungen,
- den Erfahrungen der Braumeister,
- den Qualitätskontrollen der jeweiligen Rohstoffe,
- dem Würzgehalt des Bieres vor und nach Abfüllung,
- der Behandlung und Lagerung des Bieres.

Brauvorgang

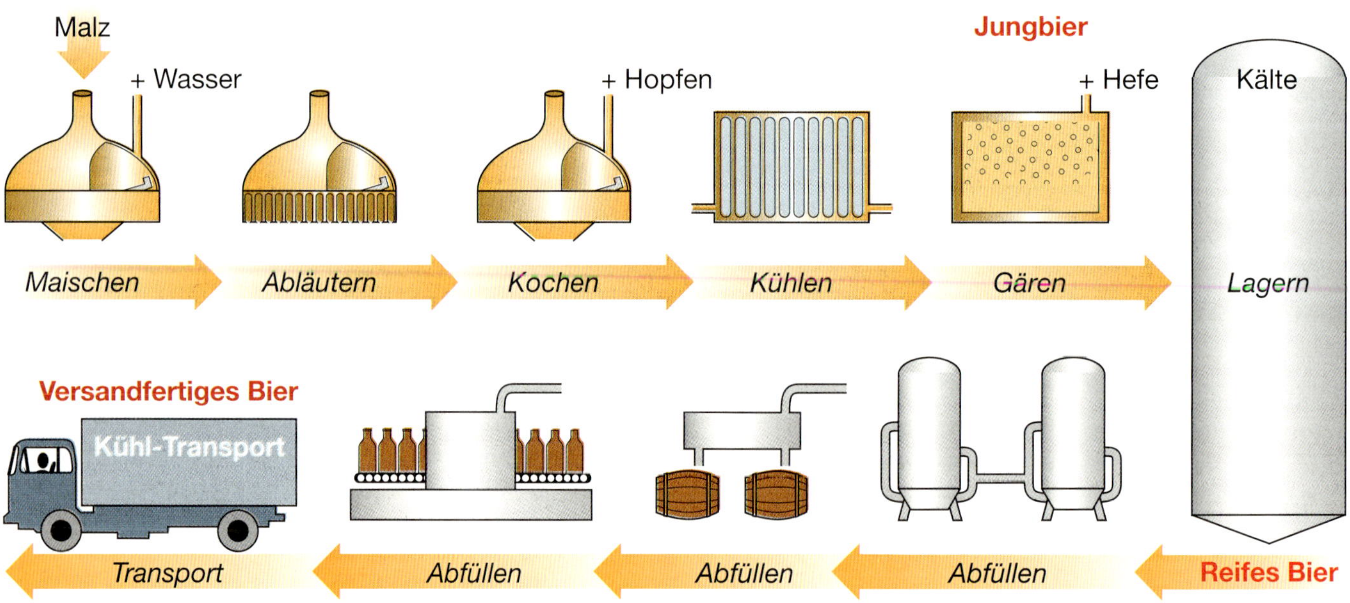

① **Das Mälzen**
Die Malzbereitung erfolgt in der **Mälzerei**: Beim Mälzen wird die Gerste bis zu einem Wassergehalt von 40 bis 45 % eingeweicht. Dies verursacht ein Auskeimen der Gerste. Bei diesem Vorgang wandelt sich bereits ein Teil der Stärke in Malzzucker um.

② **Das Darren**
Die gekeimte Gerste wird bei Temperaturen über 70 °C getrocknet. Dabei entstehen die typischen Malzgeschmacksstoffe.

3 **Maischen**
Das Malz wird geschrotet, mit Wasser versetzt und mäßig erhitzt. Durch die im Malz vorhandenen Enzyme wird die restliche Stärke gezuckert.

4 **Würzeherstellung**
Nach der Läuterung (Filtrieren) der Maische wird diese in der Sudpfanne gekocht (Zerstörung der Enzyme, Verdampfen von unerwünschten Geschmacksstoffen) und mit Hopfen versetzt.

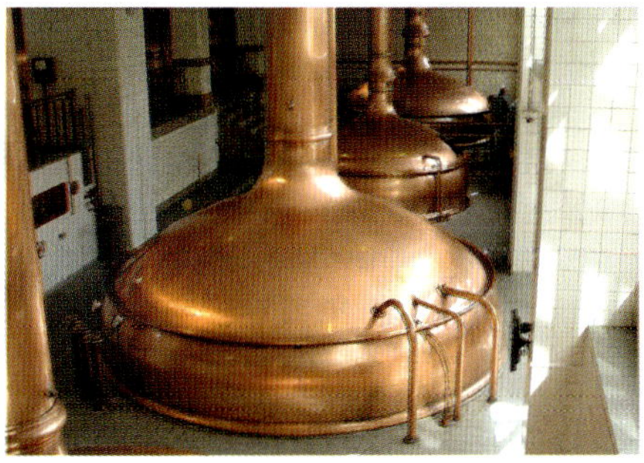
Sudpfannen

5 **Gärung**
Nach weiteren Klärvorgängen wird die abgekühlte Würze mit Hefe versetzt und so die Gärung eingeleitet. Hier entsteht das **Jungbier**.

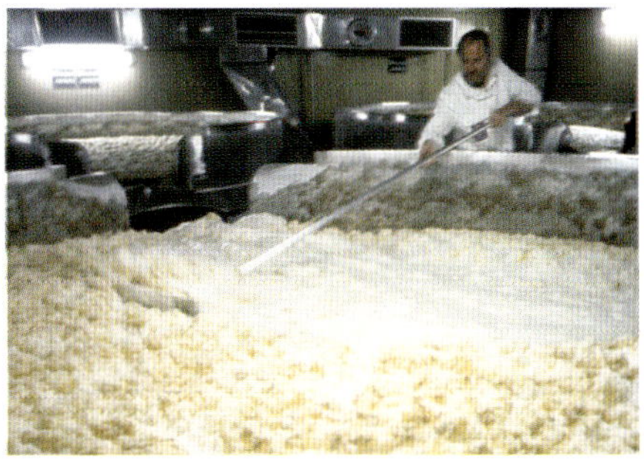
Gärung

6 **Nachgärung und Reifung**
In geschlossenen Lagertanks wird je nach Biersorte innerhalb von zwei bis zwölf Wochen die Gärung abgeschlossen und das Bier reift. Hier bilden sich das Aroma und die natürliche Kohlensäure.

7 **Filtration**
Durch das Filtern erhält das Bier seine Transparenz, seine klare Farbe.
Einige Biersorten werden nicht gefiltert und bleiben trüb („hefetrübe" Biere):

- „Zwickelbier",
- „Hefeweißbier".

8 **Abfüllung**
Das gefilterte Bier wird abgefüllt in:

- Fässer oder Partyfässer,
- Flaschen,
- Dosen.

Einteilung der Biere

Biergattungen

Biergattungen definieren sich durch ihren Stammwürzegehalt und sind gesetzlich festgelegt (siehe gesetzliche Grundlagen). Die Stammwürze bezeichnet den Anteil der Stoffe (Extrakt), die sich vor der Gärung aus dem Malz und dem Hopfen im Wasser gelöst haben. Die Stammwürze, also die gelösten Stoffe, werden durch die Wirkung der Hefe zu etwa einem Drittel zu Alkohol vergoren und zu einem Drittel in Kohlensäure umgesetzt. Ein Drittel bleibt als nicht zu vergärender Restextrakt übrig.

Mit zunehmendem Stammwürzegehalt unterscheidet der Gesetzgeber:

- Bier mit niedrigem Stammwürzegehalt,
- Schankbier,
- Starkbier, Bock- und Doppelbockbier.

Nicht ausdrücklich erwähnt in der Bier-Verordnung ist die vierte Gattung Biere, die vom Stammwürzegehalt zwischen Schank- und Starkbier liegt:

- Vollbier mit einem Stammwürzegehalt zwischen 11 und 16 %.

Bierarten

Die Art der verwendeten Hefe bei der Gärung bestimmt die zwei Bierarten:

- Untergärige Biere
  Die Gärung dauert etwa acht Tage und findet bei unter 10 °C statt. Nach dem Gärprozess setzt sich die Hefe am Boden des Gärtanks ab. Untergärige Biere benötigen eine gewisse Reifezeit. Sie sind länger haltbar als die obergärigen. Die bekanntesten Sorten sind Pils, Helles und Export.
- Obergärige Biere
  Diese Biere werden drei bis fünf Tage bei 15 bis 20 °C vergoren. Die Hefe sammelt sich am Ende der Gärung als schaumartige Decke an der Oberfläche des Bieres. Bei hefetrüben Bieren wird sie nicht abgetrennt. Zu den obergärigen Bieren gehören z. B. Weizenbier, Kölsch und Altbier.

Biersorten

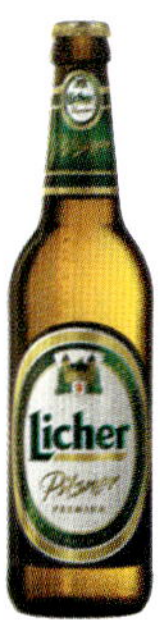

Pilsener/Pilsner/Pils

Ist ein helles, untergäriges, leicht bitteres Bier, das seinen Ursprung im tschechischen Pilsen hat. Es hat einen Alkoholgehalt von etwa 4,8 Vol.-% und ist das beliebteste Bier der Deutschen.

Weiße/Weißbier/Weizenbier

Enthält mindestens 50 % Weizenmalz. Es ist ein obergäriges, erfrischend spritziges, leicht gehopftes, kohlensäurereiches Bier. Es wird filtriert, als klares Kristallweizen und unfiltriert als helles oder dunkles Hefeweizen angeboten.

Märzenbier

Ausgewogenes, malziges, mild hopfenbitteres, untergäriges Bier. Die Bezeichnung entstammt der Brautradition: Vor Erfindung der Kühlgeräte war im März die letzte Möglichkeit, vor Sommerbeginn untergäriges Bier zu brauen. Es war der letzte Termin, Eis in die Gär- bzw. Lagerkeller einzubringen.

Altbier

Ein dunkles, bernsteinfarbenes, obergäriges Bier mit 12 % Stammwürze und 4,5 bis 4,9 Vol.-% Alkoholgehalt. Es ist stark gehopft und hat einen relativ geringen Anteil an Kohlensäure.

Bock

Bockbier wird untergärig, als Bock oder Doppelbock und obergärig als Weizenbock oder Weizendoppelbock hergestellt. Es gehört mit seinem Alkoholgehalt von etwa 7 Vol.-% zu den Starkbieren. Bockbiere sind sehr vollmundig, ihre Farbe reicht von golden bis dunkelbraun.

Export

Exportbiere sind helle, milde, untergärige Biere. Ihrer langen Lagerfähigkeit und der damit zusammenhängenden Transporteignung verdanken sie ihren Namen.

Kölsch

Ein helles, hopfenbetontes Vollbier. Es ist ein obergärig gebrautes Bier und darf nur in Köln und im Kölner Umland gebraut werden.

Leichtbier

Leicht- oder Light-Biere sind Schank- oder Vollbiere, bei denen nachträglich der Alkoholgehalt um mindestens 30 % reduziert wird. Der Energiegehalt liegt unter 30 kcal je 100 ml.

Alkoholfreies Bier

Bier mit nicht mehr als 0,5 Vol.-% Alkohol. Alkoholfreies Bier wird entweder durch Entalkoholisierung (der Alkohol wird nachträglich aus dem Bier entfernt) oder durch bestimmte Verfahren (Hefekontaktverfahren) erzeugt.

Zwickelbier

wird auch als Kräusenbier bezeichnet. Es ist ein naturtrübes, unfiltriertes und ausgereiftes Vollbier, würzig und hopfenbetont, mit wenig Kohlensäure.

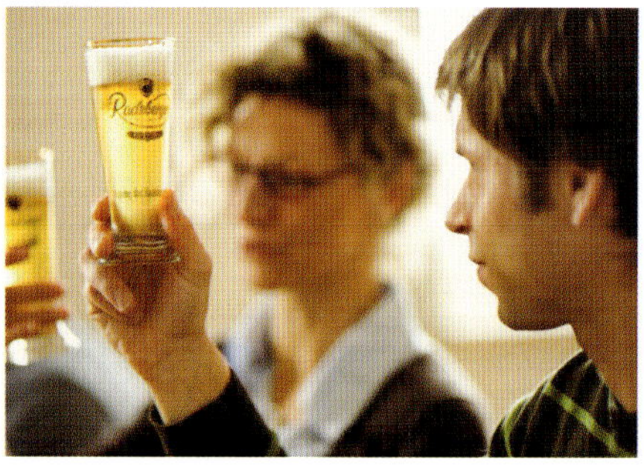

Zwickelbier in der Prüfung

Dunkles Bier oder Schwarzbier

Dunkles Bier wird unter Verwendung spezieller Malze (Karamellmalze) hergestellt.

Zur Erzielung der dunklen Farbe wird auch Färbebier, das aus besonders dunklem Malz gewonnen wird, zugesetzt.

Bier-Mischgetränke

Das „Radler" ist eine Mischung aus Bier und Limonaden. Zitronenlimonade, Gewürzlimonaden und, je nach Geschmack, auch andere machen das Bier zu einem erfrischenden Getränk.

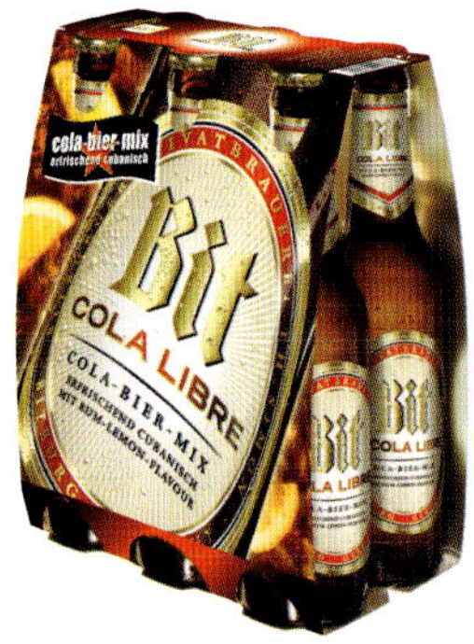

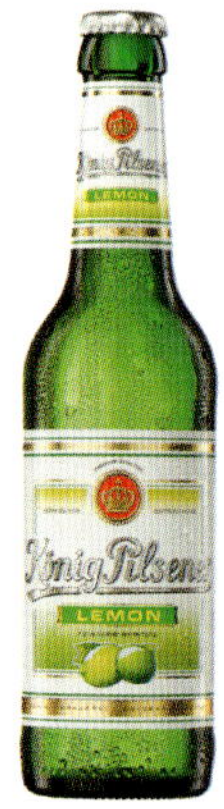

Bier-Mischgetränke

Bierspezialitäten

- **Steinbier**

  Eine Bierspezialität aus Franken und Baden-Württemberg. Die Würze wird in der Sudpfanne durch glühende Steine zum Kochen gebracht. Nach zwölf Stunden werden die Steine entfernt. Das Bier bekommt einen einzigartigen, feinrauchigen Geschmack.

  Sowohl Gersten- als auch Weizenbier kann auf diese Weise gebraut werden. Diese Biere kommen auch mit dem nostalgischen Keramikverschluss mit Drahtbügel auf den Markt.

- **Dampfbier**

  Das Dampfbier wird mit einer speziellen obergärigen Reinzuchthefe vergoren. Zusammen mit der höheren Temperatur kommt es zu einem hohen Druckanstieg. Dieser hohe Druck entweicht beim Ablassen mit einem lauten, dampfartigen Zischen. Der Braumeister spricht vom „Dampfablassen".

- **Lambic**

  Ein belgisches Bier, das in und um Brüssel gebraut wird. Lambic ist ein spontan (durch Naturhefen) vergorenes Bier. Die Gärung dauert bis zu drei Monate, die sich anschließende Lagerung ein bis drei Jahre. Das Lambic ist die Basis für süße Bierspezialitäten wie das bekannte Kriek oder Framboise, denen am Ende der Gärung Früchte zugegeben werden.

- **Trappistenbier**

  Dem Namen entsprechend dürfen Trappistenbiere nur von den Trappistenmönchen gebraut werden, die in Belgien und den Niederlanden Brauereien betreiben. Die Biere sind sehr vielfältig in Geschmack und Farbe, jedoch immer obergärig.

- **Porter**

  Englisches, obergäriges, stark gehopftes Bier aus ungemälzter, gerösteter Gerste; hoher Extraktgehalt, bis zu 7 % Alkohol, stark gehopft und herb.

- **Stout**

  Sehr dunkler, englischer Biertyp mit 20 % Stammwürze. Durch den Zusatz gerösteter Gerste entsteht ein extrem bitterer Geschmack.

- **Ale**

  Englischer, obergäriger Biertyp mit geringer Kohlensäureentwicklung, daher auch wenig bis gar keine Schaumbildung.

Verbraucherinformation

Menüposition	Bierempfehlung
Aperitiv	Pils, Weizenbier
Hors d'œvre	Leichtbier, Pils
Räucherfisch	Pils, Weizenbier
Fischgang	Pils, Weizenbier
Geflügel	Spezialbier, Pils, Weizenbier
Braten	Spezialbier, eventuell Bockbier
rustikale Gerichte	Märzenbier
Desserts	Bockbier, dunkles Bier

Mit Bierkultur zum Biergenuss

Lagertemperatur: 6 bis 8 °C
Trinktemperatur: 6 bis 12 °C

Einschenkregeln

1. Das saubere Glas mit kaltem Wasser spülen.
2. Das Bierglas beim Einschenken grundsätzlich leicht schräg halten.
3. Zuerst das Glas 1/3-voll einschenken und das Bier absetzen lassen, bis der Schaum eine kompakte Form angenommen hat.
4. Vollschenken und warten, bis der zweite Schaumring kompakt ist.
5. Zum Schluss den dritten Schaumring aufsetzen, der erst zur richtigen „Haube" führt.
6. Der Einschenkvorgang kann bis etwa drei Minuten dauern.

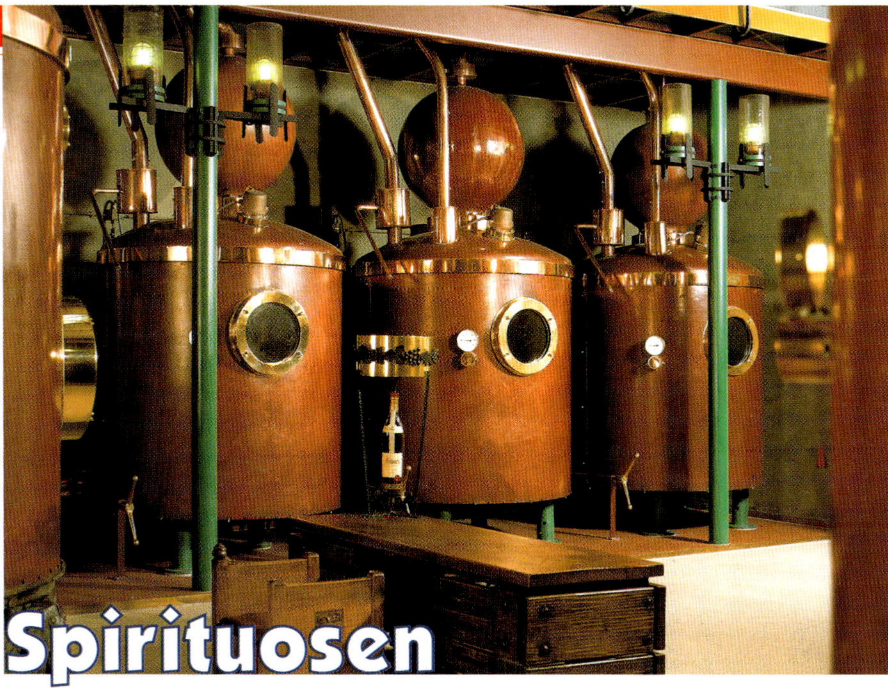

Spirituosen

Spirituosen sind alle zum menschlichen Genuss bestimmten Getränke, in denen Alkohol als wertbestimmender Bestandteil enthalten ist. Sie enthalten mindestens 15 Vol.-% Alkohol.

Einteilung von Spirituosen

Brände

Zu dieser Gruppe gehören alle Spirituosen, die durch Destillation nach alkoholischer Gärung gewonnen werden. Aroma und Geschmack stammen dabei vom jeweiligen Ausgangsstoff. Die Rohstoffe sind Zuckerrohrmelasse für Rum, Getreide für Korn und Whisky, Wein für Weinbrand, Brandy und Cognac, Traubentrester für Grappa und Tresterbrände, Obst für Obstbrände, Geister und Wässer oder Obstwein z. B. für Calvados.

Aromatisierte Spirituosen

Hierzu werden alle Spirituosen gezählt, die auf Grundlage von neutralem Alkohol, meist landwirtschaftlichen Ursprungs, hergestellt und mit Früchten, Gewürzen oder Aromastoffen bzw. -extrakten aromatisiert werden.

Liköre

sind Erzeugnisse aus Alkohol, Zucker und Wasser, verschiedenen Aromen und Zusätzen, wie Pflanzenauszüge und Fruchtsäfte, die den Namen des Produkts bestimmen. Ergänzend können Rahm, Milch, Obst, Wein und aromatisierter Wein zugegeben werden. Der Mindestzuckergehalt muss 100 g pro Liter betragen, außer bei Enzian- und Kirschlikör. Bei „Cremes“ muss der Mindestzuckergehalt bei 250 g pro Liter liegen. Der Mindestalkoholgehalt muss 15 Vol.-% betragen, bzw. 14 Vol.-% bei Eierlikör. Es dürfen ausschließlich natürliche Aromen und Aromaextrakte verwendet werden.

Wodka

wird aus Ethylalkohol landwirtschaftlichen Ursprungs hergestellt. Um einen neutralen Geschmack zu erhalten, wird mehrfach destilliert oder mithilfe von Aktivkohle filtriert. Der Zusatz natürlicher Aromen zur Geschmacksverbesserung ist erlaubt. Wird ein Wodka aus anderen Stoffen als Getreide oder Kartoffeln gebrannt, muss dies kenntlich gemacht werden. Der Mindestalkoholgehalt bei Wodka muss 37,5 Vol.-% betragen.

Wussten Sie, dass

- Spirituosen früher als Medikamente dienten?
- schon die alten Ägypter vor mehr als 2000 Jahren Branntweine aus Getreide hergestellt haben?
- in sehr vielen heutigen Spirituosen das Wort „Lebenswasser“ steckt?

  Beispiele: Aquavit = *aqua vitae* (lat.) = „Lebenswasser“; Whisky = *uisge beatha* (kelt.) = „Lebenswasser“ usw.

Gesetzliche Grundlagen

Maßgebend für die Herstellung und den Handel von Spirituosen ist die novellierte EG-Spirituosenverordnung Nr. 110/2008, die im Mai 2008 in Kraft trat. Sie enthält die Definitionen für die 46 europaweit geschützten Spirituosenkategorien und die Rohstoffe für ihre Herstellung und legt die erlaubten Zusatzstoffe sowie die Voraussetzungen für geografische Herkunftsangaben fest. Nationale Vorschriften ergänzen das EU-Spirituosenrecht. In Deutschland ist das insbesondere die Alkoholhaltige Getränke-Verordnung (AGeV) in ihrer jeweils gültigen Fassung.

Nach dem Lebensmittelkennzeichnungsrecht sind für Spirituosen folgende Kennzeichnungselemente verpflichtend:

- Verkehrsbezeichnung und ggf. geografische Angabe sowie Angaben zur Zusammenstellung (blend) entsprechend der europäischen Vorschriften,
- Angabe des Namens oder der Firma und Anschrift des Herstellers, des Verpackers oder eines in der EU niedergelassenen Verkäufers,
- Angabe der Nennfüllmenge,
- Angabe des Alkoholgehalts,
- Angabe des Loses bzw. der Losnummer,
- bei deutschem Weinbrand ggf. die amtliche Prüfnummer.

Für Spirituosen ist derzeit die Angabe eines Zutatenverzeichnisses nicht erforderlich (Ausnahmeregelung für Getränke mit einem Alkoholgehalt von mehr als 1,2 Vol.-%, ausgenommen Bier). Lediglich die Verwendung von Aromen, Farbstoffen sowie Allergenen muss kenntlich gemacht werden.
Auch das Mindesthaltbarkeitsdatum ist bei Getränken mit einem Alkoholgehalt von 10 oder mehr Vol.-% nicht nötig.

Werden der Geschmack und die Farbe von klarem, neutralem Wodka durch Zugabe von z. B. Frucht- und Gewürzauszügen und durch Färben und Reifung wesentlich verändert, spricht man von aromatisiertem Wodka. In der Bezeichnung eines solchen Produkts muss das vorherrschende Aroma benannt werden (z. B. Wodka Zitrone).

Herstellung von Bränden

Brände werden durch „Brennen" – daher die Bezeichnung – aus alkoholhaltigen Flüssigkeiten hergestellt.
Der Brennvorgang wird als Destillation bezeichnet. **Destillation** heißt Trennung flüssiger Stoffe durch Verdampfung und anschließende Wiederverflüssigung.

Zum Beispiel:
Wein besteht neben anderen Inhaltsstoffen aus Alkohol (8–15 %) und Wasser (83–90 %). Durch Verdampfung werden die beiden Bestandteile des Weines getrennt:

- Alkohol verdampft durch Hitzeeinwirkung bereits bei ca. 80 °C.
- Wasser verdampft erst bei 100 °C.

Alkohol verdampft zuerst, Wasser erst später. Der verdampfte Alkohol wird anschließend in Leitungen (Kühlschlangen) abgekühlt. Der Brenner bekommt zuerst den **Raubrand**.
Dabei werden der erste Anteil, der **Vorlauf** (hoher Alkoholgehalt, minimaler Wassergehalt) und der letzte Anteil, der **Nachlauf** (hoher Wassergehalt, zu wenig Alkohol und Geschmack), vom sogenannten **Mittellauf** (feinster Anteil; Alkoholgehalt von 70–75 Vol.-%) getrennt.
Der **Mittellauf** ist das Herzstück und für die Herstellung von Bränden am besten geeignet. Er stellt eine ausgewogene Mischung der wertbestimmenden Inhaltsstoffe dar. Dieser beim ersten Brennen gewonnene Mittellauf wird nochmals destilliert. Dabei entsteht der **Feinbrand**.
Es werden ebenso Vor- und Nachlauf abgeschieden, und nur der Mittellauf wird zur Reifung gelagert.
Im Laufe einer längeren Lagerzeit wird der Mittellauf mit aufbereitetem, härtefreiem und geschmacksneutralem Wasser etappenweise auf die gewünschte Trinkstärke verdünnt.
Die Verwendung von aufbereitetem Wasser ist notwendig, um Kalkausscheidungen oder negative Geschmacksbeeinflussung zu vermeiden.

Branntweine

Branntweine aus Wein – Weinbrand

Beim Brennen bzw. Destillieren von Wein, Brennwein (mit Weindestillat versetzte Weine) oder Weindestillat entsteht der Branntwein. Branntwein muss einen Mindestalkoholgehalt von 37,5 Vol.-% enthalten. Weinbrand wird aus Branntwein mit oder ohne Zusatz von Weindestillat hergestellt. Das verwendete Weindestillat muss mindestens sechs Monate in kleinen Eichenholzfässern gelagert sein. Weinbrand hat einen Mindestalkoholgehalt von 36 Vol.-%.
Branntwein wird durch zwei Brennvorgänge gewonnen:

- **Raubrand** enthält noch viele Schadstoffe. Dieser Raubrand wird nochmals destilliert, es entsteht der
- **Feinbrand:** Auch beim Feinbrand wird noch Vor- und Nachlauf abgeschieden und lediglich der Mittellauf zur Reifung gelagert (mindestens sechs Monate).
- **Lagerung:** Erst bei der Lagerung in Eichenfässern (franz. weiße Limousin-Eiche) bekommt der Weinbrand oder Branntwein seine typischen Qualitätsmerkmale: Farbe, Geschmacksstoffe, charakteristisches Bukett. Lagerungshinweise in der Bezeichnung – z. B. „V.S.O.P." sind zulässig. Hier muss mindestens ein Jahr gelagert worden sein. (V.S.O.P. = very superior, old, pale; sehr vorzüglich, alt, hell oder blass)
- **Mariage:** Am Ende der Reifezeit erfolgt die sogenannte „Mariage" (= „Vermählung"), d. h. die Vermischung von Weinbränden/Branntweinen verschiedener Herkunft und verschiedener Jahrgänge zur Erzielung eines gewünschten Qualitätsstandards.

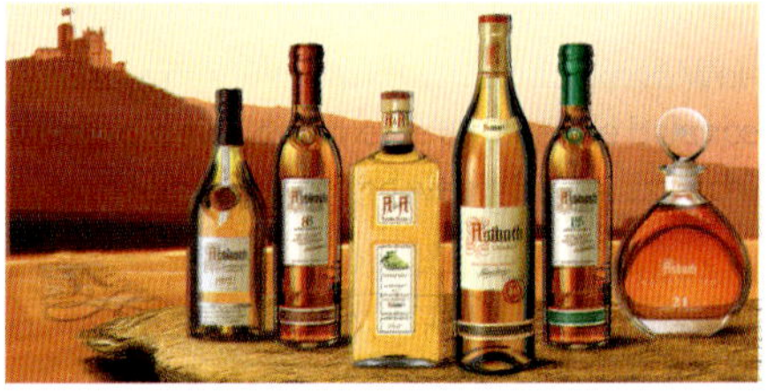

Besondere Branntweine und Weinbrände

- **Cognac**
  Qualitätsbranntwein aus bestimmten weißen Rebsorten, die ausschließlich aus dem gesetzlich abgegrenzten Gebiet der Charente kommen. Zentrum ist die Stadt Cognac. Die „Région delimitée" umfasst ca. 65 000 ha. Die höchste Cognac-Qualitätsstufe stammt aus der Grande Champagne. Dieser Cognac ist rassig und bukettreich. Altersangaben in Zahlen sind nicht zulässig.

Fasslagerung		Bezeichnung
1–3 Jahre	=	V.S., Sélection, Fine, De Luxe
4 Jahre	=	Superieur, Grande Sélection, Premier Choix
5 Jahre	=	V.S.O.P, Reserve, O.P., V.V.S., Grande Fine
6 Jahre	=	Extra, Napoleon, V.V.S.O.P., V.X.O

- **Armagnac**
  Qualitätsbranntwein aus weißen Trauben, die in dem seit 1909 abgegrenzten Gebiet der Gascogne geerntet werden.
  Der hellgoldene Armagnac ist nicht so mild wie Cognac, sondern eher feurig und herb. Er hat ein einzigartiges Bukett, weil der Brennwein mit Kräutern, Haselnüssen und Pflaumen versetzt werden darf.
- **Brandy**
  Brandy ist die zulässige internationale Bezeichnung von Weinbränden (Bezeichnung im deutschsprachigen Raum). Einer der bekanntesten Brandys und mit geschützter Herkunftsbezeichnung ist der spanische Brandy de Jerez aus der Region Jerez de la Frontera. Seine Besonderheit liegt vor allem in der Lagerung und Alterung nach dem sogenannten Solera-Verfahren. Die Lagerung erfolgt mehrere Monate bis Jahre in Sherryfässern aus weißer Steineiche, wobei die Destillate immer wieder die Fässer wechseln. Je nach Lagerdauer werden drei Qualitätsstufen unterschieden:
  - Solera
    Lagerung 6 bis 18 Monate
  - Solera Reserva
    Lagerung 1 bis 3 Jahre
  - Solera Gran Reserva
    Lagerzeit mindestens 3 bis 25 Jahre und mehr

- **Deutscher Weinbrand**
  Deutscher Weinbrand, der bekannteste ist Asbach Uralt, darf ausschließlich in der Bundesrepublik hergestellt werden und nur aus Weintrauben aus Mitgliedsstaaten der EU bestehen. Das verwendete Weindestillat muss mindestens zwölf Monate in Eichenholzfässern lagern. Der Mindestalkoholgehalt ist auf 38 Vol.-% festgelegt. Deutscher Weinbrand wird einer amtlichen Prüfung unterzogen und erhält eine A.P-Nummer.

Branntweine aus Getreide

Der Alkohol für den Brennvorgang wird durch Verzuckerung und anschließende Vergärung von stärkehaltigen Stoffen – in diesem Fall Getreide – gewonnen.

Korn oder Kornbrand

Korn und Kornbrand sind anerkannte geografische Herkunftsangaben für Erzeugnisse aus Deutschland, Österreich und der deutschsprachigen Gemeinschaft Belgiens. Sie dürfen auch nur in diesen Ländern hergestellt werden. Korn oder Kornbrand sind Brände, die aus Weizen, Gerste, Hafer, Roggen oder Buchweizen hergestellt werden. Korn muss mindestens 32 Vol.-% Alkohol, Kornbrand mindestens 37,5 Vol.-% Alkohol aufweisen.

Herstellung

Das Getreide wird gereinigt, geschrotet und durch eine Dampfhochdruckbehandlung aufgeschlossen. Das geschrotete Getreide wird eingeweicht. Hier erfolgt die Umwandlung von Stärke in Zucker. Die Getreidemaische wird vergoren und mehrfach destilliert (Kolonnenverfahren), so werden sämtliche Geruchs- und Geschmacksstoffe entfernt. Das hochprozentige Feindestillat wird mit Wasser auf Trinkstärke gebracht und in Flaschen abgefüllt. Dabei ist für die Qualität und den Geschmack des Korns die Wasserqualität mitentscheidend. Beim sogenannten „Eiskorn" wird statt Quellwasser geschmolzenes Gletschereis oder Eiszeitwasser aus tieferen Erdschichten verwendet. Hochwertige Kornbrände werden vor dem Herabsetzen auf Trinkstärke in Eichenholzfässern gelagert.

Whisky, Whiskey

Der Name stammt vom Keltischen *uisge beatha* („Lebenswasser"). Die heutigen Schreibweise „Whisky" ist die schottische und kanadische Bezeichnung. „Whiskey" findet man bei kräftigen, etwas süßlichen Whiskey-Typen irischer und amerikanischer Herkunft. Whiskey jeder Art hat mindestens 40 Vol.-% Alkohol.

- **Scotch Whisky**

  Scotch Whisky ist Getreidebranntwein, der ausschließlich in Schottland hergestellt wird.

  Sorten

  - **Malt-Whisky** (Malz-Whisky): Aus Gerstenmalz, das über Torffeuer gedarrt wird. Die Reifezeit liegt zwischen drei und 15 Jahren.
  - **Grain Whisky** (Korn-Whisky): Aus Weizen, Roggen, gemälzter oder ungemälzter Gerste, Mais oder Hafer.
  - **Blended Whisky:** Mischungen aus Malt- und Grain Whiskies zur Erzielung bestimmter Geschmackstypen.

- **Irish Whiskey**

  Getreidebranntwein aus gedarrtem Malz, ungemälzter Gerste, Hafer, Roggen und Weizen. Das Malz wird jedoch nicht über Torffeuer geröstet. Vorgeschriebene Lagerdauer sind mindestens drei Jahre, meist werden sie jedoch viel länger, bis zu zwölf Jahre gelagert.

  Auch bei irischem Whiskey kennt man Malt-, Grain- und Blended-Sorten. Der irische Whiskey wird auch als „Dew" bezeichnet. Irischer Whiskey hat einen milderen und malzartigeren Geschmack als Scotch, da das Malz nicht über offenem Torffeuer gedarrt wird.

- **American Whiskey**

  Alle in Amerika erzeugten Whiskeys. Prinzipiell unterscheidet man

  - Straight Whiskey
  - Rye Whiskey
    Destillat aus Getreidemischung, mindestens 51 % Roggen
  - Bourbon Whiskey
    Destillat aus Getreidemischung, mindestens 51 % Mais
  - Blended Whiskey
    Verschnitt aus Mais- und Roggenwhiskey mit Getreidesprit

- **Canadian Whisky**

  Sammelbegriff für alle in Kanada erzeugten Whiskyprodukte. Üblicherweise besteht die Getreidemaische aus mehr als 51 % Mais. Canadian Whisky wird sofort nach der Destillation mit Grain Whisky verschnitten. Mindestlagerung vier Jahre (bis zwölf Jahre möglich) in Eichenfässern. Er ist heller und leichter als andere Whisksorten.

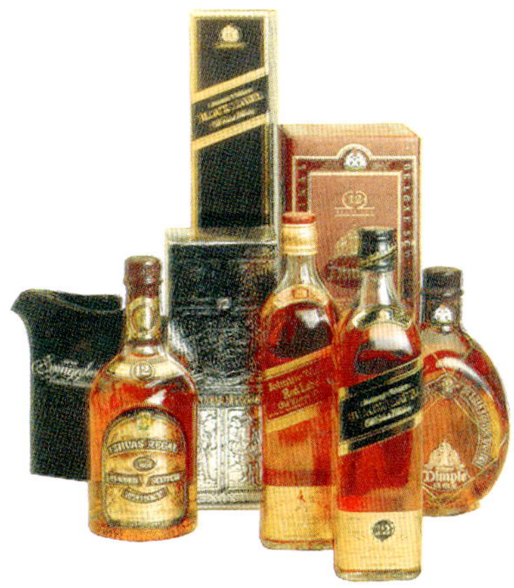

Whiskeysortiment

Typische Whisk(e)y-Handelsmarken

- Johnny Walker – Red Label,
  Johnny Walker – Black Label
  (lange Lagerzeit):
  Besonders hoher Malzanteil, typischer Scotch
- Jack Daniels
  Amerikanischer Whiskey, hoher Malzanteil
- Chivas Regal
  Schottischer Blended Whisky, zwölf Jahre Lagerzeit, 43 Vol.-% Alkohol
- Four Roses
  Kentucky Straight Bourbon Whiskey, sechs Jahre Lagerzeit
- Medley Bourbon
  Kentucky Straight Bourbon Whiskey
- Jim Beam
  Kentucky Straight Bourbon Whiskey, vier Jahre Lagerung
- Tullamore Dew
  Irischer Whiskey
- VAT 69 und White Horse
  Blended Scotch Whisky

Brände aus Obst

Obstbrände werden unter Voranstellung des Namens der verwendeten Frucht als Brand oder Wasser bezeichnet (Kirschwasser, Kirschbrand). Sie werden aus der frischen Frucht oder dem Most nach Vergärung zu weniger als 86 % destilliert.

Das fertige Produkt muss einen Mindestalkoholgehalt von 37,5 Vol.-% aufweisen.

Werden die Maischen zweier oder mehrerer Obstarten gemeinsam destilliert, so wird das Erzeugnis als „Obstbrand" oder „Obstler" bezeichnet.

95 % aller Brände werden durch das doppelte Brennverfahren (fraktionierte Destillation) hergestellt.

Beispiele hiefür sind

- Himbeerbrand,
- Birnenbrand,
- Apfelbrand.

Obstgeiste werden durch Einmaischen meist zuckerarmer Obstarten in Alkohol landwirtschaftlichen Ursprungs und Destillation nach einer angemessenen Einwirkzeit hergestellt.

- **Apfelbrände**

  Einen erstklassigen Apfelbrand herzustellen, hängt neben dem Brennverfahren von der Qualität möglichst vollreifer Früchte und der Erfahrung des Brenners ab. Sortenreine Apfelbrände mit ihrem spezifischen Aroma sind besonders beliebt und begehrt. Weitere Geschmacksnuancen und eine intensive Bernsteinfarbe erfahren Apfelbrände durch eine Lagerung im Eichenfass.

- **Aprikosen- oder Marillenbrand**

  Edelbranntwein aus vergorener Fruchtmaische reifer Marillen (Aprikosen). Besondere Sorten: Ungarischer „Barack" (sprich: Barazk), „Wachauer Marillenbrand"

- **Birnenbrände**

  Alle gebrannten Erzeugnisse, deren Grundlage Birnen, Birnensaft oder Birnenmost sind. Eine Besonderheit stellt der „Williams-Birnenbrand" dar. Viele dieser Produkte haben eine ganze Frucht in der Flasche. Die Flaschen werden dazu im Frühling über die Blüten gebunden und so wächst die Birne in die Flasche hinein. Im Herbst wird die Birne samt der Flasche geerntet.

Birnenbrand

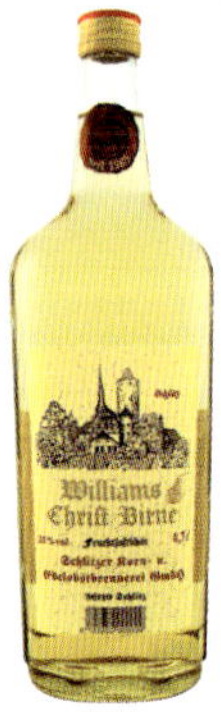

- **Vogelbeerbrand**

  Edelbranntwein aus den Früchten der Eberesche, die den Vogelbeeren sehr ähnlich sind. Die Beeren der Eberesche sind jedoch etwas größer, leuchtend rot und haben süßlich-harzigen Geschmack.
  Der Vogelbeerbrand gehört zu den teuersten Branntweinen, weil die Maischeherstellung sehr zeitraubend ist.

- **Kirschwasser**

  Ein Edelbranntwein aus der vergorenen Kirsche ohne Stiel und mit geringem Kernanteil. Kirschwasser ist wasserklar und hat ein fruchtiges Kirscharoma.
  Bei längerer Lagerung ist eine leichte Gelbtönung möglich. Besondere Sorte: „Schwarzwälder Kirschwasser".

- **Calvados**

  Ein französischer Brand aus Apfelwein, der diesen Namen nur tragen darf, wenn er in der Normandie hergestellt wurde. Hergestellt wird Calvados nach doppeltem Brennverfahren aus Cidre, der zwei Jahre in Eichenfässern gelagert wird. Der Calvados selbst lagert nochmals zwei bis sechs Jahre in Eichenfässern, bevor er abgefüllt wird. Diese Lagerung verleiht ihm seine Bernsteinfarbe. Es gibt ihn in der Qualitätsstufe V.S., wenn er bis zu vier Jahre gereift ist und als V.S.O.P. bei mehr als fünf Jahren Lagerung.

- **Himbeerbrand**

  Aus 100 kg Himbeeren werden nur 4 l Destillat mit 50 Vol.-% Alkohol erzielt. Aus diesem Grund ist Himbeerbrand sehr teuer.

- **Himbeergeist**

  Himbeeren werden mit Alkohol angesetzt und dann destilliert. Himbeergeist ist wasserklar durch die Lagerung in Glasbehältern. Aus 100 kg Himbeeren und 100 l Monopolalkohol entstehen rund 200 l aromatisierter Himbeergeist.

- **Zirbengeist**

  Diese österreichische Spezialität verdankt ihren reinen, würzigen Geschmack Waldbeerauszügen und den Zirbensamen.

  Die Zirbe – nicht zu verwechseln mit der Kiefer oder Latschenkiefer – wächst in 1500 bis 2400 m Höhe. Ihre Zapfen umschließen den begehrten Zirbensamen, die Zirbennüsschen. Sie sind etwa doppelt so groß wie Apfelkerne. Der Kern besitzt einen nussähnlichen Geschmack.

- **Zwetschenwasser**

  Edelbranntwein, der ausschließlich aus zerquetschten, vergorenen Zwetschen unter Mitverwendung von zertrümmerten Kernen hergestellt wird.

  Besondere Sorten: „Slivowitz" (Serbien und Herzegowina) (slavisch *sliva* = Zwetsche), „Quetsch" (Elsass), „Pflümliwasser" (Schweiz), der „Zwetschkerne" (Österreich).

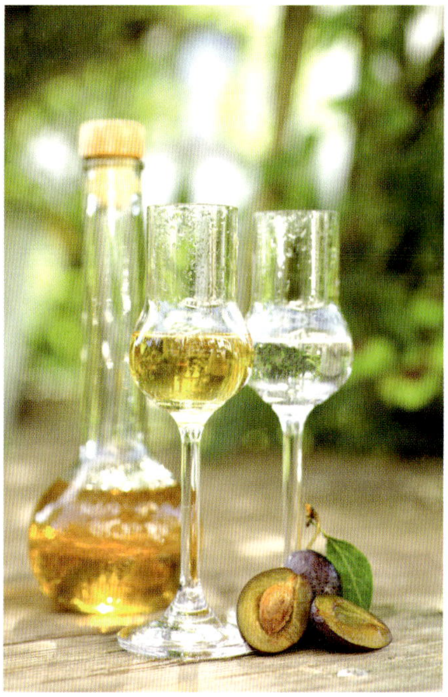

Zwetschenbrand erhält durch die Lagerung in Eichenfässern seine gelbliche Farbe

Brände auf Zuckerrohrbasis

Ausgangsmaterial für diese Branntweine sind die Zuckerrohrmelasse und andere Reststoffe der Zuckerverarbeitung sowie auch Zuckerrohrsaft. In die Maische kommen je nach Gebiet verschiedene würzende Zusätze, wie Rosinen, Ananas, Zimtäpfel, Vanille usw. Je nach Lagerung entsteht weißer, lichtbrauner oder dunkler Rum.

- **Rum**

  Die Bezeichnung **„Echt"** oder **„Original"** kann nur in Verbindung mit der Herkunftsbezeichnung stehen.
  Frisch destillierter Rum ist klar. Die Braunfärbung erhält er durch die Lagerung und durch die Abrundung des Farbtons mit Zuckercouleur.

- Cachaça: Rum aus Zuckerrohrsaft. Viele andere Rumsorten werden aus Zuckerrohrmelasse hergestellt.
- „Original"-Rum kommt aus Jamaika, von den Bahamas, Barbados, Trinidad, Jungferninseln, Guadaloupe, Puerto Rico, Kuba, Madagaskar, Réunion, Mauritius.
- Weißer Original-Rum: drei Jahre gelagert
- Goldener Original-Rum: fünf Jahre alt
- Brauner Original-Rum: sieben Jahre gelagert
- Aguardiente: Frisch destillierter Rum wird auch als Aguardiente bezeichnet. Er ist weiß, sehr aromatisch und hat eine leicht muffige Note.

- **Arrak**

  (aus dem Arabischen *araq* = „Saft") Auch als „Rum der Asiaten" bezeichnet: Branntwein aus Zuckerrohrmelasse, Reis oder anderen zuckerhaltigen Pflanzensäften (Palmsaft).

- **Rum-Verschnitt**

  Ist ein in Deutschland hergestelltes Erzeugnis, das durch den Verschnitt von Rum mit Alkohol gewonnen wird. Mindestens 5% des Alkohols im fertigen Rum-Verschnitt müssen aus Rum stammen. Der Mindestalkoholgehalt beträgt 37,5 Vol.-%.

Brände aus Traubentrester

- **Tresterbrand**

  Trester sind die nach dem Auspressen der Maische von Trauben verbleibenden festen Rückstände. Aus dem vergorenen Traubentrester edler Trauben wird der Tresterbrand destilliert. Die in Deutschland hergestellten Tresterbrände tragen meist den Namen der Rebsorte. Hohe Qualitäten entstehen durch eine anschließende Lagerung in Eichenholzfässern, die ihnen eine besondere Geschmacksnote und eine goldene Farbe verleiht.

- **Marc**

  Dies ist die Bezeichnung für französischen Tresterbrand, der aus den Kernrückständen der Weinbereitung gebrannt wird. Je nach Sorte schmeckt er kräftig und aromareich oder fein und mild. Der Alkoholgehalt liegt zwischen 40 und 45 Vol.-%. Marc gibt es aus Rot- und Weißweintrester.

- **Grappa**

  Den Namen Grappa dürfen nur italienische Tresterbrände tragen, wobei Grappa vorwiegend aus Norditalien stammt. Sein Alkoholgehalt liegt zwischen 40 bis 50 Vol.-%. Man unterscheidet zwischen jungem Grappa, der nicht in Holzfässern gelagert wird und Grappa, der eine Reife im Eichenholzfass durchlaufen hat. Je nach Lagerungsdauer trägt der Grappa die Zusatzbezeichnungen invecchiata, stravecchia und riserva. Gern wird Grappa auch mit Kräutern oder Pflanzenteilen aromatisiert angeboten.

- **Tsipoura**

  Tresterbrand aus frisch vergorenem Trester, der in Griechenland aus den dort heimischen Rebsorten gewonnen wird.

Weitere Brände und aromatisierte Spirituosen

- **Mit Kümmel aromatisierte Spirituosen**

  - **Kümmel**

    „Kümmel" sind Spirituosen, bei denen ein wesentlicher Teil des Aromas aus der Destillation mit Kümmelsamen und/oder Dillsamen stammt. Deutscher Kümmel wird leicht gesüßt und zusätzlich aromatisiert. Die bekanntesten sind Malteser, Köm und Gilka Kaiser Kümmel.

  - **Aquavit**

    Er wird durch Destillation eines Ansatzes von Kümmel unter Beigabe von verschiedenen Gewürzen wie z. B. Fenchel und Anis oder Kräutern in Alkohol landwirtschaftlichen Ursprungs gewonnen. Der Zusatz von natürlichen oder naturidentischen Aromastoffen ist handelsüblich.

    Aquavit enthält mindestens 37,5 Vol.-% Alkohol.

    Beispiel: „Linie Aquavit" kommt aus Norwegen. Die Reifung des Destillats erfolgt in alten Sherryfässern, die auf Schiffe verladen werden und von Oslo bis Sidney den Äquator passieren.

- **Mit Anis aromatisierte Spirituosen**

  Diese Spirituosen werden mit natürlichen Extrakten von Sternanis, Anis, Fenchel und ähnlichen Pflanzen aromatisiert. Die bekanntesten sind der französische Pastis, der griechische Ouzo, der türkische Raki und der italienische Sambuca. Eine Besonderheit ist der Absinth, eine Bitterspirituose, mit Wermut, Anis, Fenchel, Melisse, Ysop u. a. destilliert.

- **Mit Wacholder aromatisierte Spirituosen**

  Alle Wacholderbranntweine werden aus Alkohol landwirtschaftlichen Ursprungs oder Wacholderdestillat oder aromagebenden Stoffen hergestellt. Die einzelnen Wacholderbranntweine unterscheiden sich voneinander durch Zugabe von geringen Zuckermengen und anderen würzenden Stoffen.

Auch die Anisbranntweine gehören zu dieser Gruppe.

- **Gin**

  stammt aus England. Es ist ein Brand aus Destillaten von Mais, Weizen, Roggen, Gerstenmalz sowie Wacholderbeerendestillat. Durch Mitbrennen von Gewürzen wie Anis, Fenchel, Kalmus, Kardamom, Koriander, Kümmel sowie Mandel- und Zitrusschalen wird das Aroma des Gins verfeinert. Mindestalkoholgehalt von Gin: 37,5 Vol.-%. „Dry Gin" enthält keinen Zucker zur Abrundung und hat 38 Vol.-% Alkohol.

- **Genever**

  Die Bezeichnung leitet sich vom französischen Wort *genévier* („Wacholder") ab. Genever ist Getreidebranntwein mit kaum spürbarer Wacholdernote. Aromalieferanten (Wacholder, Anis, Kümmel usw.) können entweder mitdestilliert oder hinzugefügt werden. Die Getreidemaische setzt sich bei holländischen Destillaten – sie gelten als die Genever-Spitzenprodukte – aus je einem Drittel Gersten-, Roggen- und Maisanteil zusammen. Die Maische wird dreimal destilliert.

- **Steinhäger**

  Der Name kommt vom westfälischen Ort Steinhagen.
  Aus Wacholderbeermaische wird der Wacholderlutter destilliert. Dieser wird mit Feinsprit versehen und nochmals destilliert.
  Das Destillat wird mit aufbereitetem Wasser auf Trinkstärke gebracht und gelangt in den typischen Tonflaschen oder -krügen in den Handel.

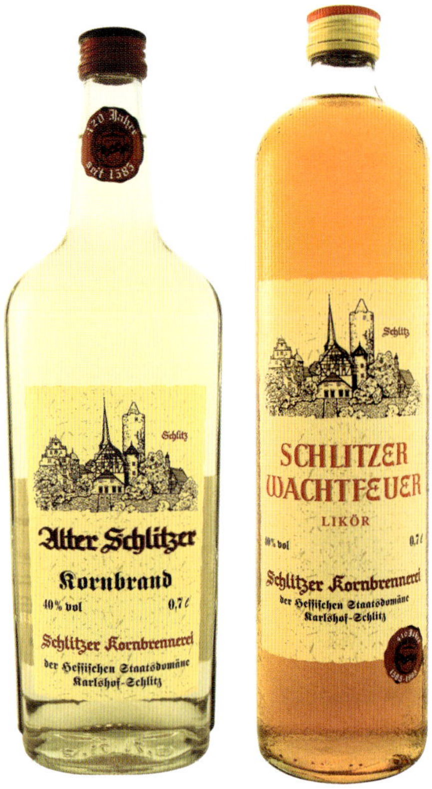

Kornbrand und Likör aus Korn

- **Enzian**

  Enzian wird hergestellt aus der Maische vergorener Enzianwurzeln. (Die Wurzeln stammen vom gelben Enzian, der bis zu 1 m hoch wächst.)

  Er hat einen stark herben Geruch und einen bitteren, erdigen Geschmack.

- **Tequilla**

  Brand aus Mexico. Er darf nur im Bundesstaat Jalisco aus der dort wachsenden blaugrünen Maquay-Agave hergestellt werden.

- **Bitter**

  Diese Branntweine werden aus Kräuterextrakten, Destillaten bitterer Kräuter, Gewürzen, Arzneipflanzen (Pflanzen mit medizinischer Wirkung) und Früchten, aus natürlichen ätherischen Ölen mit oder ohne Zuckerzusatz oder Stärkesirup hergestellt. Ausschlaggebend für den Bitterkeitsgrad sind Anzahl und Menge der verwendeten Kräuter, Beeren, Rinden sowie das Auszugsverfahren.

  Unterschiedliche Verfahren

  - Mazeration – Kaltauszug
  - Digestion – Heißauszug
  - Perkolation – Durchströmverfahren

  Typische **Handelsnamen**

  - Fernet Branca,
  - Jägermeister,
  - Leibwächter,
  - Underberg usw.

Liköre

Likörherstellung

① **Bereitung des Grundlikörs**

Mischung aus Alkohol, Wasser (destilliert oder entmineralisiert, um Trübungen zu vermeiden) und Zucker.

② **Aromatisierung oder Geschmackszugabe**

Es können folgende Zutaten verwendet werden: Frische, eingelegte oder getrocknete Früchte, Fruchtpasten, Fruchtsäfte, Kräuter, Eier, Kaffee, Tee, Milch, Schokolade usw., natürliche oder naturidentische Aromastoffe. Der Mindestzuckergehalt beträgt 100 g/l.

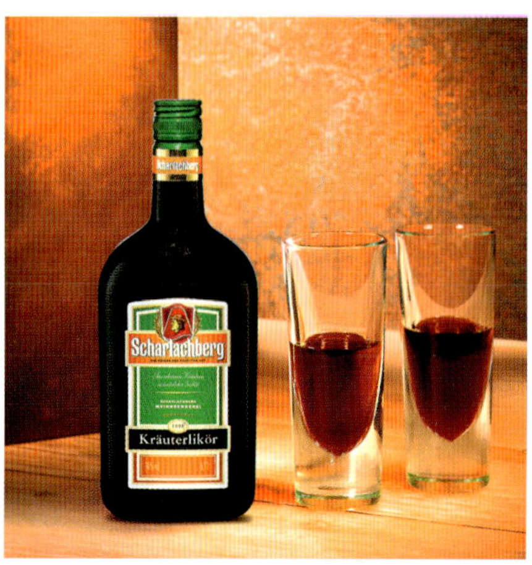

Kräuterlikör

Fruchtsaftliköre müssen mindestens 20 l Fruchtsaft pro 100 l Fertigerzeugnis enthalten.

Die Bezeichnung „-creme" mit vorangestellter Bezeichnung der betreffenden Frucht oder des verwendeten Ausgangsstoffs mit Ausnahme von Milchlikören ist Likören mit einem Mindestzuckergehalt von 250 g/l vorbehalten.

Die Bezeichnung „Cassiscreme" ist den Likören aus schwarzen Johannisbeeren mit einem Mindestzuckergehalt von 400 g/l vorbehalten.

Liköre sind also gesüßte, aromatisierte Spirituosen. Das Ausgangsprodukt ist Ethylalkohol, versetzt mit Farb-, Duft- und Geschmacksstoffen, wie Kräutern, Samen, Wurzeln, Blüten und Früchten. Gesüßt wird mit Zucker oder Honig.

- **Chartreuse**
  Ein Abtei- oder Klosterlikör, der ursprünglich von den Mönchen des Klosters Grand Chartreuse als Heilmittel hergestellt wurde. Die Grundmaterialien, zu denen etwa 130 Kräuter gehören, werden nach einem geheimen Rezept komponiert. Chartreuse wird aus erstklassigem Wein, Angelikawurzeln, Chinarinde, Ingwer, Kalmus, Curaçao-Orangenschalen, Pfeffer- und Zitronenmelisse und vielem anderem mehr hergestellt.

- **Cointreau**
  Likör aus Frankreich, ein Fruchtaromalikör und Fruchtsaftlikör in einem. Aus Curaçao-Orangenschalen und anderen aromatischen Früchten mit einem Hauch Kaffeearoma hergestellt.

- **Curaçao**
  Der Edellikör hat seinen Namen von der Insel Curaçao und ist ein Fruchtaroma- und Fruchtsaftlikör, der aus unreifen Curaçao-Pomeranzen (Bitterorangen) hergestellt wird. Er kommt weiß, blau, rot, orange oder grün in den Handel.

- **Grand Marnier**
  ist ein Kräuter- und Gewürzlikör bzw. Fruchtaromalikör, der auf Basis von Cognac und Curaçao-Orangen nach einem traditionellen Verfahren hergestellt wird.

- **Maraschino**
  ist ein Fruchtsaftlikör, der aus Marasken (dalmatinische Sauerkirschen) hergestellt wird.

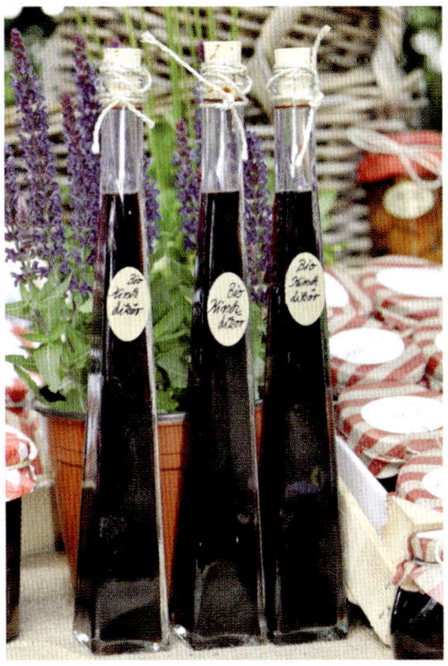

Hausgemachter Kirschlikör vom Bauernmarkt

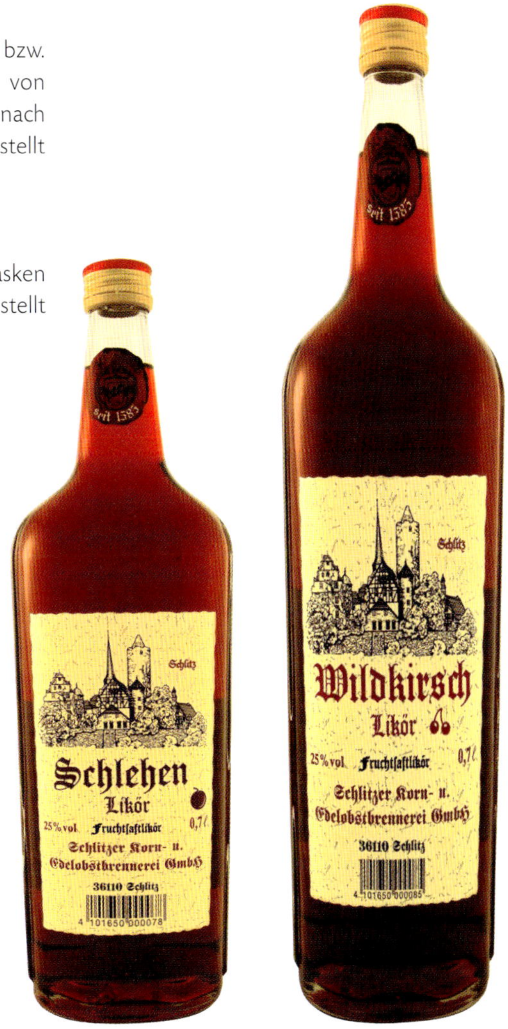

Fruchtliköre

Fruchtliköre

- **Fruchtsaftliköre**
  Fruchtsaft + Edelbranntwein + Wasser + geklärter Zucker oder Sirup; mindestens 20 % Fruchtsaftanteile; Mindestalkoholgehalt: 22,5 Vol.-%; z. B.: Kirsch/Rum, Kirsch/Whisky.

- **Fruchtliköre**
  Edelbranntwein und als Geschmacksgeber Früchte, Fruchtteile (Auszüge, Destillate, Säfte), nach denen sie benannt sind, keine künstlichen Zusätze (außer Vanillin).

- **Fruchtbrandy**
  Mindestalkoholgehalt: 30 Vol.-%; Herstellung wie Frucht- und Fruchtsaftliköre, es erfolgt jedoch eine Beigabe von Obstbranntwein, der dem Brandy den Namen gibt.

  Beispiele: Cherry-Brandy = Kirschwasser (oder -geist) + Fruchtzusatz (Aroma/Saft), Apricot-Brandy = Marillengeist + Fruchtzusatz

- **Kräuter-, Gewürz-, Bitterkräuterbasis**
  Herstellung: Einfache Liköre entstehen durch Mischung aus Alkohol und Zuckerlösungen und den jeweiligen Essenzen.

Eierlikör

Eierlikör enthält mindestens 150 g Zucker oder Honig und 140 g Eigelb pro Liter. Der Mindestalkoholgehalt beträgt 14 Vol.-%.

Sonstige Liköre

- **Allasch**
  Likör unter Verwendung von Kümmeldestillaten

- **Goldwasser**
  z. B. „Danzinger Goldwasser", Gewürzlikör mit Blattgoldbestandteilen

- **Honiglikör**

- **Whiskylikör:** aus Whisky (Whiskey), Kräutern und Honig

- **Cordial**
  Likörspezialität aus Fruchtauszügen, Weinbrand und Edelbranntwein

- **Früchtecocktail**
  Auszug aus exotischen Früchten mit Jamaika-Rum bzw. echtem Rum.

Verbraucherinformation

Servier- und Genussregeln

- Guter Brand wird im Tulpenglas serviert und getrunken.
- Glas nicht zu stark auffüllen.
- Niemals kalt servieren (nur schlechter Schnaps muss kalt sein).
- Die ideale Temperatur: 16 bis 18 °C.
- Nase nicht ins Glas stecken.
- Ein guter Schnaps hält sein Aroma – in einem leeren Glas – noch über Stunden aufrecht.
- Fehler sind in einem leeren Glas leichter zu erkennen, da der Sauerstoffkontakt stärker ist.
- Beurteilungs- und Bewertungskriterien:

  Reinheit, Feinheit, Fruchtigkeit und Geschmacksharmonie (Bouquet).

Aperitif – soll den Appetit anregen

- Vor milden, hellfleischigen oder leicht süßlichen Speisen reicht man liebliche Getränke wie Marillen-, Birnen- oder Kirschenbrand.
- Vor kräftigen Braten, Rindfleisch oder stark gewürzten Speisen reicht man Zwetschenbrand, Weinbrand oder auch einen Obstler.
- Vor Wild reicht man einen Dirndl-, Holler- oder Vogelbeerbrand.

Digestif – soll die Verdauung anregen

- Nach süßen Nachspeisen reicht man einen im Geschmack passenden Likör oder einen milden, im Geschmack eher lieblichen Marillen-, Pfirsich-, Apfel- oder Birnenbrand.
- Nach Käse oder gewürzten Nachspeisen reicht man Fruchtbrände wie Zwetschen-, Kirschen-, Dirndl-, Holler- oder Vogelbeerbrand.

Crèmelikör oder Creamlikör?

Crèmeliköre sind traditionelle, meist französische, durchsichtige Liköre mit besonders hohem Zuckergehalt (über 250 g/l), z. B. Crème de Menthe.

Sie sind keine Emulsionsliköre, sie sind nur aufgrund ihres hohen Zuckergehalts etwas dickflüssiger.

Die **Creamliköre** hingegen sind eine nur etwa 25 Jahre alte, (überwiegend) aus Irland stammende Erfindung und haben alle mit *cream* (engl. „Sahne") zu tun.

Da Fett sich in einer Spirituose nicht löst, kommt es nach einem aufwendigen Homogenisierungsprozess zu einem Emulsionslikör. Emulsionsliköre (z. B. Eierlikör) sind alle trüb (undurchsichtig).

Stichwortverzeichnis

Weiterführende Literatur

Aign, Waltraute/Elmadfa, Ibrahim/Muskat, Erich/Fritzsche, Doris: Die große GU Nährwert-Kalorien-Tabelle, Ausgabe 2008/2009; München: Gräfe und Unzer, 2008.

Arens-Azevêdo, Ulrike/Pletschen, Renate/Schneider, Georg: Ernährungslehre. 11. Auflage; Köln: Bildungsverlag Eins, 2011.

Deutsche Gesellschaft für Ernährung (DGE), Hrsg.: D-A-C-H Referenzwerte für die Nährstoffzufuhr. 2., korrigierter Nachdruck; Frankfurt am Main: Umschau Braus Verlag, 2001.

Elmadfa, Ibrahim/Leitzmann, Claus: Ernährung des Menschen. 4. Auflage; Stuttgart: Verlag Eugen Ulmer, 2004.

Günther, Beate/Rietz, Manfred/Walcher, Karl: Grundkurs Ernährung. 11. Auflage; Köln: Bildungsverlag Eins, 2011.

Informationszentrale Deutsches Mineralwasser (Hrsg.): Wasser. 6. Auflage; Bonn: IDM, 2004.

Leitzmann, Claus/Michel, Petra/Müller, Claudia, u. a.: Ernährung in Prävention und Therapie. 2. Auflage; Stuttgart: Hippokrates Verlag, 2003.

Plsek, Karl/Thies, Christine/Wagner, Heidemarie: Fit & gesund durch richtige Ernährung. Köln: Bildungsverlag Eins, 2011.

Schmidt, Claudia: Das Teubner Food-Lexikon. 2. Auflage; Teubner Edition. München: Gräfe und Unzer, 2007.

Teubner, Christian (Hrsg.): Food. Die ganze Welt der Lebensmittel. 6. Auflage. Teubner Edition; München: Gräfe und Unzer, 2008.

Medien des Allgemeinen Informationsdiensts Verbraucherschutz, Ernährung, Landwirtschaft e. V. Bonn:

5 am Tag e.V. (Hrsg.): *5 am Tag – Gesund mit Obst & Gemüse;* aid, 2006.

Brüggemann (Redaktion aid): *Vollwertig essen und trinken nach den 10 Regeln der DGE.* 23., überarbeitete Auflage; aid, 2008.

Flaskamp (Redaktion aid): *Hülsenfrüchte.* aid, 1996.

Gomm (Redaktion aid): *Küchenhygiene für Profis.* 7., überarbeitete Auflage; aid, 2008.

Illini (Redaktion aid): *Salz in unserer Nahrung.* 9., überarbeitete Auflage; aid, 2002.

Kaufmann (Redaktion aid): *Obst.* 13., überarbeitete Auflage; aid, 2006.

Kaufmann (Redaktion aid): *Käse.* 11., überarbeitete Auflage; aid, 2009.

Kaufmann (Redaktion aid): *Gemüse.* 20., veränderte Auflage; aid, 2009.

Kaufmann (Redaktion aid): *Zucker, Sirupe, Honig, Zuckeraustauschstoffe und Süßstoffe.* 10., überarbeitete Auflage; aid, 2011.

Kaufmann (Redaktion aid): *Küchenkräuter und Gewürze.* 3., überarbeitete Auflage; aid, 2012.

Kaufmann (Redaktion aid): *Milch und Milcherzeugnisse.* 18., veränderte Neuauflage; aid, 2009.

Klein (Redaktion aid): *Die Zutatenliste.* 14., überarbeitete Auflage; aid, 2012.

Klein (Redaktion aid): *Zusatzstoffe in Lebensmitteln.* aid, 2008.

Lobitz (Redaktion aid): *Bier.* aid, 1999.

Lobitz (Redaktion aid): *Deutscher Wein.* aid, 1999.

Lobitz (Redaktion aid): *Feine Backwaren.* aid, 1999.

Lobitz (Redaktion aid): *Süßwaren.* aid, 2003.

Lobitz (Redaktion aid): *Fleisch und Fleischerzeugnisse.* 15., überarbeitete Auflage; aid, 2008.

Lobitz (Redaktion aid): *Geflügelfleisch.* 10., überarbeitete Auflage; aid, 2010.

Lobitz (Redaktion aid): *Schinken.* Neuauflage; aid, 2010.

Lobitz (Redaktion aid): *Wild und Wilderzeugnisse.* 14., veränderte Neuauflage; aid, 2012.

Lobitz (Redaktion aid): *Speisefette.* 15., überarbeitete Auflage; aid, 2012.

Lobitz (Redaktion aid): *Fisch und Fischerzeugnisse.* 14., überarbeitete Auflage; aid, 2009.

Lobitz (Redaktion aid): *Brot und Kleingebäck.* 14., überarbeitete Auflage; aid, 2008.

Maschkowski (Redaktion aid): *Kennwort Lebensmittel.* 11., überarbeitete Auflage; aid, 2003.

Maschkowski (Redaktion aid): *Achten Sie auf's Etikett! – Kennzeichnung von Lebensmitteln.* 14., überarbeitete Auflage; aid, 2011.

Rapp (Redaktion aid): *Wichtige Bestimmungen des Lebensmittelrechts für Gastronomie und Gemeinschaftsverpflegung.* 6., überarbeitete Auflage; aid, 2011.

Roesicke (Redaktion aid): *Das gläserne Rind.* aid, 2002.

Staeves (Redaktion aid): *Das Weinrecht 2011.* 21., veränderte Neuauflage; aid, 2011.

Weiterführende Links

http://www.food-monitor.de
Wissenschaftliche Suchmaschine zum Thema Ernährung

http://www.was-wir-essen.de
Ernährungsinfos, Ernährungsbedingte Krankheiten, Lebensmittel von A–Z

http://www.verbraucherschutzkompass.de
Verbraucherschutzportal des Bundesministeriums für Ernährung, Landwirtschaft und Verbraucher

http://www.dge.de
Portal der Deutschen Gesellschaft für Ernährung

http://www.aid.de
Portal zu Verbraucherschutz, Ernährung, Landwirtschaft des Allgemeinen Deutschen Informationsdienstes

http://www.ernaehrung.de
Portal des deutschen Ernährungsberatungs- und -informationsnetzes (DEBInet)

http://www.geo-schutz.de
Informationen der Centralen Marketing-Gesellschaft der deutschen Agrarwirtschaft zu EU-weit geschützten Agrarerzeugnissen und Lebensmitteln

http://www.oekolandbau.de
Informationsportal zum Ökolandbau der Bundesanstalt für Landwirtschaft und Ernährung

http://europa.eu
Das Portal der Europäischen Union

http://www.dehoga-bundesverband.de
Daten und Fakten, Wissenswertes und Aktuelles über die Deutsche Hotellerie und Gastronomie

http://www.bve-online.de
Homepage der Bundesvereinigung der deutschen Ernährungsindustrie

http://www.gesetze-im-internet.de
Das aktuelle Bundesrecht, zur Verfügung gestellt vom Bundesministerium der Justiz

http://www.bll.de
Informationsportal des Bund für Lebensmittelrecht und Lebensmittelkunde

http://www.label-online.de
Das Internet-Portal zu Labeln und nachhaltigem Leben des Bundesverbandes kritischer Verbraucherinnen und Verbraucher

http://www.zmp.de
Zahlen und Fakten zu Land-, Forst- und Ernährungswirtschaft der Zentralen Markt- und Preisberichtsstelle GmbH

http://www.destatis.de
Datenservice des statistischen Bundesamtes

Bildquellen

Fotos:

Andechser Molkerei Scheitz GmbH, Andechs/Oberbayern : S. 111.6, 111.7, 111.9, 111.11

Agentur Zentralbild/ Andrea Lander: S. 103.1

Asbach GmbH, Rüdesheim am Rhein: S. 251.1

Baumschule Plattner, Aldersbach: S. 68.9

Bildungsverlag Eins GmbH, Köln: S. 159.6

Bärenmarke: S. 110.1, 120.3

BLE, Bonn: S. 8.5 (Dominic Menzler), 112.1 (Thomas Stephan), 43.2-4

Heidi Capl, Art Fotografie, Bad Neuenahr: S. 73.6-11

Delikatessen Alber Murr, St. Anton am Arlberg, Schweiz: S. 154.1, 155.1-5

Deutsche Gesellschaft für Ernährung, Bonn: S. 27.3

Deutsche Weine, www.deutscheweine.de: S. 222.1-5; 223.1; 224; 227.1; 235.1; 242.1; 243.1

Deutscher Kaffeeverband, Frankfurt: S. 198.1-2, 199.1-4

Emmi Group, Schweiz: S. 123.3

Firma Bedford, Osnabrück: S. 159.9a,b,c

Fotografie Karsten Lindemann, Köln: S. 236.2

Fotolia: S. 5.1 (MNStudio), 12.1 (Corinna Gissemann), 15.1 (Andrey Kiselev), 25.1 (vgstudio), 25.2 (Maria Brozostowska), 27.1 (Monkey Business), 31.1 (Edyta Pawlowska), 31.2 (Ol-Vic), 33.1 (Wolfgang Jargstorff), 36.2 (Birgit Reitz-Hofmann), 38.1a (contrastwerkstatt), 39.4 (photocrew), 42.1 (Pixeljäger), 42.2 (sima), 44.1(spinetta), 44.2 (LP47), 45.6 (Lucky Dragon), 46.A (Bartlomiej Nowak), 46.B (st-fotograf), 47.2 (TSpider), 47.3 (brae-burn), 48.1 (airborne77), 56.1 (Simone Andress), 56.2 (Benjamin Thorn), 59.1 (sil007), 59.2 (Christian Jung), 60.1 (carlo burelli), 62.2 (Cogipix), 65.1 (Daniel Etzold), 65.2 (TristanBM), 65.4 (jo.weber), 65.5 (FOOD-micro), 65.7 (AK-DigiArt), 65.9 (Andreas P), 65.10 (DerSchmock), 65.11 (Gilles Paire), 65.12 (Hans-Peter Reichartz), 68.1 (beerfan), 68.2 (M. Schuppich), 68.3 (ExQuisine), 68.4 (bnsipe), 68.5 (Pictures4you), 68.6 (jk), 68.7 (Swetlana Wall), 68.8 (Alexander Kuzovlev), 68.10 (Christian Jung), 69.2 (Johanna Mühlbauer), 69.3 (Chriistian Jung), 69.4 (Marilyn barbone), 69.5 (w10/Swapan), 70.1 (Fotoca), 70.2 (Comugnero Silvana), 70.3 (VRD), 71.1 (angelique1981), 71.2 (Fruchtunion), 71.3 (Fruchtunion), 72.1 (Christian Jung), 72.2 (sriba3), 72.2a (M.studio), 73.1 (Nikola Bilic), 74.1 (Nelson Hernández che), 63.1 (Herby (Herbert) Me), 74.2 (HLPhoto), 74.3 (hraska), 74.4 (photocrew), 74.5 (Christian Jung), 74.6 (volff), 75.1 (blue eye), 75.2 (Pax), 75.4 (Yvonne Bogdanski), 75.5 (Wolfgang Jargstorff), 75.6 (Unclesam), 76.1 (südzucker), 77.1 (Creatix), 78.1 (LianeM), 78.2 (Dymtro Bershadskyy), 78.3 (Martina Chmielewski), 78.4 (Andrey Kiselev), 78.5 (Fatykhov/monropic), 78.7 (RNG), 78.6 (kamonrat), 79.1 (sarsmis), 79.2 IQSolution, 80.1-2(ExQuisine), 80.3 (Gordon Bussiek), 80.4 (bluesky6867), 81.2 (Food), 81.3 (unverdorben), 82.1 (yamix), 82.2a (Andrey Armyagov), 82.2c (Serhiy Shullye), 83.1 (fotografiche.eu), 83.2 (Perry), 83.3 (ermess), 83.4 (gtranquillity), 84.1 (ExQuisine), 84.3 (Tom Bayer), 84.4 (volkerr), 85.1 (daumy), 85.2 (volff), 85.3 (Franco Deriu), 85.3 (Nikolay Petkov), 86.1 (Elena Schweitzer), 86.2 (jonnysek), 87.1 (ExQui-sine), 87.2 (Umjb), 88.1 (Mareen Freidrich), 88.2 (Twilight_Art_Pictures), 88.3 (Norman Chan), 89.1 (Copyright Claudio Baldini), 89.2 (Jan Schuler), 89.3 (Copyright Claudio Baldini), 90.1 (Shariff ChèLah), 90.2 (MaxWo), 90.3 (Ruediger Rau), 90.4 (unverdorben), 90.5 (Sergey Rusakov), 90.7 (il-fede), 91.1 (Cornelia Kalkhoff), 92.2(Malyshchyts Viktar), 93.1 (Frog 974), 93.3 (svl861), 94.1(PHB.cz), 94.2 (SP), 96.1 (ExQuisine), 96.A (Nolte Lourens), 98.2 (claire cordier), 99.1 (Ideenkoch), 100.1 (Aamon), 100.2 (mehmetcanturkei), 100.2b (HLPhoto), 100.3 (Blue Sign), 102.2 (monamakela.com), 103.2 (Unclesam), 103.3 (Monika Adamczyk), 104.1 (Daniel P. Martin), 105.3 (Liddy Hansdottir), 107.1 (Photodo 51), 107.2 ([illegible]), [illegible] Steiner), 110.2 (Heinz Schiffer), 110.3 (Alexander Kurlovich), 112.3 (robynmac), 115.1 (Sergeei Didyk), 115.2 (Andre), 116.1 (contrastwerkstatt), 116.2 (contrastwerkstatt), 116.4 (contrastwerkstatt), 116.6 (Kheng Guan Toh), 117.1 (Picture Partners), 117.2 (Volodymyr Krasyuk), 117.3 (Olga Shelego), 117.4 (HLPoto), 117.5 (hjschneider), 117.6 (scol22), 117.8 (christian gufler), 118.1 (digitalstock), 120.1 (motorlka), 120.2 (Marja Flick-Buijs), 120.4 (Christian Jung), 120.6 (Liudmila Klimova), 121.1 (victoria p.), 121.2 (HLPhoto), 121.3 (victoria p.), 121.4 (Olga Shelego), 121.7 (Christian Jung), 122.2 (Igor Nor-man), 122.3 (Yvonne Bogdanski), 125.4 (smart-design), 125.5 (Jasminka KERES), 126.1 (Herbie), 127.1 (Marco Mayer), 128.1 (danmiages), 128.2 (rei-ses), 129.2 (LE image), 130.1 (LE image), 136.3 (Olga Lyubkin), 136.5 (Denis Pepin), 136.6 (BeTa-Artworks), 144.1 (SGV), 144.2 (Robyn Mackenzie), 144.3 (Cornerman), 144.4 (Maurice Metzger), 147.1 (Elena Blokhina), 147.5 (Eric Isselée), 147.6 (Picturefoods.de), 147.7 (Teamarbeit), 150.1 (Vladimir Konjushenko), 150.2 (Dana Krimmling), 151.1 (Foodstock Newedel), 151.1a (Dana Krimmling), 152.1(ernstboese), 152.2 (Yvonne Bogdanski), 155.1 (yamix), 155.2 (Giuseppe porzani), 155.3 (Lucky Dragon), 157.1 (Manfred Dall), 157.2 (Kalle Kolodziej), 157.3 (UMA), 157.5 (racamani), 159.2 (Oleg-Doroshin), 159.4 (Doris Heinrichs), 159.5 (Lucky Dragon), 159.8 (Lucky Dragon), 160.1 (dieter76), 162.1 (dieter76), 162.2 (Orlando Bellini), 163.1 (Mar-kus Gössing), 163.2 (Malena und Phillip K), 163.3 (ExQuisine), 163.4 (ExQuisine), 164.1 (NiDerLander), 164.2 (ExQuisine), 165.1 (Julián Rovagnati), 165.3 (Mikhail Mandrygin), 165.4 (photocrew), 166.1 (K.-U.), 166.2 (Valeriy), 167.1 (volff), 167.2 (volff), 167.4 (Marksud), 168.1 (Monika Adamczyk), 169.1 (Tatiana Makarova), 170.1 (duldita), 170.2 (Simone van den Berg), 170.3 (tsu Shi Wong), 170.5 (MDO Photo), 171.1 (totophotos), 171.2 (pass), 171.3 (Manuela Lopsch), 172.1 (T.H.Klimmeck), 172.2 (von Brauner, Michael), 172.3 (teamarbeit), 172.4 (Zlata), 172.5 (ExQuisine), 172.7 (ExQuisine), 172.8 (manfred Rathmann), 173.1 (T.H.Klimmeck), 173.2 (Teamarbeit), 173.3 (von Brauner, Michael), 175.1 (Meddy Popcorn), 175.2 (guentermanaus), 175.4 (Sebastian Windal), 175.5 (Sebastian Windal), 175.6 (artaxx), 176.1 (Barbara Pheby), 176.2 (Hubert Nacken), 176.3 (Tomislav), 178.1 (mango-stock), 179.1 -(©Bernd Kröger), 179.2 (Eva Gruendemann),180.1 (Printemps), 180.2 (webartworks.de), 181.3 (Unclesam), 181.4 (Elena Moiseeva), 182.1 (sima), 182.2 (Leena Damle), 183.1 (©boeth), 183.2 (Birgit Kutzera), 183.3 (Danicek), 183.4 (Printemps), 185.2 (dkimages), 189.A (Sinnawin), 199.1 (Cornelia Pithart), 202.3, 204.1 (ub-foto), 239.4 (ExQuisine), 252.1 (Christian Jung), 255.2 (angelique1981)

Freie Presse, Wertach: S. 120.7

Getty Images: S. 116.5 (Cultura RF/Monty Rakusen)

Henkell & Co. Sektkellerei KG: S. 243.3

Informationszentrale Deutsches Mineralwasser (IDM): S. 218.1

Infocentrum Schokolade, Leverkusen: S. 211.1; 212.1-3, 213.3-4, 214.1-2 (Dresenfunke GmbH), 213.1 (Rüdiger Funke), 213.2, 214

J&V, Österreich: 26.1, 119.2

Jodmangel.de: S. 190.1

Kaffeerösterei Münchhausen e.K., Bremen : S. 200.1

Kaltenburger Kellerei, Kaltenburg-Lindau: S. 244.2

Katja Krüger (Autorin): S. 129.3

Kraft Foods Deutschland: S. 122.3

Julius Kühn-Institut- Bundesforschungsinstitut für Kulturpflanzen: S. 61.1

Landratsamt Bamberg: S. 65.8, 66.1-3

Langnese/ Unilever GmbH, Hamburg: S. 106.1

Lindt: S. 214.1-2; 215.1-3

Lünebest, Hochwald Foods GmbH, Thalfang: S. 111.3

Mauritius Images: S. 133.1 (imagebroker J.W. Alker), 147.3 (foodcollenction), 195.1 (Ben Simmons), 117.7 Cubolimages

MBW, Marketing- und Absatzförderungsgesellschaft, Baden-Würtenberg: S.61.1

Meggle, Wasserburg: S. 111.2

MEV Bildarchiv, Augsburg: S. 112.2

Natreen, Köln: S. 102.1

Nestle AG, Frankfurt: S. 105.1-2, 200.2

Neuform International: S. 46.1, 50.2, 50.7, 173.1

OMIRA Oberland-Milchverwertung Ravensburg GmbH: S. 109.6, 111.4, 111.10, 119.1, 119.3, 119.6

Peter Rees, Fotografie, Köln: S. 135.3-6, 136.1-3, 137.1-3, 139.2-4, 139.5, 140.2-6, 141.2-4, 142.1-6, 147.2

Picture-Alliance/dpa, Frankfurt: S. 34.1 (BSIP/ CHASSENET), 35.1 (Oliver Berg), 41.1 (Boissonnet), 66.4 (Übernahme), 72.3 (picture-alliance/ dpa/ Stockfood/ Eising M.studio), 116.2 (Bildagentur), 131.2 (Frank May), 151.1 (Newedel, Karl), 169.3 (Huber/Belenoes), 175.3, 185.1 5831853 (Okapia) Vorauflage, 193.2 (Arco Images GmbH), 206.1 (Dietmar Scheffler), 206.2 (No.:15456151), 177.1 (Imraut Friz) , 217.1, 228.3 (dpa/ Holger Hollemann) Vorauflage

Rheinhessenwein e.V, www.rheinhessenwein.de, Alzey: S. 230.5, 231.1-3

Schorn, Metzgerei und Partyservice, Hennef: S. 158.2

Stockfood, München: S. 36.1 (Vorauflage), 38.2(Riddle, Kim), 73.2 (Schieren, Bodo A.), 114.2 Maximimilian Stock, 119.4-5 (StockFood/ Maximilian Stock Ltd), 120.4 (Stockfood/Gut von Hollstein), 121.5 (Newedel, Karl), 147.3 (Krauth, Brigitte), 152.1 (Foodstock Newedel, Karl); 159.7 (Bender, Uwe), 159.10 (Johns, Douglas193.1 00370705 (Vorauflage), 172.7 Riddle, Kim / StockFood Vorauflage, 209.1 Vorauflage 00214894, 219.1 Vorauflage, 226.1 Vorauflage (Holler Hendrik), 236.2 Vorauflage (Lehmann Joerg), 241.1Koeb Ulrike Vorauflage, 247.2 (Zabert Sandmann Verlag) Übernahme, Stockfood München/Eising Studio-Food Photo & Video: 72.3, 130.2, 145.1, 239.1 Vorauflage

Südzucker AG, Mannheim: S. 76.1, 94.3, 96.1, 101.1

Teekanne GmbH & Co KG, Düsseldorf: S.203.1, 204.2, 205.1, 207.1-4

Marion Venus, Fotografie, Regensburg: S. 131.1

Weihenstephan, F&H Public Relations GmbH, München: S. 109.4, 111.1, 111.5, 111.8

Wikimedia Commons: S. 65.3 (by Sven Teschke), S. 134.3 (RolloM), 192.1 (Mwaters1120 wikipedia commons), 200.A (Jürgen Howaldt), 198.2 (Brhaspati, Wikimedia public domain)

Zeichnungen:

Birgitt Biermann-Schickling, Hannover: S. 15.2, 15.3, 18.1, 24, 26, 42_2, 42.3, 43.1 – 43.7, 44.4, 108, 126, 128.3, 138, 204.2, 212.2, 236.4, 237.1, 237.2

Angelika Brauner, Hohenpeißenberg: S. 224

Elisabeth G Elisabeth Galas, Bad Breisig: S. 39.1-3, 73.4-5, 135.1, 139.1, 141.1, 143.1, 149.1, 198.2, 226.1, 236.1, 246.1

Titelfotos:

MEV Bildarchiv, Augsburg (9x)